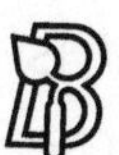

Institut für Sozial- und Präventivmedizin
der Universität Zürich und
Departement Pathologie der Universität Zürich

Kantonalzürcherisches Krebsregister

G. Schüler
M. Bopp

Atlas der Krebsmortalität in der Schweiz
1970–1990

Birkhäuser Verlag
Basel · Boston · Berlin

Autoren

Dr. med. Georges Schüler

Leiter Kantonalzürcherisches Krebsregister
Departement Pathologie
Universitätsspital
CH-8091 Zürich
und
Institut für Sozial- und Präventivmedizin
der Universität Zürich

Dr. phil. II Matthias Bopp

Institut für Sozial- und Präventivmedizin
der Universität Zürich
Sumatrastrasse 30
CH-8006 Zürich

Deutsche Bibliothek – Cataloging-in-Publication Data

Schüler, Georges:
Atlas der Krebsmortalität in der Schweiz /
G. Schüler ; M. Bopp.
– Basel ; Boston ; Berlin : Birkhäuser.
  ISBN 3-7643-5460-7
NE: Bopp, Matthias:

D. Regionenspiegel, Tabellenanhang. – 1997

ISBN 978-3-0348-9880-5   ISBN 978-3-0348-9039-7 (eBook)
DOI 10.1007/ 978-3-0348-9039-7

Überblick

Inhaltsverzeichnis – Band D

Table of contents – Part D

M. Bopp/G. Schüler

Band D

Regionenspiegel
Tabellenanhang

D0. Regionenspiegel: Einleitung

Zweck. Der Regionenspiegel beleuchtet die Besonderheiten und Gesundheitsprobleme der einzelnen *MS-Regionen* (s. Kap. A2.3). Für jede dieser 106 Regionen soll aufgezeigt werden, wo aufgrund der Todesursachenstatistik Probleme und Präventionspotentiale bestehen und der gesundheitspolitische Handlungsbedarf am grössten ist.

Bei der oft jahrzehntelangen Latenzzeit der meisten Krebserkrankungen bildet das heutige Todesursachenprofil vergangene Expositionen ab, die nicht unbedingt andauern müssen; neuere Expositionen haben dagegen vielleicht noch keine Auswirkungen auf die Todesursachenstatistik. Die wichtigsten Expositionen sind aber nicht umwelt-, sondern verhaltensbedingt (Tabak, Alkohol). Da Verhaltensänderungen meist nur langsam erfolgen, sind die hier herausgestellten Regionalprobleme auch für Gegenwart und Zukunft bedeutsam; nicht umsonst wird in diesem Atlas dem Aspekt der Langfristigkeit besonderes Gewicht eingeräumt.

Methoden. Zur Charakterisierung der Regionen wurden – ohne Anspruch auf Vollständigkeit – weitere Quellen beigezogen, insbesondere der «Strukturatlas Schweiz» (Schuler et al. 1985) und zwei Rekrutenbefragungen (Walter-Busch 1980 und 1988). Diese Befragungen (1978 und 1987) erhoben mit dem gleichen Fragenkatalog die subjektiven Einschätzungen der rund 20jährigen Männer in bezug auf ihre Wohnregion; die subjektiven Meinungen dieser für den zukünftigen Gesundheitszustand wichtigen Teilpopulation geben ein aufschlussreiches Stimmungsbild, selbst wenn sie nicht repräsentativ für die Gesamtpopulation sind und nicht unbedingt den objektiven Verhältnissen entsprechen.

Im weiteren wurden die Berufsangaben der Todesursachenstatistik (nur für die Männertode 1979–86 in vergleichbarer Form vorhanden) auf ihre regionale Verteilung untersucht; zusammen mit den sich auf die Jahre 1975 bzw. 1980 beziehenden Angaben im «Strukturatlas» lässt sich die vor 20–30 Jahren vorherrschende Branchenstruktur der Regionen skizzieren. Die Angaben aus dem Strukturatlas sind vor allem dort eine wichtige Ergänzung, wo die Todesursachenstatistik die Berufe der Gestorbenen nur lückenhaft dokumentiert.

Regionale Besonderheiten bei der Diagnosevergabung können das Todesursachenprofil nachhaltig beeinflussen; sie spiegeln sich bereits in den Autopsiequoten und der Häufigkeit von Zweit- und Drittdiagnosen auf dem Totenschein (s. Kap. A2.10). In der unikausalen Todesursachenstatistik steht ein Todesfall, der einer wenig spezifischen Ursache oder gar einer Verlegenheitsdiagnose zugeordnet wurde, für die schärfer definierten Ursachen nicht mehr zur Verfügung. Regionen mit viel unspezifischen Todesursachenangaben neigen bei den spezifischeren Diagnosenangaben zu Unterschätzung. Als verdächtige Todesursachenrubriken werden hier beigezogen (s. Kap. A2.1): die ‹ungenau vermerkten Tode› (v. a. die Rubrik «Altersschwäche»), die «Neubildungen unbekannten Sitzes», die ‹*Restgruppe*› (Tode nach Abzug der Herzkreislauf-, Tumor- und ‹gewaltsamen› Tode) und die ‹*übrigen Tumoren*› (Rubriken, die im Atlas nicht gesondert besprochen werden; rund 4% der männlichen und 6% der weiblichen Krebstode; vgl. Kap. A2.1 und C0).

Für das Todesursachenprofil wurden in erster Linie die auf den Todesjahren 1969–88 beruhenden Berechnungen nach der Konstanzmethode (Kap. A2.6) verwendet, die auch den meisten Regionskarten zugrundeliegen; für die besprochenen Todesursachen sind in Tab. D0.a und D0.b die regionalen Todesfallzahlen angegeben, in Tab. D0.c und D0.d die Durchschnittsränge. Wegen des PMR-Fehlers (Kap. A2.4) erscheinen Regionen mit niedriger Gesamtmortalität stärker belastet, als sie es in Wirklichkeit sind, Regionen mit hoher Gesamtmortalität dagegen weniger belastet (Kap. A2.6). In der Detaildarstellung sowie bei der Auflistung der Gesundheitsprobleme ist diese Verzerrmöglichkeit berücksichtigt.

Tab. D0.a Todesfallzahlen der Männer 1969-88 nach MS-Regionen

Todesursache / ICD	Mund-Pharynx 140-49	Speiseröhre 150	Magen 151	Darm 152-54	Leber 155	Gallenblase 156	Pankreas 157	Kehlkopf 161	Lunge 162	Pleura 163.0	Melanom 172	Prostata 185	Hoden 186	Harnblase 188	Niere 189	ZNS 191-92	Schilddrüse 193
Zürich	329	345	890	1507	343	124	544	135	3164	85	133	1620	48	505	329	217	67
Glattal/Furttal	46	46	128	176	42	20	69	15	446	13	35	192	18	69	51	61	10
Limmattal	28	26	89	133	26	8	50	15	361	12	17	116	11	42	31	27	9
Knonauer Amt	12	13	44	59	8	4	29	11	150	2	8	53	2	18	11	4	3
Zimmerberg	66	43	177	258	36	15	106	24	486	10	27	255	16	99	53	39	5
Pfannenstiel	45	55	149	248	36	25	87	9	377	6	36	298	13	83	52	51	14
Zürcher Oberland	58	78	200	266	50	28	90	30	601	13	32	301	10	83	55	54	11
Winterthur	91	95	251	364	60	39	145	42	895	21	55	429	18	128	84	75	17
Weinland	4	14	50	71	11	11	27	2	133	4	2	94	1	19	15	11	7
Zürcher Unterland	23	28	80	107	19	7	43	13	260	10	12	125	12	42	28	24	8
Bern	202	238	581	858	133	66	301	88	1941	25	102	1001	39	264	172	165	36
Erlach/Seeland	43	50	116	94	21	12	51	10	319	3	20	145	3	27	26	20	3
Biel/Seeland	83	87	210	297	39	16	82	34	614	14	31	286	8	83	61	43	10
Jura Bernois	38	36	110	104	17	8	43	17	230	2	9	148	4	31	28	17	2
Oberaargau	58	74	206	229	23	23	62	26	626	5	18	263	12	57	36	37	13
Burgdorf	45	72	174	182	29	18	88	16	541	6	19	197	9	61	28	36	11
Oberes Emmental	15	35	89	57	5	3	21	8	221	0	5	100	5	21	10	13	2
Aaretal	39	54	126	134	19	8	45	9	364	1	14	167	9	36	21	16	5
Schwarzwasser	14	29	53	53	5	4	11	3	123	1	4	70	0	12	7	6	5
Thun	71	109	298	289	35	20	77	24	694	13	36	399	9	99	65	56	15
Saanen/Oberes Simmental	15	15	46	30	8	3	10	3	112	1	7	61	0	19	5	3	2
Kandertal	7	11	54	25	9	3	16	4	71	0	3	55	2	7	10	4	8
Oberland-Ost	31	51	109	137	17	11	40	10	339	8	14	194	5	38	23	22	6
Grenchen	33	31	102	116	21	8	34	9	262	4	10	115	4	30	26	16	4
Laufental	24	41	98	128	16	7	39	17	232	2	9	109	3	26	29	20	5
Luzern	159	166	396	430	106	33	160	43	1044	22	44	551	12	122	101	100	26
Sursee/Seetal	53	58	119	110	28	9	33	20	292	4	9	142	9	32	17	21	5
Willisau	43	71	182	107	14	13	27	17	337	2	6	116	5	19	13	21	5
Entlebuch	16	33	72	44	8	1	16	1	145	1	2	58	4	13	8	12	5
Uri	26	35	130	80	22	3	15	8	127	1	6	86	5	23	19	14	3
Innerschwyz	66	59	143	125	32	9	51	27	201	2	12	160	8	30	26	21	8
Einsiedeln	20	24	39	39	5	7	13	2	53	2	0	53	4	13	15	10	0
March	36	39	82	98	18	2	32	15	181	7	12	85	5	27	17	17	1
Sarneraatal	23	21	49	42	5	4	12	4	96	1	4	68	3	3	15	12	3
Nidwalden/Engelberg	28	15	60	61	17	5	20	14	150	1	5	67	4	12	16	11	2
Glarner Mittel-/Unterland	27	27	79	81	10	5	24	12	149	16	4	78	4	24	21	17	3
Glarner Hinterland	13	17	51	36	10	2	16	8	74	5	1	46	2	16	10	7	4
Zug	49	65	158	182	20	11	67	16	285	2	13	184	14	47	35	26	11
La Sarine	86	99	162	155	40	26	79	41	395	1	15	167	9	49	35	25	7
La Gruyère	24	58	101	69	16	7	50	19	214	1	7	63	3	30	14	12	3
Sense	18	47	134	62	18	4	29	14	186	4	5	74	2	9	14	13	5
Murten (Morat)	34	62	93	97	16	9	40	12	254	6	14	130	6	26	14	14	8
Glâne/Veveyse	19	42	68	86	6	6	35	11	161	0	8	76	0	14	10	14	9
Olten/Gösgen/Gäu	51	76	195	226	42	27	77	28	631	4	28	256	15	75	50	47	16
Thal	9	16	43	38	6	3	15	6	114	0	4	43	2	12	9	6	3
Solothurn	72	83	175	239	37	25	76	32	577	9	26	272	12	61	47	43	9
Basel-Stadt	196	171	534	865	232	86	242	99	2077	41	81	898	31	260	234	150	31
Unteres Baselbiet	66	62	219	313	95	27	109	42	705	21	53	297	18	98	81	73	19
Oberes Baselbiet	49	52	154	249	36	22	82	18	461	12	20	227	14	53	54	43	14
Schaffhausen	62	53	162	233	36	26	68	24	512	14	20	259	13	59	57	43	10
Appenzell Ausserrhoden	58	56	132	150	26	12	69	24	266	5	9	222	5	43	38	24	9
Appenzell Innerrhoden	16	16	48	22	4	3	12	1	42	2	2	38	0	9	5	2	2
St.Gallen/Rorschach	129	114	367	410	84	47	187	48	971	19	62	469	19	145	86	94	27

Tab. D0.a Todesfallzahlen der Männer 1969-88 nach MS-Regionen (Fortsetzung)

Todesursache ICD	Mund-Pharynx 140-49	Speiseröhre 150	Magen 151	Darm 152-54	Leber 155	Gallenblase 156	Pankreas 157	Kehlkopf 161	Lunge 162	Pleura 163.0	Melanom 172	Prostata 185	Hoden 186	Harnblase 188	Niere 189	ZNS 191-92	Schilddrüse 193
Rheintal	50	46	85	109	28	11	57	18	189	6	13	100	5	19	21	15	6
Werdenberg	25	31	58	89	10	15	30	4	136	2	6	64	3	24	14	11	4
Sarganserland	31	39	98	99	17	6	34	12	159	5	10	115	3	26	20	15	6
Linthgebiet	32	35	96	70	14	7	35	12	186	6	12	137	3	33	25	33	5
Toggenburg	22	26	72	62	14	4	45	5	142	4	10	108	2	23	18	17	7
Wil	65	51	165	158	32	21	67	20	376	9	16	192	8	49	38	32	5
Bündner Rheintal	47	49	115	156	27	28	55	22	291	4	9	155	8	56	35	32	4
Prättigau	12	11	26	36	4	4	14	3	58	2	4	37	0	19	7	3	1
Davos	4	7	21	26	5	1	9	2	45	1	3	29	2	8	3	6	1
Schanfigg	2	5	9	8	3	0	3	1	15	0	1	12	0	5	4	3	2
Mittelbünden	15	12	27	24	3	0	9	2	48	0	0	32	2	10	8	2	0
Domleschg/Hinterrhein	14	16	34	31	6	2	14	2	65	0	4	49	1	15	11	5	1
Surselva	22	31	115	69	16	9	37	13	97	1	10	93	1	33	14	12	5
Engiadina Bassa	10	3	27	24	4	2	9	0	47	2	4	23	1	11	11	4	3
Oberengadin	18	10	55	46	4	7	16	13	98	2	3	43	5	22	5	8	2
Mesolcina (Misox)	5	5	28	19	13	1	8	3	59	0	1	22	0	8	4	3	1
Aarau	130	154	388	541	117	52	200	61	1415	29	48	668	28	135	146	99	29
Brugg/Zurzach	37	31	131	160	34	13	53	18	386	10	17	181	8	39	48	34	9
Baden	31	35	136	207	34	14	59	18	417	21	23	191	9	54	51	42	9
Mutschellen	18	22	55	73	17	8	24	7	167	2	5	79	1	17	17	26	4
Freiamt	43	67	94	134	28	14	37	16	272	6	9	125	8	29	24	35	7
Fricktal	33	46	87	117	35	13	44	21	284	6	15	116	5	46	37	24	6
Thurtal	55	50	111	170	29	16	78	15	342	7	16	202	6	42	48	41	22
Untersee/Rhein	30	34	78	119	22	11	42	17	288	6	8	134	7	37	25	18	5
Oberthurgau	35	41	107	170	27	16	72	11	339	11	11	149	7	44	37	21	10
Tre Valli	29	28	91	79	24	4	31	17	134	1	1	88	2	28	12	15	1
Locarno	53	44	155	164	60	13	51	47	332	1	15	166	0	69	31	20	7
Bellinzona	35	29	107	98	27	7	54	22	187	4	8	73	2	47	12	15	3
Lugano	115	91	333	297	88	26	100	66	680	6	27	276	9	130	56	61	7
Mendrisio	44	31	125	127	46	10	53	37	307	1	8	85	3	45	24	19	4
Lausanne	222	255	332	612	170	47	240	127	1524	11	62	731	26	237	129	115	15
Morges/Rolle	52	75	72	124	26	8	48	31	274	1	14	164	9	51	25	24	5
Nyon	38	30	42	73	26	5	29	15	160	2	4	77	2	42	21	15	5
Vevey/Lavaux	87	109	149	256	56	23	83	33	491	7	18	287	7	99	28	22	5
Aigle	41	28	49	82	17	6	32	17	240	1	10	97	5	46	17	8	3
Pays d'Enhaut	5	10	16	12	3	1	7	4	25	0	3	20	0	3	1	1	2
Gros-de-Vaud	41	47	68	98	24	5	49	16	223	1	9	117	9	33	20	17	2
Yverdon	43	72	92	126	24	16	61	35	370	4	14	159	8	44	20	24	2
La Vallée	8	14	12	34	11	3	6	8	79	6	3	35	5	19	10	8	0
La Broye	55	70	123	166	26	11	59	23	347	1	11	154	9	46	27	35	4
Goms	4	3	17	7	2	1	4	1	18	0	2	14	1	3	2	2	1
Brig	19	15	61	39	11	5	12	3	77	1	3	46	1	17	8	12	0
Visp	26	27	71	32	11	4	23	11	77	0	4	64	4	20	17	9	3
Leuk	10	16	43	20	8	3	10	4	53	0	4	28	1	8	6	1	3
Sierre	32	39	108	67	18	7	32	26	143	2	6	74	6	25	7	7	4
Sion	68	78	132	123	43	15	62	35	296	1	7	135	1	45	22	18	4
Martigny	54	65	82	107	33	6	45	40	280	4	18	91	2	30	18	15	4
Monthey/St-Maurice	32	31	61	63	24	1	25	16	175	4	10	62	6	29	16	15	3
Neuchâtel	101	93	179	329	61	19	111	54	590	7	25	280	13	123	57	49	16
La Chaux-de-Fonds	71	87	204	230	62	14	104	34	566	7	19	277	16	115	39	29	11
Val-de-Travers	11	21	46	51	7	3	14	10	111	0	2	51	2	24	10	5	2
Genève	410	327	518	970	342	87	374	190	2283	35	102	1029	37	420	215	186	37
Jura	63	94	202	226	48	18	66	42	420	4	18	267	9	59	49	30	6

Tab. D0.a **Todesfallzahlen der Männer 1969-88 nach MS-Regionen** (Fortsetzung)

Todesursache ICD	Lymphome 200-02	Myelom 203	Leukämien 204-07	Neub.unb.Sitzes 195-99,228,239.9	ischäm.HK 410-14	and.HK 420-29	zerebrovask. 430-38	COPD 490-93	Zirrhose 571	ung.vermerkt 780-96	Suizid 950-59	alle Tode[1] 0-999	Neoplasmen[1] 140-239	Herz-Kreislauf[1] 390-458	gewaltsam[1] 800-999	'Rest'[1]
Zürich	340	157	360	331	8285	5537	4159	1358	840	603	1411	9126	2409	4359	768	1590
Glattal/Furttal	67	24	69	49	1176	592	499	177	125	57	335	1322	336	578	183	225
Limmattal	47	15	44	34	812	358	304	105	77	30	201	848	240	375	101	132
Knonauer Amt	10	7	22	22	287	318	149	69	32	18	93	412	109	166	59	78
Zimmerberg	66	24	89	52	1404	972	816	213	147	40	246	1591	450	742	156	243
Pfannenstiel	69	30	47	63	1172	896	781	183	106	57	244	1437	380	688	145	224
Zürcher Oberland	78	30	77	68	1625	1131	799	309	169	61	343	1815	432	823	195	365
Winterthur	114	41	112	97	2514	1495	1235	408	201	81	403	2486	617	1188	229	452
Weinland	19	8	15	24	404	326	226	81	36	16	51	447	112	213	43	79
Zürcher Unterland	35	18	43	28	610	433	373	149	59	56	150	834	219	352	114	149
Bern	225	100	258	250	4974	2609	2350	1037	447	391	928	5242	1446	2314	450	1032
Erlach/Seeland	30	10	43	46	734	614	637	178	71	32	141	962	223	456	100	183
Biel/Seeland	47	19	74	111	1574	969	932	354	202	195	342	1787	426	830	183	348
Jura Bernois	24	12	30	43	585	590	409	101	77	79	129	789	207	350	81	151
Oberaargau	46	22	60	84	1165	913	879	367	94	47	261	1518	404	674	143	297
Burgdorf	50	17	68	75	1116	750	651	355	76	47	211	1457	422	637	119	279
Oberes Emmental	17	10	17	24	500	365	320	169	31	26	95	616	142	279	65	130
Aaretal	27	15	46	38	839	595	512	252	50	25	207	1012	252	459	109	192
Schwarzwasser	9	4	12	31	264	396	336	162	23	19	69	430	80	215	36	99
Thun	87	37	103	107	1933	1162	1115	440	151	83	337	2112	523	995	181	413
Saanen/Oberes Simmental	10	5	12	9	240	240	190	117	12	13	49	321	77	146	29	69
Kandertal	10	6	8	13	228	199	103	68	19	7	38	316	89	131	26	70
Oberland-Ost	32	18	34	31	966	523	460	201	63	32	129	1016	268	509	79	160
Grenchen	26	9	29	45	571	340	307	129	61	28	137	733	202	313	72	146
Laufental	32	8	22	21	582	360	291	162	82	16	95	677	184	285	68	140
Luzern	114	64	144	157	2771	1429	1497	357	327	152	490	3282	919	1473	316	574
Sursee/Seetal	23	7	23	44	690	472	392	143	89	16	118	861	254	362	92	153
Willisau	23	3	34	47	640	472	370	154	89	18	104	874	271	352	97	154
Entlebuch	12	4	14	14	235	183	179	67	26	4	44	342	105	131	41	65
Uri	32	16	29	36	570	296	330	74	61	19	86	600	147	277	72	104
Innerschwyz	28	21	44	54	763	553	485	156	133	31	117	929	232	421	98	178
Einsiedeln	6	1	15	13	250	229	134	42	37	15	40	319	69	156	32	62
March	24	7	28	20	482	420	268	61	67	19	104	630	167	264	88	111
Sarneraatal	20	4	13	18	311	316	207	59	48	15	48	442	94	194	58	96
Nidwalden/Engelberg	15	7	25	22	465	320	230	88	52	15	67	518	111	225	78	104
Glarner Mittel-/Unterland	17	9	23	27	445	295	252	112	45	13	70	597	156	268	64	109
Glarner Hinterland	13	1	17	9	260	213	152	67	29	11	38	320	74	160	23	63
Zug	45	24	44	46	984	534	456	137	114	43	193	1026	268	434	138	186
La Sarine	42	13	54	54	771	726	475	129	196	85	224	1158	314	452	155	237
La Gruyère	22	8	21	35	414	605	357	98	112	43	115	707	169	294	96	148
Sense	14	8	19	22	354	438	291	98	79	40	73	608	159	263	53	133
Murten (Morat)	22	12	32	38	588	504	375	131	71	37	156	780	196	327	88	169
Glâne/Veveyse	14	5	18	17	298	447	275	56	84	49	110	518	137	209	71	101
Olten/Gösgen/Gäu	55	23	61	59	1156	890	656	265	118	63	253	1483	440	656	130	257
Thal	13	10	9	8	277	138	125	49	15	17	35	288	73	137	29	49
Solothurn	57	30	64	69	1394	781	715	243	138	50	299	1539	431	716	139	253
Basel-Stadt	200	116	204	175	4935	1563	1608	1100	512	653	770	4813	1448	1992	346	1027
Unteres Baselbiet	105	42	90	69	1777	638	637	349	159	52	376	1819	559	763	163	334
Oberes Baselbiet	55	14	76	36	1114	836	572	294	127	32	297	1374	371	592	143	268
Schaffhausen	44	39	58	54	1394	810	646	271	101	38	232	1471	417	710	115	229
Appenzell Ausserrhoden	31	12	41	43	897	995	769	200	87	86	227	1264	266	662	108	228
Appenzell Innerrhoden	7	1	4	7	322	231	122	53	30	18	60	264	53	136	39	36
St.Gallen/Rorschach	122	44	112	84	2810	1852	1367	526	286	194	520	2997	761	1362	294	580

[1]1979-82

Tab. D0.a **Todesfallzahlen der Männer 1969-88 nach MS-Regionen** (Fortsetzung)

Todesursache ICD	Lymphome 200-02	Myelom 203	Leukämien 204-07	Neub.unb.Sitzes 195-99,228,239.9	ischäm.HK 410-14	and.HK 420-29	zerebrovask. 430-38	COPD 490-93	Zirrhose 571	ung.vermerkt 780-96	Suizid 950-59	alle Tode[1] 0-999	Neoplasmen[1] 140-239	Herz-Kreislauf[1] 390-458	gewaltsam[1] 800-999	'Rest'[1]
Rheintal	19	13	25	24	658	678	404	111	114	40	115	887	209	417	85	176
Werdenberg	15	6	18	18	471	330	330	91	45	24	87	563	124	271	59	109
Sarganserland	20	9	24	23	662	528	391	102	76	26	77	789	184	379	75	151
Linthgebiet	34	14	36	32	629	398	325	101	60	19	92	773	200	379	77	117
Toggenburg	24	10	27	26	713	514	416	166	42	21	136	750	129	402	102	117
Wil	47	23	67	43	1210	917	739	192	73	47	228	1379	288	699	152	240
Bündner Rheintal	46	20	47	33	959	583	429	125	78	31	185	1050	280	479	113	178
Prättigau	7	6	10	7	152	285	121	79	20	16	54	268	66	121	27	54
Davos	16	3	8	8	155	84	63	46	15	4	23	174	45	70	22	37
Schanfigg	2	1	4	3	47	50	36	16	5	10	26	84	12	44	14	14
Mittelbünden	5	4	7	4	138	151	114	41	14	5	21	185	39	89	19	38
Domleschg/Hinterrhein	8	1	13	5	195	185	156	63	11	5	36	262	59	125	28	50
Surselva	18	7	31	17	426	397	247	110	33	38	81	586	143	250	71	122
Engiadina Bassa	2	2	9	7	126	123	87	54	16	10	22	179	43	69	18	49
Oberengadin	12	2	13	13	233	202	157	77	50	15	44	378	97	152	46	83
Mesolcina (Misox)	2	2	2	10	142	175	76	23	19	12	23	184	36	90	31	27
Aarau	161	65	137	152	2796	1984	1698	742	250	101	647	3632	973	1613	415	631
Brugg/Zurzach	47	21	45	35	923	562	469	151	108	27	174	1107	289	490	151	177
Baden	41	15	61	33	1047	556	515	162	104	48	200	1189	326	563	97	203
Mutschellen	14	7	28	25	364	333	197	88	39	19	104	485	124	207	66	88
Freiamt	32	20	43	39	660	461	494	167	80	20	152	849	233	376	89	151
Fricktal	37	16	49	28	590	416	279	149	95	15	140	792	229	314	106	143
Thurtal	39	22	38	39	1080	820	628	212	80	26	217	1271	296	624	139	212
Untersee/Rhein	28	8	34	26	831	776	571	157	53	25	154	955	206	495	101	153
Oberthurgau	49	19	38	28	994	617	469	155	61	44	177	1076	294	515	104	163
Tre Valli	19	17	19	22	535	423	243	61	82	32	40	580	139	296	48	97
Locarno	36	18	54	51	1020	903	523	130	203	54	95	1221	283	646	94	198
Bellinzona	14	11	22	43	514	423	267	54	97	35	65	610	149	317	49	95
Lugano	59	38	93	119	1612	1286	911	209	358	146	177	1997	584	889	148	376
Mendrisio	31	13	20	35	652	518	397	87	112	74	72	768	249	358	50	111
Lausanne	191	70	168	216	2819	2524	1421	561	571	356	746	4135	1209	1666	394	866
Morges/Rolle	29	11	36	30	628	595	340	128	115	67	164	916	261	383	116	156
Nyon	16	4	32	23	337	378	226	66	76	56	108	561	161	233	62	105
Vevey/Lavaux	49	22	57	62	1168	1096	640	221	225	141	247	1564	420	674	133	337
Aigle	20	5	22	33	454	329	255	87	97	37	122	597	191	231	60	115
Pays d'Enhaut	2	3	8	6	88	102	44	19	11	8	17	138	44	51	14	29
Gros-de-Vaud	25	9	32	26	467	506	361	120	82	77	141	743	189	300	94	160
Yverdon	38	21	42	40	686	685	452	188	124	92	175	1078	272	437	109	260
La Vallée	9	2	7	4	159	234	153	40	39	15	38	277	73	128	34	42
La Broye	27	19	32	47	629	747	401	147	150	87	190	1016	284	395	140	197
Goms	3	2	5	8	76	84	69	22	11	8	13	100	22	43	14	21
Brig	8	4	18	14	196	230	122	42	49	21	35	313	88	113	44	68
Visp	8	11	28	21	266	298	190	62	90	33	54	480	98	193	70	119
Leuk	9	2	4	8	92	149	99	35	48	14	31	210	58	74	29	49
Sierre	21	7	17	18	345	278	184	86	74	49	71	544	139	189	74	142
Sion	27	22	31	44	608	612	412	108	174	94	149	1034	270	399	130	235
Martigny	30	7	20	12	590	481	331	109	157	96	148	833	223	294	125	191
Monthey/St-Maurice	16	10	9	19	352	364	216	85	58	105	76	562	154	209	90	109
Neuchâtel	56	33	86	39	1463	1068	689	270	248	140	343	1825	507	771	188	359
La Chaux-de-Fonds	50	28	73	64	1264	986	639	284	243	128	273	1698	421	785	159	333
Val-de-Travers	2	5	11	7	242	230	194	51	51	19	62	329	69	136	39	85
Genève	258	95	278	250	4091	3791	1975	743	836	1293	1060	6336	1890	2517	629	1300
Jura	39	26	56	56	908	962	649	225	239	188	195	1499	397	609	155	338

[1] 1979-82

Tab. D0.b **Todesfallzahlen der Frauen 1969-88 nach MS-Regionen**

Todesursache ICD	Mund-Pharynx 140-49	Speiseröhre 150	Magen 151	Darm 152-54	Leber 155	Gallenblase 156	Pankreas 157	Kehlkopf 161	Lunge 162	Pleura 163.0	Melanom 172	Mamma 174	Uterus 180-82	Ovar 183	Harnblase 188	Niere 189	ZNS 191-92	Schilddrüse 193
Zürich	128	91	898	1530	140	320	607	20	668	22	123	2393	848	766	239	255	206	139
Glattal/Furttal	8	11	80	160	13	43	61	1	72	3	20	308	114	84	20	36	33	17
Limmattal	7	3	75	107	12	18	55	1	43	0	14	203	64	71	16	22	19	9
Knonauer Amt	2	5	36	47	3	18	12	0	18	0	5	93	42	31	6	13	5	5
Zimmerberg	13	17	157	246	15	47	92	2	69	3	25	355	129	132	36	38	27	14
Pfannenstiel	8	15	124	234	18	47	85	0	89	1	21	393	137	112	45	41	49	20
Zürcher Oberland	18	8	147	219	24	59	88	2	78	4	27	410	169	147	45	43	33	23
Winterthur	18	13	226	366	23	95	141	0	115	4	31	628	191	177	59	60	55	28
Weinland	1	5	35	66	9	9	19	0	13	0	5	102	42	33	7	12	7	5
Zürcher Unterland	15	6	64	88	10	19	52	0	29	4	13	161	62	50	16	23	16	5
Bern	75	79	516	869	73	177	282	9	274	13	63	1282	466	445	120	146	121	64
Erlach/Seeland	8	5	71	77	6	25	28	0	18	1	12	154	66	41	13	17	12	6
Biel/Seeland	21	15	168	249	15	54	76	3	80	3	18	403	157	123	31	35	32	24
Jura Bernois	10	9	65	91	13	16	37	0	30	0	13	134	61	51	15	19	10	9
Oberaargau	11	11	134	177	17	44	70	1	34	3	24	271	122	121	27	34	21	27
Burgdorf	10	13	132	164	14	54	47	1	33	0	15	233	108	78	21	29	15	18
Oberes Emmental	3	5	47	70	5	10	16	0	14	0	3	74	34	20	6	6	16	4
Aaretal	15	7	93	124	11	26	40	0	22	5	19	154	64	66	7	15	13	19
Schwarzwasser	3	6	28	41	4	10	19	0	7	1	5	56	17	20	6	2	4	9
Thun	17	9	231	304	26	74	98	2	71	3	32	417	166	136	37	41	30	39
Saanen/Oberes Simmental	5	6	28	32	4	10	13	0	3	0	3	57	13	12	4	5	2	7
Kandertal	3	5	40	23	3	7	8	0	11	0	4	65	10	11	1	2	6	2
Oberland-Ost	9	16	94	128	10	29	58	1	32	0	10	191	89	66	20	19	14	7
Grenchen	4	9	54	62	9	21	30	0	27	1	6	144	49	47	16	16	10	5
Laufental	9	10	70	89	18	23	41	0	21	1	4	130	51	47	9	16	20	6
Luzern	30	30	340	406	37	91	134	3	130	8	39	737	330	226	65	76	73	33
Sursee/Seetal	8	6	86	80	9	22	33	0	12	0	8	172	51	56	13	19	14	8
Willisau	7	10	94	88	13	26	27	0	24	0	9	126	46	39	5	16	8	9
Entlebuch	1	5	50	34	4	8	11	1	10	1	2	45	18	21	4	6	1	0
Uri	7	2	81	60	5	8	20	1	12	0	6	116	40	30	13	17	17	9
Innerschwyz	10	6	108	114	13	16	46	2	40	3	17	235	80	76	13	17	22	18
Einsiedeln	3	3	30	29	4	6	17	0	6	1	3	43	30	9	5	11	6	2
March	7	3	51	66	6	20	34	0	23	0	9	112	50	32	6	16	14	4
Sarneraatal	4	1	37	38	3	16	16	0	14	2	2	72	44	32	5	9	11	9
Nidwalden/Engelberg	5	4	38	56	5	14	24	0	16	2	9	143	22	27	13	12	13	5
Glarner Mittel-/Unterland	5	5	47	79	5	19	27	1	14	2	7	116	43	33	6	17	8	5
Glarner Hinterland	3	3	32	29	0	11	15	1	5	0	2	49	28	22	10	3	4	1
Zug	6	10	119	145	8	39	52	3	47	2	21	271	83	77	21	30	24	16
La Sarine	11	17	103	182	9	39	53	1	53	1	17	267	98	89	20	25	32	8
La Gruyère	9	12	43	75	6	24	27	1	22	1	5	135	42	42	9	14	18	7
Sense	5	10	69	45	6	8	21	1	12	1	1	69	36	27	2	8	4	6
Murten (Morat)	3	5	57	83	7	29	31	1	19	1	9	116	54	35	5	15	11	8
Glâne/Veveyse	5	11	28	66	9	11	16	1	12	0	8	78	29	37	4	5	7	2
Olten/Gösgen/Gäu	21	9	127	207	14	55	70	2	59	4	22	349	136	115	23	47	38	21
Thal	5	0	29	31	0	12	14	1	9	0	4	58	22	17	7	5	4	4
Solothurn	16	11	151	202	18	58	76	1	53	8	19	293	155	121	29	39	38	16
Basel-Stadt	47	46	507	936	101	217	313	11	377	13	61	1365	440	456	112	190	168	63
Unteres Baselbiet	17	15	176	288	31	41	84	2	136	8	28	498	155	156	50	62	51	24
Oberes Baselbiet	10	8	102	196	16	54	64	1	49	3	22	313	96	83	21	31	31	13
Schaffhausen	12	11	112	199	15	55	67	0	53	6	25	327	135	98	26	34	30	20
Appenzell Ausserrhoden	9	5	129	149	5	41	61	0	57	2	18	252	103	76	21	23	29	14
Appenzell Innerrhoden	2	2	32	24	3	7	9	0	6	0	3	42	20	9	1	1	5	2
St.Gallen/Rorschach	36	29	298	460	45	110	229	4	132	8	43	711	283	238	73	91	58	43

Tab. D0.b **Todesfallzahlen der Frauen 1969-88 nach MS-Regionen** (Fortsetzung)

Todesursache ICD	Mund-Pharynx 140-49	Speiseröhre 150	Magen 151	Darm 152-54	Leber 155	Gallenblase 156	Pankreas 157	Kehlkopf 161	Lunge 162	Pleura 163.0	Melanom 172	Mamma 174	Uterus 180-82	Ovar 183	Harnblase 188	Niere 189	ZNS 191-92	Schilddrüse 193
Rheintal	5	3	78	107	17	29	41	2	25	0	16	142	52	47	10	11	13	13
Werdenberg	6	2	38	55	6	20	29	1	12	0	6	125	36	30	9	9	4	13
Sarganserland	7	2	63	82	8	21	44	2	19	2	11	147	33	63	6	11	8	11
Linthgebiet	3	6	78	85	9	14	52	1	16	2	3	122	45	29	12	12	16	3
Toggenburg	4	6	63	59	9	25	24	1	20	0	7	150	43	47	5	17	9	11
Wil	7	12	111	145	14	53	52	1	38	3	13	270	101	90	21	30	17	22
Bündner Rheintal	10	7	94	127	7	29	36	0	46	2	11	202	89	78	23	25	23	21
Prättigau	4	1	15	50	0	7	6	1	8	1	3	41	20	13	4	6	4	5
Davos	0	2	16	16	1	5	17	0	11	0	3	45	11	13	4	4	1	0
Schanfigg	0	1	6	10	1	4	8	0	4	1	1	18	8	7	3	3	3	3
Mittelbünden	6	2	21	27	0	5	10	0	8	0	3	31	16	15	4	2	3	2
Domleschg/Hinterrhein	3	1	13	32	2	5	12	2	8	0	3	45	22	12	8	5	2	2
Surselva	7	10	57	57	7	16	24	1	22	0	8	101	30	23	5	10	10	5
Engiadina Bassa	0	2	24	26	2	6	14	0	5	0	1	41	17	22	3	4	2	3
Oberengadin	6	5	30	47	2	7	28	1	22	2	5	69	15	27	3	2	8	2
Mesolcina (Misox)	4	1	19	18	1	1	5	0	12	0	0	32	10	6	2	4	3	1
Aarau	29	28	342	470	49	134	171	3	134	6	49	749	271	249	50	97	67	60
Brugg/Zurzach	7	8	79	137	12	39	57	1	47	2	10	230	86	68	19	21	23	18
Baden	8	9	98	133	21	53	58	2	58	2	10	258	109	79	20	34	33	11
Mutschellen	6	2	35	48	5	21	20	1	20	1	8	103	37	32	3	4	12	5
Freiamt	4	6	62	104	9	29	45	0	27	1	11	162	68	50	8	18	23	15
Fricktal	4	7	61	107	10	42	33	1	31	0	5	162	54	52	14	23	17	8
Thurtal	9	6	97	144	15	44	46	0	32	0	18	228	98	93	15	33	26	24
Untersee/Rhein	8	3	76	116	11	36	38	1	32	5	8	177	83	72	12	24	27	16
Oberthurgau	12	6	82	137	18	39	66	0	37	1	15	241	75	87	19	25	17	13
Tre Valli	5	10	60	71	14	12	26	0	21	1	6	115	28	30	9	7	9	4
Locarno	14	16	133	169	31	27	60	7	66	1	14	268	119	59	17	22	22	5
Bellinzona	7	8	65	81	14	24	34	1	35	3	8	150	57	41	19	12	10	5
Lugano	19	23	244	302	47	46	121	5	121	3	32	464	183	147	52	40	37	11
Mendrisio	10	11	119	127	30	29	53	3	44	0	5	202	85	60	17	14	13	5
Lausanne	66	109	277	685	76	112	224	8	309	5	70	1024	373	279	95	85	96	45
Morges/Rolle	10	17	47	103	22	22	49	0	41	0	14	170	58	60	19	12	17	7
Nyon	5	13	28	62	7	18	34	0	32	1	5	108	29	30	10	15	15	4
Vevey/Lavaux	18	31	92	249	25	40	89	4	111	3	18	366	112	101	27	33	23	16
Aigle	7	13	28	73	7	17	29	4	35	0	5	118	33	33	17	7	7	2
Pays d'Enhaut	2	2	13	12	2	2	5	1	5	0	3	20	7	13	0	0	1	3
Gros-de-Vaud	5	8	26	88	4	23	30	1	22	4	9	124	44	36	12	10	9	8
Yverdon	9	7	44	145	6	28	52	0	38	2	9	202	63	75	10	15	16	8
La Vallée	4	2	7	22	2	3	6	0	5	2	3	56	22	16	9	5	10	2
La Broye	5	20	62	146	23	23	45	4	36	1	13	171	66	48	16	19	15	8
Goms	2	0	20	9	2	4	8	0	6	0	2	13	5	4	3	3	1	1
Brig	6	1	40	32	5	10	4	0	12	1	3	69	12	17	3	6	7	6
Visp	5	5	62	35	9	4	19	0	17	1	8	71	19	27	5	9	10	6
Leuk	1	1	36	21	5	10	9	1	14	1	2	32	6	7	3	1	1	4
Sierre	3	3	64	55	13	11	23	1	24	1	5	77	20	33	10	12	4	9
Sion	6	21	75	104	18	16	46	1	29	1	5	188	54	49	12	11	9	9
Martigny	10	10	48	94	17	21	26	0	28	7	8	122	53	42	12	15	20	5
Monthey/St-Maurice	6	1	47	43	6	11	21	0	25	1	6	92	31	19	8	6	9	3
Neuchâtel	23	23	151	274	29	55	90	7	86	5	18	406	188	137	31	41	49	13
La Chaux-de-Fonds	25	34	145	275	26	42	76	5	79	5	17	381	172	103	58	37	22	17
Val-de-Travers	5	5	39	52	3	5	16	1	15	0	1	53	38	28	7	5	4	5
Genève	109	79	479	1082	128	172	399	22	498	17	79	1754	521	480	143	139	126	58
Jura	12	19	106	166	20	41	59	2	36	2	12	259	112	86	16	20	17	15

Tab. D0.b **Todesfallzahlen der Frauen 1969-88 nach MS-Regionen** (Fortsetzung)

Todesursache ICD	Lymphome 200-02	Myelom 203	Leukämien 204-07	Neub.unb.Sitzes 195-99,228,239.9	ischäm.HK 410-14	and.HK 420-29	zerebrovask. 430-38	COPD 490-93	Zirrhose 571	ung.vermerkt 780-96	Suizid 950-59	alle Tode[1] 0-999	Neoplasmen[1] 140-239	Herz-Kreislauf[1] 390-458	gewaltsam[1] 800-999	'Rest'[1]
Zürich	337	161	380	468	5672	7921	6253	590	394	620	808	9504	2313	5019	596	1576
Glattal/Furttal	50	19	47	55	595	676	573	57	53	48	113	1024	269	500	77	178
Limmattal	31	10	32	30	422	447	395	49	23	22	81	657	175	338	47	97
Knonauer Amt	10	8	17	24	192	373	187	27	13	19	39	411	97	215	25	74
Zimmerberg	34	23	65	61	825	1382	1097	102	48	74	143	1639	357	894	108	280
Pfannenstiel	53	34	64	102	751	1490	1427	93	49	98	135	1611	369	862	110	270
Zürcher Oberland	50	32	67	123	1104	1523	1138	94	49	68	131	1791	411	943	113	324
Winterthur	83	41	84	113	1588	1897	1722	116	68	77	186	2305	555	1255	135	360
Weinland	16	7	17	25	270	377	299	27	13	21	23	385	79	212	25	69
Zürcher Unterland	25	10	26	36	412	480	494	46	26	43	67	641	181	315	37	108
Bern	163	113	242	354	3693	3455	3757	328	180	340	490	5301	1297	2767	309	928
Erlach/Seeland	21	9	32	45	467	542	759	39	17	21	50	735	166	393	39	137
Biel/Seeland	57	29	65	136	920	1267	1330	114	74	144	150	1726	374	937	79	336
Jura Bernois	16	9	23	37	332	707	538	48	25	77	57	671	134	363	52	122
Oberaargau	37	25	51	93	803	1064	1113	80	19	54	79	1301	311	688	67	235
Burgdorf	41	19	43	105	807	862	808	76	23	32	60	1123	228	619	61	215
Oberes Emmental	12	8	14	36	269	319	381	37	10	27	28	456	81	245	25	105
Aaretal	22	15	34	42	544	658	756	51	20	26	52	788	159	443	47	139
Schwarzwasser	8	5	11	21	175	325	354	45	4	28	13	326	58	189	10	69
Thun	50	36	82	151	1311	1271	1460	113	43	67	116	1899	476	1013	117	293
Saanen/Oberes Simmental	11	3	7	18	179	232	235	26	3	23	15	262	51	144	17	50
Kandertal	8	7	11	17	147	202	140	17	5	11	7	260	57	138	16	49
Oberland-Ost	31	22	21	48	692	629	689	65	18	37	41	948	208	521	53	166
Grenchen	27	12	26	41	336	393	442	36	18	30	43	566	130	278	43	115
Laufental	16	11	15	26	434	477	323	39	15	9	19	602	145	326	31	100
Luzern	98	44	128	213	1921	1873	1954	167	114	154	214	2848	684	1494	182	488
Sursee/Seetal	23	10	28	38	531	521	522	33	12	21	36	707	152	390	45	120
Willisau	15	7	25	59	368	485	463	28	8	27	24	664	142	332	51	139
Entlebuch	5	7	8	12	118	177	169	19	6	9	8	225	64	98	15	48
Uri	7	8	24	28	344	366	406	19	15	9	24	483	95	265	31	92
Innerschwyz	22	17	35	64	635	721	830	56	36	44	45	1031	192	580	50	209
Einsiedeln	9	5	8	13	159	242	156	16	7	8	8	272	59	147	9	57
March	16	10	21	15	237	533	279	31	13	22	25	472	111	252	23	86
Sarneraatal	7	3	12	24	190	350	254	10	7	32	24	351	76	189	28	58
Nidwalden/Engelberg	15	9	11	31	290	373	287	25	10	24	33	451	114	231	23	83
Glarner Mittel-/Unterland	20	13	16	14	241	421	336	29	17	21	23	475	113	243	31	88
Glarner Hinterland	8	8	12	14	150	338	222	9	5	4	22	307	68	180	12	47
Zug	51	19	43	62	699	857	590	63	27	146	67	1064	272	524	66	202
La Sarine	26	16	34	52	463	915	679	46	64	92	76	1069	247	553	79	190
La Gruyère	7	9	14	28	198	590	373	24	31	27	31	457	122	224	26	85
Sense	12	6	14	10	164	333	241	35	16	33	11	422	81	223	20	98
Murten (Morat)	16	13	21	44	375	439	398	44	20	22	40	585	118	319	38	110
Glâne/Veveyse	14	6	17	30	192	372	255	27	10	36	22	362	83	176	25	78
Olten/Gösgen/Gäu	52	25	46	77	691	1216	944	79	44	72	108	1408	342	750	72	244
Thal	6	6	3	18	177	131	129	12	7	14	9	204	56	104	13	31
Solothurn	43	23	51	91	861	970	944	103	53	50	98	1314	353	651	65	245
Basel-Stadt	226	96	236	244	4207	2800	2719	513	203	467	463	5313	1354	2585	317	1057
Unteres Baselbiet	70	33	74	70	1098	855	920	138	75	57	154	1639	426	815	91	307
Oberes Baselbiet	48	13	44	45	680	946	698	108	43	39	103	1125	290	568	57	210
Schaffhausen	26	25	56	62	864	1258	915	103	36	54	98	1402	309	809	59	225
Appenzell Ausserrhoden	28	18	33	62	555	1235	1015	55	26	112	63	1182	244	656	62	220
Appenzell Innerrhoden	5	3	6	5	241	255	136	16	5	27	24	228	36	156	13	23
St.Gallen/Rorschach	115	54	84	119	1899	2719	1960	193	85	208	205	3172	727	1705	203	537

[1] 1979-82

Tab. D0.c **Mortalität der Männer nach MS-Regionen (Durchschnittsränge 1969-88 bzw. ´SMRs 1979-82) und weitere Regionalcharakteristika**

Todesursache ICD	Mund-Pharynx 140-49	Speiseröhre 150	Magen 151	Darm 152-54	Leber 155	Gallenblase 156	Pankreas 157	Kehlkopf 161	Lunge 162	Pleura 163.0	Melanom 172	Prostata 185	Hoden 186	Harnblase 188	Niere 189	ZNS 191-92	Schilddrüse 193
Zürich	67.5	73.8	80.5	27.1	28.4	44.2	35.2	61.6	35.9	20.8	46.0	35.3	52.2	34.4	32.2	45.5	46.5
Glattal/Furttal	77.3	76.1	68.8	47.0	42.3	34.0	51.6	73.9	47.2	34.8	30.6	30.5	36.2	31.4	36.2	27.4	43.2
Limmattal	79.3	81.2	60.7	29.7	47.8	60.2	40.9	62.1	10.0	34.7	36.8	54.2	30.3	48.5	40.0	46.0	31.4
Knonauer Amt	66.9	80.0	62.4	44.0	70.0	57.3	32.6	33.8	33.0	52.7	56.1	71.5	63.5	55.4	57.9	86.0	58.9
Zimmerberg	56.1	90.8	60.8	29.0	62.4	61.1	29.2	60.4	55.7	49.4	38.8	48.8	31.2	29.2	40.9	52.5	70.0
Pfannenstiel	72.8	70.3	72.8	27.5	56.6	33.9	39.6	82.9	71.5	58.5	16.0	15.2	36.1	29.0	29.8	26.2	35.5
Zürcher Oberland	77.4	65.6	66.6	48.6	54.2	42.3	61.7	59.8	46.0	35.3	40.7	43.9	58.9	52.3	51.7	41.9	50.6
Winterthur	65.6	74.4	80.2	48.5	61.0	39.0	42.7	57.4	27.8	30.7	20.4	44.9	43.1	43.3	42.9	31.3	47.7
Weinland	100.0	80.3	76.0	49.8	58.7	12.8	48.0	90.7	59.6	49.3	80.1	36.4	74.3	63.0	59.4	44.0	37.6
Zürcher Unterland	78.0	75.0	67.8	48.2	60.7	63.2	44.0	57.5	40.1	34.5	50.3	38.2	26.0	35.3	36.6	46.0	41.4
Bern	62.7	61.3	67.8	29.9	59.6	48.4	44.3	59.3	25.8	48.3	28.8	25.4	39.5	45.9	44.1	34.0	47.9
Erlach/Seeland	46.0	47.9	61.2	85.9	67.0	49.3	49.3	77.2	39.6	58.4	29.1	61.8	66.5	82.4	59.6	54.2	68.8
Biel/Seeland	51.6	59.8	61.9	32.6	71.2	63.0	69.9	53.3	48.7	35.0	41.5	54.9	57.0	52.5	46.6	55.7	55.5
Jura Bernois	46.4	64.6	44.1	63.0	66.8	61.3	51.1	45.7	68.9	63.4	58.2	28.4	54.0	64.2	43.3	56.9	74.1
Oberaargau	62.4	59.8	45.2	47.2	81.0	43.3	76.1	58.0	13.8	60.3	54.1	52.4	34.7	69.3	62.4	46.6	41.1
Burgdorf	69.1	53.1	50.4	59.7	70.3	47.1	33.2	69.6	12.3	56.6	46.0	72.0	39.5	59.3	66.7	43.5	44.8
Oberes Emmental	81.1	42.6	41.1	91.3	89.2	78.6	80.9	67.8	28.9	80.2	62.9	55.6	43.9	66.0	76.8	54.4	69.4
Aaretal	57.4	50.0	52.1	61.1	73.8	66.1	63.8	77.7	29.2	74.4	52.6	49.5	36.2	68.2	72.0	74.0	61.8
Schwarzwasser	61.8	44.6	64.7	73.5	85.1	62.0	92.8	83.5	66.9	65.4	62.1	76.5	86.4	79.3	75.0	69.8	40.4
Thun	70.4	52.5	37.7	58.4	78.0	60.6	82.3	70.8	46.0	37.9	35.9	32.2	55.3	50.1	52.5	43.6	46.2
Saanen/Oberes Simmental	38.1	60.8	48.6	92.0	57.1	60.8	77.7	76.0	38.6	66.8	27.3	47.0	86.4	40.2	81.8	88.5	58.1
Kandertal	85.2	70.2	16.0	90.4	54.4	61.3	53.2	65.8	76.9	80.2	59.9	40.0	55.4	85.3	54.6	70.7	21.3
Oberland-Ost	67.4	45.4	62.7	50.7	74.4	56.0	68.0	74.3	20.6	37.7	37.8	27.6	52.6	61.6	63.2	53.6	51.8
Grenchen	53.7	66.6	38.3	24.6	51.3	52.9	59.6	67.6	29.6	46.0	49.8	36.5	48.4	58.7	41.1	55.2	57.0
Laufental	70.8	43.6	34.2	13.6	66.5	57.9	45.3	42.0	49.7	61.5	56.0	55.8	59.2	61.4	31.6	46.7	50.0
Luzern	35.0	47.9	42.0	53.1	38.9	56.3	50.4	62.7	43.3	35.8	45.2	28.7	58.7	63.2	43.3	29.0	38.1
Sursee/Seetal	24.5	32.6	36.3	59.3	51.6	55.1	73.0	39.5	39.0	52.3	59.8	42.5	28.2	63.2	74.0	54.5	58.5
Willisau	44.8	21.2	6.8	61.8	76.8	37.2	83.5	49.0	15.9	68.6	71.5	69.0	47.1	90.8	85.7	52.6	58.7
Entlebuch	51.2	17.4	12.8	65.4	73.3	84.9	63.4	91.5	19.6	68.2	74.7	44.9	53.5	69.7	60.7	48.6	27.1
Uri	56.5	41.0	10.4	56.1	36.8	75.4	92.0	67.0	92.5	67.9	63.9	60.4	48.0	62.0	50.5	53.6	62.1
Innerschwyz	13.5	39.0	35.8	64.0	39.7	60.1	50.3	29.8	91.8	64.4	51.4	55.9	39.4	79.2	59.7	59.5	46.6
Einsiedeln	40.4	29.9	53.0	61.3	70.0	27.0	66.0	81.6	99.6	53.5	94.4	35.4	29.0	58.2	34.6	34.8	87.4
March	39.9	33.3	45.2	35.7	48.7	82.4	56.3	39.8	68.5	46.8	44.6	67.5	54.2	55.2	56.2	51.4	78.7
Sarneraatal	32.2	53.8	59.9	84.9	82.7	60.6	91.6	76.4	89.1	66.6	68.3	51.5	56.7	98.4	48.1	44.6	58.3
Nidwalden/Engelberg	38.2	79.1	54.6	68.9	48.3	60.5	77.6	41.3	66.7	73.3	62.6	74.9	43.7	81.6	49.1	63.2	65.2
Glarner Mittel-/Unterland	38.6	54.7	42.6	43.1	71.2	61.4	64.9	50.5	71.9	4.8	68.9	59.3	59.5	58.7	32.2	34.7	59.2
Glarner Hinterland	59.0	44.2	38.2	72.8	50.5	75.0	58.4	37.0	78.0	34.3	79.8	65.9	54.1	44.0	45.0	50.9	53.4
Zug	50.4	44.8	33.0	19.6	70.5	54.9	35.8	62.0	74.6	66.8	56.2	30.6	32.7	53.8	45.3	58.7	40.3
La Sarine	22.2	12.8	41.0	55.6	42.5	21.0	29.0	27.0	47.0	75.2	62.0	58.4	48.8	57.8	53.2	67.2	54.6
La Gruyère	73.0	25.8	34.2	86.5	63.1	59.1	32.4	34.2	64.4	74.1	64.9	99.8	61.9	59.2	79.2	70.6	62.3
Sense	75.1	17.1	7.0	78.1	49.4	67.6	58.6	45.5	52.9	41.5	69.3	80.6	69.1	94.5	63.9	61.4	45.3
Murten (Morat)	55.8	17.0	56.6	61.4	66.5	52.9	52.4	62.4	45.5	30.5	31.2	52.3	47.9	68.8	77.0	67.2	36.5
Glâne/Veveyse	64.1	29.2	55.3	31.9	86.0	57.3	37.8	49.1	55.5	80.2	47.8	62.1	86.4	85.8	77.4	54.4	18.4
Olten/Gösgen/Gäu	71.0	51.8	46.8	42.5	54.2	26.3	54.5	55.0	9.8	64.5	38.6	34.7	31.5	42.3	42.8	34.3	35.0
Thal	73.4	50.0	38.9	61.3	70.6	61.6	54.4	56.3	17.8	80.2	49.5	65.8	54.9	61.7	59.2	52.0	54.6
Solothurn	46.4	48.8	60.1	38.2	61.1	35.5	56.9	49.4	24.5	45.4	40.7	44.5	39.9	64.3	52.6	42.5	53.3
Basel-Stadt	61.2	82.6	69.2	19.6	15.2	28.0	59.9	49.8	8.0	33.4	36.7	33.1	44.2	39.2	18.7	27.2	50.0
Unteres Baselbiet	71.4	81.2	53.7	23.1	13.6	41.0	42.8	44.1	19.9	16.2	14.4	39.2	34.1	41.5	22.1	33.1	30.4
Oberes Baselbiet	68.8	76.5	61.6	15.4	59.3	35.8	37.3	68.7	46.5	37.9	43.8	46.4	37.3	67.0	35.3	37.6	33.5
Schaffhausen	55.0	74.8	65.1	35.5	61.1	31.9	62.5	54.6	30.9	26.3	46.5	36.4	33.4	61.6	38.4	34.8	48.2
Appenzell Ausserrhoden	37.5	59.0	72.7	68.0	65.9	61.9	40.9	46.2	84.2	52.5	70.6	49.0	60.7	71.8	41.3	56.4	44.9
Appenzell Innerrhoden	35.4	36.8	34.5	83.7	79.3	61.2	61.4	89.4	99.4	51.3	65.9	57.4	86.4	71.3	74.0	90.1	57.4
St.Gallen/Rorschach	49.6	74.4	57.5	58.2	53.7	35.0	30.5	60.9	47.9	45.7	25.2	60.2	44.4	49.2	55.9	31.0	35.0

Tab. D0.b **Todesfallzahlen der Frauen 1969-88 nach MS-Regionen** (Fortsetzung)

Todesursache ICD	Lymphome 200-02	Myelom 203	Leukämien 204-07	Neub.unb.Sitzes 195-99,228,239.9	ischäm.HK 410-14	and.HK 420-29	zerebrovask. 430-38	COPD 490-93	Zirrhose 571	ung.vermerkt 780-96	Suizid 950-59	alle Tode[1] 0-999	Neoplasmen[1] 140-239	Herz-Kreislauf[1] 390-458	gewaltsam[1] 800-999	'Rest'[1]
Rheintal	20	8	26	27	358	882	458	33	18	36	51	770	160	443	53	114
Werdenberg	12	4	15	21	255	376	448	23	14	16	23	489	95	267	33	94
Sarganserland	23	10	20	22	337	620	457	37	23	32	34	580	133	308	28	111
Linthgebiet	20	13	30	48	388	467	397	30	14	9	40	590	125	329	34	102
Toggenburg	15	12	27	33	470	544	482	50	9	24	36	629	124	371	33	101
Wil	41	20	45	52	703	1194	931	69	34	50	71	1265	239	732	68	226
Bündner Rheintal	35	24	40	45	516	799	563	51	21	34	60	873	203	442	51	177
Prättigau	8	5	8	11	79	294	146	24	6	5	16	241	46	146	10	39
Davos	6	2	5	10	112	138	109	18	12	2	18	181	39	90	11	41
Schanfigg	3	1	0	4	23	58	41	3	2	1	4	63	18	33	1	11
Mittelbünden	7	1	12	17	64	137	105	9	10	8	7	153	50	65	11	27
Domleschg/Hinterrhein	5	8	10	9	88	212	136	12	3	8	23	204	50	103	8	43
Surselva	18	12	14	16	221	389	270	38	6	24	25	435	93	230	21	91
Engiadina Bassa	4	5	1	11	87	144	87	19	6	8	12	176	52	86	12	26
Oberengadin	6	10	6	17	133	237	231	34	19	18	26	289	61	154	14	60
Mesolcina (Misox)	4	2	4	16	77	228	103	11	9	15	1	139	31	83	7	18
Aarau	105	51	116	137	1918	2518	2378	207	87	130	212	3250	750	1766	187	547
Brugg/Zurzach	29	27	30	34	614	782	649	57	25	35	73	975	240	493	60	182
Baden	41	31	45	47	660	664	689	66	48	30	112	1084	275	564	70	175
Mutschellen	18	9	19	22	206	411	251	20	15	19	34	420	83	235	23	79
Freiamt	28	11	16	39	425	533	646	47	23	25	61	765	163	413	49	140
Fricktal	24	17	27	35	460	530	413	45	13	14	66	723	169	351	52	151
Thurtal	31	18	35	29	696	1098	758	49	25	41	68	1112	241	660	73	138
Untersee/Rhein	22	9	34	44	565	1116	869	68	39	38	54	1009	174	589	54	192
Oberthurgau	24	12	36	43	598	841	633	45	24	56	51	962	204	547	42	169
Tre Valli	15	6	15	16	320	576	284	27	20	47	19	495	98	283	27	87
Locarno	27	33	36	55	611	1359	732	75	68	87	65	1231	244	732	58	197
Bellinzona	23	14	27	35	300	561	383	24	28	25	17	512	127	281	34	70
Lugano	57	32	68	133	1043	1703	1290	98	99	226	118	1956	480	1040	103	333
Mendrisio	28	17	21	40	422	738	594	35	30	106	27	791	210	438	28	115
Lausanne	156	58	156	244	1928	3833	2244	240	234	461	415	4152	995	2070	308	779
Morges/Rolle	20	18	25	45	413	821	464	58	30	63	72	786	168	404	50	164
Nyon	16	10	12	36	207	422	330	24	24	44	57	471	114	231	52	74
Vevey/Lavaux	49	13	62	93	820	1757	964	94	62	176	128	1646	368	844	116	318
Aigle	27	7	17	25	289	404	311	37	20	27	49	528	118	282	41	87
Pays d'Enhaut	4	3	4	11	71	81	51	4	2	8	5	84	20	44	9	11
Gros-de-Vaud	18	10	18	29	287	497	384	28	20	62	34	503	107	255	37	104
Yverdon	25	11	28	46	390	761	518	64	34	69	75	848	181	435	45	187
La Vallée	9	4	13	10	89	295	190	8	10	19	17	234	47	132	13	42
La Broye	35	12	24	46	371	828	445	47	27	66	58	790	177	427	46	140
Goms	3	1	3	4	39	54	60	2	3	2	0	76	28	35	6	7
Brig	9	6	12	13	108	259	172	14	5	14	19	236	60	115	19	42
Visp	8	4	18	27	132	338	242	24	8	31	15	363	94	187	20	62
Leuk	7	0	8	5	54	163	106	11	6	19	6	135	36	59	7	33
Sierre	13	12	17	13	181	352	212	35	22	41	45	381	86	183	36	76
Sion	20	21	30	35	327	703	462	53	30	91	62	805	187	397	42	179
Martigny	12	11	14	23	282	542	426	33	28	94	53	573	126	275	55	117
Monthey/St-Maurice	21	2	17	18	170	456	239	36	10	73	35	437	82	235	35	85
Neuchâtel	52	47	56	73	1009	1609	1061	94	90	141	138	1710	418	865	105	322
La Chaux-de-Fonds	52	21	51	84	841	1354	967	104	94	141	112	1587	370	805	102	310
Val-de-Travers	8	5	14	9	192	285	194	14	23	32	16	309	68	174	12	55
Genève	239	108	265	272	3148	5284	3068	319	413	1210	657	6205	1585	2923	457	1240
Jura	38	10	37	52	543	1058	800	63	45	213	66	1193	251	585	73	284

[1]1979-82

Tab. D0.c **Mortalität der Männer nach MS-Regionen (Durchschnittsränge 1969-88 bzw. ˙SMRs 1979-82) und weitere Regionalcharakteristika** (Fortsetzung)

Todesursache ICD	Mund-Pharynx 140-49	Speiseröhre 150	Magen 151	Darm 152-54	Leber 155	Gallenblase 156	Pankreas 157	Kehlkopf 161	Lunge 162	Pleura 163.0	Melanom 172	Prostata 185	Hoden 186	Harnblase 188	Niere 189	ZNS 191-92	Schilddrüse 193
Rheintal	26.2	47.8	76.3	63.0	46.0	48.3	29.8	46.2	91.4	39.2	52.0	86.1	51.1	88.4	65.8	71.5	49.2
Werdenberg	48.8	47.8	70.8	39.6	75.3	22.4	52.3	82.6	77.5	56.8	60.4	86.8	54.5	59.1	61.8	64.9	44.6
Sarganserland	55.8	48.0	47.2	57.2	64.0	65.1	59.6	60.7	90.0	52.3	48.6	58.0	64.8	71.0	59.1	63.0	45.8
Linthgebiet	48.4	51.4	37.3	82.2	69.6	62.0	55.4	52.6	74.9	48.0	41.4	32.8	59.6	50.7	36.8	14.1	56.4
Toggenburg	67.9	73.4	76.7	94.4	67.6	77.0	34.3	81.3	92.9	63.2	43.6	72.7	61.9	79.4	59.3	50.8	40.4
Wil	42.8	76.8	57.4	73.7	64.1	38.2	59.4	62.7	70.2	41.2	55.8	69.2	53.6	67.8	55.9	56.3	63.4
Bündner Rheintal	46.0	54.6	59.4	42.3	57.2	11.0	54.2	44.2	66.7	60.8	69.6	51.8	42.4	35.1	42.6	37.8	62.8
Prättigau	55.6	66.5	81.2	62.7	75.8	57.9	57.2	70.3	85.5	63.6	50.1	76.0	86.4	19.1	67.6	82.6	71.9
Davos	83.1	72.4	55.3	41.2	72.6	76.1	64.4	69.4	76.8	65.4	75.8	48.8	53.4	50.7	77.1	38.7	70.3
Schanfigg	70.9	52.5	69.2	74.5	61.9	93.7	65.9	79.3	90.3	80.2	76.1	52.1	86.4	49.1	43.8	61.2	53.1
Mittelbünden	26.2	50.6	42.6	63.2	69.6	93.7	62.3	69.6	74.5	80.2	94.4	56.4	54.0	51.4	58.2	79.9	87.4
Domleschg/Hinterrhein	40.2	42.4	56.4	75.7	62.2	64.0	56.3	81.8	77.0	80.2	62.7	41.9	71.5	51.3	31.2	63.3	73.1
Surselva	53.6	43.8	8.0	69.0	55.5	41.7	29.0	43.4	98.5	70.0	38.2	53.7	77.2	30.4	60.9	58.1	45.3
Engiadina Bassa	41.8	90.8	41.2	56.9	65.3	74.4	71.2	98.7	71.3	51.3	59.1	71.2	69.9	45.6	14.2	59.0	53.0
Oberengadin	37.7	80.9	28.0	55.4	83.6	22.6	57.4	27.8	62.8	52.4	68.8	75.9	21.0	24.8	86.8	61.8	58.2
Mesolcina (Misox)	77.5	79.3	43.8	70.5	22.8	76.6	65.2	65.5	54.5	80.2	78.4	72.7	86.4	57.7	70.8	71.9	70.7
Aarau	67.3	65.9	67.2	40.3	42.7	41.3	46.4	58.1	13.4	30.8	54.9	24.4	37.3	68.1	35.1	43.8	43.5
Brugg/Zurzach	71.6	87.0	51.8	41.7	46.2	52.4	57.4	59.1	37.5	28.2	54.4	37.0	49.2	67.9	38.0	45.3	49.2
Baden	85.6	85.0	54.9	20.4	47.9	47.9	55.2	61.1	33.6	14.2	27.8	41.0	44.8	50.2	26.6	28.2	42.1
Mutschellen	72.2	61.2	61.9	45.1	43.5	32.9	59.1	61.9	42.3	62.5	69.5	45.0	77.6	61.3	46.1	13.2	47.6
Freiamt	43.8	17.6	66.8	36.9	40.9	47.0	70.3	59.6	50.7	42.7	59.0	61.4	52.7	71.0	59.0	25.0	45.8
Fricktal	58.6	37.4	61.1	46.1	25.8	31.6	44.4	38.9	32.3	42.1	33.6	57.3	55.6	28.1	23.4	45.5	47.1
Thurtal	51.4	65.2	85.8	54.1	63.2	46.8	32.6	69.4	68.3	50.1	50.2	45.1	58.0	74.7	32.0	29.9	13.6
Untersee/Rhein	73.0	75.0	89.7	70.6	62.6	54.8	67.7	50.4	55.4	32.2	66.2	77.6	74.5	67.1	58.6	60.1	59.1
Oberthurgau	70.7	69.2	75.0	36.4	57.2	38.2	27.6	74.9	47.4	21.0	63.2	72.3	46.7	58.1	47.1	58.8	40.9
Tre Valli	44.5	58.8	31.1	49.9	31.8	66.9	54.6	35.6	86.9	74.1	89.6	60.6	63.4	51.7	74.0	49.8	77.2
Locarno	53.3	75.6	48.2	46.8	16.4	56.6	66.2	14.2	68.9	75.2	54.4	66.8	86.4	32.0	57.1	72.8	50.4
Bellinzona	38.6	61.1	27.0	38.3	30.3	57.6	15.0	22.4	71.8	44.8	59.3	85.8	72.2	18.8	75.4	58.2	57.9
Lugano	30.2	64.4	19.8	44.8	21.5	46.8	57.9	29.4	50.9	54.6	52.3	71.5	52.2	22.5	55.2	34.3	62.2
Mendrisio	45.6	74.2	31.0	34.7	17.6	50.8	32.1	12.8	33.0	70.3	68.4	87.5	58.9	37.2	54.6	53.3	60.6
Lausanne	32.1	34.6	93.6	40.7	24.9	54.5	40.0	27.8	19.6	60.0	43.6	24.9	44.8	25.9	47.4	41.3	64.0
Morges/Rolle	27.7	14.1	88.7	47.6	50.8	65.5	44.4	19.4	50.5	74.2	55.1	31.9	29.7	36.0	53.4	45.0	56.3
Nyon	22.6	50.6	89.8	52.6	27.2	56.7	48.2	33.0	60.3	60.8	76.2	54.5	68.2	21.2	37.1	47.7	39.7
Vevey/Lavaux	30.0	26.5	77.2	32.9	33.6	40.7	46.3	41.8	47.4	48.6	57.8	39.9	50.9	25.4	80.4	76.0	66.9
Aigle	21.0	59.4	86.9	58.0	54.8	58.9	59.6	41.0	17.8	73.3	40.3	48.8	42.3	12.5	57.7	74.4	57.9
Pays d'Enhaut	65.0	26.3	53.8	77.9	64.0	75.4	53.0	44.2	86.8	80.2	39.3	52.7	86.4	79.9	83.5	81.6	53.8
Gros-de-Vaud	37.8	35.0	83.8	60.1	42.8	71.7	32.1	51.7	56.2	69.1	51.7	54.4	39.1	55.6	57.9	50.4	73.6
Yverdon	56.3	38.6	84.7	71.6	65.2	41.0	38.5	19.6	31.1	58.3	49.9	61.6	47.6	62.0	74.2	51.9	75.9
La Vallée	70.3	55.0	99.6	65.2	27.7	51.1	90.8	32.8	59.5	18.7	52.3	80.3	35.1	14.8	37.7	66.9	87.4
La Broye	44.8	33.4	57.5	35.8	59.2	55.5	45.7	43.1	47.5	74.6	64.4	57.3	50.9	56.7	62.5	34.7	65.8
Goms	69.2	75.7	38.2	99.2	68.5	75.2	65.8	80.1	94.0	80.2	57.3	59.8	69.5	72.2	82.5	85.3	69.3
Brig	37.8	58.1	14.4	61.5	39.7	44.7	70.3	80.8	81.6	68.8	70.7	57.4	72.4	42.0	65.3	52.1	87.4
Visp	54.2	43.1	25.6	98.0	61.0	68.2	59.0	44.0	100.4	80.2	64.7	65.3	53.3	61.6	40.5	75.1	49.2
Leuk	61.2	45.0	11.0	75.8	37.8	42.7	62.1	66.4	72.1	80.2	43.6	52.4	69.6	65.3	50.2	95.5	70.7
Sierre	45.6	25.2	14.6	60.6	47.9	56.7	50.0	15.4	77.9	59.1	63.0	51.6	44.1	54.9	88.8	84.9	50.8
Sion	33.4	20.0	45.4	63.4	33.3	39.2	44.3	25.7	71.2	70.3	76.9	56.3	80.9	50.8	77.1	77.9	66.5
Martigny	38.9	22.4	71.6	58.4	37.4	66.8	48.2	13.4	43.3	54.1	36.3	84.6	75.8	67.8	72.4	76.2	60.4
Monthey/St-Maurice	35.3	43.2	60.8	70.2	52.0	87.6	60.2	38.8	54.1	49.3	42.3	39.4	85.0	46.3	57.2	55.0	60.9
Neuchâtel	35.4	53.0	74.2	16.1	41.6	56.5	35.8	28.0	51.4	54.5	50.1	51.7	46.5	23.5	51.6	53.2	38.6
La Chaux-de-Fonds	53.4	49.8	55.6	53.0	34.5	65.0	30.9	50.2	44.9	49.4	57.2	40.8	23.9	20.7	67.3	72.2	51.3
Val-de-Travers	69.4	37.6	47.7	51.4	65.8	65.4	73.3	40.8	54.8	80.2	78.0	60.7	55.9	32.6	64.0	67.3	58.5
Genève	15.4	44.4	88.8	30.9	9.6	38.4	34.3	22.8	17.2	41.4	42.1	33.4	50.4	16.0	35.1	37.1	50.9
Jura	50.3	36.5	38.4	42.8	41.7	48.9	64.6	33.8	67.2	64.3	54.4	24.3	49.4	59.1	44.3	65.4	63.8

Tab. D0.c **Mortalität der Männer nach MS-Regionen** (Durchschnittsränge 1969-88 bzw. `SMRs 1979-82) und weitere Regionalcharakteristika (Fortsetzung)

ICD	Lymphome 200-02	Myelom 203	Leukämien 204-07	Neub.unb.Sitzes 195-99,228,239.9	Ischäm.HK 410-14	and.HK 420-29	zerebrovask. 430-38	COPD 490-93	Zirrhose 571	ung.vermerkt 780-96	Suizid 950-59	Neoplasmen* 140-239	alle Ursachen* 0-999	Durchschnitts- einkommen (Fr./Jahr)	Bevölkerungs- dichte (Einw./ha)	Katholiken- anteil (%)[1]
Zürich	40.9	45.8	48.4	62.4	25.9	56.0	56.5	65.9	58.6	42.1	42.9	102	103	39744	46.0	41.9
Glattal/Furttal	35.3	35.4	39.9	56.2	18.8	71.3	51.0	64.5	65.0	68.6	46.4	85	89	43723	6.5	39.0
Limmattal	21.8	48.1	35.8	44.0	15.3	86.6	70.6	72.8	68.0	76.1	26.5	95	91	44352	10.4	47.5
Knonauer Amt	75.2	49.2	40.0	39.4	74.9	21.8	92.8	51.2	68.2	66.7	15.5	89	87	40820	2.1	33.8
Zimmerberg	39.3	50.6	23.8	68.8	28.6	53.2	32.9	73.1	60.5	83.3	57.1	98	92	45791	7.3	40.0
Pfannenstiel	27.1	32.0	61.8	44.0	45.9	62.1	34.6	81.2	73.8	63.5	30.2	87	87	60618	6.0	31.5
Zürcher Oberland	34.6	47.4	54.4	59.8	29.9	51.5	63.8	47.9	60.7	72.2	48.8	87	97	38386	3.1	35.7
Winterthur	24.4	49.2	46.0	57.6	9.2	68.9	48.6	58.0	71.7	71.7	47.2	87	93	39351	4.7	32.7
Weinland	29.6	53.1	65.8	32.3	38.5	54.4	62.5	50.6	71.2	68.2	80.5	91	95	38035	1.2	18.5
Zürcher Unterland	40.9	34.3	34.6	58.9	54.9	64.6	33.9	30.7	77.8	40.3	62.7	98	97	39449	2.3	31.2
Bern	33.2	39.5	28.6	35.8	17.8	93.0	62.5	31.8	68.4	30.4	33.9	94	90	39544	8.5	22.9
Erlach/Seeland	51.4	65.9	40.5	46.6	58.3	62.8	18.0	43.6	74.5	71.2	42.8	95	107	34029	1.5	12.7
Biel/Seeland	72.7	65.1	52.9	17.4	41.3	81.4	28.4	33.5	47.6	13.0	30.8	88	98	36595	7.4	31.2
Jura Bernois	62.4	58.4	57.4	28.4	73.8	24.0	34.0	82.2	61.0	15.2	50.9	104	107	34472	1.0	34.6
Oberaargau	60.3	51.4	55.8	31.8	69.4	71.5	22.7	16.6	87.2	73.2	29.3	96	96	34075	2.1	13.6
Burgdorf	42.2	61.8	31.2	25.8	50.9	79.8	50.4	10.1	86.6	68.5	37.6	113	104	33841	1.7	9.8
Oberes Emmental	62.3	49.4	76.6	55.6	49.9	74.0	43.9	9.7	93.8	59.8	30.3	90	103	31058	.8	3.3
Aaretal	68.4	50.3	39.5	56.1	45.1	70.6	37.3	12.2	93.1	77.2	19.0	94	99	33660	1.8	7.1
Schwarzwasser	72.4	70.9	72.7	16.0	96.2	27.1	8.2	4.4	86.9	69.4	30.8	67	92	29654	.6	2.7
Thun	33.3	46.2	31.2	35.5	25.3	83.9	33.4	28.6	77.2	63.6	36.1	87	94	33618	1.5	10.2
Saanen/Oberes Simmental	62.4	52.4	66.4	73.8	75.4	56.3	44.3	11.0	89.2	65.2	50.3	80	86	31312	.3	7.5
Kandertal	66.6	62.0	68.0	54.6	62.0	51.9	96.0	28.0	73.2	82.8	71.0	113	105	30602	.3	6.1
Oberland-Ost	49.5	43.2	55.0	68.0	8.4	90.7	61.3	26.2	78.2	68.1	57.4	99	98	31834	.3	12.0
Grenchen	46.9	59.5	50.8	21.2	47.4	86.0	60.4	42.2	68.3	62.8	18.4	111	110	36397	3.2	37.4
Laufental	36.9	62.7	71.7	73.1	44.7	76.6	66.4	14.3	50.1	84.7	72.8	98	97	35182	1.4	83.7
Luzern	45.8	32.9	35.2	32.0	23.1	90.1	31.3	89.1	46.8	56.3	53.6	108	103	36026	5.9	82.1
Sursee/Seetal	67.4	73.7	79.3	29.2	43.1	57.0	40.7	49.4	48.4	90.4	75.2	118	106	31797	1.4	94.6
Willisau	69.6	88.0	58.3	34.8	60.0	61.2	55.0	42.4	47.0	84.5	81.2	127	111	28940	1.1	92.6
Entlebuch	60.4	71.1	56.4	54.6	80.8	69.8	27.9	39.4	71.8	96.7	71.7	119	103	26115	.4	94.3
Uri	26.0	21.2	54.4	26.6	21.2	86.4	20.5	81.4	52.9	75.1	71.0	84	92	34932	.3	93.4
Innerschwyz	62.2	41.5	46.6	22.0	51.4	61.8	37.1	55.5	22.0	70.9	74.0	98	104	33453	1.0	93.3
Einsiedeln	81.2	88.9	59.4	53.3	45.3	25.3	61.5	73.3	39.8	56.8	77.4	99	123	30787	.5	97.3
March	50.7	64.3	48.6	65.0	58.4	33.7	49.8	93.5	53.8	74.9	55.6	104	104	36530	2.3	87.5
Sarneraatal	45.5	67.2	65.7	49.8	69.9	26.0	42.6	68.6	53.9	69.5	88.2	78	99	32908	.5	96.3
Nidwalden/Engelberg	65.7	54.2	41.0	45.0	26.0	46.9	53.6	49.5	52.9	77.3	85.0	79	100	35659	.8	91.1
Glarner Mittel-/Unterland	58.1	52.3	47.2	40.2	46.2	82.1	57.4	29.4	68.6	79.2	68.2	112	114	35572	1.2	51.0
Glarner Hinterland	52.0	87.3	43.3	67.9	45.1	46.8	56.4	35.8	57.4	75.2	53.2	97	110	30951	.3	32.6
Zug	38.7	28.6	52.8	42.3	21.9	79.4	63.9	77.8	48.6	64.2	55.0	92	94	41045	2.9	82.3
La Sarine	54.7	68.0	45.8	37.3	81.3	42.0	62.5	89.2	17.1	45.3	47.8	107	104	35606	3.0	91.6
La Gruyère	62.9	66.3	77.5	41.2	96.4	11.5	46.3	71.3	16.2	42.1	58.9	93	103	30211	.6	96.7
Sense	74.6	58.6	69.2	58.3	86.4	26.6	28.8	57.4	27.3	46.5	86.2	114	117	30916	1.1	84.7
Murten (Morat)	67.2	58.5	52.7	44.0	60.4	46.6	42.4	49.0	61.2	60.9	27.0	98	104	33475	1.1	30.2
Glâne/Veveyse	75.2	73.2	67.0	70.4	100.1	14.4	43.4	89.8	21.8	22.7	36.1	104	106	29383	.7	96.4
Olten/Gösgen/Gäu	50.7	49.6	52.8	58.0	59.6	57.8	59.0	43.9	73.0	58.7	46.1	112	100	34617	3.8	64.5
Thal	31.1	12.2	65.4	66.3	18.7	83.1	68.9	53.7	87.1	59.5	68.9	95	100	30852	1.0	82.4
Solothurn	45.6	40.3	48.9	44.2	27.4	79.2	49.8	60.8	64.6	71.5	26.6	102	97	36266	4.0	52.3
Basel-Stadt	33.6	24.2	42.8	62.6	10.4	105.6	101.2	18.4	48.3	6.8	39.9	113	102	41006	63.2	43.6
Unteres Baselbiet	13.4	27.5	38.2	57.4	11.6	101.2	88.6	28.6	68.8	76.3	27.8	101	89	46622	12.8	47.5
Oberes Baselbiet	37.3	65.6	23.5	80.9	51.4	58.8	70.6	25.0	61.2	85.4	27.7	94	92	38823	2.5	30.0
Schaffhausen	56.4	22.4	48.6	59.0	19.8	73.2	65.4	39.5	76.4	78.4	40.1	108	102	37700	2.4	33.2
Appenzell Ausserrhoden	67.6	69.6	65.4	60.3	71.8	37.8	24.4	58.6	73.6	33.1	7.2	80	97	33793	2.0	30.5
Appenzell Innerrhoden	68.7	84.0	97.1	74.5	12.4	13.4	55.1	55.8	46.6	61.8	8.2	80	105	32171	.7	97.0
St.Gallen/Rorschach	36.7	54.6	60.1	77.1	18.6	61.2	61.3	46.8	59.1	40.7	33.2	92	95	36086	5.6	60.8

[1] in % der Summe von Katholiken und Protestanten

Tab. D0.c **Mortalität der Männer nach MS-Regionen (Durchschnittsränge 1969-88 bzw. 'SMRs 1979-82) und weitere Regionalcharakteristika** (Fortsetzung)

ICD	Lymphome 200-02	Myelom 203	Leukämien 204-07	Neub.unb.Sitzes 195-99,228,239.9	Ischäm.HK 410-14	and.HK 420-29	zerebrovask. 430-38	COPD 490-93	Zirrhose 571	ung.vermerkt 780-96	Suizid 950-59	Neoplasmen* 140-239	alle Ursachen* 0-999	Durchschnitts-einkommen (Fr./Jahr)	Bevölkerungsdichte (Einw./ha)	Katholikenanteil (%)[1]
Rheintal	77.9	51.5	73.2	73.8	58.1	12.1	36.8	75.8	25.6	53.5	73.4	103	118	33541	3.2	73.6
Werdenberg	68.6	63.7	66.6	67.0	37.3	64.4	27.3	53.6	64.5	67.8	52.2	92	111	32685	1.2	30.9
Sarganserland	69.7	61.5	69.2	67.0	29.5	32.3	29.7	69.8	49.9	68.9	89.2	105	119	31784	.5	83.7
Linthgebiet	29.2	45.6	34.9	40.8	26.3	77.8	56.8	67.2	61.2	78.2	73.1	102	104	36624	1.9	79.5
Toggenburg	47.3	57.3	59.3	64.4	15.2	49.0	26.1	24.0	86.3	79.0	20.8	64	95	31983	.8	51.1
Wil	51.6	43.0	34.6	67.0	27.8	41.6	27.2	70.3	92.6	72.1	47.2	80	101	35355	2.3	67.5
Bündner Rheintal	34.9	36.4	43.3	60.2	16.2	69.2	62.9	78.7	69.5	73.4	43.5	102	100	38534	1.7	52.2
Prättigau	66.2	49.8	62.1	70.3	97.5	4.8	70.7	14.8	72.3	48.9	33.3	86	91	30807	.2	11.5
Davos	4.2	43.7	60.5	50.6	31.2	82.7	63.9	20.4	67.1	79.0	85.6	112	116	32200	.4	40.3
Schanfigg	66.8	77.2	47.9	67.1	87.3	48.4	53.1	44.3	82.9	43.9	9.8	59	110	27818	.2	34.9
Mittelbünden	68.5	57.8	67.3	75.6	77.6	29.6	30.6	36.7	69.1	83.4	80.6	74	93	29941	.1	72.6
Domleschg/Hinterrhein	53.5	82.3	43.3	92.0	69.6	56.6	38.0	25.6	95.9	84.1	64.2	81	94	32747	.2	34.3
Surselva	48.8	57.9	37.9	72.5	64.2	41.3	66.3	34.5	80.4	42.5	60.5	96	104	25986	.2	78.1
Engiadina Bassa	87.2	63.6	53.3	54.6	77.9	53.6	58.5	23.1	56.0	51.3	62.6	86	97	29143	.1	37.4
Oberengadin	53.6	75.9	54.0	63.6	74.4	64.5	46.7	34.6	22.6	64.4	86.8	107	110	33259	.2	58.5
Mesolcina (Misox)	94.5	76.2	94.3	39.5	60.2	14.9	72.8	77.4	54.0	55.8	77.4	88	122	29660	.1	97.8
Aarau	29.1	42.2	58.3	46.5	58.2	70.2	42.7	25.6	81.2	76.3	32.7	102	101	36307	3.7	32.9
Brugg/Zurzach	40.5	39.0	52.2	66.5	35.6	77.9	54.8	68.8	56.5	82.0	65.9	102	105	37495	2.2	53.4
Baden	51.9	59.1	35.2	71.8	22.8	87.2	51.2	67.8	62.2	62.5	53.9	98	95	39592	7.8	63.9
Mutschellen	71.3	52.4	39.2	33.2	63.4	25.7	64.7	42.2	75.4	73.9	45.8	94	97	40256	2.8	72.6
Freiamt	51.0	29.6	35.0	46.9	59.7	78.2	15.8	34.6	60.0	86.1	56.2	114	110	34245	2.2	80.8
Fricktal	36.6	46.9	26.6	63.6	65.9	75.5	91.8	35.8	37.4	90.8	62.5	108	99	36882	1.6	72.0
Thurtal	58.3	45.0	68.8	67.1	27.2	37.9	29.3	48.8	83.2	86.4	32.2	87	100	34416	1.7	38.1
Untersee/Rhein	58.9	70.0	59.8	77.6	37.0	31.2	34.0	57.9	88.4	80.2	34.4	89	110	34953	1.8	41.3
Oberthurgau	26.0	42.6	61.6	76.1	18.4	62.2	59.4	67.4	89.8	63.1	44.8	100	98	33814	2.1	46.5
Tre Valli	57.6	26.0	71.4	63.2	27.2	28.6	73.0	91.5	29.7	52.6	101.8	90	99	29689	.3	98.1
Locarno	58.9	51.0	40.8	44.0	38.1	27.4	57.0	89.6	12.9	56.4	95.7	94	108	31896	.5	87.8
Bellinzona	77.4	44.4	70.6	22.3	52.3	42.6	60.0	95.0	24.9	48.8	86.7	84	94	32823	2.1	95.3
Lugano	62.7	41.3	33.9	23.3	53.1	44.5	49.3	94.5	8.8	27.9	95.8	108	99	35426	2.8	89.4
Mendrisio	46.2	49.8	80.0	43.4	51.0	41.8	32.0	92.5	32.1	29.7	89.6	119	101	32453	3.6	96.6
Lausanne	23.2	40.2	46.4	25.3	77.6	50.0	92.0	69.5	25.6	22.5	31.6	107	97	38001	10.7	42.3
Morges/Rolle	57.0	62.4	53.6	63.0	66.4	43.4	86.3	64.0	28.0	33.8	33.7	105	96	39316	1.1	32.3
Nyon	60.0	71.3	19.9	46.3	84.1	31.5	58.7	75.3	28.8	19.4	44.7	100	92	44719	1.0	35.9
Vevey/Lavaux	55.5	57.1	56.4	53.4	65.7	49.0	88.2	74.3	18.0	22.7	36.3	98	96	37106	2.9	41.4
Aigle	53.6	72.0	56.5	30.6	67.6	77.0	62.8	68.3	21.7	46.4	20.4	121	101	30543	.6	38.5
Pays d'Enhaut	73.1	77.3	15.0	43.8	67.3	16.0	82.2	53.4	52.5	35.3	42.3	132	110	26513	.2	15.7
Gros-de-Vaud	58.1	61.5	42.0	60.6	87.6	49.9	49.0	56.8	40.4	14.6	25.4	96	99	33617	.7	25.3
Yverdon	42.8	35.6	50.4	58.2	87.0	55.8	73.3	45.2	35.6	23.3	28.3	104	110	32564	1.0	29.3
La Vallée	57.9	71.7	70.5	81.9	86.0	8.2	20.8	61.6	20.2	43.6	48.9	102	101	32001	.6	36.9
La Broye	69.0	43.0	71.0	41.3	92.0	33.8	77.8	68.3	23.6	25.9	43.0	110	105	31392	.8	50.6
Goms	61.1	77.5	49.7	37.2	72.9	36.0	25.4	46.0	58.6	47.4	87.3	73	87	22136	.1	99.3
Brig	74.8	71.1	46.6	52.8	87.9	17.0	69.7	69.6	20.3	42.2	96.6	104	98	32819	.4	95.9
Visp	88.4	52.7	38.0	46.6	94.8	36.2	58.2	69.8	9.4	39.1	98.9	84	108	30537	.2	96.8
Leuk	56.6	64.1	84.5	52.6	104.0	30.2	45.1	47.4	4.0	41.7	72.8	129	124	29586	.3	97.4
Sierre	50.0	57.7	68.4	62.5	81.6	65.7	86.1	49.7	37.4	27.6	88.5	102	108	27620	.7	93.9
Sion	72.3	29.0	76.1	42.8	93.6	40.0	53.0	86.6	16.0	23.3	83.4	113	116	31167	.6	96.4
Martigny	58.5	73.7	83.2	96.8	72.6	50.0	65.0	70.7	11.0	11.5	74.3	116	116	29727	.4	96.1
Monthey/St-Maurice	67.7	42.2	93.8	61.0	84.4	29.8	67.3	55.6	55.8	7.4	84.5	117	113	30697	.8	92.1
Neuchâtel	62.4	37.4	40.3	88.6	51.8	61.5	83.4	62.8	27.3	25.0	41.0	108	103	35944	2.4	38.1
La Chaux-de-Fonds	57.6	43.2	41.1	54.4	64.4	61.7	85.0	49.2	20.2	25.0	29.6	107	100	32953	2.1	41.2
Val-de-Travers	97.9	53.8	66.7	87.2	73.3	58.3	24.1	66.1	27.0	47.8	33.8	117	91	31653	.8	35.3
Genève	32.5	51.2	39.0	48.2	75.6	55.2	98.2	81.0	27.5	1.6	54.9	100	113	44952	11.8	58.4
Jura	66.7	40.2	57.7	54.0	91.8	42.2	57.4	59.2	12.8	9.9	74.4	113	113	31814	.8	84.6

[1] in % der Summe von Katholiken und Protestanten

Tab. D0.d **Mortalität der Frauen nach MS-Regionen (Durchschnittsränge 1969-88 bzw. ˙SMRs 1979-82) und weitere Regionalcharakteristika**

Todesursache ICD	Mund-Pharynx 140-49	Speiseröhre 150	Magen 151	Darm 152-54	Leber 155	Gallenblase 156	Pankreas 157	Kehlkopf 161	Lunge 162	Pleura 163.0	Melanom 172	Mamma 174	Uterus 180-82	Ovar 183	Harnblase 188	Niere 189	ZNS 191-92	Schilddrüse 193
Zürich	41.8	55.9	58.3	27.6	49.5	51.4	33.5	20.6	14.8	40.7	49.4	27.9	41.8	40.7	34.0	40.5	41.3	40.1
Glattal/Furttal	70.3	48.4	70.4	37.8	54.9	32.2	45.7	54.7	28.3	48.1	50.2	43.9	44.6	58.0	51.1	27.8	46.4	38.7
Limmattal	63.0	71.5	34.3	34.6	37.0	68.2	23.8	55.0	41.8	68.5	44.4	36.0	49.8	27.0	45.5	32.8	48.0	47.8
Knonauer Amt	70.4	52.3	62.2	56.9	70.5	29.8	78.2	65.3	40.8	68.5	53.9	40.2	35.5	32.4	65.5	36.0	69.5	46.2
Zimmerberg	60.1	48.4	51.0	37.3	64.0	56.9	37.4	45.3	48.5	48.7	36.5	45.9	49.8	28.4	38.7	44.9	57.7	58.3
Pfannenstiel	72.9	55.5	83.1	48.0	60.6	62.1	51.3	65.3	34.1	59.3	48.3	38.6	46.2	49.3	29.4	44.2	22.1	49.7
Zürcher Oberland	53.4	70.7	71.9	69.7	52.2	53.5	57.0	46.1	52.2	47.2	46.2	43.2	30.4	33.2	36.8	46.4	60.0	45.8
Winterthur	64.8	66.7	59.9	37.7	66.2	35.3	39.7	65.3	44.9	49.1	53.2	25.5	58.2	49.3	36.0	47.7	38.8	53.6
Weinland	83.1	65.5	78.6	48.3	35.4	79.0	70.3	65.3	77.2	68.5	58.4	48.9	46.4	46.1	64.6	47.4	62.5	64.0
Zürcher Unterland	25.6	58.2	55.3	60.7	55.0	61.6	36.4	65.3	60.4	24.0	43.6	55.6	46.5	54.8	42.3	29.8	55.1	69.9
Bern	41.2	34.9	52.2	28.7	54.0	52.0	49.7	39.1	40.6	38.1	56.5	44.3	48.0	35.7	42.1	42.8	43.0	53.0
Erlach/Seeland	50.3	65.7	59.6	88.2	69.3	52.6	73.2	65.3	83.8	56.7	48.1	56.8	53.1	77.0	56.8	53.7	62.4	65.6
Biel/Seeland	49.3	52.5	51.7	49.9	69.9	57.8	68.4	44.8	51.4	42.0	61.6	54.2	44.6	54.5	54.3	60.7	58.1	42.0
Jura Bernois	45.9	46.0	63.4	66.2	43.5	78.2	58.9	65.3	58.4	68.5	36.8	83.0	56.2	58.5	45.9	47.2	73.5	56.2
Oberaargau	61.9	60.6	53.0	62.5	54.0	53.2	52.1	55.7	80.0	47.5	37.6	68.9	45.2	32.6	49.3	44.8	61.7	34.4
Burgdorf	57.1	47.9	40.6	49.7	56.2	22.6	73.7	54.8	73.4	68.5	53.3	68.8	40.7	55.8	54.8	45.4	68.0	39.6
Oberes Emmental	69.1	53.9	61.2	46.8	61.7	78.0	81.5	65.3	74.0	68.5	73.0	96.1	67.4	85.2	70.9	81.5	30.2	64.4
Aaretal	32.0	61.3	49.8	51.4	56.2	62.7	64.4	65.3	78.3	34.9	24.6	82.3	64.2	45.9	80.4	69.2	66.5	31.0
Schwarzwasser	59.6	44.8	85.3	79.6	58.0	62.6	52.5	65.3	84.9	55.7	54.6	85.0	83.0	71.0	59.9	89.8	70.1	34.8
Thun	59.9	71.3	30.3	36.9	49.6	40.6	57.5	47.6	64.2	48.8	39.7	62.2	47.2	54.8	51.8	54.8	62.1	27.7
Saanen/Oberes Simmental	21.4	42.1	53.2	71.4	59.6	43.8	57.1	65.3	88.3	68.5	64.8	60.8	81.7	81.8	62.3	59.7	83.8	20.4
Kandertal	49.8	42.5	22.6	89.8	63.7	59.7	77.2	65.3	45.9	68.5	46.5	49.4	81.1	82.8	88.4	88.0	58.6	75.9
Oberland-Ost	58.4	28.1	49.8	56.0	59.6	56.2	36.2	54.7	60.7	68.5	59.0	58.6	34.9	53.4	45.6	55.8	61.0	69.2
Grenchen	66.7	37.0	54.5	81.0	49.8	53.0	60.6	65.3	52.8	57.3	64.6	53.0	58.4	50.8	41.8	46.0	66.6	63.9
Laufental	38.0	37.7	35.8	44.9	24.4	40.4	29.2	65.3	65.9	57.0	76.1	65.6	51.0	51.1	59.7	45.0	33.8	58.4
Luzern	52.0	50.4	30.9	51.7	56.1	54.3	60.8	53.5	46.9	35.1	50.8	29.8	20.5	45.0	43.1	43.5	35.8	49.5
Sursee/Seetal	49.9	55.0	34.0	77.4	52.5	55.7	65.3	65.3	85.9	68.5	54.9	34.4	64.5	43.6	55.6	41.2	54.2	54.7
Willisau	51.4	46.5	17.4	56.1	42.8	39.7	68.2	65.3	64.2	68.5	53.8	77.2	69.4	71.4	83.6	53.8	77.7	50.0
Entlebuch	78.5	54.5	9.9	48.6	39.6	58.4	67.0	52.1	57.0	55.1	68.1	70.2	70.4	34.2	56.7	56.9	92.0	94.0
Uri	44.3	75.9	19.2	72.4	63.8	85.0	73.3	52.8	82.9	68.5	60.0	53.1	60.1	67.4	38.4	36.0	32.4	33.3
Innerschwyz	54.4	67.0	42.5	75.3	54.5	85.8	62.3	43.9	62.7	45.8	43.1	35.0	45.8	44.5	70.3	67.8	46.0	34.0
Einsiedeln	47.5	49.9	45.0	78.0	51.4	65.5	41.2	65.3	81.8	55.3	75.1	78.8	19.3	84.3	54.4	24.4	54.1	65.7
March	43.9	68.8	46.8	60.0	57.8	45.4	49.4	65.3	61.0	68.5	50.7	63.1	47.5	69.6	67.4	39.0	42.8	69.2
Sarneraatal	53.9	79.3	51.0	80.6	70.2	40.8	67.3	65.3	67.0	42.7	74.4	81.0	28.4	40.0	66.7	50.3	48.3	30.1
Nidwalden/Engelberg	60.7	53.4	65.8	62.8	57.8	58.2	51.9	65.3	64.5	43.8	33.8	11.9	90.5	67.4	30.9	46.0	34.8	56.5
Glarner Mittel-/Unterland	51.1	54.3	56.7	33.6	61.6	42.6	55.8	53.1	72.2	43.0	58.9	39.4	48.7	57.2	67.8	30.0	53.0	61.3
Glarner Hinterland	52.3	73.0	50.9	85.7	94.5	59.0	54.6	52.6	83.3	68.5	68.2	82.8	41.6	58.2	19.2	78.2	61.8	81.7
Zug	70.1	52.2	37.5	56.2	72.5	44.8	54.8	33.3	53.2	48.7	34.5	30.1	58.5	51.2	49.9	40.1	51.1	40.2
La Sarine	52.6	34.2	52.2	24.5	67.6	47.1	58.0	55.4	44.7	58.9	47.9	39.3	49.3	40.2	53.6	49.9	38.5	67.0
La Gruyère	37.9	28.8	73.2	55.9	60.8	36.7	58.0	54.1	59.3	56.1	64.4	43.4	59.7	49.7	56.5	48.2	21.6	50.8
Sense	47.9	15.4	10.8	71.4	55.7	79.5	57.8	52.6	73.9	56.1	87.9	87.9	49.8	56.0	90.4	68.5	82.2	50.9
Murten (Morat)	73.9	72.9	52.0	46.4	58.0	37.2	53.7	53.4	69.8	56.4	47.6	71.0	46.4	67.3	81.8	45.4	63.8	50.0
Glâne/Veveyse	49.4	20.5	71.1	35.4	38.6	63.3	70.6	52.8	67.8	68.5	42.5	73.4	65.0	37.7	75.4	81.4	67.5	77.4
Olten/Gösgen/Gäu	41.1	64.5	61.3	44.3	64.6	43.0	58.4	44.7	58.1	32.3	42.0	39.7	41.2	43.5	56.8	29.6	36.6	50.8
Thal	17.2	90.2	44.8	62.2	94.5	32.8	46.1	52.2	68.9	68.5	41.8	48.9	53.1	59.8	21.6	60.4	64.6	46.6
Solothurn	47.4	60.9	42.7	50.0	58.3	41.2	55.1	54.9	64.5	32.7	47.0	72.6	22.8	37.0	49.0	41.0	33.3	54.4
Basel-Stadt	55.7	57.4	56.6	17.9	32.4	36.8	43.6	33.2	13.4	39.2	51.9	26.4	51.0	28.8	49.1	17.4	16.0	52.8
Unteres Baselbiet	52.6	52.9	38.5	24.6	33.2	67.4	52.8	47.1	10.4	32.6	41.9	17.2	40.8	29.4	17.2	17.8	28.8	42.5
Oberes Baselbiet	60.8	64.9	64.6	33.7	53.4	28.6	52.2	55.1	66.2	47.0	39.7	36.6	60.0	62.6	55.4	48.5	40.5	57.2
Schaffhausen	55.8	61.0	75.2	51.7	63.4	41.6	59.9	65.3	58.8	18.8	35.6	40.8	34.9	54.2	54.5	47.8	38.6	45.3
Appenzell Ausserrhoden	63.0	72.2	46.2	68.7	80.1	48.8	54.0	65.3	36.1	56.9	36.2	50.5	40.9	52.4	56.4	54.6	26.4	51.6
Appenzell Innerrhoden	62.6	62.1	35.0	79.4	51.9	60.4	72.7	65.3	76.8	68.5	63.0	69.6	55.2	83.7	84.1	87.1	61.9	64.0
St.Gallen/Rorschach	46.9	52.9	55.8	46.0	48.4	44.3	19.9	48.5	52.6	44.0	45.2	40.6	36.9	39.0	36.7	33.9	54.6	42.4

Tab. D0.d **Mortalität der Frauen nach MS-Regionen (Durchschnittsränge 1969-88 bzw. 'SMRs 1979-82) und weitere Regionalcharakteristika** (Fortsetzung)

Todesursache ICD	Mund-Pharynx 140-49	Speiseröhre 150	Magen 151	Darm 152-54	Leber 155	Gallenblase 156	Pankreas 157	Kehlkopf 161	Lunge 162	Pleura 163.0	Melanom 172	Mamma 174	Uterus 180-82	Ovar 183	Harnblase 188	Niere 189	ZNS 191-92	Schilddrüse 193
Rheintal	69.5	73.5	50.8	55.3	37.3	48.8	51.6	42.1	69.7	68.5	27.8	85.8	72.4	66.4	70.4	71.2	61.8	41.6
Werdenberg	47.3	74.9	70.6	75.4	64.4	35.1	44.9	53.3	81.1	68.5	57.1	28.8	68.0	63.8	54.2	64.7	83.4	23.0
Sarganserland	51.1	76.6	56.4	63.6	55.5	54.0	35.5	42.6	74.3	44.5	34.0	48.7	85.4	23.4	78.0	69.9	69.9	46.6
Linthgebiet	76.2	52.3	34.0	54.5	58.2	72.4	18.2	53.5	82.6	44.0	75.2	68.9	63.5	84.4	50.8	59.3	43.1	79.1
Toggenburg	65.1	56.3	52.4	84.9	49.0	43.6	75.0	53.8	72.4	68.5	55.5	41.8	69.0	46.5	78.2	45.8	62.5	37.7
Wil	70.8	55.2	63.7	79.2	60.7	31.4	72.9	55.3	74.0	55.7	58.8	65.7	59.9	56.2	59.2	52.3	66.8	41.8
Bündner Rheintal	54.5	63.2	46.5	48.8	68.6	52.2	70.8	65.3	43.4	47.0	55.7	60.6	39.1	31.0	33.8	39.0	40.4	23.1
Prättigau	44.8	75.0	85.2	19.6	94.5	58.0	89.1	52.4	59.8	55.3	57.5	75.8	55.0	66.5	60.5	45.6	71.1	44.5
Davos	93.2	57.2	58.8	89.8	77.7	69.4	44.0	65.3	36.7	68.5	58.3	48.4	65.2	58.0	49.9	69.1	82.1	94.0
Schanfigg	93.2	72.1	58.7	38.6	76.1	23.3	23.2	65.3	63.2	54.9	74.6	38.9	50.1	46.1	39.9	60.1	39.4	56.3
Mittelbünden	4.4	57.3	26.6	43.2	94.5	56.8	49.4	65.3	47.6	68.5	58.7	72.1	43.7	43.4	35.8	68.5	65.4	59.5
Domleschg/Hinterrhein	45.0	74.4	79.1	47.4	65.9	74.3	52.1	39.4	60.7	68.5	62.3	68.3	44.6	65.9	30.2	60.6	78.8	62.8
Surselva	30.6	24.6	24.2	61.4	42.8	51.8	67.0	53.2	43.7	68.5	46.0	47.1	74.7	78.1	70.3	61.0	46.6	56.3
Engiadina Bassa	93.2	58.5	43.0	39.9	75.3	50.4	44.0	65.3	72.9	68.5	76.1	48.1	42.0	19.0	49.9	48.9	78.5	44.3
Oberengadin	44.1	47.3	48.7	43.6	70.8	76.4	21.0	52.4	16.4	41.9	43.5	56.1	86.5	48.0	80.2	85.2	42.6	70.8
Mesolcina (Misox)	39.6	74.8	48.6	78.7	77.1	94.6	73.8	65.3	29.8	68.5	93.4	69.2	76.2	84.6	64.5	51.9	47.4	78.3
Aarau	59.8	56.3	47.9	49.1	49.3	33.1	54.6	52.6	57.8	48.6	44.0	55.3	55.0	47.4	65.2	37.1	50.8	30.0
Brugg/Zurzach	66.4	58.4	69.8	51.0	55.9	44.6	45.4	54.5	43.2	57.1	59.6	49.3	48.3	61.7	48.0	55.0	45.3	38.2
Baden	63.1	57.9	51.7	58.9	30.4	19.8	49.6	44.1	47.4	56.3	59.1	43.7	26.6	48.8	48.8	28.6	26.1	55.4
Mutschellen	42.4	72.4	67.4	76.7	64.2	25.0	61.4	52.7	54.8	55.7	44.3	55.3	53.2	51.4	80.0	88.1	54.2	54.4
Freiamt	72.7	58.0	69.2	52.7	55.8	37.0	49.0	65.3	64.6	57.9	40.6	56.5	41.2	53.4	77.9	50.2	28.7	38.0
Fricktal	70.2	54.5	63.2	44.9	56.7	15.8	60.8	53.9	53.8	68.5	66.8	56.0	57.4	51.6	50.7	33.0	47.0	52.2
Thurtal	63.2	68.7	63.8	58.4	49.2	38.2	71.7	65.3	77.2	68.5	36.7	66.3	42.0	32.5	64.5	32.4	42.3	25.7
Untersee/Rhein	61.6	79.0	79.5	73.4	62.6	47.8	79.2	54.2	67.5	25.5	64.0	80.4	49.9	52.0	72.0	47.0	30.0	35.6
Oberthurgau	47.5	68.1	70.8	54.1	35.4	37.1	34.4	65.3	64.3	58.3	42.2	27.8	54.8	28.1	52.4	43.3	52.6	55.8
Tre Valli	53.9	27.9	36.6	56.4	23.8	69.5	51.9	65.3	56.4	56.0	52.1	47.8	83.2	65.4	55.4	72.1	59.8	67.5
Locarno	47.2	41.0	41.1	52.7	26.5	77.2	57.4	19.8	36.0	58.0	56.2	50.1	29.7	82.9	66.4	65.5	54.3	79.1
Bellinzona	47.0	40.8	36.2	46.8	34.9	33.2	46.1	53.0	33.8	43.5	51.1	31.4	45.5	55.5	20.3	61.6	63.0	64.0
Lugano	51.9	42.2	23.8	35.8	21.6	74.6	34.6	27.2	26.5	49.2	40.7	46.2	39.7	47.0	28.6	59.7	55.2	72.5
Mendrisio	44.4	45.1	22.4	42.9	19.0	45.1	40.8	30.7	44.6	68.5	66.8	38.2	33.6	46.1	47.8	66.5	62.6	73.1
Lausanne	34.5	13.4	84.9	20.8	34.7	64.5	46.9	30.8	11.2	51.1	37.4	34.1	43.2	57.9	39.6	57.4	40.9	56.0
Morges/Rolle	50.1	20.0	90.6	57.5	15.4	62.2	34.2	65.3	37.5	68.5	29.6	59.3	59.0	48.4	38.9	72.4	53.3	59.9
Nyon	55.0	16.0	91.6	56.3	49.9	42.6	21.7	65.3	27.7	55.8	66.7	53.2	76.0	62.2	49.9	26.4	42.4	63.1
Vevey/Lavaux	49.0	28.7	93.4	36.0	43.9	69.6	46.7	42.9	9.6	47.9	54.4	33.3	59.6	57.9	56.4	52.0	60.3	57.8
Aigle	45.9	35.1	88.8	48.7	52.1	50.5	56.3	28.8	34.5	68.5	63.5	52.5	73.7	62.0	38.5	69.7	71.4	80.3
Pays d'Enhaut	56.6	72.3	58.5	65.9	56.5	69.0	64.0	53.1	42.5	68.5	56.5	57.7	63.9	20.8	97.5	99.2	79.2	39.0
Gros-de-Vaud	62.2	51.2	99.2	34.6	74.5	39.2	47.4	53.6	64.3	31.1	51.8	54.6	60.0	61.4	43.9	64.6	56.6	41.6
Yverdon	53.0	61.1	95.5	36.2	73.6	56.1	41.9	65.3	50.8	56.3	58.0	48.9	64.0	35.4	66.6	59.6	57.9	64.8
La Vallée	42.6	61.1	91.4	88.5	76.7	87.7	83.0	65.3	73.4	41.9	58.3	35.8	37.9	56.1	20.3	53.6	10.4	63.4
La Broye	68.0	16.2	76.8	29.8	21.8	64.8	50.0	40.8	53.0	57.2	44.2	63.8	52.5	68.7	48.3	51.7	49.8	59.2
Goms	55.9	90.2	2.0	75.1	76.3	61.7	14.0	65.3	43.8	68.5	57.5	74.3	81.8	76.0	59.6	60.4	79.4	75.3
Brig	41.5	76.4	22.9	66.7	38.6	48.8	97.9	65.3	59.4	55.5	61.5	46.8	92.6	69.0	66.1	55.9	44.8	43.4
Visp	44.0	49.7	23.2	87.5	35.6	83.2	52.2	65.3	55.8	55.5	36.1	84.8	88.6	58.5	66.6	53.2	51.2	38.0
Leuk	75.7	73.4	5.6	59.5	39.5	33.3	43.9	53.3	8.0	55.0	59.6	62.3	83.8	80.5	48.5	84.4	82.8	59.1
Sierre	60.4	63.1	11.1	54.4	31.6	59.4	51.1	52.9	37.3	56.3	57.9	80.7	87.4	52.2	51.8	39.4	76.3	27.8
Sion	65.5	22.4	54.2	59.7	28.8	73.4	47.7	53.8	65.4	58.3	76.8	60.0	71.4	69.2	62.4	75.4	79.4	63.1
Martigny	37.3	34.5	66.2	44.4	26.4	56.6	65.8	65.3	50.3	30.2	60.0	77.3	49.5	58.4	49.1	52.1	37.2	66.3
Monthey/St-Maurice	45.6	79.2	42.7	84.8	51.2	66.0	53.1	65.3	36.2	56.5	59.0	58.2	67.0	86.8	46.0	73.1	59.2	71.3
Neuchâtel	43.0	39.8	68.0	36.0	41.5	54.0	53.5	23.0	45.5	38.4	64.7	46.3	24.6	43.4	55.7	51.5	32.3	69.1
La Chaux-de-Fonds	32.7	24.2	66.3	23.3	44.0	67.7	61.6	32.7	42.9	30.0	52.5	41.7	27.6	60.6	17.4	56.7	66.0	58.2
Val-de-Travers	36.8	46.2	31.2	41.8	67.0	84.9	52.9	52.8	50.8	68.5	86.2	90.4	25.4	31.4	44.7	68.9	66.5	42.0
Genève	27.8	44.2	76.6	13.2	25.5	60.7	28.6	24.4	11.8	30.5	51.3	13.3	47.7	40.8	39.7	52.6	49.9	60.9
Jura	55.2	34.4	64.6	51.8	41.3	48.7	56.7	45.4	71.8	48.5	61.2	57.8	36.7	52.5	65.2	67.3	69.3	54.8

Tab. D0.d **Mortalität der Frauen nach MS-Regionen** (Durchschnittsränge 1969-88 bzw. `SMRs 1979-82) und weitere **Regionalcharakteristika** (Fortsetzung)

ICD	Lymphome 200-02	Myelom 203	Leukämien 204-07	Neub.unb.Sitzes 195-99,228,239.9	Ischäm.HK 410-14	and.HK 420-29	zerebrovask. 430-38	COPD 490-93	Zirrhose 571	ung.vermerkt 780-96	Suizid 950-59	Neoplasmen* 140-239	alle Ursachen* 0-999	Autopsie-quote	Regions-typ	Landes-teil[1]	Einwohner 1970
Zürich	42.2	51.8	37.9	58.7	48.5	60.1	61.7	49.5	33.3	47.1	22.2	106	100	44.6	GSZ	NE	422640
Glattal/Furttal	36.4	52.4	49.8	54.9	36.5	75.0	63.1	62.8	42.2	62.2	58.6	93	93	30.2	AUG	NE	110627
Limmattal	39.0	64.5	45.1	66.4	21.4	75.4	55.8	36.9	63.8	77.3	34.1	95	92	41.1	WUG	NE	62476
Knonauer Amt	57.1	38.6	33.6	34.6	57.6	23.4	87.5	37.3	48.0	62.2	25.6	113	113	12.2	WUG	NE	24131
Zimmerberg	71.2	59.6	47.3	72.9	60.8	50.8	46.7	42.1	57.8	66.1	25.3	93	98	24.4	WUG	NE	92346
Pfannenstiel	46.0	39.3	40.8	36.0	83.9	62.8	19.0	58.8	51.5	55.4	29.8	98	96	23.6	WUG	NE	79541
Zürcher Oberland	63.0	50.5	50.9	29.6	37.7	56.9	65.8	64.9	60.5	70.7	49.7	103	105	22.4	IKZ	NE	102308
Winterthur	41.4	51.0	49.0	60.8	27.7	67.8	35.9	72.5	61.0	76.2	39.8	99	97	50.4	IMZ	NE	140392
Weinland	49.5	61.7	45.5	49.9	47.0	61.9	63.0	56.0	54.2	62.8	64.7	86	96	40.0	AIP	NE	20582
Zürcher Unterland	47.4	59.9	56.3	52.7	38.3	78.9	36.9	42.4	51.4	46.9	48.0	108	92	26.3	WUG	NE	52745
Bern	54.1	37.0	30.3	31.6	17.8	96.6	40.5	50.1	51.9	49.2	22.4	97	91	22.4	GSZ	NW	291902
Erlach/Seeland	60.1	66.4	37.4	44.3	34.6	88.4	15.6	64.8	69.2	78.6	48.4	105	109	13.6	AIP	NW	40529
Biel/Seeland	52.5	52.2	55.8	17.0	57.0	75.2	25.8	41.1	38.0	29.1	35.9	95	104	10.7	IMZ	NW	98531
Jura Bernois	71.8	69.8	61.3	56.2	79.4	27.3	25.6	47.0	48.4	22.1	44.2	89	104	10.3	IP	ROM	39776
Oberaargau	62.4	47.0	48.1	33.2	50.2	71.2	18.5	54.1	83.0	73.1	55.6	101	100	11.0	IKZ	NW	71686
Burgdorf	42.3	52.5	45.2	12.8	16.8	73.9	38.8	49.3	76.5	82.2	62.5	87	99	10.8	AIP	NW	64683
Oberes Emmental	66.0	53.3	65.8	27.6	53.8	90.8	24.9	41.2	72.0	53.0	52.8	81	107	19.2	AP	ALP	24992
Aaretal	65.8	51.0	44.5	59.2	39.2	80.3	11.3	59.0	71.0	82.0	48.7	84	99	11.9	AIP	NW	46324
Schwarzwasser	70.3	61.8	58.1	43.4	75.1	60.6	7.8	26.1	88.3	35.4	74.3	79	101	11.5	AP	ALP	15516
Thun	62.8	47.6	34.7	21.7	21.8	93.4	23.2	57.5	71.6	72.8	55.2	105	99	9.6	TMZ	ALP	96400
Saanen/Oberes Simmental	39.2	67.2	72.4	47.4	31.7	68.1	31.8	31.0	83.9	43.2	57.6	83	100	10.8	ATP	ALP	14653
Kandertal	53.0	36.0	48.3	46.6	47.9	60.8	84.6	50.3	72.1	58.5	85.0	104	112	7.7	TKZ	ALP	13796
Oberland-Ost	43.8	35.0	75.2	55.9	15.1	95.4	40.1	41.8	74.6	70.2	64.0	103	106	16.3	TZ	ALP	40802
Grenchen	30.4	47.9	36.7	33.2	51.3	81.6	22.9	56.0	60.9	57.6	54.5	95	101	22.2	IP	NW	38498
Laufental	64.2	51.8	74.2	68.2	11.9	55.2	81.5	51.4	70.8	91.4	95.7	108	110	30.7	IP	NW	37429
Luzern	45.6	57.2	30.9	22.6	21.2	89.0	44.4	55.5	38.5	54.1	46.0	97	97	22.7	TMZ	NW	171235
Sursee/Seetal	50.2	66.1	47.9	55.8	12.8	77.4	30.1	76.1	75.4	80.7	69.6	95	106	9.6	AIP	NW	44317
Willisau	69.7	70.2	53.7	18.0	46.3	63.6	34.6	76.4	87.7	63.3	88.2	103	118	9.1	AP	ALP	41444
Entlebuch	76.7	30.6	65.8	64.4	71.7	72.1	48.8	41.6	67.3	70.8	88.2	125	109	6.6	AP	ALP	15938
Uri	84.1	50.3	37.4	47.5	25.7	69.0	11.3	81.1	56.9	87.5	78.5	82	103	10.7	TKZ	ALP	34091
Innerschwyz	73.5	53.1	54.5	41.8	40.0	79.4	26.4	63.2	44.2	66.0	76.1	98	118	7.8	TKZ	ALP	46693
Einsiedeln	44.6	56.8	59.5	56.5	42.9	32.8	68.1	53.8	53.3	77.4	90.8	113	124	11.3	TKZ	ALP	14580
March	59.8	49.6	53.6	82.8	70.2	11.2	73.9	46.9	71.5	65.6	86.5	101	107	32.5	IKZ	ALP	34613
Sarneraatal	74.7	80.3	64.9	35.8	64.1	30.9	51.6	94.8	74.7	35.7	62.7	93	105	3.5	AIP	ALP	21668
Nidwalden/Engelberg	45.5	52.9	78.1	33.7	23.1	46.4	48.8	57.3	73.1	59.0	57.4	116	113	8.7	TKZ	ALP	28475
Glarner Mittel-/Unterland	26.4	34.8	56.4	87.6	75.3	61.0	57.1	56.9	43.7	69.0	58.1	104	100	44.1	IP	ALP	24956
Glarner Hinterland	59.6	31.9	42.8	58.0	69.7	15.4	33.2	84.9	77.1	96.3	23.4	123	128	34.6	IP	ALP	11884
Zug	30.8	50.6	44.3	45.0	18.4	56.7	81.5	52.8	67.0	16.1	64.3	112	105	9.5	IMZ	NE	67996
La Sarine	68.0	53.4	64.5	58.3	84.9	43.2	50.7	79.9	22.3	38.4	60.0	104	109	10.6	TMZ	ROM	67211
La Gruyère	89.6	54.9	75.0	52.2	97.8	16.0	58.0	77.9	28.0	60.0	71.4	104	92	8.5	AIP	ROM	28017
Sense	55.3	59.3	64.4	90.8	80.9	34.5	47.5	26.1	38.0	42.2	87.2	93	123	5.2	AIP	NW	28134
Murten (Morat)	70.0	41.6	52.6	25.5	29.1	73.5	47.9	32.5	46.3	72.2	50.2	89	107	11.6	AIP	NW	35322
Glâne/Veveyse	53.4	61.8	47.1	21.4	71.1	29.0	58.6	62.0	67.6	30.7	74.1	104	113	4.5	AP	ROM	21877
Olten/Gösgen/Gäu	46.1	49.8	60.8	50.6	71.8	46.9	49.8	58.9	54.0	56.4	49.7	110	107	34.4	IMZ	NW	80296
Thal	64.0	49.3	88.6	46.0	13.4	95.8	73.4	64.3	65.1	71.7	84.9	107	97	17.3	IP	NW	14065
Solothurn	55.9	53.0	53.3	37.9	38.3	78.3	43.7	32.1	42.5	76.3	56.7	107	96	24.3	IKZ	NW	80857
Basel-Stadt	26.7	45.8	27.4	64.5	7.8	104.4	96.6	12.2	39.6	27.6	18.9	112	99	58.2	GSZ	NW	234945
Unteres Baselbiet	33.9	45.4	34.0	68.8	18.1	101.2	75.6	19.6	38.5	72.8	38.4	98	94	57.3	WUG	NW	122958
Oberes Baselbiet	41.5	71.0	52.6	75.7	50.9	64.2	78.2	20.9	52.0	77.4	42.1	103	96	54.5	IKZ	NW	81931
Schaffhausen	78.6	50.6	37.3	66.9	50.2	50.3	65.6	38.4	64.1	70.1	37.1	98	105	52.9	IMZ	NE	72854
Appenzell Ausserrhoden	62.6	54.4	67.1	54.7	85.3	46.0	25.9	74.4	67.6	22.8	51.1	94	97	28.2	IKZ	ALP	50890
Appenzell Innerrhoden	68.8	65.8	74.2	92.3	21.6	21.9	80.6	51.5	65.9	46.3	24.9	70	99	22.2	AIP	ALP	11257
St.Gallen/Rorschach	35.3	47.0	68.4	78.2	37.8	59.1	73.0	49.5	59.1	44.9	43.2	101	99	46.6	IMZ	NE	166092

[1]bestmögliche Näherung (Landesteile sind auf Gemeinden aufgebaut, nicht auf Regionen, d.h. es gehört nicht immer die gesamte Region zum gleichen Landesteil)

Tab. D0.d **Mortalität der Frauen nach MS-Regionen (Durchschnittsränge 1969-88 bzw. ˙SMRs 1979-82) und weitere Regionalcharakteristika** (Fortsetzung)

ICD	Lymphome 200-02	Myelom 203	Leukämien 204-07	Neub.unb.Sitzes 195-99,228,239.9	Ischäm.HK 410-14	and.HK 420-29	zerebrovask. 430-38	COPD 490-93	Zirrhose 571	ung.vermerkt 780-96	Suizid 950-59	Neoplasmen* 140-239	alle Ursachen* 0-999	Autopsie- quote	Regions- typ	Landes- teil[1]	Einwohner 1970
Rheintal	67.3	68.9	54.7	81.6	76.3	9.4	71.2	77.1	70.3	62.7	53.9	101	116	33.7	IP	NE	41976
Werdenberg	64.2	78.2	62.7	67.1	65.6	65.2	16.8	70.3	61.9	75.6	70.2	100	124	24.4	IKZ	ALP	23923
Sarganserland	41.8	58.3	60.2	84.4	62.0	28.3	36.8	59.0	48.9	57.9	67.3	104	108	21.9	TKZ	ALP	32819
Linthgebiet	44.1	39.0	39.2	22.8	31.5	75.8	60.9	68.8	68.7	94.9	53.6	86	97	20.6	IKZ	ALP	39531
Toggenburg	64.2	52.2	45.8	56.0	16.0	60.6	35.3	38.0	82.9	71.9	56.7	84	92	27.2	AIP	ALP	35171
Wil	52.7	55.8	57.4	73.2	56.8	42.4	40.4	60.0	65.9	72.2	66.2	89	110	35.7	IKZ	NE	69187
Bündner Rheintal	46.7	27.6	36.8	57.5	42.6	50.9	66.1	57.5	72.0	71.1	66.2	96	97	26.5	TMZ	ALP	55435
Prättigau	45.4	46.3	55.0	58.8	100.8	7.0	71.8	31.2	70.6	86.2	48.1	90	109	26.1	ATP	ALP	12770
Davos	46.5	66.8	65.9	46.0	26.8	59.7	58.5	27.2	25.2	93.1	46.2	104	117	15.0	TZ	ALP	10238
Schanfigg	62.4	78.3	103.0	57.0	96.3	53.8	53.0	55.9	81.3	88.5	67.6	120	100	12.5	TZ	ALP	4465
Mittelbünden	45.2	81.1	5.8	22.0	89.1	40.7	46.1	51.1	33.2	65.2	70.7	145	107	23.5	ATP	ALP	9064
Domleschg/Hinterrhein	67.4	17.8	42.2	62.7	93.5	44.2	71.4	66.2	80.3	78.7	30.6	105	99	24.7	ATP	ALP	10662
Surselva	44.6	46.3	57.1	78.2	66.8	44.8	69.7	29.8	80.6	53.6	56.9	99	113	17.2	ATP	ALP	23231
Engiadina Bassa	71.0	41.5	93.2	38.0	64.5	51.8	85.3	17.2	47.8	64.6	48.5	145	117	15.1	ATP	ALP	8085
Oberengadin	77.7	30.0	83.4	52.7	78.2	70.8	31.0	9.6	23.6	60.6	34.0	86	98	10.8	TZ	ALP	20817
Mesolcina (Misox)	59.3	63.1	74.4	19.4	75.2	8.6	66.4	48.0	48.8	41.5	101.7	94	94	5.7	TKZ	SVI	7319
Aarau	54.4	58.2	53.3	73.8	46.5	71.0	31.1	47.3	64.1	66.6	61.7	101	103	41.5	IMZ	NW	188573
Brugg/Zurzach	59.5	30.7	64.2	79.5	27.5	54.0	48.4	53.5	67.9	74.4	49.0	113	111	42.3	IKZ	NW	60245
Baden	41.1	25.2	43.4	59.0	24.0	88.8	44.0	45.0	37.2	79.6	21.4	107	103	52.5	IMZ	NW	77809
Mutschellen	42.6	43.6	51.8	59.1	68.2	24.4	69.4	73.2	59.7	64.9	67.0	87	109	39.4	WUG	NW	30320
Freiamt	39.2	58.8	82.1	52.0	43.4	75.4	27.0	47.4	54.7	75.4	39.9	100	109	29.9	IKZ	NW	45525
Fricktal	48.8	35.2	51.4	51.8	29.8	65.0	65.8	50.0	73.8	88.6	33.0	105	109	41.1	IKZ	NW	43705
Thurtal	59.0	57.8	61.3	91.2	29.8	20.8	41.8	74.2	67.0	70.3	59.2	97	107	46.2	IKZ	NE	63550
Untersee/Rhein	72.6	77.2	52.1	66.9	54.5	33.7	38.6	48.2	35.3	73.1	59.8	93	121	42.6	IKZ	NE	41979
Oberthurgau	63.7	68.3	49.2	68.6	45.2	61.0	67.2	72.0	65.3	59.1	63.0	87	94	40.2	IP	NE	54397
Tre Valli	54.4	69.5	66.6	80.3	35.8	16.2	83.0	61.9	47.4	39.2	79.0	83	97	10.3	IP	SVI	26517
Locarno	70.8	25.6	60.6	65.5	60.6	16.7	70.0	52.0	16.2	43.8	63.0	88	103	9.2	TKZ	SVI	51871
Bellinzona	37.8	52.1	39.3	39.8	57.2	30.4	38.8	73.7	24.6	59.1	93.2	90	89	12.8	TMZ	SVI	33523
Lugano	56.9	53.6	52.9	27.0	52.6	41.5	45.4	67.9	20.6	12.8	62.9	98	95	6.7	TMZ	SVI	93940
Mendrisio	46.8	50.0	71.0	61.5	62.7	37.4	33.1	73.8	40.0	19.3	86.8	115	107	10.7	TMZ	SVI	39607
Lausanne	34.3	57.2	43.1	38.8	76.3	41.3	90.6	52.9	18.8	15.0	14.4	96	91	21.8	GSZ	ROM	224229
Morges/Rolle	65.6	36.6	60.7	46.0	60.1	39.9	84.0	37.0	41.5	37.1	26.5	91	96	12.9	AUG	ROM	41116
Nyon	50.5	37.7	73.4	28.6	80.2	50.0	44.1	66.9	31.0	33.1	34.2	95	93	17.6	AUG	ROM	27773
Vevey/Lavaux	45.2	79.4	35.9	46.0	71.6	36.7	92.2	57.5	31.6	24.5	17.4	98	95	11.4	TMZ	ROM	67243
Aigle	22.8	65.1	59.0	50.4	49.9	60.3	62.0	38.7	51.0	55.9	31.5	101	106	9.0	TKZ	ROM	28652
Pays d'Enhaut	45.5	41.0	46.8	31.9	38.4	65.2	76.0	73.3	81.6	68.2	53.4	93	90	13.0	ATP	ROM	4498
Gros-de-Vaud	48.4	60.4	57.4	51.1	66.0	53.8	54.2	66.8	46.8	16.4	52.3	82	91	17.2	AIP	ROM	30730
Yverdon	58.9	66.6	50.6	52.8	82.6	55.8	76.4	34.2	39.5	29.5	27.9	94	101	13.6	IKZ	ROM	41371
La Vallée	47.4	52.0	26.7	69.7	88.0	15.6	32.2	83.2	18.6	46.0	41.8	90	102	5.3	IP	ROM	12604
La Broye	25.9	58.8	65.7	47.8	78.1	28.0	87.1	58.4	51.4	33.7	44.4	98	103	6.9	AIP	ROM	44204
Goms	65.2	78.6	45.5	49.5	65.1	82.2	41.2	85.0	64.3	78.7	104.4	163	107	2.3	ATP	ALP	4612
Brig	50.4	50.0	43.6	55.8	83.5	21.8	41.8	55.4	74.8	62.1	65.8	94	93	6.5	TKZ	ALP	18829
Visp	75.8	68.4	42.7	31.7	93.4	18.8	37.2	48.5	74.6	49.1	88.4	113	108	5.7	TKZ	ALP	27663
Leuk	34.3	98.0	38.7	72.4	96.0	32.2	60.9	46.6	45.9	24.6	72.9	107	96	5.0	TKZ	ALP	10076
Sierre	58.9	22.9	51.2	78.3	76.3	41.2	79.1	30.4	32.5	32.9	28.4	86	95	6.7	TKZ	ROM	28274
Sion	65.0	38.5	49.8	62.2	83.8	33.9	68.3	53.2	46.8	13.2	55.8	102	106	7.9	TMZ	ROM	51942
Martigny	80.7	50.4	82.2	73.8	78.1	40.7	37.0	65.1	32.4	8.4	43.4	90	100	10.8	AIP	ROM	38061
Monthey/St-Maurice	26.7	91.7	52.2	63.7	88.6	20.6	76.9	32.8	71.4	12.2	54.0	85	109	6.0	IKZ	ROM	27106
Neuchâtel	56.5	22.6	60.6	69.3	46.6	51.0	79.9	62.8	29.1	33.6	41.7	105	97	24.3	IMZ	ROM	92842
La Chaux-de-Fonds	48.2	63.8	58.0	52.3	65.1	64.3	78.8	45.5	12.4	27.1	41.9	104	99	15.3	IKZ	ROM	80990
Val-de-Travers	61.5	73.9	46.9	84.9	39.6	52.5	69.6	77.5	28.9	50.8	65.7	111	112	7.9	IP	ROM	13953
Genève	32.4	47.6	31.4	63.8	62.2	64.5	100.7	68.3	10.8	3.8	17.2	104	92	37.0	GSZ	ROM	331599
Jura	48.6	74.5	61.8	64.4	82.2	49.4	53.3	59.6	42.4	10.5	64.5	96	106	14.3	IP	ROM	67261

[1]bestmögliche Näherung (Landesteile sind auf Gemeinden aufgebaut, nicht auf Regionen, d.h. es gehört nicht immer die gesamte Region zum gleichen Landesteil)

Im Text zu den einzelnen Regionen sind wie in den Textkommentaren zu den einzelnen Todesursachen auch die Todesjahre 1989–92 berücksichtigt (als ‹um 1990› angesprochen); die Aussagen beziehen sich nie auf einzelne Todesjahre, sondern immer auf Vierjahres-Perioden: 1969/72, 1973/76, 1977/80, 1981/84, 1985/88. Beim Gesamt der Tode und bei den Grossgruppen, wo die Anwendung der Konstanzmethode nicht angezeigt ist, basieren die Aussagen im Text auf den Perioden 1969–72, 1979–82 und 1989–92 (jeweils als ‹um 1970›, ‹um 1980› und ‹um 1990› angesprochen). Der Text erwähnt kleine Fallzahlen (i.d.R. <30), um auf die ihnen anhaftende statistische Unsicherheit hinzuweisen.

Aufgrund der Durchschnittsränge 1969–88 der Krebstodesursachen gemäss Konstanzmethode wurde eine Clusteranalyse nach der Methode der Varianzminimierung durchgeführt, mit dem Ziel der Bildung etwa gleich grosser Gruppen von Regionen. Die Berechnungen erfolgten für beide Geschlechter gemeinsam sowie für Männer und Frauen getrennt und ergaben einige interessante Ähnlichkeiten, auf die bei den entsprechenden Regionen eingegangen wird.

Lesehinweise. Die Regionskommentare können sowohl fortlaufend als auch einzeln gelesen werden; die Abfolge der MS-Regionen entspricht weitgehend der offiziellen Reihenfolge der Kantone (vgl. auch Tab. A2.c).

Abweichungen vom Landesmittel werden nur aufgeführt, wenn sie als relevant eingestuft werden; ‹überhäufig› bedeutet jeweils ein häufigeres *relatives* Vorkommen (ohne Wertung der absoluten Häufigkeit).

Alle Regionskommentare sind gleich aufgebaut, wobei einzelne Elemente fehlen können (Tab. D0.e).

Von Anzeichen für Alkoholbelastung ist dann die Rede, wenn die Mortalität an Leberzirrhose oder mindestens zwei alkoholassoziierten Malignomen (von Mund-Pharynx, Kehlkopf, Speiseröhre) erhöht ist (vgl. Kap. B2.2).

Der Regionenspiegel und damit der Atlas werden abgeschlossen durch den Versuch, aus präventiver Sicht eine Zusammenschau der Gesundheitsprobleme der Regionen zu skizzieren, soweit sie anhand der Todesursachenstatistik fassbar sind (Kap. D2).

Tab. D0.e: Themengliederung für den Regionenspiegel

- Angabe der Bevölkerungsgrösse um 1980 (d.h. in der Mitte der Beobachtungsperiode) und Bemerkungen zur Bevölkerungsentwicklung

- *‹Probleme›*: Dieser Abschnitt fasst als Quintessenz für die Region die ermittelten Schwachstellen von Mortalität und Datenlage zusammen; das Wort *‹eventuell›* kennzeichnet Probleme, die sich nicht konsistent oder nur undeutlich zeigen; falls nicht anders spezifiziert, betreffen die aufgezählten Probleme Männer und Frauen

- Skizzierung der regionalen Branchenstruktur und Hinweise auf regionale Besonderheiten im soziodemographischen Profil, bei den Rekrutenbefragungen und bei der Diagnosevergabung (Autopsiequoten und andere Indikatoren für die Datenqualität, Inkonsistenzen)

- Todesursachenprofil:

- Gesamtmortalität

- Nicht-Krebs-Todesursachen, u.a. Leberzirrhose

- Gesamtkrebssterblichkeit

- einzelne Krebslokalisationen (die alkoholassoziierten Krebse werden z.T. schon zusammen mit der Zirrhose besprochen)

- generelle Bemerkungen

D1. Charakteristika und Gesundheitsprobleme der Regionen

Stadt Zürich

370'000 Einwohner (1980). Die MS-Region Zürich umfasst im Gegensatz zu den anderen Grossstadtregionen keine Vorortsgemeinden; bis in die 80er Jahre bevölkerungsreichste der 106 Regionen; Abnahme um 14% von 1970 bis 1990 (stärker war die Abnahme nur in den Jura-Regionen La Vallée und La Chaux-de-Fonds sowie in Basel-Stadt); höchste Bevölkerungsdichte nach Basel-Stadt.

Probleme:

♂ ♀ Gesamtmortalität, vor allem bei den unter 65jährigen; kardiale und zerebrovaskuläre Tode.

♀ Lungenkrebs und Suizid, ferner Brustkrebs sowie Gesamtkrebssterblichkeit.

♂ Pleuramesotheliome; eventuell Darmkrebs.

Wirtschaftsmetropole der Schweiz, Schwergewicht bei Banken, Versicherungen und Handel; die Bedeutung als Industriestandort ist in den letzten Jahrzehnten in den Hintergrund getreten. Zwei Hochschulen: Universität und ETH.

Auch in den Berufsangaben der Todesursachenstatistik treten die typischen Wirtschaftszweige hervor: kaufmännischer Sektor, Verkehr, Baugewerbe, Gastgewerbe, daneben graphisches Gewerbe und Textilverarbeitung; auffällig ist die Häufung der akademischen Spezialisten und der künstlerischen Berufe. Die Bedeutung der Metall- und Maschinenindustrie kommt in den Berufsangaben der Todesursachenstatistik nicht zum Ausdruck.

Hoher Betagten- und Ledigenanteil. Die letzten Jahrzehnte waren wie in anderen Grossstädten geprägt von sozialer Entmischung mit Abwanderung von Angehörigen der oberen Sozialschichten in die reichen Vorortsgemeinden, vorab in den Zürichseeregionen Pfannenstiel und Zimmerberg.

Hohe Autopsiequote.

Die ungünstige Bevölkerungsentwicklung äussert sich auch in der Todesursachenstatistik: Die Gesamtmortalität – um 1970 noch unterm Landesmittel – war um 1980 und noch ausgeprägter um 1990 bei Mann und Frau deutlich erhöht, besonders bei den unter 65jährigen akzentuiert. (Bei den über 65jährigen ist die Verschlechterung der Mortalität im Vergleich zum Landesmittel durch den Wechsel im Zähler vom wirtschaftlichen zum zivilrechtlichen Wohnsitzbegriff überzeichnet).

Die gegenüber dem Umland massiv erhöhte Gesamtmortalität erfasst diffus fast alle Todesursachen und lässt sich kaum auf einzelne konsistent hervorstechende Diagnosen zurückführen. Bei beiden Geschlechtern neuerdings gehäuft sind die zerebrovaskulären Tode, im Gegensatz zu den anderen grösseren Schweizer Städten (ausser Winterthur). Auch die Herztode der Männer sind etwas häufiger als im Landesmittel, neuerdings auch diejenigen der Frauen.

Von den Krebslokalisationen treten bei den Männern einzig Pleura, Darm und Leber konsistent hervor.

Bei den Frauen zeigt sich das typische Grossstadtmuster: Häufungen von Suizid, Leberzirrhose und Lungenkrebs; auch die Sterblichkeit beim Gesamt der Tumoren sowie den Lokalisationen Mamma, Darm, Leber und Kehlkopf liegt überm Landesmittel.

Der Grossstadttypus zeigt sich in Clusteranalysen der regionalen Krebs-Todesursachenprofile: Zürich bildet zusammen mit Basel-Stadt/Unteres Baselbiet, Genève und Lausanne eine eigene Gruppe.

Innerhalb der Stadt Zürich hat das Krebsregister für die Männer beim Lungenkrebs sowie bei den alkoholassoziierten Tumoren einen starken Gradienten nach dem Sozialstatus der Stadtkreise nachgewiesen; das Risiko dieser Tumoren ist in den Arbeitervierteln (Kreise 4 und 5) rund doppelt so hoch als im reichsten Stadtkreis. Für den Lungenkrebs übertrifft diese Differenz innerhalb der MS-Region Zürich bei weitem die Unterschiede zwischen den MS-Regionen der Schweiz.

Glattal/Furttal

127'000 Einwohner (1980); Zunahme um 26% zwischen 1970 und 1990. Rasantes Wachstum der Bevölkerung und noch mehr der Arbeitsplatzzahl seit 1950, auch wegen der Nähe zum Flughafen. Alle Gemeinden der Region gehören heute zur Agglomeration Zürich.

Probleme:
♀ Lungenkrebs.

Neben der Industrie geraten zunehmend Handel (u.a. grösstes Shopping Center der Schweiz) und Verkehr/Nachrichtenübermittlung in den Vordergrund. In den Berufsangaben der Todesursachenstatistik sind industrielle (Techniker, Bauingenieure, Mechaniker) und kaufmännische Berufe gehäuft.

Nahm 1977/78 beim Durchschnittseinkommen die siebte Stelle ein.

Bei der Rekrutenbefragung von 1987 häufig besonders negativ bewertet, u.a. in den Polaritäten «anziehend/abstossend», «schön/hässlich», «heiter/düster» und «gemütlich/ungemütlich» sowie in der Dimension «Lärm».

Niedrige Gesamtmortalität, wie in den meisten Vorortsregionen bei den Männern akzentuiert, eventuell als Folge des starken Bevölkerungswachstums und der damit verbundenen Segregationserscheinungen zu günstig ausgewiesen. Bei den Männern seltener als im Landesmittel sind vorab ‹Restgruppe› und Gesamtkrebssterblichkeit.

Städtische Charakterzüge zeigen sich bei den Todesursachen (noch?) kaum, mit Ausnahme einer Häufung des weiblichen Lungenkrebses (ganz im Gegensatz zu den Männern!).

Limmattal

68'000 Einwohner (1980); starkes Bevölkerungswachstum zwischen 1950 und 1970; ziemlich hohe Bevölkerungsdichte. Neben bevorzugten Wohnlagen auch typische Industrie- und Arbeitergemeinden (Schlieren, Dietikon). Seit 1960 gehören alle Gemeinden der Region zur Agglomeration Zürich.

Probleme:
♂ ♀ Lungenkrebs.

Nahm 1977/78 beim Durchschnittseinkommen die sechste Stelle ein.

In den Berufsangaben der Todesursachenstatistik sind industrielle (Metallverarbeitung, Werkmeister, Techniker, Bauingenieure, Mechaniker) und kaufmännische Berufe gehäuft.

Bei den Rekrutenbefragungen von 1978 und 1987 ungünstigstes Sympathieprofil aller 106 Regionen; besonders negativ bewertet wurde die Region u.a. in den Polaritäten «anziehend/abstossend», «schön/hässlich», «heiter/düster» und «gemütlich/ungemütlich».

Hohe Autopsiequote.

Um 1970 und um 1980 unterdurchschnittliche Gesamtmortalität bei Männern und Frauen, wobei v.a. die ‹Restgruppe› seltener vermerkt wurde.

Das Todesursachenprofil ist stärker urban geprägt als im Glattal/Furttal. Ins industrielle Umfeld passt bei den Männern die Häufung der Pleurakrebstode sowie die im Vergleich zu den Nachbarregionen auffällig hohe Lungenkrebsmortalität. Auch bei den Frauen ist der Lungenkrebs gehäuft (seit 1977/80), tendenziell auch der Pankreaskrebs.

Knonauer Amt

30'000 Einwohner (1980); mit 47% drittstärkstes Bevölkerungswachstum aller 106 Regionen zwischen 1970 und 1990.

Probleme:
♀ eventuell Herzmortalität.

Diese Region ist erst nach 1970 richtig in den Sog der Agglomeration Zürich geraten, zu der sie seit 1990 mehrheitlich gehört. In den Berufsangaben der Todesursachenstatistik 1979–86 spiegelt sich noch die Zeit davor mit einem Anteil der landwirtschaftlichen Berufe von einem Fünftel; bei 15%, mehr als in allen anderen Zürcher Regionen, fehlt die Berufsangabe. Kein Beruf ist deutlich häufiger vermerkt als im Landesmittel.

Bei der Rekrutenbefragung von 1987 bei der Polarität «anregend/langweilig» von allen 106 Regionen am negativsten bewertet.

Seltsamer Kontrast bei der Gesamtmortalität: diejenige der Männer ist eine der niedrigsten im Lande, diejenige der Frauen um 1970 und v.a. um 1980 dagegen überm Landesmittel, vorab wegen überhäufigen Herztoden.

Wegen des PMR-Fehlers (Kap. A2.4 und A2.6) erscheint die Region auf den Durchschnittsrangkarten der Männer oft stärker belastet als sie es in Wirklichkeit ist (besonders deutlich beim Suizid und beim Lungenkrebs).

Clusteranalysen aufgrund der Durchschnittsränge bei den einzelnen Krebslokalisationen teilen das Knonauer Amt v.a. bei den Männern einer Gruppe zu, die im wesentlichen aus Berner Regionen besteht.

Die niedrige ausgewiesene Gesamtmortalität der Männer könnte man teilweise der starken Zuwanderung zuschreiben (Zuwanderer sind eher jung und gesünder); wieso aber das eher ungünstige Muster bei den Frauen?

Zimmerberg

102'000 Einwohner (1980). Seit 1980 gehören nur noch drei Gemeinden der Region nicht zur Agglomeration Zürich.

Probleme:
♂ eventuell zerebrovaskuläre Tode.

Region mit grosser industrieller Tradition, in den letzten Jahrzehnten zunehmend bevorzugte Wohnlage für in der Stadt Zürich arbeitende Führungskräfte von Banken und Versicherungen. 1977/78 dritthöchstes Durchschnittseinkommen aller 106 Regionen, hoher Akademikeranteil.

In den Berufsangaben der Todesursachenstatistik 1979–86 kommt die industrielle Vergangenheit immer noch zum Ausdruck: Weberei und Textilverarbeitung, Techniker, Werkmeister, Bauingenieure sind überhäufig vermerkt. Überproportional vertreten ist der kauf-

männische Sektor (Dienstleistungskaufleute, Direktoren u.a.m.).

Die Gesamtmortalität der Frauen und noch mehr der Männer gehört zu den niedrigsten im Lande; seltener als im Landesmittel ist bei den Männern die ‹Restgruppe›.

Gesamtkrebssterblichkeit unterm Landesmittel (bei den Männern um 1980 nur angedeutet). Während bei den Frauen das Todesursachenprofil wenig Konturen zeigt, fällt die Region bei den Männern durch Häufungstendenzen bei mehreren Krebsarten (Darm, Pankreas, Harnblase, Leukämien) sowie bei den zerebrovaskulären Toden auf; diese Abweichungen sind vermutlich wie am gegenüberliegenden Zürichseeufer (Pfannenstiel) durch den PMR-Fehler überzeichnet (s. Kap. A2.4 und A2.6), passen aber zum Mortalitätsprofil der Stadt Zürich.

Pfannenstiel

86'000 Einwohner (1980); bevorzugte Wohnlage der Begüterten der Agglomeration Zürich (‹Goldküste›). Seit 1980 gehören alle Gemeinden bis auf zwei zur Agglomeration Zürich.

Probleme:
♀ eventuell zerebrovaskuläre Tode und Suizid.

Mit Abstand höchstes Durchschnittseinkommen der 106 Regionen; hoher Akademikeranteil, in der Schweiz nur im Raum Genf übertroffen.

Die Konzentration von Personen mit hohem Einkommen (häufig mit Arbeitsplatz in der Stadt Zürich) wird auch anhand der überhäufigen Berufsangaben in der Todesursachenstatistik 1979–86 deutlich: Juristen, Ärzte und andere Akademiker, Dienstleistungskaufleute und Direktoren, Bauingenieure und Architekten.

Bei den Frauen sind die Sterberaten bis 1979/80 durch ‹importierte Mortalität› überhöht (s. Kap. A2.11).

Die Gesamtmortalität der Frauen und noch ausgeprägter die der Männer ist eine der niedrigsten in der Schweiz, wobei v.a. die ‹Restgruppe› und die Herztode (sowohl koronare als auch übrige) seltener sind als im Landesmittel.

V.a. um 1980 waren die weiblichen Suizide überhäufig. Schwer verständlich ist die markante Häufung zerebrovaskulärer Tode bei den Frauen.

Bei den Männern liegt auch die Gesamtkrebssterblichkeit deutlich unterm Landesmittel, was v.a. der geringeren Zahl von Lungenkrebstoden zu verdanken ist.

Trotz niedriger Gesamtkrebssterblichkeit und unter Berücksichtigung einer potentiellen Verzerrung durch den PMR-Fehler (s. Kap. A2.4 und A2.6) scheinen einige Krebsarten häufiger als im Landesmittel, mit angedeuteten Parallelen in den Nachbarregionen Zürich und Zimmerberg: Harnblase und ZNS bei beiden Geschlechtern, Melanom bei den Männern.

Zürcher Oberland

115'000 Einwohner (1980); Zunahme um 27% zwischen 1970 und 1990.

Probleme:

♀ eventuell Herztode.

Eines der am frühesten industrialisierten Gebiete Kontinentaleuropas, in jüngster Zeit in den Sog der Agglomeration Zürich geraten. In den Berufsangaben der Todesursachenstatistik treten Industrieberufe (Metall- und Maschinenindustrie, Textilherstellung, Hilfsarbeiter und Werkmeister) hervor; ein Sechstel der Berufsangaben entfällt auf Berufe der Landwirtschaft (v.a. Milch- und Viehwirtschaft).

Häufig mehr als eine Diagnose auf dem Totenschein.

Die Herztode der Frauen tendieren zu Überhäufigkeit.

Gemessen an den Durchschnittsrängen weicht das Profil der Krebsmortalität der Männer kaum vom Landesmittel ab.

Bei den Frauen ist höchstens die Tendenz zur Häufung der Uterusmalignome erwähnenswert.

Winterthur

141'000 Einwohner (1980), davon 62% in der Stadt Winterthur.
Neben der Industriestadt Winterthur und ihren Agglomerationsgemeinden gehören einige ausgesprochen ländliche Gemeinden zu dieser Region, aber auch die zur Agglomeration Zürich zählende Stadt Effretikon-Illnau.

Probleme:

♂ ♀ eventuell zerebrovaskuläre Tode.
♂ Pleurakrebs.
♀ eventuell Brustkrebs.

In den Berufsangaben der Todesursachenstatistik dominieren Industrieberufe (v.a. Metall- und Maschinenindustrie, daneben weniger branchenspezifische Berufe: Techniker, Werkmeister, Zeichner, Hilfsarbeiter). Sehr hohe Autopsiequote. Verglichen mit den Sterberaten um 1970 und 1990 scheint das Todesursachenprofil um 1980 (zu) günstig, besonders auffällig bei der männlichen Gesamtkrebssterblichkeit (SMRs 1970–1980–1990: 101–87***–103).

Die Stadt Winterthur, sechstgrösste Stadt der Schweiz, gleicht im Todesursachenprofil nur wenig den fünf grössten Städten des Landes: so wird die Häufung der zerebrovaskulären Tode nur noch von Zürich geteilt, während die übrigen Grossstädte ausgesprochen niedrige Raten ausweisen.

Für eine städtisch geprägte Region sind die alkoholassoziierten Todesursachen in der Region Winterthur bei Mann und Frau ausgesprochen selten. Am ehesten noch ins Grossstadtmuster passen die v.a. von 1970 bis 1980 erhöhten Brustkrebs-Sterberaten sowie Häufungen bei den ZNS-Tumoren und – nur bei den Männern – bei den malignen Lymphomen. Die überdurchschnittlichen Raten der Männer beim Pleurakrebs (und bis Mitte der 80er Jahre beim Lungenkrebs) passen ins industrielle Umfeld; in Kontrast dazu sind die Lungenkrebsraten der Frauen für eine städtische Region ausgesprochen tief. Bei den Männern scheinen die Melanomtode häufiger als im Landesmittel.

Weinland

22'000 Einwohner (1980).

Die Region Weinland ist die einzige noch vorwiegend ländlich geprägte Zürcher Region; vier Gemeinden im Norden gehören zur Agglomeration Schaffhausen. Von den Männertoden der Jahre 1979–86 entfällt über ein Viertel auf Berufe der Landwirtschaft (v.a. Ackerbau, in zweiter Linie auch Rebbau); überhäufig sind auch Pfleger, wohl wegen der psychiatrischen Klinik Rheinau. Der insgesamt niedrige Urbanisierungsgrad zeigt sich auch daran, dass einzig im Weinland das früher für den ganzen Kanton typische starke protestantische Übergewicht bis heute überdauert hat.

Hohe Autopsiequote und häufig mehr als eine Diagnose auf dem Totenschein. Die Mortalitätsraten von Mann und Frau waren um 1970 wegen ‹importierter Mortalität› überzeichnet, um 1990 fielen sie zu gering aus (s. Kap. A2.11).

Das Weinland hat bei beiden Geschlechtern eine unterdurchschnittliche Gesamtkrebssterblichkeit.

Bei den Männern sind die alkoholassoziierten Malignome deutlich seltener als im Landesmittel. Langfristig zeichnet sich einzig beim Gallenblasenkarzinom der Männer eine – schwer interpretierbare – Häufung ab (N=11 im Zeitraum 1969–88).

In Clusteranalysen des Krebstodesursachenprofils zeigt sich das Weinland näher verwandt mit dem benachbarten Thurtal als mit Schaffhausen oder den angrenzenden Zürcher Regionen.

Zürcher Unterland

65'000 Einwohner (1980); 43% Zunahme zwischen 1970 und 1990 (nur von drei Regionen übertroffen).

Probleme:

♂ ♀ eventuell zerebrovaskuläre Tode.

In den letzten 20 Jahren grossteils in den Sog der Agglomeration Zürich geraten. Eine der wenigen Regionen, für die sich aus den Berufsangaben der Todesursachenstatistik kaum Abweichungen vom Landesmittel ergeben: überhäufig waren 1979–86 einzig die

28 Giessertode; rund ein Sechstel der Angaben entfällt auf Berufe der Landwirtschaft (v.a. Ackerbau).

Bei den Männern Gesamtmortalität unterm Landesmittel, wobei v.a. die ‹Restgruppe› seltener vermerkt wird: Wie in anderen Umlandregionen von Grossstädten schneiden die Männer im Vergleich zum Landesmittel besser ab als die Frauen. Sonst zeigt das Todesursachenprofil kaum Konturen, abgesehen von einer Häufungstendenz bei den zerebrovaskulären Toden.

Bern

298'000 Einwohner (1980), davon 49% in der Stadt Bern. Im Gegensatz zu Zürich und Basel umfasst die MS-Region Bern einen Grossteil der Vororte. Die Bevölkerungsumlagerung von der Stadt in die Vororte widerspiegelt sich demnach nicht in den Angaben zu dieser Region.

Probleme:

♂ ♀ ungünstige Entwicklung der Gesamtmortalität in der Stadt Bern, vor allem auch bei den unter 35jährigen.

Landes- und Kantonshauptstadt, Universität.

Häufung akademischer Spezialisten, insbesondere im Zusammenhang mit der öffentlichen Verwaltung (Juristen, leitende Beamte); Handels- und Verkehrsberufe; Industrie eher unbedeutend (graphisches Gewerbe, Baugewerbe); starkes protestantisches Übergewicht.

Die Region Bern hat traditionell bei Mann und Frau eine niedrige Gesamtmortalität (vor allem dank relativ niedriger Herzmortalität). Via den PMR-Fehler (Kap. A2.6) gerät deshalb diese Region auf den Durchschnittsrangkarten oft zu Unrecht auf einen der ungünstigen Plätze und erscheint damit stärker belastet als in Realität (z.B. beim Darmkrebs und beim männlichen Lungenkrebs). Um 1990 war die Gesamtmortalität allerdings nur noch im Vorortsbereich günstig, in der Stadt übertraf sie das Landesmittel signifikant; bei den unter 35jährigen schneidet die Stadt Bern um 1990 von allen Grossstädten der Schweiz am schlechtesten ab.

Ungewöhnlich für eine Grossstadtregion ist die tendenzielle Häufung der COPD-Tode bei den Männern. Bern zeigt auch sonst kaum das Mortalitätsprofil der anderen Grossstädte; die alkohol- und tabakassoziierten Todesursachen werden für eine Grossstadt ungewöhnlich selten vermerkt. Einziges Grossstadtcharakteristikum ist eine Tendenz zur Häufung weiblicher Suizide. Bei den Männern zeigt sich eine schwer interpretierbare und eventuell vom PMR-Fehler überzeichnete Tendenz zur Häufung bei Melanom, Lymphomen und Leukämien.

Das Todesursachenprofil der Region Bern hat ein städtisches (aber nicht grossstädtisches) Gepräge, wie es für die meisten Regionen in den Kantonen Aargau und Zürich typisch ist; die Region Bern steht damit im Gegensatz zum übrigen Kanton, dessen Todesursachenspektrum durch Vorwiegen von zerebrovaskulären Toden, COPD, Lungenkrebs, Tumoren unbekannten Sitzes, und vor allem durch die Abwesenheit grossräumiger Häufungen anderer Krebstodesursachen geprägt ist.

Erlach/Seeland

41'000 Einwohner (1980).

Von den Männertoden 1979–86 entfällt ein Drittel auf Berufe der Landwirtschaft (Zentrum der Gemüseproduktion; Ackerbau); bei den Berufsangaben treten ausserdem Baugewerbe und Nahrungsmittelherstellung hervor.

Starkes protestantisches Übergewicht.

Die Mortalitätsangaben für diese Region sind teilweise durch ‹importierte Mortalität› verfälscht (s. Kap. A2.11).

Das Todesursachenprofil zeigt wenig Konturen; als nennenswerte Abweichung vom Landesmittel bleibt einzig die Häufung zerebrovaskulärer Tode bis 1980.

Biel/Seeland

92'000 Einwohner (1980), davon 58% in der Stadt Biel; Abnahme um 6% zwischen 1970 und 1990.

Probleme:

♂ ♀ zerebrovaskuläre Tode (v.a. Männer).

♀   Gesamtmortalität (v.a. in der Stadt Biel).

Uhrenproduktion, Metall- und Maschinenindustrie; ungünstige Arbeitsmarktentwicklung nach 1970.

Bei den Frauen um 1980 und um 1990 leicht erhöhte Gesamtmortalität, vorab wegen der Stadt Biel.

Die zerebrovaskulären Tode sind (wie bis 1980 auch in der Nachbarregion Erlach/Seeland) bei Mann und Frau gehäuft.

Bei den Männern sind die COPD-Tode häufiger als im Landesmittel.

Gemessen an den Durchschnittsrängen 1969–88 weicht das Krebstodesursachenprofil dieser Region am wenigsten vom Landesmittel ab, auch wenn wie in anderen Berner Regionen die ‹Neubildungen unbekannten Sitzes› relativ prominent vertreten sind; vor allem früher waren auch die ‹ungenau vermerkten Tode› für eine Berner Region ungewöhnlich häufig.

Jura Bernois

36'000 Einwohner (1980); Abnahme um 9% zwischen 1970 und 1990.

Probleme:

♂ ♀ Gesamtmortalität; kardiale (v.a. Frauen) und zerebrovaskuläre Tode.

!   Validität der Totenschein-Ausfüllung.

Die Qualität der regionalen Todesursachenstatistik ist zweifelhaft: in keiner anderen Region hat es 1979–1986 so viele Männertode ohne Berufsangabe (53%!); überhäufige Verwendung der ICD-Rubrik 794 («Altersschwäche»), bei den Männern zudem der Rubriken für ‹Neubildungen unbekannten Sitzes›. Auch sonst besteht eine Tendenz zur Bevorzugung wenig spezifischer Todesursachen (vgl. unten).

Eine der am stärksten durch den Industriesektor geprägten Regionen der Schweiz. Metall- und Maschinenindustrie, Uhrenherstellung; ungünstige Arbeitsmarktentwicklung nach 1970.

Bei der Rekrutenbefragung von 1978 und 1987 wurde diese Region häufig sehr negativ bewertet; bei den Dimensionen «Mentalität der Bevölkerung» und «Tüchtigkeit der Behörden» landete sie beide Male auf dem letzten Platz, in der 1978er Befragung auch bei den Polaritäten «anziehend-abstossend», «gemütlich-ungemütlich», «heiter-düster».

Erhöhte Gesamtmortalität bei den Männern und noch deutlicher den Frauen, wegen überdurchschnittlich häufiger Herz- und Hirnschlagtode – ungewöhnlich für eine frankophone Region – sowie überhäufiger Vertretung der ‹Restgruppe›.

Bei den Frauen treten die ‹gewaltsamen› Tode hervor wegen einer Häufung unfallmässiger Stürze (u.a. «Schenkelhalsbruch im höheren Alter», in der Schweiz als ICD 887.00 codiert).

Ebenfalls ungewöhnlich für eine frankophone Region ist die relativ seltene Nennung von Leberzirrhose und alkoholassoziierten Malignomen als Todesursache der Männer.

Bei den Frauen liegt die Gesamtkrebssterblichkeit unter dem Landesmittel, wohl wegen relativ seltener Nennung des Mammakarzinoms.

Es muss offen bleiben, ob die genannten Malignome im Jura Bernois tatsächlich seltener auftreten, oder ob die niedrigeren Raten eine Folge der hier nur beschränkt zuverlässigen Totenschein-Ausfüllung sind.

Oberaargau

70'000 Einwohner (1980), fast vollständig im Kanton Bern (der Anteil der solothurnischen Zwerggemeinde Steinhof ist unbedeutend).

Probleme:

♂♀ zerebrovaskuläre Tode.

♂ Lungenkrebs und COPD.

Textilherstellung und -verarbeitung, Holzverarbeitung; Giesserei. Von den Männertoden 1979–86 entfällt ein Fünftel auf Berufe der Landwirtschaft.

Starkes protestantisches Übergewicht.

Gilt in der Demoskopie als repräsentativ für den Schweizer Durchschnitt. Auch in der Todesursachenstatistik: Das Krebsprofil der Frauen weicht hier besonders wenig vom Landesmittel ab. Wie in anderen Berner Regionen sind die ‹Neubildungen unbekannten Sitzes› relativ prominent vertreten.

Bei beiden Geschlechtern relativ geringe kardiale und hohe zerebrovaskuläre Mortalität. Männliche Suizide sind relativ häufig.

Zugehörigkeit zum ‹schwarzen Fleck› mit auffälliger Häufung der Männertode an Lungenkrebs und COPD (zum ‹schwarzen Fleck› siehe Kap. C9 und B3).

Burgdorf

65'000 Einwohner (1980).

Probleme:

♂ Lungenkrebs und COPD.

♀ eventuell kardiale und zerebrovaskuläre Tode.

Papier- und Holzverarbeitung; Metallverarbeitung. Von den Männertoden 1979–86 entfällt ein Viertel auf Berufe der Landwirtschaft.

Starkes protestantisches Übergewicht.

Wie in anderen Berner Regionen sind die ‹Neubildungen unbekannten Sitzes› relativ prominent vertreten.

Zugehörigkeit zum ‹schwarzen Fleck› mit auffälliger Häufung der Männertode an Lungenkrebs und COPD.

Bei den Männern Tendenz zur Häufung von Leukämien, bei den Frauen der Tode an Gallenblasenkrebs.

Bei den Frauen leicht überdurchschnittliche Herz- und Hirnschlagmortalität.

Oberes Emmental

24'000 Einwohner (1980), stagnierend von 1970 bis 1990.

Probleme:

♂♀ zerebrovaskuläre Tode.

♂ Lungenkrebs und COPD; Suizid.

Von den Männertoden 1979–86 entfällt die Hälfte auf Berufe der Landwirtschaft (Milch- und Viehwirtschaft). Baugewerbe.

Starkes protestantisches Übergewicht (zweitniedrigster Katholikenanteil aller 106 Regionen); traditionelle Bevölkerungsstruktur: sehr geringer Ausländeranteil, hoher Anteil der in ihrer Wohngemeinde Geborenen, hohe durchschnittliche Kinderzahl, relativ viele nicht zur Kernfamilie gehörende Verwandte im Haushalt.

Mortalitätsraten von Mann und Frau v.a. der 70er Jahre sind durch ‹importierte Mortalität› überzeichnet (s. Kap. A2.11); auch unter Ausschluss der COPD bleibt der Anteil der ‹Restgruppe› (die viele unspezifische Diagnosen enthält, ‹Altersheimdiagnosen›) überdurchschnittlich.

Wie in anderen Berner Regionen sind die ‹Neubildungen unbekannten Sitzes› bei den Frauen relativ häufig angegeben.

Zugehörigkeit zum ‹schwarzen Fleck› mit auffälliger Häufung der Männertode an COPD und Lungenkrebs. Bei beiden Geschlechtern sind die zerebrovaskulären Tode gehäuft, bei den Männern auch die Suizide.

Unterdurchschnittliche Gesamtkrebssterblichkeit, bei den Männern wegen relativer Seltenheit der alkoholassoziierten Malignome, bei den Frauen wegen seltenerem Mamma- und Lungenkarzinom.

Aaretal

49'000 Einwohner (1980).

Probleme:

♂   Lungenkrebs und COPD.
♀   zerebrovaskuläre Tode.

Von den Männertoden 1979–86 entfällt über ein Viertel auf Berufe der Landwirtschaft; viel Baugewerbe.

Starkes protestantisches Übergewicht.

Relativ häufig mehr als eine Diagnosenangabe auf dem Totenschein.

Die um 1970 deutlich überdurchschnittliche Gesamtmortalität der Frauen liegt seit 1980 im Landesmittel.

Zugehörigkeit zum ‹schwarzen Fleck› mit auffälliger Häufung der Männertode an COPD und Lungenkrebs.

Bei den Frauen gehäuft sind die zerebrovaskulären Tode und angedeutet die Schilddrüsenmalignome.

Schwarzwasser

15'000 Einwohner (1980).

Probleme:

♂ ♀ zerebrovaskuläre Tode, eventuell auch Herztode.
♂   COPD; Suizid.

Von den Männertoden 1979–86 entfällt die Hälfte auf Berufe der Landwirtschaft (Milch- und Viehwirtschaft).

Starkes protestantisches Übergewicht (niedrigster Katholikenanteil aller 106 Regionen); eher traditionelle Bevölkerungsstruktur: geringer Ausländeranteil, hoher Anteil der in ihrer Wohngemeinde Geborenen, relativ viele nicht zur Kernfamilie gehörende Verwandte im Haushalt; hoher Betagten- und Ledigenanteil.

Relativ häufig mehr als eine Diagnose. Wie in anderen Berner Regionen sind die ‹Neubildungen unbekannten Sitzes› relativ häufig angegeben.

Die Mortalitätsangaben für diese Region sind teilweise durch ‹importierte Mortalität› verfälscht (s. Kap. A2.11), wohl ein Grund für den überdurchschnittlichen Anteil der ‹Restgruppe› (‹Altersheimdiagnosen›) bei den Frauen.

Häufung der COPD-Tode bei Frauen und v.a. Männern; Entsprechung beim Lungenkrebs fehlt; zerebrovaskuläre Tode sind bei beiden Geschlechtern überhäufig, um 1970 und 1990 auch die Herztode. Bei den Männern erhöhte Suizidmortalität.

Die Gesamtkrebssterblichkeit der Männer liegt deutlich unter dem Durchschnitt, ohne dass eine bestimmte Tumorlokalisation ausgesprochen selten wäre.

Thun

100'000 Einwohner (1980), davon 37% in der Stadt Thun.

Probleme:

♂ ♀ eventuell zerebrovaskuläre Tode.

Von den Männertoden 1979–86 entfällt ein Fünftel auf Berufe der Landwirtschaft (v.a. Milch- und Viehwirtschaft). Relativ häufig sind auch Berufe aus Metall-

und Maschinenindustrie sowie dem Baugewerbe. Armeebetriebe.

Starkes protestantisches Übergewicht. Wie in anderen Berner Regionen sind die ‹Neubildungen unbekannten Sitzes› relativ häufig angegeben.

Bei den Männern Gesamtmortalität deutlich unterm Landesmittel, v.a. wegen relativ geringer Gesamtkrebssterblichkeit (trotz einzelnen Lokalisationen mit Tendenz zur Häufung: Magen, Melanom, Leukämien). Bei beiden Geschlechtern erhöhte Sterblichkeit an zerebrovaskulären Krankheiten, bei den Männern auch an COPD (ohne gleichzeitige Erhöhung der Lungenkrebsraten; Thun unterbricht die Verbindung der Region Oberland-Ost mit dem ‹schwarzen Fleck›).

Bei den Frauen fällt eine gewisse Häufung der Magenkrebstode auf, umso mehr, als sie von im Verhältnis zur Umgebung erhöhten Darmkrebsraten begleitet wird und bei den Männern höchstens angedeutet ist; Tendenz zur Häufung weiblicher Schilddrüsenkarzinome.

Saanen/Oberes Simmental

15'000 Einwohner (1980).

Probleme:
♂ COPD.

Von den Männertoden 1979–86 entfällt über ein Drittel auf Berufe der Landwirtschaft (Milch- und Viehwirtschaft); viel Baugewerbe (kommt in den Berufsangaben der Todesfälle nicht zum Ausdruck).

Starkes protestantisches Übergewicht; eher traditionelle Bevölkerungsstruktur: hoher Anteil der in ihrer Wohngemeinde Geborenen, relativ grosser Altersunterschied der Paare.

Die um 1970 deutlich überdurchschnittliche Gesamtmortalität der Frauen liegt seit 1980 im Landesmittel.

Bei Mann und Frau sind die Herztode seltener als im Landesmittel. Bei den Männern sind die COPD-Tode deutlich gehäuft, ohne Parallele beim Lungenkrebs.

Die Gesamtkrebssterblichkeit der Männer liegt deutlich unter dem Durchschnitt, ohne dass eine bestimmte Tumorlokalisation ausgesprochen selten wäre (am ehesten noch Lungen- und Darmkrebs); seltsame

Häufung des männlichen Mund-Pharynx-Krebses (N=15, 1969–88) ohne Parallele bei einer anderen alkoholassoziierten Todesursache oder in einer anderen Berner Oberländer Region. Tendenz zur Häufung weiblicher Schilddrüsenkarzinome.

Kandertal

14'000 Einwohner (1980).

Probleme:
♂ ♀ Magenkrebs; eventuell Herztode.
♀ Brustkrebs.
! Validität der Totenschein-Ausfüllung fraglich.

Von den Männertoden 1979–86 entfällt ein Drittel auf Berufe der Landwirtschaft (Milch- und Viehwirtschaft); bei 18% fehlt die Berufsangabe (aussergewöhnlich viel für das deutschsprachige Bernbiet); Baugewerbe (kommt in den Berufsangaben nicht zum Ausdruck).

Starkes protestantisches Übergewicht; eher traditionelle Bevölkerungsstruktur: geringer Ausländeranteil, hoher Anteil der in ihrer Wohngemeinde Geborenen, hohe durchschnittliche Kinderzahl.

Erscheint in den Durchschnittsrangkarten – oft zusammen mit Saanen/Oberes Simmental häufig weniger krebsbelastet als die Nachbarregionen; dafür sind die Sammelgruppe der in diesem Atlas nicht näher behandelten ‹übrigen Tumoren› und die heterogene ‹Restgruppe› (weder Krebs- noch Herz-Kreislauf- noch gewaltsamer Tod) stärker vertreten als im Landesmittel. Zusammen mit den oft fehlenden Berufsangaben vielleicht ein Hinweis auf beschränkte Zuverlässigkeit der Todesursachenregistrierung in dieser Region.

Die Gesamtkrebssterblichkeit der Männer war um 1970 und um 1990 eine der tiefsten in der Schweiz, um 1980 lag sie hingegen überm Landesmittel.

Auffälligste Abweichung von den übrigen Regionen im Berner Oberland sind die bei Mann und Frau deutlich erhöhten Magenkrebssterberaten (weshalb das Kandertal bei Clusteranalysen zuerst zum Deutschwallis und erst später zu den Berner Regionen gruppiert wird) sowie die seit 1980 ungewöhnlich zahlreichen Brustkrebstode.

Ebenfalls ungewöhnlich für das Berner Oberland ist die um 1970 und um 1980 ungünstige Gesamtmortalität bei den Frauen (teilweise auf eine Häufung der Herztode zurückführbar; auch bei den Männern sind die Herztode seit 1980 überhäufig). Besser zum Berner Umfeld passen die erhöhten COPD-Sterberaten der Männer.

Oberland-Ost

41'000 Einwohner (1980).

Probleme:
♂ Lungenkrebs und COPD.

Von den Männertoden 1979–86 entfällt ein Fünftel auf Berufe der Landwirtschaft (Milch- und Viehwirtschaft); Baugewerbe, Fremdenverkehr, Verkehrsberufe.

Starkes protestantisches Übergewicht; hoher Betagtenanteil.

Zeigt als einzige Region im Berner Oberland bei den Männern kombinierte Risikoerhöhungen bei Lungenkrebs und COPD, tendenziell auch beim Prostatakarzinom.

Bei den Frauen sind die Herztode seltener als im Landesmittel; rätselhafte Häufung des weiblichen Speiseröhrenkrebses (N=16, 1969–88).

Grenchen

34'000 Einwohner (1980); 65% der Bevölkerung entfallen auf den Kanton Solothurn, 35% auf den Kanton Bern. Nach Wanderungsgewinnen in den 50er und 60er Jahren ausgeprägte Abwanderung in den 70er Jahren als Folge der Krise in der Uhrenindustrie; zwischen 1970 und 1990 Abnahme um 9%.

Probleme:
♂ ♀ Gesamtkrebssterblichkeit (Männer, neuerdings eventuell auch Frauen); eventuell Gesamtmortalität.
♂ Suizid; tabakassoziierte Krankheiten; eventuell Darmkrebs.
♀ zerebrovaskuläre Tode.

Eine der am stärksten durch den Industriesektor geprägten Regionen der Schweiz. Von den Männertoden 1979–86 entfallen 26% auf Uhrmacher. Ungünstige Arbeitsmarktentwicklung nach 1970.

Die Rubriken für ‹Neubildungen unbekannten Sitzes› (vgl. Kap.C24) werden überdurchschnittlich häufig verwendet.

Gesamtmortalität zeitweise über dem Landesmittel (bei den Männern nur um 1980 ausgeprägt).

Deutlich erhöhte Gesamtkrebssterblichkeit der Männer, um 1990 auch der Frauen. Bei den Männern Zugehörigkeit zum ‹schwarzen Fleck› mit erhöhter Mortalität an Lungenkrebs, aber auch an COPD; im weiteren findet man bei den Männern die seltene Kombination erhöhter Darmkrebs- und Magenkrebsraten sowie eine Häufung von Suiziden.

Bei den Frauen ist das Todesursachenspektrum wenig profiliert, einzig die zerebrovaskulären Tode sind gehäuft.

Laufental

38'000 Einwohner (1980); der Bevölkerungsanteil des Solothurner Schwarzbubenlandes an dieser Region ist mit 64% bedeutender als derjenige des 1994 von Bern zu Baselland übergetretenen Amtsbezirks Laufental.

Probleme:

♂ COPD; Darmkrebs; eventuell Alkoholbelastung.

In den letzten Jahren zunehmend in den Sog der Stadt Basel geraten, doch dominieren in der Todesursachenstatistik immer noch die industriellen Berufe (Baukeramik, Metallverarbeitung).

Starkes katholisches Übergewicht.

Wie in den Basler Regionen sehr häufig mehr als eine Diagnose auf dem Totenschein, allerdings bei viel geringerer Autopsiequote.

Bei den Männern (nicht aber bei den Frauen!) fällt wie im angrenzenden Baselbiet die überhäufige Nennung von COPD als Todesursache auf, ohne dass die Lungenkrebsmortalität erhöht wäre.

Inkonsistente Häufungen der alkoholassoziierten Todesursachen (vgl. Kap. B2.2).

Bei den Männern sind Darm- und Magenkrebs überhäufig (ungewöhnliche Kombination).

Nur bei den Frauen entspricht das Laufental den im Raum Basel hohen Leberkrebsraten. Der weibliche Speiseröhrenkrebs ist seit 1973/76 konsistent überhäufig (N=13 im Zeitraum 1973–92). Erhöhte weibliche Magenkrebssterberaten, seit 1980 zusammen mit Häufungen beim Darmkrebs, wie bei den Männern, aber in Kontrast zu den Nachbarregionen.

Luzern

174'000 Einwohner (1980), davon 36% in der Stadt Luzern.

Probleme:

♂ ♀ eventuell zerebrovaskuläre Tode.

♀ Uterusmalignome.

In den Berufsangaben der Todesursachenstatistik treten Industrieberufe (Textilverarbeitung, Metallverarbeitung, Papierproduktion), Verkehrsberufe, kauf-

männische (Handel) und Dienstleistungsberufe (u.a. leitende Beamte) hervor.

Starkes katholisches Übergewicht; Luzern ist die einzige grössere Stadt der Schweiz mit katholischer Tradition.

Wie im ganzen Voralpengürtel zwischen Bern und Schwyz werden die ICD-Rubriken für ‹Neubildungen unbekannten Sitzes› häufiger verwendet als im Landesmittel.

Die Gesamtmortalität der Frauen hat sich zwischen 1970 und 1990 langsamer zurückgebildet als im Schweizer Durchschnitt und lag um 1990 leicht überm Landesmittel.

Bei Mann und Frau häufiger als im Landesmittel sind die zerebrovaskulären Tode und der Magenkrebs (also vorwiegend ländliche Diagnosen). Auffällig konsistente Häufung von Uterusmalignomen (Tab. C13.b). Es besteht aber auch eine Tendenz zur Häufung des Prostatakarzinoms sowie der Leukämien (bei Frauen), alles Diagnosen mit städtisch-zentralem Schwergewicht. Die Region Luzern gehört denn auch aufgrund von Clusteranalysen des Todesursachenprofils zusammen mit Zug als einzige Region in der Innerschweiz zum Typ, der in den Kantonen Aargau und Zürich vorherrscht.

Sursee/Seetal

49'000 Einwohner (1980); Zunahme um 31% zwischen 1970 und 1990 (nur von acht Regionen übertroffen), begünstigt durch die Lage an der Nord-Süd-Transitroute durch die Schweiz.

Probleme:

♂ ♀ Gesamtmortalität; Motorfahrzeugunfälle; zerebrovaskuläre Tode.

♂ alkoholassoziierte Todesursachen, speziell Mund-Pharynx-Krebs.

♀ Herztode.

In den Berufsangaben der Todesursachenstatistik entfällt ein Drittel auf Berufe der Landwirtschaft (v.a. Viehzucht); daneben fallen nur noch branchenunspezifische Angaben auf (Fabrikarbeiter NNB, «andere Berufe»).

Starkes katholisches Übergewicht; eher traditionelle Bevölkerungsstruktur: geringer Ausländeranteil, hohe durchschnittliche Kinderzahl, relativ viele nicht zur Kernfamilie gehörende Verwandte im Haushalt.

Wie im ganzen Voralpengürtel zwischen Bern und Schwyz werden die ICD-Rubriken für ‹Neubildungen unbekannten Sitzes› häufiger verwendet als im Landesmittel.

Bei Mann und Frau lag die Gesamtmortalität besonders um 1970 und weniger ausgeprägt 1980 überm Landesmittel (u.a. wegen Häufung der zerebrovaskulären Tode; bei den Frauen überhäufige Herztode).

Bei den Männern deutet sich eine Häufung der COPD-Mortalität an (s. Kap. B3). Bei Mann und Frau andauernd überhäufig sind die Tode durch Motorfahrzeugunfall.

Eine der wenigen Deutschschweizer Regionen mit Anzeichen überdurchschnittlicher Alkoholbelastung der Männer, am stärksten beim Mund-Pharynx-Krebs, aber auch beim Speiseröhrenkrebs und zeitweise bei Kehlkopfkrebs und Leberzirrhose.

Um 1980 wie in den anderen Luzerner Landregionen vorübergehend hohe Gesamtkrebssterberaten der Männer.

Willisau

42'000 Einwohner (1980).

Probleme:

♂ ♀ Magenkrebs.

♂ tabak- und alkoholassoziierte Todesursachen, speziell Lungen- und Speiseröhrenkrebs; Motorfahrzeugunfälle; eventuell Gesamtmortalität und Gesamtkrebssterblichkeit.

♀ eventuell Herztode.

Ländlich geprägte und v.a. früher relativ arme Region (Durchschnittseinkommen 1977/78 an siebtletzter Stelle der 106 Regionen). In den Berufsangaben der Todesursachenstatistik entfällt über ein Drittel auf Berufe der Landwirtschaft (v.a. Viehzucht); daneben treten Berufe der Holzverarbeitung hervor. Zentrum der Spirituosenproduktion.

Starkes katholisches Übergewicht; traditionelle Bevölkerungsstruktur: geringer Ausländeranteil, hoher Anteil der in ihrer Wohngemeinde Geborenen, ziemlich grosser Altersunterschied der Paare, hohe durchschnittliche Kinderzahl, ziemlich hoher Ledi-

genanteil, relativ viele nicht zur Kernfamilie gehörende Verwandte im Haushalt.

Wie im ganzen Voralpengürtel zwischen Bern und Schwyz werden die ICD-Rubriken für ‹Neubildungen unbekannten Sitzes› häufiger verwendet als im Landesmittel. Relativ häufig mehr als eine Diagnose auf dem Totenschein.

Die Gesamtmortalität der Männer liegt tendenziell überm Landesmittel (ohne 1990). Andauernd gehäuft sind die Tode durch Motorfahrzeugunfall.

Die um 1970 deutlich überdurchschnittliche Gesamtmortalität der Frauen (überhäufige Tode an Herz- und zerebrovaskulären Krankheiten sowie bei der Restgruppe) hat sich 1990 auf eine Position im Landesmittel zurückgebildet; die Herz-Kreislauf-Tode der Frauen tendieren auch nach 1980 zur Überhäufigkeit.

Die um 1980 sehr hohe männliche Gesamtkrebssterblichkeit hat sich in dieser Höhe wie in den anderen Luzerner Landregionen in der Folge nicht wiederholt, tendiert aber langfristig übers Landesmittel.

Es ergeben sich Parallelen zum benachbarten Entlebuch: Die Magenkrebssterblichkeit von Mann und Frau ist eine der höchsten in der Schweiz; bei den Frauen ist kein weiteres Malignom gehäuft, die Mammakarzinommortalität sogar ungewöhnlich niedrig.

Bei den Männern fällt erhöhte tabak- und alkoholassoziierte Mortalität auf: Lungenkrebs und COPD (Zugehörigkeit zum ‹schwarzen Fleck›, vgl. Kap. C9), Speiseröhrenkrebs, weniger deutlich auch Mund-Pharynx-Krebs und seit 1981/84 Zirrhose.

Entlebuch

15'000 Einwohner (1980); starke Abwanderung v.a. in den 50er und 60er Jahren; zwischen 1970 und 1990 Abnahme um 2%.

Probleme:

♂ ♀ Magenkrebs.

♂ Gesamtmortalität; tabakassoziierte Todesursachen, speziell Lungen- und Speiseröhrenkrebs; Gesamtkrebssterblichkeit.

Stark ländlich geprägte und ziemlich arme Region (Durchschnittseinkommen 1977/78 an drittletzter Stelle aller 106 Regionen). In den Berufsangaben der

Todesursachenstatistik entfällt die Hälfte auf Berufe der Landwirtschaft (Milch- und Viehwirtschaft); Häufung von Berufen der Holzverarbeitung.

Starkes katholisches Übergewicht; traditionelle Bevölkerungsstruktur: sehr geringer Ausländeranteil, sehr hoher Anteil der in ihrer Wohngemeinde Geborenen, grosser Altersunterschied der Paare, hohe durchschnittliche Kinderzahl, hoher Ledigenanteil, relativ viele nicht zur Kernfamilie gehörende Verwandte im Haushalt.

Bei den Männern liegt die Gesamtmortalität leicht überm Landesmittel (vorab wegen erhöhter Krebsmortalität). Die um 1970 deutlich überdurchschnittliche Gesamtmortalität der Frauen (überhäufiger Vermerk von Todesursachen der ‹Restgruppe›) hat sich 1990 auf eine Position im Landesmittel zurückgebildet.

Es ergeben sich Parallelen zur Nachbarregion Willisau: Die Magenkrebssterblichkeit von Mann und Frau ist eine der höchsten in der Schweiz; bei den Frauen ist kein weiteres Malignom gehäuft, die Mammakarzinommortalität sogar niedrig.

Bei den Männern sind die zerebrovaskulären Tode häufiger als im Landesmittel. Auffälliger ist die Häufung tabakassoziierter Todesursachen: Zugehörigkeit zum ‹schwarzen Fleck› mit Erhöhungen bei Lungenkrebs und COPD; massiv erhöhte Speiseröhrenkrebsmortalität (anders als in Willisau fehlen Erhöhungen bei den anderen alkoholassoziierten Todesursachen).

Bei den Männern langfristig erhöhte Gesamtkrebssterblichkeit (um 1980 wie im übrigen Kanton Luzern vorübergehend akzentuiert), bei den Frauen nur um 1980.

Uri

34'000 Einwohner (1980); Stagnation zwischen 1970 und 1990.

Probleme:

♂ ♀ Magenkrebs; zerebrovaskuläre Tode (v.a. bei den Frauen).

In den Berufsangaben der Todesursachenstatistik entfällt ein Viertel auf Berufe der Landwirtschaft (Milch- und Viehwirtschaft). Für eine alpine Region starke Stellung des Industriesektors: Gummiindustrie, Metallverarbeitung. Berufe der Bahnen.

Starkes katholisches Übergewicht; eher traditionelle Bevölkerungsstruktur: geringer Ausländeranteil, hoher Anteil der in ihrer Wohngemeinde Geborenen, grosser Altersunterschied der Paare, hohe durchschnittliche Kinderzahl.

Bei den Männern werden die Tode durch ‹Neubildungen unbekannten Sitzes› häufiger als im Landesmittel vermerkt.

Die Gesamtmortalität der Männer in Uri ist eine der tiefsten in der Schweiz, ungewöhnlich für eine nicht ausgesprochen reiche Region; tiefer als im Landesmittel liegen die Gesamtkrebssterblichkeit und der Anteil der ‹Restgruppe›.

Bei beiden Geschlechtern sind die zerebrovaskulären Tode gehäuft. Als Ausnahme in der Innerschweiz liegt die Herzmortalität der Männer unterm Landesmittel, um 1990 auch diejenige der Frauen.

Die Gesamtkrebssterblichkeit von Mann und Frau liegt trotz massiv erhöhten Magenkrebsraten deutlich unterm Landesmittel, wobei einzig die männlichen Lungenkrebsraten konsistent niedrig sind.

Seltsam mutet die konsistente Überhäufigkeit des multiplen Myeloms bei den Männern an (N=21 im Zeitraum 1969–92); einzige Parallele in der Nachbarschaft ist die Häufung in der Region Tre Valli (nur 1973/76 bis 1985/88; N=16).

Es fehlt jegliche Akzentuierung bei den alkoholassoziierten Toden.

Innerschwyz

48'000 Einwohner (1980); davon 92% im Kanton Schwyz und 8% im Kanton Luzern.

Probleme:

♂ ♀ Belastung durch alkoholassoziierte Tode (v.a. Männer), für eine Deutschschweizer Region ungewöhnlich konsistent; zerebrovaskuläre Tode.
♂ Magenkrebs.
♀ Gesamtmortalität; Gesamtkrebssterblichkeit; Brustkrebs.

In den Berufsangaben der Todesursachenstatistik entfällt über ein Fünftel auf Berufe der Landwirtschaft (Milch- und Viehwirtschaft); überhäufig vermerkt sind Gast- und Baugewerbe, Berufe der Bahnen, Geistliche. Schwerpunkt der Spirituosenproduktion.

Starkes katholisches Übergewicht. Oft hoher Nein-Stimmen-Anteil bei Volksabstimmungen.

Bei den Männern werden die Tode durch ‹Neubildungen unbekannten Sitzes› häufiger als im Landesmittel vermerkt.

Um 1970 und um 1980 massiv erhöhte weibliche Gesamtmortalität (überhäufige Herz-Kreislauf-Tode), wohl auch als Folge ‹importierter Mortalität› (s. Kap. A2.11); bei den Männern war die Gesamtmortalität um 1970 und um 1980 etwas erhöht, um 1990 nicht mehr.

Bei den Männern und akzentuiert den Frauen sind die zerebrovaskulären Tode häufiger als im Landesmittel.

Innerschwyz ist eine der wenigen Deutschschweizer Regionen mit konsistent gehäuften Männertoden bei mehreren alkoholassoziierten Todesursachen zugleich: Zirrhose, Mund-Pharynx- und Kehlkopfkrebs, zeitweise auch Leberkrebs. Noch ungewöhnlicher sind, zumal für die Innerschweiz, die tendenziell erhöhten Zirrhoseraten der Frauen.

Langfristig erhöhte Gesamtkrebssterblichkeit der Frauen (um 1980 nicht sichtbar), u.a. wegen einer Häufung des Brustkrebses (mit Sterberaten, die langfristig zu den höchsten in der Schweiz zählen). Bei den Männern ist der Magenkrebs überhäufig.

Einsiedeln

14'000 Einwohner (1980).

Probleme:

♂ ♀ Gesamtmortalität bei Mann und Frau ungewöhnlich hoch; Herztode.
♀   Uterusmalignome.
♂   Anzeichen von Alkoholbelastung.

In den Berufsangaben der Todesursachenstatistik entfällt fast ein Drittel auf Berufe der Landwirtschaft (Milch- und Viehwirtschaft); überhäufig sind auch Berufe der Holzverarbeitung.

Starkes katholisches Übergewicht; eher traditionelle Bevölkerungsstruktur: geringer Ausländeranteil, hoher Anteil der in ihrer Wohngemeinde Geborenen, ziemlich grosser Altersunterschied der Paare, hoher Ledigenanteil, relativ viele nicht zur Kernfamilie gehörende Verwandte im Haushalt. Oft besonders hoher Nein-Stimmen-Anteil bei Volksabstimmungen.

Die Gesamtmortalität der Frauen und v.a. der Männer ist eine der höchsten in der Schweiz, wobei v.a. die Herztode, aber auch die zerebrovaskulären Krankheiten und die ‹Restgruppe› überhäufig sind.

Die Übermortalität erscheint um so gravierender, als keine Anhäufung von Heimen oder Anstalten als mögliche Verzerrungsquelle in Frage kommt.

Bei den Männern gibt es Anzeichen für Alkoholbelastung mit tendenziell erhöhter Mortalität an Speiseröhrenkrebs und Zirrhose.

Häufung der Uterusmalignome. Im übrigen zeigt das Profil der Krebstode kaum Auffälliges, vielleicht wegen inkonsistenter Todesursachendokumentation. Für die Gesamtkrebssterblichkeit ergeben sich vorübergehend deutliche Erhöhungen: bei den Männern um 1990, bei den Frauen um 1980.

March

39'000 Einwohner (1980); mit 34% Zunahme zwischen 1970 und 1990 siebthöchster Bevölkerungszuwachs der 106 Regionen. Ein Teil der Region March ist nach dem Autobahnbau in den Sog der Agglomeration Zürich geraten und zu einer bevorzugten Wohnlage geworden.

Probleme:

♂ ♀ Gesamtmortalität (bei den Frauen um 1990 akzentuiert); Herztode (v.a. Frauen); zerebrovaskuläre Tode.
♂   eventuell Gesamtkrebssterblichkeit und Alkoholbelastung.

In den Berufsangaben der Todesursachenstatistik entfällt fast ein Fünftel auf Berufe der Landwirtschaft (Milch- und Viehwirtschaft). Relativ starke Stellung des sekundären Wirtschaftssektors: Holzverarbeitung und einige wenig spezifische Industrieberufe sowie Baugewerbe sind überhäufig vermerkt.

Starkes katholisches Übergewicht.

Relativ häufig mehr als eine Diagnose auf dem Totenschein. Die ‹Neubildungen unbekannten Sitzes› werden für ein Voralpengebiet ungewöhnlich selten vermerkt.

Bei den Männern und Frauen ist die Gesamtmortalität höher als im Landesmittel, bei den Frauen gehörte sie um 1990 sogar zu den höchsten im Lande. Überhäufig sind v.a. die Herz- und die zerebrovaskulären Tode, um 1990 auch die Tumortode.

Bei den Männern lässt sich die seit 1980 erhöhte Gesamtkrebssterblichkeit am ehesten auf Häufungen beim Darmkrebs zurückführen.

Bis 1985/88 ähnlich wie im benachbarten Einsiedeln Tendenz zur Häufung des männlichen Speiseröhrenkrebses, zeitweise gekoppelt mit Zirrhose und Mund-Pharynx-Krebs.

Die Bevölkerungsumschichtung infolge selektiver Zuwanderung aus dem Raum Zürich macht sich beim Durchschnittseinkommen 1977/78 nur ansatzweise und in der Todesursachenstatistik (noch?) nicht bemerkbar. Oder soll man den Rückgang der Belastung durch alkoholassoziierte Tode nach 1988 in diesem Sinne deuten?

Sarneraatal

23'000 Einwohner (1980); Zunahme um 20% zwischen 1970 und 1990.

Probleme:

♀ eventuell Herztode.

In den Berufsangaben der Todesursachenstatistik entfällt über ein Viertel auf Berufe der Landwirtschaft (Milch- und Viehwirtschaft); überhäufig vermerkt sind Berufe aus Holzverarbeitung und Baugewerbe; bei über 19% der 1979–86 verstorbenen Männern fehlt die Berufsangabe.
Starkes katholisches Übergewicht.

Überdurchschnittlich rascher Rückgang der Gesamtmortalität zwischen 1970 und 1990, bei den Männern bis zu Raten unterm Landesmittel um 1990.
Bei den Frauen tendieren die Herztode zu Überhäufigkeit.
Niedrige Gesamtkrebssterblichkeit der Männer (eine der niedrigsten der ganzen Schweiz) und – weniger akzentuiert – der Frauen.
Sonst zeigt das Todesursachenprofil dieser Region nur schwache Konturen, vielleicht abgesehen von einer Tendenz zur Häufung der Uterusmalignome sowie – seit 1981/84 – der Leberzirrhose bei den Männern. Im Vergleich mit Nachbarregionen auffällig selten vermerkt werden das Mammakarzinom sowie der männliche Lungenkrebs.

Nidwalden/Engelberg

32'000 Einwohner (1980), 9% davon in der obwaldischen Exklave Engelberg. Bevölkerungszunahme um 26% zwischen 1970 und 1990. Dank niedriger Steuerbelastung ist ein Teil der Region zur bevorzugten Wohnlage für den Raum Luzern geworden.

Probleme:

♂ ♀ Herzmortalität (Frauen akzentuiert).
♀ hohe Gesamtmortalität; Brustkrebs (v.a. bis 1985/88).

In den Berufsangaben der Todesursachenstatistik entfällt über ein Fünftel auf Berufe der Landwirtschaft (Milch- und Viehwirtschaft); überhäufig sind Berufe aus Gastgewerbe und Glasherstellung.
Starkes katholisches Übergewicht.
Relativ häufig mehr als eine Diagnose auf dem Totenschein.

Die Gesamtmortalität der Frauen ist deutlich erhöht, diejenige der Männer verbleibt im Landesmittel.
Überhäufig – v.a. bei den Frauen – sind die Herztode und tendenziell die zerebrovaskulären Tode.
Die Gesamtkrebssterblichkeit der Männer lag – besonders vor 1990 – unterm Landesmittel, wobei v.a. der Lungenkrebs ausgesprochen selten verzeichnet wurde.
Aussergewöhnlich ist die bis 1985/88 ausgesprochen hohe Brustkrebsmortalität, die sich auf Stans und Umgebung konzentriert. Trotzdem übertrifft die weibliche Gesamtkrebssterblichkeit langfristig das Landesmittel nicht (Ausnahme: 1980).
Wieso haben die Frauen im jeweiligen Vergleich zum Landesmittel (SMR) eine so viel ungünstigere Mortalität als die Männer?

Glarner Mittel- und Unterland

25'000 Einwohner (1980).

Probleme:

♂ Pleurakrebs.

Schon früh industrialisiertes Gebiet, auch heute noch stark industriell geprägt. In den Berufsangaben der Todesursachenstatistik sind Weberei/Textilindustrie,

Steine und Erden (Eternit!) und Papierproduktion überhäufig, daneben auch Werkmeister und Schreiner.

Für ein Berggebiet relativ hoher Ausländeranteil.

Bei der Rekrutenbefragung 1978 in der Polarität «grosszügig/kleinlich» besonders negativ bewertet (1987 nicht mehr). Sehr häufig mehr als eine Diagnose auf dem Totenschein; hohe Autopsiequote. Bei den Frauen erscheinen die ‹Neubildungen unbekannten Sitzes› auffällig selten, dafür sind Diagnosen aus der heterogenen Gruppe der ‹übrigen Tumoren› (d.h. der in diesem Atlas nicht gesondert besprochenen Lokalisationen, s. Kap. A2.1) häufig vermerkt.

Bei den Männern fallen die Mortalitätsdaten um 1980 deutlich ungünstiger aus als vor- und nachher (SMRs 1970–80–90: Gesamtmortalität 98–114***–96; Gesamtkrebssterblichkeit 99–112–105).

Häufiger als im Landesmittel sind die männlichen COPD-Tode.

Bei weitem höchste männliche Pleurakrebsrate der Schweiz, infolge der Asbestverarbeitung.

Zeitweise erhöhte Gesamtkrebssterblichkeit, v.a. bei den Frauen, wo einige ‹zentral-städtische› Krebsarten zur Überhäufigkeit tendieren: Mamma, Niere, Lymphome, Darm.

Dazu kontrastiert die bei den Männern angedeutete Erhöhung von Magenkrebs.

Glarner Hinterland

11'000 Einwohner (1980); Bevölkerungsrückgang seit Ende des Zweiten Weltkriegs, mit starker Abwanderung v.a. in den 1960er Jahren; zwischen 1970 und 1990 Abnahme um 7%.

Probleme:
♂ ♀ Gesamtmortalität; Herz-Mortalität (v.a. Männer seit 1980).
♀ Gesamtkrebssterblichkeit; Suizid; zerebrovaskuläre Tode.

In den Berufsangaben der Todesursachenstatistik entfällt ein Fünftel auf Berufe der Landwirtschaft (Milch- und Viehwirtschaft). Für ein Berggebiet starke Stellung des Industriesektors, besonders der Textilherstellung (Weberei); überhäufig vermerkt sind auch Elektriker und «andere Berufe». Ungünstige Arbeitsmarktentwicklung nach 1960.

Hoher Betagtenanteil. Für ein Berggebiet relativ hoher Ausländeranteil.

Relativ hohe Autopsiequote.

Gesamtmortalität bei Männern und Frauen überm Landesmittel, vorab wegen überhäufiger Herztode (um 1990 nur Männer). Bei den Frauen sind die Suizide gehäuft (N=22 im Zeitraum 1969–88).

Erhöhte Gesamtkrebssterblichkeit der Frauen; dabei tritt mit Ausnahme des Harnblasenkrebses (N=11 im Zeitraum 1969–92) langfristig keine Lokalisation hervor.

Die Mortalitätsdaten der Frauen fallen um 1980 besonders ungünstig aus.

Zug

76'000 Einwohner (1980), davon 28% in der Stadt Zug; 26% Zunahme zwischen 1970 und 1990. Dank ausgesprochen niedriger Steuerbelastung zu einer bevorzugten Wohnlage geworden.

Probleme:
♂ ♀ eventuell Herztode (v.a. Frauen).
♀ eventuell Brustkrebs.

In den Berufsangaben der Todesursachenstatistik sind Industrieberufe gehäuft: Papierherstellung, Techniker, Werkmeister, Metallverarbeitung; überhäufig angegeben sind auch Geistliche (N=21). Nicht zum Ausdruck kommt in der Todesursachenstatistik die Bedeutung der Handelsbranche.

Bis 1988 wurde bei den Frauen die ICD-Rubrik 794 («Altersschwäche») auffällig häufig als Todesursache verwendet. Extreme Schwankungen der Gesamtkrebssterblichkeit mit relativen Spitzen um 1970 (Männer) bzw. 1980 (Frauen).

Das noch um 1980 starke katholische Übergewicht schwindet als Folge der Zuwanderung.

Zug gehört heute zu den reichsten Regionen der Schweiz; beim Durchschnittseinkommen 1977/78 kommt dies noch nicht so ausgeprägt zum Ausdruck wie bei der Statistik der kantonalen Volkseinkommen, wo Zug mit Abstand an der Spitze steht.

Die günstige wirtschaftliche Entwicklung hat wohl dazu beigetragen, dass die Gesamtmortalität der Männer seit 1980 unterm Landesmittel liegt.

V.a. bei den Frauen tendieren die Herztode zu Überhäufigkeit.

Stutzig macht die ungewöhnlich rasche Rückbildung der männlichen Gesamtkrebssterblichkeit

(SMRs um 1970:120***, um 1990:83***), auch vor dem Hintergrund der weiblichen Krebsraten, die um 1980 einen einsamen Gipfel erreichten.

Auch beim Profil der Krebstodesursachen zeigt sich die Modernisierung: Häufungstendenz beim männlichen Darmkrebs und v.a. beim Brustkrebs; noch an die Zeit vor dem Wirtschaftsaufschwung erinnert die bis in die 80er Jahre andauernde Häufung beim Magenkrebs.

Gehört aufgrund von Clusteranalysen des Todesursachenprofils zusammen mit Luzern als einzige Innerschweizer Region zum Typ, der in den Kantonen Aargau und Zürich vorherrscht.

La Sarine

70'000 Einwohner (1980), davon 54% in der Stadt Fribourg. Zwischen 1970 und 1990 Bevölkerungszunahme um 17%.

Probleme:

♂ ♀ Hohe Gesamtmortalität; Gesamtkrebssterblichkeit (v.a. bei den Männern); markante Häufung der alkoholassoziierten Todesursachen (z.T. auch bei den Frauen).

♂ neuerdings Lungenkrebs; eventuell Pankreaskrebs.

♀ eventuell Brust- und Darmkrebs.

Die Universitätsstadt Fribourg (Freiburg), Zentrum der überwiegend französischsprachigen Region La Sarine, hat in den letzten 20 Jahren einen Wachstums- und Modernisierungsschub durchgemacht; die damit verbundene Bevölkerungszunahme betraf jedoch nur die Vororte. Günstige Arbeitsmarktentwicklung nach 1960.

In der Todesursachenstatistik fehlt bei 23% der Männertode 1979–86 die Berufsangabe; gehäuft erscheinen einzig Bauhandlanger und Papierproduktion; die Bedeutung der Berufe aus Unterricht und Wissenschaft kommt in den Angaben der Todesursachenstatistik nicht zum Ausdruck.

Starkes katholisches Übergewicht.

Deutlich erhöhte Gesamtmortalität bei beiden Geschlechtern, bei den Männern vorab wegen Überhäufigkeit der Tumoren und der ‹Restgruppe›.

Die Gesamtkrebssterblichkeit liegt bei den Frauen und noch mehr bei den Männern überm Landesmittel, um 1970 und um 1990 deutlicher als um 1980.

Bei Mann und Frau übertreffen die Sterberaten an Leberzirrhose das Landesmittel i.d.R. um mindestens 50%. Bei den Männern fällt die markante Häufung bei den alkoholassoziierten Malignomen von Mund-Pharynx, Speiseröhre und Kehlkopf auf.

Um 1990 zeichnet sich wie in einigen Nachbarregionen eine Häufung des männlichen Lungenkrebses ab.

Wie in der Nachbarregion La Gruyère tendiert das Mammakarzinom zur Häufung, ungewöhnlich für ein Gebiet der Romandie. Bei den Tumoren der Verdauungsorgane finden sich mehrere langfristige Häufungen, jeweils nur ein Geschlecht betreffend und z.T. in scharfem Kontrast zu den Nachbarregionen: bei den Frauen der Darmkrebs, bei den Männern die Malignomie von Gallenblase, Pankreas und Magen.

La Gruyère

28'000 Einwohner (1980).

Probleme:

♂ ♀ Gesamtmortalität (v.a. Männer); markante Häufung der alkoholassoziierten Todesursachen (v.a. Männer); Motorfahrzeugunfälle.

♂ Suizid; neuerdings Lungenkrebs; eventuell Pankreaskrebs.

♀ eventuell Brustkrebs.

In der Todesursachenstatistik fehlt bei 35% der Männertode 1979–86 die Berufsangabe; ein weiterer Fünftel entfällt auf landwirtschaftliche Berufe (Milch- und Viehwirtschaft); überhäufig sind ausserdem Berufe der Nahrungsmittelherstellung und der Holzverarbeitung; die Bedeutung des Baugewerbes kommt in den Angaben der Todesursachenstatistik nicht zum Ausdruck.

Starkes katholisches Übergewicht; eher traditionelle Bevölkerungsstruktur: geringer Ausländeranteil, relativ grosser Altersunterschied der Paare, eher hoher Betagtenanteil.

Erhöhte Gesamtmortalität, vorab wegen bei Mann und Frau andauernder Überhäufigkeit der Tode durch Motorfahrzeugunfall, bei den Männern auch der ‹Restgruppe›; im Vergleich mit 1970 und 1990 sind die SMRs für 1980 unglaubwürdig niedrig, besonders bei den Frauen (125***–92–106; Männer

112***–103–114***). Seit 1979/82 sind die Männersuizide gehäuft, wie bereits früher in der Nachbarregion Glâne/Veveyse.

Gesamtkrebssterblichkeit der Frauen langfristig leicht überm Landesmittel, diejenige der Männer bis gegen Ende der 80er Jahre darunter; um 1990 gehörten die Krebssterberaten der Männer plötzlich zu den höchsten in der Schweiz.

Bei Mann und Frau übertreffen die Sterberaten an Leberzirrhose das Landesmittel i.d.R. um mindestens 50%.

Die Häufung alkoholassoziierter Malignome ist nur bei der Speiseröhre konsistent; bei den Männern ist sie beim Kehlkopfkrebs angedeutet.

Seit 1981/84 ist die Pankreaskrebs-Mortalität der Männer um 50% und mehr erhöht. Neuerdings meldet die Region auch hohe männliche Lungenkrebsraten. Ungewöhnlich für eine frankophone Region ist die relativ hohe Magenkrebsmortalität der Männer und bei den Frauen die Häufung von Toden an Brustkrebs und Hirntumoren (N=18 im Zeitraum 1969–88).

Sense

30'000 Einwohner (1980); die seit dem Ende des Zweiten Weltkrieges andauernde Abwanderung ist mit dem Anschluss ans Autobahnnetz einer Bevölkerungszunahme gewichen (+20% zwischen 1970 und 1990); zunehmende Bedeutung als Wohnort für Wegpendler in die Agglomerationen Bern und Fribourg. Einzige rein deutschsprachige Freiburger Region.

Probleme:
♂ ♀ Hohe Gesamtmortalität; Magen- und Speiseröhrenkrebs stark gehäuft; zerebrovaskuläre Tode.
♂ Alkoholbelastung; Gesamtkrebssterblichkeit; eventuell Herztode.

In den Berufsangaben der Todesursachenstatistik entfällt über ein Drittel auf Berufe der Landwirtschaft; gehäuft sind ausserdem Berufe aus dem Baugewerbe.

Starkes katholisches Übergewicht; um 1980 noch eher traditionelle Bevölkerungsstruktur: geringer Ausländeranteil, relativ hoher Anteil der in ihrer heutigen Wohngemeinde Geborenen.

Die Gesamtmortalität der Männer und akzentuiert der Frauen gehörte um 1980 zu den höchsten in der Schweiz, wobei v.a. Todesursachen aus der ‹Restgrup-

pe› langfristig überhäufig angegeben wurden. Erhöht ist auch die Sterblichkeit an zerebrovaskulären Krankheiten und an COPD (nur Frauen), tendenziell auch an Herztoden (Frauen nur bis 1980).

Warum fiel die Mortalität um 1980 besonders ungünstig aus?

Bei den Männern liegt die Gesamtkrebssterblichkeit seit 1980 überm Landesmittel. Magenkrebs- und Speiseröhrenkrebsmortalität von Mann und Frau zählen zu den höchsten in der Schweiz und sind langfristig fast doppelt so hoch wie im Landesmittel.

Bei den Männern ist die Zirrhose überhäufig; ausser dem Speiseröhrenkrebs zeigen die alkoholassoziierten Malignome nur zeitweise Häufungen, so der Kehlkopfkrebs seit 1977/80 (N=16 im Zeitraum 1977–92).

Murten

36'000 Einwohner (1980); zu etwa zwei Dritteln deutsch- und zu einem Drittel französischsprachig. 55% der Bevölkerung entfallen auf den Kanton Freiburg, 31% auf den Kanton Bern und 14% auf den Kanton Waadt.

Probleme:
♂   Speiseröhrenkrebs; Suizid.

In den Berufsangaben der Todesursachenstatistik entfällt ein Drittel auf Berufe der Landwirtschaft (v.a. Ackerbau und Gemüseproduktion); gehäuft sind ausserdem Berufe der Holzverarbeitung und der Nahrungsmittelherstellung.

Im Gegensatz zu den übrigen, stark katholisch geprägten Freiburger Regionen beträgt der Katholikenanteil hier nur knapp ein Drittel.

Bei den Frauen werden die ICD-Rubriken für ‹Neubildungen unbekannten Sitzes› häufiger als im Landesmittel vermerkt.

Das Mortalitätsprofil der Region Murten zeigt nur wenig Konturen; einzig die ‹gewaltsamen Tode› (insbesondere der Männersuizid, aber auch Motorfahrzeugunfälle) und v.a. der Speiseröhrenkrebs der Männer übertreffen konsistent das Landesmittel.

Beim Speiseröhrenkrebs folgt Murten dem Muster aller Freiburger Regionen, aber ohne Anzeichen einer Häufung der anderen alkoholassoziierten Todesursachen. Sonst weicht das Krebsprofil der Männer kaum vom Landesmittel ab.

Glâne/Veveyse

23'000 Einwohner (1980); die nach dem Ende des Zweiten Weltkrieges andauernde Abwanderung – in den 50er Jahren besonders ausgeprägt – ist mit der Fertigstellung der Ost-West-Autobahnverbindung einer Bevölkerungszunahme gewichen (+23% zwischen 1970 und 1990).

Probleme:

♂ ♀ Hohe Gesamtmortalität (v.a. Männer); Speiseröhrenkrebs bei Mann *und* Frau; eventuell Darmkrebs.

♂ Alkoholbelastung und Gesamtkrebssterblichkeit; Suizid; eventuell Lungenkrebs. Validität der Totenschein-Ausfüllung.

Von den Berufsangaben in der Todesursachenstatistik entfällt ein Drittel auf landwirtschaftliche Berufe (v.a. Milch- und Viehwirtschaft); überhäufig sind ausserdem Berufe der Holzverarbeitung und – z.T. – des Baugewerbes.

Starkes katholisches Übergewicht; eher traditionelle Bevölkerungsstruktur: geringer Ausländeranteil, relativ viele nicht zur Kernfamilie gehörende Verwandte im Haushalt.

Hoher Anteil fehlender Berufsangaben (25%), häufige Verwendung der ICD-Rubriken für ‹Neubildungen unbekannten Sitzes› (nur Frauen) und «Altersschwäche»: dies alles sind Hinweise auf mangelhafte Verlässlichkeit der Todesursachenstatistik in dieser Region.

Die Gesamtmortalität der Männer gehört zu den höchsten in der Schweiz (um 1980 weniger ausgeprägt als um 1970 und um 1990); bei den Frauen war sie noch um 1970 und um 1980 stark erhöht, um 1990 hingegen im Landesmittel.

Während bei den Männern vorab die ‹gewaltsamen Tode› (v.a. Motorfahrzeugunfälle) zur Übersterblichkeit beitragen, waren es bei den Frauen die Todesursachen der ‹Restgruppe›.

Langfristige Häufung der Männer-Suizide, wegen des PMR-Fehlers (Kap. A2.4 und A2.6) auf der Durchschnittsrangkarte zu wenig hervorgehoben.

Bei den Männern liegt die Gesamtkrebssterblichkeit seit 1980 überm Landesmittel. Bei Mann und Frau sind Speiseröhren- und Darmkrebs gehäuft; um 1990 scheint sich wie in den meisten Nachbarregionen eine Häufung des männlichen Lungenkrebses abzuzeichnen.

Die geographisch isolierte Erhöhung des männlichen Schilddrüsenkrebses beruht auf nur 9 Fällen im Zeitraum 1969–88.

Wie in der Nachbarregion La Gruyère zeigt sich die Alkoholbelastung der Männer nur bei Zirrhose und Speiseröhrenkrebs; die übrigen alkoholassoziierten Malignome bleiben unauffällig. Um 1980 im geographischen Umfeld ungewöhnlich niedrige Zirrhosemortalität der Männer, in krassem Gegensatz zur Zeit vorher und nachher mit Raten um mindestens 50% überm Landesmittel.

Olten/Gösgen/Gäu

79'000 Einwohner (1980), davon 24% in der Stadt Olten.

Probleme:

♂ ♀ Gesamtkrebssterblichkeit (v.a. Männer).

♂ Lungenkrebs.

♀ eventuell Gesamtmortalität und Brustkrebs.

In den Berufsangaben der Todesursachenstatistik sind Berufe der Metall- und Maschinenindustrie gehäuft: Giesser (N=80), Mechaniker, Dreher; die überhäufige Nennung von Hilfsarbeitern und Werkmeistern dürfte ebenfalls v.a. aus diesem Sektor stammen; im weiteren sind Berufe der Bahnen (SBB-Werkstätten) sowie aus Lederherstellung und -verarbeitung (Schuhfabrik in Schönenwerd) relativ häufig vermerkt; die Bedeutung der Berufe aus der Handelsbranche kommt in den Angaben der Todesursachenstatistik nicht zum Ausdruck.

Relativ hohe Autopsiequote.

Die Gesamtmortalität der Frauen liegt etwas überm Landesmittel, wobei die Herz-Kreislauf-Krankheiten um 1980 die grösste Komponente der Übersterblichkeit stellten.

Bei den Frauen und akzentuiert den Männern ist die Gesamtkrebssterblichkeit erhöht. Bei den Männern liegt dies vorab an den erhöhten Lungenkrebsraten, die langfristig zu den höchsten des ganzen Landes zählen; bei den Frauen ist eine Häufungstendenz beim Mammakarzinom festzustellen.

Die andauernde Lungenkrebsbelastung der Männer ist vermutlich eher als Folge einer Interaktion von Rauchen und Berufsexpositionen zu interpretieren als im Rahmen des ‹schwarzen Flecks› (Kap. C9).

Thal

13'000 Einwohner (1980); seit Ende des Zweiten Weltkriegs Wanderungsverluste; zwischen 1970 und 1990 hat die Bevölkerung um 3% abgenommen.

Probleme:
♂ Lungenkrebs.
♀ Gesamtkrebssterblichkeit.

Sehr stark durch den Industriesektor geprägte Region. In den Berufsangaben der Todesursachenstatistik sind Berufe der Metallindustrie gehäuft, u.a. extreme Häufung von Giessern (N=65, also 11% aller Männertode 1979–86). Des weiteren überhäufig: Uhrenherstellung und Papierproduktion.

Ungünstige Arbeitsmarktentwicklung v.a. nach 1970.

Starkes katholisches Übergewicht; hoher Anteil der in ihrer heutigen Wohngemeinde Geborenen.

Bei der Rekrutenbefragung von 1978 wurde diese Region zweimal am negativsten bewertet, nämlich bei den Dimensionen «Krisenfestigkeit der Arbeitsplätze» und «medizinische Versorgung».

Im Vergleich zu den Sterberaten um 1970 und 1990 scheint das Todesursachenprofil um 1980 (zu) günstig, besonders auffällig bei der weiblichen Gesamtmortalität (SMRs 1970–80–90:113–97–111) und Gesamtkrebssterblichkeit (122–107–120). (Die Zahlen für 1990 fielen allerdings wegen ‹exportierter Mortalität› zu hoch aus, vgl. Kap. A2.11).

Die Region Thal hat bei den Frauen eine überdurchschnittliche Gesamtkrebssterblichkeit, die nicht auf konsistente Häufung einer bestimmten Einzellokalisation zurückgeführt werden kann (die auf der Karte auffallende Abweichung beim Harnblasenkrebs beruht auf nur 7 Fällen im Zeitraum 1969–88, diejenige beim Mund-Pharynx-Krebs auf nur 5 Fällen).

Die andauernde Lungenkrebsbelastung der Männer wird man eher im Zusammenhang mit der Giessereiindustrie sehen als im Rahmen des ‹schwarzen Flecks› (Kap. C9).

Auffällige Abweichung beim multiplen Myelom, beruhend auf 10 Männertoden im Zeitraum 1969–88.

Solothurn

79'000 Einwohner (1980), davon 20% in der Stadt Solothurn.

Probleme:
♂ Lungenkrebs.
♀ eventuell Uteruskrebs.

In den Berufsangaben der Todesursachenstatistik sind in erster Linie Berufe der Metall- und Maschinenindustrie gehäuft: Giesser (N=80), Mechaniker, Dreher; die überhäufige Nennung von Werkmeistern, Mechanikern und Technikern dürfte ebenfalls v.a. aus diesem Sektor stammen. Weitere Branchen, die relativ zur Schweiz als Ganzes hervortreten: Papierherstellung und -verarbeitung; Uhrenherstellung. Von den Dienstleistungsberufen sind einzig die leitenden Beamten häufiger als im Landesmittel.

Die Region Solothurn zeigt in ihrem Todesursachenprofil wenig markante Züge. Erwähnenswert wäre allenfalls eine Tendenz zur Häufung beim männlichen Suizid.

Überm Landesmittel liegen die Sterberaten beim männlichen Lungenkrebs, wodurch die Region wie der ganze Kanton Solothurn südlich des Juras zum ‹schwarzen Fleck› gehört (vgl. Kap. C9); auch hier ist ein Einfluss der Metallberufe denkbar.

Bei der Frau einzig Häufung des Uteruskrebses, wahrscheinlich vor allem von Korpuskarzinom.

Basel-Stadt

204'000 Einwohner (1980), zwischen 1970 und 1990 Rückgang um 15% – stärker war die Abnahme nur noch in La Vallée und La Chaux-de-Fonds.

Probleme:
♂♀ Gesamtmortalität; Krebssterblichkeit insgesamt und bei den Lokalisationen Lunge, Darm, ZNS, Leber, Niere, Mamma; COPD.
♀ Suizid, Leberzirrhose.

Industrie- und Universitätsstadt an der Grenze zu Deutschland und Frankreich. Die MS-Region Basel-Stadt ist durch die Stadt Basel dominiert (89% der Bevölkerung um 1980), die Vorortsgemeinde Riehen und das kleine Dorf Bettingen haben in den Todesraten wenig Gewicht. Höchste Bevölkerungsdichte der 106 Regionen.

Anhand der Todesfälle erkennt man die Häufung von Berufen in der chemischen Industrie: Konzentration von Chemiarbeitern, Chemikern und Laboranten (6.4% der männlichen Todesfälle 1979–86). Relativ häufig sind zudem Verkehrsberufe, akademische Spezialisten und freie Berufe.

Traditionell eine der höchsten Autopsiequoten in der Schweiz, sehr häufig zwei oder drei Diagnosen auf dem Totenschein; trotzdem relativ grosser Anteil der ‹ungenau vermerkten Todesursachen›.

Die letzten Jahrzehnte waren wie in der Stadt Zürich geprägt von sozialer Entmischung mit selektiver Abwanderung der oberen Sozialschichten in die reichen Vorortsgemeinden namentlich im Unteren Baselbiet. Sehr hoher Betagtenanteil.

Diese ungünstige Entwicklung äussert sich auch in der Todesursachenstatistik: Die Gesamtmortalität – um 1970 noch im bzw. unterm Landesmittel – war um 1990 bei Mann und Frau deutlich erhöht, besonders bei den unter 65jährigen.

Bei den Frauen zeigt sich das typische Grossstadtmuster: Häufungen von Suizid, Leberzirrhose und Lungenkrebs.

Keine andere Region weicht im Todesursachenprofil so stark vom Schweizer Mittel ab.

In Kontrast zur ungünstigen Gesamtmortalität steht die relativ geringe Herzmortalität, die wahrscheinlich wegen der Prioritätsregel (s. Kap. A2.9) unterdokumentiert ist. Auffällig ist die hohe COPD-Rate, für eine Region ohne Landwirtschaft atypisch und kaum allein durch lokale Diagnosengewohnheiten erklärbar.

Die Gesamtkrebssterblichkeit liegt bei Mann und Frau deutlich überm Schweizer Durchschnitt und höher als in den anderen Schweizer Grossstädten. Für folgende Lokalisationen sind die Raten ungewöhnlich hoch: bei den Männern Lunge, Leber, Darm, Niere/ableitende Harnwege, Myelom (nur bis 1979/82), ZNS, in zweiter Linie auch Gallenblase, Pleura und Lymphome; bei den Frauen: Lunge, ZNS, Darm, Mamma, weniger ausgeprägt auch Leber, Ovar, Lymphome und Leukämien.

Beim Lungenkrebs beruht die ungünstige Situation möglicherweise darauf, dass sich in Basel das Rauchen früher ausgebreitet hat als sonst in der Schweiz. Beim Leberkrebs scheinen die hohen Raten durch die hohe Autopsierate nicht erklärt.

Laut Krebsregister ist die Krebsinzidenz nach Organsystemen in der Stadt insgesamt um knapp 20% höher als in Baselland. Ein detaillierter Vergleich von Inzidenz- und Mortalitätsprofil zwischen Basel-Stadt und -Land ist angezeigt.

Im Volksmund ist man geneigt, solch ungünstige Befunde – z.B. bei Lungenkrebs und COPD – mit dem Schlagwort Chemie abzutun. Die in der Chemie Beschäftigten haben aber kaum ausserordentliche Krebshäufungen und machen nur einen Bruchteil der Stadtbevölkerung aus. Bleiben also allgemeine Einflüsse der Umwelt zu diskutieren. Anhand der Routinemessungen von Luftschadstoffen wurden auch noch 1985 SO_2-Konzentrationen über den Grenzwerten gemessen; die NO_2-Konzentrationen sind nach wie vor hoch. Diese unspezifischen Befunde erklären die massiven Lungenkrebs- und COPD-Raten bei weitem nicht; auch vom Trinkwasser her sind karzinogene Einwirkungen bis jetzt nicht bekannt. Eine genauere Analyse der Krebssituation nach Quartieren (wobei deren sozioökonomische Zusammensetzung und Umweltsituation zu berücksichtigen sind) drängt sich auf.

Der Grossstadttypus zeigt sich in Clusteranalysen der regionalen Krebs-Todesursachenprofile: Basel-Stadt bildet zusammen mit dem Unteren Baselbiet, Zürich, Genève und Lausanne eine eigene Gruppe.

Unteres Baselbiet

134'000 Einwohner (1980). Vorortsgürtel der Stadt Basel (seit 1970 gehören alle Gemeinden der Region zur Agglomeration Basel); relativ hohe Bevölkerungsdichte.

Probleme:

♂ ♀ Malignome von Leber und Niere; COPD.
♂   Pleurakrebs.
♀   Brust- und Lungenkrebs.

Ähnliche Übervertretung chemieassoziierter Berufe wie in Basel-Stadt (7.2% der männlichen Todesfälle 1979–86); daneben sind Berufe aus Verkehr und Handel übervertreten.

Hoher Akademikeranteil und zweithöchstes Durchschnittseinkommen aller 106 Regionen.

Die Todesursachenstatistik zeigt eine sehr hohe Autopsiequote und häufige Zweit- und Drittdiagnosen.

Die Gesamtmortalität ist langfristig eine der niedrigsten in der ganzen Schweiz; wie in anderen Umlandregionen von Grossstädten schneiden die Männer im Vergleich zum Landesmittel (noch) besser ab als die Frauen. Die niedrige ausgewiesene Herzmortalität beruht wohl – wegen der Prioritätsregel (s. Kap. A2.9) – wie in Basel-Stadt auf Unterdokumentation.

Das Todesursachenprofil gleicht demjenigen von Basel-Stadt: Häufungen von COPD sowie der Malignome von Leber, Niere/ableitende Harnwege, ZNS, bei den Männern zudem Pleura (Asbestexposition!), Lymphome und Myelom; bei den Frauen Überhäufigkeit der Malignome von Lunge, Darm und Mamma. Wegen des PMR-Fehlers (Kap. A2.4) erscheinen die Erhöhungen auf den Durchschnittsrangkarten überzeichnet (vgl. Kap. A2.6).

Anders als in Basel-Stadt ist bei den Männern die Sterblichkeit an allen Tumoren und am Lungenkrebs im besonderen nicht erhöht; auch fehlt bei den Frauen die Akzentuierung von Zirrhose und Suizid.

Die weibliche Gesamtkrebssterblichkeit lag um 1990 nur wenig überm Landesdurchschnitt, um 1980 sogar knapp darunter. Bei den Männern scheinen die Melanomtode und bei den Frauen die Tode an Harnblasenkrebs gehäuft.

Der Grossstadttypus zeigt sich in Clusteranalysen der regionalen Krebs-Todesursachenprofile: Das Untere Baselbiet bildet zusammen mit Basel-Stadt, Zürich, Genève und Lausanne eine eigene Gruppe.

Oberes Baselbiet

85'000 Einwohner (1980). Starke Bevölkerungszunahme zwischen 1950 und 1970. Die Industriegemeinde Pratteln und einige weitere Gemeinden gehören zur Agglomeration Basel.

Probleme:

♂ ♀ COPD; Darmkrebs (v.a. Männer).

Stärker als das Untere Baselbiet von kleinindustriellen Betrieben geprägt (Chemie, Uhren, Metall- und Maschinenindustrie).

Wie im übrigen Baselbiet sehr hohe Autopsiequote und überdurchschnittlich oft zwei oder drei Diagnosen auf dem Totenschein.

Niedrige Gesamtmortalität der Männer, allerdings sind die Raten nicht ganz so niedrig wie im reicheren

Unteren Baselbiet. Wie in anderen Umlandregionen von Grossstädten schneiden die Männer im Vergleich zum Landesmittel besser ab als die Frauen. Das Todesursachenprofil ähnelt weniger als im Unteren Baselbiet demjenigen von Basel-Stadt, als Parallelen bleiben einzig Häufungen bei der COPD sowie beim Darmkrebs und – tendenziell – bei der Gesamtkrebssterblichkeit (nur Frauen). In Kontrast zur Situation bei den Frauen und zum übrigen Baselbiet steht die unterdurchschnittliche Gesamtkrebssterblichkeit der Männer, die einem selteneren Auftreten des Lungenkrebses und v.a. der alkoholassoziierten Malignome zu verdanken ist. Tendenziell erhöht sind dagegen bei den Männern die Leukämien.

Schaffhausen

69'000 Einwohner (1980), davon 49% in der Stadt Schaffhausen. Zwischen 1970 und 1990 Abnahme um 1%.

Probleme:

♂ ♀ Herztode.

♂   Pleurakrebs.

♀   eventuell Gesamtmortalität.

Traditionell starker Industriesektor. In den Berufsangaben in der Todesursachenstatistik stechen Berufe der Metall- und Maschinenindustrie hervor; auch die vielen Tode von Technikern, Werkmeistern und Hilfsarbeitern stammen wohl zu einem guten Teil aus dieser Branche. Wichtiger als im Landesmittel sind zudem Bauberufe (Steine und Erden, Gipser) und kaufmännische Angestellte.

Eher ungünstige Arbeitsmarktentwicklung in den 70er Jahren.

Häufig mehr als eine Diagnose auf dem Totenschein. Sehr hohe Autopsiequote.

Bei beiden Geschlechtern ist die Herzmortalität erhöht, doch resultiert daraus nur bei den Frauen tendenziell eine Gesamtmortalität überm Landesmittel.

In der langfristigen Betrachtung sind bei den Männern einige Krebsarten häufiger als im Landesmittel: Lunge (nur bis Mitte der 80er Jahre), Pleura v.a. wegen Asbestexpositionen in der Giessereiindustrie (auch bei den Frauen: 6 Fälle im Zeitraum 1969–88), multiples Myelom (39 Fälle im Zeitraum 1969–88).

Bei den Frauen angedeutete Häufung von Korpuskarzinomen.

Appenzell Ausserrhoden

49'000 Einwohner (1980). Die Region besteht aus dem gleichnamigen Halb-Kanton und der innerrhodischen Exklave Oberegg (4% der Regionsbevölkerung).

Probleme:

♂ ♀ zerebrovaskuläre Tode.

♂ Suizid.

! Validität der Totenschein-Ausfüllung fraglich.

Von den Berufsangaben in der Todesursachenstatistik entfällt ein Fünftel auf Berufe der Landwirtschaft (Milch- und Viehwirtschaft). Überhäufig sind die Berufe der Textilherstellung (Weberei!) und -verarbeitung, aber auch Kunststoffherstellung/-verarbeitung, andere Berufe der Heilbehandlung und Dachdecker. Nach 1960 eher ungünstige Arbeitsmarktentwicklung.

Hoher Betagtenanteil.

Bei der Rekrutenbefragung von 1987 in der Polarität «grosszügig/kleinlich» besonders negativ bewertet.

Bei Männern und Frauen wird die ICD-Rubrik 794 «Altersschwäche» überhäufig als Todesursache angegeben; auch sonst werden bei den Männern Tode der ‹Restgruppe› überhäufig vermerkt.

Bei Mann und Frau sind die zerebrovaskulären Tode gehäuft.

Die hohe Suizidmortalität der Männer wird in der Schweiz nur noch vom benachbarten Innerrhoden und vom Schanfigg übertroffen.

Krebs wird bei den Männern ausnehmend selten als Todesursache genannt, vor allem die alkoholassoziierten Malignome.

Dementsprechend tritt kaum ein Malignom besonders hervor, abgesehen vielleicht von den weiblichen Hirntumoren (N=29 im Zeitraum 1969–88).

Appenzell Innerrhoden

11'000 Einwohner (1980). Nach dem Zweiten Weltkrieg Wanderungsverluste.

Probleme:

♂ ♀ Hohe Gesamtmortalität; Herztode; ungewöhnliche Häufung der Suizide (v.a. bei den Männern).

! Validität der Totenschein-Ausfüllung fraglich.

Von den Berufsangaben in der Todesursachenstatistik entfällt die Hälfte auf Berufe der Landwirtschaft (Milch- und Viehwirtschaft). Eher ungünstige Arbeitsmarktentwicklung in den 70er Jahren.

Starkes katholisches Übergewicht im Gegensatz zum protestantischen Ausserrhoden. Traditionelle Bevölkerungsstruktur: hoher Anteil der in der heutigen Wohngemeinde Geborenen, niedriger Ausländeranteil, relativ hohe mittlere Kinderzahl, hoher Ledigenanteil, relativ viele nicht zur Kernfamilie gehörende Verwandte im Haushalt, relativ hoher Betagtenanteil.

Bei der Rekrutenbefragung von 1987 bei der Polarität «fortschrittlich/rückständig» von allen 106 Regionen am nächsten beim Pol «rückständig» angesiedelt.

Bei den Männern und – ausser um 1980 – auch bei den Frauen Gesamtmortalität deutlich überm Landesmittel, gekoppelt mit einer ausgesprochen hohen Herzmortalität, sowohl die koronaren als auch die übrigen Kardiopathien betreffend. Da die Tode der ‹Restgruppe› nirgendwo sonst so selten vermerkt werden, entspricht wahrscheinlich ein Teil der kardiovaskulären Übermortalität in Wirklichkeit unklaren Diagnosen.

Ungeklärt sind – verglichen mit 1970 und 1990 – die um 1980 ungewöhnlich niedrigen SMRs der Frauen, u.a. bei der Gesamtmortalität.

Auffälligstes Merkmal im Todesursachenprofil ist jedoch die ausnehmend hohe Suizidmortalität der Männer, weniger akzentuiert auch der Frauen. Die Häufung von Selbstmorden liess sich schon zu Beginn des Jahrhunderts beobachten und ist für ein stark katholisch geprägtes Gebiet äusserst ungewöhnlich.

Die Gesamtkrebssterblichkeit von Mann und Frau ist eine der niedrigsten im Lande (angesichts der auffällig hohen Herz-Kreislauf-Sterberaten mag man argwöhnen, die ausgewiesenen Zahlen seien zu niedrig).

Tendenziell gehäuft ist der Magenkrebs, im Gegensatz zu allen Nachbarregionen.

Anders als in Ausserrhoden sind die alkoholassoziierten Männertode nicht ausgesprochen selten: der Mund-Pharynx-Krebs ist etwas häufiger als im Landesmittel, zeitweise auch der Speiseröhrenkrebs und die Zirrhose.

St.Gallen/Rorschach

165'000 Einwohner (1980), davon 46% in der Stadt St.Gallen und 1% in der Thurgauer Exklave Horn.

Probleme:

♂ ♀ eventuell ZNS-Tumoren.
♂   neuerdings Pleurakrebs.
♀   eventuell Pankreaskrebs.

In den Berufsangaben der Todesursachenstatistik tritt die Textilherstellung und -verarbeitung immer noch hervor, wenn auch bei weitem nicht mehr so prominent wie vor 1920/30, als St.Gallen weltweit das unbestrittene Zentrum der Stickereiindustrie war. Häufiger als im Schweizer Durchschnitt vermerkt werden zudem Berufe der Malerei, Handelsberufe und Hilfsarbeiter. In den Angaben der Todesursachenstatistik nicht zum Ausdruck kommt die Bedeutung der Nahrungsmittelindustrie.

Hohe Autopsiequote.

Die Gesamtmortalität liegt v.a. bei den Männern unterm Landesmittel.

Die Gesamtkrebssterblichkeit tendiert langfristig unters Landesmittel. Trotzdem werden einige eher zentral-städtische Krebsarten deutlich häufiger vermerkt als im Landesmittel, speziell der Pankreaskrebs, bei den Männern auch das Melanom und seit Mitte der 80er Jahre der Pleurakrebs.

Lokale Häufungen von ZNS-Tumoren (siehe Kap. C19).

Wird in Clusteranalysen des Todesursachenprofils als einzige St.Galler Region zusammen mit dem benachbarten Oberthurgau und mit der Mehrzahl der Zürcher und Aargauer Regionen gruppiert.

(St.Galler) Rheintal

43'000 Einwohner (1980).

Probleme:

♂ ♀ Massiv erhöhte Gesamtmortalität bei Mann und Frau; kardiale und zerebrovaskuläre Tode.
♂   für eine Deutschschweizer Region ungewöhnlich konsistente Alkoholbelastung; neuerdings Pleurakrebs; eventuell Pankreaskrebs.

Von den Berufsangaben in der Todesursachenstatistik entfiel 1979–86 (noch) über ein Fünftel auf Berufe der Landwirtschaft. Heute eine der am stärksten durch den Industriesektor geprägten Regionen der Schweiz. Überhäufig sind vor allem Berufe der Textilherstellung und -verarbeitung, weniger markant auch Berufe der Holzverarbeitung, des Baugewerbes und der Metall- und Maschinenindustrie.

Relativ hohe Autopsiequote.

Die Gesamtmortalität der Männer und der Frauen liegt wie in der Nachbarregion Werdenberg deutlich überm Landesmittel; bei den Männern gehörte sie um 1980 zu den höchsten in der Schweiz. Überhäufig sind vor allem kardiale und zerebrovaskuläre Tode.

Bei den Männern lassen die Erhöhungen bei fast allen alkoholassoziierten Todesursachen auf beträchtliche Alkoholbelastung schliessen, wie sie in der Deutschschweiz ausser Leuk höchstens noch die Region Innerschwyz betrifft: konsistente Übersterblichkeit an Zirrhose und Mund-Pharynx-Krebs, langfristig auch an Kehlkopf- und Leberkrebs; der Speiseröhrenkrebs war nur 1973/76 und um 1990 deutlich erhöht.

Daneben sind bei den Männern wie in der Nachbarregion St.Gallen/Rorschach noch Häufungen beim Pankreas- und (seit 1985/88) beim Pleurakrebs erwähnenswert.

Werdenberg

26'000 Einwohner (1980). Zwischen 1970 und 1990 Zunahme um 23%.

Probleme:

♂ ♀ Massiv erhöhte Gesamtmortalität bei Mann und Frau; kardiale und zerebrovaskuläre Tode.
♀ Brustkrebs.

Bei 20% der Männertode 1979–86 fehlt die Berufsangabe. Ein Fünftel entfällt auf Berufe der Landwirtschaft (v.a. Milch- und Viehwirtschaft). Überhäufig sind neben Berufen der Textilherstellung und -verarbeitung auch die Bahnarbeiter.

Die Gesamtmortalität der Männer und der Frauen liegt wie in den Nachbarregionen Rheintal und Sarganserland deutlich überm Landesmittel; bei den Frauen gehörte sie um 1980 und 1990 zu den höchsten in der Schweiz. Überhäufig sind vor allem kardiale und zerebrovaskuläre Tode.

Das Profil der Krebstode zeigt wenig Konturen, wohl auch wegen des PMR-Fehlers (vgl. Kap. A2.6). Erwähnenswert ist die ungewöhnliche Häufung des Mammakarzinoms, seit 1980 mit Entsprechung im benachbarten Sarganserland. Als Parallele zum Bündner Rheintal erscheinen die Häufungen beim männlichen Gallenblasenkrebs (N=15 im Zeitraum 1969–88) und beim weiblichen Schilddrüsenkrebs (N=13).

Sarganserland

33'000 Einwohner (1980), davon 96% im Kanton St. Gallen und 4% im Kanton Glarus. Nach dem Zweiten Weltkrieg bis etwa 1960 Wanderungsverluste.

Probleme:

♂ ♀ Erhöhte Gesamtmortalität (bei den Männern besonders massiv); kardiale und zerebrovaskuläre Tode.
♂ neuerdings Darmkrebs.
♀ Brustkrebs.

Von den Berufsangaben in der Todesursachenstatistik entfällt ein Viertel auf Berufe der Landwirtschaft (v.a. Milch- und Viehwirtschaft). Ebenfalls überhäufig vermerkt sind: Steine und Erden, Zimmerleute, Textilherstellung, Bahnarbeiter. Die relativ grosse Bedeutung des Baugewerbes kommt in der Todesursachenstatistik nicht zum Ausdruck.

Starkes katholisches Übergewicht.

Die Gesamtmortalität der Frauen und noch mehr die der Männer liegt wie in der Nachbarregion Werdenberg deutlich überm Landesmittel; bei den Männern gehörte sie um 1980 zu den höchsten in der Schweiz. Überhäufig sind vor allem kardiale und zerebrovaskuläre Tode; bei den Frauen sind auch Tode der ‹Restgruppe› ausnehmend häufig vermerkt.

Die Gesamtkrebssterblichkeit der Männer lag um 1980 und um 1990 etwas überm Landesmittel (von den Nachbarregionen passt einzig das Glarner Mittel- und Unterland zu diesem Muster). Seit 1980 sind die männlichen Darmkrebstode überhäufig (zeitweise auch in der Nachbarregion Werdenberg).

Bei den Frauen ist seit 1980 der Brustkrebs wie bereits vorher in Werdenberg ungewöhnlich häufig; sonst tendiert einzig der Ovarialkrebs zur Überhäufigkeit.

Linthgebiet

43'000 Einwohner (1980). Zwischen 1970 und 1990 Zunahme um 27%.

Probleme:

♂ Tumoren des ZNS
♀ Pankreaskrebs.

Von den Berufsangaben in der Todesursachenstatistik entfällt ein Fünftel auf Berufe der Landwirtschaft (v.a. Milch- und Viehwirtschaft). Gehäuft sind Berufe der Textilherstellung, der Bahnen, der Branche «Steine und Erden», Werkmeister und – weniger akzentuiert – Berufe der Metallverarbeitung.

Starkes katholisches Übergewicht.

Häufig mehr als eine Diagnose auf dem Totenschein.

Das regionale Todesursachenprofil zeigt kaum Abweichungen vom Landesmittel, mit zwei auffälligen Ausnahmen, die weder beim anderen Geschlecht noch in einer Nachbarregion eine Entsprechung finden: Tumoren des ZNS bei den Männern (N=33 im Zeitraum 1969–88) und Pankreaskarzinome bei den Frauen (N=52).

Toggenburg

33'000 Einwohner (1980). Nach dem Zweiten Weltkrieg Wanderungsverluste, besonders ausgeprägt in den 70er Jahren.

Probleme:

♂ ♀ Kardiale und zerebrovaskuläre Tode (bei den Männern akzentuiert).

♂   COPD.

Von den Berufsangaben in der Todesursachenstatistik entfällt ein Drittel auf Berufe der Landwirtschaft (Milch- und Viehwirtschaft). Markant gehäuft sind Berufe der Textilherstellung; im weiteren sind auch Holzverarbeitungsberufe häufiger als im Landesmittel. Eher ungünstige Arbeitsmarktentwicklung in den 70er Jahren.

Häufig mehr als eine Diagnose auf dem Totenschein.

Relativ hoher Betagtenanteil; relativ hohe mittlere Kinderzahl.

Gesamtmortalität unterm Landesmittel bei den Männern und vor allem bei den Frauen.

Vor diesem Hintergrund sind die Überhäufigkeiten der zerebrovaskulären und der kardialen Tode – bei den Männern seit 1980, bei den Frauen erst um 1990 – schwierig einzuschätzen; vielleicht entspricht ein Teil der kardiovaskulären Übermortalität in Wirklichkeit unklaren Diagnosen.

Überhäufige COPD-Tode der Männer bei ausnehmend tiefen Lungenkrebsraten: eine für landwirtschaftlich geprägte Gebiete häufige Konstellation.

Häufung der Männersuizide bis 1981/84.

Die Gesamtkrebssterblichkeit von Mann und Frau gehört zu den niedrigsten aller 106 Regionen.

Wil

75'000 Einwohner (1980), davon 66% im Kanton St. Gallen und 34% im Kanton Thurgau. Zwischen 1970 und 1990 Zunahme um 24%.

Probleme:

♂ ♀ kardiale und zerebrovaskuläre Tode.

Von den Berufsangaben in der Todesursachenstatistik entfällt ein Fünftel auf Berufe der Landwirtschaft (v.a. Milch- und Viehwirtschaft); bei weiteren 18% fehlt die Berufsangabe. Relativ starke Stellung des Industriesektors, vorab der Metall- und Maschinenindustrie. In der Todesursachenstatistik besonders gehäuft sind Berufe der Textilherstellung und -verarbeitung.

Häufig mehr als eine Diagnose auf dem Totenschein; relative hohe Autopsiequote. Vor allem bei den Frauen sind die Mortalitätsangaben durch ‹importierte Mortalität› verzerrt (s. Kap. A2.11).

Die ausgewiesene Herz-Kreislauf-Mortalität von Mann und Frau gehört zu den höchsten in der Schweiz, wobei alle Komponenten überhäufig sind: Koronare und andere Herzkrankheiten, zerebrovaskuläre Krankheiten.

Unterdurchschnittliche Gesamtkrebssterblichkeit, besonders bei den Männern; wie in grossen Teile der Ostschweiz ausgesprochen geringe Lungenkrebsraten.

Die ausnehmend hohe Herz-Kreislauf-Mortalität bei gleichzeitig unauffälliger Gesamtmortalität und geringer Gesamtkrebssterblichkeit mutet seltsam an; vielleicht entspricht ein Teil der kardiovaskulären Übermortalität in Wirklichkeit unklaren Diagnosen.

Bündner Rheintal

59'000 Einwohner (1980), davon 54% in der Stadt Chur. Einzige Bündner Region mit überdurchschnittlichem Bevölkerungswachstum (+16% zwischen 1970 und 1990).

Probleme:

♂   eventuell Herztode und Gallenblasenkrebs.

♀   eventuell Lungenkrebs.

In der Todesursachenstatistik überhäufige Berufe: einzelne Industriezweige (Papierproduktion, Chemie), Baugewerbe (Bauhandlanger, Kranführer), Verkehr-

und Nachrichtenübermittlung (Bahn, Post), Dienstleistungen (Juristen, Geistliche, Primarlehrer). Die Bedeutung des Handels kommt in der Todesursachenstatistik nicht zum Ausdruck. Günstige Arbeitsmarktentwicklung nach 1960.

Relativ häufig mehr als eine Diagnose auf dem Totenschein.

Bei den Männern tendieren die Herztode zu Überhäufigkeit.

Markanteste Abweichung vom Landesmittel ist die konsistent erhöhte Zahl der männlichen Gallenblasentumoren (N=28 im Zeitraum 1969–88); weder bei den Frauen noch bei einer Nachbarregion deutet sich eine Parallele an. Seit Ende der 70er Jahre ist der männliche Kehlkopfkrebs gehäuft (N=22 im Zeitraum 1977–92), ohne Entsprechung bei einer anderen alkoholassoziierten Todesursache.

Bei den Frauen tendieren einige Malignome zu Überhäufigkeit, stets in Kontrast zu den Nachbarregionen: Schilddrüsenkrebs (N=21 im Zeitraum 1969–88), Ovarialkrebs (N=78), seit 1985/88 auch Lungenkrebs (N=38 im Zeitraum 1985–92 verglichen mit N=32 1969–84); einzig beim multiplen Myelom (N=24) besteht bis 1985/88 eine Parallele in der Nachbarregion Domleschg/Hinterrhein.

Wird in Clusteranalysen des Todesursachenprofils zusammen mit der Mehrzahl der Zürcher und Aargauer Regionen gruppiert, also mit Gegenden des Mittellandes.

Prättigau

12'000 Einwohner (1980). Nach dem Zweiten Weltkrieg Wanderungsverluste.

Probleme:

♂ ♀ COPD (v.a. Männer).
♂ Suizid; eventuell Harnblasenkrebs.
♀ Herztode; Darmkrebs.

Bei 29% der Männertode 1979–86 fehlt die Berufsangabe (in der Deutschschweiz fehlen nur in Domleschg/Hinterrhein noch mehr Berufsangaben); ein weiterer Viertel entfällt auf Berufe der Landwirtschaft (Milch- und Viehwirtschaft; Unterschätzung wahrscheinlich). Die Bedeutung von Tourismus und Gast-

gewerbe kommt in den Berufsangaben der Todesursachenstatistik nicht zum Ausdruck.

Starkes protestantisches Übergewicht. Eher traditionelle Bevölkerungsstruktur: relativ hoher Anteil der in der heutigen Wohngemeinde Geborenen, niedriger Ausländeranteil.

Sehr häufig mehr als eine Diagnose auf dem Totenschein.

Bei den Männern liegt die Gesamtmortalität unterm Landesmittel, v.a. wegen niedriger Herz-Kreislauf-Mortalität. Im Gegensatz dazu ist die Herzmortalität der Frauen erhöht.

Überhäufigkeit der COPD-Tode, bei den Männern massiv, bei den Frauen angetönt.

Häufung der Männersuizide.

Die Gesamtkrebssterblichkeit beider Geschlechter liegt deutlich unterm Landesmittel, bei den Männern v.a. wegen relativer Seltenheit des Lungenkrebses (Der Kontrast zwischen niedriger Lungenkrebs- und hoher COPD-Mortalität ist in landwirtschaftlich geprägten Gebiete häufig).

Die niedrige Gesamtkrebssterblichkeit verdeckt die im Zeitraum 1969–88 auffälligen Häufungen bei zwei eher zentral-städtischen Malignomen: Harnblasenkrebs bei den Männern (N=19), Darmkrebs bei den Frauen (N=50).

Davos

10'000 Einwohner (1980). Hoher Ausländer- und Ledigenanteil in der Volkszählung, wohl auch wegen im Wintertourismus beschäftigter Saisonniers.

Probleme:

♂ ♀ Gesamtmortalität (v.a. bei den Frauen); COPD.
♂ eventuell maligne Lymphome.

In den Berufsangaben der Todesursachenstatistik wird die grosse Bedeutung von Tourismus und Gastgewerbe angedeutet (Hotelier/Wirt, Verkaufsberufe).

Für ein Berggebiet hohes mittleres Heiratsalter der Frauen.

Sehr häufig mehr als eine Diagnose auf dem Totenschein.

Die Gesamtmortalität der Frauen und Männer (ohne 1990) liegt überm Landesmittel, um 1980 besonders ausgeprägt.

Bei beiden Geschlechtern COPD-Mortalität überm Landesmittel, nur bei den Frauen bis Mitte der 80er Jahre auch diejenige an Zirrhose (N=12 im Zeitraum 1969–84). Auch abgesehen von der COPD werden bei den Männern Tode der ‹Restgruppe› überhäufig vermerkt.

Das langfristige Krebs-Todesursachenprofil zeigt kaum Auffälliges, abgesehen von der ungewöhnlichen Häufung der malignen Lymphome bei den Männern (N=16 im Zeitraum 1969–88).

Schanfigg

4'000 Einwohner (1980). Zweitkleinste Bevölkerungszahl aller 106 Regionen. Wanderungsverluste seit 1950; zwischen 1970 und 1990 Abnahme um 8%.

Probleme:

♂ ♀ Massiv erhöhte Gesamtmortalität (Männer, um
          1990 auch Frauen).
♂   Suizid ungewöhnlich häufig.
♀   Gesamtkrebssterblichkeit.

Von den Berufsangaben in der Todesursachenstatistik entfällt ein Drittel auf Berufe der Landwirtschaft (Milch- und Viehwirtschaft); die überaus grosse Bedeutung von Tourismus und Gastgewerbe (Arosa!) kommt nicht zum Ausdruck.

Hoher Ledigenanteil. Grosser Altersunterschied der Paare. Region mit dem sechstniedrigsten Durchschnittseinkommen 1977/78.

Bei der Rekrutenbefragung von 1987 schlechtestes Bewertungsprofil aller 106 Regionen; besonders negativ bewertet wurde die medizinische Versorgung.

Häufig mehr als eine Diagnose auf dem Totenschein.

Relevanteste Besonderheit der bevölkerungsarmen Region Schanfigg ist die erhöhte Gesamtmortalität der Männer (um 1990 besonders ausgeprägt und auch die Frauen einbeziehend).

Die Suizidmortalität der Männer (N=32 im Zeitraum 1969–92) ist zusammen mit Appenzell Innerrhoden die höchste in der Schweiz.

Bei den Frauen fällt, zumal für ein ländliches Gebiet, die ausnehmend hohe Gesamtkrebssterblichkeit auf; von den Einzellokalisationen treten auf den Durch-

schnittsrangkarten nur Pankreas- und Gallenblasenkrebs hervor (N=8 bzw. N=4 im Zeitraum 1969–88).

Warum traf die auffällig ungünstige Gesamtmortalität bis um 1980 nur die Männer, im benachbarten Mittelbünden dagegen nur die Frauen?

Mittelbünden

9'000 Einwohner (1980). Nach dem Zweiten Weltkrieg Wanderungsverluste, besonders ausgeprägt in den 50er Jahren.

Probleme:

♂ ♀ Massiv erhöhte Gesamtmortalität (Frauen, um
          1990 auch Männer).
♀   Gesamtkrebssterblichkeit.

Von den Berufsangaben in der Todesursachenstatistik entfällt über ein Viertel auf Berufe der Landwirtschaft (Milch- und Viehwirtschaft); die Bedeutung von Baugewerbe und Tourismus kommt nicht zum Ausdruck.

Eher traditionelle Bevölkerungsstruktur: niedriger Ausländeranteil, sehr grosser Altersunterschied der Paare, relativ viele nicht zur Kernfamilie gehörende Verwandte im Haushalt; für ein Berggebiet hohes mittleres Heiratsalter der Frauen. Bei der Wohnungszählung von 1980 hatte keine andere Region einen ähnlich hohen Zweitwohnungsanteil.

Relativ häufig mehr als eine Diagnose auf dem Totenschein. Bei den Frauen ist die Diagnose «Primärtumor unbekannten Sitzes» häufiger als im Landesmittel (N=17 im Zeitraum 1969–88).

Wie in Davos und im Unterengadin liegt die weibliche Gesamtmortalität deutlich überm Landesmittel, um 1990 auch diejenige der Männer. Auch die weibliche Gesamtkrebssterblichkeit ist erhöht, besonders extrem um 1980; als konsistente Häufungen von Einzellokalisationen fallen auf: Magenkrebs (N=21 im Zeitraum 1969–88), Leukämien (N=12) und Mund-Pharynx-Krebs (N=6), zeitweise auch der Darmkrebs und die Primärtumoren unbekannten Sitzes.

Bei den Männern zeigt das Todesursachenprofil wenig Konturen; Häufungen sieht man allenfalls bei den zerebrovaskulären Toden und – wie bei den Frauen und ohne Entsprechung bei einer anderen alkoholassoziierten Todesursache – beim Mund-Pharynx-Krebs (N=15).

Domleschg/Hinterrhein

11'000 Einwohner (1980). In den 60er Jahren ausgeprägte Wanderungsverluste.

Probleme:
♂ COPD.
! Validität der Totenschein-Ausfüllung fraglich.

Bei 36% der Männertode von 1979–86 fehlt die Berufsangabe (in keiner anderen Deutschschweizer Region fehlen so viele); ein Viertel entfällt auf Berufe der Landwirtschaft (v.a. Milch- und Viehwirtschaft; Unterschätzung wahrscheinlich). Die Bedeutung des Baugewerbes kommt in der Todesursachenstatistik wegen fehlenden Berufsangaben nicht zum Ausdruck. Ungünstige Arbeitsmarktentwicklung in den 60er Jahren.

Relativ hoher Betagtenanteil.

Relativ häufig mehr als eine Diagnose auf dem Totenschein.

Bei den Frauen um 1970 deutlich ungünstigere Gesamtmortalität als um 1980 und um 1990.

Bei den Männern überhäufig sind die COPD-Tode. Bei den Frauen tendieren die Suizide zur Häufung (N=23 im Zeitraum 1969–88).

Bei Männern und Frauen werden Tode der ‹Restgruppe› überhäufig vermerkt, auch unter Ausschluss der COPD; zusammen mit dem hohen Anteil fehlender Berufsangaben deutet dies auf beschränkte Zuverlässigkeit der Todesursachenregistrierung in dieser Region.

Die Gesamtkrebssterblichkeit der Männer liegt deutlich unterm Landesmittel, u.a. wegen relativer Seltenheit des Lungenkrebses.

Bei den Frauen schwer interpretierbare Häufung des multiplen Myeloms (N=8).

Surselva

23'000 Einwohner (1980). Nach dem Zweiten Weltkrieg Wanderungsverluste, besonders ausgeprägt in den 60er Jahren.

Probleme:
♂ ♀ Magenkrebs; COPD.
♂ Gesamtmortalität.

Bei 16% der Männertode von 1979–86 fehlt die Berufsangabe; mehr als ein Drittel entfällt auf Berufe der Landwirtschaft (Milch- und Viehwirtschaft). Überhäufig sind in der Todesursachenstatistik auch Berufe des Baugewerbes und Primarlehrer; die Bedeutung von Tourismus und Gastgewerbe kommt nicht zum Ausdruck.

Eher ungünstige Arbeitsmarktentwicklung in den 60er Jahren.

Starkes katholisches Übergewicht. Traditionelle Bevölkerungsstruktur: hoher Anteil der in der heutigen Wohngemeinde Geborenen, niedriger Ausländeranteil, relativ viele nicht zur Kernfamilie gehörende Verwandte im Haushalt, relativ hoher Betagtenanteil, sehr hoher Ledigenanteil, grosser Altersunterschied der Paare; für ein ländliches Gebiet sehr hohes mittleres Heiratsalter der Frauen.

Häufig mehr als eine Diagnose auf dem Totenschein.

Die Gesamtmortalität der Männer lag um 1980 und um 1990 etwas überm Landesmittel, analog zu einer Häufigkeitstendenz bei den Herztoden. Überhäufige COPD-Tode, akzentuiert bei den Frauen. Auch abgesehen von der COPD werden Tode der ‹Restgruppe› relativ häufig vermerkt.

Obwohl die Gesamtkrebssterblichkeit bei Mann und Frau eher unterm Landesmittel liegt, ragen einige Tumorhäufungen hervor: insbesondere der Magenkrebs (die Männerraten der Surselva gehören zu den höchsten in der Schweiz); nur bei den Frauen: Speiseröhrenkrebs (N=10 im Zeitraum 1969–88); nur bei den Männern: Pankreas, Harnblase (N=33), angedeutet auch die Leukämien.

Die Ernährungssituation in den 70er Jahren passt zur hohen Magenkrebsrate in dieser Region (vgl. Kap. C3).

Engiadina Bassa (Unterengadin)

8'000 Einwohner (1980). Nach dem Zweiten Weltkrieg bis etwa 1960 starke Abwanderung.

Probleme:

♂♀ COPD.

♀ massiv erhöhte Gesamtmortalität; Gesamtkrebssterblichkeit.

Von den Berufsangaben in der Todesursachenstatistik entfällt ein Drittel auf Berufe der Landwirtschaft (v.a. Milch- und Viehwirtschaft); Tourismus und Gastgewerbe (angedeutet durch die überhäufige Nennung von Hoteliers/Wirten). Die Bedeutung des Baugewerbes kommt in der Todesursachenstatistik nicht zum Ausdruck.

Eher traditionelle Bevölkerungsstruktur: hoher Anteil der in der heutigen Wohngemeinde Geborenen, niedriger Ausländeranteil, relativ grosser Altersunterschied der Paare, relativ hohe mittlere Kinderzahl, hoher Betagtenanteil; für ein Berggebiet hohes mittleres Heiratsalter der Frauen.

Bei der Rekrutenbefragung von 1987 in der Polarität «jung/alt» besonders negativ bewertet.

Häufig mehr als eine Diagnose auf dem Totenschein.

Wie in Davos und Mittelbünden liegt die Gesamtmortalität der Frauen deutlich überm Landesmittel (um 1970 und um 1990 angedeutet auch die der Männer).

Bei Mann und Frau hohe COPD-Mortalität, wie im Oberengadin. Auch unter Ausschluss der COPD werden bei den Männern Tode der ‹Restgruppe› überhäufig angegeben.

Deutlich erhöhte weibliche Gesamtkrebssterblichkeit, besonders extrem um 1980; von den Einzellokalisationen fällt einzig der Ovarialkrebs durch eine mehr oder weniger konsistente Häufung auf (N=22 im Zeitraum 1969–88). Bei den Männern für ein ländliches Gebiet seltsame Häufung beim Nieren-/Harnwegskrebs (N=11).

Oberengadin

21'000 Einwohner (1980), davon 29% in den italienischsprachigen Tälern Puschlav und Bergell. Die Bevölkerungszahl stagnierte zwischen 1970 und 1990. Hoher Ausländer- und Ledigenanteil in der Volkszählung, wohl auch wegen im Wintertourismus beschäftigter Saisonniers.

Probleme:

♂♀ COPD; Belastung durch alkoholassoziierte Tode.

♂ Magenkrebs.

♀ Lungenkrebs.

Von den Berufsangaben in der Todesursachenstatistik entfällt ein Fünftel auf Berufe der Landwirtschaft (Milch- und Viehwirtschaft); bei 20% fehlt die Berufsangabe. Die grosse Bedeutung des Tourismus zeigt sich in der überhäufigen Nennung des Berufs Hotelier/Wirt.

Für ein Berggebiet hohes mittleres Heiratsalter der Frauen.

Im Vergleich zur Schweiz um 1980 bei den Männern deutlich ungünstigere Mortalität als um 1970 und um 1990.

Speziell bei den Frauen häufiger als im Landesmittel sind die Tode an COPD (Parallele zum Unterengadin) und – v.a. um 1980 – an zerebrovaskulären Krankheiten. Auch unter Ausschluss der COPD werden bei den Männern Tode der ‹Restgruppe› überhäufig angegeben.

Anzeichen für Alkoholbelastung bei Mann und Frau: überhäufige Tode an Zirrhose (19 Frauentode im Zeitraum 1969–88), Mund-Pharynx-Krebs (18 Männertode; zeitweise auch bei den Frauen gehäuft) und Kehlkopfkrebs (13 Männertode); die niedrigen männlichen Speiseröhrenkrebsraten passen zum Muster der italienischen Schweiz.

Das ‹städtische› Verhaltensmuster der Frauen zeigt sich nicht nur an der Alkoholbelastung, sondern auch bei den erhöhten Lungenkrebsraten.

Im Gegensatz dazu ist bei den Männern der ‹ländliche› Magenkrebs gehäuft.

Schwierig zu interpretieren sind die jeweils nur ein Geschlecht einbeziehenden Häufungstendenzen bei Pankreaskrebs (34 Frauen im Zeitraum 1969–92), multiplem Myelom (11 Frauen), Harnblasenkrebs (26 Männer) und Gallenblasenkrebs (6 Männer).

Wird in Clusteranalysen des Todesursachenprofils zusammen mit der Mehrzahl der Regionen von Tessin und Romandie gruppiert, also nicht zu den anderen Bündner Regionen.

Mesolcina (Misox)

7'000 Einwohner (1980). Zwischen 1970 und 1990 Abnahme um 6%.

Probleme:

♂ ♀ Herztode; Lungenkrebs.
♂ massiv erhöhte Gesamtmortalität.
! Validität der Totenschein-Ausfüllung.

Traditionelle Bevölkerungsstruktur: hoher Anteil der in der heutigen Wohngemeinde Geborenen, relativ viele nicht zur Kernfamilie gehörende Verwandte im Haushalt, hoher Ledigenanteil, relativ grosser Altersunterschied der Paare, hoher Betagtenanteil.

Bei 35% der Männertode 1979–86 fehlt die Berufsangabe. Grosse Bedeutung des Baugewerbes. Nach 1960 eher ungünstige Arbeitsmarktentwicklung.

Starkes katholisches Übergewicht.

Speziell bei den Frauen ist die Diagnose «Primärtumor unbekannten Sitzes» häufiger als im Landesmittel (N=16 im Zeitraum 1969–88).

Die Gesamtmortalität der Männer – 1970, 1980 und 1990 jeweils 20% und mehr überm Landesmittel – gehört zu den höchsten in der Schweiz.

Bei den Frauen lagen die SMRs nur um 1970 ähnlich hoch.

Deutlich häufiger vermerkt als im Landesmittel werden Herztode, insbesondere die wenig spezifischen «übrigen Herzkrankheiten», bei den Männern auch Tode der ‹Restgruppe›.

Im Vergleich mit den übrigen italophonen Regionen werden alkoholassoziierte Todesursachen mit Ausnahme des männlichen Leberkrebses (N=13 im Zeitraum 1969–88) seltsam selten vermerkt.

Beim Krebsprofil zeichnet sich nur eine relevante Auffälligkeit ab, vielleicht auch wegen der ziemlich geringen Bevölkerungszahl der Region: Wie in den Tessiner Regionen liegen die Lungenkrebsraten von Mann und Frau seit Mitte der 80er Jahre überm Landesmittel.

Aarau

186'000 Einwohner (1980), davon nur 8.5% in der Stadt Aarau und 7% im Kanton Luzern. Nur fünf der 106 Regionen haben eine grössere Bevölkerung.

Probleme:

♂ ♀ zerebrovaskuläre Tode.
♂ Lungenkrebs und COPD; eventuell Gesamtkrebsmortalität.
♀ Gesamtmortalität.

Traditionell bedeutender Industriesektor (insbesondere Metallverarbeitung und Maschinenbau). Auch in den Berufsangaben der Todesursachenstatistik sind Industrieberufe überhäufig: Tabakverarbeitung (45 Männertode 1979–86); Kunststoffherstellung/-verarbeitung, Lederverarbeitung, Textilherstellung, Metall- und Maschinenindustrie (u.a. 89 Giessertode), graphisches Gewerbe, Holzverarbeitung, Chemiearbeiter, Werkmeister, Hilfsarbeiter, Fabrikarbeiter NNB, Mechaniker. Ausserhalb des sekundären Wirtschaftssektors sind einzig Förster und Waldarbeiter überhäufig vertreten.

Häufig mehr als eine Diagnose auf dem Totenschein; hohe Autopsiequote.

Gesamtmortalität der Frauen überm Landesmittel, wegen Häufung der Herz-Kreislauf-Krankheiten.

Zerebrovaskuläre Tode gehäuft (ohne Männer um 1970).

Männersuizide sind relativ häufig.

Auffälligstes Merkmal der Region ist die Zugehörigkeit zum ‹schwarzen Fleck› mit deutlichen Häufungen der Männertode an Lungenkrebs und an COPD (vgl. Kap. C9).

Die Gesamtkrebssterblichkeit der Männer tendiert langfristig übers Landesmittel. Die akzentuierte Lungenkrebsmortalität mag auch im Zusammenhang mit der starken Industrialisierung gesehen werden. Ins industrielle Umfeld passt auch die seit 1973/76 erhöhte männliche Pleurakrebsmortalität (Asbestexposition in der Industrie).

Die langfristige Überhäufigkeit des Prostatakrebses und einiger ‹zentral-städtischer› Malignome – vorab Nieren-/Harnwegskrebs, beim Mann auch die malignen Lymphome – könnte mit intensiverer Abklärung der Todesursachen zusammenhängen (Autopsiehäufigkeit!).

Brugg/Zurzach

65'000 Einwohner (1980). Zwischen 1970 und 1990 Zunahme um 19%.

Probleme:

♂ ♀ eventuell zerebrovaskuläre Tode.

♂ Pleurakrebs.

♀ Gesamtmortalität; Gesamtkrebssterblichkeit; eventuell Herztode.

In der Todesursachenstatistik überhäufig sind Berufe der Metall- und Maschinenindustrie, der Holzverarbeitung und der Heilbehandlung. Bei fast 14% fehlt die Berufsangabe, oft für Aargauer Verhältnisse.

Relativ häufig mehr als eine Diagnose auf dem Totenschein; hohe Autopsiequote.

Bei beiden Geschlechtern tendieren die zerebrovaskulären Tode zu Überhäufigkeit (ohne Männer um 1970 und Frauen um 1980).

Bei den Frauen liegt die Gesamtmortalität überm Landesmittel, vorab wegen der etwas überhäufigen Herztode; auch die Gesamtkrebssterblichkeit ist etwas erhöht, ohne Hervortreten einer bestimmten Lokalisation.

Überhäufige Pleurakrebstode (16 Männer im Zeitraum 1969–92)(Asbest!).

Bei den Frauen fallen die 27 Myelomtode von 1969–88 auf.

Im übrigen weicht das Profil der Krebskrankheiten bei Mann und Frau kaum vom Landesmittel ab.

Baden

80'000 Einwohner (1980), davon 17% in der Stadt Baden. Hoher Ausländeranteil. Der östlichste Teil der Region gehört zur Agglomeration Zürich.

Probleme:

♂ ♀ zerebrovaskuläre Tode.

♂ Pleurakrebs.

♀ Uteruskrebs, Suizid; eventuell Gesamtmortalität und Gallenblasenkrebs.

Die Stadt Baden ist ein Zentrum der Maschinenindustrie; ein Grossteil der in der Todesursachenstatistik überhäufigen Bauingenieure, Techniker, Werkmeister, Elektriker und Zeichner stammt wohl ebenfalls aus dieser Branche. Ausserhalb des Industriesektors sind einzig die Einkäufer überhäufig vermerkt. Der relativ hohe Akademikeranteil in der Wohnbevölkerung kommt in der Todesursachenstatistik nicht zum Ausdruck.

Häufig mehr als eine Diagnose auf dem Totenschein; sehr hohe Autopsiequote.

Seit 1980 sind die zerebrovaskulären Tode gehäuft, ungewöhnlich für eine eher städtische Region. Überhäufig sind auch die weiblichen Suizide.

Bei Gesamtmortalität und Gesamtkrebssterblichkeit liegen die Raten der Männer eher unterm, die der Frauen eher überm Landesmittel. Die auffälligsten Erhöhungen betreffen bei den Männern den Pleurakrebs (Asbestexpositionen!), bei den Frauen Uterus- und – bis 1985/88 – Gallenblasenkrebs.

Daneben sind – vielleicht auch wegen der hohen Autopsiequote – v.a. ‹zentral-städtische› Malignome gehäuft: ZNS und Niere/Harnwege bei Mann und Frau; nur bei den Männern: Darm und Melanom; nur bei den Frauen: Leber, multiples Myelom.

Mutschellen

39'000 Einwohner (1980). Zwischen 1970 und 1990 Zunahme um 64% (nur in der Region Nyon noch stärker). Einige Gemeinden der Region gehören seit 1970 zur Agglomeration Zürich, andere zur Agglomeration Baden.

Bei 15% der Männertode 1979–86 fehlt die Berufsangabe, oft für Aargauer Verhältnisse. Relativ häufig sind neben Berufen der Landwirtschaft die «anderen Berufe der Metall- und Maschinenindustrie».

Relativ hohe Autopsiequote.

Im Vergleich zur Schweiz ist die Gesamtmortalität der Männer von einer ungünstigen Position um 1970 auf eine günstige um 1990 abgesunken; bei den Frauen liegt sie erst seit 1990 im Landesmittel.

Dieser Trend würde zu Modernisierungsschub und Wohlstandszunahme im Vergleich zum Schweizer Durchschnitt passen, könnte aber auch durch die starke Zuwanderung bedingt sein (Zuwanderer sind eher jung und gesünder). Wie in den meisten Wachstumsregionen im Grossraum Zürich schneiden die Männer im Vergleich zum Landesmittel günstiger ab als die Frauen.

Im Todesursachenprofil ergeben sich nur zwei auffällige Häufungen, beide mit Parallele in der Nachbarregion Baden: ZNS-Tumoren der Männer (im Zeitraum 1969–88 konsistent, N=26) und – angedeutet – Gallenblasentumoren der Frauen (N=15).

Freiamt

46'000 Einwohner (1980).

Probleme:
♂ Gesamtmortalität; zerebrovaskuläre (z.T. auch Frauen) und Herz-Tode; Gesamtkrebssterblichkeit; Speiseröhren- und Darmkrebs.

Von den Berufsangaben in der Todesursachenstatistik entfällt ein Fünftel auf Berufe der Landwirtschaft. Gehäuft sind Berufe der Textilherstellung, der Lederverarbeitung, Chemiearbeiter und Hilfsarbeiter.

Starkes katholisches Übergewicht.

Häufig mehr als eine Diagnose auf dem Totenschein.

Die in jüngster Zeit ins Magnetfeld der Agglomerationen Luzern, Zug und Zürich geratene Region zeigt in der Todesursachenstatistik (noch) ein ländliches Muster.

Bei den Männern hat sich die um 1970 noch massiv erhöhte Gesamtmortalität stark dem Landesmittel angenähert; überhäufig sind die zerebrovaskulären Tode (weniger akzentuiert auch bei den Frauen) und die Herztode, angedeutet auch die Tode an COPD.

Bei den Männern ist auch die Gesamtkrebssterblichkeit erhöht, wobei um 1990 wie bei der Gesamtmortalität eine Annäherung ans Landesmittel zu beobachten ist. Besonders gehäuft sind die Tode an Speiseröhrenkrebs, in Kontrast zu allen Nachbarregionen ausser Sursee/Seetal (die anderen alkoholassoziierten Todesursachen bleiben langfristig unauffällig); seit 1973/76 ist auch der Darmkrebs überhäufig.

Wie im übrigen östlichen Aargau (Mutschellen, Baden) tendieren die Tumoren des ZNS zur Häufung, angedeutet auch bei den Frauen.

Fricktal

50'000 Einwohner (1980). Zwischen 1970 und 1990 Zunahme um 28%. Ein Teil der Region gehört zur Agglomeration Basel.

Probleme:
♂ Gesamtkrebssterblichkeit; Malignome von Lunge, Niere, Leber und Harnblase; eventuell Alkoholbelastung.
♀ neuerdings Darmkrebs; eventuell Gallenblasenkrebs.

Von den Berufsangaben in der Todesursachenstatistik entfiel 1979–86 ein Fünftel auf Berufe der Landwirtschaft. Bedeutender Industriesektor, in der Todesursachenstatistik angedeutet durch Häufungen von Chemiearbeitern und von Berufen der Branchen «Steine und Erden», Nahrungsmittelherstellung und Holzverarbeitung.

Häufig mehr als eine Diagnose auf dem Totenschein; hohe Autopsiequote.

Zeitweise erhöhte Gesamtmortalität der Frauen, v.a. um 1980.

Wie im ganzen Raum Basel deutet sich eine Häufung bei den Männertoden an COPD an. Im Vergleich zu den Nachbarregionen sind die männlichen Zirrhosetode (bis 1985/88) und zeitweise die weiblichen Suizide überhäufig.

Bei den Männer liegt die Gesamtkrebssterblichkeit überm Landesmittel, hat sich diesem aber seit 1970 angenähert. Dabei treten Lokalisationen in den Vordergrund, die im Raum Basel generell gehäuft sind: Leber, Harnblase, Niere/übrige Harnwege (auch die Frauen miteinbeziehend), Lunge, Pleura, Leukämien.

In scharfem Kontrast zu den Nachbarregionen steht die angedeutete Erhöhung beim männlichen Speiseröhrenkrebs, zusammen mit den vor 1990 erhöhten Zirrhoseraten und den zeitweisen Erhöhungen beim Mund-Pharynx-Krebs: vielleicht ein Hinweis auf (früher?) überdurchschnittliche Alkoholbelastung der Männer.

Bei den Frauen betreffen die einzigen auffälligen Häufungen den Darmkrebs (seit 1980) und den Gallenblasenkrebs (N=42 im Zeitraum 1969–88; um 1990 waren die Raten nicht erhöht).

Thurtal

66'000 Einwohner (1980), davon 28% in Frauenfeld. Zwischen 1970 und 1990 Zunahme um 19%.

Probleme:

♂ ♀ kardiale und zerebrovaskuläre Tode; Motorfahrzeugunfälle; eventuell Schilddrüsenkrebs.
♀ Gesamtmortalität.

Von den Berufsangaben der Todesursachenstatistik entfällt ein Viertel auf Berufe der Landwirtschaft. Die Bedeutung als Industriestandort (u.a. Nahrungsmittelindustrie) kommt in der Todesursachenstatistik nicht zum Ausdruck.

Bei der Rekrutenbefragung von 1978 in der Polarität «anregend/langweilig» besonders negativ bewertet. Hohe Autopsiequote.

Erhöhte weibliche Gesamtmortalität um 1980 und um 1990; bei den Männern lag die um 1970 günstige Gesamtmortalität um 1990 ebenfalls etwas überm Landesmittel. Die Verschlechterung der relativen Position verglichen mit der Gesamtschweiz steht wohl in Zusammenhang mit Änderungen der Wohnortsdefinition für die Todesfälle von Heiminsassen (s. Kap. A2.11).

Bei Mann und Frau deutlich erhöht sind die Herztode (sowohl koronare als auch übrige), die zerebrovaskulären Tode und jene durch Motorfahrzeugunfall.

Die Gesamtkrebssterblichkeit bewegt sich bei den Männern und den Frauen unterm Landesmittel. Wie in anderen Regionen der Ostschweiz sind Lungenkrebs und alkoholassoziierte Malignome ausnehmend selten.

Gehäuft und in seltsamem Kontrast zu den Nachbarregionen sind bei Mann und Frau die Schilddrüsenkarzinome, angedeutet auch der Nieren/Harnwegskrebs (Frauen nur zeitweise); nur bei den Männern gehäuft sind die Tumoren des ZNS.

Untersee/Rhein

42'000 Einwohner (1980), davon 39% in Kreuzlingen.

Probleme:

♂ kardiale und zerebrovaskuläre Tode.
! Validität der Totenscheinausfüllung fraglich, insbesondere vor 1981. Zähler/Nenner-Problem.

Bei 22% der Männertode 1979–86 fehlt die Berufsangabe. Kein Beruf erscheint nennenswert häufiger als im Landesmittel.

Relativ hoher Ausländeranteil.

Hohe Autopsiequote.

Vor 1981 fallen die Mortalitätsmasse mehr als in jeder anderen Region wegen ‹importierter Mortalität› zu hoch aus, besonders extrem bei den Frauen (s. Kap. A2.11). Die um 1990 bei den Frauen unterm Landesmittel liegende Gesamtmortalität ist trügerisch, da sie durch den zu grossen Nenner bedingt ist (betagte Heiminsassen, bei der Volkszählung hier gezählt, in der auf dem zivilrechtlichen Wohnsitzbegriff beruhenden Todesursachenstatistik jedoch der Herkunftsregion, z.B. der Stadt Zürich, ‹belastet›).

Wie im benachbarten Thurtal bei Mann und Frau Häufung der Herztode (nur bis 1980) und der zerebrovaskulären Tode (Frauen nur bis 1980); wie dort lag die Gesamtkrebssterblichkeit um 1980 und 1990 vorab bei den Männern unterm Landesmittel.

Bei den einzelnen Krebskrankheiten sind die Abweichungen vom Landesmittel meist wenig ausgeprägt und unter dem Vorbehalt der ‹importierten Mortalität› kaum schlüssig zu beurteilen.

Oberthurgau

52'000 Einwohner (1980), 5% davon im St.Gallischen Steinach.

Probleme:

♂ Pleurakrebs.

Starke Stellung des Industriesektors. In der Todesursachenstatistik gehäuft sind Berufe der Metall- und Maschinenindustrie (u.a. Fahrzeugbau in Arbon) sowie der Nahrungsmittelindustrie.

Hohe Autopsiequote.

Die Gesamtmortalität beider Geschlechter liegt etwas unterm Landesdurchschnitt, bei den Männern v.a. wegen seltenerem Vermerk von ‹Restgruppen›-Toden, bei den Frauen von Tumortoden.

Die Gesamtkrebssterblichkeit liegt unterm Landesmittel, speziell bei den Frauen. Dennoch tendieren einzelne Krebslokalisationen zur Häufung.

Bei den Männern überhäufig sind: Pleurakrebs (N=15 im Zeitraum 1969–92, Asbestexposition!), weniger akzentuiert auch Pankreaskrebs und maligne Lymphome.

Bei den Frauen deutet sich beim Ovarialkrebs eine Häufung an.

Wird in Clusteranalysen des Todesursachenprofils als einzige Thurgauer Region zusammen mit dem benachbarten St.Gallen/Rorschach und der Mehrzahl der Zürcher und Aargauer Regionen gruppiert.

Tre Valli

27'000 Einwohner (1980); zwischen 1970 und 1990 Abnahme um 1%.

Probleme:

♂ ♀ Herztode.
♂ Alkoholbelastung; Motorfahrzeugunfälle; Magenkrebs.
♀ Speiseröhrenkrebs.

Bei 21% der Männertode 1979–86 fehlt die Berufsangabe. Ein weiterer Viertel entfällt auf Berufe der Landwirtschaft (Milch- und Viehwirtschaft). Überhäufig sind Berufe der Branche «Steine und Erden» und der Bahnen. Die Bedeutung des Industriesektors (u.a. Stahlproduktion und Baugewerbe) kommt in der Todesursachenstatistik nicht zum Ausdruck.

Starkes katholisches Übergewicht. Relativ viele nicht zur Kernfamilie gehörende Verwandte im Haushalt, grosser Altersunterschied der Paare. Hoher Ausländeranteil.

In den Rekrutenbefragung von 1978 und 1987 bei der Dimension «Wohnverhältnisse» besonders negativ bewertet.

Die Gesamtmortalität der Männer ist zwischen 1970 und 1990 überdurchschnittlich zurückgegangen

und liegt nun unterm Landesmittel. Andauernd überhäufig sind die Männertode durch Motorfahrzeugunfall.

Wie im benachbarten Misox anhaltend erhöhte Herzmortalität (sowohl koronare als auch andere Herzkrankheiten), im Kontrast zu allen anderen Tessiner Regionen, wo um 1990 keine Erhöhungen mehr verzeichnet wurden.

Bei den Männern sind Zirrhose, Leberkrebs und Kehlkopfkrebs gehäuft, doch ist die Alkoholbelastung weniger akzentuiert als in Locarno, Bellinzona und Lugano; bei den Frauen ist sie – wiederum in Kontrast zu den genannten Regionen – höchstens angedeutet durch Häufungen (Leber- und ungewöhnlich fürs Tessin, aber in Parallele zur Bündner Nachbarregion Surselva) beim Speiseröhrenkrebs.

Einzige Tessiner Region mit langfristig unterm Landesmittel liegender Gesamtkrebssterblichkeit. Der Magenkrebs ist bei den Männern gehäuft, wie in allen Tessiner Regionen ausser Locarno. Seltsame Häufung der Männertode an multiplem Myelom zwischen 1973/76 und 1985/88 (N=16); als einzige Nachbarregion zeigt Uri eine erhöhte Myelomsterblichkeit.

Locarno

55'000 Einwohner (1980), davon 26% in der Stadt Locarno.

Probleme:

♂ ♀ markante Häufung der alkoholassoziierten Tode bei Mann und Frau.
♀ Lungenkrebs.

Bei 33% der Männertode 1979–86 fehlt die Berufsangabe. Überhäufig sind Berufe des Baugewerbes, der Branche «Steine und Erden», des Gastgewerbes, Ärzte und Künstler.

Starkes katholisches Übergewicht. Beliebter Alterswohnsitz für Wohlhabende, deshalb hoher Betagtenanteil und sehr grosser mittlerer Altersunterschied der Paare. Hoher Ausländeranteil.

Gesamtmortalität um 1990 unterm Landesmittel, um 1980 und 1970 noch darüber.

Die Zirrhose-, Leberkrebs- und Kehlkopfkrebsmortalität der Männer und Frauen gehört zu den höchsten in der Schweiz; auch der Mund-Pharynx-Krebs ist zeitweise überhäufig (wie in anderen Tessiner Regionen ist der männliche Speiseröhrenkrebs langfristig seltener als im Landesmittel).

Bei den Frauen deutet sich eine Häufung des Lungenkrebses an, im Gegensatz zu den Männern, aber wie in den anderen Tessiner Regionen ausser Tre Valli. Ohne Parallele im Tessin tendiert der Uteruskrebs zur Häufung. Beim multiplen Myelom der Frau (N=33 im Zeitraum 1969–88) wäre allenfalls an die Männer in Tre Valli zu erinnern.

Bellinzona

37'000 Einwohner (1980), davon 45% in der Stadt Bellinzona.

Probleme:

♂ ♀ markante Häufung alkoholassoziierter Todesursachen; Lungenkrebs (v.a. Männer); Harnblasenkrebs.

♂ Pankreaskrebs, Magenkrebs.

Bei 50% der Männertode 1979–86 fehlt die Berufsangabe (noch mehr sind es nur im Jura Bernois). Überhäufig sind Berufe der Bahnen und der Postbetriebe.

Starkes katholisches Übergewicht. Hoher Ausländeranteil.

Speziell bei den Männern ist die Diagnose «Primärtumor unbekannten Sitzes» häufiger als im Landesmittel.

Gesamtmortalität unterm Landesmittel, besonders bei den Frauen, wo sie langfristig zu den niedrigsten in der Schweiz gehört. Dabei werden v.a. Tode der ‹Restgruppe› seltener vermerkt als im Landesmittel.

Die alkoholassoziierten Todesursachen sind bei Mann und Frau überhäufig, besonders Zirrhose, Leber- und Kehlkopfkrebs (nur Männer), angedeutet auch der Mund-Pharynx-Krebs. Wie in anderen Tessiner Regionen ist der männliche Speiseröhrenkrebs langfristig seltener als im Landesmittel.

Seltsame Sprünge bei der Gesamtkrebssterblichkeit: um 1970 massiv überm Landesmittel, um 1980 deutlich darunter, um 1990 wieder überm Landesmittel.

Konsistent gehäuft ist bei Mann und Frau der Harnblasenkrebs (wie in Lugano).

Bei den Männern andauernd überhäufig sind der Pankreaskrebs (einzige Tessiner Parallele seit 1977/80 in Mendrisio) und der Magenkrebs.

Wie in anderen Tessiner Regionen tendieren seit

1980 die Lungenkrebsraten der Männer zu Erhöhungen (angedeutet auch diejenigen der Frauen).

Lugano

105'000 Einwohner (1980), davon 27% in der Stadtgemeinde Lugano, dem Wirtschaftszentrum der italienischen Schweiz. Zwischen 1970 und 1990 Zunahme um 23%.

Probleme:

♂ ♀ markante Häufung alkoholassoziierter Todesursachen; Gesamtkrebssterblichkeit (v.a. Männer); Magenkrebs; Lungenkrebs; Harnblasenkrebs.

Bei 32% der Männertode 1979–86 fehlt die Berufsangabe. Starke Stellung des Dienstleistungssektors: Gastgewerbe, kaufmännische Berufe (Banken und Versicherungen!), Akademiker (Wissenschafter, Juristen, Ärzte) und Künstler; auch Berufe des Baugewerbes sind überhäufig. Zentrum des Rebbaus im Tessin.

Sehr hoher Ausländeranteil. Starkes katholisches Übergewicht. Grosser Altersunterschied der Paare.

Bei Mann und Frau ist die Diagnose «Primärtumor unbekannten Sitzes» häufiger als im Landesmittel, bei den Frauen auch die ICD-Rubrik 794 («Altersschwäche»).

Die Gesamtmortalität der Frauen ist langfristig eine der niedrigsten in der Schweiz, bei den Männern lag sie erst um 1990 deutlich unterm Landesmittel. Dabei werden v.a. Herz-Kreislauf-Krankheiten und die ‹Restgruppe› seltener vermerkt als im Landesmittel.

Bei den Frauen sind die Herztode seltener als im Landesmittel.

Die alkoholassoziierten Todesursachen sind bei Mann und Frau überhäufig, besonders Zirrhose (bei den Männern bis 1985/88 um mindestens 40% überm Landesmittel), Leber- und Kehlkopfkrebs, angedeutet auch der Mund-Pharynx-Krebs (wie in anderen Tessiner Regionen ist der männliche Speiseröhrenkrebs langfristig seltener als im Landesmittel).

Erhöhte Gesamtkrebssterblichkeit der Männer, um 1990 angedeutet auch der Frauen.

Konsistent gehäufte Malignome bei Mann und Frau: Magen (wie in Mendrisio), Harnblase (wie in Bellinzona). Seit 1980 deutet sich auch beim Darmkrebs (wie bereits vorher in Mendrisio) eine Häufung an.

Wie ab 1980 auch in anderen Tessiner Regionen tendieren die Lungenkrebsraten seit 1970 zu Erhöhungen.

der Lungenkrebs; der Darmkrebs war es in Mendrisio bereits in den 70er Jahren.

Bei den Männern ist seit 1977/80 auch der Pankreaskrebs gehäuft (Tessiner Parallele nur in Bellinzona).

Mendrisio

42'000 Einwohner (1980).

Probleme:

♂ ♀ Gesamtkrebssterblichkeit; Magenkrebs; Lungenkrebs; Darmkrebs.

♂ Anzeichen von Alkoholbelastung.

! Zähler-Nenner-Problem in der Todesursachenstatistik wahrscheinlich. Validität der Totenschein-Ausfüllung fraglich.

Bei 30% der Männertode 1979–86 fehlt die Berufsangabe. Starke Stellung des Dienstleistungssektors: Berufe der Bahnen, des kaufmännischen Sektors und der Postbetriebe; überhäufig genannt werden auch Berufe des Baugewerbes, v.a. Maurer.

Sehr hoher Ausländeranteil. Starkes katholisches Übergewicht.

Bei den Frauen ist die ICD-Rubrik 794 («Altersschwäche») überhäufig, bei den Männern die Gruppe der ‹übrigen Tumoren›.

Im Vergleich zur Gesamtschweiz erstaunliche Abnahme der Gesamtmortalität: um 1970 bei Mann und Frau eine der höchsten in der Schweiz, um 1990 bei den Männern unterm Landesmittel und bei den Frauen die niedrigste aller 106 Regionen. Ist ein Zähler-Nenner-Problem dafür verantwortlich zu machen? Wie soll man die grossen Schwankungen beim männlichen Lungenkrebs erklären (SMRs 1970–80–90: 82–145***–105)?

Erhöhte Gesamtkrebssterblichkeit der Männer (v.a. um 1980, um 1990 nur angedeutet) und der Frauen.

Die alkoholassoziierten Todesursachen sind v.a. bei den Männern überhäufig, besonders Leber- und Kehlkopfkrebs; die Zirrhose war von 1969–92 bei den Männern nicht durchgehend und bei den Frauen nur passager erhöht.

Wie in der Nachbarregion Lugano ist der Magenkrebs bei Mann und Frau überhäufig, seit 1980 auch

Lausanne

224'000 Einwohner (1980), davon 57% in der Stadt Lausanne. Hohe Bevölkerungsdichte. Zwei Hochschulen: Universität und ETH.

Probleme:

♂ ♀ markante Häufung der alkoholassoziierten Tode bei Mann und Frau (u.a. ungewöhnlich hohe Speiseröhrenkrebsraten); Lungenkrebs.

♂ Gesamtkrebssterblichkeit; Harnblasenkrebs.

♀ Suizid.

In den Berufsangaben der Todesursachenstatistik spiegelt sich die Bedeutung des Dienstleistungssektors: überhäufig vermerkt sind Berufe aus dem kaufmännischen Bereich, aus Verkehr/Nachrichtenübermittlung, Gastgewerbe sowie Sicherheits- und Ordnungspflege, aber auch akademische Spezialisten (u.a. Richter bzw. Juristen, Professoren, Ärzte, Ingenieure und Architekten); aus dem sekundären Wirtschaftssektor sind einzig Berufe des Baugewerbes sowie Schriftsetzer, Mechaniker und Elektriker überhäufig genannt.

Hoher Ausländeranteil.

Die ‹ungenau vermerkten Todesursachen› sind wie fast überall in der Romandie überhäufig; ungewöhnlich für eine frankophone Region ist die Überhäufigkeit der «Neubildungen unbekannten Sitzes» bei den Männern.

Die Gesamtmortalität der Männer und akzentuiert der Frauen liegt unterm Landesmittel, wobei v.a. Herztode relativ selten vermerkt werden.

Die Frauensuizide sind wie in Genève konsistent gehäuft.

Bei den Männern ist die Gesamtkrebssterblichkeit andauernd erhöht, vorab wegen Überhäufigkeit des Lungenkrebses.

Die alkoholassoziierten Todesursachen sind bei Mann und Frau überhäufig, besonders Zirrhose und Kehlkopfkrebs, bei den Männern auch der Leberkrebs und angedeutet der Mund-Pharynx-Krebs. Ungewöhnlich, zumal für ein städtisches Gebiet, ist die markante Häufung des Speiseröhrenkrebses, bei den Frauen im ganzen Beobachtungszeitraum, bei den Männern seit den 80er Jahren.

Wie in Genève gehören die Lungenkrebsraten der Männer und der Frauen zu den höchsten in der Schweiz.

Weitere gehäufte Malignome bei den Männern: Harnblase, Prostata und maligne Lymphome, seit 1977/80 auch Pankreas.

Generell zeigt die Region Lausanne ein sehr ähnliches Todesursachenprofil wie Genève; Ausnahmen sind die andauernde Konzentration von Speiseröhrenkrebs in Lausanne und der nur in Genève gehäufte Brustkrebs. Der Grossstadttypus zeigt sich in Clusteranalysen der regionalen Krebs-Todesursachenprofile: Lausanne bildet zusammen mit Genève, Basel-Stadt/Unterem Baselbiet und Zürich eine eigene Gruppe.

Morges/Rolle

47'000 Einwohner (1980). Zwischen 1970 und 1990 Zunahme um 40% (nur von 4 Regionen übertroffen). Ein Teil der Region gehört heute zur Agglomeration Lausanne.

Probleme:
♂ ♀ Häufung der alkoholassoziierten Tode (bei den Männern markant, bei den Frauen angedeutet); Suizid (v.a. Frauen).
! Validität der Totenschein-Ausfüllung fraglich.

Bei 23% der Männertode 1979–86 fehlt die Berufsangabe. Die Region ist ein Zentrum des Rebbaus in der Waadt (77 Winzertode); auch Gärtner sind in der Todesursachenstatistik relativ häufig vermerkt.

Bei den Männern werden die ‹übrigen Tumoren› überhäufig als Todesursache vermerkt, bei den Frauen Tode der ‹Restgruppe› (auch unter Ausschluss von Zirrhose und ‹ungenau vermerkten Todesursachen›). Zusammen mit mehreren auffälligen Abweichungen von den Nachbarregionen deutet dies auf beschränkte Zuverlässigkeit der Todesursachenregistrierung.

Die Gesamtmortalität der Männer liegt etwas unterm Landesmittel, (wobei v.a. Herztode relativ selten vermerkt werden): Wie in der Nachbarregion Nyon und im Umland von Zürich und Basel schneiden die Männer im Vergleich zum Landesmittel besser ab als die Frauen.

Überhäufig sind die Suizide der Männer und v.a. der Frauen.

Bei den Männern sind die alkoholassoziierten Todesursachen überhäufig, besonders Speiseröhren- und Kehlkopfkrebs, aber auch Zirrhose und Mund-Pharynx-Krebs. Seltsam verhält sich der Leberkrebs: bei den Männern ist er kaum gehäuft, bei den Frauen stärker als in jeder anderen Region der Schweiz.

Bei den Frauen sind die Anzeichen für Alkoholbelastung weniger eindeutig: Abgesehen vom bereits erwähnten Leberkrebs ist nur der Speiseröhrenkrebs gehäuft, zeitweise auch die Zirrhose.

Wie in den Nachbarregionen Gros-de-Vaud und La Vallée liegt die Gesamtkrebssterblichkeit der Männer und akzentuiert der Frauen langfristig unterm Landesmittel.

Bei den Männern tendiert der Harnblasenkrebs wie im ganzen Genferseegebiet zur Häufung, jedoch weniger akzentuiert und ohne Parallele beim Lungenkrebs. Auch bei den Frauen ist die Lungenkrebsbelastung geringer als anderswo am Genfersee, dafür tendieren die ausgewiesenen COPD-Tode zur Häufung, in scharfem Kontrast zu allen Nachbarregionen.

Im geographischen Umfeld auffällig selten ist der weibliche Darmkrebs, bis 1985/88 in Parallele zum benachbarten Nyon.

Nyon

38'000 Einwohner (1980). Zwischen 1970 und 1990 stärkste Zunahme aller 106 Regionen (85%). Kam v.a. nach 1960 in den Sog der Agglomeration Genf, zu der heute fast alle Gemeinden der Region gehören.

Probleme:
♂ Häufung der alkoholassoziierten Tode; Harnblasenkrebs.
♀ Suizid.
! Wegen starken Bevölkerungswachstums eventuell Zähler-Nenner-Problem.

Bei 19% der Männertode 1979–86 fehlt die Berufsangabe. Einzig der Beruf «Gärtner» wird überhäufig genannt (N=25). Der sehr hohe Akademikeranteil in der Wohnbevölkerung kommt in der Todesursachenstatistik nicht zum Ausdruck, vielleicht auch weil er eher jüngeren Datums ist.

Hoher Ausländeranteil.

Vorab bei den Männern sind die ‹ungenau vermerkten Todesursachen› wie fast überall in der Romandie relativ häufig, bei den Frauen zudem die ‹Neubildungen unbekannten Sitzes›.

Die Gesamtmortalität der Frauen und noch deutlicher der Männer ist eine der niedrigsten in der Schweiz, eventuell als Folge des starken Bevölkerungswachstums und der damit verbundenen Segregationserscheinungen zu günstig ausgewiesen. Wie im benachbarten Morges/Rolle und im Umland von Zürich und Basel schneiden die Männer im Vergleich zum Landesmittel besser ab als die Frauen. Relativ selten vermerkt werden vorab Herztode und – im Vergleich zu anderen Regionen der Romandie – Tode der ‹Restgruppe›.

Wegen des PMR-Fehlers erscheint die Region auf den Durchschnittsrangkarten v.a. der Männer oft stärker belastet, als sie es in Wirklichkeit ist (vgl. Kap. A2.6).

Die Frauensuizide tendieren zur Überhäufigkeit, allerdings weniger konsistent als in der Nachbarregion Genève.

Bei den Männern sind die alkoholassoziierten Tode überhäufig (v.a. die Malignome von Mund-Pharynx und Kehlkopf sowie – ausser um 1990 – die Zirrhose); bei den Frauen war die Zirrhose nur um 1970 deutlich häufiger als im Landesmittel. Seltsam verhält sich der Speiseröhrenkrebs: bei den Männern ist er nicht gehäuft, bei den Frauen stärker als in fast jeder anderen Region der Schweiz (N=17 im Zeitraum 1969–88).

Langfristig unterdurchschnittliche Gesamtkrebssterblichkeit, besonders deutlich um 1990 bei den Männern (ungewöhnlich für eine Region der Romandie!).

Wie im ganzen Genferseegebiet ist der Harnblasenkrebs bei den Männern tendenziell ansteigend, jedoch weniger akzentuiert und ohne Parallele beim Lungenkrebs; auch bei den Leukämien deutet sich eine Häufung an.

Bei den Frauen neigen zur Häufung, mit Parallele in Genève: Lungen- und Pankreaskrebs (N=32 bzw. 34 im Zeitraum 1969–88).

Im geographischen Umfeld bis 1985/88 auffällig selten war der weibliche Darmkrebs, wie im benachbarten Morges/Rolle.

Vevey/Lavaux

69'000 Einwohner (1980), davon 28% in Montreux und 23% in Vevey.

Probleme:

♂ ♀ Häufung der alkoholassoziierten Tode (v.a. bei den Männern)

♂ Harnblasenkrebs.

♀ Lungenkrebs; Suizid.

Bei 21% der Männertode 1979–86 fehlt die Berufsangabe. Die Region ist ein Zentrum des Rebbaus in der Waadt (95 Winzertode); überhäufig sind Berufe aus dem Baugewerbe, dem Gastgewerbe und dem kaufmännischen Sektor.

Hoher Ausländer- und Betagtenanteil.

Die ‹ungenau vermerkten Todesursachen› sind wie fast überall in der Romandie relativ häufig.

Die Gesamtmortalität liegt bei Mann und Frau etwas unterm Landesmittel. Relativ selten vermerkt werden vorab Herztode.

Die Frauensuizide sind wie in der Nachbarregion Lausanne überhäufig.

Bei den Männern sind die alkoholassoziierten Tode überhäufig, besonders die Zirrhose (langfristig rund 40% überm Landesmittel), aber auch Speiseröhren- und Mund-Pharynx-Krebs, der Kehlkopfkrebs nur zeitweise. Bei den Frauen deutet der Speiseröhrenkrebs auf Alkoholbelastung (seit 1973/76 konsistent); langfristig ist zumindest die Zirrhose ebenfalls gehäuft.

Wie in den Nachbarregionen Lausanne und Aigle ist der männliche Harnblasenkrebs gehäuft (v.a. seit 1977/80, bei unauffälligen Lungenkrebsraten.

Bei den Frauen ist der Lungenkrebs wie in Lausanne markant gehäuft.

Aigle

27'000 Einwohner (1980).

Probleme:

♂ ♀ Häufung der alkoholassoziierten Tode (v.a. bei
den Männern markant und sich in jüngster Zeit
eher noch akzentuierend); Gesamtmortalität;
stark erhöhte Lungenkrebsmortalität; Suizid.

♂ massiv erhöhte Gesamtkrebssterblichkeit;
Harnblasenkrebs.

♀ eventuell Herztode und maligne Lymphome.

Ein Viertel der Männertode 1979–86 entfällt auf landwirtschaftliche Berufe, darunter auffällig viele Winzer
(N=49) und Waldarbeiter (N=19). Überhäufig sind
ausserdem Berufe des Baugewerbes, der Sicherheits-
und Ordnungspflege sowie Buchhalter; die Bedeutung
von Tourismus/Gastgewerbe kommt in der Todesursachenstatistik nicht zum Ausdruck.

Häufiger als in jeder anderen frankophonen Region
mehr als eine Diagnose auf dem Totenschein. Tendenz
zur Häufung der ‹Neubildungen unbekannten Sitzes›
bei den Männern.

Erhöhte Gesamtmortalität der Frauen (um 1980 und
1990) und Männer (um 1990 massiv), nachdem sie um
1970 noch etwas unterm Landesmittel gelegen hatte.
Untypisch für die Romandie sind die bei den Frauen seit
1980 überhäufigen Herztode und die bei Mann und
Frau relativ selten vermerkten Tode der ‹Restgruppe›.

Die männliche Gesamtkrebssterblichkeit war um
1980 und noch akzentuierter um 1990 eine der höchsten der ganzen Schweiz, noch höher als im benachbarten Unterwallis. Überhäufig bei Männern und Frau-
en sind die Suizide.

Bei den Männern sind die alkoholassoziierten Tode
überhäufig, besonders die Zirrhose (SMR um 1990:
237***) und der Mund-Pharynx-Krebs, seit 1985/88
auch der vorher seltene Speiseröhrenkrebs, der Kehlkopfkrebs nur zeitweise. Auch bei den Frauen gibt es
Anzeichen für Alkoholbelastung, allerdings weniger
akzentuiert und konsistent.

Anhaltend deutlich erhöhte Lungenkrebsmortalität
von Mann und Frau (mit einem Unterbruch 1981/84),
ungewöhnlich für ein eher ländliches Gebiet und im
Ausmass in der ganzen Romandie höchstens mit den
Grossstadtregionen Lausanne und Genève vergleich-
bar.

Noch markanter als im übrigen Genferseegebiet ist
die Häufung des männlichen Harnblasenkrebses im
Zeitraum 1969–88.

Rätselhafte Häufung der weiblichen Lymphom-
tode (N=35 im Zeitraum 1969–92).

Pays d'Enhaut

4'000 Einwohner (1980). Kleinste Bevölkerungszahl aller 106
Regionen. Zwischen 1970 und 1990 Abnahme um 2%.

Probleme:

♂ eventuell Speiseröhrenkrebs.

♀ eventuell Herztode.

Von den Männertoden 1979–86 entfällt die Hälfte auf
Berufe der Landwirtschaft (Milch- und Viehwirtschaft). Die Bedeutung von Tourismus/Gastgewerbe
kommt in der Todesursachenstatistik nicht zum Ausdruck. Nach 1970 eher ungünstige Arbeitsmarktentwicklung.

Starkes protestantisches Übergewicht. Viertnied-
rigstes Durchschnittseinkommen 1977/78 aller 106
Regionen. Sehr hoher Betagtenanteil. Grosser Altersunterschied der Paare.

Wegen der geringen Bevölkerungsbasis sind die
Mortalitätsmasse instabil und konsistente Abweichungen selten.

Erwähnenswert ist allenfalls die Häufungstendenz
bei den weiblichen Herztoden seit 1980 (mit Parallele
im benachbarten Aigle). Das Ovarialkarzinom war nur
von 1969–84 häufiger als erwartet (N=12), die männlichen Leukämien nur von 1969–88 (N=8).

Bei den Männern scheint der Speiseröhrenkrebs
(N=11 im Zeitraum 1973–92) gehäuft; die Mortalität
an den übrigen alkoholassoziierten Todesursachen ist
eher unauffällig, zumal für ein Gebiet der Romandie
(4 Männertode 1977–88 an Kehlkopfkrebs, 5 Männertode 1981–88 an Mund-Pharynx-Krebs).

Gros-de-Vaud

33'000 Einwohner (1980). Zwischen 1970 und 1990 Zunahme um 38% (nur in 5 Regionen stärker). Ist in jüngster Zeit zu einer bevorzugten Wohnlage für in der Stadt Lausanne Arbeitende geworden, auch wenn erst wenige Gemeinden formell zur Agglomeration Lausanne zählen.

Probleme:

♂ Motorfahrzeugunfälle; Suizid; eventuell Alkoholbelastung.

Bei 17% der Männertode 1979–86 fehlt die Berufsangabe. Ein Drittel entfällt auf Berufe der Landwirtschaft (v.a. Ackerbau). Von den übrigen Berufen zeichnet sich nur noch bei der Nahrungsmittelherstellung eine Häufung ab.

Die ‹ungenau vermerkten Todesursachen› sind noch häufiger als in den meisten anderen Regionen der Romandie. Auch unter Ausschluss von Zirrhose und ‹ungenau vermerkten Todesursachen› werden Tode der ‹Restgruppe› bei Mann und Frau häufiger angegeben als im Landesmittel.

Die Gesamtmortalität der Frauen liegt unterm Landesmittel. In Gegensatz zu anderen grossstadtnahen Gebieten mit starkem Bevölkerungswachstum liegt die Gesamtmortalität der Männer nicht unterm Landesmittel. Herztode werden bei Mann und Frau relativ selten vermerkt.

Andauernd überhäufig sind die Männertode durch Motorfahrzeugunfall und – auch für Waadtländer Verhältnisse – Suizid.

Die Gesamtkrebssterblichkeit der Frauen liegt deutlich unterm Landesmittel, wie in den Nachbarregionen Morges/Rolle und La Vallée, aber im Kontrast zu fast allen anderen Regionen der Romandie. Bei den einzelnen Lokalisationen weicht das Krebsprofil wenig vom Landesmittel ab.

Im Gegensatz zur übrigen Romandie ergaben sich bis in die 80er Jahre kaum Anzeichen für besondere Alkoholbelastung; neuerdings sind Zirrhose, Speiseröhren- und Leberkrebs bei den Männern häufiger als erwartet.

Yverdon

40'000 Einwohner (1980), davon 52% in der Stadt Yverdon.

Probleme:

♂ ♀ Suizid.

♂ Gesamtmortalität; Gesamtkrebssterblichkeit; Lungenkrebs; Anzeichen für Alkoholbelastung.

Von den Männertoden 1979–86 entfällt ein Fünftel auf Berufe der Landwirtschaft (v.a. Ackerbau; unerwartet häufig sind die 20 Winzertode). Im weiteren sind Berufe der Bahnen sowie der Metall- und Maschinenindustrie gehäuft. Nach 1970 eher ungünstige Arbeitsmarktentwicklung.

Relativ hoher Betagtenanteil.

Die ‹ungenau vermerkten Todesursachen› sind wie fast überall in der Romandie relativ häufig, bei den Männern insbesondere auch die ICD-Rubrik 794 («Altersschwäche»). Tode der ‹Restgruppe› werden bei Mann und Frau weit häufiger angegeben als im Landesmittel, auch unter Ausschluss von Zirrhose und ‹ungenau vermerkten Todesursachen›.

Gesamtmortalität und Gesamtkrebssterblichkeit der Männer liegen überm Landesmittel.

Bei beiden Geschlechtern sind die Herztode seltener und die Suizide häufiger als im Landesmittel.

Besonders auffällig ist die hohe Lungenkrebsmortalität der Männer, die erst um 1990 in den Nachbarregionen eine Entsprechung findet.

Bis 1985/88 waren die Zirrhosetode der Männer gehäuft, vorübergehend auch diejenigen der Frauen (N=25 im Zeitraum 1977–88). Bei den Männern deuten überhäufige Tode an Kehlkopf- und – weniger akzentuiert – Speiseröhrenkrebs ebenfalls auf Alkoholbelastung; die Malignome von Mund-Pharynx und Leber sind nicht häufiger als im Landesmittel.

La Vallée

10'000 Einwohner (1980). Starke Abwanderung in den 70er Jahren als Folge der Krise in der Uhrenindustrie. Zwischen 1970 und 1990 stärkste Abnahme aller 106 Regionen (um 18%).

Probleme:

♂ ♀ Häufung der alkoholassoziierten Tode; Harnblasenkrebs (v.a. Männer).

♀ eventuell Herztode.

Nur in wenigen Regionen der Schweiz ist der Anteil der Arbeitsplätze im zweiten Wirtschaftssektor so hoch wie hier; in den Berufsangaben der Todesursachenstatistik 1979–86 überhäufig sind Uhrmacher (18% aller Männertode!); bei 23% fehlt die Berufsangabe. Ungünstige Arbeitsmarktentwicklung nach 1970.

Hoher Betagtenanteil.

Die Gesamtkrebssterblichkeit der Frauen liegt wie in den Nachbarregionen Gros-de-Vaud und Morges/Rolle deutlich unterm Landesmittel, ausser um 1980 auch diejenige der Männer, im Kontrast zu fast allen anderen Regionen der Romandie.

Die zerebrovaskulären Tode (v.a. bis 1980) und die Herztode (nur Frauen) tendieren zur Häufung, ungewöhnlich für ein Gebiet der Romandie. Relativ selten vermerkt werden, zumal für ein Gebiet der Romandie, Tode der ‹Restgruppe›.

Bei Männern und Frauen sind die alkoholassoziierten Tode überhäufig, insbesondere die Zirrhose (1985/88 mehr als doppelt so hoch wie im Landesmittel, um 1990 plötzlich darunter) und bei den Männern der Kehlkopfkrebs; die übrigen alkoholassoziierten Malignome sind nur zeitweise gehäuft, der Mund-Pharynx-Krebs sogar ausgesprochen selten.

Auffällig ist die andauernde Häufung des männlichen Harnblasenkrebses (N=25 im Zeitraum 1969–92), um so mehr, als sie bis 1981/84 auch die Frauen miteinbezog (N= 9 im Zeitraum 1969–88).

Auf den Durchschnittsrangkarten treten ausserdem hervor: bei den Frauen Tumoren des ZNS (N=10 im Zeitraum 1969–88) und Leukämien (N=13), bei den Männern Pleurakrebs (N=6).

La Broye

45'000 Einwohner (1980), davon 65% im Kanton Waadt und 35% im Kanton Freiburg. Zwischen 1970 und 1990 Zunahme um 19%.

Probleme:

♂ ♀ Markant erhöhte Gesamtmortalität; eventuell Darmkrebs.

♂ Häufung der alkoholassoziierten Tode; Motorfahrzeugunfälle; Gesamtkrebssterblichkeit; eventuell Lungenkrebs.

♀ Herztode.

Von den Männertoden 1979–86 entfällt ein Drittel auf Berufe der Landwirtschaft. Gehäuft sind Berufe des Baugewerbes und der Nahrungsmittelherstellung (v.a. Estavayer).

Die ‹ungenau vermerkten Todesursachen› sind wie fast überall in der Romandie relativ häufig.

Die Gesamtmortalität der Männer liegt deutlich überm Landesmittel, u.a. wegen andauernd überhäufigen Motorfahrzeugunfalltoden. Die weibliche Gesamtmortalität hat sich im Vergleich zum Landesmittel seit 1970 kontinuierlich verschlechtert und entsprach um 1990 im Verhältnis zum Landesmittel (SMR) der ungünstigen Stellung der Männer.

Überhäufig sind die weiblichen Herztode, ungewöhnlich für ein Gebiet der Romandie.

Bei den Männern sind alkoholassoziierte Tode überhäufig, besonders die Zirrhose, weniger konsistent auch der Speiseröhren- und der Mund-Pharynx-Krebs. Bei den Frauen sind einzig Speiseröhren- und Leberkrebs häufiger als im Landesmittel.

Um 1980 und 1990 lag die Gesamtkrebssterblichkeit der Männer deutlich überm Landesmittel; um 1990 zeichnet sich wie in den meisten Nachbarregionen eine Häufung des männlichen Lungenkrebses ab.

Bei den Frauen tendiert der Darmkrebs zur Häufung (seit 1980 auch bei den Männern).

Goms

5'000 Einwohner (1980). Drittkleinste Bevölkerungszahl aller 106 Regionen. Starke Abwanderung nach Ende des Zweiten Weltkriegs bis um 1970.

Probleme:

♂♀ Magenkrebs (v.a. Frauen); zerebrovaskuläre Tode.

♀ Gesamtmortalität und Gesamtkrebssterblichkeit.

In den Berufsangaben der Todesursachenstatistik 1979–86 entfällt über die Hälfte auf Berufe der Landwirtschaft (Milch- und Viehwirtschaft). Die Bedeutung von Gastgewerbe/Tourismus kommt in den Berufsangaben der Todesfälle nicht zum Ausdruck, vielleicht weil sie erst wenige Jahrzehnte zurückreicht.

Starkes katholisches Übergewicht. Traditionelle Bevölkerungsstruktur: geringer Ausländeranteil, sehr hoher Anteil der in ihrer Wohngemeinde Geborenen, hohe durchschnittliche Kinderzahl, relativ viele nicht zur Kernfamilie gehörende Verwandte im Haushalt, relativ grosser Altersunterschied der Paare, relativ hoher Ledigenanteil. Niedrigstes Durchschnittseinkommen 1977/78 aller 106 Regionen. Sehr hoher Zweitwohnungsanteil.

Bei der Rekrutenbefragung von 1987 in der Polarität «jung/alt» besonders negativ bewertet.

Auch unter Ausschluss von Zirrhose und ‹ungenau vermerkten Todesursachen› werden Tode der ‹Restgruppe› bei den Männern häufiger angegeben als im Landesmittel.

Die Gesamtmortalität der Männer lag um 1980 und um 1990 deutlich unterm Landesmittel, diejenige der Frauen seit 1970 andauernd darüber; damit ergibt sich ein Gegensatz zum übrigen Wallis, wo die Männer im Vergleich zum Landesmittel eine ungünstigere Position aufweisen als die Frauen.

Auffällig ist die relativ geringe männliche Herzmortalität, die mit einer Häufungstendenz bei den zerebrovaskulären Toden kontrastiert.

Einzige Walliser Region ohne Anzeichen von Alkoholbelastung.

Ein Rätsel ist die Gesamtkrebssterblichkeit: bei den Frauen eine der höchsten im Land (besonders extrem um 1980), bei den Männern andauernd eine der niedrigsten.

Die Magenkrebsmortalität der Frauen ist höher als in jedem anderen Gebiet der Schweiz (andauernd doppelt bis über dreifach so hoch wie im Landesmittel; N=22 im Zeitraum 1969–92); bei den Männern ist die Häufung weniger ausgeprägt (N=19).

Die Risikokennzeichnung auf der Karte des weiblichen Pankreaskrebses beruht auf 8 Fällen im Zeitraum 1969–88.

Brig

21'000 Einwohner (1980). Zwischen 1970 und 1990 Zunahme um 24%.

Probleme:

♂♀ Magenkrebs.

♂ Anzeichen für Alkoholbelastung.

! Eventuell Zähler-Nenner-Problem.

In der Todesursachenstatistik 1979–86 stark gehäuft sind Chemiearbeiter (die meisten mit Arbeitsplatz in der Nachbarregion Visp); überhäufig sind ausserdem Bahnarbeiter und Berufe des Baugewerbes. Günstige Arbeitsmarktentwicklung nach 1960.

Starkes katholisches Übergewicht.

Um 1970 deutlich erhöhte Gesamtmortalität, v.a. bei den Frauen; um 1990 lagen die Sterberaten unterm Landesmittel und gehörten bei den Frauen zu den niedrigsten in der Schweiz; deutet dieser Wandel auf ein Zähler-Nenner-Problem? Wie im ganzen Oberwallis ausser Visp haben die Männer eine unterdurchschnittliche Herzmortalität.

Bei den Männern war die Zirrhose von 1969–88 überhäufig, seit 1973/76 ist der Mund-Pharynx-Krebs gehäuft. Bei den Frauen fehlen Anzeichen für besondere Alkoholbelastung, die Zirrhoseraten bewegen sich sogar unterm Landesmittel.

Die Gesamtkrebssterblichkeit von Mann und Frau liegt heute im Landesmittel (um 1970 noch deutlich darunter), trotz einer bei Mann und Frau ausgesprochen hohen Magenkrebsmortalität.

Visp

29'000 Einwohner (1980).

Probleme:

♂ ♀ Magenkrebs.
♂   hohe Gesamtmortalität; Häufung der alkohol-
     assoziierten Tode.

In der Todesursachenstatistik 1979–86 stark gehäuft
sind Chemiearbeiter (N=50) und Berufe des Bergbaus
(N=16); überhäufig sind ausserdem Bahnarbeiter und
Berufe des Baugewerbes. Die Bedeutung von Gastge-
werbe/Tourismus (Zermatt, Saas-Fee) kommt in der
Todesursachenstatistik nicht zum Ausdruck.

Starkes katholisches Übergewicht. Eher traditionelle Bevölkerungsstruktur: geringer Ausländeranteil,
sehr hoher Anteil der in ihrer Wohngemeinde Geborenen, relativ hohe durchschnittliche Kinderzahl.

Auch unter Ausschluss von Zirrhose und ‹ungenau
vermerkten Todesursachen› werden Tode der ‹Restgruppe› bei den Männern viel häufiger angegeben als
im Landesmittel.

Andauernd erhöhte Gesamtmortalität der Männer;
bei den Frauen Wechsel von einer deutlich erhöhten
Gesamtmortalität um 1970 zu einer unterdurchschnitt-
lichen um 1990.

Die Zirrhosetode sind bei den Männern wie in der
Nachbarregion Leuk stark gehäuft; von den alkoholassoziierten Malignomen ist einzig der Mund-Pharynx-
Krebs (seit 1981/84) überhäufig, in Parallele zum benachbarten Brig. Bei den Frauen fehlen Anzeichen für
besondere Alkoholbelastung, die Zirrhoseraten bewegen sich sogar unterm Landesmittel.

Die Gesamtkrebssterblichkeit irritiert durch grosse
Schwankungen: meist liegt sie deutlich unterm Landesmittel, doch war sie 1990 bei den Männern und
1980 bei den Frauen erhöht.

Konsistent gehäuft bei Mann und Frau ist der Magenkrebs.

Leuk

10'000 Einwohner (1980). Nach dem Zweiten Weltkrieg bis
in die 70er Jahre Wanderungsverluste.

Probleme:

♂ ♀ Magenkrebs.
♂   massive Häufung der alkoholassoziierten To-
     de; Gesamtmortalität und Gesamtkrebssterb-
     lichkeit.
♀   eventuell Lungenkrebs.
!   Eventuell Zähler-Nenner-Problem.

In den Berufsangaben der Todesursachenstatistik
1979–86 entfällt ein Viertel auf Berufe der Landwirtschaft; bei weiteren 16% fehlt die Berufsangabe; daneben ist nur noch die Angabe ‹Hilfsarbeiter› überhäufig. Die Bedeutung des Tourismus (Leukerbad)
kommt in der Todesursachenstatistik nicht zum Ausdruck.

Starkes katholisches Übergewicht. Eher traditionelle Bevölkerungsstruktur: geringer Ausländeranteil,
hoher Anteil der in ihrer Wohngemeinde Geborenen,
relativ hohe durchschnittliche Kinderzahl.

Auch unter Ausschluss von Zirrhose und ‹ungenau
vermerkten Todesursachen› werden Tode der ‹Restgruppe› bei den Männern häufiger angegeben als im
Landesmittel.

Erhöhte Gesamtmortalität der Männer (um 1970
und 1980 eine der höchsten in der Schweiz, um 1990
Erhöhung nur noch angedeutet; Zähler-Nenner-Problem?). Wie im ganzen Oberwallis ausser Visp haben
die Männer eine unterdurchschnittliche Herzmortalität
(um 1990 mit einer wenig wahrscheinlich anmutenden
SMR von 65**).

Exzessive Zirrhosemortalität der Männer (langfristig doppelt so hoch wie im Landesmittel, so hoch wie
in keiner anderen Region); die alkoholassoziierten
Malignome sind nur zeitweise gehäuft, um 1990 allerdings akzentuiert (instabile Zahlen wegen der relativ
geringen Bevölkerungszahl der Region).

Die Gesamtkrebssterblichkeit irritiert durch grosse Schwankungen, die zudem bei Mann und Frau
gegensinnig verliefen (SMRs 1970–80–90: Männer
99–129–148***; Frauen 115–107–84).

Die Magenkrebsraten von Mann und Frau gehören
zu den höchsten in der Schweiz.

Sehr ungewöhnlich für ein ländliches Gebiet ist die von 1969–88 (mit einem Unterbruch um 1980) massiv erhöhte Lungenkrebsmortalität der Frauen (N=14).

Sierre

31'000 Einwohner (1980). Zwischen 1970 und 1990 Zunahme um 27%.

Probleme:

♂ ♀ Magenkrebs.

♂ markante Häufung der alkoholassoziierten Tode.

♀ eventuell Suizid und Lungenkrebs.

! Eventuell Zähler-Nenner-Problem.

In den Berufsangaben der Todesursachenstatistik 1979–86 entfällt über ein Viertel auf Berufe der Landwirtschaft (u.a. bedeutender Rebbau: 46 Winzertode). Überhäufig sind Berufe der Metall- und Maschinenindustrie (u.a. 47 Giessertode) sowie des Bergbaus (N=16). Die Bedeutung des Tourismus (Montana) kommt in der Todesursachenstatistik nicht zum Ausdruck.

Starkes katholisches Übergewicht. Fünftniedrigstes Durchschnittseinkommen 1977/78 aller 106 Regionen. Für Walliser Verhältnisse hoher Ausländeranteil.

Auch unter Ausschluss von Zirrhose und ‹ungenau vermerkten Todesursachen› werden Tode der ‹Restgruppe› bei den Männern viel häufiger angegeben als im Landesmittel.

Die Gesamtmortalität der Frauen liegt leicht unterm Landesmittel (um 1990 auch diejenige der Männer), beidemal in Kontrast zu den Nachbarregionen (Zähler-Nenner-Problem?). Wie im Deutschwallis ausser Visp haben die Männer eine unterdurchschnittliche Herzmortalität (im übrigen Welschwallis liegen die Raten im Landesmittel).

Rätselhaft sind die fürs Wallis ungewöhnlichen Häufungen weiblicher Suizide und COPD-Tode.

Bei den Männern sind die alkoholassoziierten Tode überhäufig, insbesondere Kehlkopf- und Speiseröhrenkrebs, seit 1981/84 auch der Mund-Pharynx-Krebs; die Zirrhosemortalität ist im Kontrast zu den Nachbarregionen nur wenig erhöht. Abgesehen von erhöhten Zirrhoseraten in den 70er Jahren und einer Häufung beim Leberkrebs seit 1977/80 gibt es bei den Frauen keine Anzeichen für besondere Alkoholbelastung.

Die Magenkrebsraten von Mann und Frau gehören zu den höchsten in der Schweiz.

Die auf den Karten angedeuteten Risikokennzeichnungen für die Frauen bei Lungenkrebs, multiplem Myelom und Schilddrüsenkrebs beruhen auf nicht durchgehenden Erhöhungen und geringen Fallzahlen; wegen der Nachbarschaft zu Leuk mag man allenfalls der angedeuteten Lungenkrebshäufung eine gewisse Bedeutung zugestehen.

Sion

55'000 Einwohner (1980), davon 41% in der Stadt Sion. Zwischen 1970 und 1990 Zunahme um 21%.

Probleme:

♂ ♀ Gesamtmortalität (v.a. Männer); Speiseröhrenkrebs.

♂ markante Häufung der alkoholassoziierten Tode; eventuell Gesamtkrebssterblichkeit. Validität der Totenschein-Ausfüllung fraglich; eventuell Zähler-Nenner-Problem.

In der Todesursachenstatistik fehlt bei 35% der Männertode 1979–86 die Berufsangabe; ein weiterer Fünftel entfällt auf Berufe der Landwirtschaft (u.a. bedeutender Rebbau: 47 Winzertode). Die Bedeutung des Dienstleistungssektors kommt in der Todesursachenstatistik nicht zum Ausdruck.

Starkes katholisches Übergewicht. Hoher Anteil der in ihrer Wohngemeinde Geborenen. Geringer mittlerer Altersunterschied der Paare.

Die ‹ungenau vermerkten Todesursachen› sind bei den Frauen noch häufiger als in den meisten anderern Regionen der Romandie. Auch unter Ausschluss von Zirrhose und ‹ungenau vermerkten Todesursachen› werden Tode der ‹Restgruppe› bei Mann und Frau häufiger angegeben als im Landesmittel, zusammen mit den häufig fehlenden Berufsangaben vielleicht ein Indiz für beschränkte Validität der Totenschein-Ausfüllung.

Hohe Gesamtmortalität der Männer, um 1990 auch der Frauen (im Vergleich zum Landesmittel kontinuierliche Verschlechterung von 1970 bis 1990; Zähler-Nenner-Problem?).

Bei den Männern sind die alkoholassoziierten Tode überhäufig, insbesondere Zirrhose (langfristig rund 50% überm Landesmittel), Speiseröhren- und Kehlkopfkrebs, seit den 80er Jahren auch Leber- und Mund-Pharynx-Krebs. Bei den Frauen ist einzig der Speiseröhrenkrebs konsistent erhöht.

Bei den Männern lag die Gesamtkrebssterblichkeit um 1970 und 1980 deutlich überm Landesmittel, nicht aber um 1990.

Bei den Frauen war das multiple Myelom zwischen 1973/76 und 1985/88 wie in der Nachbarregion Sierre häufiger als erwartet (N=21).

Martigny

39'000 Einwohner (1980). Zwischen 1970 und 1990 Zunahme um 18%.

Probleme:

♂♀ markante Häufung der alkoholassoziierten Tode (v.a. Männer); Motorfahrzeugunfälle.

♂ massiv erhöhte Gesamtmortalität; Gesamtkrebssterblichkeit; neuerdings Suizid und Lungenkrebs; eventuell Herztode.

In den Berufsangaben der Todesursachenstatistik 1979–86 entfällt ein Drittel auf Berufe der Landwirtschaft (u.a. bedeutender Gemüse-, Obst- und Rebbau: 42 Winzertode); überhäufig vermerkt sind zudem Primarlehrer. Die Bedeutung des Handels kommt in der Todesursachenstatistik nicht zum Ausdruck. Spirituosenproduktion.

Starkes katholisches Übergewicht. Hoher Anteil der in ihrer Wohngemeinde Geborenen. Niedriges mittleres Heiratsalter der Frauen bei der ersten Ehe.

Die ‹ungenau vermerkten Todesursachen› sind noch häufiger als in den meisten anderen Regionen der Romandie; die ‹Neubildungen unbekannten Sitzes› werden dagegen bei den Männern relativ selten vermerkt. Auch unter Ausschluss von Zirrhose und ‹ungenau vermerkten Todesursachen› werden Tode der ‹Restgruppe› bei den Männern häufiger angegeben als im Landesmittel.

Die Gesamtmortalität der Männer übertrifft die hohen Werte im benachbarten Monthey/St-Maurice und gehört andauernd zu den höchsten in der Schweiz. Ausser um 1980 tendieren die Herztode der Männer zu

Überhäufigkeit, ungewöhnlich für ein Gebiet der Romandie.

Bei Mann und Frau konsistent überhäufig sind die Tode durch Motorfahrzeugunfall. Seit 1980 erhöhte Suizidsterblichkeit der Männer, kommt auf der Durchschnittsrangkarte wegen des PMR-Fehlers nicht zum Ausdruck (vgl. Kap. A2.6).

Vor allem bei den Männern sind die alkoholassoziierten Tode überhäufig, insbesondere Zirrhose (langfristig mehr als 50% überm Landesmittel), Speiseröhren- und Kehlkopfkrebs, seit 1981/84 auch der Mund-Pharynx-Krebs. Bei den Frauen sind Zirrhose und Leberkrebs fast durchwegs gehäuft, der Speiseröhrenkrebs nur von 1973/76 bis 1985/88 (N=10).

Wie im benachbarten Monthey/St-Maurice war die Gesamtkrebssterblichkeit bei den Männern (nicht aber bei den Frauen!) um 1980 und 1990 deutlich erhöht. Seit 1980 erhöhte männliche Lungenkrebsmortalität.

Monthey/St-Maurice

29'000 Einwohner (1980). Zwischen 1970 und 1990 Zunahme um 33% (nur von 7 Regionen übertroffen). Bedeutende Wanderungsgewinne in den 60er und den 80er Jahren.

Probleme:

♂ massiv erhöhte Gesamtmortalität; Motorfahrzeugunfälle; Gesamtkrebssterblichkeit; neuerdings Lungenkrebs; eventuell Alkoholbelastung und Pleurakrebs.

♀ eventuell Lungenkrebs.

Im regionalen Umfeld ungewöhnlich starke Stellung des Industriesektors. In der Todesursachenstatistik stark gehäuft sind Chemiearbeiter (8% der Männertode 1979–86); überhäufig sind auch Hoteliers/Wirte, Hilfsarbeiter und Berufe der Sicherheits- und Ordnungspflege. Erdölraffinerie in Collombey.

Sehr günstige Arbeitsmarktentwicklung nach 1960.

Starkes katholisches Übergewicht. Für Walliser Verhältnisse hoher Ausländeranteil.

Die ‹ungenau vermerkten Todesursachen› sind noch häufiger als in den meisten anderern Regionen der Romandie.

Die Gesamtmortalität der Männer liegt deutlich überm Landesmittel und wird in der Nachbarschaft nur noch von Martigny übertroffen. Andauernd überhäufig sind die Männertode durch Motorfahrzeugunfall.

Wie sonst im Wallis nur im Goms ist die Zirrhosemortalität der Männer nicht erhöht; dennoch gibt es Anzeichen für Alkoholbelastung: der Mund-Pharynx-Krebs ist seit 1973/76 andauernd gehäuft, der Speiseröhrenkrebs war es von 1973/76 bis 1981/84; auch der Kehlkopfkrebs ist langfristig überhäufig.

Noch ausgeprägter als im benachbarten Martigny lag die Gesamtkrebsssterblichkeit der Männer um 1980 und 1990 deutlich überm Landesmittel, diejenige der Frauen darunter.

Der Lungenkrebs tendiert bei den Frauen zu Überhäufigkeit (N=34 im Zeitraum 1969–92); bei den Männern ist er seit 1980 gehäuft. Um 1990 wurden unvermittelt 7 männliche Pleurakrebstode registriert.

Neuchâtel

93'000 Einwohner (1980), davon 37% in der Universitätsstadt Neuchâtel.

Probleme:

♂♀ markante Häufung der alkoholassoziierten Tode; eventuell Lungenkrebs.

♂ Gesamtkrebssterblichkeit; Harnblasenkrebs; Darmkrebs.

♀ Uteruskrebs.

In der Todesursachenstatistik 1979–86 stark gehäuft sind Berufe der Uhrenherstellung (zusammen mit den ebenfalls überhäufigen Mechanikern 13% der Männertode); überhäufig genannt werden zudem Winzer (N=66), Waldarbeiter (N=21), Berufe der Nahrungsmittelherstellung (u.a. Schokolade), der Tabakverarbeitung (N=25), des kaufmännischen Sektors sowie Schriftsetzer.

Grösste Erdölraffinerie der Schweiz (in Cressier).

Auch unter Ausschluss von Zirrhose und ‹ungenau vermerkten Todesursachen› werden Tode der ‹Restgruppe› bei Mann und Frau häufiger angegeben als im Landesmittel.

Die Gesamtmortalität der Frauen liegt etwas unterm Landesmittel. Unterdurchschnittliche Herzmortalität bei Mann und Frau um 1970 und 1990, nicht aber um 1980.

Bei Mann und Frau sind alkoholassoziierte Tode

überhäufig, besonders Zirrhose und Kehlkopfkrebs; bei den Männern ist auch der Mund-Pharynx-Krebs andauernd gehäuft, bei den Frauen der Speiseröhrenkrebs seit 1977/80.

Bei den Männern liegt die Gesamtkrebssterblichkeit überm Landesmittel; überhäufig sind ausser den bereits erwähnten alkoholassoziierten Karzinomen die Malignome von Darm und – wie im ganzen Kanton Neuenburg – Harnblase.

Bei den Frauen sind die Uterusmalignome überhäufig, wie in den anderen beiden Neuenburger Regionen; schwer interpretierbar ist die isolierte, aber andauernde Häufung der weiblichen Myelomtode.

Wie im ganzen Kanton lagen die Lungenkrebsraten um 1990 bei Mann und Frau überm Landesmittel.

La Chaux-de-Fonds

70'000 Einwohner (1980), davon 53% in der Stadt La Chaux-de-Fonds und 22% im bernischen Vallon de St-Imier. Starke Abwanderung in den 70er Jahren als Folge der Krise in der Uhrenindustrie. Zwischen 1970 und 1990 Abnahme um 16% (nur in La Vallée stärker).

Probleme:

♂♀ markante Häufung der alkoholassoziierten Tode; Gesamtkrebssterblichkeit; Harnblasenkrebs; eventuell Lungenkrebs und Gesamtmortalität.

♂ Suizid.

♀ Darmkrebs; Uteruskrebs.

Traditionell starke Stellung des Industriesektors; in den Berufsangaben der Todesursachenstatistik entfallen 22% auf Uhrmacher, weitere 7% auf Mechaniker (bei 20% fehlt die Angabe); überhäufig sind auch die Berufe der Schmuckherstellung. Ungünstige Arbeitsmarktentwicklung nach 1970.

Relativ hoher Betagtenanteil.

Bei den Männern ist die ICD-Rubrik 794 («Altersschwäche») überhäufig, bei den Frauen die heterogene Gruppe der ‹übrigen Tumoren›. Auch unter Ausschluss von Zirrhose und ‹ungenau vermerkten Todesursachen› werden Tode der ‹Restgruppe› bei Mann und Frau häufiger angegeben als im Landesmittel.

Erhöhte Gesamtmortalität um 1990, bei den Männern auch um 1980. Wie im benachbarten Val-de-Travers sind die Männersuizide gehäuft.

Bei Mann und Frau sind alkoholassoziierte Tode überhäufig, besonders die Zirrhose (langfristig bei den Männern um rund 40% überm Landesmittel, bei den Frauen um mindestens 50%); nur bei den Frauen gehäuft sind Mund-Pharynx-Krebs und (bis 1985/88) Speiseröhrenkrebs.

Erhöhte Gesamtkrebssterblichkeit (Männer um 1980 im Landesmittel). Gehäuft sind: Harnblasenkrebs (1969–88 im Gegensatz zum übrigen Kanton auch bei den Frauen), Darmkrebs (nur Frauen), Uteruskrebs (wie im ganzen Kanton), bis 1985/88 der männliche Pankreaskrebs.

Wie in den anderen beiden Neuenburger Regionen lagen die Lungenkrebsraten um 1990 bei Mann und Frau überm Landesmittel.

Val-de-Travers

11'000 Einwohner (1980). Starke Abwanderung in den 70er Jahren als Folge der Krise in der Uhrenindustrie. Zwischen 1970 und 1990 Abnahme um 13% (nur in 4 Regionen noch stärker).

Probleme:

♂ ♀ Massiv erhöhte Gesamtmortalität; markante Häufung der alkoholassoziierten Tode; Herztode; eventuell Lungenkrebs.

♂ Motorfahrzeugunfälle; Suizid; Harnblasenkrebs.

♀ Uteruskrebs.

Relativ starke Bedeutung des Industriesektors; in den Berufsangaben der Todesursachenstatistik überhäufig vertreten sind Uhrmacher und Mechaniker; bei 28% der Männertode 1979–86 fehlt die Berufsangabe. Ungünstige Arbeitsmarktentwicklung nach 1970.

Auch unter Ausschluss von Zirrhose und ‹ungenau vermerkten Todesursachen› werden Tode der ‹Restgruppe› bei den Frauen häufiger angegeben als im Landesmittel.

Erhöhte Gesamtmortalität, v.a. bei den Männern eine der höchsten in der Schweiz. Bis 1985/88 Häufung zerebrovaskulärer Tode, besonders bei den Männern, und andauernd starke Häufung der Herztode (um 1980 nur Frauen), beides ungewöhnlich für ein Gebiet der Romandie.

Andauernd überhäufig sind die Männertode durch Motorfahrzeugunfall. Die Männersuizide sind noch stärker gehäuft als in der Nachbarregion La Chaux-de-Fonds.

Bei Mann und Frau sind alkoholassoziierte Tode überhäufig, besonders die Zirrhose (Raten seit 1977/80 bei den Männern rund doppelt so hoch als im Landesmittel), bei den Männern auch der Speiseröhrenkrebs und zeitweise der Kehlkopfkrebs.

Wie in den anderen beiden Neuenburger Regionen sind der Uteruskrebs und der männliche Harnblasenkrebs gehäuft, um 1990 bei Mann und Frau auch der Lungenkrebs.

Genève

349'000 Einwohner (1980). Seit den späteren 80er Jahren bevölkerungsreichste der 106 Regionen. Hohe Bevölkerungsdichte. Fast alle Gemeinden gehören nun zur Agglomeration Genf. Höchster Ausländeranteil aller 106 Regionen: schon 1970 über ein Drittel, um 1990 37%, in der Stadt Genf über 42%.

Probleme:

♂ ♀ Gesamtmortalität der unter 65jährigen Schweizer; markante Häufung der alkoholassoziierten Tode; Lungenkrebs.

♂ Harnblasenkrebs; eventuell Gesamtkrebssterblichkeit.

♀ Suizid; Brustkrebs; Darmkrebs; Pleurakrebs (!).

! Zähler-Nenner-Problem.

Die Universitätsstadt Genf ist ein Handels- und Dienstleistungszentrum sowie Sitz vieler internationaler Organisationen; der Industriesektor (u.a. Metall- und Maschinenindustrie, Chemie) hat sich in den letzten Jahrzehnten stark zurückgebildet und umfasst heute nur noch etwas über 10% der Beschäftigten. Bei 37% der Männertode 1979–86 fehlt die Berufsangabe. Der sehr hohe Akademikeranteil der Region wird sichtbar an der überhäufigen Nennung von Wissenschaftern, Professoren, Studenten, Ärzten und Juristen. Gehäuft sind ferner Berufe der Schmuckherstellung, des kaufmännischen Sektors, Flugleiter und Saalpersonal.

Vierthöchstes regionales Durchschnittseinkommen 1977/78.

Relativ hohe Autopsiequote, weit höher als in allen anderen Regionen der Romandie.

Die ‹ungenau vermerkten Todesursachen› sind häufiger als in jeder anderen Region der Schweiz, insbesondere auch die ICD-Rubriken 795 und 796 («Todesursache unbekannt»).

Die ausgewiesene Gesamtmortalität – bei den Männern tendenziell, bei den Frauen deutlich unterm Landesmittel – ist trügerisch. Bei einer genaueren Analyse werden Zähler/Nenner-Probleme offenkundig. Bereits im Vergleich der Stadt Genf mit den übrigen Grossstädten macht die unglaublich tiefe Gesamtmortalität der Frauen um 1970, 1980 und 1990 stutzig. Bezieht man die Analyse nur auf die Schweizerbürger, so haben die *unter 65jährigen* Männer und Frauen in der Stadt Genf eine deutlich überm Landesmittel liegende Mortalität, höher noch als ihre Altersgenossen in der Stadt Zürich. Die ausländische Wohnbevölkerung dieser Altersspanne hat in Zürich eine ähnlich hohe ausgewiesene Mortalität wie die Schweizerbürger, in Genf dagegen eine deutlich geringere; für die über 65jährigen Ausländer ergeben sich für Genf Raten, die bei den Frauen ein Fünftel bis ein Drittel unter dem Landesmittel aller Ausländerinnen liegen (das ohnehin schon niedriger ist als dasjenige der Schweizerinnen). Es scheint, dass bei der Volkszählung Ausländer mitgezählt werden, deren Todesfälle der Todesursachenstatistik teilweise entgehen (z.B. wegen Rückwanderung).

Auch bei den *älteren* Schweizerbürgern ergeben sich für die Region Genève Unstimmigkeiten: Bei den 65–69jährigen bewegten sich die Sterberaten um 1990 im Landesmittel, bei den 70–74jährigen leicht darunter; bei den höheren Altersklassen liegen sie bei Mann und Frau unvermittelt 10–15% unterm Landesmittel. Noch extremer fällt dieser Abfall in der Stadt Genf aus, wo für die Frauen der höheren Altersklassen um 22–30% unterm Landesmittel liegende Sterberaten resultieren.

Viel seltener als im Landesmittel vermerkt werden Herztode.

Die Frauensuizide sind wie in Lausanne konsistent gehäuft.

Bei Mann und Frau sind alkoholassoziierte Tode seit Beginn der Beobachtungsreihe (1969) konsistent überhäufig, mit Raten, die 50–100% überm Landesmittel liegen, am ausgeprägtesten der Mund-Pharynx- und der Leberkrebs, gefolgt vom Kehlkopfkrebs und der Zirrhose; der Speiseröhrenkrebs ist erst seit 1985/88 bei den Männern häufiger als im Landesmittel. Rätselhaft sind die um 1990 plötzlich im Landesmittel liegenden Zirrhoseraten der Männer.

Die Gesamtkrebssterblichkeit der Männer war um

1970 und um 1980 deutlich erhöht, um 1990 lag sie plötzlich im Landesmittel.

Die Risikokennzeichnungen für die einzelnen Krebslokalisationen fallen bei den Frauen wegen des PMR-Fehlers überhöht aus (vgl. Kap. A2.6). Dennoch können Darmkrebs (bis 1979/82 auch bei den Männern) und Brustkrebs als überhäufig bezeichnet werden; aussergewöhnlich sind die 19 weiblichen Pleurakrebstode im Zeitraum 1973–92.

Bei Mann und Frau gehäuft ist der Lungenkrebs, angedeutet auch der Pankreaskrebs, die malignen Lymphome und die Leukämien. Nur beim Mann gehäuft ist der Harnblasenkrebs.

Generell zeigt die Region Genève ein sehr ähnliches Todesursachenprofil wie die Region Lausanne; Ausnahmen sind der nur in Genève gehäufte Brustkrebs und die ausgeprägte, andauernde Konzentration von Speiseröhrenkrebs in Lausanne. Der Grossstadttypus zeigt sich in Clusteranalysen der regionalen Krebs-Todesursachenprofile: Genève bildet zusammen mit Lausanne, Basel-Stadt/Unterem Baselbiet und Zürich eine eigene Gruppe.

Jura

65'000 Einwohner (1980). Zwischen 1970 und 1990 Rückgang um 2%.

Probleme:

♂ Gesamtmortalität; Häufung der alkoholassoziierten Tode; Gesamtkrebssterblichkeit; Magenkrebs.

! Validität der Totenschein-Ausfüllung fraglich.

In der Todesursachenstatistik fehlt bei 48% der Männertode 1979–86 die Berufsangabe (noch höher ist dieser Anteil nur im benachbarten Jura Bernois und in Bellinzona); überhäufig vermerkt werden einzig Uhrmacher (8% der Männertode).

Starkes katholisches Übergewicht. Niedriges mittleres Heiratsalter der Frauen bei der ersten Ehe. Seit 1978 eigener Kanton, vorher zu Bern gehörig. In Abstimmungen überrascht der Jura meist durch besonders viele ‹Ja›- oder ‹Nein›-Stimmen, häufig im Gegensatz zu anderen ähnlich ländlichen Regionen.

Bei Mann und Frau wird die ICD-Rubrik 794 («Altersschwäche») überhäufig verwendet, zusammen mit den vielen fehlenden Berufsangaben ein Indiz für beschränkte Validität der Totenschein-Ausfüllung in dieser Region.

Gesamtmortalität um 1980 überm Landesmittel, bei den Männern auch um 1970 und 1990. Um 1980 nicht nur besonders ungünstige Gesamtmortalität von Mann und Frau, sondern auch einige krass vom Umland abweichende hohe SMRs: Prostatakrebs, bei den Frauen Zirrhose und «übrige Herzkrankheiten».

Die Gesamtkrebssterblichkeit der Frauen liegt etwas unterm Landesmittel, diejenige der Männer ausser um 1970 deutlich darüber.

Ausser um 1980 ist der männliche Magenkrebs gehäuft, wie in der Nachbarregion Laufental. Von 1969–88 war der Prostatakrebs überhäufig, wie im benachbarten Jura Bernois, wo die Häufung bis 1981/84 anhielt.

Bei den Männern sind alkoholassoziierte Tode überhäufig, besonders die Zirrhose (1990 allerdings unterm Landesmittel) und seit 1981/84 der Mund-Pharynx-Krebs; langfristig sind auch Kehlkopf- und Speiseröhrenkrebs gehäuft. Bei den Frauen ist langfristig einzig der Speiseröhrenkrebs etwas häufiger als im Landesmittel.

D2. Überblick aus präventiver Sicht

Nach der geographischen Detaillierung, die für jede Region die in der Todesursachenstatistik enthaltene Information über ihre Gesundheitsprobleme aufbereitet hat, scheint es im Sinn einer Synthese angezeigt, nach Regionen mit ähnlicher Konstellation und somit ähnlichen Ansatzmöglichkeiten für die Prävention zu suchen. Es ist klar, dass damit nur der Teil der Gesundheitsprobleme erfasst ist, der aus der Mortalität, genauer gesagt aus ihren regionalen Unterschieden abgeleitet werden kann. Doch die Todesursachenstatistik bleibt über weite Bereiche die einzige Quelle für kleinräumige, über das ganze Land vergleichbare Informationen über den Gesundheitszustand der Bevölkerung. Daher ist es von Interesse, benachbarte Gebiete mit ähnlichen Gesundheitsproblemen herauszustellen: von dieser Grundlage aus kann man eine überregionale Zusammenarbeit in der Prävention anzielen, die den regionalen Gegebenheiten besser Rechnung trägt.

In diesem Sinne wird hier versucht, Regionen mit ähnlicher Konstellation zusammenzustellen. Ausschlaggebend ist einerseits das Ausmass der Gesamtmortalität (vgl. Tab. B0.s), andererseits das überregionale (d.h. vor allem benachbarte und nicht nur isolierte Regionen betreffende) Hervortreten von Todesursachen(gruppen), bei denen die Kenntnis von Ursachen gezielte Präventionsbemühungen möglich erscheinen lässt. Dafür war eine vereinfachende Typologie zu entwickeln, die sich sowohl auf die männlichen als auch die weiblichen Sterblichkeitsdaten anwenden lässt (Tab. D2.a, Abb. D2.a und D2.b). Der Vergleich zum Landesmittel kann angesichts der generell höheren Mortalität der Männer sinnvollerweise nur getrennt für Mann und Frau vorgenommen werden.

Für die hier vorgestellte Typologie ist massgebend, ob es Anzeichen für eine langfristig oder mindestens um 1990 erhöhte Gesamtmortalität bzw. Überhäufigkeit von Todesursachengruppen gibt. Damit möglichst viele Regionen typisiert werden konnten, wurden die Anforderungen für ‹Überhäufigkeit› niedrig angesetzt; das Ausmass der Erhöhungen wird nicht berücksichtigt.

Jede Region konnte nur einem Typ zugeordnet werden; das Vorhandensein weiterer Probleme ist damit nicht ausgeschlossen (hierüber wie über das Ge-

Tab. D2.a: Präventiv orientierte Typologie der Regionen

	Gesamt-mortalität	alkohol-assoz. Tode	Herztode i.w.S.	zerebrovas-kuläre Tode	Anzahl Regionen bei Männern	Frauen
Typ a	+	+	+	.	7	3
Typ b	–	+	+	.	2	1
Typ c	+	+	–	.	13	3
Typ d	–	+	–	.	17	10
Typ e	+	–	+	.	8	17
Typ f	–	–	+	.	9	14
Typ g	–	–	–	+	15	11
Typ h	+	–	–	–	7	12

+: ‹gehäuft›, –: ‹nicht gehäuft›

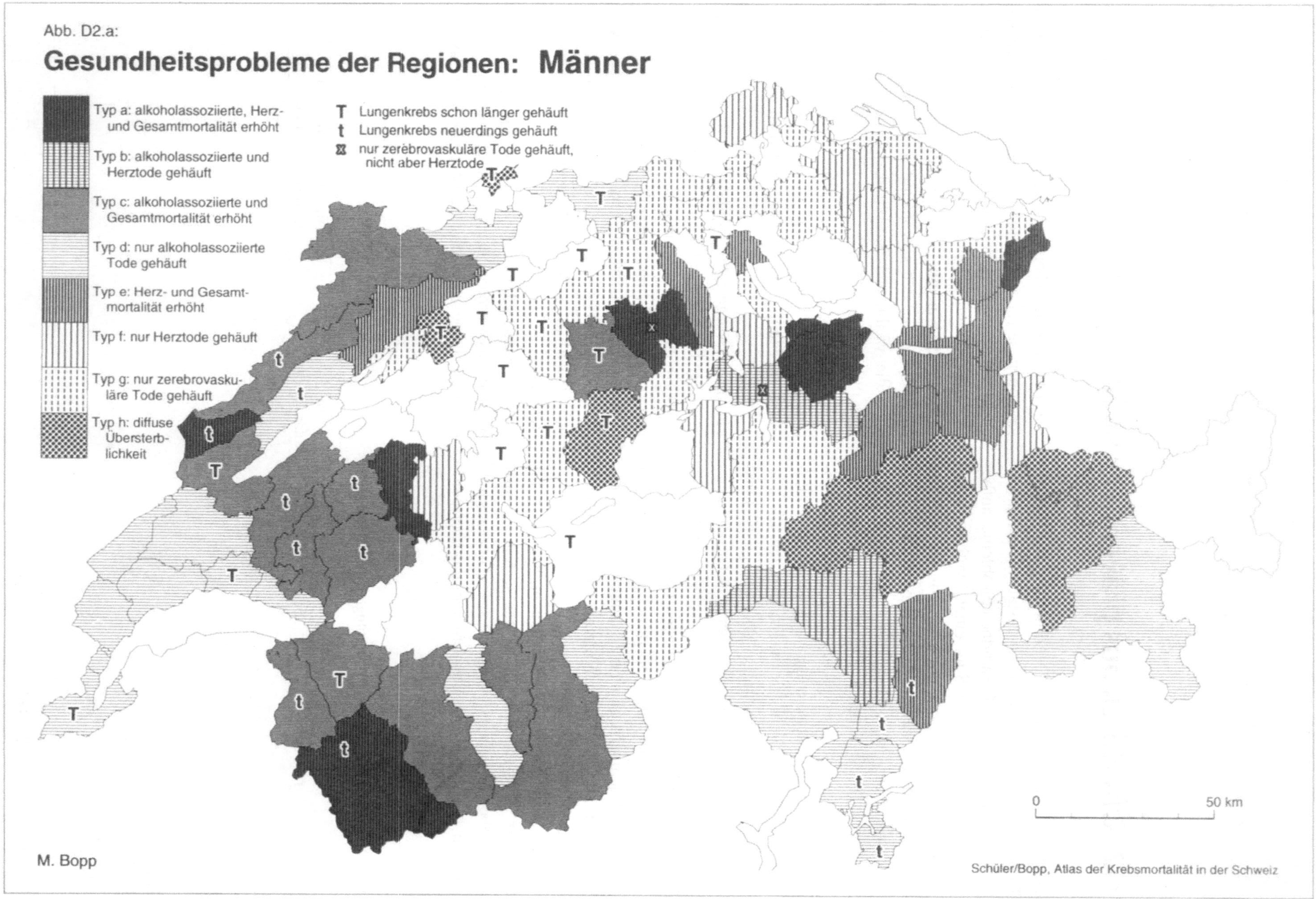

Abb. D2.a:
Gesundheitsprobleme der Regionen: Männer
Typ a: alkoholassoziierte, Herz- und Gesamtmortalität erhöht
Typ b: alkoholassoziierte und Herztode gehäuft
Typ c: alkoholassoziierte und Gesamtmortalität erhöht
Typ d: nur alkoholassoziierte Tode gehäuft
Typ e: Herz- und Gesamtmortalität erhöht
Typ f: nur Herztode gehäuft
Typ g: nur zerebrovaskuläre Tode gehäuft
Typ h: diffuse Übersterblichkeit
T Lungenkrebs schon länger gehäuft
t Lungenkrebs neuerdings gehäuft
nur zerebrovaskuläre Tode gehäuft, nicht aber Herztode
M. Bopp
0   50 km
Schüler/Bopp, Atlas der Krebsmortalität in der Schweiz

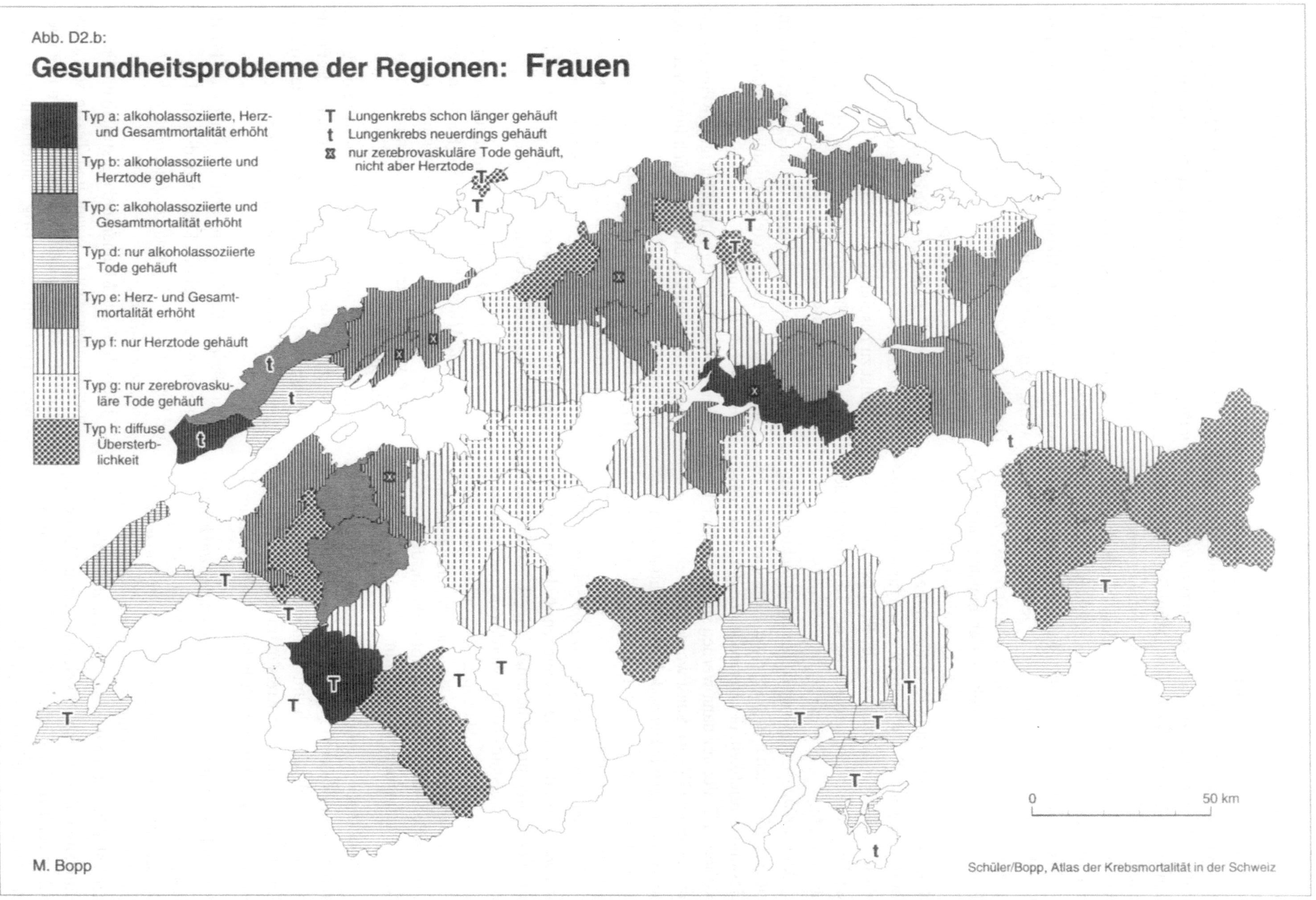

Abb. D2.b:

Gesundheitsprobleme der Regionen: Frauen

Typ a: alkoholassoziierte, Herz- und Gesamtmortalität erhöht
Typ b: alkoholassoziierte und Herztode gehäuft
Typ c: alkoholassoziierte und Gesamtmortalität erhöht
Typ d: nur alkoholassoziierte Tode gehäuft
Typ e: Herz- und Gesamtmortalität erhöht
Typ f: nur Herztode gehäuft
Typ g: nur zerebrovaskuläre Tode gehäuft
Typ h: diffuse Übersterblichkeit

T   Lungenkrebs schon länger gehäuft
t   Lungenkrebs neuerdings gehäuft
x   nur zerebrovaskuläre Tode gehäuft, nicht aber Herztode

M. Bopp

Schüler/Bopp, Atlas der Krebsmortalität in der Schweiz

wicht der Probleme gibt die Besprechung der jeweiligen Region Auskunft).

Anhand der regionalen Todesursachenspektren wird ersichtlich, dass regionale Übersterblichkeit fast immer mit einem Zuviel bei den *Kreislauftoden* oder den *alkoholassoziierten Toden* (Definition s. Kap. D0) einhergeht. Weil nur selten beide Todesursachengruppen zugleich erhöht sind, empfehlen sie sich als primäre Gruppierungsmerkmale der Regionen.

Wenn hier von erhöhter Kreislaufmortalität in Kombination mit erhöhter Gesamtsterblichkeit und/oder einer Überhäufigkeit der alkoholassoziierten Tode die Rede ist, handelt es sich meistens um eine Überhäufigkeit der Herztode im weiteren Sinne (vgl. Kap. B1.1). Dabei ist in Kauf zu nehmen, dass Kreislaufdiagnosen z.T. als Sammelbecken für wenig abgeklärte Todesfälle dienen, was die Risikospezifität dieser Diagnosencharakterisierung der Regionen leider abschwächt.

Die *zerebrovaskulären Tode* sind in mehreren Regionen allein gehäuft, also ohne Akzentuierung der Gesamtsterblichkeit, der Herztode und der alkoholassoziierten Tode; nur dann werden sie als eigener Typ ausgewiesen (Typ g). Sonst werden sie bei der Regionentypisierung wie Herztode berücksichtigt, zumal sie in den Kombinationstypen zumeist mit den Herztoden gehäuft sind (Typen a,b,e).

Regionen mit gleichsam ‹unspezifischer Übersterblichkeit›, d.h. ohne Anzeichen für besondere Alkoholbelastung und ohne langfristige Überhäufigkeit von Herz-Kreislauf-Toden, werden in einem eigenen Typ zusammengefasst (Typ h). Bevor hier präventive Hinweise möglich sind, wäre eine Abklärung der ‹unspezifischen› Übermortalität nötig, die die deskriptive Analyse nicht mehr leisten kann.

Ohne Typenzuordnung blieben bei den Männern 28 und bei den Frauen 35 der 106 Regionen. Per definitionem handelt es sich um Regionen ohne erhöhte Gesamtmortalität oder Kreislaufmortalität und ohne Anzeichen überdurchschnittlicher Alkoholbelastung.

Der Leser wird fragen: wo bleiben da *Rauchen* und Lungenkrebs? Wegen häufiger Überschneidungen mit den alkoholassoziierten Toden wird der Lungenkrebs nicht für die Typisierung verwendet. Um dem Gewicht der Tabakbelastung dennoch gerecht zu werden, wird Lungenkrebsübersterblichkeit als separate Dimension neben der Typologie mitgeführt, indem alle Regionen mit Anzeichen für Lungenkrebsbelastung auf den Karten mit einem Tabak-T gekennzeichnet werden, darunter etliche Regionen ohne Typenzuordnung (7 bei den Männern, 8 bei den Frauen).

Überhäufigkeit von Toden durch *Motorfahrzeugunfall* oder *Suizid* betrifft vergleichsweise wenige Regionen, die zudem bereits einem Typ zugeordnet werden konnten, weshalb diese Todesursachen nicht für die Typisierung verwendet wurden. Es handelt sich zudem um ‹eigenständige› Todesursachen, deren Risikoprofil, von der Alkoholkomponente abgesehen, wenig mit dem der in diesem Atlas besprochenen chronischen Krankheiten gemeinsam hat.

Nun zu den einzelnen Typen.

 a) Kumulierte *Belastung durch alkoholassoziierte Todesursachen und Herz-Kreislauftode,* führt meist zu besonders *hoher Gesamtmortalität:*
Männer im St.Galler Rheintal, in March, Einsiedeln, Sursee/Seetal[1], Sense, Martigny und Val-de-Travers; Frauen in Aigle, Val-de-Travers und Innerschwyz[1] ([1]nur zerebrovaskuläre, nicht aber Herz-Tode gehäuft).
Val-de-Travers, Aigle und Martigny (Männer) zeigen sich besonders um 1990 auch lungenkrebsbelastet.

 b) Kombinierte Erhöhung von Herz-Kreislauf-Sterblichkeit und alkoholassoziierter Mortalität *ohne* Erhöhung der Gesamtmortalität sieht man nur vereinzelt, bei den Männern in Innerschwyz[1] und Tre Valli, bei den Frauen in La Vallée.

 c) *Gleichzeitig* Anzeichen für *erhöhte Gesamtmortalität und Alkoholbelastung* ohne Hervortreten der Herz-Kreislauf-Tode kommt fast nur bei den Männern vor, in einem grossen zusammenhängenden Gebiet:
Grossteil der Kantone Wallis und Freiburg, mit Fortsetzung über Yverdon und La Chaux-de-Fonds in den Kanton Jura. Neuerdings zeigen viele dieser Regionen auch Anzeichen für Lungenkrebshäufung.
La Sarine, La Gruyère und La Chaux-de-Fonds gehören auch bei den Frauen zu diesem Typ.

 d) Anzeichen für *Alkoholbelastung ohne erhöhte Gesamtmortalität:*
Typisch für die Männer und meist auch die Frauen der Kantone Genf, Waadt und Tessin sowie die Regionen Oberengadin und Neuchâtel, nur bei den Männern auch Sierre, Brig, Laufental und Fricktal.

In den städtisch geprägten Regionen dieser Gruppe ist auch die Lungenkrebsmortalität hoch.

Bei c) handelt es sich eher um ärmere, bei d) eher um wohlhabende Gebiete, ein Unterschied, der wohl mit der Bedeutung von Armut und Reichtum für die Gesamtmortalität in Beziehung steht (vgl. Kap. B0).

e) Anzeichen von *erhöhter Gesamtmortalität und Häufung der Herztode:*
Bei Mann und Frau massiv in Sarganserland, Werdenberg, Innerrhoden, Rheintal (Frauen) und Glarner Hinterland (Männer). Nur bei den Frauen ergeben sich weitere zusammenhängende Zonen (Grenchen[1], Biel/Seeland, Jura Bernois (hier auch Männer); Brugg/Zurzach, Aarau[1], Sursee/Seetal).
Ausser der Mesolcina (Männer) tendiert keine Region dieser Gruppe zu erhöhter Lungenkrebsmortalität.

f) *Häufung der Herztode ohne erhöhte Gesamtmortalität:*
Nur bei den Männern ergibt sich hier ein grösseres zusammenhängendes Gebiet in der Ostschweiz. Bei den Frauen betrifft dieser Typ vorwiegend periphere Regionen, wo die Kreislaufdiagnosen auf Unspezifität verdächtig sind.
Typischerweise ist – ausser bei den Frauen der Mesolcina – der Lungenkrebs in keiner dieser Regionen gehäuft.

g) *Häufung der zerebrovaskulären Tode allein* ohne Häufung der Herztode und ohne erhöhte Gesamtmortalität: dieser Typ kommt nur in der Deutschschweiz vor, oft beide Geschlechter einbeziehend (Luzern, Uri, Ausserrhoden, einige Berner und Zürcher Regionen).
Ausser bei den Männern von Aarau, Oberaargau und Oberem Emmental fehlt in dieser Gruppe erhöhte Lungenkrebsmortalität.

Es ist nicht auszuschliessen, dass Typen f und g zumindest teilweise Artefakte sind, wegen Unspezifität der Kreislaufdiagnosen (vgl. Kap. B1.2, B5). Typischerweise fehlen in den meisten dieser Regionen Erhöhungen anderer Komponenten vorzeitiger Sterblichkeit (Lungenkrebs, alkoholassoziierte Krankheiten, Suizid, Motorfahrzeugunfälle).

h) *Diffuse Übersterblichkeit* ohne besonderes Hervortreten von alkoholassoziierten oder Herz-Kreislauf-Toden. Dieser Typ ist uneinheitlich, umfasst er doch neben peripheren Alpen- und Voralpenregionen auch städtisch geprägte Gebiete. Dies spricht gegen eine gemeinsame Ursachenkonstellation.
Bei den Frauen gehören mehr Regionen zu diesem unspezifischen Typ.
Einige Regionen dieser Gruppe müssen als lungenkrebsbelastet gelten: Basel-Stadt bei Mann und Frau; nur bei den Männern: Grenchen und Entlebuch; nur bei den Frauen: Zürich.

Die Sonderstellung der *Grossstädte* (in Kap. D1 als ‹Grossstadttypus› umschrieben) erweist sich aus der Perspektive dieser Typologie, die eine Präventionsstrategie von den Regionen her anbahnen möchte, nicht als einheitlich. Vom Todesursachenspektrum der Frauen her gleichen sich die vier Grossstadtregionen Genève, Lausanne, Basel-Stadt und Zürich (nicht aber Bern!): Tendenz zur Häufung beim Lungenkrebs und anderen als ‹zentral-städtisch› bezeichneten Malignomen sowie beim Suizid und den alkoholassoziierten Toden. Doch bereits bei der Gesamtsterblichkeit endet die Parallele: Genève und Lausanne haben SMRs unter 100. Bei den Männern fehlt vollends jede Übereinstimmung, so dass man unter dem hier verwendeten Ansatz von einem Grossstadttyp nicht reden kann.

Wagen wir nun eine grobe geographische Generalisierung:
- Bei den Männern gibt es zwischen Berner Alpen, Basel und dem Bodensee wenig Regionen mit Anzeichen von Übersterblichkeit. Im Kontrast zu den Grossstädten Zürich und Basel selbst zeigt ihr Umland bei Mann und Frau wenig Konturen bei den Todesursachen; es ergaben sich damit kaum geographische Ansätze für eine gezielte Prävention; auch die Region Bern und der Raum St.Gallen/Rorschach/Oberthurgau bieten bei Mann und Frau anhand der Todesursachenstatistik wenig konkrete Hinweise zu spezifischen Präventionsbemühungen.
- *Alkoholbelastung* trifft vor allem die lateinische Schweiz (Romandie und Svizzera italiana).
- *Kreislaufbelastung* hat ihr Schwergewicht im Nordosten des Landes und betrifft bei den Frauen zusätzlich auch die Voralpen und Bereiche im Aargau und im Raum Biel.
- *Kombinierte* Überbelastung durch *Kreislauf-* und *alkohol*assoziierte Tode trifft zwar nur wenige Regionen, diese aber meist mit akzentuierter Übersterblichkeit (vgl. oben unter Typ a).
- *Tabakbelastung* betrifft bei den Männern traditio-

nell Basel, Genf und Lausanne sowie das zentrale Schweizer Mittelland vom Fricktal bis ins Berner Oberland hinein, und in den letzten Jahren zunehmend Romandie und Svizzera italiana. Neuerdings werden auch die Frauen der grossen Agglomerationen und der lateinischen Schweiz einbezogen.

■ *Kombinierte* Überbelastung durch *tabak-* und *alkohol*assoziierte Tode war früher nur für wenige Regionen kennzeichnend; heute jedoch findet man Lungenkrebsbelastung in vielen traditionell alkoholbelasteten Gebieten der Romandie und der Svizzera italiana, auch bei den Frauen; einige dieser Gebiete hatten schon vor der Lungenkrebsüberhäufigkeit eine hohe Gesamtmortalität.

Vor DEINEM Antlitz darf ich mich ergehen
in den Ländern des Lebens

Psalm 116
übertragen von M. Buber

Dieser Anhang enthält zweierlei Tabellen:
- detaillierte Tabellen für die Periode 1979–82 («Grundtabellen»; vgl. Kap. A2.4)
- als Vergleich dazu die wichtigsten Angaben für die Perioden 1969–72 und 1989–92 («Veränderungstabellen»; vgl. Kap. A2.5).

This annex contains two types of tables:
- comprehensive tables for the 1979–82 period («base tables»)
- tables with selected figures for the 1969–72 and the 1989–92 periods («tables of changes»)

Grundtabelle 1979–82

N	Anzahl Todesfälle (vier Jahre)
% ON TOTAL	Anteil am Total der Todesfälle (%)
% ON NEOP	Anteil am Total der Tumortode (%)
MED AGE	medianes Todesalter
CRUDE RATE	Todesfälle pro 100'000 Einwohner und Jahr

Altersstandardisierte Raten (pro 100'000 Einwohner und Jahr)

EUROP.	standardisiert auf die «europäische» Standard-Altersstruktur
WORLD	standardisiert auf die «Welt»-Standard-Standard-Altersstruktur
TRUNC	standardisiert auf die «Rumpf»-Standard-Altersstruktur

Altersspezifische Raten (pro 100'000 Einwohner und Jahr)

0–14	Rate für die unter 15jährigen
15–44	Rate für die 15–44jährigen
45–54	Rate für die 45–54jährigen
55–64	Rate für die 55–64jährigen
65–74	Rate für die 65–74jährigen

Kumulative Raten (in Klammern: Standardfehler)

0–64	kumulative Rate vor Alter 65
0–74	kumulative Rate vor Alter 75
35–64	kumulative Rate im Alter 35–64
65–84	kumulative Rate im Alter 65–84

SMR	standardisierter Mortalitätsquotient
S.E.	Standardfehler der SMR
RANK	Rang der SMR

Base table 1979–82

N	number of deaths (four years)
% ON TOTAL	percent of all deaths
% ON TOTAL	percent of all cancer deaths
MED AGE	median age
CRUDE RATE	number of deaths per 100'000 inhabitants and year

Standardized Rates (per 100'000 inhabitants and year)

EUROP.	standardized using the «European» standard population
WORLD	standardized using the «world» standard population
TRUNC	standardized using the «truncated» world standard population

Age-Specific Rates (per 100'000 inhabitants and year)

0–14	rate for the age group 0–14
15–44	rate for the age group 15–44
45–54	rate for the age group 45–54
55–64	rate for the age group 55–64
65–74	rate for the age group 65–74

Cumulative Rates (standard errors)

0–64	cumulative rate before age 65
0–74	cumulative rate before age 75
35–64	cumulative rate: age group 35–64
65–84	cumulative rate: age group 65–84

SMR	standardized mortality ratio
S.E.	standard error of the SMR
RANK	rank of the SMR

Veränderungstabelle 1970/1980, 1980/1990

Angaben für 1969–72 bzw. für 1989–92

SMR	standardisierter Mortalitätsquotient
RANK	Rang der SMR (in Klammer Rang 1979–82)
N	Anzahl Todesfälle (vier Jahre)

EUROP. / WORLD / TRUNC: altersstandardisierte Raten (vgl. oben)

Quotient 80/70 bzw. Quotient 90/80

N	Anzahl Todesfälle (vier Jahre)
WORLD	auf die «Welt»-Standard-Altersstruktur standardisierte Rate
35–64	kumulative Rate im Alter 35–64
65–84	kumulative Rate im Alter 65–84

Table of changes 1970/1980, 1980/1990

data for 1969–72 / data for 1989–92

SMR	standardized mortality ratio
RANK	rank of SMR (in brackets: rank in 1979–82)
N	number of deaths (four years)

EUROP. / WORLD / TRUNC: age-standardized rates (see above)

ratio 80/70 / ratio 90/80

N	number of deaths (four years)
WORLD	standardized rate using the «world» standard population
35–64	cumulative rate: age group 35–64
65–84	cumulative rate: age group 65–84

Abfolge der Grundtabellen bzw. Veränderungstabellen (bei den Organ-Tumoren ist nur die Lokalisation genannt)

Todesursache(ngruppe)	Code nach ICD-8	cause(s) of death	Atlaskapitel
Alle Todesursachen (Gesamtmortalität)	0-999	all causes of death	B0
Herz-Kreislauf-Krankheiten	390-458	cardiovascular diseases	B1
Herzkrankheiten (total)	400-429	heart disease	B1.1
Ischämische Herzkrankheiten	410-414	ischaemic heart diseases	B1.2
Übrige Herzkrankheiten	420-429	other heart diseases	B1.2
Zerebrovaskuläre Krankheiten	430-438	cerebrovascular diseases	B1.3
Leberzirrhose	571	liver cirrhosis	B2
Chronische Bronchitis, Emphysem, Asthma	490-493	chronic obstructive lung disease	B3
Suizid	950-959	suicide	B4
Ungenau vermerkte Todesursachen	780-799	symptoms, signs and ill-defined causes	B5
'Restgruppe'	0-137,240-389,460-796	'remainder'	vgl. B0
Unfälle, Gewalteinwirkungen	800-999	injury and poisoning	vgl. B0
Alle Tumoren (Gesamtkrebssterblichkeit)	140-239	all neoplasms	C0
Alle Malignome	140-209	all malignant neoplasms	–
Mund und Pharynx	140-149	mouth and pharynx	C1
Speiseröhre	150	oesophagus	C2
Magen	151	stomach	C3
Darm (Kolon und Rektum; inkl. Dünndarm)	152-154	colon, rectum, small intestine	C4
Leber	155	liver	C5
Gallenblase und Gallenwege	156	gallbladder and bile ducts	C6
Pankreas	157	pancreas	C7
Kehlkopf	161	larynx	C8
Lunge, Bronchien, Trachea	162	trachea, bronchus and lung	C9
Pleura (v.a. Mesotheliome)	163.0	pleura (chiefly mesothelioma)	C10
Melanom der Haut	172	melanoma of skin	C11
Mamma	174	breast	C12
Uterus (Korpus und Zervix)	180-182	uterus (corpus and cervix)	C13
Ovar und Adnexe	183	ovary and adnexa	C14
Prostata	185	prostate	C15
Hoden	186	testis	C16
Harnblase	188	urinary bladder	C17
Niere, restliche Harnwege (Nierenbecken,Ureter,Urethra)	189	kidney, other urinary sites	C18
Zentralnervensystem	191/2	central nervous system	C19
Schilddrüse	193	thyroid	C20
Maligne Lymphome (Hodgkin- und Non-Hodgkin)	200-202	lymphoma (Hodgkin's, NHL)	C21
Multiples Myelom	203	multiple myeloma	C22
Leukämien	204-207	leukemias	C23
Neubildungen unbekannten Sitzes	195-199,228,239.9	ill-defined neoplasms	C24

Males	N	MED AGE	CRUDE RATE	STANDARDIZED RATES			AGE-SPECIFIC RATES					CUMULATIVE RATES (STANDARD ERRORS)								SMR	S.E.	RANK	Männer
				EUROP.	WORLD	TRUNC	0-14	15-44	45-54	55-64	65-74	0-64		0-74		35-64		65-84					
Zürich	20318	73.4	930.0	1018.4	661.4	583.7	78.1	140.5	463.6	1321.4	3623.0	23.83	(.32)	60.60	(.58)	20.12	(.30)	133.14	(1.29)	96.9	.7	21	Zürich
Bern	18711	73.6	1050.6	1012.1	665.9	615.0	92.9	133.6	520.3	1394.6	3613.9	25.04	(.36)	61.86	(.61)	21.14	(.33)	129.77	(1.29)	96.5	.7	23	Bern
Luzern	5708	72.7	972.8	1097.5	720.3	634.4	100.3	148.7	534.4	1418.3	3986.8	26.13	(.66)	67.01	(1.18)	21.79	(.62)	139.51	(2.53)	104.6	1.4	8	Luzern
Uri	600	73.2	867.4	972.3	645.2	496.0	143.9	162.8	380.2	1072.7	3043.1	22.25	(1.71)	53.68	(3.02)	16.82	(1.56)	123.42	(7.00)	91.7	3.7	25	Uri
Schwyz	1791	72.1	906.6	1133.4	738.3	690.9	98.1	144.9	570.8	1540.0	3935.6	27.56	(1.20)	67.63	(2.14)	23.69	(1.15)	145.30	(4.72)	107.7	2.5	4	Schwyz
Obwalden	509	72.3	959.9	1088.8	722.4	722.6	123.0	184.1	583.3	1494.4	3108.2	29.15	(2.36)	60.99	(3.56)	24.31	(2.23)	139.13	(8.79)	101.0	4.5	14	Obwalden
Nidwalden	451	70.6	767.5	1006.1	670.3	596.9	102.1	192.7	424.0	1328.7	3163.9	25.49	(2.09)	58.94	(3.67)	20.27	(1.95)	131.52	(9.37)	97.2	4.6	20	Nidwalden
Glarus	958	74.6	1312.6	1186.1	786.3	713.9	115.3	197.0	665.0	1433.0	4081.0	29.28	(1.88)	71.03	(3.18)	24.13	(1.74)	158.48	(6.69)	113.6	3.7	1	Glarus
Zug	1026	71.2	680.5	1015.3	656.9	579.1	57.1	136.3	460.5	1362.7	3413.5	23.78	(1.33)	58.63	(2.44)	20.04	(1.27)	126.91	(5.84)	94.2	2.9	24	Zug
Fribourg	3792	71.9	1018.2	1142.7	762.4	742.8	130.1	179.3	665.9	1571.5	3684.9	30.51	(.89)	68.11	(1.47)	25.23	(.83)	134.85	(3.14)	107.2	1.7	5	Fribourg
Solothurn	4230	73.1	980.3	1033.2	677.5	602.8	89.5	148.8	463.8	1349.1	3704.7	24.67	(.72)	62.73	(1.31)	20.68	(.68)	138.25	(2.95)	99.0	1.5	18	Solothurn
Basel-Stadt	4813	73.7	1263.3	1064.4	701.4	680.3	92.1	160.7	527.7	1534.4	3667.6	27.53	(.78)	64.76	(1.27)	23.40	(.72)	134.07	(2.59)	101.5	1.5	13	Basel-Stadt
Basel-Land	3193	72.0	730.3	960.8	620.1	522.9	72.8	119.8	435.0	1176.9	3248.6	21.50	(.69)	54.92	(1.34)	18.03	(.65)	127.94	(3.25)	90.3	1.6	26	Basel-Land
Schaffhausen	1471	73.7	1083.9	1073.5	697.8	630.0	90.1	128.1	554.8	1378.8	3830.6	25.12	(1.28)	64.14	(2.27)	21.57	(1.20)	135.11	(4.85)	101.7	2.7	12	Schaffhausen
Ausserrhoden	1215	75.3	1299.8	1025.2	677.0	667.1	104.9	136.8	561.7	1522.3	3483.0	27.04	(1.65)	62.75	(2.58)	22.99	(1.55)	126.10	(4.79)	96.7	2.8	22	Ausserrhoden
Innerrhoden	313	74.2	1195.9	1156.2	769.3	737.3	94.3	188.8	574.7	1847.1	3584.7	31.44	(3.45)	67.51	(5.32)	25.75	(3.24)	129.67	(9.75)	106.2	6.0	6	Innerrhoden
St. Gallen	7622	73.1	984.6	1071.4	699.8	652.4	84.8	136.8	577.5	1443.5	3831.2	26.12	(.58)	65.51	(1.01)	22.34	(.55)	137.60	(2.19)	102.0	1.2	10	St. Gallen
Graubünden	3350	72.8	1019.2	1071.4	709.2	665.2	89.1	173.9	519.6	1509.9	3702.6	27.43	(.89)	65.59	(1.54)	22.82	(.84)	130.94	(3.16)	101.9	1.8	11	Graubünden
Aargau	7792	72.8	855.7	1064.2	690.4	589.9	91.2	143.6	452.5	1374.4	3670.0	24.56	(.52)	62.48	(.97)	20.43	(.49)	139.45	(2.23)	100.9	1.1	15	Aargau
Thurgau	3777	73.7	1032.7	1072.1	702.0	606.9	104.0	162.9	510.0	1284.6	3684.0	24.97	(.80)	62.81	(1.40)	20.58	(.74)	139.39	(3.12)	102.0	1.7	9	Thurgau
Ticino	5176	72.3	1029.9	1063.1	703.1	672.0	93.5	144.0	489.4	1599.7	3736.4	27.61	(.72)	65.97	(1.20)	23.44	(.67)	130.54	(2.56)	100.8	1.4	16	Ticino
Vaud	10780	72.9	1059.1	1041.2	691.1	693.8	98.8	150.4	551.7	1572.8	3670.3	27.97	(.50)	65.29	(.84)	23.90	(.47)	126.19	(1.70)	98.6	.9	19	Vaud
Valais	4076	69.6	939.5	1154.5	779.4	816.7	118.9	203.6	720.1	1776.3	3689.8	33.72	(.86)	71.52	(1.46)	27.91	(.81)	138.78	(3.29)	111.3	1.7	3	Valais
Neuchâtel	3433	72.8	1127.5	1103.9	728.5	717.5	88.0	150.1	607.2	1618.7	4061.2	28.66	(.90)	69.87	(1.60)	24.68	(.84)	140.68	(3.36)	105.6	1.8	7	Neuchâtel
Geneva	6336	72.8	957.9	1050.7	695.9	650.4	94.3	165.2	517.1	1444.9	3724.7	26.85	(.62)	64.57	(1.12)	22.38	(.58)	131.36	(2.33)	100.0	1.3	17	Genève
Jura	1499	72.3	1173.0	1188.8	798.5	785.6	105.2	189.7	655.3	1798.1	4307.9	32.57	(1.53)	76.76	(2.60)	27.10	(1.43)	145.41	(5.26)	112.9	2.9	2	Jura
Zürich (city)	9126	74.0	1326.1	1077.9	706.9	679.5	80.8	166.2	558.9	1488.2	3896.1	27.16	(.58)	66.18	(.94)	23.20	(.53)	138.25	(1.93)	103.1	1.1	1	Zürich (Stadt)
Basel (city)	4403	73.7	1293.8	1080.8	716.0	711.3	104.4	165.0	569.4	1572.7	3683.6	28.71	(.85)	66.09	(1.35)	24.39	(.78)	135.01	(2.72)	102.9	1.6	2	Basel (Stadt)
Geneva (city)	3389	73.3	1174.3	1050.4	698.5	681.7	89.0	176.6	577.2	1458.5	3874.3	27.58	(.90)	66.70	(1.56)	23.27	(.83)	129.22	(3.06)	100.1	1.7	4	Genève (ville)
Bern (city)	3180	73.8	1205.3	984.5	652.0	608.1	110.3	140.5	483.5	1396.2	3535.7	24.97	(.89)	60.88	(1.46)	20.89	(.81)	121.95	(2.94)	93.5	1.7	9	Bern (Stadt)
Lausanne	2684	72.6	1157.0	1051.9	710.5	726.6	117.3	153.8	552.8	1649.4	4067.2	29.35	(1.07)	70.30	(1.78)	25.03	(.99)	127.01	(3.40)	99.5	1.9	5	Lausanne
Winterthur	1755	74.5	1040.1	1010.5	645.3	539.2	50.1	109.0	427.2	1264.3	3812.8	21.50	(1.08)	60.49	(2.02)	18.72	(1.02)	139.88	(4.41)	97.1	2.3	7	Winterthur
St. Gallen (city)	1469	72.8	1036.3	1019.3	679.0	658.8	122.6	117.8	624.4	1391.7	3763.4	26.20	(1.31)	64.49	(2.23)	22.28	(1.22)	122.13	(4.52)	95.7	2.5	8	St. Gallen (Stadt)
Luzern (city)	1528	73.9	1335.2	1067.4	707.4	667.5	74.7	183.3	541.3	1471.9	3773.9	27.35	(1.42)	65.42	(2.28)	22.71	(1.29)	132.08	(4.55)	101.8	2.6	3	Luzern (Stadt)
Biel/Bienne	1155	73.1	1128.0	1027.0	690.3	655.8	105.0	172.5	509.5	1476.7	3743.6	27.23	(1.50)	64.98	(2.55)	22.45	(1.36)	129.81	(5.19)	98.2	2.9	6	Biel/Bienne
German Switzerland	88253	73.2	966.9	1039.4	680.0	611.4	90.3	143.2	501.5	1376.0	3653.4	25.03	(.16)	62.38	(.29)	21.02	(.15)	134.02	(.62)	99.0	.3		Deutschschweiz
-Northwestern	36959	73.0	957.6	1032.2	676.3	606.7	94.0	139.4	491.4	1377.6	3630.7	24.92	(.25)	62.09	(.44)	20.90	(.23)	133.86	(.96)	98.4	.5		-Nordwestschweiz
-Northeastern	31533	73.2	934.6	1032.9	671.6	595.5	80.6	140.7	485.5	1335.8	3666.9	24.21	(.26)	61.57	(.47)	20.47	(.25)	134.09	(1.05)	98.2	.6		-Nordostschweiz
-Alps/Prealps	19761	73.6	1043.4	1066.0	702.6	652.7	98.1	156.5	557.5	1444.7	3675.3	26.77	(.37)	64.45	(.63)	22.35	(.35)	134.22	(1.30)	101.4	.7		-Alpen/Voralpen
French Switzerland	29128	72.5	1038.6	1080.6	719.2	709.9	101.6	165.9	576.6	1594.4	3778.4	28.96	(.31)	67.40	(.53)	24.41	(.29)	132.60	(1.10)	102.8	.6		Romandie
Italian Switzerland	5559	72.3	1053.1	1075.2	712.3	680.9	93.3	153.8	500.4	1608.7	3782.0	28.07	(.70)	66.93	(1.18)	23.70	(.66)	132.01	(2.50)	102.1	1.4		Svizzera italiana
>100000 inhabitants	22782	73.7	1256.7	1056.9	699.6	681.1	96.5	162.4	553.3	1504.8	3816.3	27.46	(.36)	65.93	(.59)	23.31	(.33)	132.53	(1.18)	100.8	.7	4	>100000 Einwohner
20000-99999 inh.	16524	72.9	999.7	1034.5	680.1	633.7	87.4	142.1	509.2	1437.5	3705.5	25.66	(.38)	63.58	(.66)	21.78	(.35)	130.88	(1.42)	98.5	.8	6	20000-99999 Einwohner
10000-19999 inh.	14308	72.5	852.0	1019.1	664.2	594.3	87.2	129.7	470.6	1359.7	3600.4	24.23	(.37)	61.13	(.69)	20.55	(.35)	130.63	(1.55)	96.4	.8	7	10000-19999 Einwohner
5000-9999 inh.	15119	72.6	876.1	1037.1	677.1	616.9	87.4	138.5	517.5	1368.5	3610.4	25.01	(.38)	61.95	(.68)	21.16	(.36)	134.11	(1.53)	98.7	.8	5	5000-9999 Einwohner
2800-4999 inh.	15355	72.9	927.2	1075.6	702.2	637.9	87.6	149.1	517.0	1453.9	3650.3	26.11	(.39)	63.50	(.70)	21.97	(.37)	138.66	(1.58)	102.1	.8	1	2800-4999 Einwohner
1200-2799 inh.	19120	72.9	942.9	1057.1	696.4	631.5	99.3	148.7	522.6	1427.9	3723.7	26.14	(.36)	64.35	(.63)	21.77	(.33)	136.34	(1.36)	100.9	.7	3	1200-2799 Einwohner
<1200 inhabitants	19732	73.0	1036.1	1071.8	709.1	657.9	101.6	168.8	538.6	1479.6	3640.2	27.36	(.37)	64.70	(.62)	22.60	(.34)	132.72	(1.32)	101.7	.7	2	<1200 Einwohner
Switzerland	122940	73.0	986.7	1050.3	690.3	637.3	92.9	148.7	519.1	1437.2	3687.4	26.06	(.14)	63.73	(.25)	21.92	(.13)	133.60	(.53)	100.0	.	.	Schweiz / Suisse

All causes of death   **Alle Todesursachen**
Tutte le cause di morte   **Toutes les causes de décès**

1979 – 82

Females	N	MED AGE	CRUDE RATE	STANDARDIZED RATES EUROP.	WORLD	TRUNC	AGE-SPECIFIC RATES 0-14	15-44	45-54	55-64	65-74	CUMULATIVE RATES (STANDARD ERRORS) 0-64	0-74	35-64	65-84	SMR	S.E.	RANK	Frauen
Zürich	19968	79.3	865.7	608.7	386.4	305.4	63.9	71.7	272.9	625.0	1815.9	12.37 (.22)	30.55 (.37)	10.29 (.20)	79.99 (.75)	98.8	.7	18	Zürich
Bern	16684	79.2	893.4	606.0	384.1	293.3	66.0	67.5	260.1	620.4	1782.6	12.10 (.24)	30.15 (.40)	9.96 (.22)	79.76 (.82)	98.6	.8	21	Bern
Luzern	4703	78.4	786.6	625.6	396.6	278.2	71.4	68.6	266.5	571.5	1886.5	11.81 (.43)	30.83 (.73)	9.40 (.40)	79.50 (1.52)	101.1	1.5	17	Luzern
Uri	483	78.7	727.8	645.2	409.4	286.2	124.2	62.8	299.0	468.4	1502.1	11.71 (1.25)	26.85 (2.06)	9.24 (1.15)	81.55 (4.89)	103.3	4.7	12	Uri
Schwyz	1708	78.9	890.2	712.6	448.8	314.7	91.6	46.8	266.7	729.5	2197.7	13.05 (.83)	35.40 (1.45)	10.88 (.78)	100.98 (3.14)	117.7	2.8	1	Schwyz
Obwalden	403	77.8	799.0	664.3	420.3	337.4	67.0	102.5	323.2	562.2	1841.4	13.51 (1.59)	31.97 (2.54)	11.06 (1.48)	79.47 (5.36)	106.2	5.3	6	Obwalden
Nidwalden	399	77.8	716.3	695.7	448.5	342.9	135.7	76.6	299.1	680.0	1577.2	14.73 (1.61)	30.87 (2.53)	11.52 (1.48)	89.70 (6.17)	112.6	5.6	2	Nidwalden
Glarus	804	79.2	1088.1	669.1	422.9	314.7	69.2	62.3	349.6	662.4	2086.5	13.13 (1.25)	34.16 (2.05)	10.73 (1.14)	89.61 (4.05)	109.2	3.9	3	Glarus
Zug	1064	78.6	695.6	644.9	401.7	280.4	46.8	62.8	205.8	687.2	1976.8	11.84 (.92)	31.78 (1.63)	9.83 (.87)	87.40 (3.53)	105.3	3.2	9	Zug
Fribourg	2881	78.1	781.7	672.1	427.4	329.6	85.5	74.7	301.8	669.8	1795.5	13.67 (.59)	31.90 (.96)	11.09 (.54)	86.98 (2.16)	108.7	2.0	4	Fribourg
Solothurn	3714	78.3	842.4	629.1	401.4	318.8	63.0	70.1	272.1	709.9	1894.9	13.22 (.52)	32.20 (.86)	10.96 (.48)	82.49 (1.80)	101.9	1.7	15	Solothurn
Basel-Stadt	5313	79.7	1222.3	628.1	406.5	366.8	69.9	95.8	330.8	721.1	1759.3	14.79 (.54)	32.34 (.77)	12.26 (.48)	75.90 (1.39)	98.6	1.4	20	Basel-Stadt
Basel-Land	2764	79.0	625.3	586.3	366.5	263.6	52.9	50.0	255.1	556.6	1727.0	10.74 (.48)	28.39 (.90)	8.97 (.45)	76.14 (1.99)	94.8	1.8	24	Basel-Land
Schaffhausen	1402	79.4	987.7	638.2	403.6	292.3	69.0	77.4	169.0	664.0	1918.9	12.07 (.86)	31.66 (1.44)	9.97 (.79)	87.17 (3.03)	104.8	2.8	10	Schaffhausen
Ausserrhoden	1144	81.2	1179.8	605.7	389.6	309.0	66.4	80.9	304.2	565.2	1945.3	12.36 (1.07)	31.89 (1.71)	10.17 (.98)	79.14 (3.08)	96.8	2.9	23	Ausserrhoden
Innerrhoden	266	79.0	1055.4	635.2	426.1	384.0	87.0	119.1	327.0	888.5	1772.5	17.52 (2.56)	34.88 (3.57)	13.41 (2.29)	87.28 (6.66)	101.1	6.2	16	Innerrhoden
St. Gallen	7053	79.3	888.4	641.7	406.5	325.1	64.7	70.1	285.9	680.2	1852.4	13.09 (.39)	31.76 (.64)	10.99 (.37)	82.95 (1.33)	103.8	1.2	11	St. Gallen
Graubünden	2754	78.9	834.9	637.6	402.5	318.1	70.7	61.4	275.4	712.7	1770.1	12.99 (.60)	30.90 (.98)	10.90 (.56)	83.10 (2.14)	103.3	2.0	13	Graubünden
Aargau	7025	78.6	777.8	655.0	414.6	327.2	68.0	68.6	279.5	714.9	1925.7	13.42 (.38)	32.98 (.65)	11.20 (.36)	84.61 (1.34)	106.0	1.3	8	Aargau
Thurgau	3503	79.7	948.2	644.3	403.5	304.6	66.9	55.4	261.8	681.4	1816.6	12.44 (.56)	30.85 (.91)	10.47 (.52)	88.51 (1.96)	106.1	1.8	7	Thurgau
Ticino	4985	79.1	888.6	604.8	382.5	289.6	64.6	65.9	275.4	578.8	1724.7	11.80 (.43)	29.31 (.69)	9.74 (.39)	79.95 (1.52)	98.3	1.4	22	Ticino
Vaud	9889	79.9	901.4	594.9	380.9	338.2	64.9	73.9	305.7	691.7	1610.0	13.48 (.33)	29.69 (.51)	11.39 (.31)	71.76 (1.00)	94.6	1.0	25	Vaud
Valais	3006	78.1	681.7	630.9	402.3	315.3	76.4	80.8	267.6	629.5	1661.9	13.05 (.53)	30.09 (.89)	10.58 (.49)	83.93 (2.10)	102.6	1.9	14	Valais
Neuchâtel	3265	80.1	992.4	615.0	393.4	311.9	68.4	71.4	275.8	685.4	1857.3	12.97 (.59)	31.57 (.96)	10.64 (.53)	80.34 (1.89)	98.7	1.7	19	Neuchâtel
Genève	6205	80.1	844.5	580.4	374.4	327.7	66.6	77.6	324.7	636.9	1616.7	13.23 (.41)	29.43 (.65)	10.96 (.37)	70.11 (1.25)	92.3	1.2	26	Genève
Jura	1193	79.7	902.8	655.1	411.7	335.4	55.3	66.8	254.4	802.1	1696.5	13.78 (.99)	30.92 (1.56)	11.65 (.93)	86.13 (3.37)	106.5	3.1	5	Jura
Zürich (city)	9504	79.5	1203.2	628.3	404.3	343.8	66.7	93.0	316.2	666.1	1851.3	13.86 (.39)	32.23 (.57)	11.42 (.34)	78.43 (1.05)	100.0	1.0	2	Zürich (Stadt)
Basel (city)	4769	79.5	1228.3	628.1	407.9	371.7	76.0	94.5	336.3	737.9	1749.1	15.04 (.58)	32.47 (.82)	12.43 (.51)	75.56 (1.45)	98.3	1.4	3	Basel (Stadt)
Geneva (city)	3239	79.3	959.9	548.3	360.5	340.6	70.8	87.1	339.6	642.1	1582.0	13.74 (.59)	29.56 (.88)	11.33 (.52)	64.21 (1.54)	84.6	1.5	9	Genève (ville)
Bern (city)	3474	79.9	1095.3	575.8	373.6	304.0	68.7	74.6	281.4	622.4	1702.2	12.55 (.58)	29.59 (.87)	10.21 (.51)	70.37 (1.59)	91.2	1.5	7	Bern (Stadt)
Lausanne	2767	79.5	997.4	574.9	373.6	383.3	60.8	77.8	348.9	752.6	1621.2	14.78 (.69)	31.08 (1.00)	12.83 (.64)	66.68 (1.73)	88.7	1.7	8	Lausanne
Winterthur	1671	79.3	937.2	604.3	384.3	317.8	65.8	74.5	237.2	653.6	1817.5	12.47 (.79)	31.04 (1.29)	10.62 (.73)	80.09 (2.57)	98.1	2.4	4	Winterthur
St. Gallen (city)	1748	80.9	1081.5	607.5	385.6	325.6	60.9	58.7	304.2	661.7	1737.5	12.87 (.85)	30.32 (1.31)	10.99 (.78)	77.10 (2.52)	97.5	2.3	5	St. Gallen (Stadt)
Luzern (city)	1488	79.1	1073.0	593.6	386.8	310.0	88.9	65.6	339.7	626.5	1696.9	13.28 (.93)	30.19 (1.34)	10.45 (.78)	68.11 (2.35)	92.2	2.4	6	Luzern (Stadt)
Biel/Bienne	1202	79.4	1065.8	665.3	428.0	348.6	76.7	92.3	291.5	656.9	2092.5	13.73 (1.01)	34.62 (1.66)	11.48 (.89)	82.95 (3.21)	105.7	3.1	1	Biel/Bienne
German Switzerland	81293	79.1	862.8	623.5	395.6	308.0	67.8	68.6	273.0	649.5	1827.5	12.62 (.11)	31.05 (.18)	10.45 (.10)	81.45 (.38)	101.1	.4	.	Deutschschweiz
-Northwestern	33976	78.9	846.5	615.8	391.5	308.1	65.7	68.5	275.7	653.8	1810.6	12.66 (.17)	30.93 (.28)	10.47 (.16)	79.02 (.57)	99.5	.5	.	-Nordwestschweiz
-Northeastern	30734	79.3	870.8	619.8	392.4	307.6	63.8	69.5	266.3	647.3	1826.9	12.49 (.18)	30.85 (.30)	10.42 (.17)	81.96 (.62)	100.8	.6	.	-Nordostschweiz
-Alps/Prealps	16583	79.1	882.8	647.5	410.1	308.7	77.4	67.1	280.8	644.4	1864.7	12.74 (.25)	31.63 (.41)	10.46 (.23)	85.78 (.88)	105.5	.8	.	-Alpen/Voralpen
French Switzerland	25997	79.6	867.9	604.8	387.3	326.8	67.1	76.1	297.5	667.2	1683.7	13.27 (.20)	30.22 (.32)	11.01 (.18)	75.55 (.64)	96.9	.6	.	Romandie
Italian Switzerland	5288	79.2	899.8	607.4	385.1	288.8	68.8	66.8	271.2	583.0	1726.3	11.88 (.42)	29.39 (.68)	9.73 (.38)	80.15 (1.48)	98.7	1.4	.	Svizzera italiana
>100000 inhabitants	23753	79.5	1125.6	601.0	389.0	347.4	68.5	87.4	323.0	679.4	1743.8	13.96 (.24)	31.34 (.35)	11.58 (.21)	73.12 (.63)	94.6	.6	7	>100000 Einwohner
20000-99999 inh.	16284	79.3	896.5	604.1	385.4	317.8	62.7	74.2	285.3	650.8	1750.4	12.84 (.25)	30.47 (.40)	10.68 (.23)	76.29 (.81)	97.0	.8	6	20000-99999 Einwohner
10000-19999 inh.	13854	79.3	778.9	599.9	378.8	292.5	63.6	63.2	261.4	611.5	1751.8	11.90 (.25)	29.58 (.43)	9.92 (.23)	79.20 (.91)	97.6	.8	5	10000-19999 Einwohner
5000-9999 inh.	14237	79.1	793.5	624.7	394.5	298.4	65.7	65.1	258.8	637.6	1840.1	12.26 (.26)	30.87 (.44)	10.17 (.24)	83.35 (.93)	101.7	.9	4	5000-9999 Einwohner
2800-4999 inh.	13250	79.2	791.4	636.0	400.7	297.4	67.8	64.1	260.1	644.0	1809.2	12.32 (.27)	30.58 (.45)	10.16 (.25)	83.90 (.97)	103.5	.9	3	2800-4999 Einwohner
1200-2799 inh.	15705	78.9	787.4	640.9	403.5	308.3	71.8	63.5	268.1	667.0	1842.6	12.66 (.25)	31.43 (.42)	10.51 (.25)	85.69 (.91)	104.5	.8	2	1200-2799 Einwohner
<1200 inhabitants	15495	78.9	843.7	650.7	411.6	309.0	71.0	73.1	279.4	646.0	1825.2	12.82 (.25)	31.37 (.42)	10.48 (.23)	85.34 (.91)	105.8	.9	1	<1200 Einwohner
Switzerland	112578	79.2	865.7	618.3	393.1	311.5	67.7	70.3	278.7	650.4	1789.7	12.73 (.09)	30.78 (.15)	10.54 (.09)	80.02 (.32)	100.0	.	.	Schweiz / Suisse

Males	N	% ON TOTAL	MED AGE	CRUDE RATE	STANDARDIZED RATES EUROP.	WORLD	TRUNC	AGE-SPECIFIC RATES 0-14	15-44	45-54	55-64	65-74	CUMULATIVE RATES (STANDARD ERRORS) 0-64		0-74		35-64		65-84		SMR	S.E.	RANK	Männer
Zürich	9484	46.7	76.3	434.1	488.2	290.9	213.2	1.6	14.6	153.7	547.9	1691.0	7.70	(.19)	24.91	(.39)	7.57	(.19)	71.71	(.99)	102.6	1.1	12	Zürich
Bern	8518	45.5	76.4	478.3	460.0	276.4	215.6	1.7	15.2	168.6	538.6	1626.2	7.70	(.20)	24.36	(.40)	7.58	(.20)	67.23	(.97)	97.2	1.1	18	Bern
Luzern	2465	43.2	76.0	420.1	491.7	292.2	202.6	1.5	18.0	140.4	511.7	1710.7	7.29	(.36)	24.95	(.75)	7.13	(.36)	70.86	(1.89)	103.0	2.1	11	Luzern
Uri	277	46.2	76.3	400.5	456.8	270.8	185.1	-	13.0	67.9	566.2	1560.1	6.89	(1.01)	23.09	(2.07)	6.79	(1.00)	66.94	(5.33)	96.1	5.8	19	Uri
Schwyz	805	44.9	75.3	407.5	535.2	320.8	236.9	2.1	18.1	168.4	605.0	1920.0	8.51	(.70)	28.09	(1.43)	8.35	(.69)	75.22	(3.51)	112.4	4.0	4	Schwyz
Obwalden	231	45.4	76.4	435.7	518.3	305.8	237.8	-	12.6	241.4	512.4	1498.2	8.12	(1.30)	23.44	(2.27)	8.12	(1.30)	77.03	(6.85)	104.9	6.9	9	Obwalden
Nidwalden	188	41.7	75.7	319.9	455.4	265.7	148.2	-	14.0	114.2	388.4	1400.4	5.52	(1.03)	20.67	(2.32)	5.23	(1.01)	74.29	(7.34)	96.1	7.0	20	Nidwalden
Glarus	448	46.8	77.4	613.8	547.9	324.2	233.0	-	9.2	246.3	521.1	1879.8	8.12	(1.02)	27.40	(2.04)	8.12	(1.02)	84.46	(5.08)	116.4	5.5	2	Glarus
Zug	434	42.3	74.5	287.9	457.1	273.9	209.0	-	10.6	181.8	515.4	1574.5	7.49	(.79)	23.71	(1.62)	7.34	(.78)	66.16	(4.40)	95.7	4.6	22	Zug
Fribourg	1556	41.0	76.9	417.8	481.5	284.8	205.3	3.6	13.1	172.3	491.1	1537.2	7.27	(.45)	23.07	(.89)	7.17	(.45)	69.05	(2.35)	99.7	2.5	16	Fribourg
Solothurn	1886	44.6	76.1	437.1	468.0	279.9	209.4	-	17.0	166.6	498.9	1638.6	7.41	(.41)	24.32	(.84)	7.30	(.41)	70.74	(2.20)	99.4	2.3	17	Solothurn
Basel-Stadt	1992	41.4	75.8	522.8	435.4	264.2	206.8	2.0	14.1	161.8	513.0	1627.9	7.42	(.41)	23.92	(.79)	7.27	(.41)	62.61	(1.84)	92.2	2.1	23	Basel-Stadt
Basel-Land	1355	42.4	75.4	309.9	428.6	254.1	188.3	1.1	11.9	152.5	467.8	1380.0	6.72	(.40)	21.02	(.86)	6.62	(.40)	63.80	(2.40)	90.1	2.4	24	Basel-Land
Schaffhausen	710	48.3	76.5	523.2	524.1	313.3	247.9	-	19.2	229.1	550.1	1777.9	8.66	(.77)	26.85	(1.51)	8.60	(.76)	72.97	(3.72)	109.3	4.1	7	Schaffhausen
Ausserrhoden	633	52.1	78.3	677.2	507.6	306.2	247.1	5.0	7.6	194.0	643.2	1846.5	8.88	(.98)	27.77	(1.75)	8.82	(.97)	72.95	(3.77)	106.4	4.2	8	Ausserrhoden
Innerrhoden	165	52.7	77.7	630.4	601.0	347.7	207.1	-	9.0	107.8	601.4	1908.8	7.41	(1.75)	27.06	(3.51)	7.41	(1.75)	81.35	(7.90)	122.7	9.6	1	Innerrhoden
St. Gallen	3644	47.8	76.6	470.7	518.2	309.3	222.5	.6	16.6	155.7	582.9	1819.9	8.08	(.34)	26.84	(.67)	7.90	(.33)	76.76	(1.70)	109.5	1.8	5	St. Gallen
Graubünden	1489	44.4	76.1	453.0	479.7	289.1	220.6	5.7	20.8	145.3	563.3	1677.8	7.94	(.50)	25.41	(.99)	7.72	(.49)	67.49	(2.35)	101.1	2.6	14	Graubünden
Aargau	3452	44.3	76.5	379.1	497.2	292.9	195.1	1.0	14.9	142.2	493.8	1619.7	7.05	(.29)	23.86	(.63)	6.91	(.29)	73.27	(1.69)	103.5	1.8	10	Aargau
Thurgau	1879	49.7	76.8	513.7	544.9	322.4	226.1	1.3	19.1	179.9	540.7	1808.6	8.00	(.47)	26.73	(.95)	7.88	(.47)	79.02	(2.45)	113.8	2.6	3	Thurgau
Ticino	2506	48.4	75.2	498.6	523.2	316.1	260.0	-	22.5	184.7	652.2	1818.6	9.33	(.43)	28.07	(.81)	9.20	(.43)	71.62	(1.97)	109.5	2.2	6	Ticino
Vaud	4395	40.8	76.6	431.8	424.4	256.1	201.3	2.6	17.7	151.2	498.1	1484.6	7.29	(.26)	22.38	(.51)	7.09	(.26)	60.30	(1.23)	89.0	1.3	26	Vaud
Valais	1514	37.1	75.3	349.0	456.4	274.8	237.7	1.0	19.1	203.2	560.0	1394.2	8.48	(.45)	22.78	(.86)	8.29	(.45)	65.68	(2.41)	95.7	2.5	21	Valais
Neuchâtel	1482	43.2	75.6	486.7	475.5	289.1	233.9	-	17.5	199.0	559.6	1849.6	8.30	(.49)	27.07	(1.03)	8.19	(.49)	69.88	(2.46)	101.0	2.6	15	Neuchâtel
Geneva	2517	39.7	75.7	380.5	422.1	256.6	204.5	.9	23.1	165.9	471.0	1581.1	7.29	(.33)	23.31	(.70)	7.09	(.33)	60.50	(1.64)	89.5	1.8	25	Genève
Jura	609	40.6	75.1	476.5	479.0	293.8	265.6	3.4	17.9	160.3	745.9	1766.0	9.79	(.87)	27.94	(1.62)	9.53	(.86)	69.89	(3.85)	101.9	4.1	13	Jura
Zürich (city)	4359	47.8	76.4	633.4	507.2	305.5	241.0	2.4	16.6	172.3	628.1	1841.8	8.71	(.33)	27.16	(.62)	8.54	(.33)	74.37	(1.48)	107.4	1.6	1	Zürich (Stadt)
Basel (city)	1823	41.4	76.0	535.7	439.8	267.4	215.3	2.3	14.9	172.4	525.9	1622.6	7.71	(.44)	24.15	(.84)	7.55	(.44)	63.56	(1.94)	93.3	2.2	6	Basel (Stadt)
Geneva (city)	1374	40.5	75.6	476.1	421.1	259.0	219.5	2.6	25.8	205.5	468.6	1634.9	7.72	(.48)	24.23	(.96)	7.50	(.47)	59.02	(2.14)	88.9	2.4	8	Genève (ville)
Bern (city)	1402	44.1	76.2	531.4	425.7	256.4	211.1	-	15.3	138.2	568.1	1552.1	7.63	(.49)	23.47	(.93)	7.53	(.49)	58.76	(2.11)	89.5	2.4	7	Bern (Stadt)
Lausanne	1083	40.4	75.7	466.8	418.1	256.9	209.7	2.9	21.5	169.6	488.3	1622.8	7.53	(.55)	23.83	(1.06)	7.28	(.54)	59.62	(2.44)	88.0	2.7	9	Lausanne
Winterthur	866	49.3	77.1	513.2	505.6	300.8	218.5	-	13.8	189.9	509.2	1727.5	7.69	(.66)	25.43	(1.34)	7.62	(.66)	76.56	(3.44)	106.5	3.6	2	Winterthur
St. Gallen (city)	659	44.9	75.3	464.9	449.8	273.1	211.1	-	12.9	157.7	563.8	1803.7	7.68	(.73)	26.14	(1.46)	7.51	(.72)	62.19	(3.35)	94.7	3.7	5	St. Gallen (Stadt)
Luzern (city)	729	47.7	76.8	637.0	500.4	297.5	226.1	-	19.1	142.1	598.0	1713.0	8.12	(.78)	25.46	(1.45)	8.00	(.77)	70.19	(3.46)	105.1	3.9	3	Luzern (Stadt)
Biel/Bienne	542	46.9	76.3	529.3	470.7	283.1	207.8	-	21.3	134.4	544.0	1784.9	7.54	(.79)	25.60	(1.64)	7.35	(.79)	74.26	(4.09)	101.7	4.4	4	Biel/Bienne
German Switzerland	40137	45.5	76.4	439.8	482.4	287.8	211.5	1.4	15.4	158.2	533.3	1664.0	7.60	(.09)	24.69	(.19)	7.46	(.09)	70.52	(.47)	101.5	.5	.	Deutschschweiz
-Northwestern	16270	44.0	76.1	421.6	464.7	277.4	204.8	1.0	15.2	153.7	513.4	1605.3	7.34	(.14)	23.84	(.28)	7.22	(.14)	68.18	(.72)	98.0	.8	.	-Nordwestschweiz
-Northeastern	14799	46.9	76.3	438.6	497.9	296.6	217.3	.9	15.3	160.1	553.8	1718.3	7.82	(.15)	25.39	(.31)	7.69	(.15)	72.65	(.80)	104.6	.9	.	-Nordostschweiz
-Alps/Prealps	9068	45.9	77.0	478.8	490.9	293.2	215.7	2.7	15.9	164.8	539.3	1688.7	7.74	(.21)	25.18	(.41)	7.58	(.21)	71.49	(.99)	103.3	1.1	.	-Alpen/Voralpen
French Switzerland	11814	40.6	76.0	421.3	441.7	267.3	215.6	1.8	18.8	172.1	520.1	1576.8	7.72	(.16)	23.77	(.33)	7.55	(.16)	63.65	(.80)	93.3	.9	.	Romandie
Italian Switzerland	2683	48.3	75.2	508.3	526.2	318.0	259.0	.9	22.8	183.4	651.6	1841.9	9.31	(.42)	28.31	(.79)	9.16	(.41)	72.59	(1.93)	110.3	2.1	.	Svizzera italiana
>100000 inhabitants	10041	44.1	76.1	553.9	458.4	278.1	224.9	2.1	18.2	173.1	557.8	1700.7	8.07	(.20)	25.22	(.37)	7.90	(.19)	65.98	(.87)	97.0	1.0	7	>100000 Einwohner
20000-99999 inh.	7390	44.7	76.0	447.1	469.1	281.7	214.8	1.0	15.8	169.9	526.6	1682.2	7.64	(.21)	24.91	(.43)	7.53	(.21)	67.47	(1.07)	98.8	1.1	5	20000-99999 Einwohner
10000-19999 inh.	6358	44.4	75.8	378.6	470.8	280.9	206.2	1.2	15.6	156.9	515.8	1628.0	7.43	(.21)	24.19	(.45)	7.29	(.21)	67.25	(1.15)	98.5	1.2	6	10000-19999 Einwohner
5000-9999 inh.	6737	44.6	76.0	390.4	477.3	284.7	209.8	1.3	17.0	149.2	530.5	1632.4	7.56	(.22)	24.36	(.45)	7.41	(.22)	70.58	(1.16)	100.7	1.2	3	5000-9999 Einwohner
2800-4999 inh.	6821	44.4	76.3	411.9	493.2	294.1	219.4	1.1	13.6	172.3	550.2	1656.4	7.85	(.23)	24.85	(.45)	7.73	(.22)	71.79	(1.18)	103.3	1.3	1	2800-4999 Einwohner
1200-2799 inh.	8611	45.0	76.4	424.6	487.1	291.1	213.2	1.9	18.1	157.8	528.7	1687.7	7.67	(.20)	25.05	(.41)	7.51	(.20)	72.51	(1.04)	102.9	1.1	2	1200-2799 Einwohner
<1200 inhabitants	8676	44.0	76.8	455.6	476.4	283.7	211.8	1.6	16.1	158.8	533.4	1571.9	7.62	(.20)	23.87	(.39)	7.47	(.20)	68.98	(.99)	99.9	1.1	4	<1200 Einwohner
Switzerland	54634	44.4	76.2	438.5	474.7	284.3	214.5	1.5	16.4	162.6	535.4	1653.1	7.70	(.08)	24.65	(.16)	7.56	(.08)	69.04	(.40)	100.0	.	.	Schweiz / Suisse

Cardiovascular diseases
Malattie cardiovascolari

1979 – 82

Herz-Kreislauf-Krankheiten
Maladies cardiovasculaires

Females	N	% ON TOTAL	MED AGE	CRUDE RATE	STANDARDIZED RATES EUROP.	WORLD	TRUNC	AGE-SPECIFIC RATES 0-14	15-44	45-54	55-64	65-74	CUMULATIVE RATES (STANDARD ERRORS) 0-64	0-74	35-64	65-84	SMR	S.E.	RANK	Frauen
Zürich	10553	52.8	81.9	457.5	295.5	165.4	62.1	.8	5.0	43.7	158.3	793.6	2.27 (.10)	10.21 (.22)	2.20 (.10)	46.08 (.59)	99.4	1.0	20	Zürich
Bern	8941	53.6	81.8	478.8	299.6	168.5	65.1	.3	8.2	40.9	169.2	816.1	2.41 (.11)	10.70 (.24)	2.30 (.11)	46.12 (.64)	100.3	1.1	18	Bern
Luzern	2447	52.0	81.1	409.3	307.9	172.5	56.7	.8	7.1	47.6	128.2	849.6	2.05 (.19)	10.63 (.44)	1.95 (.18)	45.92 (1.19)	102.5	2.1	14	Luzern
Uri	265	54.9	81.3	399.3	349.1	192.8	72.6	-	11.1	71.2	131.7	715.3	2.42 (.59)	9.59 (1.28)	2.42 (.59)	49.87 (3.93)	113.4	7.0	7	Uri
Schwyz	945	55.3	80.9	492.5	372.8	210.3	88.7	4.6	7.2	58.2	239.2	1003.6	3.30 (.43)	13.58 (.92)	3.16 (.43)	60.68 (2.50)	126.0	4.1	1	Schwyz
Obwalden	219	54.3	79.9	434.2	342.7	190.2	60.5	-	19.5	19.0	100.4	974.9	1.93 (.61)	11.70 (1.57)	1.93 (.61)	49.43 (4.35)	114.1	7.7	6	Obwalden
Nidwalden	201	50.4	80.4	360.8	338.2	187.1	87.0	-	8.1	17.6	260.0	659.1	3.17 (.80)	9.98 (1.51)	3.17 (.80)	54.70 (4.99)	114.4	8.1	5	Nidwalden
Glarus	433	53.9	81.4	586.0	330.4	186.0	84.0	-	3.5	96.4	196.3	865.1	3.06 (.61)	11.80 (1.22)	2.95 (.60)	51.16 (3.16)	110.3	5.3	8	Glarus
Zug	524	49.2	80.8	342.6	300.2	167.6	63.5	-	5.5	24.2	180.0	781.5	2.35 (.44)	10.30 (.97)	2.31 (.44)	49.67 (2.75)	102.5	4.5	15	Zug
Fribourg	1476	51.2	80.9	400.5	328.9	184.2	71.5	2.6	8.0	49.9	183.9	808.6	2.68 (.27)	10.94 (.58)	2.52 (.26)	50.47 (1.70)	110.1	2.9	9	Fribourg
Solothurn	1899	51.1	81.1	430.7	301.8	170.8	74.4	1.2	7.0	49.3	181.2	866.5	2.61 (.23)	11.30 (.52)	2.60 (.23)	46.59 (1.39)	100.8	2.3	17	Solothurn
Basel-Stadt	2585	48.7	82.2	594.7	266.7	151.1	69.3	2.1	6.9	54.9	172.3	721.2	2.56 (.22)	9.75 (.42)	2.44 (.21)	39.04 (1.02)	88.0	1.7	25	Basel-Stadt
Basel-Land	1383	50.0	82.2	312.9	282.8	157.8	45.4	2.4	6.3	28.0	119.1	767.2	1.76 (.20)	9.68 (.55)	1.62 (.20)	43.25 (1.54)	94.6	2.5	22	Basel-Land
Schaffhausen	809	57.7	82.1	569.9	342.7	191.3	75.0	-	15.5	23.3	194.2	834.0	2.75 (.42)	11.35 (.88)	2.65 (.41)	52.38 (2.42)	115.0	4.0	4	Schaffhausen
Ausserrhoden	633	55.3	83.1	652.8	289.1	164.0	76.3	-	2.7	98.1	148.3	819.1	2.57 (.49)	10.81 (1.00)	2.57 (.49)	46.52 (2.43)	96.4	3.8	21	Ausserrhoden
Innerrhoden	179	67.3	80.9	710.2	365.2	210.2	118.9	-	10.8	72.7	363.5	997.0	4.72 (1.37)	14.40 (2.30)	4.43 (1.33)	66.10 (5.91)	125.8	9.4	2	Innerrhoden
St. Gallen	3889	55.1	81.9	489.9	327.9	185.2	84.0	.6	8.3	55.3	217.0	863.8	3.07 (.20)	11.81 (.40)	2.97 (.19)	48.84 (1.05)	108.8	1.7	11	St. Gallen
Graubünden	1432	52.0	81.9	434.1	313.1	176.5	84.7	-	7.0	61.8	215.3	750.5	3.04 (.30)	10.65 (.59)	2.98 (.30)	46.51 (1.66)	103.6	2.7	13	Graubünden
Aargau	3723	53.0	81.6	412.2	327.5	183.1	71.5	1.6	6.9	46.9	186.8	834.5	2.66 (.18)	11.18 (.39)	2.54 (.17)	50.26 (1.07)	109.8	1.8	10	Aargau
Thurgau	2052	58.6	82.0	555.4	348.5	195.4	79.1	1.3	5.3	50.4	207.9	894.1	2.88 (.28)	11.95 (.58)	2.82 (.28)	55.94 (1.60)	117.7	2.6	3	Thurgau
Ticino	2774	55.6	81.6	494.5	312.2	175.3	66.3	1.0	9.1	43.0	170.2	816.9	2.46 (.20)	10.80 (.43)	2.34 (.19)	48.62 (1.22)	104.7	2.0	12	Ticino
Vaud	5050	51.1	82.8	460.3	273.2	154.1	71.0	1.1	7.3	47.6	184.3	675.1	2.63 (.15)	9.45 (.30)	2.52 (.15)	39.36 (.76)	90.4	1.3	24	Vaud
Valais	1486	49.4	81.3	337.0	301.2	170.2	74.6	4.1	8.7	58.8	172.1	740.3	2.74 (.25)	10.40 (.55)	2.58 (.25)	47.55 (1.63)	101.3	2.6	16	Valais
Neuchâtel	1666	51.0	82.7	506.4	279.5	157.5	60.9	1.8	9.5	41.0	144.7	769.1	2.22 (.24)	9.93 (.55)	2.11 (.24)	43.52 (1.43)	93.2	2.3	23	Neuchâtel
Geneva	2923	47.1	82.8	397.8	245.9	139.2	65.4	.9	8.0	61.2	141.5	647.3	2.35 (.18)	8.84 (.37)	2.25 (.17)	35.48 (.91)	81.2	1.5	26	Genève
Jura	585	49.0	81.3	442.7	304.3	175.2	88.4	3.5	5.6	46.9	249.7	869.3	3.29 (.50)	12.07 (1.00)	3.17 (.49)	44.43 (2.46)	99.7	4.1	19	Jura
Zürich (city)	5019	52.8	81.8	635.4	292.6	164.4	67.5	1.3	5.3	50.9	165.0	791.9	2.41 (.16)	10.24 (.32)	2.36 (.16)	44.40 (.82)	97.7	1.4	3	Zürich (Stadt)
Basel (city)	2296	48.1	82.1	591.3	263.4	149.7	70.1	2.5	7.7	46.7	182.4	715.8	2.61 (.24)	9.73 (.44)	2.47 (.23)	38.41 (1.07)	86.7	1.8	7	Basel (Stadt)
Geneva (city)	1511	46.7	82.2	447.8	223.1	127.9	67.6	2.7	5.5	66.6	153.7	623.0	2.47 (.25)	8.70 (.48)	2.36 (.24)	32.20 (1.11)	72.6	1.9	9	Genève (ville)
Bern (city)	1841	53.0	82.6	580.4	266.5	149.5	53.5	-	8.4	33.6	140.0	710.7	2.03 (.23)	9.15 (.48)	1.89 (.22)	39.39 (1.22)	88.8	2.1	5	Bern (Stadt)
Lausanne	1362	49.2	82.6	491.0	246.6	141.0	78.6	-	6.7	64.5	184.2	676.0	2.80 (.30)	9.61 (.56)	2.75 (.30)	35.18 (1.29)	80.2	2.2	8	Lausanne
Winterthur	921	55.1	81.4	516.6	308.2	175.1	82.8	-	7.8	60.5	198.7	894.8	2.91 (.39)	12.09 (.82)	2.88 (.39)	45.89 (1.99)	101.8	3.4	2	Winterthur
St. Gallen (city)	923	52.8	83.6	571.1	280.7	156.6	62.9	-	1.4	26.7	205.7	721.5	2.40 (.37)	9.66 (.74)	2.36 (.37)	40.94 (1.89)	93.9	3.1	4	St. Gallen (Stadt)
Luzern (city)	770	51.7	82.0	555.3	268.6	149.9	49.6	-	-	45.3	130.0	756.0	1.77 (.32)	9.30 (.72)	1.77 (.32)	38.07 (1.80)	88.5	3.2	6	Luzern (Stadt)
Biel/Bienne	680	56.6	81.7	602.9	344.2	198.5	104.0	6.4	17.2	71.2	223.8	1020.8	3.62 (.51)	13.79 (1.06)	3.50 (.50)	50.81 (2.58)	112.6	4.3	1	Biel/Bienne
German Switzerland	43131	53.1	81.7	457.8	306.2	171.9	68.0	1.0	6.9	45.8	173.6	813.8	2.49 (.05)	10.72 (.11)	2.40 (.05)	47.15 (.30)	102.6	.5	.	Deutschschweiz
-Northwestern	17659	52.0	81.7	440.0	296.4	166.6	64.5	1.4	7.1	43.0	165.1	798.0	2.38 (.08)	10.46 (.17)	2.28 (.07)	45.07 (.44)	99.1	.7	.	-Nordwestschweiz
-Northeastern	16559	53.9	81.9	469.2	308.0	172.7	68.2	.8	5.7	43.9	177.6	814.9	2.49 (.08)	10.69 (.18)	2.43 (.08)	47.93 (.49)	103.4	.8	.	-Nordostschweiz
-Alps/Prealps	8913	53.7	81.6	474.5	324.6	182.5	75.9	.7	8.6	56.7	184.9	845.3	2.75 (.12)	11.34 (.25)	2.65 (.12)	50.16 (.69)	108.7	1.2	.	-Alpen/Voralpen
French Switzerland	12995	50.0	82.3	433.8	275.5	155.8	69.9	1.7	8.0	52.8	169.9	718.7	2.57 (.09)	9.83 (.19)	2.45 (.09)	40.87 (.49)	91.3	.8	.	Romandie
Italian Switzerland	2946	55.7	81.6	501.3	313.4	176.1	67.5	1.0	8.8	43.8	174.3	822.4	2.51 (.20)	10.89 (.42)	2.39 (.19)	48.72 (1.19)	105.1	1.9	.	Svizzera italiana
>100000 inhabitants	12029	50.6	82.1	570.0	266.4	150.7	67.2	1.3	6.4	51.9	164.9	727.4	2.44 (.10)	9.69 (.19)	2.36 (.10)	39.54 (.48)	88.2	.8	7	>100000 Einwohner
20000-99999 inh.	8532	52.4	82.0	469.7	288.5	162.2	67.8	.3	6.3	49.6	169.0	768.2	2.44 (.11)	10.20 (.24)	2.37 (.11)	43.14 (.62)	96.0	1.0	6	20000-99999 Einwohner
10000-19999 inh.	7193	51.9	82.2	404.4	289.1	161.7	61.8	1.6	8.2	40.5	153.5	736.8	2.28 (.11)	9.75 (.25)	2.17 (.11)	44.98 (.71)	97.3	1.1	5	10000-19999 Einwohner
5000-9999 inh.	7485	52.6	81.9	417.2	306.7	171.8	66.8	.8	7.0	45.9	167.7	796.4	2.45 (.12)	10.53 (.26)	2.37 (.12)	48.04 (.73)	103.1	1.2	4	5000-9999 Einwohner
2800-4999 inh.	7074	53.4	81.7	422.5	319.9	179.8	71.3	.9	8.8	44.3	186.9	833.8	2.66 (.13)	11.10 (.28)	2.53 (.13)	48.97 (.76)	107.0	1.3	3	2800-4999 Einwohner
1200-2799 inh.	8464	53.9	81.4	424.4	326.1	183.5	74.0	2.1	6.7	49.4	189.7	870.7	2.71 (.12)	11.62 (.26)	2.62 (.12)	51.25 (.73)	109.6	1.2	2	1200-2799 Einwohner
<1200 inhabitants	8295	53.5	81.6	451.6	328.1	184.1	69.9	1.0	7.2	48.0	181.2	858.6	2.59 (.12)	11.35 (.26)	2.48 (.11)	50.21 (.72)	109.8	1.2	1	<1200 Einwohner
Switzerland	59072	52.5	81.9	454.2	299.1	168.2	68.4	1.2	7.2	47.3	172.8	792.7	2.51 (.04)	10.52 (.09)	2.41 (.04)	45.76 (.25)	100.0	.	.	Schweiz / Suisse

Base table   *Grundtabelle*

Heart disease / **Malattie di cuore**
Herzkrankheiten / **Maladies du cœur**

1979 – 82

Males / **Männer**

Males / Malattie di cuore	N	%ON TOTAL	MED AGE	CRUDE RATE	EUROP.	WORLD	TRUNC
Zürich	6629	32.6	75.2	303.4	339.5	206.2	176.4
Bern	5886	31.5	75.2	330.5	317.5	194.8	175.4
Luzern	1653	29.0	75.1	281.7	329.4	198.9	159.3
Uri	187	31.2	73.9	270.3	302.5	185.0	155.3
Schwyz	543	30.3	74.1	274.9	361.6	219.8	189.7
Obwalden	163	32.0	74.9	307.4	366.7	221.5	212.6
Nidwalden	137	30.4	75.4	233.1	336.4	196.3	109.5
Glarus	297	31.0	76.6	406.9	369.2	220.2	184.7
Zug	328	32.0	73.6	217.6	347.9	211.4	183.4
Fribourg	1091	28.8	75.9	292.9	339.0	203.5	166.4
Solothurn	1277	30.2	75.1	295.9	316.6	192.6	169.4
Basel-Stadt	1483	30.8	75.3	389.2	323.2	198.4	165.1
Basel-Land	976	30.6	74.2	223.2	304.8	183.9	155.1
Schaffhausen	518	35.2	75.1	381.7	381.0	231.6	205.8
Ausserrhoden	414	34.1	76.9	442.9	335.6	206.4	191.4
Innerrhoden	126	40.3	78.1	481.4	454.8	263.0	169.3
St. Gallen	2606	34.2	75.6	336.7	372.1	224.9	181.4
Graubünden	1078	32.2	75.3	328.0	345.2	210.8	176.7
Aargau	2321	29.8	75.5	254.9	333.7	199.7	154.7
Thurgau	1353	35.8	76.3	369.9	391.6	234.5	186.4
Ticino	1811	35.0	74.7	360.3	379.2	230.8	206.1
Vaud	3218	29.9	76.0	316.2	312.2	189.9	162.2
Valais	1050	25.8	73.6	242.0	312.8	192.5	194.1
Neuchâtel	1082	31.5	74.9	355.4	348.5	214.2	189.6
Geneva	1870	29.5	74.9	282.7	313.2	192.8	171.0
Jura	418	27.9	74.3	327.1	327.9	203.7	207.2
Zürich (city)	3057	33.5	75.6	444.2	357.3	218.7	194.4
Basel (city)	1358	30.8	75.6	399.1	327.0	200.7	169.6
Geneva (city)	1028	30.3	74.9	356.2	315.2	196.7	181.7
Bern (city)	1006	31.6	74.8	381.3	305.1	187.1	173.1
Lausanne	806	30.0	75.4	347.4	312.1	193.2	170.1
Winterthur	588	33.5	75.7	348.5	342.6	208.4	174.8
St. Gallen (city)	466	31.7	74.2	328.7	320.5	197.4	177.9
Luzern (city)	467	30.6	75.6	408.1	323.7	197.7	183.4
Biel/Bienne	350	30.3	74.8	341.8	299.8	185.5	165.0
German Switzerland	28005	31.7	75.3	306.8	335.7	203.8	172.5
-Northwestern	11267	30.5	75.0	291.9	320.6	194.9	165.1
-Northeastern	10480	33.2	75.2	310.6	351.8	213.1	180.1
-Alps/Prealps	6258	31.7	75.8	330.4	338.9	205.8	174.8
French Switzerland	8573	29.4	75.2	305.7	321.3	196.6	175.0
Italian Switzerland	1937	34.8	74.7	367.0	380.6	231.8	203.1
>100000 inhabitants	7255	31.8	75.4	400.2	331.8	204.2	181.9
20000-99999 inh.	5193	31.4	74.8	314.2	328.8	200.9	176.7
10000-19999 inh.	4448	31.1	74.4	264.9	326.8	198.9	172.1
5000-9999 inh.	4733	31.3	75.1	274.2	334.7	202.4	170.8
2800-4999 inh.	4707	30.7	75.2	284.2	339.6	205.6	174.7
1200-2799 inh.	6056	31.7	75.6	298.6	342.6	207.2	168.9
<1200 inhabitants	6123	31.0	75.9	321.5	337.0	204.0	174.8
Switzerland	38515	31.3	75.2	309.1	334.3	203.3	174.4

AGE-SPECIFIC RATES, CUMULATIVE RATES (STANDARD ERRORS), SMR, S.E., RANK:

Males / Malattie di cuore	0-14	15-44	45-54	55-64	65-74	0-64	0-74	35-64	65-84	SMR	S.E.	RANK	Männer
Zürich	1.6	11.4	129.9	449.8	1221.7	6.35 (.17)	18.73 (.33)	6.25 (.17)	47.81 (.81)	101.6	1.2	11	Zürich
Bern	1.4	12.1	137.8	435.7	1195.6	6.24 (.18)	18.46 (.35)	6.16 (.18)	44.38 (.79)	95.6	1.2	20	Bern
Luzern	.8	12.5	110.2	406.3	1185.4	5.71 (.32)	17.90 (.63)	5.62 (.32)	44.33 (1.48)	97.8	2.4	18	Luzern
Uri	-	9.8	40.7	506.6	1174.9	5.87 (.93)	18.00 (1.82)	5.77 (.93)	41.59 (4.16)	91.8	6.7	25	Uri
Schwyz	2.1	16.0	117.0	507.2	1274.7	6.90 (.63)	19.92 (1.20)	6.74 (.62)	46.57 (2.75)	107.1	4.6	7	Schwyz
Obwalden	-	12.6	201.1	469.7	1073.3	7.25 (1.23)	18.17 (2.00)	7.25 (1.23)	49.19 (5.48)	104.5	8.2	9	Obwalden
Nidwalden	-	10.5	65.2	306.6	1037.3	4.12 (.89)	15.09 (1.97)	3.93 (.88)	51.40 (6.11)	98.1	8.4	17	Nidwalden
Glarus	-	3.1	221.7	403.9	1221.1	6.47 (.91)	18.98 (1.70)	6.47 (.91)	53.71 (4.11)	110.1	6.4	6	Glarus
Zug	-	6.6	169.7	454.2	1226.0	6.61 (.74)	19.30 (1.46)	6.45 (.73)	45.02 (3.61)	101.5	5.6	12	Zug
Fribourg	3.6	10.3	146.5	392.9	1103.3	5.90 (.41)	17.22 (.77)	5.80 (.40)	45.56 (1.91)	99.1	3.0	15	Fribourg
Solothurn	-	13.0	147.7	384.1	1142.3	5.88 (.36)	17.63 (.71)	5.85 (.36)	45.50 (1.77)	95.4	2.7	21	Solothurn
Basel-Stadt	2.0	10.7	123.3	416.8	1248.9	5.93 (.37)	18.55 (.69)	5.82 (.36)	45.94 (1.58)	97.7	2.5	19	Basel-Stadt
Basel-Land	1.1	10.0	123.1	388.1	1032.1	5.54 (.36)	16.21 (.75)	5.46 (.36)	43.09 (1.96)	91.1	2.9	26	Basel-Land
Schaffhausen	-	16.0	193.0	452.6	1356.3	7.17 (.70)	21.04 (1.33)	7.12 (.70)	52.14 (3.18)	113.2	5.0	3	Schaffhausen
Ausserrhoden	-	7.6	163.4	471.7	1315.8	6.74 (.85)	20.18 (1.49)	6.74 (.85)	47.65 (3.06)	100.3	4.9	13	Ausserrhoden
Innerrhoden	-	-	107.8	515.5	1396.6	6.13 (1.59)	20.51 (3.06)	6.13 (1.59)	63.80 (7.12)	134.2	12.0	1	Innerrhoden
St. Gallen	-	12.7	121.4	481.7	1354.9	6.58 (.30)	20.52 (.59)	6.47 (.30)	51.86 (1.40)	111.2	2.2	5	St. Gallen
Graubünden	4.2	14.3	122.9	442.2	1285.9	6.26 (.44)	19.67 (.88)	6.16 (.44)	48.41 (2.00)	104.1	3.2	10	Graubünden
Aargau	.5	12.5	120.0	376.7	1118.6	5.53 (.26)	17.08 (.53)	5.43 (.26)	46.33 (1.35)	98.2	2.0	16	Aargau
Thurgau	1.3	14.9	155.2	437.7	1305.4	6.57 (.43)	20.04 (.82)	6.48 (.42)	55.05 (2.05)	116.3	3.2	2	Thurgau
Ticino	-	17.5	146.2	514.8	1300.4	7.28 (.38)	20.69 (.69)	7.28 (.38)	49.72 (1.64)	112.0	2.6	4	Ticino
Vaud	1.6	12.3	115.6	412.8	1104.3	5.74 (.23)	17.08 (.45)	5.74 (.23)	42.53 (1.03)	92.8	1.6	24	Vaud
Valais	1.0	15.0	165.0	453.6	1003.7	6.88 (.41)	17.06 (.74)	6.76 (.41)	42.54 (1.94)	93.6	2.9	23	Valais
Neuchâtel	-	14.6	149.9	466.4	1369.7	6.76 (.45)	18.13 (.61)	6.67 (.44)	48.59 (2.06)	104.8	3.2	8	Neuchâtel
Geneva	.9	18.1	139.8	394.4	1191.2	6.08 (.30)	18.13 (.61)	5.93 (.30)	43.47 (1.39)	94.4	2.2	22	Genève
Jura	3.4	12.5	146.4	549.6	1204.6	7.50 (.76)	19.90 (1.37)	7.34 (.75)	47.31 (3.20)	99.5	4.9	14	Jura
Zürich (city)	2.4	13.0	138.1	507.6	1334.9	7.02 (.30)	20.39 (.53)	6.90 (.30)	50.17 (1.21)	107.4	1.9	1	Zürich (Stadt)
Basel (city)	2.3	11.2	133.1	417.7	1229.9	6.08 (.39)	18.49 (.73)	5.95 (.39)	46.95 (1.67)	99.0	2.7	3	Basel (Stadt)
Geneva (city)	2.6	20.8	178.6	375.5	1273.0	6.35 (.43)	19.20 (.86)	6.18 (.43)	44.90 (1.83)	94.9	3.0	6	Genève (ville)
Bern (city)	-	11.3	113.0	468.6	1201.7	6.24 (.45)	18.48 (.82)	6.19 (.44)	40.42 (1.73)	91.6	2.9	9	Bern (Stadt)
Lausanne	2.9	17.0	125.5	406.2	1209.4	6.10 (.49)	18.25 (.93)	5.92 (.49)	43.17 (2.08)	93.4	3.3	7	Lausanne
Winterthur	-	11.3	161.4	398.0	1278.5	6.16 (.59)	19.22 (1.16)	6.09 (.59)	49.47 (2.76)	102.8	4.2	2	Winterthur
St. Gallen (city)	-	7.2	132.4	485.3	1309.4	6.45 (.67)	19.83 (1.27)	6.38 (.67)	41.06 (2.71)	95.4	4.4	5	St. Gallen (Stadt)
Luzern (city)	-	15.3	128.6	460.0	1156.5	6.48 (.70)	18.14 (1.22)	6.42 (.69)	41.64 (2.63)	96.1	4.4	4	Luzern (Stadt)
Biel/Bienne	-	17.0	113.2	414.5	1228.6	5.91 (.70)	18.32 (1.39)	5.78 (.70)	46.80 (3.25)	93.3	5.0	8	Biel/Bienne
German Switzerland	1.1	12.0	130.5	432.8	1207.4	6.17 (.08)	18.53 (.16)	6.08 (.08)	46.89 (.38)	100.5	.6	·	Deutschschweiz
-Northwestern	.8	12.1	125.4	410.6	1167.3	5.89 (.12)	17.85 (.24)	5.81 (.12)	44.76 (.58)	96.1	.9	·	-Nordwestschweiz
-Northeastern	.9	11.7	134.2	458.1	1251.6	6.47 (.14)	19.22 (.27)	6.38 (.14)	48.98 (.66)	104.9	1.0	·	-Nordostschweiz
-Alps/Prealps	1.8	12.1	135.0	434.7	1212.8	6.23 (.19)	18.75 (.35)	6.13 (.18)	47.53 (.81)	101.6	1.3	·	-Alpen/Voralpen
French Switzerland	1.5	14.1	138.7	423.6	1160.0	6.25 (.15)	18.03 (.28)	6.13 (.15)	44.35 (.67)	96.1	1.0	·	Romandie
Italian Switzerland	.9	18.1	145.3	504.6	1325.4	7.26 (.37)	20.85 (.67)	7.16 (.37)	50.45 (1.61)	112.8	2.6	·	Svizzera italiana
>100000 inhabitants	2.1	14.2	139.2	451.7	1270.9	6.52 (.18)	19.31 (.33)	6.39 (.18)	46.23 (.73)	99.9	1.2	5	>100000 Einwohner
20000-99999 inh.	.3	12.6	138.8	432.5	1232.2	6.25 (.19)	18.87 (.37)	6.19 (.19)	45.06 (.87)	98.4	1.4	6	20000-99999 Einwohner
10000-19999 inh.	.6	12.5	128.7	434.0	1181.0	6.20 (.20)	18.29 (.39)	6.10 (.20)	44.02 (.93)	97.3	1.5	7	10000-19999 Einwohner
5000-9999 inh.	1.1	12.4	124.7	430.7	1160.5	6.13 (.20)	18.03 (.38)	6.03 (.19)	47.23 (.95)	100.1	1.5	4	5000-9999 Einwohner
2800-4999 inh.	.8	10.3	138.5	435.8	1182.7	6.21 (.20)	18.31 (.39)	6.14 (.20)	47.07 (.96)	101.0	1.5	2	2800-4999 Einwohner
1200-2799 inh.	1.7	13.8	128.3	414.2	1219.6	6.04 (.18)	18.60 (.35)	5.94 (.18)	49.09 (.86)	102.6	1.3	1	1200-2799 Einwohner
<1200 inhabitants	1.4	12.6	133.6	435.0	1144.8	6.25 (.18)	18.04 (.34)	6.15 (.18)	46.22 (.81)	100.1	1.3	3	<1200 Einwohner
Switzerland	1.2	12.7	133.1	433.7	1202.5	6.23 (.07)	18.52 (.14)	6.14 (.07)	46.47 (.33)	100.0	·	·	Schweiz / Suisse

Females	N	% ON TOTAL	MED AGE	CRUDE RATE	EUROP.	WORLD	TRUNC	0-14	15-44	45-54	55-64	65-74	0-64	0-74	35-64	65-84	SMR	S.E.	RANK	Frauen
Zürich	6504	32.6	81.8	282.0	182.7	102.5	38.4	.5	2.4	24.5	103.8	511.1	1.42 (.08)	6.54 (.17)	1.38 (.08)	28.23 (.46)	95.9	1.2	19	Zürich
Bern	5355	32.1	81.6	286.8	180.4	101.9	42.3	.3	4.2	23.4	115.3	503.3	1.56 (.09)	6.67 (.19)	1.51 (.09)	27.32 (.49)	94.1	1.3	23	Bern
Luzern	1541	32.8	81.0	257.7	194.2	109.0	37.2	.8	2.7	25.3	97.9	556.5	1.37 (.15)	7.00 (.36)	1.32 (.15)	28.71 (.95)	101.1	2.6	15	Luzern
Uri	161	33.3	81.0	242.6	212.3	119.0	52.2	-	7.4	56.9	87.8	482.8	1.72 (.50)	6.56 (1.06)	1.72 (.50)	29.95 (3.06)	108.0	8.5	11	Uri
Schwyz	561	32.8	81.0	292.4	224.3	127.1	58.0	4.6	2.4	43.6	167.4	590.7	2.25 (.36)	8.30 (.72)	2.11 (.35)	34.85 (1.92)	117.1	4.9	5	Schwyz
Obwalden	160	39.7	80.1	317.2	249.0	135.8	33.6	-	4.9	19.0	80.3	671.6	1.17 (.48)	7.91 (1.30)	1.17 (.48)	36.41 (3.78)	130.6	10.3	2	Obwalden
Nidwalden	128	32.1	80.2	229.8	212.2	117.7	53.0	-	-	17.6	180.0	447.3	2.01 (.64)	6.56 (1.22)	2.01 (.64)	36.68 (4.12)	114.1	10.1	6	Nidwalden
Glarus	263	32.7	81.3	355.9	202.1	113.4	50.9	-	-	48.2	134.9	559.8	1.85 (.48)	7.51 (.98)	1.85 (.48)	30.11 (2.42)	104.9	6.5	13	Glarus
Zug	367	34.5	80.8	239.9	210.7	117.5	44.2	-	4.1	18.2	122.7	542.5	1.64 (.37)	7.18 (.81)	1.60 (.37)	34.21 (2.29)	112.5	5.9	7	Zug
Fribourg	958	33.3	80.9	259.9	213.9	119.8	44.9	2.6	1.8	34.1	120.8	550.7	1.67 (.21)	7.30 (.48)	1.60 (.21)	32.40 (1.37)	111.9	3.6	9	Fribourg
Solothurn	1147	30.9	81.1	260.2	183.0	103.2	40.3	-	3.8	27.4	95.9	542.8	1.40 (.17)	6.84 (.41)	1.40 (.17)	27.42 (1.07)	95.3	2.8	21	Solothurn
Basel-Stadt	1779	33.5	82.5	409.3	183.5	103.1	44.3	2.1	1.7	29.1	121.7	494.0	1.62 (.18)	6.55 (.34)	1.60 (.17)	26.06 (.84)	94.8	2.2	22	Basel-Stadt
Basel-Land	896	32.4	82.1	202.7	185.0	104.0	33.3	2.4	3.9	19.2	89.9	519.1	1.27 (.17)	6.60 (.46)	1.19 (.17)	27.09 (1.22)	96.1	3.2	18	Basel-Land
Schaffhausen	586	41.8	82.6	412.8	248.9	137.7	51.7	-	8.6	17.5	137.8	549.2	1.89 (.35)	7.56 (.72)	1.84 (.34)	37.18 (2.07)	130.4	5.4	3	Schaffhausen
Ausserrhoden	389	34.0	82.8	401.2	181.8	105.2	47.3	-	2.7	49.1	101.9	623.6	1.61 (.39)	7.87 (.86)	1.61 (.39)	28.22 (1.89)	92.7	4.7	24	Ausserrhoden
Innerrhoden	133	50.0	81.3	527.7	258.5	145.0	33.0	-	10.8	36.3	80.8	775.5	1.48 (.75)	9.03 (1.80)	1.19 (.69)	51.79 (5.27)	146.5	12.7	1	Innerrhoden
St. Gallen	2535	35.9	81.9	319.3	214.2	120.8	56.2	.6	3.0	32.9	159.9	566.3	2.07 (.16)	7.80 (.32)	2.03 (.16)	31.58 (.85)	111.0	2.2	10	St. Gallen
Graubünden	924	33.6	82.0	280.1	200.6	113.0	47.5	-	3.5	25.3	139.5	518.1	1.78 (.23)	7.05 (.48)	1.72 (.23)	30.44 (1.35)	104.6	3.4	14	Graubünden
Aargau	2305	32.8	81.8	255.2	204.1	114.3	43.5	1.6	4.7	23.0	118.6	523.1	1.64 (.14)	6.98 (.31)	1.56 (.14)	30.44 (.84)	106.5	2.2	12	Aargau
Thurgau	1329	37.9	82.0	359.7	226.2	127.2	52.0	1.3	4.0	28.8	139.4	600.8	1.90 (.23)	8.00 (.48)	1.87 (.22)	35.99 (1.30)	119.3	3.3	4	Thurgau
Ticino	1903	38.2	81.9	339.2	213.7	118.5	38.9	-	5.2	23.0	102.1	522.1	1.43 (.15)	6.75 (.34)	1.38 (.15)	32.92 (1.01)	112.4	2.6	8	Ticino
Vaud	3422	34.6	82.7	311.9	184.6	103.8	45.5	.6	3.6	25.3	124.9	474.1	1.67 (.12)	6.46 (.25)	1.64 (.12)	26.85 (.63)	95.8	1.6	20	Vaud
Valais	925	30.8	81.6	209.8	187.8	105.9	46.7	3.1	3.6	40.5	113.2	431.1	1.76 (.20)	6.20 (.42)	1.64 (.20)	29.67 (1.31)	98.7	3.2	16	Valais
Neuchâtel	1126	34.5	82.7	342.3	189.1	106.3	38.3	-	5.8	24.1	92.8	552.1	1.37 (.19)	6.91 (.46)	1.33 (.19)	29.34 (1.17)	98.6	2.9	17	Neuchâtel
Geneva	2000	32.2	82.5	272.2	169.4	96.1	45.5	.9	4.1	43.2	102.7	475.1	1.64 (.15)	6.41 (.31)	1.58 (.15)	23.84 (.74)	87.0	1.9	25	Genève
Jura	325	27.2	81.5	245.9	173.8	101.3	57.1	3.5	3.7	33.5	151.3	506.4	2.09 (.40)	7.20 (.77)	2.03 (.39)	22.35 (1.75)	86.7	4.8	26	Jura
Zürich (city)	3124	32.9	81.8	395.5	182.0	102.0	41.8	-	1.6	29.8	110.3	510.0	1.49 (.12)	6.53 (.25)	1.49 (.12)	27.47 (.65)	95.2	1.7	3	Zürich (Stadt)
Basel (city)	1579	33.1	82.4	406.7	180.6	101.6	43.7	2.5	1.9	21.4	127.9	485.1	1.62 (.19)	6.45 (.36)	1.59 (.19)	25.83 (.88)	93.3	2.3	5	Basel (Stadt)
Geneva (city)	1075	33.2	81.9	318.6	160.3	92.6	52.0	2.7	4.1	53.3	111.6	487.6	1.85 (.22)	6.73 (.42)	1.79 (.21)	22.74 (.93)	80.9	2.5	8	Genève (ville)
Bern (city)	1120	32.2	82.1	353.1	162.7	91.7	34.8	-	3.0	20.6	97.5	457.8	1.30 (.18)	5.88 (.39)	1.25 (.18)	24.10 (.96)	84.5	2.5	7	Bern (Stadt)
Lausanne	921	33.3	82.3	332.0	164.8	93.8	46.1	-	3.3	29.3	117.5	487.0	1.64 (.23)	6.54 (.46)	1.64 (.23)	24.81 (1.09)	84.9	2.8	6	Lausanne
Winterthur	546	32.7	81.1	306.2	184.8	106.4	50.3	-	3.9	27.9	136.0	616.9	1.82 (.31)	8.15 (.68)	1.79 (.31)	26.64 (1.52)	94.5	4.0	4	Winterthur
St. Gallen (city)	619	35.4	83.6	383.0	188.3	105.0	43.0	-	-	10.7	150.1	502.2	1.63 (.30)	6.68 (.62)	1.63 (.30)	27.55 (1.56)	98.5	4.0	2	St. Gallen (Stadt)
Luzern (city)	447	30.0	81.0	322.3	158.2	89.8	40.7	-	-	28.3	118.2	487.2	1.48 (.30)	6.33 (.60)	1.48 (.30)	21.68 (1.35)	80.5	3.8	9	Luzern (Stadt)
Biel/Bienne	380	31.6	81.5	336.9	191.1	111.3	53.3	6.4	6.4	32.4	129.9	603.9	1.95 (.38)	7.97 (.81)	1.82 (.36)	29.86 (2.00)	98.6	5.1	1	Biel/Bienne
German Switzerland	27022	33.2	81.7	286.8	192.6	108.3	43.0	.9	3.4	25.6	116.8	524.5	1.59 (.04)	6.89 (.09)	1.54 (.04)	29.18 (.24)	100.7	.6	.	Deutschschweiz
-Northwestern	11047	32.5	81.7	275.2	186.4	104.9	40.5	1.2	3.8	23.4	109.2	510.5	1.51 (.06)	6.67 (.13)	1.45 (.06)	27.66 (.35)	97.1	.9	.	-Nordwestschweiz
-Northeastern	10541	34.3	81.8	298.6	196.6	110.3	43.6	.6	2.7	24.9	120.8	534.9	1.61 (.07)	6.99 (.15)	1.57 (.07)	30.30 (.39)	103.1	1.0	.	-Nordostschweiz
-Alps/Prealps	5434	32.8	81.5	289.3	198.5	111.9	47.5	.7	4.0	32.3	125.8	534.8	1.75 (.10)	7.19 (.20)	1.69 (.09)	30.35 (.54)	103.7	1.4	.	-Alpen/Voralpen
French Switzerland	8674	33.4	82.4	289.6	184.2	104.0	45.6	1.1	3.7	33.9	115.0	496.9	1.66 (.07)	6.68 (.16)	1.61 (.07)	27.05 (.40)	95.4	1.0	.	Romandie
Italian Switzerland	2026	38.3	81.9	344.7	215.0	119.5	40.1	-	5.0	24.7	104.9	530.2	1.48 (.15)	6.87 (.33)	1.42 (.15)	33.10 (.99)	113.1	2.5	.	Svizzera italiana
>100000 inhabitants	7819	32.9	82.0	370.5	173.2	97.9	43.3	.9	2.5	30.7	112.7	491.4	1.56 (.08)	6.46 (.16)	1.54 (.08)	25.60 (.39)	89.7	1.0	7	>100000 Einwohner
20000-99999 inh.	5450	33.5	81.9	300.1	185.1	104.3	43.7	.3	2.8	28.1	117.6	518.5	1.58 (.09)	6.82 (.20)	1.56 (.09)	27.14 (.50)	96.1	1.3	5	20000-99999 Einwohner
10000-19999 inh.	4518	32.6	82.3	254.0	182.3	102.0	39.1	1.6	4.5	22.1	105.2	464.6	1.47 (.09)	6.17 (.20)	1.39 (.09)	27.78 (.56)	95.7	1.4	6	10000-19999 Einwohner
5000-9999 inh.	4711	33.1	82.0	262.6	193.6	108.4	40.6	.6	2.5	24.4	112.8	525.9	1.51 (.09)	6.85 (.21)	1.48 (.09)	29.96 (.58)	101.6	1.5	4	5000-9999 Einwohner
2800-4999 inh.	4386	33.1	81.6	262.0	199.3	112.3	45.3	.9	5.0	26.4	121.0	534.6	1.69 (.10)	7.10 (.23)	1.62 (.10)	29.91 (.60)	103.9	1.6	3	2800-4999 Einwohner
1200-2799 inh.	5424	34.5	81.6	272.0	209.5	117.7	46.3	1.6	3.6	30.4	121.9	551.1	1.71 (.09)	7.34 (.21)	1.65 (.09)	32.46 (.58)	110.0	1.5	2	1200-2799 Einwohner
<1200 inhabitants	5414	34.9	81.7	294.8	214.9	120.5	45.3	.5	4.3	29.1	120.1	557.9	1.68 (.09)	7.36 (.21)	1.62 (.09)	32.20 (.58)	112.2	1.5	1	<1200 Einwohner
Switzerland	37722	33.5	81.9	290.1	191.6	107.8	43.4	.9	3.6	27.5	115.8	518.5	1.60 (.04)	6.84 (.08)	1.55 (.03)	28.87 (.20)	100.0	.	.	Schweiz / Suisse

Males	N	% ON TOTAL	MED AGE	CRUDE RATE	STANDARDIZED RATES EUROP.	WORLD	TRUNC	AGE-SPECIFIC RATES 0-14	15-44	45-54	55-64	65-74	CUMULATIVE RATES (STANDARD ERRORS) 0-64		0-74		35-64		65-84		SMR	S.E.	RANK	Männer
Zürich	3858	19.0	72.8	176.6	189.7	120.3	127.7	-	7.5	102.5	314.0	837.0	4.52	(.14)	12.99	(.28)	4.50	(.14)	26.43	(.58)	105.3	1.7	10	Zürich
Bern	3468	18.5	73.1	194.7	183.9	116.2	122.9	-	6.9	95.8	310.9	800.3	4.35	(.15)	12.51	(.28)	4.33	(.15)	25.30	(.58)	101.8	1.7	13	Bern
Luzern	994	17.4	73.3	169.4	195.5	121.3	115.0	-	8.1	89.1	287.5	787.9	4.12	(.27)	12.21	(.52)	4.06	(.27)	24.40	(1.07)	104.0	3.3	11	Luzern
Uri	103	17.2	70.3	148.9	161.2	103.3	107.3	-	3.3	27.2	357.6	789.7	4.00	(.77)	11.94	(1.47)	4.00	(.77)	20.08	(2.74)	89.8	8.8	20	Uri
Schwyz	305	17.0	71.8	154.4	195.6	123.4	140.1	-	9.6	102.9	360.5	740.9	5.00	(.53)	12.48	(.94)	4.93	(.53)	24.46	(1.98)	105.8	6.1	7	Schwyz
Obwalden	85	16.7	70.4	160.3	176.1	114.4	156.2	-	4.2	140.8	384.3	693.2	5.47	(1.07)	12.48	(1.66)	5.47	(1.07)	21.44	(3.45)	95.0	10.3	18	Obwalden
Nidwalden	72	16.0	72.9	122.5	158.3	97.7	70.8	-	7.0	32.6	204.4	674.3	2.65	(.72)	9.55	(1.55)	2.55	(.71)	25.78	(4.16)	89.1	10.5	21	Nidwalden
Glarus	150	15.7	74.1	205.5	179.6	113.3	122.2	-	3.1	147.8	260.6	803.3	4.24	(.74)	12.45	(1.38)	4.24	(.74)	26.69	(2.82)	101.0	8.2	14	Glarus
Zug	201	19.6	71.5	133.3	198.2	125.4	130.5	-	1.3	133.3	305.7	841.3	4.60	(.62)	13.19	(1.20)	4.56	(.62)	27.74	(2.83)	107.2	7.6	6	Zug
Fribourg	487	12.8	71.4	130.8	144.2	93.0	115.4	-	6.3	102.8	274.4	639.9	4.04	(.34)	10.63	(.60)	4.03	(.34)	17.42	(1.13)	78.7	3.6	25	Fribourg
Solothurn	742	17.5	72.3	172.0	178.4	113.3	124.4	-	7.5	106.0	297.5	758.4	4.37	(.31)	12.13	(.59)	4.34	(.31)	24.48	(1.26)	99.0	3.6	16	Solothurn
Basel-Stadt	1076	22.4	74.4	282.4	230.4	144.3	138.0	-	6.7	105.9	350.4	959.9	4.92	(.33)	14.59	(.61)	4.88	(.33)	32.93	(1.33)	126.9	3.9	2	Basel-Stadt
Basel-Land	650	20.4	73.0	148.7	199.6	122.1	116.7	-	6.7	88.4	298.6	695.9	4.15	(.31)	11.26	(.62)	4.13	(.31)	26.99	(1.53)	105.5	4.1	9	Basel-Land
Schaffhausen	300	20.4	72.4	221.1	214.5	137.0	160.2	-	9.6	150.7	362.1	916.4	5.58	(.61)	14.90	(1.12)	5.58	(.61)	27.45	(2.20)	117.8	6.8	3	Schaffhausen
Ausserrhoden	193	15.9	73.6	206.5	164.5	106.3	134.9	-	2.5	112.3	353.8	685.5	4.84	(.72)	11.71	(1.13)	4.84	(.72)	20.40	(1.98)	88.4	6.4	22	Ausserrhoden
Innerrhoden	72	23.0	77.1	275.1	226.7	137.7	115.7	-	-	107.8	300.7	884.5	4.05	(1.29)	13.08	(2.43)	4.05	(1.29)	41.62	(5.77)	139.0	16.4	1	Innerrhoden
St. Gallen	1407	18.5	72.2	181.8	195.6	124.9	132.2	-	9.7	83.4	352.9	914.4	4.77	(.26)	14.16	(.49)	4.71	(.26)	25.47	(.94)	108.3	2.9	5	St. Gallen
Graubünden	563	16.8	71.9	171.3	174.0	112.4	126.6	-	11.7	81.0	317.7	816.5	4.42	(.37)	12.85	(.70)	4.41	(.37)	24.31	(1.37)	98.3	4.1	17	Graubünden
Aargau	1341	17.2	73.0	147.3	183.5	114.5	111.6	-	7.0	91.4	270.8	764.0	3.94	(.22)	11.79	(.44)	3.91	(.22)	25.59	(.98)	100.2	2.7	15	Aargau
Thurgau	734	19.4	73.0	200.7	205.3	129.7	138.6	-	8.9	115.8	326.2	886.7	4.82	(.37)	13.94	(.68)	4.82	(.37)	27.63	(1.41)	113.0	4.2	4	Thurgau
Ticino	937	18.1	70.6	186.4	186.9	121.5	154.5	-	9.9	115.4	387.6	796.7	5.49	(.33)	13.59	(.56)	5.46	(.33)	22.93	(1.08)	102.9	3.4	12	Ticino
Vaud	1520	14.1	71.9	149.3	143.1	92.8	113.7	-	7.4	83.9	290.7	641.8	4.07	(.20)	10.57	(.35)	4.02	(.19)	18.45	(.66)	79.3	2.0	24	Vaud
Valais	500	12.3	68.6	115.2	140.4	92.2	127.3	-	7.0	120.7	286.3	580.3	4.42	(.33)	10.30	(.57)	4.40	(.33)	17.28	(1.18)	78.6	3.5	26	Valais
Neuchâtel	601	17.5	71.7	197.4	190.3	123.2	141.0	-	6.6	121.4	343.0	911.7	4.99	(.39)	14.19	(.74)	4.97	(.38)	25.52	(1.45)	105.6	4.3	8	Neuchâtel
Geneva	946	14.9	72.0	143.0	155.0	99.0	113.4	-	12.2	94.3	258.7	616.8	3.97	(.24)	10.17	(.45)	3.91	(.24)	20.88	(.96)	86.2	2.8	23	Genève
Jura	212	14.1	68.7	165.9	165.1	111.5	173.4	-	10.7	146.4	431.8	694.2	6.17	(.68)	13.19	(1.09)	6.06	(.68)	19.01	(1.92)	91.1	6.3	19	Jura
Zürich (city)	1779	19.5	73.7	258.5	201.6	128.1	132.4	-	8.8	99.4	335.8	908.3	4.71	(.24)	13.80	(.44)	4.66	(.24)	28.76	(.90)	112.9	2.7	4	Zürich (Stadt)
Basel (city)	986	22.4	74.7	289.7	234.2	146.3	140.9	-	6.8	113.4	350.6	937.7	5.02	(.36)	14.45	(.64)	4.96	(.36)	33.58	(1.41)	129.1	4.1	1	Basel (Stadt)
Geneva (city)	509	15.0	72.0	176.4	155.0	100.3	117.5	-	11.5	115.0	245.2	664.2	4.04	(.34)	10.68	(.63)	4.00	(.34)	20.77	(1.26)	85.7	3.8	8	Genève (ville)
Bern (city)	631	19.8	74.0	239.2	188.8	117.0	115.2	-	5.7	69.1	330.6	793.4	4.21	(.37)	12.31	(.67)	4.19	(.37)	25.63	(1.38)	104.6	4.2	6	Bern (Stadt)
Lausanne	388	14.5	72.0	167.3	149.3	97.7	119.5	-	9.8	95.0	279.0	714.4	4.16	(.41)	11.35	(.73)	4.14	(.41)	18.14	(1.27)	81.9	4.2	9	Lausanne
Winterthur	360	20.5	73.3	213.4	205.4	129.9	132.5	-	6.3	137.6	286.8	943.7	4.57	(.51)	14.22	(1.00)	4.57	(.51)	28.77	(2.05)	113.5	6.0	3	Winterthur
St. Gallen (city)	263	17.9	71.3	185.5	179.7	116.3	131.1	-	2.9	88.3	371.1	893.2	4.73	(.57)	13.76	(1.06)	4.73	(.57)	21.58	(1.91)	98.3	6.1	7	St. Gallen (Stadt)
Luzern (city)	321	21.0	74.8	280.5	224.1	139.6	147.5	-	11.5	115.0	360.3	808.7	5.20	(.62)	13.34	(1.05)	5.14	(.62)	27.46	(2.13)	120.1	6.7	2	Luzern (Stadt)
Biel/Bienne	225	19.5	73.4	219.7	191.5	122.0	121.2	-	6.4	92.0	319.5	915.6	4.36	(.60)	13.57	(1.20)	4.29	(.60)	27.92	(2.43)	108.1	7.2	5	Biel/Bienne
German Switzerland	16314	18.5	72.9	178.7	189.7	119.7	125.0	-	7.4	97.5	312.6	814.6	4.43	(.07)	12.74	(.13)	4.40	(.07)	25.95	(.28)	104.6	.8	.	Deutschschweiz
-Northwestern	6965	18.8	73.0	180.5	193.2	121.0	121.2	-	7.1	93.4	305.4	804.8	4.31	(.10)	12.51	(.20)	4.28	(.10)	26.46	(.44)	105.8	1.3	.	-Nordwestschweiz
-Northeastern	5976	19.0	72.6	177.1	192.7	122.2	130.6	-	7.6	102.1	325.1	849.1	4.63	(.12)	13.25	(.22)	4.60	(.12)	26.26	(.47)	106.6	1.4	.	-Nordostschweiz
-Alps/Prealps	3373	17.1	73.1	178.1	178.8	113.4	123.3	-	7.5	97.8	305.6	777.2	4.35	(.15)	12.33	(.28)	4.32	(.15)	24.52	(.57)	99.2	1.7	.	-Alpen/Voralpen
French Switzerland	4217	14.5	71.4	150.4	153.4	99.6	123.5	-	8.7	102.0	297.3	673.4	4.36	(.12)	11.18	(.22)	4.32	(.12)	19.76	(.43)	85.1	1.3	.	Romandie
Italian Switzerland	986	17.7	70.7	186.8	184.7	120.2	150.6	-	10.8	114.5	373.2	804.4	5.34	(.31)	13.53	(.54)	5.30	(.31)	22.88	(1.05)	102.1	3.3	.	Svizzera italiana
>100000 inhabitants	4293	18.8	73.6	236.8	192.7	122.2	128.0	-	8.5	100.2	316.8	840.0	4.53	(.15)	12.97	(.27)	4.49	(.15)	26.85	(.55)	107.0	1.6	1	>100000 Einwohner
20000-99999 inh.	3107	18.8	72.4	188.0	191.6	122.0	133.6	-	7.9	110.2	323.3	839.1	4.69	(.16)	13.24	(.31)	4.67	(.16)	25.33	(.64)	105.5	1.9	2	20000-99999 Einwohner
10000-19999 inh.	2626	18.4	72.0	156.4	185.9	117.8	127.8	-	6.8	99.6	324.2	790.4	4.58	(.17)	12.63	(.32)	4.54	(.17)	24.09	(.67)	101.6	2.0	3	10000-19999 Einwohner
5000-9999 inh.	2639	17.5	72.4	152.9	178.5	113.4	124.5	-	6.9	93.9	316.5	772.5	4.43	(.17)	12.33	(.31)	4.40	(.17)	24.60	(.67)	99.1	1.9	5	5000-9999 Einwohner
2800-4999 inh.	2599	16.9	71.9	156.9	180.6	115.0	126.9	-	6.9	103.6	313.9	792.3	4.48	(.17)	12.59	(.32)	4.45	(.17)	23.76	(.66)	99.4	1.9	4	2800-4999 Einwohner
1200-2799 inh.	3194	16.7	72.3	157.5	174.9	111.3	119.3	-	9.4	94.5	287.7	772.9	4.22	(.15)	12.12	(.28)	4.17	(.15)	23.72	(.58)	96.9	1.7	6	1200-2799 Einwohner
<1200 inhabitants	3059	15.5	72.4	160.6	162.4	103.7	121.9	-	7.8	94.4	303.0	671.8	4.30	(.15)	11.19	(.27)	4.28	(.15)	21.84	(.55)	89.9	1.6	7	<1200 Einwohner
Switzerland	21517	17.5	72.5	172.7	181.0	115.0	125.8	-	7.8	99.4	311.7	782.6	4.46	(.06)	12.42	(.11)	4.42	(.06)	24.40	(.23)	100.0	.	.	Schweiz / Suisse

Females	N	% ON TOTAL	MED AGE	CRUDE RATE	STANDARDIZED RATES EUROP.	WORLD	TRUNC	AGE-SPECIFIC RATES 0-14	15-44	45-54	55-64	65-74	CUMULATIVE RATES (STANDARD ERRORS) 0-64	0-74	35-64	65-84	SMR	S.E.	RANK	Frauen
Zürich	2489	12.5	79.4	107.9	70.4	41.1	20.5	-	.8	13.3	54.9	275.9	.74 (.06)	3.50 (.13)	.74 (.06)	11.70 (.29)	95.5	1.9	17	Zürich
Bern	2354	14.1	80.0	126.1	79.7	46.2	25.0	-	1.7	13.3	71.1	266.0	.92 (.07)	3.62 (.14)	.90 (.07)	12.63 (.33)	107.3	2.2	12	Bern
Luzern	683	14.5	79.1	114.2	83.4	48.0	19.7	-	1.2	14.9	49.9	300.5	.70 (.11)	3.74 (.26)	.69 (.11)	13.84 (.65)	113.8	4.4	8	Luzern
Uri	70	14.5	81.1	105.5	90.6	51.3	34.6	-	-	56.9	58.5	178.8	1.16 (.41)	2.97 (.71)	1.16 (.41)	13.76 (2.13)	117.0	14.0	6	Uri
Schwyz	259	15.2	80.1	135.0	104.2	59.8	31.0	2.3	-	19.4	95.7	330.3	1.17 (.26)	4.54 (.53)	1.14 (.25)	16.39 (1.32)	139.8	8.7	2	Schwyz
Obwalden	58	14.4	79.1	115.0	83.5	46.9	10.4	-	-	-	40.2	346.6	.40 (.28)	3.88 (.91)	.40 (.28)	15.40 (2.47)	117.9	15.5	5	Obwalden
Nidwalden	48	12.0	78.9	86.2	82.6	48.2	37.0	-	-	17.6	120.0	235.4	1.39 (.53)	3.79 (.93)	1.39 (.53)	12.03 (2.34)	108.0	15.6	11	Nidwalden
Glarus	82	10.2	75.9	111.0	67.5	41.7	34.1	-	-	36.2	85.9	356.2	1.23 (.39)	4.83 (.78)	1.23 (.39)	9.79 (1.31)	85.0	9.4	21	Glarus
Zug	143	13.4	78.6	93.5	79.8	45.4	22.9	-	-	6.1	73.6	239.1	.87 (.28)	3.31 (.55)	.87 (.28)	14.91 (1.50)	112.4	9.4	9	Zug
Fribourg	292	10.1	78.2	79.2	62.4	36.6	21.5	-	-	15.7	60.4	235.6	.77 (.15)	3.18 (.31)	.77 (.15)	11.00 (.79)	86.2	5.0	20	Fribourg
Solothurn	487	13.1	78.6	110.5	77.1	45.1	20.0	-	1.6	16.4	44.8	338.6	.69 (.12)	4.09 (.31)	.69 (.12)	12.20 (.70)	103.7	4.7	14	Solothurn
Basel-Stadt	932	17.5	81.1	214.4	97.9	56.4	31.5	-	-	27.4	82.4	323.9	1.13 (.15)	4.36 (.28)	1.13 (.15)	14.21 (.61)	130.6	4.3	3	Basel-Stadt
Basel-Land	447	16.2	80.4	101.1	90.8	51.9	19.7	-	2.4	12.2	48.6	323.2	.71 (.13)	4.04 (.36)	.69 (.13)	14.90 (.90)	123.4	5.8	4	Basel-Land
Schaffhausen	166	11.8	80.1	116.9	70.8	41.7	26.3	-	5.2	-	81.4	250.9	1.01 (.26)	3.64 (.50)	.96 (.25)	11.77 (1.16)	95.3	7.4	18	Schaffhausen
Ausserrhoden	131	11.5	81.0	135.1	63.7	38.0	20.0	-	-	9.8	64.9	288.5	.75 (.27)	3.65 (.58)	.75 (.27)	10.26 (1.13)	84.5	7.4	22	Ausserrhoden
Innerrhoden	67	25.2	79.3	265.8	125.9	71.1	10.7	-	-	-	40.4	590.8	.41 (.41)	6.13 (1.48)	.41 (.41)	28.75 (3.88)	192.9	23.6	1	Innerrhoden
St. Gallen	920	13.0	79.5	115.9	77.7	45.3	28.8	-	.6	12.9	90.1	266.0	1.07 (.12)	3.76 (.23)	1.07 (.12)	13.09 (.54)	105.2	3.5	13	St. Gallen
Graubünden	282	10.2	77.6	85.5	62.6	37.6	22.2	-	.7	5.6	72.8	275.6	.82 (.16)	3.60 (.34)	.82 (.16)	9.36 (.72)	82.3	4.9	24	Graubünden
Aargau	928	13.2	79.7	102.7	81.1	46.7	23.7	-	1.5	11.5	67.1	274.9	.86 (.10)	3.66 (.22)	.86 (.10)	13.33 (.55)	110.1	3.6	10	Aargau
Thurgau	496	14.2	79.1	134.3	85.8	50.2	26.9	-	1.3	9.6	81.6	318.9	.98 (.16)	4.21 (.34)	.98 (.16)	14.61 (.81)	116.4	5.2	7	Thurgau
Ticino	618	12.4	79.3	110.2	69.6	40.3	22.7	-	1.7	15.8	58.4	234.1	.81 (.11)	3.20 (.23)	.81 (.11)	11.48 (.59)	94.1	3.8	19	Ticino
Vaud	1015	10.3	78.8	92.5	57.7	34.4	23.5	-	1.0	11.5	68.9	221.9	.86 (.09)	3.10 (.17)	.86 (.09)	8.66 (.35)	75.1	2.4	25	Vaud
Valais	267	8.9	77.1	60.5	53.6	32.7	22.3	1.0	2.0	20.3	51.9	211.1	.82 (.14)	2.99 (.29)	.78 (.13)	9.17 (.71)	72.8	4.5	26	Valais
Neuchâtel	409	12.5	79.5	124.3	72.1	42.2	21.4	-	2.2	16.9	49.2	277.6	.74 (.14)	3.52 (.33)	.74 (.14)	11.50 (.72)	95.9	4.7	16	Neuchâtel
Geneva	720	11.6	79.9	98.0	62.9	37.0	25.4	-	1.5	22.1	61.1	228.0	.89 (.11)	3.18 (.22)	.89 (.11)	9.78 (.47)	83.6	3.1	23	Genève
Jura	143	12.0	76.5	108.2	78.6	49.2	49.0	-	3.7	33.5	121.1	312.3	1.71 (.36)	4.85 (.63)	1.71 (.36)	11.19 (1.20)	98.9	8.3	15	Jura
Zürich (city)	1180	12.4	79.5	149.4	68.9	40.2	21.4	-	.9	16.3	54.7	267.5	.76 (.09)	3.41 (.18)	.76 (.09)	11.39 (.41)	93.3	2.7	7	Zürich (Stadt)
Basel (city)	843	17.7	81.1	217.1	98.0	56.2	30.5	-	-	19.4	88.0	317.5	1.11 (.15)	4.27 (.29)	1.11 (.15)	14.04 (.64)	130.8	4.5	1	Basel (Stadt)
Geneva (city)	401	12.4	79.3	118.8	61.4	36.4	27.9	-	1.4	28.9	62.0	230.3	.97 (.15)	3.27 (.29)	.97 (.15)	9.06 (.59)	80.1	4.0	8	Genève (ville)
Bern (city)	527	15.2	80.7	166.2	77.3	44.2	23.1	-	-	15.5	67.5	232.7	.84 (.15)	3.17 (.28)	.84 (.15)	11.90 (.67)	104.6	4.6	5	Bern (Stadt)
Lausanne	289	10.4	78.6	104.2	55.3	33.5	21.1	-	.8	14.7	54.0	256.3	.75 (.16)	3.33 (.33)	.75 (.16)	7.94 (.59)	70.7	4.2	9	Lausanne
Winterthur	265	15.9	78.9	148.6	89.3	53.0	25.7	-	-	4.7	88.9	422.4	.97 (.23)	5.29 (.55)	.97 (.23)	14.49 (1.10)	119.6	7.3	2	Winterthur
St. Gallen (city)	239	13.7	81.2	147.9	74.1	42.3	23.4	-	-	-	89.0	219.3	.91 (.23)	3.12 (.42)	.91 (.23)	12.57 (1.06)	102.5	6.6	6	St. Gallen (Stadt)
Luzern (city)	236	15.9	79.3	170.2	81.8	46.8	17.5	-	-	5.7	59.1	302.4	.65 (.20)	3.66 (.45)	.65 (.20)	12.34 (1.01)	109.7	7.1	3	Luzern (Stadt)
Biel/Bienne	162	13.5	79.5	143.6	81.5	48.2	34.8	-	2.1	6.5	115.5	289.2	1.28 (.30)	4.17 (.58)	1.28 (.30)	13.62 (1.35)	109.2	8.6	4	Biel/Bienne
German Switzerland	11020	13.6	79.6	117.0	78.6	45.6	23.6	.1	1.1	13.3	66.4	282.9	.86 (.03)	3.72 (.06)	.85 (.03)	12.79 (.15)	106.3	1.0	.	Deutschschweiz
-Northwestern	4996	14.7	79.9	124.5	84.1	48.5	23.7	-	1.3	13.8	65.4	292.6	.86 (.05)	3.82 (.10)	.85 (.05)	13.29 (.24)	113.4	1.6	.	-Nordwestschweiz
-Northeastern	3903	12.7	79.4	110.6	73.2	42.7	22.6	-	.8	10.9	66.1	275.3	.83 (.05)	3.60 (.10)	.83 (.05)	12.27 (.24)	99.3	1.6	.	-Nordostschweiz
-Alps/Prealps	2121	12.8	79.4	112.9	77.5	45.2	25.3	.2	1.3	16.9	69.3	276.4	.92 (.07)	3.73 (.15)	.91 (.07)	12.69 (.35)	104.5	2.3	.	-Alpen/Voralpen
French Switzerland	2836	10.9	78.6	94.7	62.6	37.3	25.3	.2	1.4	19.2	64.6	239.9	.91 (.05)	3.33 (.11)	.90 (.05)	9.72 (.23)	82.2	1.5	.	Romandie
Italian Switzerland	650	12.3	79.2	110.6	69.3	40.2	22.0	-	1.7	15.1	57.1	239.5	.78 (.11)	3.23 (.23)	.78 (.11)	11.33 (.57)	93.5	3.7	.	Svizzera italiana
>100000 inhabitants	3240	13.6	79.9	153.5	73.1	42.6	24.4	-	.7	18.7	63.9	265.3	.87 (.06)	3.51 (.12)	.87 (.06)	11.22 (.25)	97.5	1.7	6	>100000 Einwohner
20000-99999 inh.	2217	13.6	79.3	122.1	76.2	44.7	25.2	-	.9	12.9	73.4	294.4	.91 (.07)	3.89 (.15)	.91 (.07)	12.17 (.33)	102.1	2.2	2	20000-99999 Einwohner
10000-19999 inh.	1789	12.9	79.8	100.6	72.8	42.4	22.7	.3	2.2	12.0	61.0	257.9	.83 (.07)	3.44 (.15)	.81 (.07)	12.09 (.36)	99.0	2.3	4	10000-19999 Einwohner
5000-9999 inh.	1813	12.7	79.8	101.0	74.5	43.0	21.5	-	1.1	14.4	57.3	254.1	.78 (.07)	3.35 (.15)	.77 (.07)	12.64 (.38)	101.8	2.4	3	5000-9999 Einwohner
2800-4999 inh.	1613	12.2	79.2	96.3	73.5	42.9	22.9	.3	1.5	12.7	64.0	271.3	.83 (.07)	3.58 (.16)	.82 (.07)	11.87 (.37)	98.9	2.5	5	2800-4999 Einwohner
1200-2799 inh.	2010	12.8	79.0	100.8	77.3	45.1	25.4	-	1.0	14.5	72.6	282.5	.93 (.07)	3.82 (.15)	.92 (.07)	13.03 (.36)	104.9	2.3	1	1200-2799 Einwohner
<1200 inhabitants	1824	11.8	78.7	99.3	72.5	42.6	24.6	-	1.2	17.0	65.3	269.4	.88 (.07)	3.62 (.15)	.88 (.07)	11.59 (.34)	97.2	2.3	7	<1200 Einwohner
Switzerland	14506	12.9	79.4	111.5	74.2	43.3	23.9	.1	1.2	14.7	65.5	270.9	.87 (.03)	3.60 (.05)	.86 (.02)	12.00 (.13)	100.0	.	.	Schweiz / Suisse

Base table　　　　　　　　　　　　　　　　　　　　　*Grundtabelle*
Other heart diseases
Altri cardiopatie

1979 – 82

Übrige Herzkrankheiten
Autres cardiopathies

Males	N	% ON TOTAL	MED AGE	CRUDE RATE	STANDARDIZED RATES EUROP.	WORLD	TRUNC	AGE-SPECIFIC RATES 0-14	15-44	45-54	55-64	65-74	CUMULATIVE RATES (STANDARD ERRORS) 0-64		0-74		35-64		65-84		SMR	S.E.	RANK	Männer
Zürich	2483	12.2	79.6	113.6	135.4	76.9	39.6	1.6	3.4	23.4	109.4	321.7	1.49	(.08)	4.78	(.17)	1.42	(.08)	19.39	(.54)	97.6	2.0	18	Zürich
Bern	2141	11.4	78.9	120.2	119.2	69.6	44.5	1.4	4.5	36.6	104.5	329.0	1.61	(.09)	4.99	(.18)	1.55	(.09)	16.85	(.51)	87.3	1.9	23	Bern
Luzern	567	9.9	78.2	96.6	117.3	67.2	35.9	.8	3.7	16.6	95.8	317.1	1.29	(.15)	4.57	(.32)	1.27	(.15)	17.14	(.97)	87.0	3.7	24	Luzern
Uri	69	11.5	79.1	99.8	117.3	67.5	39.4	-	3.3	13.6	134.1	308.2	1.59	(.48)	5.00	(.98)	1.50	(.47)	17.61	(2.90)	87.3	10.5	22	Uri
Schwyz	219	12.2	77.6	110.9	154.8	89.6	46.5	2.1	6.4	14.0	134.4	470.0	1.78	(.32)	6.66	(.71)	1.69	(.32)	20.03	(1.85)	113.0	7.6	11	Schwyz
Obwalden	70	13.8	79.3	132.0	170.6	94.2	34.8	-	8.4	-	85.4	357.8	1.19	(.49)	4.89	(1.05)	1.19	(.49)	25.32	(4.13)	119.2	14.2	5	Obwalden
Nidwalden	57	12.6	79.3	97.0	161.9	87.6	27.1	-	3.5	16.3	81.8	259.3	1.10	(.46)	4.20	(1.09)	1.01	(.45)	22.32	(4.25)	109.8	14.5	14	Nidwalden
Glarus	130	13.6	81.0	178.1	170.9	96.2	52.5	-	-	73.9	104.2	385.6	1.84	(.49)	5.82	(.95)	1.84	(.49)	23.01	(2.83)	120.3	10.5	4	Glarus
Zug	115	11.2	75.6	76.3	136.1	78.4	48.3	-	5.3	36.4	131.0	360.6	1.83	(.38)	5.69	(.80)	1.71	(.37)	15.06	(2.12)	95.9	8.9	19	Zug
Fribourg	553	14.6	79.2	148.5	180.0	101.7	45.9	3.6	3.4	38.6	109.8	408.2	1.69	(.22)	5.87	(.45)	1.61	(.21)	25.42	(1.49)	129.1	5.5	3	Fribourg
Solothurn	466	11.0	79.8	108.0	120.6	68.4	34.6	-	4.5	32.2	65.6	315.2	1.15	(.16)	4.44	(.37)	1.15	(.16)	19.02	(1.22)	88.7	4.1	21	Solothurn
Basel-Stadt	282	5.9	79.3	74.0	66.5	38.6	19.0	2.0	3.9	13.5	41.2	182.7	.71	(.13)	2.57	(.26)	.64	(.12)	8.77	(.73)	47.3	2.8	26	Basel-Stadt
Basel-Land	255	8.0	76.9	58.3	84.0	48.9	28.3	1.1	3.3	27.7	62.2	250.2	1.02	(.15)	3.66	(.37)	.97	(.15)	12.21	(1.09)	63.1	4.0	25	Basel-Land
Schaffhausen	183	12.4	81.5	134.8	143.8	81.1	39.5	-	6.4	36.2	76.6	329.9	1.38	(.30)	4.79	(.65)	1.33	(.30)	18.96	(2.04)	101.1	7.5	17	Schaffhausen
Ausserrhoden	199	16.4	80.3	212.9	153.0	88.1	43.4	-	5.1	30.6	96.5	530.7	1.48	(.40)	7.05	(.90)	1.48	(.40)	24.63	(2.27)	113.9	8.1	9	Ausserrhoden
Innerrhoden	52	16.6	81.6	198.7	222.3	121.5	53.7	-	-	-	214.8	465.5	2.08	(.93)	7.00	(1.81)	2.08	(.93)	21.15	(4.25)	138.6	19.2	1	Innerrhoden
St. Gallen	1065	14.0	80.3	137.6	157.3	88.5	39.2	-	2.5	33.1	98.4	380.8	1.43	(.14)	5.37	(.30)	1.39	(.14)	23.73	(1.01)	114.4	3.5	8	St. Gallen
Graubünden	470	14.0	79.6	143.0	156.6	89.0	39.6	4.2	2.0	33.5	95.0	408.2	1.44	(.21)	5.80	(.49)	1.38	(.21)	22.51	(1.43)	113.7	5.2	10	Graubünden
Aargau	851	10.9	79.7	93.5	132.4	74.4	34.2	.5	4.8	24.0	79.4	291.1	1.25	(.12)	4.28	(.27)	1.19	(.12)	17.83	(.88)	93.4	3.2	20	Aargau
Thurgau	540	14.3	80.1	147.6	163.9	91.4	40.2	1.3	5.4	37.0	85.8	330.8	1.44	(.20)	4.87	(.41)	1.37	(.19)	24.26	(1.45)	118.1	5.1	6	Thurgau
Ticino	813	15.7	79.1	161.8	180.3	102.0	47.8	-	7.2	26.2	121.0	440.7	1.75	(.19)	6.32	(.39)	1.69	(.18)	24.91	(1.22)	129.5	4.5	2	Ticino
Vaud	1563	14.5	80.0	153.6	156.8	89.5	43.5	1.6	4.9	29.3	107.6	403.0	1.61	(.12)	5.72	(.26)	1.53	(.12)	21.93	(.78)	113.0	2.9	12	Vaud
Valais	507	12.4	79.2	116.9	159.7	92.1	57.1	1.0	5.5	40.2	144.4	383.2	2.10	(.23)	5.99	(.44)	2.02	(.22)	24.00	(1.53)	117.5	5.2	7	Valais
Neuchâtel	432	12.6	79.6	141.9	142.8	81.4	41.7	-	6.6	23.3	108.3	383.9	1.51	(.21)	5.43	(.47)	1.47	(.21)	20.65	(1.41)	104.5	5.0	16	Neuchâtel
Geneva	863	13.6	77.2	130.5	148.1	87.9	53.9	.9	5.3	43.4	127.7	529.4	1.98	(.18)	7.37	(.40)	1.90	(.17)	21.04	(.99)	109.4	3.7	15	Genève
Jura	188	12.5	80.2	147.1	148.8	83.9	27.9	3.4	1.8	-	94.2	449.2	1.10	(.30)	5.82	(.77)	1.05	(.29)	26.08	(2.49)	112.3	8.2	13	Jura
Zürich (city)	1162	12.7	79.3	168.9	142.3	82.2	52.0	2.4	3.9	32.0	143.6	370.1	1.95	(.16)	5.66	(.28)	1.87	(.15)	19.54	(.80)	102.8	3.0	3	Zürich (Stadt)
Basel (city)	256	5.8	79.1	75.2	65.6	38.4	20.1	2.3	4.4	15.3	41.3	185.7	.74	(.14)	2.64	(.28)	.67	(.13)	9.09	(.78)	47.3	3.0	9	Basel (Stadt)
Geneva (city)	489	14.4	76.7	169.4	151.4	91.0	60.8	2.6	8.6	61.1	124.1	557.7	2.21	(.26)	7.88	(.56)	2.07	(.25)	20.93	(1.30)	111.7	5.1	1	Genève (ville)
Bern (city)	338	10.6	76.9	128.1	104.9	62.9	50.1	-	4.8	44.0	112.3	362.0	1.74	(.24)	5.42	(.45)	1.72	(.23)	13.43	(1.01)	76.6	4.2	6	Bern (Stadt)
Lausanne	387	14.4	79.4	166.8	151.6	88.6	46.0	2.9	7.2	27.1	114.9	444.0	1.78	(.27)	6.23	(.55)	1.62	(.26)	23.09	(1.60)	111.5	5.7	2	Lausanne
Winterthur	210	12.0	80.4	124.5	126.8	71.8	34.3	-	5.0	23.7	81.9	289.2	1.27	(.27)	4.21	(.55)	1.20	(.27)	19.54	(1.85)	92.5	6.4	4	Winterthur
St. Gallen (city)	178	12.1	79.5	125.6	123.9	70.0	31.3	-	1.4	31.5	78.5	355.5	1.15	(.28)	4.85	(.64)	1.10	(.28)	17.43	(1.84)	90.2	6.8	5	St. Gallen (Stadt)
Luzern (city)	124	8.1	77.9	108.4	85.9	49.4	27.7	-	3.8	13.5	69.0	278.3	.96	(.27)	3.78	(.57)	.96	(.27)	11.77	(1.44)	63.6	5.7	8	Luzern (Stadt)
Biel/Bienne	113	9.8	79.5	110.4	98.3	57.4	36.6	-	8.5	21.2	77.7	278.2	1.30	(.33)	4.14	(.67)	1.24	(.32)	17.30	(2.12)	76.0	7.2	7	Biel/Bienne
German Switzerland	10241	11.6	79.4	112.2	129.2	73.7	38.7	1.1	4.0	27.8	96.0	323.6	1.42	(.04)	4.76	(.08)	1.36	(.04)	18.38	(.25)	93.7	.9	.	Deutschschweiz
-Northwestern	3643	9.9	78.8	94.4	109.2	62.8	34.9	.8	4.3	27.0	80.3	285.8	1.26	(.06)	4.22	(.12)	1.21	(.06)	15.49	(.36)	79.7	1.3	.	-Nordwestschweiz
-Northeastern	4000	12.7	79.7	118.6	142.7	80.8	40.5	.9	3.7	27.9	106.6	335.7	1.51	(.07)	4.95	(.14)	1.44	(.07)	20.29	(.45)	102.6	1.6	.	-Nordostschweiz
-Alps/Prealps	2598	13.1	79.7	137.2	145.0	83.0	43.4	1.8	3.9	29.3	110.8	376.6	1.59	(.09)	5.53	(.19)	1.53	(.09)	20.74	(.56)	105.5	2.1	.	-Alpen/Voralpen
French Switzerland	4009	13.8	79.4	143.0	155.3	89.3	46.2	1.5	4.8	33.6	113.0	430.6	1.69	(.08)	6.09	(.17)	1.63	(.08)	22.54	(.50)	113.4	1.8	.	Romandie
Italian Switzerland	883	15.9	79.1	167.3	183.4	103.9	47.9	.9	6.9	26.4	121.8	457.0	1.76	(.18)	6.50	(.38)	1.70	(.18)	25.60	(1.20)	132.2	4.4	.	Svizzera italiana
>100000 inhabitants	2632	11.6	78.5	145.2	124.4	73.0	46.3	2.1	5.3	34.8	112.9	367.7	1.71	(.09)	5.42	(.17)	1.62	(.09)	17.18	(.46)	90.8	1.8	5	>100000 Einwohner
20000-99999 inh.	1879	11.4	79.5	113.7	124.8	71.1	36.5	.3	4.0	25.2	90.5	335.5	1.31	(.09)	4.78	(.19)	1.28	(.09)	17.76	(.58)	90.6	2.1	6	20000-99999 Einwohner
10000-19999 inh.	1581	11.0	79.1	94.1	123.6	70.7	36.5	.6	5.0	24.9	88.4	321.2	1.34	(.09)	4.66	(.20)	1.28	(.09)	17.22	(.61)	89.5	2.3	7	10000-19999 Einwohner
5000-9999 inh.	1856	12.3	79.5	107.5	140.1	79.3	38.4	1.1	5.2	25.4	92.7	326.1	1.41	(.09)	4.78	(.20)	1.34	(.09)	19.82	(.65)	100.9	2.3	4	5000-9999 Einwohner
2800-4999 inh.	1859	12.1	79.9	112.2	141.6	80.1	40.4	.8	2.8	29.7	103.5	319.4	1.47	(.10)	4.75	(.20)	1.43	(.10)	20.57	(.67)	102.0	2.4	3	2800-4999 Einwohner
1200-2799 inh.	2539	13.3	80.0	125.2	149.9	84.9	39.9	1.7	3.6	27.7	100.3	371.2	1.47	(.09)	5.34	(.19)	1.41	(.09)	22.82	(.62)	109.5	2.2	2	1200-2799 Einwohner
<1200 inhabitants	2787	14.1	79.5	146.3	159.8	91.2	45.9	1.4	4.0	35.0	114.1	408.6	1.69	(.09)	5.93	(.20)	1.62	(.09)	22.21	(.59)	115.3	2.2	1	<1200 Einwohner
Switzerland	15133	12.3	79.4	121.5	137.7	78.7	40.8	1.2	4.3	29.1	101.1	353.8	1.50	(.04)	5.14	(.07)	1.44	(.03)	19.65	(.22)	100.0	.	.	Schweiz / Suisse

Base table   *Grundtabelle*

Other heart diseases

Altri cardiopatie

1979 – 82

Übrige Herzkrankheiten

Autres cardiopathies

Females	N	% ON TOTAL	MED AGE	CRUDE RATE	STANDARDIZED RATES EUROP.	WORLD	TRUNC	AGE-SPECIFIC RATES 0-14	15-44	45-54	55-64	65-74	CUMULATIVE RATES (STANDARD ERRORS) 0-64		0-74		35-64		65-84		SMR	S.E.	RANK	Frauen
Zürich	3431	17.2	83.5	148.7	95.3	51.6	11.9	.5	1.1	7.3	32.4	184.7	.46	(.04)	2.31	(.10)	.43	(.04)	14.12	(.33)	96.3	1.6	19	Zürich
Bern	2544	15.2	83.4	136.2	85.2	46.7	11.8	.3	2.2	6.4	29.9	185.6	.45	(.05)	2.33	(.11)	.41	(.05)	12.18	(.34)	85.2	1.7	23	Bern
Luzern	703	14.9	82.7	117.6	91.9	50.2	14.5	.8	.8	8.9	39.2	192.9	.54	(.10)	2.49	(.22)	.52	(.10)	11.62	(.61)	89.6	3.4	21	Luzern
Uri	77	15.9	81.1	116.0	104.7	57.5	17.6	-	7.4	-	29.3	196.7	.56	(.28)	2.52	(.66)	.56	(.28)	13.17	(2.02)	101.8	11.6	15	Uri
Schwyz	261	15.3	82.0	136.0	103.4	57.4	20.7	2.3	2.4	24.2	47.8	196.9	.84	(.21)	2.87	(.42)	.73	(.20)	15.88	(1.33)	104.2	6.4	14	Schwyz
Obwalden	88	21.8	81.4	174.5	145.0	77.3	17.8	-	4.9	19.0	20.1	260.0	.56	(.32)	3.17	(.82)	.56	(.32)	17.86	(2.70)	141.6	15.1	2	Obwalden
Nidwalden	70	17.5	81.1	125.7	111.3	59.6	11.2	-	-	-	40.0	188.3	.44	(.31)	2.37	(.75)	.44	(.31)	22.76	(3.32)	121.7	14.5	8	Nidwalden
Glarus	159	19.8	83.9	215.2	118.6	62.7	10.5	-	-	12.1	24.5	178.1	.38	(.22)	2.18	(.53)	.38	(.22)	17.19	(1.89)	120.8	9.6	9	Glarus
Zug	200	18.8	83.4	130.8	117.7	64.3	21.4	-	4.1	12.1	49.1	211.5	.77	(.24)	2.94	(.51)	.73	(.24)	16.63	(1.65)	118.1	8.4	11	Zug
Fribourg	564	19.6	82.8	153.0	129.3	70.7	18.1	2.6	1.8	13.1	46.7	248.3	.71	(.14)	3.25	(.32)	.63	(.13)	17.73	(1.04)	128.5	5.4	4	Fribourg
Solothurn	557	15.0	83.6	126.3	89.6	48.5	14.4	-	1.6	7.3	36.2	151.9	.50	(.10)	2.03	(.22)	.50	(.10)	12.53	(.75)	89.2	3.8	22	Solothurn
Basel-Stadt	544	10.2	84.5	125.2	55.4	30.4	8.8	2.1	1.7	-	26.2	103.8	.34	(.08)	1.38	(.16)	.31	(.08)	7.44	(.46)	54.7	2.3	26	Basel-Stadt
Basel-Land	348	12.6	84.2	78.7	73.3	40.2	9.5	2.4	1.5	7.0	24.3	117.5	.41	(.10)	1.61	(.22)	.34	(.09)	9.03	(.73)	71.7	3.8	25	Basel-Land
Schaffhausen	338	24.1	84.6	238.1	144.9	76.9	13.1	-	1.7	11.7	25.1	210.2	.44	(.17)	2.57	(.42)	.44	(.17)	18.88	(1.50)	144.1	7.8	1	Schaffhausen
Ausserrhoden	219	19.1	84.1	225.8	98.7	55.5	21.7	-	2.7	29.4	27.8	251.3	.67	(.25)	3.19	(.55)	.67	(.25)	14.97	(1.40)	96.1	6.5	20	Ausserrhoden
Innerrhoden	61	22.9	83.2	242.0	122.6	68.1	22.3	-	10.8	36.3	40.4	147.7	1.07	(.62)	2.51	(.95)	.78	(.55)	20.88	(3.50)	127.3	16.3	5	Innerrhoden
St. Gallen	1366	19.4	84.0	172.1	114.6	62.6	18.6	.6	1.2	11.8	52.0	230.4	.69	(.09)	3.02	(.20)	.67	(.09)	15.58	(.61)	113.5	3.1	12	St. Gallen
Graubünden	561	20.4	83.5	170.1	119.9	65.1	17.8	-	2.1	16.9	45.5	205.9	.69	(.14)	2.81	(.30)	.63	(.14)	18.61	(1.09)	121.8	5.1	7	Graubünden
Aargau	1122	16.0	83.5	124.2	101.2	55.4	15.5	1.6	3.2	8.6	39.5	183.7	.62	(.08)	2.50	(.18)	.55	(.08)	13.33	(.57)	99.8	3.0	17	Aargau
Thurgau	699	20.0	83.8	189.2	117.4	63.9	19.0	1.3	2.0	14.4	44.7	205.0	.71	(.14)	2.80	(.28)	.67	(.14)	17.74	(.94)	118.9	4.5	10	Thurgau
Ticino	1193	23.9	83.2	212.7	133.8	72.5	14.7	-	3.0	5.7	40.5	262.8	.56	(.09)	3.23	(.23)	.52	(.09)	19.82	(.80)	135.2	3.9	3	Ticino
Vaud	2127	21.5	84.5	193.9	111.5	60.4	16.3	.6	2.3	9.2	41.3	205.8	.60	(.07)	2.69	(.16)	.58	(.07)	15.84	(.50)	111.9	2.4	13	Vaud
Valais	605	20.1	83.3	137.2	123.8	67.3	20.4	2.0	1.5	18.2	49.5	190.3	.79	(.13)	2.76	(.28)	.72	(.13)	18.49	(1.06)	124.7	5.1	6	Valais
Neuchâtel	625	19.1	84.0	190.0	101.0	54.8	10.9	-	2.9	7.2	24.6	226.6	.42	(.11)	2.69	(.29)	.37	(.10)	15.39	(.87)	101.8	4.1	16	Neuchâtel
Geneva	1205	19.4	84.2	164.0	100.3	55.7	19.4	.9	2.7	19.0	41.6	232.8	.73	(.10)	3.06	(.22)	.67	(.09)	13.29	(.56)	97.7	2.8	18	Genève
Jura	156	13.1	85.3	118.0	81.5	44.1	8.1	3.5	-	-	30.3	109.7	.38	(.17)	1.49	(.35)	.32	(.16)	9.28	(1.18)	79.4	6.4	24	Jura
Zürich (city)	1682	17.7	83.4	212.9	97.1	52.7	14.9	-	.3	11.5	38.5	194.4	.53	(.07)	2.45	(.15)	.53	(.07)	13.98	(.47)	97.6	2.4	2	Zürich (Stadt)
Basel (city)	473	9.9	83.7	121.8	53.6	29.7	9.9	2.5	1.9	-	29.3	104.5	.38	(.09)	1.42	(.17)	.35	(.09)	7.47	(.49)	52.8	2.4	9	Basel (Stadt)
Geneva (city)	645	19.9	83.1	191.2	94.9	54.0	24.1	2.7	2.7	24.4	49.6	243.8	.89	(.15)	3.32	(.30)	.82	(.14)	12.97	(.71)	90.8	3.6	5	Genève (ville)
Bern (city)	498	14.3	83.8	157.0	71.9	39.7	7.8	-	3.0	5.2	15.0	182.1	.31	(.09)	2.13	(.23)	.26	(.08)	9.86	(.62)	70.9	3.2	7	Bern (Stadt)
Lausanne	560	20.2	83.6	201.9	96.0	52.4	18.7	-	1.7	8.8	50.8	195.4	.67	(.15)	2.65	(.29)	.67	(.15)	14.81	(.87)	96.7	4.1	3	Lausanne
Winterthur	229	13.7	83.6	128.4	75.8	41.1	9.2	-	2.6	4.7	15.7	172.3	.30	(.12)	2.08	(.34)	.30	(.12)	10.19	(.96)	75.3	5.0	6	Winterthur
St. Gallen (city)	338	19.3	85.3	209.1	102.2	56.3	19.6	-	-	10.7	61.2	236.7	.72	(.20)	3.10	(.42)	.72	(.20)	12.56	(1.06)	99.5	5.4	1	St. Gallen (Stadt)
Luzern (city)	183	12.3	83.3	132.0	66.4	37.0	18.6	-	-	22.6	41.4	145.6	.65	(.20)	2.09	(.34)	.65	(.20)	7.83	(.83)	63.1	4.7	8	Luzern (Stadt)
Biel/Bienne	195	16.2	83.2	172.9	96.6	54.8	9.2	6.4	2.1	13.0	7.2	255.2	.40	(.19)	2.94	(.50)	.28	(.14)	14.73	(1.43)	96.3	6.9	4	Biel/Bienne
German Switzerland	13305	16.4	83.5	141.2	94.7	51.6	13.8	.9	1.8	8.9	35.3	181.8	.53	(.02)	2.36	(.05)	.49	(.02)	13.38	(.16)	94.6	.8	.	Deutschschweiz
-Northwestern	4843	14.3	83.6	120.7	82.2	45.1	12.3	1.2	2.3	7.0	30.5	157.2	.48	(.03)	2.07	(.07)	.43	(.03)	11.11	(.23)	81.4	1.2	.	-Nordwestschweiz
-Northeastern	5643	18.4	83.6	159.9	104.4	56.7	14.7	.6	1.3	9.7	38.6	199.4	.55	(.04)	2.56	(.09)	.53	(.04)	15.20	(.28)	105.0	1.4	.	-Nordostschweiz
-Alps/Prealps	2819	17.0	83.2	150.1	102.7	56.0	15.6	.5	1.9	11.4	39.4	201.2	.59	(.06)	2.64	(.12)	.55	(.05)	14.84	(.39)	103.0	1.9	.	-Alpen/Voralpen
French Switzerland	5243	20.2	84.0	175.0	108.8	59.4	16.4	1.0	2.1	11.7	40.4	218.9	.62	(.04)	2.83	(.10)	.58	(.04)	15.44	(.31)	108.6	1.5	.	Romandie
Italian Switzerland	1275	24.1	83.2	216.9	134.9	73.1	15.8	-	2.9	8.2	41.6	263.5	.60	(.09)	3.27	(.23)	.56	(.09)	20.15	(.78)	136.4	3.8	.	Svizzera italiana
>100000 inhabitants	3858	16.2	83.5	182.8	84.2	46.3	14.8	.9	1.6	10.2	36.4	182.2	.54	(.05)	2.36	(.09)	.52	(.05)	12.03	(.27)	83.7	1.3	7	>100000 Einwohner
20000-99999 inh.	2773	17.0	84.2	152.7	93.2	50.5	12.8	.3	1.4	9.4	31.3	179.5	.47	(.05)	2.28	(.11)	.45	(.05)	12.53	(.35)	92.7	1.8	6	20000-99999 Einwohner
10000-19999 inh.	2307	16.7	84.2	129.7	92.3	49.9	11.7	1.3	2.0	8.3	29.6	152.8	.46	(.05)	2.01	(.11)	.41	(.05)	13.04	(.39)	92.7	1.9	5	10000-19999 Einwohner
5000-9999 inh.	2463	17.3	83.5	137.3	101.0	55.1	14.4	.6	1.4	7.7	40.7	212.7	.56	(.06)	2.71	(.14)	.52	(.06)	14.56	(.41)	101.1	2.0	4	5000-9999 Einwohner
2800-4999 inh.	2368	17.9	83.4	141.4	107.1	58.4	15.8	.6	2.8	8.4	41.6	200.2	.62	(.06)	2.65	(.14)	.56	(.06)	15.22	(.44)	107.1	2.2	3	2800-4999 Einwohner
1200-2799 inh.	2940	18.7	83.5	147.4	114.2	62.2	16.0	1.6	1.7	11.8	39.2	210.7	.61	(.06)	2.76	(.13)	.56	(.05)	16.23	(.42)	114.3	2.1	2	1200-2799 Einwohner
<1200 inhabitants	3114	20.1	83.4	169.5	123.5	67.1	16.0	.5	2.9	10.2	39.3	230.1	.61	(.06)	2.96	(.13)	.56	(.06)	17.71	(.44)	123.9	2.2	1	<1200 Einwohner
Switzerland	19823	17.6	83.6	152.4	100.0	54.5	14.5	.8	2.0	9.5	36.8	194.4	.55	(.02)	2.52	(.05)	.51	(.02)	14.18	(.14)	100.0	.	.	Schweiz / Suisse

Base table   *Grundtabelle*
Cerebrovascular diseases
Malattie cerebrovascolari

1 9 7 9 – 8 2

Zerebrovaskuläre Krankheiten
Maladies cérébrovasculaires

Males	N	% ON TOTAL	MED AGE	CRUDE RATE	STANDARDIZED RATES			AGE-SPECIFIC RATES					CUMULATIVE RATES (STANDARD ERRORS)							SMR	S.E.	RANK	Männer
					EUROP.	WORLD	TRUNC	0-14	15-44	45-54	55-64	65-74	0-64		0-74		35-64		65-84					
Zürich	2074	10.2	78.7	94.9	107.5	60.8	22.5	-	2.1	14.8	59.6	338.1	.83	(.06)	4.31	(.17)	.80	(.06)	17.98	(.52)	108.5	2.4	9	Zürich
Bern	1895	10.1	79.4	106.4	102.1	57.5	23.6	-	1.7	14.7	65.1	288.9	.86	(.07)	3.85	(.16)	.85	(.07)	17.20	(.52)	103.2	2.4	15	Bern
Luzern	573	10.0	78.0	97.7	112.2	64.2	23.6	-	2.9	15.1	61.3	383.3	.88	(.13)	4.87	(.34)	.83	(.12)	19.86	(1.06)	116.0	4.8	5	Luzern
Uri	70	11.7	80.6	101.2	122.1	68.0	24.8	-	-	27.2	59.6	308.2	.89	(.36)	4.11	(.89)	.89	(.36)	18.79	(3.00)	118.1	14.1	4	Uri
Schwyz	186	10.4	78.3	94.2	126.0	71.5	30.8	-	2.1	28.1	67.2	374.4	1.06	(.25)	4.91	(.61)	1.06	(.25)	20.77	(1.96)	126.5	9.3	3	Schwyz
Obwalden	49	9.6	78.3	92.4	110.8	62.0	25.2	-	-	40.2	42.7	268.3	.87	(.43)	3.58	(.90)	.87	(.43)	19.46	(3.63)	108.4	15.5	10	Obwalden
Nidwalden	36	8.0	77.2	61.3	85.2	48.9	17.6	-	3.5	48.9	-	259.3	.58	(.30)	3.68	(1.03)	.48	(.28)	17.47	(3.76)	92.0	15.3	20	Nidwalden
Glarus	113	11.8	78.5	154.8	131.9	75.2	25.9	-	3.1	12.3	65.1	449.9	.90	(.34)	5.55	(.94)	.90	(.34)	24.25	(2.81)	139.0	13.1	1	Glarus
Zug	73	7.1	78.3	48.4	78.1	43.7	11.4	-	-	6.1	34.9	240.4	.41	(.19)	2.88	(.59)	.41	(.19)	15.01	(2.21)	80.3	9.4	23	Zug
Fribourg	338	8.9	78.3	90.8	102.9	58.0	19.3	-	1.1	15.4	46.2	327.3	.67	(.14)	4.06	(.39)	.67	(.14)	17.89	(1.25)	104.6	5.7	14	Fribourg
Solothurn	412	9.7	78.7	95.5	102.7	58.6	25.2	-	3.5	11.4	70.3	305.9	.97	(.15)	4.20	(.36)	.91	(.15)	17.61	(1.15)	105.1	5.2	12	Solothurn
Basel-Stadt	326	6.8	78.0	85.6	72.1	41.5	18.4	-	2.8	15.4	38.9	253.6	.64	(.12)	3.25	(.29)	.62	(.12)	10.87	(.79)	71.9	4.0	26	Basel-Stadt
Basel-Land	249	7.8	78.8	56.9	82.1	45.8	17.6	-	1.4	19.1	34.8	211.1	.60	(.12)	2.80	(.32)	.60	(.12)	14.41	(1.20)	82.5	5.2	22	Basel-Land
Schaffhausen	129	8.8	78.9	95.1	96.9	53.6	20.0	-	-	12.1	62.7	238.3	.74	(.22)	3.20	(.53)	.74	(.22)	14.51	(1.70)	95.5	8.4	18	Schaffhausen
Ausserrhoden	177	14.6	80.1	189.4	137.2	79.3	37.4	5.0	-	10.2	128.6	442.3	1.49	(.40)	6.04	(.82)	1.42	(.39)	21.01	(2.08)	137.1	10.3	2	Ausserrhoden
Innerrhoden	31	9.9	76.7	118.4	107.7	63.2	37.7	-	9.0	-	85.9	372.4	1.28	(.74)	5.19	(1.57)	1.28	(.74)	15.04	(3.31)	107.7	19.3	11	Innerrhoden
St. Gallen	728	9.6	78.5	94.0	101.2	58.7	28.6	.6	2.8	23.3	72.3	333.4	1.07	(.12)	4.55	(.28)	1.01	(.12)	17.96	(.87)	104.9	3.9	13	St. Gallen
Graubünden	290	8.7	79.2	88.2	94.7	54.4	24.9	1.4	3.3	16.8	59.0	265.3	.91	(.17)	3.65	(.38)	.87	(.17)	14.35	(1.14)	94.1	5.5	19	Graubünden
Aargau	749	9.6	78.5	82.3	107.6	60.6	22.1	.5	1.8	12.9	63.0	300.0	.85	(.10)	4.00	(.26)	.81	(.10)	18.99	(.90)	109.9	4.0	6	Aargau
Thurgau	377	10.0	79.0	103.1	108.5	61.7	22.5	-	2.4	17.2	51.5	362.4	.78	(.15)	4.57	(.40)	.77	(.15)	18.35	(1.24)	109.7	5.6	7	Thurgau
Ticino	482	9.3	76.5	95.9	98.1	57.5	32.9	-	2.7	23.1	88.2	343.9	1.22	(.15)	4.82	(.34)	1.18	(.15)	16.27	(.98)	102.1	4.6	16	Ticino
Vaud	826	7.7	78.1	81.1	79.0	46.2	24.4	1.1	4.2	21.4	52.3	252.7	.91	(.09)	3.48	(.20)	.84	(.09)	12.64	(.59)	79.9	2.8	24	Vaud
Valais	315	7.7	78.7	72.6	97.8	55.8	29.7	-	3.0	26.2	71.0	248.2	1.08	(.16)	3.67	(.35)	1.04	(.16)	15.72	(1.23)	98.0	5.5	17	Valais
Neuchâtel	277	8.1	77.7	91.0	87.2	50.3	22.3	-	2.2	23.3	48.1	322.8	.78	(.15)	4.10	(.41)	.76	(.15)	15.70	(1.22)	90.6	5.4	21	Neuchâtel
Geneva	427	6.7	78.5	64.6	72.1	42.0	20.0	-	3.1	11.9	51.1	269.4	.73	(.10)	3.48	(.28)	.70	(.10)	11.39	(.74)	73.1	3.5	25	Genève
Jura	136	9.1	77.3	106.4	106.2	62.0	24.5	-	3.6	-	94.2	408.3	1.06	(.29)	5.24	(.72)	.95	(.28)	17.24	(1.95)	108.8	9.3	8	Jura
Zürich (city)	945	10.4	78.7	137.3	108.6	61.9	27.8	-	2.4	19.9	73.1	344.9	1.02	(.11)	4.48	(.25)	.98	(.11)	18.05	(.76)	110.2	3.6	4	Zürich (Stadt)
Basel (city)	287	6.5	77.4	84.3	69.8	40.5	20.1	-	3.1	15.3	43.8	255.7	.70	(.13)	3.33	(.32)	.68	(.13)	10.41	(.80)	69.8	4.1	9	Basel (Stadt)
Geneva (city)	227	6.7	78.6	78.7	69.3	40.1	19.9	-	2.2	7.3	62.1	251.2	.75	(.15)	3.29	(.36)	.73	(.15)	10.80	(.95)	69.8	4.6	8	Genève (ville)
Bern (city)	256	8.1	79.6	97.0	77.9	44.0	21.4	-	2.4	12.6	57.8	208.0	.78	(.16)	2.92	(.33)	.76	(.16)	12.23	(1.03)	77.4	4.8	7	Bern (Stadt)
Lausanne	202	7.5	78.2	87.1	78.2	46.3	26.3	-	3.6	30.5	53.3	270.5	.97	(.19)	3.68	(.42)	.90	(.19)	11.84	(1.14)	77.8	5.5	6	Lausanne
Winterthur	212	12.1	79.7	125.6	123.6	69.8	33.8	-	2.5	23.7	81.9	327.2	1.18	(.26)	4.60	(.58)	1.18	(.26)	21.05	(1.90)	124.6	8.6	3	Winterthur
St. Gallen (city)	129	8.8	79.2	91.0	86.2	49.6	19.2	-	2.9	6.3	57.1	312.2	.73	(.22)	3.97	(.58)	.69	(.22)	14.62	(1.71)	88.3	7.8	5	St. Gallen (Stadt)
Luzern (city)	193	12.6	79.7	168.7	127.1	70.7	22.0	-	1.9	6.8	76.7	382.6	.90	(.26)	4.80	(.64)	.84	(.25)	22.96	(2.11)	131.4	9.5	2	Luzern (Stadt)
Biel/Bienne	153	13.2	79.0	149.4	136.3	76.9	33.3	-	2.1	14.2	112.3	394.1	1.32	(.33)	5.34	(.76)	1.25	(.33)	22.09	(2.33)	137.3	11.1	1	Biel/Bienne
German Switzerland	8563	9.7	78.8	93.8	103.1	58.5	23.0	.2	2.2	15.6	60.0	310.5	.85	(.03)	4.08	(.08)	.82	(.03)	17.35	(.24)	104.4	1.1	.	Deutschschweiz
-Northwestern	3424	9.3	78.7	88.7	98.5	55.6	22.1	.1	2.1	14.4	58.3	283.7	.82	(.05)	3.77	(.11)	.79	(.05)	16.75	(.37)	99.8	1.7	.	-Nordwestschweiz
-Northeastern	3093	9.8	78.6	91.7	104.2	59.1	22.3	-	2.1	15.9	57.7	329.4	.82	(.05)	4.23	(.13)	.79	(.05)	17.58	(.41)	105.7	1.9	.	-Nordostschweiz
-Alps/Prealps	2046	10.4	79.3	108.0	109.9	62.7	26.2	.7	2.4	17.9	67.4	331.4	.96	(.07)	4.40	(.17)	.93	(.07)	18.08	(.52)	110.8	2.5	.	-Alpen/Voralpen
French Switzerland	2257	7.7	78.1	80.5	83.6	48.6	23.7	.4	3.1	19.1	56.0	287.1	.87	(.05)	3.80	(.13)	.82	(.05)	13.95	(.39)	85.6	1.8	.	Romandie
Italian Switzerland	518	9.3	76.7	98.1	99.7	58.4	33.6	-	2.6	23.5	90.9	345.1	1.25	(.15)	4.87	(.33)	1.21	(.15)	16.42	(.96)	103.2	4.5	.	Svizzera italiana
>100000 inhabitants	1917	8.4	78.5	105.7	87.1	50.0	23.9	-	2.7	17.2	61.1	284.9	.88	(.06)	3.77	(.15)	.84	(.06)	13.93	(.42)	87.8	2.0	7	>100000 Einwohner
20000-99999 inh.	1563	9.5	78.9	94.6	99.6	56.5	22.8	.7	2.0	17.5	57.9	297.0	.84	(.07)	3.93	(.17)	.80	(.07)	16.79	(.56)	100.8	2.6	5	20000-99999 Einwohner
10000-19999 inh.	1306	9.1	78.7	77.8	97.9	55.4	20.2	.3	1.6	16.9	48.1	311.0	.72	(.07)	3.98	(.19)	.70	(.07)	16.53	(.60)	99.0	2.7	6	10000-19999 Einwohner
5000-9999 inh.	1430	9.5	78.2	82.9	101.9	58.3	23.4	.3	3.0	15.7	59.0	330.6	.87	(.07)	4.31	(.19)	.82	(.07)	17.17	(.60)	104.1	2.8	2	5000-9999 Einwohner
2800-4999 inh.	1502	9.8	78.4	90.7	108.3	62.0	27.1	-	2.7	18.7	70.1	341.0	1.00	(.08)	4.53	(.20)	.96	(.08)	18.18	(.62)	110.3	2.8	1	2800-4999 Einwohner
1200-2799 inh.	1764	9.2	78.4	87.0	99.2	56.9	26.3	.2	2.5	17.6	67.9	304.2	.97	(.07)	4.12	(.17)	.94	(.07)	17.00	(.52)	101.6	2.4	4	1200-2799 Einwohner
<1200 inhabitants	1856	9.4	78.9	97.5	100.3	56.8	21.7	.2	2.4	14.0	57.9	296.1	.81	(.06)	3.91	(.16)	.78	(.06)	17.34	(.52)	102.4	2.4	3	<1200 Einwohner
Switzerland	11338	9.2	78.6	91.0	98.3	56.1	23.7	.2	2.4	16.8	60.4	306.9	.87	(.03)	4.05	(.07)	.84	(.03)	16.53	(.20)	100.0	.		Schweiz / Suisse

Females	N	% ON TOTAL	MED AGE	CRUDE RATE	EUROP.	WORLD	TRUNC	0-14	15-44	45-54	55-64	65-74	0-64		0-74		35-64		65-84		SMR	S.E.	RANK	Frauen
Zürich	2989	15.0	82.1	129.6	82.6	45.6	15.3	-	1.5	12.2	35.0	204.1	.54	(.05)	2.58	(.11)	.53	(.05)	13.32	(.32)	105.2	1.9	12	Zürich
Bern	2738	16.4	82.1	146.6	90.1	49.8	14.6	-	2.6	9.6	34.8	229.1	.53	(.05)	2.87	(.13)	.50	(.05)	14.53	(.36)	115.0	2.2	7	Bern
Luzern	673	14.3	81.4	112.6	83.8	46.7	12.8	-	3.1	11.9	19.6	235.6	.43	(.08)	2.81	(.23)	.41	(.08)	13.00	(.65)	105.3	4.1	11	Luzern
Uri	82	17.0	81.9	123.6	102.5	54.6	4.1	-	-	-	14.6	196.7	.16	(.16)	2.14	(.62)	.16	(.16)	17.60	(2.41)	131.2	14.5	4	Uri
Schwyz	294	17.2	80.9	153.2	112.6	62.0	19.3	-	1.2	9.7	53.8	279.5	.68	(.20)	3.56	(.48)	.68	(.20)	19.99	(1.46)	146.6	8.6	1	Schwyz
Obwalden	45	11.2	78.2	89.2	69.8	41.0	21.9	-	14.6	-	-	238.3	.57	(.33)	2.95	(.79)	.57	(.33)	10.43	(1.99)	87.7	13.1	20	Obwalden
Nidwalden	62	15.5	81.3	111.3	109.9	60.7	29.2	-	8.1	-	60.0	188.3	.97	(.44)	2.98	(.83)	.97	(.44)	13.40	(2.45)	132.3	16.8	3	Nidwalden
Glarus	147	18.3	81.7	198.9	110.7	61.9	29.8	-	-	48.2	49.1	267.2	.97	(.34)	3.67	(.68)	.97	(.34)	18.30	(1.95)	140.0	11.5	2	Glarus
Zug	106	10.0	79.9	69.3	60.2	33.4	11.3	-	-	-	40.9	156.3	.44	(.20)	2.03	(.43)	.44	(.20)	10.27	(1.25)	77.5	7.5	24	Zug
Fribourg	397	13.8	80.9	107.7	87.8	48.4	14.8	-	3.1	13.1	32.9	197.4	.56	(.12)	2.58	(.28)	.51	(.12)	13.95	(.92)	110.9	5.6	9	Fribourg
Solothurn	523	14.1	80.8	118.6	81.9	46.5	20.1	1.2	2.2	16.4	44.8	226.6	.70	(.12)	2.97	(.27)	.69	(.12)	13.64	(.77)	103.9	4.5	15	Solothurn
Basel-Stadt	529	10.0	81.8	121.7	55.2	32.2	18.3	-	4.0	22.3	30.0	157.5	.66	(.11)	2.23	(.20)	.59	(.10)	8.45	(.48)	67.2	2.9	26	Basel-Stadt
Basel-Land	346	12.5	82.5	78.3	69.0	37.7	6.8	-	1.9	5.2	17.0	163.2	.30	(.08)	2.01	(.26)	.25	(.08)	11.69	(.82)	88.7	4.8	19	Basel-Land
Schaffhausen	154	11.0	79.9	108.5	65.1	36.9	12.3	-	3.4	-	37.6	210.2	.50	(.18)	2.67	(.43)	.45	(.17)	10.04	(1.04)	81.9	6.6	21	Schaffhausen
Ausserrhoden	192	16.8	83.7	198.0	82.4	44.6	17.3	-	-	29.4	27.8	148.9	.57	(.23)	2.09	(.44)	.57	(.23)	14.61	(1.40)	109.3	7.9	10	Ausserrhoden
Innerrhoden	36	13.5	81.5	142.8	80.7	48.6	54.4	-	-	36.3	161.6	184.6	2.02	(.90)	3.80	(1.20)	2.02	(.90)	11.51	(2.57)	94.4	15.7	18	Innerrhoden
St. Gallen	948	13.4	81.4	119.4	78.8	44.5	19.1	-	3.3	17.6	35.5	208.4	.66	(.09)	2.77	(.19)	.64	(.09)	12.70	(.54)	99.4	3.2	16	St. Gallen
Graubünden	384	13.9	82.2	116.4	84.5	47.2	25.9	-	2.8	25.3	51.6	159.4	.88	(.16)	2.49	(.28)	.88	(.16)	12.23	(.87)	104.1	5.3	14	Graubünden
Aargau	1028	14.6	81.5	113.8	88.7	49.3	17.4	-	1.7	14.4	41.9	231.4	.64	(.09)	3.01	(.20)	.61	(.08)	14.74	(.59)	113.3	3.5	8	Aargau
Thurgau	574	16.4	81.6	155.4	96.1	53.3	19.2	-	1.3	16.8	44.7	230.6	.68	(.13)	3.03	(.29)	.66	(.13)	16.26	(.88)	123.2	5.1	6	Thurgau
Ticino	668	13.4	80.2	119.1	75.6	43.9	21.8	1.0	3.0	12.9	58.4	237.5	.83	(.11)	3.25	(.23)	.77	(.11)	12.09	(.61)	94.6	3.7	17	Ticino
Vaud	1221	12.3	83.1	111.3	66.1	37.5	17.7	.5	3.1	13.8	42.2	147.9	.68	(.07)	2.17	(.14)	.61	(.07)	9.41	(.38)	81.8	2.3	22	Vaud
Valais	408	13.6	80.9	92.5	82.0	46.0	16.8	-	4.1	10.1	33.0	228.9	.58	(.11)	2.97	(.30)	.56	(.11)	13.31	(.87)	104.4	5.2	13	Valais
Neuchâtel	374	11.5	82.2	113.7	62.4	35.3	12.0	1.8	2.2	9.7	24.6	165.9	.46	(.11)	2.12	(.26)	.41	(.11)	10.03	(.69)	78.4	4.1	23	Neuchâtel
Geneva	663	10.7	83.7	90.2	54.1	30.1	11.5	-	2.4	9.5	22.2	118.0	.41	(.07)	1.59	(.16)	.39	(.07)	8.49	(.46)	68.9	2.7	25	Genève
Jura	205	17.2	81.2	155.1	102.1	57.4	22.3	-	1.9	6.7	75.7	270.1	.88	(.26)	3.61	(.55)	.83	(.25)	17.71	(1.58)	130.8	9.1	5	Jura
Zürich (city)	1403	14.8	82.1	177.6	80.7	44.9	16.4	-	2.5	12.5	34.4	203.0	.56	(.08)	2.57	(.16)	.55	(.07)	12.83	(.45)	102.0	2.7	4	Zürich (Stadt)
Basel (city)	463	9.7	81.3	119.2	54.3	31.9	19.4	-	4.5	23.3	31.4	161.7	.70	(.12)	2.30	(.21)	.62	(.11)	8.05	(.49)	65.3	3.0	8	Basel (Stadt)
Geneva (city)	301	9.3	83.3	89.2	41.6	22.8	6.1	-	.7	4.4	17.4	81.3	.25	(.08)	1.06	(.17)	.22	(.08)	6.89	(.53)	54.1	3.1	9	Genève (ville)
Bern (city)	537	15.5	83.6	169.3	76.2	41.8	13.1	-	2.3	12.9	25.0	172.0	.46	(.11)	2.18	(.23)	.44	(.11)	11.57	(.68)	96.8	4.2	5	Bern (Stadt)
Lausanne	334	12.1	83.4	120.4	61.5	35.6	24.4	-	3.3	20.5	54.0	137.8	.88	(.17)	2.27	(.27)	.83	(.16)	8.09	(.63)	73.5	4.0	7	Lausanne
Winterthur	287	17.2	82.2	161.0	93.3	51.6	19.6	-	2.6	18.6	36.6	222.3	.65	(.18)	2.94	(.40)	.65	(.18)	14.96	(1.16)	118.6	7.0	2	Winterthur
St. Gallen (city)	204	11.7	83.5	126.2	60.5	33.0	8.3	-	-	16.0	11.1	144.3	.28	(.13)	1.73	(.32)	.28	(.13)	9.45	(.92)	77.8	5.4	6	St. Gallen (Stadt)
Luzern (city)	239	16.1	82.9	172.3	79.7	43.3	3.8	-	-	5.7	5.9	207.2	.12	(.08)	2.19	(.35)	.12	(.08)	12.82	(1.08)	102.5	6.6	3	Luzern (Stadt)
Biel/Bienne	239	19.9	82.6	211.9	121.0	68.2	34.6	-	8.6	32.4	50.5	323.2	1.11	(.28)	4.32	(.59)	1.11	(.28)	16.63	(1.51)	148.1	9.6	1	Biel/Bienne
German Switzerland	11864	14.6	81.8	125.9	83.0	46.2	16.1	.1	2.2	13.2	35.7	210.6	.57	(.02)	2.70	(.05)	.55	(.02)	13.45	(.16)	105.6	1.0	.	Deutschschweiz
-Northwestern	4823	14.2	81.8	120.2	79.7	44.5	15.5	.1	2.4	13.8	33.7	209.2	.56	(.04)	2.68	(.08)	.53	(.03)	12.86	(.24)	101.2	1.5	.	-Nordwestschweiz
-Northeastern	4433	14.4	81.8	125.6	81.4	45.2	16.1	-	1.8	12.8	36.3	203.7	.57	(.04)	2.62	(.09)	.55	(.04)	13.19	(.26)	103.6	1.6	.	-Nordostschweiz
-Alps/Prealps	2608	15.7	81.7	138.8	93.2	51.6	17.4	-	2.4	12.4	38.9	226.7	.61	(.06)	2.91	(.13)	.60	(.06)	15.25	(.39)	119.0	2.3	.	-Alpen/Voralpen
French Switzerland	3213	12.4	82.3	107.3	67.3	37.9	15.3	.4	3.1	11.4	34.2	163.8	.57	(.04)	2.23	(.09)	.52	(.04)	10.40	(.25)	84.6	1.5	.	Romandie
Italian Switzerland	709	13.4	80.5	120.6	76.0	44.0	22.1	1.0	2.9	12.3	60.1	234.7	.84	(.11)	3.23	(.23)	.78	(.11)	12.00	(.59)	94.8	3.6	.	Svizzera italiana
>100000 inhabitants	3038	12.8	82.6	144.0	66.5	37.4	15.8	-	2.6	14.3	32.1	165.5	.56	(.05)	2.21	(.09)	.53	(.04)	10.26	(.25)	83.2	1.5	7	>100000 Einwohner
20000-99999 inh.	2295	14.1	82.2	126.4	76.2	42.3	14.6	-	2.0	14.3	29.3	187.4	.51	(.05)	2.40	(.12)	.49	(.05)	12.14	(.34)	96.7	2.0	6	20000-99999 Einwohner
10000-19999 inh.	1961	14.2	81.8	110.2	77.9	43.3	14.4	-	2.6	12.0	29.6	204.7	.51	(.05)	2.59	(.13)	.49	(.05)	12.70	(.38)	99.3	2.2	5	10000-19999 Einwohner
5000-9999 inh.	2058	14.5	81.7	114.7	83.5	46.6	18.3	.3	3.2	15.3	37.2	201.8	.65	(.06)	2.70	(.13)	.62	(.06)	13.64	(.40)	106.1	2.3	4	5000-9999 Einwohner
2800-4999 inh.	1937	14.6	81.7	115.7	86.3	48.0	16.0	-	2.3	9.0	42.9	218.5	.60	(.06)	2.82	(.14)	.57	(.06)	13.94	(.41)	109.6	2.5	2	2800-4999 Einwohner
1200-2799 inh.	2260	14.4	81.2	113.3	86.1	48.2	17.7	.5	2.1	11.8	43.4	232.0	.64	(.06)	3.03	(.13)	.62	(.06)	14.11	(.39)	109.5	2.3	3	1200-2799 Einwohner
<1200 inhabitants	2237	14.4	81.4	121.8	87.2	48.8	17.0	.2	2.3	11.6	43.6	225.2	.64	(.06)	2.94	(.13)	.60	(.06)	14.17	(.39)	110.9	2.3	1	<1200 Einwohner
Switzerland	15786	14.0	81.8	121.4	78.9	44.1	16.2	.2	2.4	12.7	36.5	201.3	.59	(.02)	2.62	(.05)	.56	(.02)	12.68	(.13)	100.0	.		Schweiz / Suisse

Males	N	% ON TOTAL	MED AGE	CRUDE RATE	STANDARDIZED RATES EUROP.	WORLD	TRUNC	AGE-SPECIFIC RATES 0-14	15-44	45-54	55-64	65-74	CUMULATIVE RATES (STANDARD ERRORS) 0-64		0-74		35-64		65-84		SMR	S.E.	RANK	Männer
Zürich	362	1.8	65.3	16.6	17.7	12.4	21.7	-	2.5	23.4	41.5	78.1	.74	(.06)	1.52	(.09)	.73	(.06)	1.56	(.13)	83.6	4.4	15	Zürich
Bern	280	1.5	65.2	15.7	15.3	10.9	19.9	-	2.7	20.0	40.5	61.5	.70	(.06)	1.32	(.09)	.67	(.06)	1.33	(.13)	73.2	4.4	21	Bern
Luzern	115	2.0	68.2	19.6	21.3	14.7	25.1	-	2.6	22.6	51.7	97.0	.85	(.12)	1.83	(.20)	.85	(.12)	2.03	(.28)	102.9	9.6	12	Luzern
Uri	7	1.2	64.2	10.1	11.0	8.1	18.0	-	-	27.2	29.8	38.5	.59	(.30)	.99	(.41)	.59	(.30)	1.01	(.68)	52.4	19.8	25	Uri
Schwyz	42	2.3	67.3	21.3	25.6	17.1	30.3	-	-	28.1	79.4	95.6	1.06	(.25)	2.06	(.38)	1.06	(.25)	2.94	(.70)	122.0	18.8	10	Schwyz
Obwalden	13	2.6	64.2	24.5	25.4	18.4	41.3	-	-	20.1	28.1	89.4	1.50	(.57)	2.49	(.75)	1.50	(.57)	1.80	(.76)	126.1	35.0	9	Obwalden
Nidwalden	8	1.8	59.4	13.6	20.0	13.0	26.7	-	3.5	16.3	61.3	25.9	.92	(.41)	1.24	(.52)	.92	(.41)	.82	(.59)	79.9	28.2	17	Nidwalden
Glarus	12	1.3	60.1	16.4	16.0	11.4	26.2	-	3.1	24.6	52.1	64.3	.87	(.33)	1.58	(.48)	.87	(.33)	1.16	(.57)	73.6	21.2	20	Glarus
Zug	18	1.8	67.2	11.9	15.3	11.4	15.9	-	1.3	24.2	26.2	108.2	.56	(.21)	1.64	(.42)	.53	(.20)	1.53	(.58)	75.6	17.8	19	Zug
Fribourg	98	2.6	61.9	26.3	29.3	21.1	41.5	-	5.7	54.0	66.4	114.0	1.39	(.19)	2.53	(.28)	1.34	(.19)	1.86	(.30)	136.9	13.8	6	Fribourg
Solothurn	71	1.7	67.5	16.5	16.7	11.4	19.0	-	1.5	13.3	46.8	74.9	.67	(.12)	1.43	(.20)	.67	(.12)	1.90	(.34)	81.2	9.6	16	Solothurn
Basel-Stadt	105	2.2	65.8	27.6	23.4	16.5	32.2	-	3.9	40.4	52.7	81.8	1.06	(.15)	1.89	(.21)	1.05	(.15)	1.86	(.28)	110.4	10.8	11	Basel-Stadt
Basel-Land	54	1.7	65.3	12.3	14.4	10.0	14.8	-	3.3	15.6	24.9	70.4	.52	(.10)	1.24	(.20)	.49	(.10)	1.54	(.33)	69.0	9.4	22	Basel-Land
Schaffhausen	19	1.3	67.2	14.0	14.1	10.0	15.7	-	1.6	24.1	27.9	73.3	.58	(.19)	1.30	(.32)	.53	(.19)	1.01	(.38)	65.1	14.9	24	Schaffhausen
Ausserrhoden	15	1.2	67.2	16.0	14.8	10.3	20.6	-	-	20.4	53.6	66.3	.74	(.28)	1.41	(.39)	.74	(.28)	1.11	(.42)	67.5	17.4	23	Ausserrhoden
Innerrhoden	7	2.2	64.1	26.7	27.1	18.8	46.5	-	-	35.9	28.9	46.6	1.70	(.85)	2.21	(.99)	1.70	(.85)	2.25	(1.39)	126.3	47.7	8	Innerrhoden
St. Gallen	128	1.7	64.2	16.5	18.2	13.2	26.0	-	4.1	24.5	46.3	80.7	.86	(.11)	1.68	(.16)	.85	(.11)	1.29	(.18)	86.5	7.6	14	St. Gallen
Graubünden	64	1.9	67.6	19.5	20.3	14.1	22.7	-	2.0	19.6	49.1	98.0	.77	(.16)	1.75	(.25)	.77	(.16)	1.96	(.35)	98.7	12.3	13	Graubünden
Aargau	128	1.6	64.1	14.1	16.8	11.6	21.2	-	2.9	12.9	51.6	54.7	.75	(.09)	1.29	(.14)	.74	(.09)	1.55	(.24)	78.7	7.0	18	Aargau
Thurgau	38	1.0	69.0	10.4	10.5	7.2	10.3	-	3.6	14.8	5.7	52.8	.32	(.09)	.86	(.16)	.30	(.08)	1.12	(.27)	51.2	8.3	26	Thurgau
Ticino	159	3.1	64.3	31.6	31.8	22.4	44.0	-	5.4	38.5	94.3	133.2	1.53	(.17)	2.91	(.25)	1.52	(.17)	2.44	(.33)	148.9	11.8	3	Ticino
Vaud	295	2.7	65.8	29.0	28.5	20.1	36.9	-	4.4	34.0	75.6	122.6	1.26	(.11)	2.50	(.17)	1.25	(.11)	2.43	(.22)	135.5	7.9	7	Vaud
Valais	131	3.2	63.4	30.2	35.5	24.5	46.7	-	2.5	56.3	98.8	131.4	1.63	(.19)	2.95	(.29)	1.59	(.19)	3.14	(.47)	169.7	14.8	2	Valais
Neuchâtel	96	2.8	67.3	31.5	30.7	20.7	31.0	-	2.9	23.3	75.2	126.5	1.10	(.18)	2.36	(.29)	1.08	(.18)	3.16	(.48)	147.1	15.0	4	Neuchâtel
Geneva	185	2.9	62.1	28.0	29.6	20.7	43.3	-	3.4	52.0	79.8	92.2	1.46	(.14)	2.39	(.21)	1.45	(.14)	2.45	(.31)	141.7	10.4	5	Genève
Jura	48	3.2	67.2	37.6	37.5	26.3	41.8	-	7.2	48.8	62.8	234.8	1.35	(.31)	3.75	(.59)	1.35	(.31)	3.36	(.64)	182.8	26.4	1	Jura
Zürich (city)	177	1.9	66.3	25.7	21.9	15.4	29.9	-	3.3	30.9	59.0	80.3	1.03	(.11)	1.83	(.16)	1.01	(.11)	1.70	(.20)	102.0	7.7	6	Zürich (Stadt)
Basel (city)	96	2.2	64.5	28.2	24.3	17.2	34.9	-	4.4	43.6	56.7	85.2	1.15	(.17)	2.02	(.23)	1.14	(.16)	1.73	(.28)	112.7	11.5	5	Basel (Stadt)
Geneva (city)	103	3.0	62.6	35.7	32.4	22.9	48.8	-	5.0	56.3	86.9	93.7	1.62	(.22)	2.56	(.29)	1.62	(.22)	2.70	(.45)	153.2	15.1	2	Genève (ville)
Bern (city)	49	1.5	65.1	18.6	15.6	11.4	22.1	-	.8	25.1	48.1	65.5	.77	(.16)	1.43	(.22)	.75	(.16)	1.30	(.30)	74.4	10.6	8	Bern (Stadt)
Lausanne	93	3.5	67.3	40.1	35.9	25.4	43.3	-	6.3	37.3	86.2	188.8	1.48	(.24)	3.38	(.39)	1.45	(.24)	3.57	(.53)	176.5	18.3	1	Lausanne
Winterthur	25	1.4	59.4	14.8	15.1	11.1	23.6	-	2.5	33.2	41.0	60.9	.81	(.20)	1.41	(.30)	.78	(.20)	.71	(.24)	69.2	13.8	9	Winterthur
St. Gallen (city)	28	1.9	58.6	19.8	21.5	16.1	42.6	-	4.3	56.8	64.2	43.4	1.37	(.30)	1.78	(.35)	1.37	(.30)	.71	(.28)	94.0	17.8	7	St. Gallen (Stadt)
Luzern (city)	33	2.2	70.9	28.8	22.2	14.7	19.7	-	-	6.8	69.0	130.4	.75	(.24)	2.06	(.41)	.75	(.24)	2.24	(.49)	113.5	19.8	4	Luzern (Stadt)
Biel/Bienne	28	2.4	64.3	27.3	25.9	18.4	39.7	-	6.4	21.2	95.0	81.1	1.38	(.34)	2.18	(.45)	1.38	(.34)	1.50	(.52)	118.0	22.3	3	Biel/Bienne
German Switzerland	1506	.7	65.6	16.5	17.4	12.2	21.8	-	2.7	21.3	44.3	73.3	.75	(.03)	1.49	(.04)	.73	(.03)	1.55	(.06)	83.2	2.1	.	Deutschschweiz
-Northwestern	640	.7	65.7	16.6	17.3	12.0	21.0	-	2.6	18.9	45.0	70.6	.73	(.04)	1.44	(.07)	.71	(.04)	1.65	(.10)	82.9	3.3	.	-Nordwestschweiz
-Northeastern	527	.7	65.6	15.6	16.7	11.8	20.5	-	2.8	23.0	36.7	77.3	.70	(.04)	1.47	(.07)	.68	(.04)	1.45	(.10)	79.8	3.5	.	-Nordostschweiz
-Alps/Prealps	339	.7	65.3	17.9	18.9	13.3	25.6	-	2.6	23.3	56.6	71.9	.90	(.07)	1.63	(.10)	.88	(.07)	1.54	(.13)	89.4	4.9	.	-Alpen/Voralpen
French Switzerland	822	.8	64.6	29.3	30.1	21.1	39.5	-	4.1	43.6	75.3	121.4	1.34	(.07)	2.56	(.10)	1.32	(.07)	2.57	(.14)	143.2	5.0	.	Romandie
Italian Switzerland	170	.1	64.3	32.2	32.1	22.7	44.7	-	5.6	39.6	94.7	134.8	1.55	(.17)	2.94	(.25)	1.54	(.17)	2.43	(.32)	150.5	11.5	.	Svizzera italiana
>100000 inhabitants	518	.3	65.3	28.6	24.8	17.5	34.6	-	3.8	37.7	64.5	93.4	1.17	(.07)	2.11	(.10)	1.15	(.07)	2.01	(.14)	116.6	5.1	1	>100000 Einwohner
20000-99999 inh.	380	.3	64.6	23.0	23.4	16.5	30.9	-	3.1	31.5	64.5	93.7	1.06	(.08)	1.99	(.12)	1.04	(.08)	1.87	(.15)	111.0	5.7	2	20000-99999 Einwohner
10000-19999 inh.	277	.9	64.3	16.5	18.4	12.8	22.5	-	3.8	22.5	40.3	78.7	.75	(.06)	1.54	(.11)	.74	(.06)	1.67	(.16)	88.2	5.3	6	10000-19999 Einwohner
5000-9999 inh.	311	.1	64.1	18.0	20.4	14.3	26.3	-	3.2	25.9	54.5	82.2	.92	(.07)	1.75	(.11)	.89	(.07)	1.76	(.16)	97.8	5.5	4	5000-9999 Einwohner
2800-4999 inh.	297	.9	66.2	17.9	20.2	13.9	24.0	-	2.3	25.5	47.7	80.8	.82	(.07)	1.65	(.11)	.81	(.07)	2.05	(.19)	96.2	5.6	5	2800-4999 Einwohner
1200-2799 inh.	327	.7	66.0	16.1	17.7	12.4	21.4	-	2.4	18.0	48.2	85.5	.75	(.06)	1.62	(.10)	.74	(.06)	1.67	(.14)	85.3	4.7	7	1200-2799 Einwohner
<1200 inhabitants	388	.0	65.5	20.4	21.3	14.9	27.3	-	3.2	29.4	53.0	89.8	.94	(.07)	1.85	(.11)	.92	(.07)	1.72	(.14)	100.2	5.1	3	<1200 Einwohner
Switzerland	2498	.0	65.3	20.0	21.0	14.7	26.9	-	3.1	27.3	53.7	87.0	.92	(.03)	1.80	(.04)	.91	(.03)	1.82	(.06)	100.0	.	.	Schweiz / Suisse

Females	N	% ON TOTAL	MED AGE	CRUDE RATE	STANDARDIZED RATES			AGE-SPECIFIC RATES					CUMULATIVE RATES (STANDARD ERRORS)				SMR	S.E.	RANK	Frauen
					EUROP.	WORLD	TRUNC	0-14	15-44	45-54	55-64	65-74	0-64	0-74	35-64	65-84				
Zürich	141	.7	61.6	6.1	5.4	4.0	8.6	-	2.4	9.1	12.5	16.5	.29 (.03)	.46 (.04)	.27 (.03)	.34 (.05)	94.0	7.9	14	Zürich
Bern	94	.6	65.1	5.0	4.3	3.1	6.7	-	1.7	6.0	10.3	14.3	.22 (.03)	.36 (.04)	.21 (.03)	.30 (.05)	76.8	7.9	18	Bern
Luzern	28	.6	58.9	4.7	4.5	3.2	7.4	-	1.6	7.4	10.7	9.3	.23 (.06)	.33 (.07)	.23 (.06)	.29 (.09)	78.4	14.8	17	Luzern
Uri	4	.8	72.2	6.0	4.8	3.0	3.5	-	-	-	14.6	17.9	.13 (.13)	.30 (.22)	.13 (.13)	.82 (.50)	105.1	52.5	9	Uri
Schwyz	6	.4	71.1	3.1	2.5	1.7	1.8	-	1.2	-	-	12.7	.05 (.05)	.17 (.10)	.05 (.05)	.48 (.23)	55.5	22.7	22	Schwyz
Obwalden	3	.7	57.3	5.9	6.2	4.1	11.3	-	-	19.0	20.1	-	.39 (.27)	.39 (.27)	.39 (.27)	.55 (.55)	101.5	58.6	10	Obwalden
Nidwalden	-	-	-	-	-	-	-	-	-	-	-	-	- (-)	- (-)	- (-)	- (-)	-	-	26	Nidwalden
Glarus	6	.7	56.1	8.1	7.7	5.5	14.3	-	3.5	12.1	24.5	12.7	.47 (.23)	.59 (.27)	.47 (.23)	.28 (.20)	119.7	48.9	6	Glarus
Zug	6	.6	70.8	3.9	4.1	2.9	4.3	-	-	-	16.4	27.6	.16 (.12)	.44 (.20)	.16 (.12)	.40 (.20)	73.2	29.9	19	Zug
Fribourg	36	1.2	61.7	9.8	10.1	7.5	16.6	-	4.9	18.4	19.2	25.5	.55 (.12)	.81 (.15)	.52 (.12)	.44 (.13)	170.4	28.4	2	Fribourg
Solothurn	28	.8	66.2	6.4	5.3	3.8	6.4	-	1.1	7.3	14.9	17.4	.25 (.07)	.43 (.10)	.22 (.07)	.52 (.14)	99.7	18.8	11	Solothurn
Basel-Stadt	45	.8	64.3	10.4	7.6	5.7	12.9	-	2.3	12.0	24.3	19.7	.44 (.09)	.64 (.11)	.43 (.09)	.41 (.10)	128.5	19.2	5	Basel-Stadt
Basel-Land	23	.8	60.5	5.2	5.3	3.9	9.0	-	1.0	14.0	9.7	16.3	.28 (.08)	.44 (.11)	.28 (.08)	.37 (.13)	90.3	18.8	15	Basel-Land
Schaffhausen	4	.3	68.9	2.8	2.0	1.7	-	-	1.7	-	-	13.6	.05 (.05)	.19 (.11)	- (-)	.22 (.13)	41.0	20.5	25	Schaffhausen
Ausserrhoden	5	.4	58.0	5.2	5.0	3.7	9.3	-	-	19.6	9.3	18.6	.29 (.17)	.48 (.21)	.29 (.17)	.19 (.13)	72.3	32.3	20	Ausserrhoden
Innerrhoden	2	.8	46.4	7.9	10.4	8.2	26.5	-	10.8	36.3	-	-	.74 (.53)	.74 (.53)	.74 (.53)	- (-)	119.3	84.3	7	Innerrhoden
St. Gallen	28	.4	56.7	3.5	3.6	2.7	7.2	-	1.5	9.4	7.6	6.9	.22 (.05)	.29 (.06)	.22 (.05)	.15 (.05)	57.7	10.9	21	St. Gallen
Graubünden	19	.7	58.4	5.8	5.6	4.0	8.5	-	2.1	5.6	21.2	10.0	.33 (.10)	.43 (.11)	.29 (.09)	.31 (.12)	95.5	21.9	12	Graubünden
Aargau	44	.6	60.9	4.9	4.9	3.6	7.8	-	1.5	11.5	9.6	15.4	.26 (.05)	.41 (.07)	.25 (.05)	.30 (.07)	83.9	12.6	16	Aargau
Thurgau	12	.3	54.0	3.2	3.3	2.4	6.1	-	.7	12.0	7.9	5.7	.22 (.07)	.28 (.08)	.20 (.07)	.10 (.06)	51.3	14.8	23	Thurgau
Ticino	44	.9	62.2	7.8	6.6	4.8	11.5	-	3.0	8.6	21.1	13.5	.39 (.08)	.52 (.09)	.37 (.07)	.42 (.11)	115.1	17.4	8	Ticino
Vaud	98	1.0	57.2	8.9	8.3	6.2	15.3	-	3.3	16.9	21.5	19.0	.49 (.06)	.68 (.07)	.48 (.06)	.35 (.06)	134.7	13.6	4	Vaud
Valais	23	.8	59.2	5.2	5.4	3.8	8.4	-	1.5	8.1	16.5	14.9	.29 (.08)	.44 (.10)	.28 (.08)	.36 (.13)	94.3	19.7	13	Valais
Neuchâtel	44	1.3	67.0	13.4	10.6	7.6	15.2	-	3.6	21.7	13.7	31.9	.48 (.11)	.80 (.15)	.46 (.11)	1.01 (.21)	196.9	29.7	1	Neuchâtel
Geneva,	81	1.3	62.0	11.0	9.7	7.0	14.9	-	3.3	19.0	20.8	28.7	.49 (.07)	.78 (.10)	.47 (.07)	.59 (.11)	168.8	18.8	3	Genève
Jura	4	.3	57.2	3.0	2.6	2.0	2.7	-	3.7	-	-	8.4	.12 (.09)	.21 (.12)	.07 (.07)	.27 (.20)	49.3	24.7	24	Jura
Zürich (city)	70	.7	65.0	8.9	6.6	5.0	10.4	-	3.7	11.5	11.1	21.2	.34 (.06)	.56 (.07)	.32 (.06)	.38 (.07)	110.1	13.2	5	Zürich (Stadt)
Basel (city)	43	.9	63.9	11.1	8.2	6.1	14.0	-	2.6	13.6	25.2	21.7	.47 (.10)	.69 (.12)	.46 (.10)	.41 (.10)	136.9	20.9	3	Basel (Stadt)
Geneva (city)	41	1.3	58.9	12.2	9.9	7.3	17.3	-	4.1	26.6	12.4	27.1	.51 (.11)	.78 (.14)	.51 (.11)	.46 (.12)	160.7	25.1	1	Genève (ville)
Bern (city)	29	.8	67.6	9.1	6.6	4.7	9.0	-	2.3	7.7	17.5	22.8	.31 (.09)	.54 (.12)	.30 (.09)	.39 (.11)	117.8	21.9	4	Bern (Stadt)
Lausanne	29	1.0	59.3	10.5	8.9	6.6	15.8	-	3.3	20.5	19.1	19.2	.50 (.12)	.69 (.14)	.48 (.12)	.35 (.11)	142.7	26.5	2	Lausanne
Winterthur	6	.4	63.5	3.4	2.7	1.9	4.5	-	2.6	-	5.2	5.6	.13 (.08)	.19 (.10)	.13 (.08)	.20 (.11)	49.7	20.3	9	Winterthur
St. Gallen (city)	10	.6	47.2	6.2	6.3	5.1	15.3	-	4.3	16.0	11.1	5.8	.43 (.15)	.49 (.16)	.43 (.15)	.13 (.09)	88.3	27.9	8	St. Gallen (Stadt)
Luzern (city)	10	.7	57.1	7.2	6.4	4.6	13.8	-	1.8	11.3	29.6	-	.46 (.16)	.46 (.16)	.46 (.16)	.11 (.11)	92.4	29.2	7	Luzern (Stadt)
Biel/Bienne	8	.7	68.4	7.1	5.3	3.7	6.1	-	2.1	-	14.4	42.5	.20 (.12)	.62 (.22)	.20 (.12)	.42 (.19)	97.4	34.4	6	Biel/Bienne
German Switzerland	498	.6	61.9	5.3	4.8	3.5	7.7	-	1.8	8.6	11.6	13.8	.26 (.02)	.40 (.02)	.25 (.01)	.30 (.02)	83.7	3.7	.	Deutschschweiz
-Northwestern	233	.7	62.3	5.8	5.3	3.9	8.5	-	1.7	9.5	13.3	15.5	.28 (.02)	.44 (.03)	.27 (.02)	.32 (.03)	91.0	6.0	.	-Nordwestschweiz
-Northeastern	177	.6	61.3	5.0	4.6	3.4	7.5	-	1.9	8.3	10.8	13.3	.25 (.02)	.38 (.03)	.24 (.02)	.27 (.03)	78.6	5.9	.	-Nordostschweiz
-Alps/Prealps	88	.5	63.0	4.7	4.3	3.1	6.6	-	1.8	7.0	9.6	11.0	.22 (.03)	.33 (.04)	.21 (.03)	.32 (.05)	77.1	8.2	.	-Alpen/Voralpen
French Switzerland	285	1.1	61.6	9.5	8.6	6.3	13.9	-	3.1	16.7	19.1	23.3	.46 (.04)	.69 (.05)	.44 (.04)	.52 (.05)	148.0	8.8	.	Romandie
Italian Switzerland	45	.9	62.9	7.7	6.4	4.7	11.0	-	2.9	8.2	20.0	14.4	.37 (.07)	.51 (.09)	.36 (.07)	.41 (.10)	112.0	16.7	.	Svizzera italiana
>100000 inhabitants	212	.9	62.9	10.0	7.7	5.7	12.7	-	3.3	15.0	15.9	22.1	.41 (.04)	.63 (.05)	.39 (.04)	.40 (.04)	128.1	8.8	1	>100000 Einwohner
20000-99999 inh.	139	.9	63.5	7.7	6.5	4.8	10.6	-	3.3	8.0	15.9	18.7	.35 (.04)	.54 (.05)	.33 (.04)	.44 (.06)	114.8	9.7	2	20000-99999 Einwohner
10000-19999 inh.	111	.8	58.1	6.2	6.0	4.3	10.0	-	1.5	13.3	16.3	14.3	.34 (.04)	.48 (.05)	.32 (.04)	.37 (.06)	102.0	9.7	3	10000-19999 Einwohner
5000-9999 inh.	91	.6	61.6	5.1	5.0	3.6	8.2	-	1.5	9.1	13.6	13.6	.28 (.04)	.42 (.05)	.27 (.04)	.30 (.05)	85.2	8.9	6	5000-9999 Einwohner
2800-4999 inh.	86	.6	62.6	5.1	4.9	3.6	7.4	-	1.9	7.4	11.5	14.7	.25 (.04)	.40 (.05)	.24 (.04)	.37 (.06)	87.6	9.4	4	2800-4999 Einwohner
1200-2799 inh.	100	.6	59.4	5.0	5.0	3.6	8.1	-	1.5	11.3	9.5	12.8	.25 (.03)	.38 (.04)	.25 (.03)	.34 (.06)	86.2	8.6	5	1200-2799 Einwohner
<1200 inhabitants	89	.6	61.5	4.8	4.6	3.4	7.6	-	2.0	7.3	12.8	11.0	.26 (.04)	.38 (.04)	.25 (.03)	.28 (.05)	79.7	8.4	7	<1200 Einwohner
Switzerland	828	.7	61.8	6.4	5.8	4.2	9.3	-	2.1	10.5	13.8	16.0	.31 (.01)	.47 (.02)	.30 (.01)	.36 (.02)	100.0	.	.	Schweiz / Suisse

Chronic obstructive lung disease   1979 – 82   Chronische Bronchitis, Emphysem, Asthma
Patologia respiratoria cronica ostruttiva   Bronchite chronique, emphysème, asthme

Males	N	% ON TOTAL	MED AGE	CRUDE RATE	STANDARDIZED RATES EUROP.	WORLD	TRUNC	AGE-SPECIFIC RATES 0-14	15-44	45-54	55-64	65-74	CUMULATIVE RATES (STANDARD ERRORS) 0-64		0-74		35-64		65-84		SMR	S.E.	RANK	Männer
Zürich	693	3.4	74.2	31.7	33.1	20.7	13.2	.8	.8	5.8	37.6	182.5	.50	(.05)	2.36	(.12)	.48	(.05)	5.53	(.27)	101.8	3.9	12	Zürich
Bern	760	4.1	74.7	42.7	40.5	24.8	19.6	-	.2	10.7	59.7	176.2	.73	(.06)	2.52	(.13)	.72	(.06)	5.69	(.28)	118.0	4.3	3	Bern
Luzern	165	2.9	76.4	28.1	30.6	18.2	11.0	-	-	10.6	26.8	120.7	.39	(.09)	1.62	(.19)	.39	(.09)	5.72	(.56)	92.4	7.2	19	Luzern
Uri	16	2.7	76.1	23.1	28.8	17.2	13.0	-	-	13.6	29.8	96.3	.44	(.25)	1.45	(.53)	.44	(.25)	2.76	(1.01)	74.8	18.7	23	Uri
Schwyz	61	3.4	76.6	30.9	36.3	21.9	18.2	-	-	18.7	42.8	135.4	.65	(.20)	2.05	(.39)	.65	(.20)	6.72	(1.08)	113.9	14.6	7	Schwyz
Obwalden	14	2.8	76.7	26.4	30.9	18.1	11.0	-	-	-	42.7	111.8	.43	(.30)	1.58	(.60)	.43	(.30)	5.21	(1.93)	83.0	22.2	20	Obwalden
Nidwalden	17	3.8	78.9	28.9	45.3	26.0	17.1	-	-	16.3	40.9	77.8	.58	(.34)	1.24	(.51)	.58	(.34)	4.83	(1.73)	114.9	27.9	5	Nidwalden
Glarus	44	4.6	75.6	60.3	52.0	32.0	33.1	-	-	36.9	78.2	192.8	1.19	(.40)	3.19	(.70)	1.19	(.40)	8.46	(1.65)	155.4	23.4	1	Glarus
Zug	17	1.7	76.1	11.3	17.5	10.3	2.7	-	1.3	-	8.7	72.1	.14	(.11)	.87	(.32)	.10	(.10)	3.40	(1.09)	49.9	12.1	26	Zug
Fribourg	108	2.8	75.7	29.0	32.0	19.5	20.5	-	-	12.9	60.7	95.6	.75	(.15)	1.73	(.24)	.75	(.15)	4.59	(.61)	93.0	8.9	18	Fribourg
Solothurn	133	3.1	75.7	30.8	32.1	19.5	11.3	1.1	.5	1.9	37.5	137.3	.45	(.10)	1.86	(.24)	.43	(.10)	5.35	(.61)	95.2	8.3	16	Solothurn
Basel-Stadt	197	4.1	74.9	51.7	43.4	26.7	23.3	-	1.1	15.4	64.1	169.1	.86	(.14)	2.57	(.26)	.85	(.14)	5.45	(.52)	122.9	8.8	2	Basel-Stadt
Basel-Land	127	4.0	73.3	29.0	38.0	23.8	20.0	-	1.0	5.2	62.2	187.6	.75	(.14)	2.70	(.32)	.75	(.14)	5.61	(.69)	114.4	10.2	6	Basel-Land
Schaffhausen	56	3.8	74.0	41.3	38.2	24.0	15.2	-	3.2	-	41.8	247.4	.54	(.19)	3.13	(.54)	.54	(.19)	5.61	(.93)	117.3	15.7	4	Schaffhausen
Ausserrhoden	33	2.7	73.0	35.3	27.2	17.1	19.0	-	-	-	75.0	132.7	.73	(.28)	2.11	(.49)	.73	(.28)	3.68	(.81)	77.7	13.5	22	Ausserrhoden
Innerrhoden	11	3.5	77.6	42.0	38.8	23.9	22.9	-	-	35.9	43.0	139.7	.79	(.56)	2.08	(.93)	.79	(.56)	5.92	(2.28)	110.2	33.2	9	Innerrhoden
St. Gallen	275	3.6	74.0	35.5	37.4	23.5	20.4	1.7	.3	17.2	53.5	168.5	.76	(.10)	2.51	(.21)	.73	(.10)	5.82	(.46)	112.5	6.8	8	St. Gallen
Graubünden	114	3.4	71.1	34.7	35.4	22.9	19.5	-	1.3	-	68.8	200.0	.76	(.16)	2.80	(.33)	.74	(.16)	4.95	(.63)	105.7	9.9	10	Graubünden
Aargau	257	3.3	74.2	28.2	34.4	21.1	14.4	1.0	1.1	6.5	41.6	167.6	.54	(.08)	2.31	(.20)	.52	(.08)	5.72	(.47)	104.4	6.5	11	Aargau
Thurgau	121	3.2	72.2	33.1	32.6	21.1	17.7	2.5	.6	7.4	54.4	175.9	.69	(.14)	2.50	(.29)	.65	(.14)	4.68	(.56)	98.9	9.0	13	Thurgau
Ticino	113	2.2	75.6	22.5	22.9	14.0	12.0	1.0	-	3.1	39.0	70.2	.47	(.10)	1.20	(.17)	.45	(.10)	3.54	(.44)	66.7	6.3	25	Ticino
Vaud	290	2.7	75.5	28.5	27.1	16.2	10.0	-	.2	5.5	30.0	122.6	.37	(.06)	1.65	(.14)	.37	(.06)	4.23	(.32)	80.4	4.7	21	Vaud
Valais	110	2.7	73.9	25.4	31.1	19.4	22.2	-	1.5	12.1	60.8	102.2	.82	(.14)	1.91	(.25)	.80	(.14)	4.98	(.68)	94.0	9.0	17	Valais
Neuchâtel	103	3.0	74.6	33.8	32.5	20.0	17.2	-	-	12.9	48.1	139.6	.63	(.14)	2.04	(.29)	.63	(.14)	5.03	(.67)	96.7	9.5	15	Neuchâtel
Geneva	143	2.3	75.6	21.6	23.7	14.5	10.6	-	1.2	5.4	27.1	101.6	.38	(.08)	1.41	(.18)	.38	(.08)	3.59	(.40)	70.5	5.9	24	Genève
Jura	43	2.9	77.6	33.6	33.5	19.6	13.1	-	-	7.0	39.3	122.5	.49	(.20)	1.82	(.43)	.49	(.20)	5.57	(1.14)	98.0	14.9	14	Jura
Zürich (city)	328	3.6	74.2	47.7	35.5	22.3	16.2	-	1.8	8.8	42.3	193.2	.60	(.09)	2.53	(.19)	.58	(.09)	5.75	(.40)	109.2	6.0	3	Zürich (Stadt)
Basel (city)	188	4.3	74.7	55.2	45.9	28.3	24.9	-	1.2	15.3	69.6	182.7	.92	(.16)	2.77	(.29)	.90	(.15)	5.72	(.56)	129.8	9.5	1	Basel (Stadt)
Geneva (city)	83	2.4	75.0	28.8	25.0	15.5	12.8	-	1.4	7.3	31.0	119.2	.45	(.12)	1.66	(.26)	.45	(.12)	3.64	(.52)	74.3	8.2	8	Genève (ville)
Bern (city)	140	4.4	77.6	53.1	39.9	23.8	14.2	-	-	6.3	44.9	165.6	.53	(.13)	2.21	(.29)	.53	(.13)	7.00	(.75)	121.6	10.3	2	Bern (Stadt)
Lausanne	79	2.9	75.4	34.1	29.7	18.2	17.3	-	-	13.6	45.1	117.4	.62	(.16)	1.82	(.30)	.62	(.16)	4.75	(.72)	87.9	9.9	7	Lausanne
Winterthur	63	3.6	74.0	37.3	34.2	21.5	13.1	-	-	-	46.8	205.5	.51	(.18)	2.61	(.44)	.51	(.18)	6.09	(.96)	105.6	13.3	4	Winterthur
St. Gallen (city)	52	3.5	73.7	36.7	33.7	20.8	21.3	-	-	18.9	57.1	147.4	.75	(.23)	2.31	(.44)	.75	(.23)	5.60	(.97)	102.6	14.2	5	St. Gallen (Stadt)
Luzern (city)	27	1.8	71.8	23.6	17.4	11.4	13.0	-	-	13.5	30.7	95.7	.45	(.19)	1.42	(.35)	.45	(.19)	3.07	(.78)	52.8	10.2	9	Luzern (Stadt)
Biel/Bienne	39	3.4	74.5	38.1	33.0	20.7	16.1	-	-	-	60.4	173.9	.62	(.24)	2.37	(.51)	.62	(.24)	4.93	(.99)	99.8	16.0	6	Biel/Bienne
German Switzerland	3157	3.6	74.3	34.6	36.3	22.4	16.7	.6	.6	8.6	48.8	170.0	.63	(.03)	2.37	(.06)	.61	(.03)	5.57	(.13)	108.3	1.9		Deutschschweiz
-Northwestern	1341	3.6	74.3	34.7	36.8	22.6	16.6	.4	.6	7.9	49.2	166.5	.62	(.04)	2.33	(.09)	.61	(.04)	5.65	(.21)	109.3	3.0		-Nordwestschweiz
-Northeastern	1084	3.4	73.7	32.1	33.9	21.3	14.9	.9	.9	8.1	41.8	181.9	.56	(.04)	2.43	(.10)	.54	(.04)	5.40	(.21)	103.8	3.2		-Nordostschweiz
-Alps/Prealps	732	3.7	75.1	38.7	38.9	24.0	20.1	.5	.4	11.4	60.6	157.5	.76	(.07)	2.36	(.13)	.74	(.06)	5.65	(.28)	113.5	4.2		-Alpen/Voralpen
French Switzerland	741	2.5	75.4	26.4	27.0	16.4	13.3	-	.6	7.7	37.3	107.6	.49	(.04)	1.60	(.09)	.48	(.04)	4.19	(.21)	80.0	2.9		Romandie
Italian Switzerland	123	2.2	75.5	23.3	23.2	14.4	12.4	.9	-	2.9	40.6	77.7	.49	(.10)	1.29	(.17)	.47	(.10)	3.61	(.43)	68.4	6.2		Svizzera italiana
>100000 inhabitants	818	3.6	74.9	45.1	35.9	22.2	17.2	-	1.2	10.1	46.4	167.9	.63	(.06)	2.33	(.11)	.62	(.06)	5.51	(.25)	107.4	3.8	1	>100000 Einwohner
20000-99999 inh.	490	3.0	73.9	29.6	29.4	18.2	14.4	-	.3	6.8	44.6	142.5	.54	(.06)	2.01	(.12)	.53	(.06)	4.62	(.27)	89.1	4.0	7	20000-99999 Einwohner
10000-19999 inh.	428	3.0	73.9	25.5	29.8	18.5	14.0	.6	1.0	5.6	40.9	147.2	.53	(.06)	2.05	(.14)	.51	(.06)	4.81	(.31)	90.2	4.4	6	10000-19999 Einwohner
5000-9999 inh.	447	3.0	74.5	25.9	30.6	18.7	13.6	.5	.2	11.7	34.4	132.6	.50	(.06)	1.86	(.13)	.49	(.06)	4.64	(.29)	90.8	4.3	5	5000-9999 Einwohner
2800-4999 inh.	512	3.3	75.0	30.9	35.6	21.7	16.8	-	.6	7.3	51.1	145.4	.62	(.06)	2.10	(.13)	.62	(.06)	5.59	(.33)	105.3	4.7	3	2800-4999 Einwohner
1200-2799 inh.	657	3.4	74.4	32.4	35.8	22.1	17.7	.9	.9	8.4	52.1	153.2	.67	(.06)	2.26	(.12)	.65	(.06)	5.50	(.29)	106.6	4.2	2	1200-2799 Einwohner
<1200 inhabitants	669	3.4	74.4	35.1	35.6	21.9	15.7	.9	.1	7.0	49.2	162.5	.60	(.06)	2.28	(.12)	.58	(.06)	5.23	(.27)	104.5	4.0	4	<1200 Einwohner
Switzerland	4021	3.3	74.5	32.3	33.6	20.7	15.7	.5	.6	8.2	45.8	151.7	.59	(.02)	2.15	(.05)	.58	(.02)	5.17	(.11)	100.0	.	.	Schweiz / Suisse

Chronic obstructive lung disease — 1979 – 82 — Chronische Bronchitis, Emphysem, Asthma
Patologia respiratoria cronica ostruttiva — Bronchite chronique, emphysème, asthme

Females	N	% ON TOTAL	MED AGE	CRUDE RATE	STANDARDIZED RATES			AGE-SPECIFIC RATES					CUMULATIVE RATES (STANDARD ERRORS)						SMR	S.E.	RANK	Frauen
					EUROP.	WORLD	TRUNC	0-14	15-44	45-54	55-64	65-74	0-64		0-74		35-64		65-84				
Zürich	242	1.2	75.8	10.5	7.6	4.8	5.2	-	1.0	4.9	9.1	30.7	.17 (.03)		.48 (.05)		.17 (.03)		.95 (.08)	99.8	6.4	11	Zürich
Bern	216	1.3	76.7	11.6	8.0	5.0	5.3	-	.5	5.1	11.3	33.0	.19 (.03)		.52 (.05)		.18 (.03)		1.06 (.09)	106.0	7.2	7	Bern
Luzern	50	1.1	77.5	8.4	5.9	3.5	2.0	-	-	3.0	3.6	27.8	.07 (.04)		.35 (.08)		.07 (.04)		1.12 (.19)	88.2	12.5	15	Luzern
Uri	5	1.0	73.7	7.5	6.3	4.4	5.4	-	-	14.2	-	35.8	.14 (.14)		.50 (.29)		.14 (.14)		1.01 (.54)	86.6	38.7	17	Uri
Schwyz	19	1.1	76.7	9.9	8.7	5.5	6.5	-	-	4.9	17.9	31.8	.24 (.12)		.56 (.19)		.24 (.12)		.80 (.26)	109.2	25.0	6	Schwyz
Obwalden	4	1.0	77.7	7.9	9.0	5.5	6.3	-	-	19.0	-	21.7	.20 (.20)		.41 (.29)		.20 (.20)		.22 (.22)	85.3	42.6	18	Obwalden
Nidwalden	1	.3	56.6	1.8	2.2	1.5	4.8	-	-	-	20.0	-	.19 (.19)		.19 (.19)		.19 (.19)		- (-)	23.0	23.0	26	Nidwalden
Glarus	5	.6	81.2	6.8	3.8	2.7	-	-	3.5	-	-	-	.10 (.10)		.10 (.10)		- (-)		.76 (.44)	56.6	25.3	22	Glarus
Zug	9	.8	75.0	5.9	5.5	3.5	2.1	-	-	6.1	-	36.8	.06 (.06)		.43 (.20)		.06 (.06)		.88 (.36)	73.9	24.6	19	Zug
Fribourg	47	1.6	73.1	12.8	11.0	7.3	8.4	-	1.8	7.9	13.7	47.8	.29 (.09)		.77 (.15)		.27 (.09)		1.42 (.28)	144.5	21.1	3	Fribourg
Solothurn	44	1.2	73.6	10.0	7.7	5.0	5.4	-	.5	3.7	14.9	32.4	.21 (.07)		.53 (.11)		.19 (.06)		.88 (.18)	99.4	15.0	12	Solothurn
Basel-Stadt	110	2.1	78.1	25.3	12.5	7.7	8.3	-	.6	3.4	24.3	37.6	.30 (.08)		.68 (.11)		.30 (.08)		1.79 (.22)	171.3	16.3	1	Basel-Stadt
Basel-Land	40	1.4	74.4	9.0	8.7	5.7	5.6	-	1.5	7.0	9.7	32.6	.21 (.07)		.55 (.13)		.18 (.06)		.96 (.21)	113.5	17.9	5	Basel-Land
Schaffhausen	24	1.7	75.2	16.9	11.4	7.8	7.7	-	5.2	-	12.5	47.5	.30 (.14)		.79 (.23)		.25 (.12)		1.42 (.39)	148.3	30.3	2	Schaffhausen
Ausserrhoden	7	.6	69.2	7.2	5.3	3.8	6.2	-	-	9.8	9.3	27.9	.19 (.13)		.47 (.21)		.19 (.13)		.54 (.25)	51.1	19.3	24	Ausserrhoden
Innerrhoden	1	.4	81.8	4.0	1.3	.7	-	-	-	-	-	-	- (-)		- (-)		- (-)		.66 (.66)	32.0	32.0	25	Innerrhoden
St. Gallen	85	1.2	76.0	10.7	8.2	5.2	6.0	-	1.2	3.5	14.0	28.8	.21 (.05)		.50 (.08)		.20 (.05)		.85 (.13)	104.6	11.3	8	St. Gallen
Graubünden	42	1.5	76.5	12.7	10.0	6.7	6.5	1.5	1.4	5.6	9.1	36.5	.23 (.08)		.59 (.14)		.20 (.08)		1.30 (.27)	130.2	20.1	4	Graubünden
Aargau	81	1.2	73.9	9.0	7.7	5.1	6.1	.5	.5	1.9	18.0	35.1	.23 (.05)		.59 (.09)		.22 (.05)		1.05 (.15)	101.2	11.2	10	Aargau
Thurgau	41	1.2	80.0	11.1	7.5	4.5	5.4	-	.7	4.8	10.5	14.2	.19 (.07)		.33 (.10)		.19 (.07)		1.08 (.23)	103.9	16.2	9	Thurgau
Ticino	37	.7	77.6	6.6	4.5	2.8	3.1	-	-	1.4	9.7	16.8	.12 (.04)		.28 (.07)		.12 (.04)		.64 (.14)	60.0	9.9	21	Ticino
Vaud	109	1.1	77.3	9.9	6.4	4.0	1.7	.6	.2	1.5	4.3	34.1	.07 (.03)		.42 (.06)		.06 (.02)		.89 (.11)	87.9	8.4	16	Vaud
Valais	33	1.1	75.5	7.5	6.8	4.2	2.4	1.0	-	2.0	7.1	29.7	.10 (.05)		.41 (.11)		.08 (.04)		.92 (.21)	92.5	16.1	14	Valais
Neuchâtel	37	1.1	80.4	11.2	6.9	4.3	2.8	-	.7	-	8.2	41.5	.10 (.05)		.51 (.13)		.10 (.05)		1.04 (.22)	95.4	15.7	13	Neuchâtel
Geneva	55	.9	78.6	7.5	5.3	3.5	2.9	.9	1.2	1.1	8.3	14.3	.14 (.04)		.29 (.06)		.10 (.04)		.64 (.12)	69.6	9.4	20	Genève
Jura	7	.6	73.3	5.3	4.3	3.0	3.9	-	1.9	6.7	7.6	8.4	.18 (.11)		.27 (.14)		.14 (.10)		.37 (.23)	52.1	19.7	23	Jura
Zürich (city)	119	1.3	75.2	15.1	8.2	5.3	6.1	-	1.2	4.8	11.1	35.6	.20 (.05)		.56 (.07)		.20 (.05)		.91 (.11)	103.8	9.5	4	Zürich (Stadt)
Basel (city)	103	2.2	78.0	26.5	13.1	8.1	8.7	-	.6	3.9	25.2	41.4	.31 (.08)		.73 (.12)		.31 (.08)		1.86 (.23)	177.7	17.5	1	Basel (Stadt)
Geneva (city)	35	1.1	76.0	10.4	6.6	5.0	3.3	2.7	2.1	2.2	9.9	21.7	.23 (.08)		.44 (.11)		.12 (.06)		.72 (.17)	77.4	13.1	9	Genève (ville)
Bern (city)	43	1.2	75.0	13.6	7.2	4.6	4.8	-	-	2.6	15.0	37.9	.18 (.07)		.56 (.12)		.18 (.07)		.95 (.18)	94.6	14.4	7	Bern (Stadt)
Lausanne	36	1.3	77.2	13.0	6.9	4.2	2.8	-	-	2.9	6.4	35.2	.09 (.05)		.45 (.12)		.09 (.05)		1.13 (.22)	97.6	16.3	6	Lausanne
Winterthur	20	1.2	79.4	11.2	6.2	3.5	-	-	-	-	-	33.3	- (-)		.34 (.14)		- (-)		1.32 (.33)	98.0	21.9	5	Winterthur
St. Gallen (city)	24	1.4	76.1	14.8	9.1	6.0	5.2	-	2.9	5.3	5.6	40.4	.20 (.10)		.60 (.18)		.16 (.09)		1.12 (.28)	114.5	23.4	3	St. Gallen (Stadt)
Luzern (city)	16	1.1	77.7	11.5	5.6	3.4	1.8	-	-	5.7	-	33.6	.06 (.06)		.39 (.15)		.06 (.06)		.94 (.27)	81.8	20.5	8	Luzern (Stadt)
Biel/Bienne	17	1.4	73.6	15.1	10.1	6.8	10.1	-	2.1	-	28.9	59.5	.36 (.16)		.95 (.28)		.36 (.16)		1.03 (.34)	124.1	30.1	2	Biel/Bienne
German Switzerland	1030	1.3	76.1	10.9	8.1	5.1	5.5	.1	.8	4.5	11.8	31.3	.19 (.01)		.51 (.02)		.19 (.01)		1.05 (.04)	106.5	3.3	.	Deutschschweiz
-Northwestern	462	1.4	76.0	11.5	8.4	5.4	5.6	.1	.5	3.7	14.8	34.0	.21 (.02)		.55 (.04)		.20 (.02)		1.13 (.07)	112.2	5.2	.	-Nordwestschweiz
-Northeastern	372	1.2	76.1	10.5	7.7	4.9	5.3	-	1.0	4.7	9.6	29.5	.18 (.02)		.48 (.04)		.18 (.02)		.96 (.07)	101.7	5.3	.	-Nordostschweiz
-Alps/Prealps	196	1.2	76.7	10.4	7.9	5.1	5.6	.2	.9	6.0	9.1	28.9	.19 (.03)		.48 (.05)		.18 (.03)		1.03 (.10)	103.5	7.4	.	-Alpen/Voralpen
French Switzerland	275	1.1	77.8	9.2	6.4	4.1	2.7	.6	.8	1.9	6.5	29.6	.12 (.02)		.41 (.04)		.09 (.02)		.85 (.07)	86.3	5.2	.	Romandie
Italian Switzerland	46	.9	78.4	7.8	5.2	3.2	3.3	-	-	1.4	10.8	19.2	.12 (.04)		.32 (.07)		.12 (.04)		.79 (.15)	70.6	10.4	.	Svizzera italiana
>100000 inhabitants	336	1.4	76.3	15.9	8.6	5.5	5.5	.4	.9	3.7	13.5	35.1	.21 (.03)		.56 (.05)		.19 (.03)		1.10 (.08)	111.9	6.1	1	>100000 Einwohner
20000-99999 inh.	192	1.2	76.8	10.6	7.3	4.7	5.0	-	1.1	4.5	9.2	29.4	.18 (.03)		.47 (.05)		.17 (.03)		.93 (.09)	95.5	6.9	4	20000-99999 Einwohner
10000-19999 inh.	159	1.1	75.6	8.9	7.1	4.6	4.1	.3	.7	2.8	9.3	30.7	.15 (.03)		.46 (.06)		.14 (.03)		.90 (.09)	93.6	7.4	6	10000-19999 Einwohner
5000-9999 inh.	163	1.1	76.7	9.1	7.3	4.7	4.6	.3	1.0	1.4	11.2	29.2	.17 (.03)		.46 (.05)		.16 (.03)		.97 (.10)	97.2	7.6	3	5000-9999 Einwohner
2800-4999 inh.	138	1.0	76.3	8.2	6.7	4.2	3.9	-	.4	4.7	7.7	28.6	.14 (.03)		.43 (.06)		.13 (.03)		.88 (.10)	89.8	7.6	7	2800-4999 Einwohner
1200-2799 inh.	197	1.3	77.3	9.9	8.1	5.0	4.4	.2	.1	5.4	9.0	33.5	.15 (.03)		.49 (.05)		.15 (.03)		1.08 (.10)	108.7	7.7	2	1200-2799 Einwohner
<1200 inhabitants	166	1.1	76.6	9.0	7.1	4.5	5.1	.2	.9	3.9	11.7	22.1	.19 (.03)		.42 (.05)		.18 (.03)		.94 (.10)	93.7	7.3	5	<1200 Einwohner
Switzerland	1351	1.2	76.5	10.4	7.5	4.8	4.7	.2	.7	3.8	10.5	30.3	.17 (.01)		.48 (.02)		.16 (.01)		.99 (.04)	100.0	.		Schweiz / Suisse

Males	N	% ON TOTAL	MED AGE	CRUDE RATE	STANDARDIZED RATES			AGE-SPECIFIC RATES					CUMULATIVE RATES (STANDARD ERRORS)								SMR	S.E.	RANK	Männer
					EUROP.	WORLD	TRUNC	0-14	15-44	45-54	55-64	65-74	0-64		0-74		35-64		65-84					
Zürich	756	3.7	41.0	34.6	33.0	28.4	39.5	.8	39.1	36.8	44.4	52.5	1.99	(.08)	2.52	(.10)	1.20	(.07)	1.23	(.12)	97.1	3.5	15	Zürich
Bern	664	3.5	49.2	37.3	36.8	31.0	47.2	2.5	34.4	50.3	62.9	66.3	2.21	(.10)	2.87	(.12)	1.47	(.09)	1.38	(.13)	106.0	4.1	10	Bern
Luzern	171	3.0	41.6	29.1	29.7	26.0	36.6	-	33.4	48.3	32.6	52.1	1.82	(.16)	2.34	(.19)	1.10	(.13)	.88	(.17)	87.2	6.7	21	Luzern
Uri	19	3.2	37.5	27.5	29.9	24.2	23.0	-	39.1	-	14.9	57.8	1.41	(.40)	1.91	(.49)	.65	(.29)	1.12	(.68)	83.5	19.2	24	Uri
Schwyz	55	3.1	38.5	27.8	29.6	25.0	40.2	-	35.2	46.8	24.4	15.9	1.81	(.27)	1.97	(.30)	1.17	(.23)	1.19	(.49)	85.9	11.6	22	Schwyz
Obwalden	17	3.3	35.2	32.1	35.4	31.4	49.8	-	37.7	80.5	64.0	22.4	2.53	(.66)	2.74	(.69)	1.60	(.57)	.20	(.20)	98.7	23.9	14	Obwalden
Nidwalden	16	3.5	30.4	27.2	25.1	24.4	25.6	-	45.6	16.3	20.4	25.9	1.73	(.46)	1.95	(.51)	.73	(.34)	.22	(.22)	84.0	21.0	23	Nidwalden
Glarus	28	2.9	41.9	38.4	37.1	31.4	58.3	-	49.3	24.6	52.1	64.3	2.30	(.49)	2.97	(.60)	1.68	(.44)	1.37	(.61)	108.2	20.5	8	Glarus
Zug	52	5.1	35.7	34.5	36.2	31.7	47.7	-	41.0	48.5	69.9	24.0	2.42	(.38)	2.66	(.41)	1.50	(.32)	1.35	(.69)	107.9	15.0	9	Zug
Fribourg	142	3.7	46.7	38.1	39.0	33.6	50.5	-	37.1	51.4	78.0	80.9	2.39	(.23)	3.18	(.29)	1.59	(.20)	1.38	(.28)	113.2	9.5	6	Fribourg
Solothurn	151	3.6	45.1	35.0	34.8	29.2	39.8	1.1	37.1	45.4	39.8	53.1	1.98	(.19)	2.51	(.23)	1.20	(.15)	1.52	(.32)	100.9	8.2	12	Solothurn
Basel-Stadt	156	3.2	42.7	40.9	36.8	32.2	49.3	-	48.3	48.1	45.8	30.0	2.38	(.21)	2.69	(.23)	1.46	(.17)	.92	(.22)	105.0	8.4	11	Basel-Stadt
Basel-Land	143	4.5	44.7	32.7	33.9	28.2	38.4	-	34.7	41.6	49.8	54.7	1.97	(.19)	2.50	(.24)	1.20	(.16)	1.35	(.31)	97.1	8.1	16	Basel-Land
Schaffhausen	48	3.3	36.5	35.4	33.3	30.3	27.7	3.9	44.8	18.1	27.9	64.2	1.87	(.32)	2.49	(.39)	.83	(.23)	1.50	(.52)	99.2	14.3	13	Schaffhausen
Ausserrhoden	47	3.9	56.5	50.3	48.8	40.0	70.5	-	45.6	40.9	128.6	66.3	3.13	(.54)	3.78	(.61)	2.29	(.48)	2.25	(.67)	142.1	20.7	2	Ausserrhoden
Innerrhoden	17	5.4	51.3	65.0	73.6	62.2	131.8	-	54.0	179.6	214.8	46.6	5.52	(1.42)	5.95	(1.48)	4.33	(1.31)	.43	(.43)	194.9	47.3	1	Innerrhoden
St. Gallen	249	3.3	48.6	32.2	33.9	28.1	46.7	-	29.9	60.1	53.5	64.9	2.04	(.15)	2.67	(.18)	1.44	(.13)	1.33	(.21)	96.2	6.1	17	St. Gallen
Graubünden	129	3.9	46.9	39.2	40.9	34.9	65.0	1.4	37.8	78.2	78.6	44.9	2.74	(.27)	3.18	(.30)	2.02	(.24)	1.19	(.32)	115.1	10.1	5	Graubünden
Aargau	285	3.7	43.0	31.3	32.3	27.4	38.2	2.0	32.6	35.1	55.4	58.2	1.94	(.13)	2.54	(.17)	1.21	(.11)	1.45	(.23)	93.5	5.5	19	Aargau
Thurgau	118	3.1	48.5	32.3	32.8	27.2	41.7	-	30.4	46.8	60.1	38.7	1.98	(.21)	2.36	(.24)	1.31	(.18)	1.53	(.34)	94.6	8.7	18	Thurgau
Ticino	90	1.7	54.6	17.9	17.8	14.9	20.5	1.0	15.3	16.9	34.9	46.0	1.03	(.13)	1.47	(.17)	.66	(.11)	.87	(.19)	51.9	5.5	26	Ticino
Vaud	426	4.0	51.5	41.9	40.7	32.7	55.5	.5	34.6	50.7	84.3	78.3	2.39	(.14)	3.18	(.17)	1.75	(.12)	1.86	(.21)	117.0	5.7	4	Vaud
Valais	126	3.1	42.3	29.0	30.7	26.4	41.9	2.9	33.1	50.3	35.5	40.1	1.89	(.19)	2.27	(.22)	1.24	(.16)	.96	(.29)	89.7	8.0	20	Valais
Neuchâtel	130	3.8	50.4	42.7	42.1	34.5	58.4	-	40.1	51.7	84.2	74.2	2.56	(.26)	3.31	(.31)	1.83	(.22)	1.17	(.25)	120.4	10.6	3	Neuchâtel
Geneva	256	4.0	39.8	38.7	36.6	31.2	42.5	-	45.2	37.9	55.9	44.9	2.25	(.16)	2.70	(.19)	1.30	(.13)	1.25	(.23)	108.8	6.8	7	Genève
Jura	33	2.2	50.6	25.8	26.9	22.8	38.3	-	26.8	34.9	55.0	30.6	1.73	(.34)	2.05	(.39)	1.22	(.30)	.79	(.40)	76.7	13.4	25	Jura
Zürich (city)	301	3.3	43.9	43.7	38.4	33.0	50.8	1.2	46.2	53.0	50.0	41.6	2.39	(.16)	2.81	(.18)	1.52	(.13)	1.23	(.19)	110.1	6.3	8	Zürich (Stadt)
Basel (city)	150	3.4	41.9	44.1	39.5	34.6	54.1	-	51.7	54.5	49.0	30.4	2.58	(.23)	2.89	(.25)	1.60	(.19)	.94	(.23)	112.4	9.2	7	Basel (Stadt)
Geneva (city)	134	4.0	38.5	46.4	40.0	34.4	45.3	-	55.3	36.7	59.0	42.6	2.48	(.24)	2.91	(.28)	1.37	(.19)	1.33	(.33)	119.7	10.3	2	Genève (ville)
Bern (city)	123	3.9	47.6	46.6	41.6	34.4	56.0	-	46.9	47.1	70.6	57.8	2.57	(.27)	3.15	(.31)	1.73	(.23)	1.34	(.31)	119.6	10.8	3	Bern (Stadt)
Lausanne	99	3.7	47.9	42.7	38.8	31.8	46.5	-	41.1	44.1	57.4	91.9	2.21	(.27)	3.14	(.34)	1.44	(.23)	1.31	(.28)	112.9	11.3	6	Lausanne
Winterthur	54	3.1	45.1	32.0	29.8	26.2	30.7	3.3	32.6	23.7	46.8	76.1	1.75	(.28)	2.53	(.38)	.99	(.23)	1.35	(.39)	88.5	12.0	9	Winterthur
St. Gallen (city)	59	4.0	44.1	41.6	40.7	33.8	55.3	-	43.1	63.1	50.0	60.7	2.50	(.37)	3.07	(.43)	1.66	(.32)	1.57	(.51)	114.3	14.9	5	St. Gallen (Stadt)
Luzern (city)	51	3.3	31.1	44.6	39.9	38.4	35.2	-	68.8	40.6	7.7	43.5	2.52	(.39)	2.95	(.43)	.96	(.26)	.70	(.27)	115.1	16.1	4	Luzern (Stadt)
Biel/Bienne	53	4.6	46.4	51.8	46.6	41.7	48.1	12.4	49.0	56.6	51.8	104.3	2.67	(.43)	3.72	(.56)	1.43	(.33)	2.13	(.61)	138.4	19.0	1	Biel/Bienne
German Switzerland	3117	3.5	44.6	34.2	34.0	29.0	42.7	1.0	36.2	44.7	51.2	54.1	2.07	(.04)	2.61	(.05)	1.31	(.04)	1.26	(.06)	98.7	1.8	.	Deutschschweiz
-Northwestern	1359	3.7	44.9	35.2	34.9	29.7	42.6	1.7	36.9	45.2	50.1	58.6	2.10	(.06)	2.69	(.08)	1.31	(.06)	1.30	(.09)	101.1	2.7	.	-Nordwestschweiz
-Northeastern	1142	3.6	42.2	33.8	33.0	28.2	39.5	.6	37.4	39.9	44.7	53.8	1.97	(.07)	2.51	(.08)	1.20	(.06)	1.33	(.10)	96.8	2.9	.	-Nordostschweiz
-Alps/Prealps	616	3.1	47.8	32.5	34.2	28.8	48.9	.5	32.2	53.1	65.1	45.9	2.17	(.10)	2.62	(.11)	1.53	(.09)	1.09	(.12)	97.1	3.9	.	-Alpen/Voralpen
French Switzerland	1105	3.8	47.7	39.4	39.0	32.3	51.0	.7	37.8	47.6	73.2	64.4	2.35	(.08)	2.99	(.10)	1.59	(.07)	1.52	(.12)	112.4	3.4	.	Romandie
Italian Switzerland	102	1.8	54.1	19.3	19.2	16.2	21.4	.9	17.2	19.1	34.8	48.0	1.11	(.13)	1.57	(.17)	.69	(.11)	.94	(.20)	55.9	5.5	.	Svizzera italiana
>100000 inhabitants	807	3.5	43.8	44.5	39.3	33.5	50.7	.4	48.1	48.6	55.2	47.9	2.45	(.10)	2.93	(.11)	1.53	(.08)	1.21	(.11)	113.8	4.0	1	>100000 Einwohner
20000-99999 inh.	626	3.8	41.7	37.9	36.1	31.6	41.8	2.3	42.7	39.8	44.6	66.5	2.16	(.10)	2.83	(.12)	1.26	(.08)	1.37	(.14)	106.4	4.3	2	20000-99999 Einwohner
10000-19999 inh.	531	3.7	43.4	31.6	31.3	26.5	35.4	.6	34.1	36.2	43.5	58.3	1.83	(.09)	2.41	(.12)	1.09	(.08)	1.36	(.15)	91.8	4.0	7	10000-19999 Einwohner
5000-9999 inh.	556	3.7	45.8	32.2	33.3	28.0	45.3	1.1	32.3	52.8	55.1	53.9	2.06	(.10)	2.60	(.12)	1.39	(.08)	1.03	(.12)	95.9	4.1	4	5000-9999 Einwohner
2800-4999 inh.	509	3.3	46.1	30.7	32.1	26.8	43.6	.5	30.2	45.8	57.2	54.7	1.96	(.10)	2.50	(.12)	1.36	(.09)	1.26	(.15)	92.1	4.1	6	2800-4999 Einwohner
1200-2799 inh.	629	3.3	46.7	31.0	32.4	27.5	41.1	.6	31.6	40.4	63.0	48.4	2.01	(.09)	2.50	(.11)	1.31	(.08)	1.30	(.14)	93.5	3.7	5	1200-2799 Einwohner
<1200 inhabitants	666	3.4	51.5	35.0	36.2	29.7	47.5	1.2	31.5	45.8	67.6	65.1	2.11	(.10)	2.75	(.12)	1.49	(.08)	1.56	(.14)	103.7	4.0	3	<1200 Einwohner
Switzerland	4324	3.5	45.6	34.7	34.5	29.2	43.7	1.0	35.8	44.2	55.6	56.1	2.09	(.04)	2.65	(.04)	1.35	(.03)	1.31	(.05)	100.0		.	Schweiz / Suisse

Suizid (Selbstmord)
Suicide

1979 – 82

Frauen / Females

Females	N	% ON TOTAL	MED AGE	CRUDE RATE	STD. EUROP.	STD. WORLD	STD. TRUNC	0-14	15-44	45-54	55-64	65-74	CUM 0-64	CUM 0-74	CUM 35-64	CUM 65-84	SMR	S.E.	RANK
Zürich	420	2.1	49.6	18.2	16.8	14.1	24.1	.3	17.6	25.5	26.0	29.3	1.04 (.06)	1.34 (.07)	.73 (.05)	.57 (.06)	118.2	5.8	5
Bern	268	1.6	51.0	14.4	13.4	11.2	17.9	.3	13.5	20.7	17.2	27.5	.79 (.06)	1.07 (.07)	.53 (.05)	.50 (.06)	95.2	5.8	11
Luzern	81	1.7	47.5	13.5	13.9	11.7	17.9	-	13.7	23.8	21.4	26.0	.87 (.11)	1.12 (.13)	.55 (.09)	.37 (.09)	95.3	10.6	10
Uri	6	1.2	52.3	9.0	9.3	7.6	14.4	-	7.4	14.2	14.6	35.8	.52 (.26)	.90 (.37)	.42 (.24)	.38 (.27)	66.1	27.0	26
Schwyz	18	1.1	61.4	9.4	10.0	8.4	16.7	-	6.0	14.5	29.9	25.4	.65 (.19)	.90 (.22)	.54 (.17)	.33 (.15)	68.1	16.0	25
Obwalden	8	2.0	45.3	15.9	17.7	16.0	27.5	-	19.5	57.0	-	21.7	1.17 (.45)	1.39 (.50)	.78 (.39)	.22 (.22)	114.6	40.5	6
Nidwalden	7	1.8	46.2	12.6	13.1	11.6	18.1	-	12.1	35.2	20.0	-	.90 (.38)	.90 (.38)	.57 (.33)	.35 (.35)	92.6	35.0	12
Glarus	11	1.4	71.0	14.9	11.8	8.3	14.7	-	3.5	24.1	24.5	38.2	.59 (.26)	.98 (.35)	.48 (.24)	.96 (.41)	99.5	30.0	8
Zug	16	1.5	54.9	10.5	11.8	9.8	19.1	-	9.6	6.1	49.1	9.2	.88 (.25)	.97 (.26)	.68 (.23)	.21 (.15)	75.2	18.8	23
Fribourg	43	1.5	37.3	11.7	11.4	10.0	12.6	-	15.3	7.9	19.2	15.9	.74 (.13)	.89 (.15)	.40 (.13)	.35 (.14)	82.9	12.6	18
Solothurn	49	1.3	55.6	11.1	10.6	9.1	11.7	-	10.8	7.3	25.6	22.4	.65 (.11)	.88 (.13)	.40 (.09)	.31 (.10)	74.9	10.7	24
Basel-Stadt	96	1.8	46.1	22.1	19.8	16.9	32.8	1.2	26.0	25.7	26.2	19.7	1.32 (.15)	1.51 (.17)	.94 (.13)	.42 (.10)	129.9	13.3	2
Basel-Land	54	2.0	48.4	12.2	12.0	9.9	18.7	-	10.7	24.5	21.9	9.8	.79 (.12)	.88 (.13)	.58 (.10)	.37 (.14)	84.1	11.4	17
Schaffhausen	18	1.3	44.8	12.7	12.4	10.5	23.4	-	17.2	5.8	25.1	20.3	.84 (.22)	1.05 (.25)	.69 (.20)	.21 (.12)	82.6	19.5	19
Ausserrhoden	15	1.3	39.1	15.5	14.4	12.7	14.0	-	27.0	-	-	27.9	.83 (.26)	1.11 (.31)	.36 (.18)	.54 (.25)	101.5	26.2	7
Innerrhoden	5	1.9	47.3	19.8	18.1	17.0	14.1	-	21.7	36.3	-	36.9	1.01 (.59)	1.36 (.68)	.37 (.37)	.80 (.57)	138.4	61.9	1
St. Gallen	102	1.4	53.3	12.8	12.7	10.5	18.8	-	11.9	17.6	25.4	20.6	.80 (.09)	1.01 (.11)	.59 (.08)	.41 (.08)	89.5	8.9	14
Graubünden	38	1.4	53.6	11.5	11.8	9.6	19.6	1.1	9.8	25.3	21.2	19.9	.76 (.13)	.96 (.16)	.60 (.13)	.35 (.14)	79.7	12.9	21
Aargau	118	1.7	49.2	13.1	13.1	11.0	18.1	1.1	11.3	22.0	25.1	22.4	.83 (.09)	1.05 (.10)	.57 (.08)	.42 (.09)	91.1	8.4	13
Thurgau	44	1.3	55.0	11.9	11.0	9.2	14.5	2.6	9.2	14.4	15.8	31.3	.62 (.12)	.93 (.15)	.44 (.10)	.57 (.15)	81.9	12.3	20
Ticino	65	1.3	55.3	11.6	10.3	8.5	15.4	-	10.4	11.5	19.5	21.9	.63 (.09)	.85 (.11)	.47 (.08)	.48 (.11)	75.5	9.4	22
Vaud	201	2.0	49.4	18.3	17.4	14.4	28.8	-	16.5	33.0	25.8	31.3	1.09 (.09)	1.40 (.11)	.85 (.08)	.53 (.08)	119.6	8.4	4
Valais	52	1.7	49.2	11.8	12.0	9.9	17.7	-	11.8	18.2	14.1	26.8	.70 (.11)	.96 (.15)	.52 (.10)	.52 (.15)	85.1	11.8	16
Neuchâtel	45	1.4	57.1	13.7	12.2	10.1	15.7	-	10.9	9.7	30.0	25.5	.72 (.13)	.98 (.16)	.51 (.11)	.44 (.13)	89.2	13.3	15
Genève	145	2.3	45.2	19.7	17.9	15.2	26.0	-	21.0	28.5	25.0	22.3	1.16 (.11)	1.38 (.13)	.78 (.09)	.54 (.11)	127.1	10.6	3
Jura	18	1.5	51.6	13.6	13.9	11.5	18.2	-	14.8	6.7	30.3	42.2	.84 (.24)	1.26 (.30)	.57 (.20)	.42 (.19)	95.9	22.6	9
Zürich (Stadt)	189	2.0	51.7	23.9	19.7	16.9	24.3	-	23.6	26.9	25.3	32.7	1.21 (.11)	1.54 (.12)	.74 (.09)	.70 (.10)	139.5	10.1	3
Basel (Stadt)	84	1.8	45.2	21.6	19.5	16.8	31.6	-	26.4	25.3	23.1	17.7	1.30 (.16)	1.47 (.17)	.90 (.14)	.40 (.10)	126.6	13.8	4
Genève (ville)	83	2.6	41.0	24.6	21.2	18.6	30.4	.5	30.2	26.6	24.8	27.1	1.39 (.17)	1.66 (.19)	.89 (.14)	.53 (.14)	146.7	16.1	1
Bern (Stadt)	64	1.8	51.7	20.2	16.9	14.4	20.8	.2	19.0	25.8	17.5	35.4	1.00 (.16)	1.35 (.18)	.61 (.13)	.58 (.13)	120.1	15.0	6
Lausanne	64	2.3	45.4	23.1	21.2	17.9	34.7	-	26.8	32.3	15.9	32.0	1.32 (.19)	1.64 (.22)	.96 (.17)	.56 (.15)	141.3	17.7	2
Winterthur	26	1.6	49.2	14.6	14.3	11.3	30.5	-	15.7	33.3	15.7	16.7	.89 (.20)	1.05 (.22)	.85 (.20)	.30 (.13)	94.3	18.5	8
St. Gallen (Stadt)	24	1.4	53.6	14.8	13.6	10.7	17.0	-	14.3	16.0	22.2	11.5	.86 (.21)	.98 (.23)	.54 (.17)	.53 (.20)	94.4	19.3	7
Luzern (Stadt)	29	1.9	47.1	20.9	19.5	16.8	27.1	-	21.3	34.0	29.6	28.0	1.29 (.27)	1.57 (.30)	.82 (.22)	.28 (.13)	125.4	23.3	5
Biel/Bienne	16	1.3	59.7	14.2	11.9	9.9	12.4	-	12.9	13.0	-	42.5	.54 (.19)	.97 (.27)	.33 (.15)	.87 (.32)	88.2	22.1	9
Deutschschweiz	1373	1.7	49.7	14.6	13.9	11.7	19.9	.4	13.9	21.2	22.5	24.8	.86 (.03)	1.11 (.03)	.61 (.02)	.46 (.03)	98.0	2.6	.
-Nordwestschweiz	580	1.7	48.9	14.5	13.8	11.6	19.2	.4	13.9	21.9	22.0	22.6	.86 (.04)	1.09 (.04)	.59 (.04)	.42 (.04)	96.4	4.0	.
-Nordostschweiz	573	1.9	49.9	16.2	15.3	12.8	22.5	.5	15.4	22.3	26.1	27.0	.96 (.05)	1.23 (.06)	.69 (.04)	.52 (.05)	107.6	4.5	.
-Alpen/Voralpen	220	1.3	52.6	11.7	11.6	9.7	16.2	.2	11.1	17.4	16.5	25.4	.69 (.06)	.94 (.07)	.49 (.05)	.45 (.06)	82.4	5.6	.
Romandie	503	1.9	48.9	16.8	15.9	13.3	23.3	-	16.7	23.9	24.9	27.4	.99 (.05)	1.26 (.06)	.70 (.05)	.51 (.05)	111.4	5.0	.
Svizzera italiana	67	1.3	55.3	11.4	10.1	8.3	15.2	-	10.4	11.0	18.5	22.4	.61 (.09)	.83 (.11)	.46 (.08)	.47 (.11)	74.3	9.1	.
>100000 Einwohner	484	2.0	47.7	22.9	19.7	16.9	27.6	-	24.9	27.1	22.5	29.4	1.24 (.07)	1.54 (.08)	.81 (.06)	.58 (.05)	135.6	6.2	1
20000-99999 Einwohner	289	1.8	48.9	15.9	15.1	12.5	23.5	-	15.5	24.1	25.2	21.5	.97 (.06)	1.18 (.07)	.71 (.06)	.41 (.05)	103.2	6.1	2
10000-19999 Einwohner	263	1.9	49.9	14.8	14.3	11.7	21.7	.6	13.4	23.5	25.0	24.6	.89 (.06)	1.14 (.08)	.67 (.06)	.47 (.06)	99.2	6.1	3
5000-9999 Einwohner	226	1.6	49.5	12.6	12.4	10.3	16.8	-	12.1	16.3	24.2	23.1	.77 (.06)	1.00 (.07)	.53 (.05)	.41 (.06)	86.9	5.8	5
2800-4999 Einwohner	224	1.7	49.9	13.4	13.6	11.4	19.3	.6	12.0	22.7	25.0	20.5	.86 (.07)	1.06 (.08)	.60 (.06)	.42 (.06)	93.8	6.3	4
1200-2799 Einwohner	237	1.5	50.4	11.9	12.0	10.0	17.6	.7	10.4	19.1	19.6	28.6	.72 (.06)	1.01 (.07)	.54 (.05)	.46 (.06)	84.3	5.5	6
<1200 Einwohner	220	1.4	53.0	12.0	11.6	9.7	15.9	-	11.7	15.0	19.1	25.8	.69 (.06)	.95 (.07)	.49 (.05)	.51 (.07)	84.3	5.7	7
Schweiz / Suisse	1943	1.7	49.5	14.9	14.2	11.9	20.5	.3	14.4	21.4	22.8	25.2	.88 (.02)	1.13 (.03)	.62 (.02)	.48 (.02)	100.0	.	.

Column groups: STANDARDIZED RATES (EUROP., WORLD, TRUNC); AGE-SPECIFIC RATES (0-14, 15-44, 45-54, 55-64, 65-74); CUMULATIVE RATES (STANDARD ERRORS) (0-64, 0-74, 35-64, 65-84).

Row labels (Frauen): Zürich; Bern; Luzern; Uri; Schwyz; Obwalden; Nidwalden; Glarus; Zug; Fribourg; Solothurn; Basel-Stadt; Basel-Land; Schaffhausen; Ausserrhoden; Innerrhoden; St. Gallen; Graubünden; Aargau; Thurgau; Ticino; Vaud; Valais; Neuchâtel; Genève; Jura; Zürich (Stadt); Basel (Stadt); Genève (ville); Bern (Stadt); Lausanne; Winterthur; St. Gallen (Stadt); Luzern (Stadt); Biel/Bienne; Deutschschweiz; -Nordwestschweiz; -Nordostschweiz; -Alpen/Voralpen; Romandie; Svizzera italiana; >100000 Einwohner; 20000-99999 Einwohner; 10000-19999 Einwohner; 5000-9999 Einwohner; 2800-4999 Einwohner; 1200-2799 Einwohner; <1200 Einwohner; Schweiz / Suisse.

Symptoms, signs, ill-defined conditions 1979 – 82 Ungenau vermerkte Todesursachen
Sintomi e cause mal definite — Etats morbides mal définis

Males	N	% ON TOTAL	MED AGE	CRUDE RATE	STANDARDIZED RATES EUROP.	WORLD	TRUNC	AGE-SPECIFIC RATES 0-14	15-44	45-54	55-64	65-74	CUMULATIVE RATES (STANDARD ERRORS) 0-64	0-74	35-64	65-84	SMR	S.E.	RANK	Männer
Zürich	200	1.0	68.1	9.2	10.7	7.9	7.3	3.6	2.8	6.9	14.2	18.4	.36 (.04)	.54 (.05)	.24 (.03)	.87 (.11)	81.3	5.7	12	Zürich
Bern	216	1.2	68.1	12.1	12.4	9.8	9.0	6.1	2.7	8.8	17.5	35.2	.45 (.05)	.81 (.07)	.30 (.04)	1.13 (.13)	96.2	6.5	9	Bern
Luzern	49	.9	70.7	8.4	10.2	7.8	5.3	5.3	1.1	6.0	7.7	37.9	.28 (.07)	.68 (.12)	.17 (.06)	.86 (.20)	76.3	10.9	13	Luzern
Uri	3	.5	83.0	4.3	5.4	2.9	-	-	-	-	-	19.3	- (-)	.23 (.23)	- (-)	.84 (.66)	38.6	22.3	18	Uri
Schwyz	9	.5	45.3	4.6	4.9	5.0	1.7	8.5	-	4.7	-	23.9	.18 (.08)	.42 (.16)	.04 (.04)	.38 (.20)	44.7	14.9	17	Schwyz
Obwalden	2	.4	78.3	3.8	3.3	1.6	-	-	-	-	-	-	- (-)	- (-)	- (-)	.81 (.58)	34.1	24.1	20	Obwalden
Nidwalden	2	.4	71.8	3.4	4.5	2.9	5.5	-	-	-	20.4	-	.21 (.21)	.21 (.21)	.21 (.21)	1.17 (1.17)	35.2	24.9	19	Nidwalden
Glarus	3	.3	76.6	4.1	4.5	2.8	4.6	-	-	12.3	-	-	.12 (.12)	.12 (.12)	.12 (.12)	.24 (.24)	31.0	17.9	22	Glarus
Zug	11	1.1	77.0	7.3	15.0	8.8	1.5	2.9	1.3	-	-	24.0	.09 (.06)	.36 (.20)	.04 (.04)	1.14 (.57)	81.9	24.7	11	Zug
Fribourg	52	1.4	75.5	14.0	17.5	13.0	3.0	12.2	1.1	2.6	5.8	36.8	.33 (.09)	.72 (.15)	.10 (.05)	1.66 (.38)	125.0	17.3	6	Fribourg
Solothurn	33	.8	74.9	7.6	8.6	6.7	3.3	4.6	2.5	1.9	7.0	12.5	.25 (.07)	.39 (.10)	.11 (.05)	.97 (.28)	65.8	11.4	15	Solothurn
Basel-Stadt	124	2.6	61.3	32.5	29.4	23.9	29.8	8.0	19.1	15.4	59.5	84.5	1.46 (.18)	2.33 (.24)	.99 (.15)	1.65 (.26)	236.9	21.3	3	Basel-Stadt
Basel-Land	11	.3	17.8	2.5	3.4	3.6	1.2	5.5	1.0	1.7	-	-	.15 (.05)	.15 (.05)	.03 (.02)	.27 (.19)	25.7	7.7	25	Basel-Land
Schaffhausen	5	.3	65.7	3.7	4.1	3.7	-	3.9	1.6	-	-	9.2	.11 (.08)	.20 (.12)	- (-)	.24 (.18)	29.8	13.3	24	Schaffhausen
Ausserrhoden	14	1.2	84.5	15.0	11.1	5.9	2.9	-	-	-	10.7	-	.11 (.11)	.11 (.11)	.11 (.11)	1.43 (.59)	96.5	25.8	8	Ausserrhoden
Innerrhoden	-	-	.	-	-	-	-	-	-	-	-	-	- (-)	- (-)	- (-)	- (-)	-	.	26	Innerrhoden
St. Gallen	48	.6	80.3	6.2	7.2	4.5	1.9	1.7	.3	1.2	5.8	12.3	.11 (.04)	.23 (.06)	.07 (.03)	1.02 (.22)	53.9	7.8	16	St. Gallen
Graubünden	28	.8	71.0	8.5	9.9	7.2	3.3	4.2	1.3	-	9.8	36.7	.21 (.08)	.59 (.15)	.12 (.06)	.64 (.20)	72.2	13.6	14	Graubünden
Aargau	31	.4	56.0	3.4	5.0	4.2	2.2	5.6	-	1.8	6.3	7.1	.17 (.04)	.24 (.06)	.08 (.03)	.10 (.05)	33.1	5.9	21	Aargau
Thurgau	13	.3	82.2	3.6	4.3	3.3	.8	3.8	-	-	2.9	-	.10 (.05)	.10 (.05)	.03 (.03)	.52 (.24)	30.0	8.3	23	Thurgau
Ticino	53	1.0	74.0	10.5	11.5	8.1	4.9	3.8	1.8	1.5	12.3	31.5	.27 (.07)	.59 (.11)	.17 (.06)	1.33 (.28)	89.5	12.3	10	Ticino
Vaud	205	1.9	72.3	20.1	21.3	15.6	12.8	9.5	1.9	10.3	31.0	56.9	.64 (.08)	1.21 (.11)	.45 (.06)	1.92 (.22)	161.3	11.3	5	Vaud
Valais	73	1.8	64.9	16.8	21.5	16.2	14.2	9.6	4.5	14.1	27.9	36.5	.75 (.13)	1.13 (.18)	.48 (.11)	1.63 (.35)	163.8	19.2	4	Valais
Neuchâtel	40	1.2	69.7	13.1	13.8	11.5	6.5	10.2	1.5	7.8	15.0	48.0	.45 (.11)	.94 (.19)	.23 (.08)	1.30 (.33)	104.7	16.6	7	Neuchâtel
Geneva	180	2.8	67.8	27.2	30.5	22.4	23.5	7.6	8.4	19.5	46.3	87.4	1.08 (.12)	1.98 (.19)	.80 (.11)	2.54 (.33)	238.9	17.8	2	Genève
Jura	39	2.6	80.0	30.5	35.0	23.7	8.6	13.6	1.8	7.0	23.6	61.2	.61 (.20)	1.26 (.34)	.30 (.15)	3.02 (.83)	250.3	40.1	1	Jura
Zürich (city)	131	1.4	63.6	19.0	18.0	14.2	17.6	6.1	7.6	21.0	26.9	26.8	.81 (.10)	1.08 (.12)	.57 (.08)	1.17 (.20)	134.1	11.7	5	Zürich (Stadt)
Basel (city)	112	2.5	61.5	32.9	29.6	24.3	30.2	9.3	18.7	17.5	59.3	85.2	1.49 (.19)	2.37 (.25)	1.01 (.16)	1.68 (.28)	237.2	22.4	2	Basel (Stadt)
Geneva (city)	105	3.1	71.2	36.4	33.8	23.7	29.6	5.2	7.2	24.5	59.0	123.5	1.16 (.19)	2.42 (.30)	1.00 (.17)	2.86 (.44)	270.7	26.4	1	Genève (ville)
Bern (city)	76	2.4	64.8	28.8	26.0	21.9	22.3	13.8	12.1	12.6	44.9	84.7	1.16 (.19)	2.03 (.27)	.73 (.15)	1.75 (.35)	199.8	22.9	3	Bern (Stadt)
Lausanne	50	1.9	70.9	21.6	22.4	18.4	10.3	17.2	1.8	-	36.9	76.5	.74 (.18)	1.52 (.27)	.40 (.13)	1.60 (.35)	162.7	23.0	4	Lausanne
Winterthur	14	.8	80.5	8.3	9.7	6.0	1.4	3.3	-	-	5.9	7.6	.11 (.08)	.18 (.11)	.05 (.05)	.76 (.33)	67.0	17.9	9	Winterthur
St. Gallen (city)	22	1.5	76.9	15.5	15.9	10.6	5.9	4.1	1.4	6.3	14.3	43.4	.32 (.15)	.75 (.24)	.20 (.11)	1.97 (.64)	123.7	26.4	7	St. Gallen (Stadt)
Luzern (city)	17	1.1	65.3	14.9	15.6	13.8	13.8	12.5	3.8	6.8	23.0	43.5	.69 (.25)	1.12 (.32)	.45 (.18)	.57 (.24)	102.4	24.8	8	Luzern (Stadt)
Biel/Bienne	17	1.5	63.5	16.6	17.2	13.8	19.2	6.2	2.1	21.2	43.2	34.8	.85 (.27)	1.19 (.34)	.66 (.24)	1.00 (.50)	128.3	31.1	6	Biel/Bienne
German Switzerland	800	.9	68.7	8.8	10.0	7.7	6.2	4.7	2.4	5.2	12.6	23.6	.33 (.02)	.58 (.03)	.21 (.02)	.84 (.05)	76.3	2.7	.	Deutschschweiz
-Northwestern	403	1.1	64.4	10.4	11.7	9.5	8.3	6.6	3.5	5.8	17.4	33.0	.45 (.03)	.80 (.05)	.28 (.03)	.90 (.08)	91.5	4.6	.	-Nordwestschweiz
-Northeastern	263	.8	70.5	7.8	9.3	6.7	5.4	3.3	2.0	4.9	10.8	15.5	.28 (.03)	.43 (.04)	.18 (.02)	.86 (.09)	69.5	4.3	.	-Nordostschweiz
-Alps/Prealps	134	.7	74.8	7.1	7.9	5.7	3.3	3.6	.7	4.5	5.7	18.5	.19 (.03)	.38 (.05)	.11 (.02)	.67 (.10)	58.5	5.1	.	-Alpen/Voralpen
French Switzerland	586	2.0	71.4	20.9	23.2	17.0	13.9	9.5	3.8	12.3	29.4	57.5	.71 (.05)	1.30 (.07)	.47 (.04)	2.06 (.14)	175.9	7.3	.	Romandie
Italian Switzerland	58	1.0	74.4	11.0	11.9	8.3	4.6	3.6	1.7	1.5	11.6	34.3	.26 (.07)	.60 (.11)	.16 (.06)	1.38 (.28)	92.4	12.1	.	Svizzera italiana
>100000 inhabitants	474	2.1	65.6	26.1	24.3	19.3	21.7	9.4	9.5	17.2	42.0	66.2	1.04 (.07)	1.71 (.09)	.72 (.06)	1.64 (.13)	187.7	8.6	1	>100000 Einwohner
20000-99999 inh.	204	1.2	72.7	12.3	13.7	10.4	6.6	6.9	2.2	4.4	14.5	37.6	.38 (.05)	.77 (.07)	.22 (.04)	1.39 (.16)	104.6	7.3	2	20000-99999 Einwohner
10000-19999 inh.	131	.9	71.1	7.8	10.2	8.0	4.6	7.6	.9	4.2	10.4	14.8	.30 (.04)	.45 (.06)	.16 (.03)	.94 (.15)	73.8	6.4	5	10000-19999 Einwohner
5000-9999 inh.	130	.9	70.8	7.5	9.7	7.0	5.3	4.0	1.1	8.8	7.1	18.6	.27 (.04)	.46 (.06)	.17 (.03)	.86 (.13)	70.6	6.2	6	5000-9999 Einwohner
2800-4999 inh.	126	.8	74.7	7.6	9.4	6.3	5.3	2.4	.9	3.6	13.6	20.6	.24 (.04)	.45 (.06)	.19 (.04)	1.02 (.15)	69.9	6.2	7	2800-4999 Einwohner
1200-2799 inh.	172	.9	73.9	8.5	10.4	7.3	4.3	3.9	1.3	4.4	8.8	22.8	.24 (.03)	.47 (.05)	.15 (.03)	.93 (.12)	76.0	5.8	4	1200-2799 Einwohner
<1200 inhabitants	07	1.0	72.2	10.9	12.2	9.5	5.7	7.6	2.5	2.8	13.0	26.0	.37 (.04)	.64 (.06)	.19 (.03)	.97 (.12)	90.8	6.3	3	<1200 Einwohner
Switzerland	1444	1.2	70.4	11.6	13.2	9.9	7.9	5.7	2.6	6.7	16.5	31.7	.42 (.02)	.74 (.03)	.27 (.01)	1.14 (.05)	100.0	.	.	Schweiz / Suisse

Symptoms, signs, ill-defined conditions   1979 – 82   Ungenau vermerkte Todesursachen
Sintomi e cause mal definite   Etats morbides mal définis

Females	N	% ON TOTAL	MED AGE	CRUDE RATE	STAND. EUROP.	STAND. WORLD	STAND. TRUNC	0-14	15-44	45-54	55-64	65-74	0-64	(SE)	0-74	(SE)	35-64	(SE)	65-84	(SE)	SMR	S.E.	RANK	Frauen
Zürich	225	1.1	81.8	9.8	7.8	5.7	4.8	3.5	1.5	5.2	8.7	10.4	.24	(.03)	.35	(.04)	.16	(.03)	.54	(.06)	87.2	5.8	11	Zürich
Bern	153	.9	84.3	8.2	5.9	4.0	1.9	2.0	.9	1.8	2.9	7.2	.11	(.02)	.18	(.03)	.06	(.02)	.53	(.07)	71.0	5.7	13	Bern
Luzern	42	.9	80.3	7.0	6.7	5.4	2.4	5.5	.4	3.0	5.3	9.3	.19	(.05)	.29	(.07)	.08	(.04)	.39	(.11)	72.7	11.2	12	Luzern
Uri	2	.4	90.3	3.0	3.9	1.9	-	-	-	-	-	-	-	(-)	-	(-)	-	(-)	-	(-)	35.0	24.7	25	Uri
Schwyz	13	.8	86.4	6.8	6.1	4.5	1.5	4.6	1.2	-	-	6.4	.12	(.07)	.19	(.09)	.04	(.04)	.29	(.17)	69.1	19.2	14	Schwyz
Obwalden	3	.7	91.2	5.9	5.6	2.8	-	-	-	-	-	-	-	(-)	-	(-)	-		.28	(.28)	64.3	37.1	17	Obwalden
Nidwalden	3	.8	66.6	5.4	6.0	5.5	-	7.5	-	-	-	23.5	.13	(.13)	.35	(.25)	-		.22	(.22)	66.2	38.2	16	Nidwalden
Glarus	3	.4	77.8	4.1	2.2	1.1	-	-	-	-	-	-	-	(-)	-	(-)	-		.32	(.22)	32.1	18.5	26	Glarus
Zug	25	2.3	90.6	16.3	17.2	9.3	-	-	2.7	-	-	-	.08	(.05)	.08	(.05)	-		.40	(.28)	192.3	38.5	2	Zug
Fribourg	32	1.1	82.7	8.7	7.6	4.7	-	2.6	-	-	-	9.6	.05	(.03)	.14	(.06)	-		.97	(.25)	97.1	17.2	10	Fribourg
Solothurn	31	.8	84.9	7.0	5.5	3.5	.5	2.4	-	-	2.1	5.0	.06	(.04)	.11	(.05)	.02	(.02)	.54	(.16)	67.5	12.1	15	Solothurn
Basel-Stadt	88	1.7	76.8	20.2	12.3	8.4	12.7	-	5.2	12.0	18.7	21.5	.47	(.09)	.69	(.11)	.40	(.09)	.87	(.15)	129.1	13.8	7	Basel-Stadt
Basel-Land	17	.6	78.3	3.8	3.9	3.4	.5	4.7	-	-	2.4	9.8	.10	(.05)	.21	(.08)	.02	(.02)	.41	(.15)	45.2	11.0	23	Basel-Land
Schaffhausen	7	.5	87.9	4.9	4.0	3.2	-	4.1	-	-	-	6.8	.07	(.07)	.13	(.09)	-		.15	(.11)	41.6	15.7	24	Schaffhausen
Ausserrhoden	16	1.4	89.7	16.5	6.7	3.4	-	-	-	-	-	-	-	(-)	-	(-)	-		.42	(.24)	100.6	25.1	9	Ausserrhoden
Innerrhoden	2	.8	80.2	7.9	3.1	1.6	-	-	-	-	-	-	-	(-)	-	(-)	-		1.11	(.80)	59.7	42.2	19	Innerrhoden
St. Gallen	56	.8	85.4	7.1	5.2	3.5	.7	2.4	-	1.2	1.3	6.9	.07	(.03)	.14	(.04)	.03	(.02)	.45	(.10)	63.5	8.5	18	St. Gallen
Graubünden	19	.7	81.0	5.8	4.8	3.2	2.5	1.5	-	2.8	6.1	10.0	.11	(.06)	.22	(.08)	.09	(.05)	.35	(.14)	55.7	12.8	20	Graubünden
Aargau	44	.6	87.1	4.9	4.7	3.1	1.3	1.6	.2	1.9	2.4	4.2	.08	(.03)	.12	(.04)	.04	(.02)	.21	(.07)	52.2	7.9	21	Aargau
Thurgau	20	.6	87.4	5.4	3.7	2.2	-	-	.7	-	-	8.5	.02	(.02)	.11	(.05)	-		.22	(.09)	46.7	10.4	22	Thurgau
Ticino	100	2.0	87.1	17.8	13.6	9.4	1.9	7.1	.4	2.9	1.6	13.5	.19	(.06)	.32	(.08)	.06	(.03)	.82	(.16)	156.4	15.6	4	Ticino
Vaud	200	2.0	81.8	18.2	12.2	8.3	5.0	4.4	1.7	3.1	9.5	22.8	.26	(.05)	.49	(.07)	.16	(.04)	1.25	(.14)	146.3	10.3	6	Vaud
Valais	58	1.9	83.8	13.2	12.8	8.0	3.9	2.0	2.0	-	7.1	29.7	.18	(.06)	.49	(.11)	.13	(.05)	1.14	(.25)	153.7	20.2	5	Valais
Neuchâtel	56	1.7	80.6	17.0	11.1	9.0	1.6	10.8	.7	2.4	2.7	12.8	.27	(.09)	.40	(.11)	.06	(.04)	1.51	(.28)	127.2	17.0	8	Neuchâtel
Geneva	172	2.8	79.0	23.4	17.3	12.1	10.0	5.3	3.9	10.5	18.0	43.0	.48	(.08)	.92	(.11)	.33	(.06)	1.38	(.17)	192.2	14.7	3	Genève
Jura	57	4.8	88.6	43.1	30.5	16.4	-	3.5	-	-	-	16.9	.06	(.06)	.24	(.14)	-		2.59	(.65)	394.9	52.3	1	Jura
Zürich (city)	137	1.4	77.0	17.3	11.2	8.1	10.5	2.5	4.4	12.5	14.2	18.3	.43	(.07)	.62	(.08)	.33	(.06)	.73	(.11)	116.3	9.9	4	Zürich (Stadt)
Basel (city)	81	1.7	76.8	20.9	12.4	8.4	12.2	-	5.1	11.7	18.9	21.7	.46	(.10)	.68	(.12)	.39	(.09)	.92	(.16)	132.3	14.7	3	Basel (Stadt)
Geneva (city)	90	2.8	76.4	26.7	17.1	12.3	10.8	5.4	3.4	11.1	24.8	48.8	.55	(.12)	1.04	(.17)	.38	(.09)	1.33	(.21)	181.6	19.1	1	Genève (ville)
Bern (city)	39	1.1	74.6	12.3	9.1	7.8	8.5	5.7	3.8	10.3	5.0	17.7	.37	(.11)	.55	(.13)	.24	(.08)	.54	(.14)	80.8	12.9	7	Bern (Stadt)
Lausanne	57	2.1	80.8	20.5	13.2	10.2	7.6	8.7	2.5	5.9	12.7	22.4	.41	(.12)	.64	(.15)	.24	(.09)	1.24	(.25)	141.2	18.7	2	Lausanne
Winterthur	4	.2	79.4	2.2	2.1	2.1	-	3.5	-	-	-	5.6	.06	(.06)	.11	(.08)	-		.05	(.05)	18.5	9.2	9	Winterthur
St. Gallen (city)	21	1.2	86.5	13.0	6.5	3.7	-	-	-	-	-	23.1	-	(-)	.23	(.11)	-		.67	(.23)	87.7	19.1	6	St. Gallen (Stadt)
Luzern (city)	15	1.0	77.1	10.8	8.6	8.8	3.1	12.7	-	-	11.8	16.8	.37	(.19)	.53	(.22)	.12	(.08)	.79	(.27)	76.0	19.6	8	Luzern (Stadt)
Biel/Bienne	16	1.3	85.4	14.2	8.2	4.4	-	-	-	-	-	25.5	-	(-)	.25	(.15)	-		.91	(.33)	112.0	28.0	5	Biel/Bienne
German Switzerland	766	.9	83.5	8.1	6.5	4.5	2.7	2.7	.9	2.9	4.8	8.5	.15	(.01)	.24	(.02)	.09	(.01)	.47	(.03)	74.7	2.7	.	Deutschschweiz
-Northwestern	318	.9	80.9	7.9	6.3	4.5	3.0	2.7	1.0	2.9	5.3	9.2	.16	(.02)	.25	(.03)	.10	(.02)	.53	(.05)	73.4	4.1	.	-Nordwestschweiz
-Northeastern	314	1.0	83.3	8.9	7.0	4.9	3.2	2.8	1.2	3.8	5.4	9.3	.17	(.02)	.27	(.03)	.10	(.02)	.48	(.05)	80.2	4.5	.	-Nordostschweiz
-Alps/Prealps	134	.8	86.9	7.1	5.7	3.8	1.2	2.4	.3	1.0	2.7	5.2	.09	(.02)	.14	(.03)	.04	(.01)	.33	(.06)	66.8	5.8	.	-Alpen/Voralpen
French Switzerland	575	2.2	82.1	19.2	13.6	9.1	5.1	4.4	2.0	4.2	9.0	25.9	.27	(.03)	.53	(.04)	.17	(.02)	1.34	(.09)	163.8	6.8	.	Romandie
Italian Switzerland	103	1.9	87.1	17.5	13.2	9.0	1.8	6.7	.4	2.7	1.5	14.4	.18	(.06)	.32	(.07)	.05	(.03)	.79	(.15)	152.3	15.0	.	Svizzera italiana
>100000 inhabitants	404	1.7	77.2	19.1	12.3	9.1	10.2	4.0	4.0	11.0	15.1	23.6	.45	(.04)	.68	(.05)	.32	(.04)	.88	(.07)	127.4	6.3	1	>100000 Einwohner
20000-99999 inh.	163	1.0	82.1	9.0	6.4	4.6	2.2	3.1	.8	2.2	3.6	11.9	.14	(.03)	.26	(.04)	.07	(.02)	.65	(.08)	75.8	5.9	7	20000-99999 Einwohner
10000-19999 inh.	174	1.3	83.0	9.8	8.1	5.8	3.0	4.1	1.1	1.8	6.4	11.6	.19	(.03)	.31	(.04)	.10	(.02)	.66	(.09)	94.4	7.2	4	10000-19999 Einwohner
5000-9999 inh.	150	1.1	85.8	8.4	6.9	4.5	.6	2.8	.4	1.0	.6	12.9	.08	(.02)	.21	(.04)	.02	(.01)	.53	(.08)	82.6	6.7	6	5000-9999 Einwohner
2800-4999 inh.	146	1.1	86.4	8.7	7.3	4.4	2.2	1.4	.4	2.1	4.5	5.1	.10	(.02)	.15	(.03)	.07	(.02)	.55	(.08)	88.3	7.3	5	2800-4999 Einwohner
1200-2799 inh.	208	1.3	85.9	10.4	9.1	6.0	1.2	4.3	.2	1.4	2.1	7.3	.12	(.02)	.19	(.03)	.04	(.01)	.67	(.08)	107.6	7.5	2	1200-2799 Einwohner
<1200 inhabitants	199	1.3	85.4	10.8	8.9	5.7	1.5	2.9	.9	.5	3.2	8.6	.12	(.02)	.20	(.03)	.05	(.02)	.70	(.09)	106.3	7.5	3	<1200 Einwohner
Switzerland	1444	1.3	83.4	11.1	8.5	5.8	3.2	3.2	1.2	3.2	5.6	12.7	.18	(.01)	.31	(.02)	.11	(.01)	.69	(.03)	100.0			Schweiz / Suisse

'Remainder group'
Altri cause di morte

'Restgruppe'
Autres causes de décès

Males	N	% ON TOTAL	MED AGE	CRUDE RATE	STANDARDIZED RATES EUROP.	WORLD	TRUNC	AGE-SPECIFIC RATES 0-14	15-44	45-54	55-64	65-74	CUMULATIVE RATES (STANDARD ERRORS) 0-64		0-74		35-64		65-84		SMR	S.E.	RANK	Männer
Zürich	3537	17.4	72.5	161.9	180.6	127.3	95.6	59.0	19.8	76.1	215.8	649.9	4.58	(.14)	11.18	(.25)	3.30	(.12)	21.92	(.54)	89.7	1.5	20	Zürich
Bern	3634	19.4	73.3	204.0	202.0	142.3	111.4	65.3	21.0	84.0	262.2	653.8	5.28	(.16)	11.91	(.27)	3.85	(.14)	23.84	(.58)	99.5	1.6	12	Bern
Luzern	1005	17.6	72.5	171.3	196.6	138.2	101.7	68.4	16.9	86.0	220.4	664.9	4.84	(.28)	11.64	(.49)	3.47	(.25)	23.88	(1.10)	96.9	3.1	15	Luzern
Uri	104	17.3	71.3	150.4	179.4	134.4	94.8	101.9	6.5	122.2	178.8	423.7	5.04	(.81)	9.76	(1.29)	3.18	(.68)	16.72	(2.66)	83.2	8.2	25	Uri
Schwyz	337	18.8	72.4	170.6	209.1	144.9	111.9	68.2	14.9	88.9	281.1	653.3	5.33	(.52)	12.02	(.91)	3.93	(.48)	27.93	(2.18)	105.3	5.7	10	Schwyz
Obwalden	112	22.0	73.3	211.2	237.1	169.1	130.7	99.9	8.4	100.6	341.6	648.5	6.45	(1.10)	13.23	(1.67)	4.61	(.98)	28.92	(4.09)	116.2	11.0	5	Obwalden
Nidwalden	88	19.5	69.8	149.8	206.5	145.5	115.1	80.2	17.5	97.8	245.3	518.7	5.41	(.95)	10.69	(1.53)	3.88	(.86)	24.66	(4.39)	98.6	10.5	13	Nidwalden
Glarus	182	19.0	72.8	249.4	227.0	167.5	147.2	88.2	18.5	135.5	364.8	739.1	7.15	(.94)	14.74	(1.46)	5.19	(.82)	29.48	(3.04)	114.6	8.5	6	Glarus
Zug	186	18.1	73.6	123.4	193.4	128.8	80.5	48.5	21.2	54.5	174.7	540.9	3.88	(.52)	9.52	(.99)	2.74	(.47)	22.29	(2.54)	88.9	6.5	22	Zug
Fribourg	788	20.8	71.3	211.6	245.5	177.7	150.0	94.9	20.6	169.7	291.8	713.4	7.01	(.42)	14.27	(.67)	5.04	(.37)	25.68	(1.43)	117.4	4.2	3	Fribourg
Solothurn	759	17.9	72.9	175.9	188.5	133.1	97.1	59.6	19.5	79.5	213.1	646.1	4.68	(.32)	11.31	(.56)	3.33	(.27)	24.75	(1.31)	94.1	3.4	16	Solothurn
Basel-Stadt	1027	21.3	73.6	269.6	239.5	168.9	148.4	74.1	39.9	115.6	311.5	695.4	6.80	(.40)	13.86	(.60)	5.01	(.33)	26.42	(1.19)	117.2	3.7	4	Basel-Stadt
Basel-Land	602	18.9	71.6	137.7	184.3	128.2	85.6	51.9	20.4	64.1	194.1	621.6	4.29	(.31)	10.65	(.60)	2.99	(.27)	23.18	(1.44)	89.6	3.7	21	Basel-Land
Schaffhausen	229	15.6	71.7	168.7	168.2	121.0	94.2	54.8	22.4	78.4	202.0	650.7	4.47	(.54)	11.16	(.96)	3.21	(.46)	20.22	(1.94)	84.1	5.6	24	Schaffhausen
Ausserrhoden	221	18.2	74.9	236.4	194.3	140.4	116.3	79.9	22.8	91.9	289.5	552.9	5.87	(.76)	11.64	(1.11)	4.10	(.66)	20.35	(1.99)	93.1	6.3	17	Ausserrhoden
Innerrhoden	43	13.7	70.4	164.3	157.9	117.1	116.4	47.1	18.0	107.8	300.7	558.7	5.51	(1.45)	11.13	(2.18)	4.15	(1.32)	17.78	(3.84)	76.7	11.7	26	Innerrhoden
St. Gallen	1399	18.4	72.5	180.7	198.5	138.8	122.3	56.7	17.7	107.9	273.4	670.4	5.39	(.26)	12.34	(.44)	4.19	(.24)	24.19	(.96)	98.3	2.6	14	St. Gallen
Graubünden	652	19.5	72.3	198.4	212.2	147.1	117.8	55.2	19.5	86.6	278.4	743.0	5.33	(.40)	12.93	(.69)	4.09	(.36)	25.51	(1.46)	104.7	4.1	11	Graubünden
Aargau	1348	17.3	72.3	148.0	182.7	127.8	93.6	61.5	16.5	72.0	217.9	633.4	4.49	(.22)	11.07	(.41)	3.24	(.20)	24.10	(.97)	91.4	2.5	18	Aargau
Thurgau	609	16.1	72.6	166.5	172.6	124.4	82.8	71.0	17.9	71.5	174.5	598.2	4.25	(.33)	10.39	(.57)	2.81	(.28)	22.41	(1.30)	86.7	3.5	23	Thurgau
Ticino	877	16.9	71.5	174.5	184.4	134.6	115.7	70.6	16.6	80.0	276.9	569.1	5.51	(.33)	11.35	(.50)	4.05	(.28)	21.32	(1.09)	90.6	3.1	19	Ticino
Vaud	2225	20.6	73.3	218.6	220.4	155.4	128.5	75.5	21.5	102.9	285.9	710.1	5.91	(.23)	13.16	(.38)	4.41	(.20)	25.81	(.80)	108.1	2.3	9	Vaud
Valais	934	22.9	70.7	215.3	266.8	188.0	170.0	82.5	22.1	152.9	390.2	824.8	7.68	(.41)	16.28	(.71)	5.89	(.38)	32.38	(1.65)	133.1	4.4	2	Valais
Neuchâtel	694	20.2	73.7	227.9	229.1	158.4	131.5	66.0	12.4	116.3	318.9	772.1	5.92	(.42)	13.76	(.72)	4.59	(.37)	27.70	(1.56)	113.3	4.3	7	Neuchâtel
Geneva	1300	20.5	73.8	196.5	222.7	155.6	124.1	73.9	24.9	117.1	245.9	633.4	5.77	(.29)	12.20	(.49)	4.20	(.25)	26.16	(1.11)	109.0	3.0	8	Genève
Jura	338	22.5	74.4	264.5	274.0	188.2	121.5	81.5	19.7	139.4	219.8	969.8	5.75	(.64)	15.85	(1.21)	4.06	(.55)	34.96	(2.73)	134.1	7.3	1	Jura
Zürich (city)	1590	17.4	73.0	231.1	196.6	140.7	133.4	60.0	28.1	120.4	275.6	680.8	5.93	(.28)	12.75	(.43)	4.53	(.24)	22.34	(.80)	97.4	2.4	7	Zürich (Stadt)
Basel (city)	940	21.3	73.3	276.2	244.4	174.4	154.7	85.8	39.2	124.4	319.7	715.4	7.13	(.44)	14.40	(.64)	5.22	(.36)	26.39	(1.24)	118.9	3.9	1	Basel (Stadt)
Geneva (city)	665	19.6	74.3	230.4	214.4	147.8	135.0	57.6	25.1	134.5	254.5	685.5	5.69	(.42)	12.62	(.69)	4.52	(.37)	24.83	(1.42)	105.8	4.1	4	Genève (ville)
Bern (city)	654	20.6	74.2	247.9	212.8	155.7	115.3	96.5	25.8	91.1	263.2	627.8	5.92	(.45)	12.28	(.67)	3.92	(.35)	25.09	(1.41)	103.8	4.1	6	Bern (Stadt)
Lausanne	569	21.2	72.7	245.3	234.5	174.5	151.7	105.8	25.0	115.3	332.3	770.6	7.26	(.55)	15.06	(.84)	5.19	(.46)	26.60	(1.64)	113.5	4.8	2	Lausanne
Winterthur	315	17.9	74.3	186.7	186.0	123.0	86.7	36.7	12.5	57.0	228.3	715.4	3.86	(.46)	11.15	(.88)	3.05	(.41)	23.59	(1.85)	93.0	5.2	8	Winterthur
St. Gallen (city)	299	20.4	71.3	210.9	218.9	160.1	144.5	85.8	12.9	145.1	314.0	693.7	6.60	(.68)	13.69	(1.04)	4.90	(.58)	22.47	(1.98)	104.5	6.0	5	St. Gallen (Stadt)
Luzern (city)	247	16.2	72.8	215.8	185.8	137.3	105.0	68.5	17.2	67.7	260.7	687.0	5.18	(.66)	12.06	(1.02)	3.66	(.52)	19.63	(1.79)	89.0	5.7	9	Luzern (Stadt)
Biel/Bienne	237	20.5	69.1	231.5	229.7	172.7	171.8	80.3	32.0	106.1	414.5	707.0	7.93	(.85)	14.99	(1.24)	5.96	(.71)	21.04	(2.12)	108.8	7.1	3	Biel/Bienne
German Switzerland	16228	18.4	72.6	177.8	194.4	136.9	105.7	63.6	19.9	85.3	240.3	650.6	5.02	(.07)	11.67	(.12)	3.64	(.06)	23.62	(.27)	96.3	.8	.	Deutschschweiz
-Northwestern	6949	18.8	72.5	180.1	198.2	140.0	105.6	66.5	21.2	83.2	238.2	647.9	5.08	(.11)	11.70	(.19)	3.63	(.10)	24.17	(.43)	98.1	1.2	.	-Nordwestschweiz
-Northeastern	5480	17.4	72.4	162.4	182.0	128.3	97.5	59.3	19.7	80.6	216.9	643.2	4.63	(.11)	11.20	(.20)	3.35	(.10)	22.14	(.44)	90.4	1.2	.	-Nordostschweiz
-Alps/Prealps	3799	19.2	73.2	200.6	207.4	145.3	120.6	64.8	17.5	99.8	286.8	667.7	5.59	(.17)	12.46	(.28)	4.20	(.15)	24.92	(.58)	102.4	1.7	.	-Alpen/Voralpen
French Switzerland	6058	20.8	73.1	216.0	231.3	162.6	132.7	76.8	21.3	117.9	286.9	726.0	6.12	(.14)	13.53	(.24)	4.54	(.12)	27.17	(.52)	113.3	1.5	.	Romandie
Italian Switzerland	944	17.0	71.6	178.8	186.8	135.7	118.2	67.9	17.7	79.2	284.2	587.3	5.56	(.32)	11.59	(.49)	4.14	(.28)	21.62	(1.06)	92.0	3.0	.	Svizzera italiana
>100000 inhabitants	4418	19.4	73.3	243.7	215.7	154.9	137.5	76.9	29.0	119.0	285.5	690.4	6.30	(.18)	13.27	(.27)	4.66	(.15)	24.40	(.53)	105.6	1.6	1	>100000 Einwohner
20000-99999 inh.	3155	19.1	72.3	190.9	204.3	145.1	121.4	65.9	20.3	93.2	284.1	663.8	5.61	(.18)	12.38	(.30)	4.19	(.15)	23.18	(.62)	100.3	1.8	4	20000-99999 Einwohner
10000-19999 inh.	2568	17.9	72.1	152.9	185.2	130.7	94.2	65.4	20.3	71.4	206.6	609.0	4.59	(.16)	10.84	(.29)	3.23	(.14)	23.10	(.68)	91.4	1.8	7	10000-19999 Einwohner
5000-9999 inh.	2785	18.4	72.2	161.4	192.9	135.2	100.6	62.6	19.1	96.9	206.3	639.0	4.77	(.16)	11.31	(.29)	3.42	(.14)	23.91	(.68)	95.5	1.8	6	5000-9999 Einwohner
2800-4999 inh.	2876	18.7	73.1	173.7	204.8	141.7	109.5	62.8	16.7	83.8	262.9	626.3	5.15	(.18)	11.57	(.30)	3.82	(.16)	25.49	(.71)	100.3	1.9	3	2800-4999 Einwohner
1200-2799 inh.	3623	18.9	72.7	178.7	202.1	142.4	105.4	69.6	15.9	86.6	249.3	691.7	5.11	(.16)	12.26	(.28)	3.67	(.14)	25.02	(.61)	100.1	1.7	5	1200-2799 Einwohner
<1200 inhabitants	3805	19.3	72.9	199.8	209.6	147.1	114.4	66.4	19.5	94.4	263.5	697.9	5.38	(.16)	12.56	(.28)	3.95	(.14)	25.01	(.59)	103.2	1.7	2	<1200 Einwohner
Switzerland	23230	18.9	72.7	186.4	202.7	142.8	112.5	66.7	20.1	92.7	253.1	664.3	5.29	(.06)	12.09	(.11)	3.87	(.06)	24.34	(.24)	100.0	.	.	Schweiz / Suisse

Females — **Frauen**

Females	N	% ON TOTAL	MED AGE	CRUDE RATE	STANDARDIZED RATES EUROP	WORLD	TRUNC	AGE-SPEC 0-14	15-44	45-54	55-64	65-74	CUM 0-64 (S.E.)	0-74 (S.E.)	35-64 (S.E.)	65-84 (S.E.)	SMR	S.E.	RANK	Frauen
Zürich	3336	16.7	77.3	144.6	109.3	79.3	58.7	48.0	15.2	48.3	118.1	315.1	2.96 (.11)	6.11 (.16)	1.97 (.09)	12.54 (.30)	91.8	1.6	24	Zürich
Bern	3010	18.0	77.6	161.2	116.2	83.4	59.3	47.6	14.4	51.0	123.6	337.6	3.03 (.12)	6.45 (.18)	2.00 (.10)	13.78 (.35)	98.6	1.8	18	Bern
Luzern	847	18.0	76.7	141.7	118.5	84.8	56.9	47.9	10.6	61.0	112.2	346.9	2.92 (.21)	6.41 (.33)	1.91 (.18)	13.11 (.63)	99.1	3.4	17	Luzern
Uri	92	19.0	75.5	138.6	124.2	92.9	55.9	68.3	7.4	56.9	117.1	339.8	3.18 (.65)	6.62 (1.02)	1.89 (.53)	14.54 (2.10)	105.0	10.9	11	Uri
Schwyz	341	20.0	78.3	177.7	145.7	103.4	57.8	64.1	13.2	29.1	143.5	425.6	3.25 (.40)	7.54 (.66)	2.02 (.34)	19.23 (1.42)	127.2	6.9	2	Schwyz
Obwalden	69	17.1	77.0	136.8	113.1	80.4	53.7	50.3	9.8	38.0	160.6	281.6	3.11 (.74)	5.92 (1.08)	1.98 (.63)	13.64 (2.29)	97.4	11.7	20	Obwalden
Nidwalden	72	18.0	74.5	129.3	131.8	105.5	48.4	113.1	16.1	35.2	120.0	235.4	3.92 (.78)	6.25 (1.07)	1.72 (.58)	10.74 (2.18)	107.4	12.7	7	Nidwalden
Glarus	140	17.4	77.1	189.5	126.6	91.9	65.3	48.5	20.8	60.3	134.9	419.8	3.36 (.63)	7.57 (.96)	2.17 (.51)	14.81 (1.68)	105.6	8.9	10	Glarus
Zug	202	19.0	78.9	132.1	124.8	84.3	41.4	37.4	16.4	54.5	81.8	340.2	2.50 (.40)	5.94 (.69)	1.43 (.33)	15.05 (1.52)	107.4	7.6	8	Zug
Fribourg	560	19.4	76.0	151.9	137.3	102.2	71.2	70.2	18.4	52.5	137.3	353.4	3.76 (.31)	7.32 (.46)	2.36 (.25)	14.98 (.91)	114.3	4.8	3	Fribourg
Solothurn	659	17.7	76.9	149.5	117.4	84.3	57.2	46.4	11.3	42.0	136.4	358.6	2.98 (.25)	6.57 (.39)	1.98 (.20)	13.74 (.75)	99.4	3.9	16	Solothurn
Basel-Stadt	1057	19.9	78.9	243.2	136.7	99.3	83.3	55.0	20.8	77.1	162.9	347.2	4.02 (.30)	7.49 (.39)	2.78 (.23)	14.87 (.63)	112.2	3.5	4	Basel-Stadt
Basel-Land	517	18.7	77.0	117.0	113.1	79.0	48.6	40.0	8.3	47.2	102.1	342.8	2.51 (.24)	6.04 (.42)	1.65 (.20)	13.69 (.86)	96.0	4.2	21	Basel-Land
Schaffhausen	225	16.0	75.8	158.5	112.1	86.3	51.7	56.8	20.6	17.5	137.8	393.3	3.21 (.45)	7.22 (.70)	1.82 (.34)	13.53 (1.20)	93.5	6.2	23	Schaffhausen
Ausserrhoden	217	19.0	79.9	223.8	125.8	92.3	55.1	60.8	13.5	68.7	92.7	409.5	3.04 (.53)	7.16 (.82)	1.80 (.41)	12.97 (1.25)	104.0	7.1	12	Ausserrhoden
Innerrhoden	26	9.8	73.7	103.2	74.3	59.6	48.8	34.8	21.7	72.7	40.4	258.5	2.40 (.92)	5.02 (1.35)	1.52 (.76)	7.05 (1.87)	55.0	10.8	26	Innerrhoden
St. Gallen	1218	17.3	77.0	153.4	117.6	85.2	60.0	48.3	15.4	54.1	115.5	353.8	3.04 (.19)	6.59 (.29)	1.99 (.16)	13.65 (.54)	98.5	2.8	19	St. Gallen
Graubünden	533	19.4	77.2	161.6	129.4	92.4	66.9	54.1	16.7	59.0	145.6	322.1	3.46 (.31)	6.74 (.45)	2.27 (.26)	14.64 (.92)	109.4	4.7	6	Graubünden
Aargau	1233	17.6	75.4	136.5	121.2	87.7	67.0	48.9	13.5	52.6	158.1	378.7	3.37 (.19)	7.21 (.19)	2.32 (.16)	13.43 (.54)	101.0	2.9	14	Aargau
Thurgau	561	16.0	78.0	151.9	108.5	77.9	52.3	49.9	8.6	55.2	102.6	313.2	2.73 (.26)	5.92 (.40)	1.78 (.22)	14.23 (.81)	93.8	4.0	22	Thurgau
Ticino	802	16.1	78.8	143.0	104.3	75.4	41.4	49.4	8.2	37.3	84.3	274.5	2.39 (.20)	5.17 (.30)	1.40 (.15)	11.83 (.60)	87.9	3.1	25	Ticino
Vaud	1882	19.0	79.1	171.5	119.1	84.0	63.6	42.9	14.4	59.1	123.2	327.1	3.03 (.16)	6.32 (.24)	2.12 (.13)	13.25 (.44)	100.7	2.3	15	Vaud
Valais	601	20.0	77.0	136.3	128.3	90.5	49.3	54.0	15.3	36.5	99.0	336.0	2.81 (.24)	6.27 (.40)	1.65 (.19)	15.92 (.94)	109.9	4.5	5	Valais
Neuchâtel	622	19.1	78.9	189.1	124.5	90.3	54.5	57.6	14.6	53.1	106.5	347.8	3.05 (.29)	6.53 (.44)	1.82 (.22)	15.27 (.84)	105.9	4.2	9	Neuchâtel
Geneva	1240	20.0	79.9	168.8	122.6	89.1	55.9	60.3	14.2	55.9	106.8	302.9	3.08 (.20)	6.12 (.30)	1.87 (.15)	13.11 (.55)	103.4	2.9	13	Genève
Jura	284	23.8	81.2	214.9	157.3	102.8	77.6	34.5	16.7	87.0	136.2	303.8	3.41 (.49)	6.49 (.71)	2.58 (.43)	20.89 (1.77)	139.1	8.3	1	Jura
Zürich (city)	1576	16.6	77.6	199.5	118.2	87.9	74.0	54.1	25.5	64.4	121.5	326.2	3.56 (.21)	6.80 (.28)	2.39 (.16)	12.18 (.42)	94.5	2.4	3	Zürich (Stadt)
Basel (city)	969	20.3	78.8	249.6	140.2	102.3	87.4	58.8	21.2	83.6	169.8	354.9	4.21 (.33)	7.75 (.42)	2.91 (.25)	15.05 (.67)	114.2	3.7	1	Basel (Stadt)
Geneva (city)	587	18.1	78.7	174.0	109.5	81.9	61.8	57.2	16.5	75.5	91.7	300.7	3.12 (.30)	6.12 (.42)	1.99 (.22)	10.92 (.64)	87.5	3.6	9	Genève (ville)
Bern (city)	586	16.9	77.3	184.8	110.6	83.5	63.7	54.4	20.6	56.8	122.5	338.9	3.35 (.33)	6.75 (.44)	2.11 (.23)	11.40 (.65)	87.9	3.6	8	Bern (Stadt)
Lausanne	488	17.6	79.1	175.9	107.8	76.5	71.8	37.6	12.5	79.2	123.8	275.5	3.10 (.33)	5.87 (.44)	2.35 (.27)	11.47 (.73)	89.0	4.0	6	Lausanne
Winterthur	271	16.2	78.8	152.0	100.9	73.2	38.3	52.0	6.5	23.3	94.1	272.3	2.29 (.35)	5.05 (.53)	1.31 (.26)	14.20 (1.12)	89.0	5.4	7	Winterthur
St. Gallen (city)	294	16.8	79.1	181.9	114.0	84.1	63.2	47.8	14.3	58.7	94.5	340.6	2.96 (.43)	6.37 (.62)	1.99 (.33)	12.79 (1.04)	93.4	5.4	4	St. Gallen (Stadt)
Luzern (city)	261	17.5	78.1	188.2	120.1	94.0	71.1	69.8	7.1	96.2	124.1	296.8	3.80 (.56)	6.75 (.69)	2.35 (.37)	11.57 (.99)	92.1	5.7	5	Luzern (Stadt)
Biel/Bienne	224	18.6	77.1	198.6	138.0	103.3	84.5	63.9	19.3	58.3	173.3	425.3	4.08 (.58)	8.32 (.84)	2.80 (.44)	14.51 (1.36)	111.3	7.4	2	Biel/Bienne
German Switzerland	14399	17.7	77.3	152.8	117.3	84.7	59.7	49.9	14.0	51.9	125.5	339.9	3.08 (.06)	6.51 (.08)	2.02 (.05)	13.60 (.16)	98.9	.8	.	Deutschschweiz
-Northwestern	6191	18.2	77.1	154.3	119.2	86.0	63.1	48.2	13.6	54.8	136.3	348.7	3.19 (.08)	6.71 (.13)	2.15 (.07)	13.55 (.24)	100.2	1.3	.	-Nordwestschweiz
-Northeastern	5141	16.7	77.4	145.7	110.6	80.2	56.7	48.6	14.8	48.8	112.6	322.2	2.92 (.09)	6.15 (.13)	1.90 (.07)	12.99 (.25)	93.4	1.3	.	-Nordostschweiz
-Alps/Prealps	3067	18.5	77.5	163.3	125.6	90.2	57.9	54.7	13.5	51.2	125.8	354.4	3.14 (.12)	6.72 (.19)	1.98 (.10)	14.84 (.37)	106.7	1.9	.	-Alpen/Voralpen
French Switzerland	5091	19.6	79.0	170.0	124.2	88.4	60.7	50.4	15.5	55.0	116.3	330.2	3.08 (.10)	6.40 (.15)	2.02 (.08)	14.18 (.29)	105.6	1.5	.	Romandie
Italian Switzerland	856	16.2	78.8	145.7	106.1	77.5	41.5	54.4	7.9	37.0	86.4	276.3	2.48 (.20)	5.27 (.29)	1.41 (.14)	11.79 (.58)	88.8	3.0	.	Svizzera italiana
>100000 inhabitants	4206	17.7	78.2	199.3	118.5	87.4	72.7	53.0	20.7	70.6	126.2	324.1	3.51 (.13)	6.74 (.17)	2.38 (.10)	12.34 (.26)	95.6	1.5	6	>100000 Einwohner
20000-99999 inh.	2856	17.5	77.8	157.2	113.9	83.1	61.4	49.3	14.0	50.0	128.4	319.3	3.11 (.13)	6.32 (.19)	2.07 (.10)	13.00 (.34)	95.1	1.8	7	20000-99999 Einwohner
10000-19999 inh.	2556	18.4	77.8	143.7	116.1	82.3	53.1	46.1	11.8	47.4	113.3	345.2	2.79 (.12)	6.27 (.20)	1.81 (.10)	14.09 (.39)	99.3	2.0	5	10000-19999 Einwohner
5000-9999 inh.	2572	18.1	77.2	143.4	118.6	85.1	55.6	50.1	11.3	45.9	122.8	358.1	2.93 (.12)	6.55 (.20)	1.90 (.10)	14.32 (.40)	100.7	2.0	4	5000-9999 Einwohner
2800-4999 inh.	2377	17.9	77.6	142.0	119.3	85.2	53.7	51.0	12.0	43.8	117.2	335.9	2.89 (.13)	6.29 (.20)	1.84 (.11)	13.85 (.40)	101.1	2.1	3	2800-4999 Einwohner
1200-2799 inh.	2915	18.6	77.5	146.2	123.8	88.0	57.7	50.8	12.6	54.4	121.9	339.8	3.03 (.12)	6.48 (.19)	1.95 (.10)	14.57 (.39)	105.2	1.9	2	1200-2799 Einwohner
<1200 inhabitants	2864	18.5	77.9	155.9	124.7	88.4	56.2	51.0	15.9	44.6	116.9	329.6	3.00 (.12)	6.35 (.19)	1.90 (.10)	14.62 (.39)	106.3	2.0	1	<1200 Einwohner
Switzerland	20346	18.1	77.8	156.5	118.5	85.3	59.1	50.2	14.1	51.9	121.4	334.4	3.05 (.05)	6.42 (.07)	1.99 (.04)	13.65 (.13)	100.0	.	.	Schweiz / Suisse

Injury and poisoning
Incidenti e avvelenamenti

1979 – 82

Unfälle, Gewalteinwirkungen
Accidents et empoisonnements

Males	N	% ON TOTAL	MED AGE	CRUDE RATE	STANDARDIZED RATES			AGE-SPECIFIC RATES					CUMULATIVE RATES (STANDARD ERRORS)								SMR	S.E.	RANK	Männer
					EUROP.	WORLD	TRUNC	0-14	15-44	45-54	55-64	65-74	0-64		0-74		35-64		65-84					
Zürich	1993	9.8	45.2	91.2	90.7	75.6	84.6	14.2	87.0	80.8	101.6	157.6	4.64	(.13)	6.23	(.16)	2.60	(.10)	4.90	(.25)	90.8	2.0	22	Zürich
Bern	1707	9.1	52.6	95.8	94.2	78.9	94.2	20.4	77.4	97.7	131.9	179.0	4.94	(.15)	6.73	(.19)	2.96	(.12)	5.12	(.26)	93.5	2.3	20	Bern
Luzern	597	10.5	45.1	101.7	104.3	90.3	99.8	22.8	97.6	108.7	126.5	203.5	5.60	(.28)	7.66	(.36)	3.09	(.23)	5.20	(.49)	105.4	4.3	14	Luzern
Uri	72	12.0	40.3	104.1	112.6	95.7	90.9	30.0	117.2	81.5	74.5	154.1	5.66	(.80)	7.05	(.94)	2.70	(.61)	4.37	(1.34)	108.6	12.8	12	Uri
Schwyz	201	11.2	45.5	101.7	111.9	92.5	137.5	17.1	96.9	102.9	195.6	175.3	6.23	(.53)	8.00	(.65)	4.30	(.47)	5.39	(.93)	109.3	7.7	11	Schwyz
Obwalden	65	12.8	43.6	122.6	129.5	110.4	149.7	23.1	129.7	140.8	149.4	223.6	7.32	(1.10)	9.53	(1.30)	4.57	(.94)	6.17	(1.86)	128.8	16.0	5	Obwalden
Nidwalden	71	15.7	38.9	120.8	125.7	112.1	138.4	14.6	143.7	130.5	143.1	233.4	7.35	(1.01)	9.62	(1.27)	4.14	(.83)	3.77	(1.16)	132.0	15.7	3	Nidwalden
Glarus	89	9.3	42.2	121.9	120.2	105.4	127.7	20.4	141.6	123.2	65.1	144.6	6.48	(.82)	7.96	(.96)	3.64	(.65)	4.93	(1.24)	117.0	12.4	8	Glarus
Zug	138	13.5	45.1	91.5	107.2	86.7	99.6	8.6	86.0	78.8	174.7	216.3	5.25	(.56)	7.42	(.76)	3.19	(.48)	6.55	(1.35)	102.4	8.7	17	Zug
Fribourg	474	12.5	47.6	127.3	132.7	111.3	124.1	29.2	114.2	123.4	173.3	257.4	6.80	(.39)	9.43	(.50)	3.87	(.32)	6.90	(.72)	130.7	6.0	4	Fribourg
Solothurn	391	9.2	45.2	90.6	90.1	77.0	86.5	20.6	88.2	81.4	100.7	165.4	4.79	(.29)	6.47	(.37)	2.65	(.23)	4.95	(.57)	90.8	4.6	21	Solothurn
Basel-Stadt	346	7.2	48.9	90.8	82.9	70.1	89.6	12.0	83.7	94.4	93.9	100.9	4.59	(.30)	5.61	(.34)	2.72	(.24)	3.49	(.43)	81.1	4.4	24	Basel-Stadt
Basel-Land	306	9.6	47.4	70.0	78.6	63.9	65.5	13.2	62.3	69.3	89.6	140.7	3.72	(.26)	5.13	(.35)	2.06	(.21)	4.66	(.63)	74.7	4.3	26	Basel-Land
Schaffhausen	115	7.8	48.0	84.7	83.1	71.0	78.2	23.5	73.6	78.4	104.5	119.1	4.39	(.50)	5.58	(.60)	2.41	(.39)	4.31	(.90)	82.4	7.7	23	Schaffhausen
Ausserrhoden	103	8.5	56.5	110.2	103.3	85.0	127.6	5.0	96.2	102.1	193.0	165.9	5.97	(.74)	7.67	(.86)	4.04	(.64)	5.71	(1.08)	101.5	10.0	18	Ausserrhoden
Innerrhoden	44	14.1	49.4	168.1	173.3	153.4	178.8	47.1	143.9	215.5	343.6	232.8	10.32	(1.87)	12.54	(2.11)	5.98	(1.55)	5.71	(2.08)	167.7	25.3	1	Innerrhoden
St. Gallen	781	10.2	50.3	100.9	105.7	88.0	113.7	20.6	81.8	141.0	149.0	217.6	5.66	(.25)	7.83	(.32)	3.56	(.21)	5.52	(.44)	103.5	3.7	15	St. Gallen
Graubünden	389	11.6	46.3	118.3	121.1	105.3	137.4	25.5	113.3	153.6	176.9	155.1	7.13	(.42)	8.70	(.49)	4.30	(.35)	5.08	(.65)	119.5	6.1	7	Graubünden
Aargau	890	11.4	45.7	97.7	103.3	86.7	94.0	24.1	88.3	89.6	143.6	192.3	5.37	(.22)	7.34	(.29)	2.99	(.18)	6.54	(.51)	103.3	3.5	16	Aargau
Thurgau	405	10.7	48.1	110.7	112.2	96.0	110.6	26.6	99.0	110.9	160.2	172.4	6.07	(.37)	7.81	(.44)	3.48	(.30)	6.11	(.69)	111.6	5.5	10	Thurgau
Ticino	389	7.5	45.0	77.4	78.7	69.0	68.6	13.4	81.0	66.2	82.0	147.7	4.25	(.26)	5.77	(.33)	2.10	(.19)	3.68	(.42)	78.6	4.0	25	Ticino
Vaud	1116	10.4	52.3	109.6	108.1	88.6	112.1	18.5	89.3	101.3	169.6	176.9	5.68	(.21)	7.47	(.26)	3.54	(.17)	5.59	(.37)	106.5	3.2	13	Vaud
Valais	576	14.1	41.6	132.8	141.5	123.0	147.4	29.7	141.9	154.9	157.1	237.2	7.88	(.38)	10.19	(.48)	4.47	(.31)	6.20	(.70)	143.3	6.0	2	Valais
Neuchâtel	356	10.4	53.6	116.9	115.8	94.7	118.5	20.3	94.7	116.3	168.5	191.9	5.99	(.39)	7.94	(.49)	3.73	(.32)	5.91	(.71)	114.2	6.1	9	Neuchâtel
Geneva	629	9.9	43.3	95.1	94.7	80.7	79.1	15.3	97.2	71.5	102.2	144.2	4.88	(.23)	6.33	(.30)	2.43	(.17)	4.76	(.46)	95.0	3.8	19	Genève
Jura	155	10.3	44.9	121.3	124.0	108.6	111.1	20.4	128.9	104.6	149.2	224.6	6.75	(.65)	9.05	(.82)	3.49	(.50)	5.13	(1.01)	122.9	9.9	6	Jura
Zürich (city)	768	8.4	50.0	111.6	97.8	80.7	102.3	13.5	97.9	102.7	103.8	150.1	5.12	(.23)	6.62	(.28)	3.07	(.19)	4.92	(.38)	97.4	3.5	3	Zürich (Stadt)
Basel (city)	320	7.3	47.3	94.0	85.8	72.9	95.6	11.6	89.0	102.5	95.4	94.4	4.85	(.33)	5.80	(.37)	2.89	(.26)	3.30	(.44)	83.5	4.7	7	Basel (Stadt)
Geneva (city)	315	9.3	43.8	109.1	98.4	85.8	78.3	23.6	109.1	83.2	83.8	144.8	5.14	(.35)	6.60	(.43)	2.35	(.25)	4.83	(.62)	99.0	5.6	2	Genève (ville)
Bern (city)	243	7.6	52.9	92.1	81.2	66.3	83.7	11.0	75.9	84.8	96.3	154.1	4.19	(.34)	5.75	(.42)	2.55	(.28)	4.15	(.55)	81.2	5.2	8	Bern (Stadt)
Lausanne	229	8.5	52.1	98.7	90.7	73.4	93.4	8.6	85.9	78.0	127.2	158.2	4.72	(.39)	6.31	(.49)	2.91	(.33)	4.39	(.62)	90.4	6.0	6	Lausanne
Winterthur	139	7.9	55.3	82.4	78.5	63.3	55.7	6.7	68.9	52.2	81.9	182.6	3.49	(.40)	5.37	(.55)	1.79	(.31)	5.19	(.84)	79.2	6.7	9	Winterthur
St. Gallen (city)	140	9.5	52.4	98.8	100.0	80.4	117.7	20.4	70.4	151.4	121.3	147.4	5.24	(.55)	6.68	(.65)	3.57	(.48)	4.84	(.95)	93.1	7.9	4	St. Gallen (Stadt)
Luzern (city)	121	7.9	41.6	105.7	89.6	79.2	69.7	-	122.2	60.9	69.0	147.8	4.88	(.55)	6.38	(.66)	2.06	(.38)	4.39	(.83)	93.0	8.5	5	Luzern (Stadt)
Biel/Bienne	115	10.0	47.9	112.3	104.2	89.2	115.1	18.5	102.2	141.5	120.9	173.9	5.83	(.64)	7.59	(.79)	3.47	(.52)	3.87	(.86)	104.2	9.7	1	Biel/Bienne
German Switzerland	8779	9.9	47.3	96.2	97.3	82.1	95.6	19.7	87.3	98.0	123.4	172.7	5.14	(.07)	6.88	(.08)	2.97	(.05)	5.16	(.13)	96.9	1.0	.	Deutschschweiz
-Northwestern	3538	9.6	48.0	91.7	92.6	78.2	88.4	20.9	80.8	91.9	117.0	169.7	4.85	(.10)	6.57	(.13)	2.76	(.08)	5.09	(.19)	92.2	1.5	.	-Nordwestschweiz
-Northeastern	3141	10.0	46.4	93.1	94.2	78.6	90.2	16.2	86.0	90.1	114.2	166.0	4.86	(.11)	6.53	(.14)	2.79	(.09)	5.12	(.21)	93.7	1.7	.	-Nordostschweiz
-Alps/Prealps	2100	10.6	47.4	110.9	113.4	97.0	122.3	22.8	103.9	128.1	153.7	189.7	6.30	(.17)	8.19	(.20)	3.79	(.14)	5.35	(.26)	112.3	2.5	.	-Alpen/Voralpen
French Switzerland	3177	10.9	48.9	113.3	113.9	95.5	110.9	20.0	103.0	100.3	160.3	189.7	6.01	(.13)	7.93	(.16)	3.48	(.10)	5.69	(.24)	112.8	2.0	.	Romandie
Italian Switzerland	442	8.0	44.4	83.7	85.1	75.1	74.1	15.4	89.6	73.4	85.1	153.1	4.66	(.27)	6.23	(.33)	2.26	(.19)	3.85	(.42)	84.8	4.0	.	Svizzera italiana
>100000 inhabitants	1875	8.2	49.2	103.4	92.2	76.9	93.3	13.7	93.4	93.9	100.7	140.1	4.88	(.14)	6.29	(.17)	2.82	(.11)	4.42	(.22)	91.8	2.1	6	>100000 Einwohner
20000-99999 inh.	1570	9.5	48.6	95.0	93.7	77.8	88.1	13.8	86.1	81.5	114.0	170.5	4.75	(.15)	6.48	(.19)	2.72	(.12)	5.25	(.29)	93.2	2.4	5	20000-99999 Einwohner
10000-19999 inh.	1396	9.8	46.6	83.1	86.7	71.9	80.4	14.9	76.3	78.4	105.2	162.0	4.38	(.14)	6.02	(.19)	2.50	(.12)	5.04	(.31)	85.9	2.3	7	10000-19999 Einwohner
5000-9999 inh.	1566	10.4	47.1	90.7	95.7	80.6	97.0	20.5	80.5	101.7	138.2	171.5	5.14	(.16)	6.86	(.20)	3.05	(.13)	4.89	(.29)	95.0	2.4	4	5000-9999 Einwohner
2800-4999 inh.	1649	10.7	45.6	99.6	104.9	88.7	104.3	19.3	94.8	105.7	135.5	187.5	5.58	(.17)	7.47	(.21)	3.24	(.14)	5.20	(.31)	104.3	2.6	3	2800-4999 Einwohner
1200-2799 inh.	2049	10.7	46.7	101.0	105.5	90.0	105.1	21.3	94.1	107.2	146.3	188.1	5.72	(.15)	7.62	(.19)	3.30	(.13)	5.64	(.29)	105.5	2.3	2	1200-2799 Einwohner
<1200 inhabitants	2293	11.6	49.3	120.4	123.0	104.7	119.5	28.0	110.0	113.5	172.6	213.2	6.60	(.17)	8.75	(.21)	3.77	(.14)	6.14	(.29)	122.4	2.6	1	<1200 Einwohner
Switzerland	12398	10.1	47.6	99.5	100.6	84.8	98.2	19.6	90.9	97.4	130.4	175.6	5.31	(.06)	7.09	(.07)	3.06	(.05)	5.22	(.11)	100.0	.	.	Schweiz / Suisse

Females	N	% ON TOTAL	MED AGE	CRUDE RATE	STANDARDIZED RATES			AGE-SPECIFIC RATES					CUMULATIVE RATES (STANDARD ERRORS)								SMR	S.E.	RANK	Frauen
					EUROP.	WORLD	TRUNC	0-14	15-44	45-54	55-64	65-74	0-64		0-74		35-64		65-84					
Zürich	1273	6.4	70.0	55.2	45.0	35.4	37.4	10.3	30.9	39.9	46.3	76.1	1.94	(.08)	2.71	(.10)	1.15	(.06)	3.15	(.16)	102.8	2.9	13	Zürich
Bern	938	5.6	72.0	50.2	40.6	32.2	29.7	12.9	25.9	35.4	30.9	73.8	1.64	(.08)	2.39	(.11)	.90	(.06)	2.79	(.16)	92.5	3.0	18	Bern
Luzern	309	6.6	65.0	51.7	47.0	38.3	31.8	20.4	31.8	37.2	41.0	68.6	2.02	(.17)	2.71	(.20)	.99	(.12)	2.85	(.30)	105.5	6.0	9	Luzern
Uri	31	6.4	59.2	46.7	41.9	36.7	28.8	55.9	11.1	42.7	29.3	53.6	1.81	(.45)	2.38	(.56)	.83	(.34)	3.03	(.95)	102.1	18.3	14	Uri
Schwyz	78	4.6	66.5	40.7	37.2	29.9	31.1	18.3	15.6	24.2	59.8	95.3	1.58	(.27)	2.54	(.37)	1.02	(.24)	2.45	(.50)	84.0	9.5	23	Schwyz
Obwalden	30	7.4	52.2	59.5	61.8	49.9	59.0	16.8	43.9	95.1	40.2	43.3	2.95	(.71)	3.39	(.77)	1.76	(.59)	1.55	(.75)	125.6	22.9	1	Obwalden
Nidwalden	21	5.3	51.7	37.7	39.8	33.4	30.5	15.1	24.2	70.4	20.0	23.5	1.84	(.53)	2.06	(.57)	.92	(.41)	1.54	(.82)	86.3	18.8	22	Nidwalden
Glarus	44	5.5	76.6	59.6	40.8	31.9	17.9	13.8	20.8	24.1	36.8	89.1	1.39	(.39)	2.29	(.52)	.61	(.27)	4.18	(.91)	104.1	15.7	11	Glarus
Zug	66	6.2	73.0	43.2	41.0	30.0	24.5	6.2	23.2	6.1	57.3	55.2	1.43	(.29)	1.97	(.37)	.84	(.25)	3.56	(.76)	95.3	11.7	17	Zug
Fribourg	188	6.5	66.9	51.0	46.9	36.0	36.0	8.9	33.1	34.1	46.7	82.8	1.93	(.21)	2.77	(.26)	1.12	(.17)	3.54	(.45)	108.7	7.9	5	Fribourg
Solothurn	207	5.6	66.9	47.0	39.7	32.6	27.1	9.5	28.6	29.2	46.9	84.7	1.75	(.18)	2.59	(.23)	.89	(.13)	3.18	(.37)	91.7	6.4	19	Solothurn
Basel-Stadt	317	6.0	74.5	72.9	48.4	37.4	45.5	4.2	41.6	34.3	48.7	75.2	2.17	(.20)	2.92	(.23)	1.35	(.16)	2.93	(.28)	108.3	6.1	7	Basel-Stadt
Basel-Land	148	5.4	58.7	33.5	32.0	24.7	24.6	9.4	19.9	31.5	26.7	22.9	1.32	(.15)	1.55	(.18)	.76	(.12)	2.30	(.37)	73.6	6.1	26	Basel-Land
Schaffhausen	59	4.2	71.7	41.6	32.7	25.7	28.7	12.2	24.1	5.8	37.6	47.5	1.38	(.29)	1.87	(.34)	.87	(.23)	2.42	(.52)	75.0	9.8	25	Schaffhausen
Ausserrhoden	59	5.2	76.6	60.8	38.6	29.4	31.4	5.5	32.4	9.8	27.8	102.4	1.48	(.36)	2.51	(.48)	.92	(.29)	3.72	(.69)	91.6	11.9	20	Ausserrhoden
Innerrhoden	16	6.0	49.1	63.5	56.6	57.7	36.5	52.2	43.3	72.7	40.4	36.9	3.30	(1.05)	3.65	(1.11)	1.14	(.66)	2.57	(1.18)	108.4	27.1	6	Innerrhoden
St. Gallen	428	6.1	71.3	53.9	45.1	34.9	38.2	10.9	26.7	31.8	63.5	75.4	1.93	(.15)	2.69	(.18)	1.23	(.12)	3.08	(.26)	103.0	5.0	12	St. Gallen
Graubünden	146	5.3	68.7	44.3	37.5	29.1	29.4	9.0	21.6	33.7	48.5	66.4	1.58	(.20)	2.25	(.25)	.96	(.17)	3.26	(.44)	87.5	7.2	21	Graubünden
Aargau	429	6.1	67.5	47.5	43.4	34.4	32.4	13.6	26.8	32.5	46.7	72.9	1.81	(.13)	2.54	(.17)	1.02	(.10)	3.06	(.26)	99.3	4.8	15	Aargau
Thurgau	192	5.5	72.8	52.0	41.6	32.9	30.9	13.1	25.1	31.2	47.4	74.0	1.71	(.20)	2.46	(.24)	.98	(.16)	3.30	(.39)	96.8	7.0	16	Thurgau
Ticino	250	5.0	70.9	44.6	36.0	28.4	27.8	9.1	24.3	28.7	35.7	47.2	1.52	(.15)	2.00	(.17)	.85	(.11)	2.54	(.29)	82.6	5.2	24	Ticino
Vaud	704	7.1	69.5	64.2	51.1	40.5	47.6	14.8	34.5	45.3	59.4	78.7	2.31	(.13)	3.10	(.16)	1.46	(.11)	3.05	(.21)	113.3	4.3	2	Vaud
Valais	220	7.3	67.3	49.9	47.3	37.4	33.1	14.3	30.7	30.4	40.1	83.2	1.87	(.19)	2.71	(.25)	1.02	(.15)	4.05	(.48)	110.4	7.4	4	Valais
Neuchâtel	203	6.2	77.2	61.7	43.7	33.1	31.2	7.2	25.5	16.9	60.1	89.4	1.67	(.21)	2.57	(.27)	1.02	(.16)	3.40	(.41)	104.9	7.4	10	Neuchâtel
Geneva	457	7.4	72.5	62.2	47.9	36.5	43.3	3.5	35.9	48.5	45.8	68.6	2.07	(.15)	2.76	(.18)	1.31	(.12)	3.16	(.27)	111.5	5.2	3	Genève
Jura	73	6.1	69.0	55.2	48.1	40.0	26.9	17.3	39.0	6.7	53.0	92.8	2.05	(.36)	2.98	(.45)	.87	(.25)	2.61	(.59)	106.9	12.5	8	Jura
Zürich (city)	596	6.3	73.4	75.5	50.9	40.5	41.3	10.1	40.4	46.1	48.6	79.9	2.27	(.15)	3.07	(.18)	1.27	(.11)	3.33	(.23)	114.6	4.7	2	Zürich (Stadt)
Basel (city)	286	6.0	74.8	73.7	48.5	37.5	45.3	4.9	41.2	35.0	46.1	74.9	2.15	(.21)	2.89	(.24)	1.34	(.17)	3.01	(.30)	108.7	6.4	5	Basel (Stadt)
Geneva (city)	245	7.6	74.4	72.6	49.6	38.5	43.6	5.4	43.2	42.2	44.6	65.0	2.22	(.22)	2.87	(.26)	1.30	(.17)	2.91	(.34)	113.3	7.2	3	Genève (ville)
Bern (city)	197	5.7	72.9	62.1	42.1	33.1	35.7	8.6	28.2	46.5	35.0	88.5	1.79	(.22)	2.68	(.26)	1.07	(.17)	2.92	(.33)	93.9	6.7	7	Bern (Stadt)
Lausanne	210	7.6	74.2	75.7	54.4	42.0	54.9	14.5	39.3	46.9	47.6	80.1	2.39	(.27)	3.20	(.31)	1.60	(.22)	3.08	(.38)	119.1	8.2	1	Lausanne
Winterthur	87	5.2	75.8	48.8	36.9	28.3	38.0	6.9	30.1	32.6	20.9	27.8	1.56	(.26)	1.83	(.29)	1.08	(.22)	2.95	(.52)	86.4	9.3	8	Winterthur
St. Gallen (city)	113	6.5	78.0	69.9	45.1	32.3	29.7	8.7	21.5	26.7	55.6	86.6	1.62	(.29)	2.49	(.37)	.99	(.24)	3.70	(.56)	110.4	10.4	4	St. Gallen (Stadt)
Luzern (city)	94	6.3	70.0	67.8	49.6	39.0	45.3	12.7	39.0	51.0	59.1	50.4	2.39	(.37)	2.89	(.40)	1.40	(.29)	2.29	(.46)	105.6	10.9	6	Luzern (Stadt)
Biel/Bienne	54	4.5	78.6	47.9	33.3	23.9	19.1	-	21.5	32.4	-	68.1	.98	(.25)	1.66	(.35)	.53	(.19)	2.94	(.63)	81.7	11.1	9	Biel/Bienne
German Switzerland	4796	5.9	70.1	50.9	42.6	33.7	33.3	12.4	27.6	34.3	43.4	72.3	1.80	(.04)	2.53	(.05)	1.03	(.03)	2.97	(.08)	97.2	1.4	.	Deutschschweiz
-Northwestern	1972	5.8	68.6	49.1	41.4	32.9	32.2	11.5	27.7	34.9	40.2	69.9	1.76	(.06)	2.46	(.07)	.99	(.05)	2.78	(.11)	93.9	2.1	.	-Nordwestschweiz
-Northeastern	1895	6.2	70.3	53.7	44.3	34.7	36.5	10.6	29.1	35.8	50.8	74.4	1.90	(.07)	2.65	(.08)	1.14	(.05)	3.16	(.13)	101.2	2.3	.	-Nordostschweiz
-Alps/Prealps	929	5.6	71.2	49.5	41.7	33.1	29.1	16.8	24.6	29.8	36.8	73.4	1.66	(.09)	2.40	(.11)	.90	(.07)	3.00	(.17)	96.5	3.2	.	-Alpen/Voralpen
French Switzerland	1826	7.0	71.4	61.0	49.1	38.5	40.7	11.4	33.8	39.2	51.3	79.5	2.10	(.08)	2.90	(.09)	1.25	(.06)	3.34	(.14)	112.0	2.6	.	Romandie
Italian Switzerland	264	5.0	70.7	44.9	36.2	28.7	27.9	8.6	25.9	27.4	37.0	46.3	1.56	(.15)	2.03	(.17)	.86	(.11)	2.54	(.28)	82.8	5.1	.	Svizzera italiana
>100000 inhabitants	1534	6.5	73.8	72.7	49.4	38.7	43.5	8.8	39.0	43.5	45.3	78.2	2.18	(.09)	2.96	(.11)	1.30	(.07)	3.11	(.14)	110.7	2.8	1	>100000 Einwohner
20000-99999 inh.	998	6.1	71.2	54.9	43.4	33.7	36.2	9.3	30.0	37.1	42.6	64.0	1.84	(.09)	2.48	(.11)	1.10	(.07)	2.93	(.16)	99.0	3.1	3	20000-99999 Einwohner
10000-19999 inh.	858	6.2	69.2	48.2	41.5	32.0	34.5	11.5	25.1	34.5	47.1	70.3	1.74	(.09)	2.45	(.11)	1.08	(.07)	2.94	(.18)	94.8	3.2	6	10000-19999 Einwohner
5000-9999 inh.	860	6.0	69.5	47.9	41.8	32.5	31.1	10.8	26.6	29.2	46.6	69.3	1.72	(.09)	2.42	(.11)	.99	(.07)	2.96	(.18)	96.2	3.3	5	5000-9999 Einwohner
2800-4999 inh.	811	6.1	68.2	48.4	43.4	34.0	33.0	12.8	26.3	34.3	46.1	71.1	1.80	(.09)	2.52	(.12)	1.04	(.08)	3.09	(.19)	99.0	3.5	4	2800-4999 Einwohner
1200-2799 inh.	893	5.7	67.3	44.8	40.7	32.5	31.7	12.8	25.3	33.1	42.9	69.4	1.72	(.08)	2.43	(.11)	.99	(.07)	2.85	(.17)	92.8	3.1	7	1200-2799 Einwohner
<1200 inhabitants	932	6.0	67.7	50.7	44.4	36.5	32.2	15.9	30.0	31.5	44.6	82.2	1.91	(.09)	2.74	(.12)	1.01	(.07)	3.30	(.19)	102.3	3.4	2	<1200 Einwohner
Switzerland	6886	6.1	70.3	53.0	43.8	34.6	34.7	12.0	29.0	35.1	45.0	72.6	1.86	(.03)	2.59	(.04)	1.08	(.03)	3.03	(.06)	100.0			Schweiz / Suisse

Males	N	% ON TOTAL	MED AGE	CRUDE RATE	EUROP.	WORLD	TRUNC	0-14	15-44	45-54	55-64	65-74	0-64	0-74	35-64	65-84	SMR	S.E.	RANK	Männer
Zürich	5304	26.1	71.7	242.8	258.8	167.6	190.2	3.4	19.2	153.0	456.1	1124.5	6.91 (.18)	18.28 (.33)	6.66 (.18)	34.61 (.66)	95.0	1.3	16	Zürich
Bern	4852	25.9	71.8	272.4	255.9	168.3	193.9	5.6	19.9	170.0	462.0	1154.9	7.12 (.19)	18.85 (.35)	6.76 (.19)	33.58 (.66)	94.4	1.4	18	Bern
Luzern	1641	28.7	71.4	279.7	304.9	199.7	230.4	7.6	16.2	199.3	559.6	1407.8	8.41 (.39)	22.76 (.70)	8.09 (.38)	39.57 (1.35)	112.5	2.8	4	Luzern
Uri	147	24.5	74.0	212.5	223.5	144.3	125.1	12.0	26.0	108.6	253.3	905.2	4.66 (.80)	13.78 (1.56)	4.15 (.77)	35.40 (3.82)	84.1	6.9	22	Uri
Schwyz	448	25.0	70.9	226.8	277.3	180.1	204.6	10.7	14.9	210.6	458.3	1187.1	7.49 (.65)	19.53 (1.18)	7.12 (.64)	36.76 (2.43)	101.2	4.8	14	Schwyz
Obwalden	101	19.8	70.0	190.5	203.9	137.1	204.4	-	33.5	100.6	491.0	737.9	7.27 (1.22)	14.78 (1.79)	7.01 (1.20)	27.00 (4.08)	73.9	7.4	26	Obwalden
Nidwalden	104	23.1	68.9	177.0	218.5	147.0	195.1	7.3	17.5	81.5	551.9	1011.4	7.20 (1.18)	17.96 (2.11)	7.01 (1.18)	28.80 (4.33)	83.1	8.2	23	Nidwalden
Glarus	239	24.9	72.5	327.5	291.0	189.2	206.1	6.8	27.7	160.1	482.0	1317.5	7.53 (.98)	20.93 (1.77)	7.19 (.96)	39.62 (3.45)	107.0	6.9	7	Glarus
Zug	268	26.1	69.3	177.8	257.6	167.5	190.0	-	18.5	145.4	497.9	1081.7	7.17 (.76)	17.99 (1.37)	6.77 (.75)	31.91 (2.96)	92.0	5.6	19	Zug
Fribourg	974	25.7	69.5	261.5	283.1	188.7	263.5	2.4	31.4	200.5	615.3	1176.8	9.43 (.51)	21.35 (.84)	9.14 (.51)	33.23 (1.56)	103.3	3.3	11	Fribourg
Solothurn	1194	28.2	71.2	276.7	286.5	187.5	209.8	9.2	24.0	136.3	536.4	1254.7	7.80 (.42)	20.62 (.76)	7.40 (.41)	37.82 (1.56)	104.9	3.0	9	Solothurn
Basel-Stadt	1448	30.1	72.7	380.1	306.7	198.3	235.4	4.0	23.0	156.0	616.1	1243.5	8.72 (.44)	21.38 (.74)	8.39 (.44)	41.55 (1.47)	113.3	3.0	2	Basel-Stadt
Basel-Land	930	29.1	70.5	212.7	269.3	173.9	183.5	6.6	25.2	149.0	425.5	1106.3	6.78 (.39)	18.12 (.78)	6.36 (.39)	36.30 (1.74)	97.8	3.2	15	Basel-Land
Schaffhausen	417	28.3	71.9	307.3	298.0	192.5	209.7	11.8	12.8	168.8	522.3	1283.0	7.61 (.72)	20.54 (1.31)	7.35 (.71)	37.61 (2.56)	108.2	5.3	5	Schaffhausen
Ausserrhoden	258	21.2	72.9	276.0	220.0	145.4	176.0	15.0	10.1	173.6	396.7	917.7	6.32 (.81)	15.68 (1.31)	6.03 (.80)	27.10 (2.21)	79.9	5.0	24	Ausserrhoden
Innerrhoden	61	19.5	69.5	233.1	224.0	151.2	235.0	-	18.0	143.7	601.4	884.5	8.21 (1.84)	16.77 (2.69)	8.21 (1.84)	24.83 (4.35)	78.4	10.0	25	Innerrhoden
St. Gallen	1798	23.6	71.3	232.3	249.0	163.8	194.0	6.9	20.7	172.9	438.3	1123.2	6.99 (.31)	18.50 (.55)	6.70 (.30)	31.14 (1.04)	91.3	2.2	20	St. Gallen
Graubünden	820	24.5	71.5	249.5	258.5	167.7	189.5	2.8	20.2	134.1	491.3	1126.7	7.03 (.47)	18.57 (.84)	6.71 (.46)	32.86 (1.59)	94.6	3.3	17	Graubünden
Aargau	2102	27.0	70.7	230.9	281.0	182.9	207.2	4.6	23.8	148.7	519.0	1224.5	7.65 (.30)	20.22 (.56)	7.30 (.30)	35.54 (1.12)	102.4	2.2	12	Aargau
Thurgau	884	23.4	71.2	241.7	242.4	159.3	187.4	5.1	26.8	147.8	409.1	1104.9	6.66 (.42)	17.89 (.76)	6.42 (.42)	31.86 (1.49)	89.7	3.0	21	Thurgau
Ticino	1404	27.1	70.1	279.3	276.8	183.3	227.6	9.5	23.8	158.5	588.6	1201.1	8.52 (.41)	20.78 (.69)	8.09 (.40)	33.93 (1.30)	105.1	2.7	13	Ticino
Vaud	3044	28.2	70.7	299.1	288.2	190.9	251.9	2.1	21.8	196.3	619.2	1298.8	9.10 (.29)	22.28 (.50)	8.86 (.29)	34.49 (.88)	105.1	1.9	8	Vaud
Valais	1052	25.8	68.5	242.5	289.7	193.5	261.6	5.8	20.6	209.2	669.0	1233.6	9.68 (.48)	22.27 (.84)	9.27 (.48)	34.52 (1.61)	107.7	3.3	6	Valais
Neuchâtel	901	26.2	71.1	295.9	283.5	186.3	233.5	1.7	25.5	175.7	571.7	1247.6	8.45 (.50)	21.11 (.90)	8.18 (.49)	37.19 (1.75)	104.8	3.5	10	Neuchâtel
Geneva	1890	29.8	71.4	285.7	311.2	203.0	242.7	4.2	19.9	162.6	625.9	1366.0	8.92 (.37)	22.74 (.68)	8.66 (.37)	39.94 (1.30)	113.4	2.6	1	Genève
Jura	397	26.5	69.9	310.7	311.9	207.9	287.6	-	23.3	251.0	683.1	1347.5	10.28 (.89)	23.91 (1.48)	10.03 (.88)	35.44 (2.56)	113.0	5.7	3	Jura
Zürich (city)	2409	26.4	72.8	350.1	276.4	180.0	202.8	4.9	23.6	163.5	480.7	1223.4	7.40 (.30)	19.65 (.52)	7.06 (.30)	36.62 (1.01)	101.7	2.1	5	Zürich (Stadt)
Basel (city)	1320	30.0	72.7	387.9	310.8	201.3	245.7	4.6	21.8	170.2	631.6	1251.2	9.03 (.48)	21.74 (.79)	8.73 (.47)	41.77 (1.55)	114.8	3.2	2	Basel (Stadt)
Geneva (city)	1035	30.5	72.3	358.6	316.5	205.9	248.9	5.2	16.5	154.1	651.7	1409.2	9.02 (.53)	23.24 (.94)	8.90 (.53)	40.54 (1.72)	115.8	3.6	1	Genève (ville)
Bern (city)	881	27.7	72.5	333.9	264.7	173.7	198.1	2.8	23.4	169.6	468.6	1201.7	7.24 (.48)	19.38 (.84)	6.89 (.47)	33.94 (1.56)	97.3	3.3	6	Bern (Stadt)
Lausanne	803	29.9	70.5	346.1	308.6	205.8	271.7	-	21.5	189.9	701.6	1515.6	9.84 (.63)	25.10 (1.08)	9.65 (.62)	36.40 (1.79)	112.7	4.0	3	Lausanne
Winterthur	435	24.8	71.8	257.8	240.3	158.3	178.2	6.7	13.8	128.2	444.9	1187.2	6.46 (.61)	18.54 (1.14)	6.25 (.60)	34.54 (2.19)	90.7	4.4	8	Winterthur
St. Gallen (city)	371	25.3	71.4	261.7	250.6	165.4	185.4	16.3	21.6	170.3	392.5	1118.6	6.68 (.67)	17.98 (1.20)	6.30 (.66)	32.64 (2.36)	92.0	4.8	7	St. Gallen (Stadt)
Luzern (city)	431	28.2	72.4	376.6	291.5	193.4	266.6	6.2	24.8	270.6	544.3	1226.1	9.16 (.82)	21.51 (1.32)	8.98 (.81)	37.86 (2.47)	107.6	5.2	4	Luzern (Stadt)
Biel/Bienne	261	22.6	72.1	254.9	222.5	145.3	161.0	6.2	17.0	127.4	397.2	1077.9	5.93 (.70)	16.80 (1.32)	5.67 (.69)	30.65 (2.55)	83.0	5.1	9	Biel/Bienne
German Switzerland	23109	26.2	71.4	253.2	265.3	173.2	198.7	5.6	20.7	160.1	478.9	1166.1	7.27 (.09)	19.14 (.16)	6.95 (.09)	34.72 (.32)	97.5	.6	.	Deutschschweiz
-Northwestern	10202	27.6	71.3	264.3	276.6	180.8	207.8	5.5	22.2	162.7	509.1	1207.7	7.65 (.14)	19.98 (.25)	7.29 (.14)	36.42 (.51)	101.8	1.0	.	-Nordwestschweiz
-Northeastern	8113	25.7	71.5	240.5	258.9	168.1	190.5	4.2	19.8	154.7	450.8	1139.4	6.90 (.14)	18.44 (.26)	6.64 (.14)	34.18 (.53)	95.0	1.1	.	-Nordostschweiz
-Alps/Prealps	4794	24.3	71.6	253.1	254.3	167.2	194.1	7.8	19.2	164.8	465.0	1129.2	7.14 (.20)	18.63 (.34)	6.78 (.19)	32.45 (.64)	93.3	1.3	.	-Alpen/Voralpen
French Switzerland	8079	27.7	70.6	288.1	293.6	193.8	250.7	2.9	22.8	186.3	627.0	1285.9	9.11 (.18)	22.17 (.31)	8.84 (.18)	36.09 (.58)	107.6	1.2	.	Romandie
Italian Switzerland	1490	26.8	70.1	282.3	277.1	183.5	229.6	9.1	23.7	164.3	587.8	1199.7	8.54 (.40)	20.81 (.67)	8.14 (.39)	33.96 (1.27)	101.6	2.6	.	Svizzera italiana
>100000 inhabitants	6448	28.3	72.4	355.7	290.6	189.7	225.3	3.8	21.8	167.2	560.7	1285.1	8.21 (.20)	21.15 (.34)	7.94 (.20)	37.73 (.64)	106.9	1.3	1	>100000 Einwohner
20000-99999 inh.	4409	26.7	71.3	266.8	267.3	175.5	209.3	6.6	19.9	164.5	512.8	1189.0	7.66 (.21)	19.81 (.38)	7.34 (.21)	34.98 (.74)	98.6	1.5	5	20000-99999 Einwohner
10000-19999 inh.	3986	27.9	70.5	237.3	276.5	180.7	213.5	5.8	17.5	163.9	532.1	1201.4	7.83 (.22)	20.08 (.40)	7.54 (.22)	35.23 (.81)	100.7	1.6	2	10000-19999 Einwohner
5000-9999 inh.	4031	26.7	70.7	233.6	271.1	176.5	209.5	3.0	22.0	169.7	493.6	1167.5	7.54 (.21)	19.42 (.39)	7.29 (.21)	34.72 (.79)	99.1	1.6	4	5000-9999 Einwohner
2800-4999 inh.	4009	26.1	71.3	242.1	272.8	177.6	204.6	4.4	24.0	155.1	505.3	1180.0	7.54 (.22)	19.62 (.40)	7.19 (.22)	36.18 (.81)	100.5	1.6	3	2800-4999 Einwohner
1200-2799 inh.	4837	25.3	70.8	238.5	262.4	173.0	207.9	6.4	20.6	171.0	503.5	1156.2	7.65 (.20)	19.43 (.35)	7.29 (.20)	33.17 (.67)	96.4	1.4	6	1200-2799 Einwohner
<1200 inhabitants	4958	25.1	70.8	260.3	262.8	173.5	212.2	5.6	23.3	171.9	510.1	1157.2	7.76 (.20)	19.51 (.35)	7.41 (.20)	32.59 (.65)	96.3	1.4	7	<1200 Einwohner
Switzerland	32678	26.6	71.2	262.3	272.3	178.4	212.1	5.2	21.3	166.4	518.3	1194.4	7.76 (.08)	19.91 (.14)	7.44 (.08)	34.99 (.27)	100.0	.	.	Schweiz / Suisse

Females	N	% ON TOTAL	MED AGE	CRUDE RATE	STANDARDIZED RATES EUROP.	WORLD	TRUNC	AGE-SPECIFIC RATES 0-14	15-44	45-54	55-64	65-74	CUMULATIVE RATES (STANDARD ERRORS) 0-64		0-74		35-64		65-84		SMR	S.E.	RANK	Frauen
Zürich	4806	24.1	73.4	208.4	158.9	106.3	147.1	4.9	20.6	141.0	302.4	631.1	5.20	(.14)	11.52	(.23)	4.96	(.14)	18.22	(.35)	101.9	1.5	10	Zürich
Bern	3795	22.7	73.6	203.2	149.6	100.1	139.2	5.3	18.9	132.8	296.7	555.1	5.02	(.16)	10.62	(.23)	4.75	(.15)	17.07	(.37)	96.0	1.6	20	Bern
Luzern	1100	23.4	73.3	184.0	152.3	101.0	132.8	2.4	19.2	120.6	290.2	621.4	4.82	(.28)	11.08	(.44)	4.56	(.28)	17.63	(.70)	98.5	3.0	14	Luzern
Uri	95	19.7	72.4	143.2	130.0	87.0	129.0	-	33.3	128.1	190.3	393.4	4.29	(.78)	8.26	(1.15)	4.09	(.76)	14.12	(2.02)	81.9	8.4	25	Uri
Schwyz	344	20.1	73.2	179.3	156.8	105.1	137.2	4.6	10.8	155.2	287.0	673.3	4.93	(.52)	11.74	(.84)	4.68	(.51)	18.62	(1.34)	101.2	5.5	12	Schwyz
Obwalden	85	21.1	72.3	168.5	146.7	99.8	164.1	-	29.3	171.1	261.0	541.6	5.53	(1.05)	10.95	(1.51)	5.39	(1.04)	14.86	(2.23)	91.4	9.9	24	Obwalden
Nidwalden	105	26.3	72.6	188.5	185.9	122.6	177.0	7.5	28.2	175.9	280.0	659.1	5.80	(1.04)	12.58	(1.65)	5.70	(1.03)	22.73	(3.06)	120.1	11.7	1	Nidwalden
Glarus	187	23.3	74.5	253.1	171.3	113.1	147.4	6.9	17.3	168.8	294.4	712.5	5.32	(.80)	12.51	(1.25)	5.00	(.78)	19.46	(1.87)	110.5	8.1	4	Glarus
Zug	272	25.6	71.9	177.8	178.9	119.9	151.0	3.1	17.8	121.1	368.1	799.9	5.55	(.64)	13.56	(1.07)	5.25	(.63)	19.13	(1.59)	112.3	6.8	2	Zug
Fribourg	657	22.8	72.9	178.3	159.0	105.0	150.9	3.8	15.3	165.3	302.0	550.7	5.29	(.38)	10.86	(.57)	5.08	(.37)	17.99	(.96)	101.4	4.0	11	Fribourg
Solothurn	949	25.6	73.4	215.2	170.2	113.7	160.0	5.9	23.2	151.6	345.4	585.2	5.89	(.35)	11.75	(.52)	5.49	(.34)	18.98	(.86)	108.7	3.5	5	Solothurn
Basel-Stadt	1354	25.5	75.2	311.5	176.4	118.6	168.6	8.5	26.5	164.6	337.1	615.6	6.04	(.34)	12.19	(.47)	5.69	(.33)	19.06	(.69)	111.7	3.0	3	Basel-Stadt
Basel-Land	716	25.9	71.6	162.0	158.5	105.1	144.9	1.2	15.5	148.5	308.7	594.2	5.14	(.34)	11.12	(.56)	4.94	(.33)	16.91	(.93)	100.0	3.7	13	Basel-Land
Schaffhausen	309	22.0	73.0	217.7	150.7	100.2	136.9	-	17.2	122.4	294.4	644.2	4.73	(.54)	11.22	(.86)	4.64	(.53)	18.84	(1.41)	98.2	5.6	15	Schaffhausen
Ausserrhoden	235	20.5	73.9	242.3	152.3	103.9	146.2	-	32.4	127.6	296.5	614.3	5.27	(.70)	11.42	(1.03)	4.88	(.68)	15.94	(1.35)	93.2	6.1	22	Ausserrhoden
Innerrhoden	45	16.9	70.5	178.5	139.1	98.6	179.8	-	43.3	109.0	444.3	480.1	7.10	(1.67)	11.81	(2.12)	6.32	(1.58)	11.57	(2.39)	76.4	11.4	26	Innerrhoden
St. Gallen	1518	21.5	73.3	191.2	151.1	101.3	143.0	4.8	19.6	144.7	284.3	559.4	5.06	(.25)	10.67	(.37)	4.80	(.24)	17.39	(.61)	96.7	2.5	17	St. Gallen
Graubünden	643	23.3	72.6	194.9	157.6	104.5	137.2	7.5	16.0	120.8	303.3	631.0	4.91	(.38)	11.26	(.60)	4.69	(.37)	18.69	(.99)	101.9	4.0	9	Graubünden
Aargau	1640	23.3	72.2	181.6	162.8	109.4	156.3	3.8	21.4	147.4	323.3	639.6	5.58	(.25)	12.05	(.39)	5.32	(.25)	17.85	(.61)	103.4	2.6	8	Aargau
Thurgau	698	19.9	73.4	188.9	145.6	97.4	142.3	2.6	16.5	124.9	323.6	535.3	5.11	(.36)	10.52	(.53)	4.89	(.36)	15.04	(.79)	91.7	3.5	23	Thurgau
Ticino	1159	23.2	71.9	206.6	152.4	103.5	154.1	5.0	24.3	166.4	288.6	586.1	5.42	(.29)	11.35	(.43)	5.15	(.28)	16.96	(.69)	96.1	2.8	19	Ticino
Vaud	2253	22.8	73.4	205.4	151.4	102.3	156.0	6.0	17.6	153.6	324.7	529.1	5.51	(.21)	10.83	(.31)	5.29	(.21)	16.11	(.47)	94.9	2.0	21	Vaud
Valais	699	23.3	70.4	158.5	154.0	104.2	158.3	4.1	26.1	141.9	318.3	502.4	5.64	(.35)	10.71	(.53)	5.33	(.35)	16.42	(.91)	97.3	3.7	16	Valais
Neuchâtel	774	23.7	72.9	235.3	167.3	112.4	165.3	1.8	21.9	156.8	374.1	651.0	6.03	(.40)	12.55	(.60)	5.70	(.39)	18.15	(.89)	104.8	3.8	6	Neuchâtel
Geneva	1585	25.5	73.6	215.7	164.0	109.7	163.1	1.8	19.6	159.2	342.7	597.9	5.73	(.27)	11.71	(.41)	5.53	(.27)	18.36	(.64)	104.5	2.6	7	Genève
Jura	251	21.0	75.7	189.9	145.5	93.6	142.5	-	5.6	113.8	363.2	430.5	5.02	(.61)	9.38	(.86)	5.02	(.61)	18.20	(1.56)	96.1	6.1	18	Jura
Zürich (city)	2313	24.3	74.1	292.8	166.6	111.5	161.0	1.3	21.8	154.7	331.0	653.3	5.62	(.24)	12.12	(.35)	5.40	(.23)	18.53	(.50)	106.1	2.2	3	Zürich (Stadt)
Basel (city)	1218	25.5	75.3	313.7	176.0	118.4	168.8	9.8	24.4	171.1	339.6	603.4	6.07	(.36)	12.09	(.50)	5.71	(.34)	19.10	(.73)	111.5	3.2	1	Basel (Stadt)
Geneva (city)	896	27.7	74.0	265.5	166.0	112.2	167.5	5.4	21.9	155.4	352.0	593.2	5.94	(.38)	11.87	(.55)	5.67	(.37)	18.19	(.82)	104.5	3.5	4	Genève (ville)
Bern (city)	850	24.5	73.4	268.0	156.7	104.3	151.1	5.7	17.5	144.6	324.9	564.0	5.38	(.37)	11.02	(.53)	5.15	(.36)	16.66	(.76)	99.0	3.4	7	Bern (Stadt)
Lausanne	707	25.6	73.4	254.9	166.1	114.2	178.0	8.7	19.2	158.3	396.9	589.5	6.49	(.46)	12.41	(.63)	6.13	(.44)	16.95	(.86)	101.6	3.8	5	Lausanne
Winterthur	392	23.5	73.2	219.9	158.4	107.7	158.7	6.9	30.1	120.9	339.9	622.5	5.71	(.53)	12.07	(.80)	5.35	(.52)	17.05	(1.17)	99.6	5.0	6	Winterthur
St. Gallen (city)	418	23.9	75.0	258.6	167.7	112.6	169.8	4.3	21.5	192.1	305.8	588.8	5.90	(.57)	11.81	(.82)	5.65	(.56)	19.67	(1.28)	106.6	5.2	2	St. Gallen (Stadt)
Luzern (city)	363	24.4	73.8	261.8	155.2	103.8	144.0	6.3	19.5	147.2	313.2	593.6	5.33	(.56)	11.25	(.80)	4.93	(.54)	16.19	(1.13)	97.4	5.1	8	Luzern (Stadt)
Biel/Bienne	244	20.3	72.8	216.4	149.7	102.3	141.0	6.4	34.4	129.5	259.9	578.4	5.05	(.59)	10.84	(.92)	4.66	(.57)	14.70	(1.32)	91.8	5.9	9	Biel/Bienne
German Switzerland	18967	23.3	73.3	201.3	157.4	105.3	147.0	4.4	20.0	141.0	307.0	601.5	5.25	(.07)	11.30	(.11)	4.99	(.07)	17.75	(.18)	100.6	.7	.	Deutschschweiz
-Northwestern	8154	24.0	73.3	203.2	158.8	106.0	148.4	4.5	20.1	143.0	312.1	594.0	5.33	(.11)	11.30	(.17)	5.05	(.11)	17.61	(.27)	101.3	1.1	.	-Nordwestschweiz
-Northeastern	7139	23.2	73.3	202.3	156.9	104.9	146.2	3.9	19.8	137.8	306.4	615.5	5.19	(.12)	11.36	(.18)	4.95	(.11)	17.88	(.29)	100.4	1.2	.	-Nordostschweiz
-Alps/Prealps	3674	22.2	73.3	195.6	155.6	104.3	145.8	5.1	20.3	143.1	296.9	591.5	5.20	(.16)	11.17	(.25)	4.92	(.16)	17.79	(.39)	99.8	1.6	.	-Alpen/Voralpen
French Switzerland	6085	23.4	73.3	203.1	156.0	104.6	155.6	3.6	18.7	150.6	329.7	555.3	5.52	(.13)	11.10	(.19)	5.29	(.13)	17.15	(.30)	98.8	1.3	.	Romandie
Italian Switzerland	1222	23.1	72.1	207.9	151.8	102.8	152.0	4.8	24.2	163.0	285.3	581.3	5.34	(.28)	11.21	(.42)	5.08	(.27)	17.11	(.67)	96.0	2.7	.	Svizzera italiana
>100000 inhabitants	5984	25.2	74.2	283.6	166.8	112.3	163.9	5.3	21.3	156.9	343.0	614.2	5.82	(.15)	11.95	(.21)	5.55	(.15)	18.13	(.31)	105.3	1.4	1	>100000 Einwohner
20000-99999 inh.	3898	23.9	73.2	214.6	158.2	106.5	152.3	3.8	23.9	148.7	310.7	598.9	5.45	(.16)	11.47	(.25)	5.14	(.16)	17.21	(.38)	100.2	1.6	3	20000-99999 Einwohner
10000-19999 inh.	3247	23.4	72.8	182.5	153.2	102.9	143.1	4.5	18.0	139.0	297.6	599.6	5.10	(.17)	11.11	(.26)	4.86	(.16)	17.19	(.42)	97.5	1.7	6	10000-19999 Einwohner
5000-9999 inh.	3320	23.3	72.9	185.0	157.7	105.1	144.9	4.0	20.2	137.8	300.5	616.3	5.16	(.17)	11.37	(.27)	4.92	(.17)	18.03	(.43)	101.0	1.8	2	5000-9999 Einwohner
2800-4999 inh.	2988	22.6	73.7	178.5	153.4	101.7	139.5	3.1	17.1	137.7	293.9	568.3	4.96	(.17)	10.68	(.27)	4.74	(.17)	18.00	(.45)	98.9	1.8	4	2800-4999 Einwohner
1200-2799 inh.	3433	21.9	72.7	172.1	150.3	101.1	144.8	6.2	18.8	131.1	312.6	562.6	5.20	(.16)	10.91	(.25)	4.94	(.16)	17.03	(.40)	96.1	1.6	7	1200-2799 Einwohner
<1200 inhabitants	3404	22.0	72.6	185.3	153.5	102.5	150.6	3.2	19.9	155.2	303.3	554.8	5.32	(.17)	10.93	(.25)	5.09	(.16)	17.22	(.40)	97.6	1.7	5	<1200 Einwohner
Switzerland	26274	23.3	73.2	202.0	156.8	105.0	149.3	4.3	19.9	144.3	311.2	590.0	5.32	(.06)	11.25	(.09)	5.06	(.06)	17.58	(.15)	100.0	.	.	Schweiz / Suisse

All malignant neoplasms   1979 – 82   Alle Malignome
Tutti i tumori maligni   Toutes les tumeurs malignes

Males	N	% ON NEOP	MED AGE	CRUDE RATE	STANDARDIZED RATES EUROP.	WORLD	TRUNC	AGE-SPECIFIC RATES 0-14	15-44	45-54	55-64	65-74	CUMULATIVE RATES (STANDARD ERRORS) 0-64		0-74		35-64		65-84		SMR	S.E.	RANK	Männer
Zürich	5230	98.6	71.6	239.4	255.0	165.4	188.6	3.4	18.9	153.0	450.7	1113.4	6.85	(.18)	18.10	(.33)	6.60	(.18)	34.04	(.66)	95.2	1.3	16	Zürich
Bern	4771	98.3	71.7	267.9	251.4	165.4	191.8	5.0	19.7	169.0	455.9	1141.0	7.03	(.19)	18.62	(.34)	6.68	(.19)	32.97	(.66)	94.3	1.4	18	Bern
Luzern	1621	98.8	71.3	276.3	300.9	197.3	229.4	7.6	16.2	199.3	555.8	1386.5	8.37	(.39)	22.51	(.70)	8.05	(.38)	38.97	(1.33)	112.9	2.8	3	Luzern
Uri	144	98.0	74.2	208.2	219.1	141.1	120.0	12.0	22.8	108.6	253.3	886.0	4.52	(.79)	13.48	(1.55)	4.02	(.76)	34.61	(3.76)	83.6	7.0	23	Uri
Schwyz	439	98.0	71.0	222.2	272.1	176.7	200.0	10.7	14.9	205.9	446.1	1163.2	7.33	(.64)	19.12	(1.16)	6.96	(.63)	35.87	(2.40)	100.7	4.8	13	Schwyz
Obwalden	96	95.0	69.1	181.1	192.3	131.0	204.4	-	33.5	100.6	491.0	715.6	7.27	(1.22)	14.54	(1.77)	7.01	(1.20)	24.52	(3.85)	71.3	7.3	26	Obwalden
Nidwalden	104	100.0	68.9	177.0	218.5	147.0	195.1	7.3	17.5	81.5	551.9	1011.4	7.20	(1.18)	17.96	(2.11)	7.01	(1.18)	28.80	(4.33)	84.4	8.3	22	Nidwalden
Glarus	234	97.9	72.3	320.6	284.2	185.3	206.1	6.8	24.6	160.1	482.0	1317.5	7.44	(.97)	20.84	(1.77)	7.19	(.96)	39.14	(3.43)	106.4	7.0	7	Glarus
Zug	264	98.5	69.6	175.1	254.1	164.8	187.3	-	18.5	145.4	489.2	1045.7	6.67	(.76)	17.54	(1.36)	6.67	(.75)	31.56	(2.95)	92.0	5.7	19	Zug
Fribourg	955	98.0	69.4	256.4	277.6	185.3	261.8	1.2	31.4	198.0	612.4	1162.1	9.36	(.51)	21.13	(.83)	9.08	(.50)	32.30	(1.54)	102.8	3.3	11	Fribourg
Solothurn	1183	99.1	71.2	274.2	284.2	186.1	209.2	9.2	24.0	136.3	534.0	1239.1	7.78	(.42)	20.44	(.76)	7.38	(.41)	37.19	(1.55)	105.5	3.1	8	Solothurn
Basel-Stadt	1433	99.0	72.6	376.1	303.4	196.3	235.4	4.0	22.5	156.0	616.1	1232.5	8.70	(.44)	21.25	(.74)	8.39	(.44)	40.99	(1.46)	113.9	3.0	1	Basel-Stadt
Basel-Land	918	98.7	70.5	210.0	265.3	171.5	181.2	6.6	24.2	149.0	418.0	1098.5	6.69	(.39)	17.94	(.78)	6.28	(.38)	36.01	(1.73)	98.0	3.2	15	Basel-Land
Schaffhausen	417	100.0	71.9	307.3	298.0	192.5	209.7	11.8	12.8	168.8	522.3	1283.0	7.61	(.72)	20.54	(1.31)	7.35	(.71)	37.61	(2.56)	109.9	5.4	5	Schaffhausen
Ausserrhoden	252	97.7	73.0	269.6	213.6	140.5	163.7	15.0	7.6	163.4	375.2	895.6	5.93	(.79)	15.07	(1.28)	5.65	(.78)	26.88	(2.21)	79.4	5.0	24	Ausserrhoden
Innerrhoden	59	96.7	69.5	225.4	218.2	147.4	235.0	-	18.0	143.7	601.4	838.0	8.21	(1.84)	16.34	(2.65)	8.21	(1.84)	23.80	(4.29)	77.1	10.0	25	Innerrhoden
St. Gallen	1767	98.3	71.2	228.3	244.8	161.2	192.4	6.3	20.5	170.4	436.8	1114.4	6.94	(.31)	18.36	(.55)	6.65	(.30)	30.30	(1.02)	91.2	2.2	20	St. Gallen
Graubünden	809	98.7	71.4	246.1	254.9	165.5	187.8	2.8	19.5	134.1	488.0	1110.4	6.98	(.47)	18.34	(.83)	6.66	(.46)	32.49	(1.59)	94.8	3.3	17	Graubünden
Aargau	2077	98.8	70.7	228.1	277.3	180.6	204.0	4.6	23.3	145.9	511.5	1215.7	7.53	(.30)	20.01	(.56)	7.19	(.29)	35.27	(1.12)	102.7	2.3	12	Aargau
Thurgau	876	99.1	71.2	239.5	240.0	157.8	185.7	5.1	26.3	142.9	409.1	1097.8	6.59	(.42)	17.75	(.76)	6.36	(.42)	31.62	(1.48)	90.3	3.1	21	Thurgau
Ticino	1369	97.5	70.0	272.4	269.3	178.7	224.4	9.5	22.9	155.4	582.4	1174.4	8.39	(.40)	20.37	(.68)	7.98	(.40)	33.09	(1.29)	100.5	2.7	14	Ticino
Vaud	2999	98.5	70.7	294.6	284.0	188.2	248.6	1.6	21.3	193.1	611.5	1288.7	8.97	(.29)	22.06	(.50)	8.75	(.29)	33.87	(.87)	105.2	1.9	9	Vaud
Valais	1035	98.4	68.4	238.6	284.8	190.6	259.0	5.8	20.6	205.2	663.9	1219.0	9.59	(.48)	22.02	(.83)	9.18	(.47)	33.70	(1.59)	107.6	3.3	6	Valais
Neuchâtel	880	97.7	71.0	289.0	277.2	181.9	229.2	-	24.0	173.1	562.6	1217.1	8.26	(.49)	20.60	(.89)	8.03	(.49)	36.08	(1.72)	104.0	3.5	10	Neuchâtel
Geneva	1854	98.1	71.3	280.3	305.3	199.5	240.8	4.2	19.3	161.5	621.1	1347.1	8.84	(.37)	22.47	(.68)	8.59	(.37)	38.93	(1.28)	113.0	2.6	2	Genève
Jura	389	98.0	69.7	304.4	305.3	204.1	285.8	-	23.3	251.0	675.3	1316.9	10.21	(.88)	23.52	(1.46)	9.96	(.88)	34.80	(2.55)	112.4	5.7	4	Jura
Zürich (city)	2377	98.7	72.6	345.4	272.7	177.8	201.3	4.9	22.7	163.5	476.8	1214.5	7.34	(.30)	19.49	(.52)	7.01	(.30)	36.05	(1.00)	102.0	2.1	5	Zürich (Stadt)
Basel (city)	1307	99.0	72.7	384.1	307.8	199.4	245.7	4.6	21.2	170.2	631.6	1239.0	9.01	(.48)	21.60	(.79)	8.73	(.47)	41.24	(1.54)	115.4	3.2	2	Basel (Stadt)
Geneva (city)	1019	98.5	72.2	353.1	311.7	203.0	246.6	5.2	15.8	151.6	648.6	1387.9	8.95	(.53)	22.95	(.93)	8.83	(.53)	39.83	(1.71)	115.9	3.6	1	Genève (ville)
Bern (city)	867	98.4	72.4	328.6	260.6	171.3	196.3	2.8	23.4	169.6	462.2	1194.0	7.17	(.48)	19.23	(.83)	6.82	(.47)	33.11	(1.53)	97.3	3.3	6	Bern (Stadt)
Lausanne	791	98.5	70.4	341.0	303.8	202.8	267.3	-	20.6	189.9	689.3	1505.4	9.69	(.62)	24.85	(1.08)	9.50	(.62)	35.85	(1.77)	112.8	4.0	3	Lausanne
Winterthur	431	99.1	71.9	255.4	238.0	156.6	176.5	6.7	13.8	128.2	439.0	1164.4	6.40	(.60)	18.26	(1.13)	6.19	(.60)	34.32	(2.19)	91.3	4.4	8	Winterthur
St. Gallen (city)	365	98.4	71.4	257.5	245.5	161.6	183.3	12.3	21.6	164.0	392.5	1110.0	6.55	(.66)	17.77	(1.19)	6.23	(.65)	32.56	(2.36)	92.0	4.8	7	St. Gallen (Stadt)
Luzern (city)	427	99.1	72.3	373.1	289.2	192.0	266.6	6.2	24.8	270.6	544.3	1208.7	9.16	(.82)	21.34	(1.32)	8.98	(.81)	37.42	(2.46)	108.3	5.2	4	Luzern (Stadt)
Biel/Bienne	257	98.5	72.1	251.0	218.5	142.8	156.1	6.2	17.0	120.3	388.6	1077.9	5.76	(.69)	16.63	(1.32)	5.50	(.68)	30.32	(2.53)	83.0	5.2	9	Biel/Bienne
German Switzerland	22784	98.6	71.4	249.6	261.4	170.8	196.9	5.4	20.3	159.0	474.2	1153.3	7.20	(.09)	18.93	(.16)	6.89	(.09)	34.16	(.32)	97.6	.6	.	Deutschschweiz
-Northwestern	10073	98.7	71.3	261.0	272.8	178.4	205.9	5.4	21.9	161.6	504.0	1195.3	7.58	(.14)	19.78	(.25)	7.22	(.14)	35.94	(.50)	102.1	1.0	.	-Nordwestschweiz
-Northeastern	8013	98.8	71.4	237.5	255.5	166.0	188.9	4.0	19.5	153.8	446.7	1128.9	6.83	(.14)	18.27	(.26)	6.59	(.14)	33.72	(.53)	95.3	1.1	.	-Nordostschweiz
-Alps/Prealps	4698	98.0	71.5	248.1	249.3	164.1	192.0	7.5	18.6	163.8	459.9	1112.1	7.06	(.20)	18.37	(.34)	6.71	(.19)	31.63	(.63)	92.9	1.4	.	-Alpen/Voralpen
French Switzerland	7938	98.3	70.5	283.1	288.6	190.6	247.9	2.4	22.4	183.8	620.5	1270.1	9.00	(.18)	21.90	(.31)	8.75	(.17)	35.28	(.57)	107.4	1.2	.	Romandie
Italian Switzerland	1453	97.5	70.1	275.3	269.7	178.9	226.0	9.1	22.4	161.4	582.0	1172.3	8.41	(.39)	20.38	(.66)	8.02	(.39)	33.14	(1.25)	100.6	2.6	.	Svizzera italiana
>100000 inhabitants	6361	98.7	72.3	350.9	286.7	187.3	223.6	3.8	21.1	166.8	556.3	1273.9	8.14	(.20)	20.96	(.34)	7.87	(.20)	37.11	(.63)	107.2	1.3	1	>100000 Einwohner
20000-99999 inh.	4352	98.7	71.2	263.3	263.7	173.1	207.7	5.6	19.7	163.1	509.1	1175.4	7.58	(.21)	19.60	(.38)	7.29	(.21)	34.47	(.74)	98.9	1.5	5	20000-99999 Einwohner
10000-19999 inh.	3922	98.4	70.4	233.5	271.6	177.9	211.5	5.8	17.2	163.0	526.9	1184.7	7.76	(.22)	19.84	(.40)	7.47	(.22)	34.59	(.80)	100.7	1.6	2	10000-19999 Einwohner
5000-9999 inh.	3982	98.8	70.7	230.7	267.7	174.4	207.4	3.0	21.7	167.3	489.7	1156.0	7.47	(.21)	19.23	(.39)	7.23	(.21)	34.25	(.78)	99.4	1.6	4	5000-9999 Einwohner
2800-4999 inh.	3934	98.1	71.3	237.5	267.5	174.4	201.2	4.1	23.5	153.1	495.8	1169.2	7.41	(.22)	19.37	(.40)	7.06	(.21)	35.44	(.80)	100.2	1.6	3	2800-4999 Einwohner
1200-2799 inh.	4750	98.2	70.8	234.2	257.6	169.9	205.3	6.2	20.1	169.2	497.0	1135.6	7.54	(.20)	19.11	(.35)	7.20	(.19)	32.52	(.66)	96.2	1.4	6	1200-2799 Einwohner
<1200 inhabitants	4874	98.3	70.7	255.9	258.3	170.7	210.6	5.3	22.8	170.5	506.4	1142.8	7.68	(.20)	19.29	(.35)	7.35	(.20)	31.88	(.64)	96.1	1.4	7	<1200 Einwohner
Switzerland	32175	98.5	71.1	258.2	268.0	175.7	210.0	4.9	20.9	164.9	513.1	1180.3	7.67	(.08)	19.68	(.14)	7.37	(.08)	34.37	(.27)	100.0	.	.	Schweiz / Suisse

Females	N	% ON NEOP	MED AGE	CRUDE RATE	STANDARDIZED RATES			AGE-SPECIFIC RATES					CUMULATIVE RATES (STANDARD ERRORS)								SMR	S.E.	RANK	Frauen
					EUROP.	WORLD	TRUNC	0-14	15-44	45-54	55-64	65-74	0-64		0-74		35-64		65-84					
Zürich	4688	97.5	73.3	203.2	155.4	104.1	145.5	4.3	20.2	139.6	299.8	621.7	5.14	(.14)	11.36	(.22)	4.91	(.14)	17.74	(.35)	102.3	1.5	10	Zürich
Bern	3658	96.4	73.3	195.9	144.6	96.9	136.5	4.7	18.7	128.2	292.3	543.5	4.92	(.15)	10.39	(.23)	4.66	(.15)	16.40	(.37)	95.3	1.6	20	Bern
Luzern	1067	97.0	73.3	178.5	148.1	98.4	130.7	2.4	18.4	117.6	288.4	604.7	4.75	(.28)	10.84	(.44)	4.50	(.28)	16.98	(.69)	98.3	3.0	15	Luzern
Uri	92	96.8	71.9	138.6	125.1	84.5	129.0	-	33.3	128.1	190.3	393.4	4.29	(.78)	8.26	(1.15)	4.09	(.76)	13.87	(2.00)	81.5	8.5	25	Uri
Schwyz	333	96.8	72.6	173.6	152.4	102.7	135.7	4.6	10.8	155.2	281.0	660.6	4.87	(.52)	11.54	(.83)	4.62	(.51)	17.91	(1.31)	100.8	5.5	11	Schwyz
Obwalden	83	97.6	71.9	164.6	143.3	98.1	164.1	-	29.3	171.1	261.0	541.6	5.53	(1.05)	10.95	(1.51)	5.39	(1.04)	14.31	(2.16)	91.8	10.1	23	Obwalden
Nidwalden	102	97.1	71.7	183.1	181.1	120.1	177.0	7.5	28.2	175.9	280.0	659.1	5.80	(1.04)	12.58	(1.65)	5.70	(1.03)	21.77	(2.98)	119.9	11.9	1	Nidwalden
Glarus	180	96.3	74.0	243.6	165.9	109.8	144.1	6.9	17.3	168.8	282.1	699.7	5.20	(.79)	12.25	(1.23)	4.87	(.77)	18.67	(1.82)	109.6	8.2	4	Glarus
Zug	264	97.1	71.6	172.6	174.0	116.8	146.7	3.1	17.8	121.1	351.8	781.5	5.38	(.63)	13.21	(1.05)	5.08	(.62)	18.42	(1.55)	112.2	6.9	3	Zug
Fribourg	635	96.7	72.7	172.3	154.0	101.9	149.4	3.8	14.7	165.3	296.5	531.6	5.21	(.37)	10.59	(.56)	5.03	(.37)	17.37	(.95)	100.8	4.0	12	Fribourg
Solothurn	921	97.0	72.9	208.9	165.7	111.1	157.1	5.9	23.2	151.6	334.7	582.7	5.77	(.34)	11.61	(.51)	5.38	(.33)	18.29	(.84)	108.5	3.6	5	Solothurn
Basel-Stadt	1322	97.6	74.9	304.1	173.2	116.7	167.0	8.5	26.5	164.6	331.5	608.5	5.97	(.34)	12.05	(.47)	5.63	(.32)	18.45	(.68)	112.4	3.1	2	Basel-Stadt
Basel-Land	698	97.5	71.3	157.9	154.7	102.8	143.8	1.2	15.1	145.0	308.7	584.4	5.09	(.34)	10.97	(.55)	4.91	(.33)	16.38	(.91)	100.3	3.8	13	Basel-Land
Schaffhausen	304	98.4	73.0	214.2	148.3	98.5	133.3	-	17.2	122.4	281.9	637.4	4.59	(.53)	11.01	(.85)	4.50	(.53)	18.47	(1.39)	99.4	5.7	14	Schaffhausen
Ausserrhoden	228	97.0	73.4	235.1	149.5	102.5	146.2	-	32.4	127.6	296.5	614.3	5.27	(.70)	11.42	(1.03)	4.88	(.68)	15.63	(1.34)	93.3	6.2	22	Ausserrhoden
Innerrhoden	44	97.8	70.1	174.6	137.0	97.2	179.8	-	43.3	109.0	444.3	443.1	7.10	(1.67)	11.46	(2.09)	6.32	(1.58)	11.22	(2.37)	77.0	11.6	26	Innerrhoden
St. Gallen	1467	96.6	73.4	184.8	145.8	97.8	137.6	4.2	19.3	140.0	271.6	544.3	4.86	(.24)	10.32	(.37)	4.61	(.24)	16.93	(.60)	96.2	2.5	18	St. Gallen
Graubünden	628	97.7	72.4	190.4	153.9	102.4	135.4	7.5	16.0	115.2	303.3	624.3	4.86	(.38)	11.14	(.59)	4.64	(.37)	18.37	(.98)	102.4	4.1	9	Graubünden
Aargau	1593	97.1	72.2	176.4	158.3	106.4	152.2	3.3	20.7	144.5	315.0	625.5	5.44	(.25)	11.76	(.39)	5.18	(.24)	17.34	(.60)	103.3	2.6	8	Aargau
Thurgau	674	96.6	73.3	182.4	140.7	94.3	137.7	2.6	15.2	122.5	315.7	523.9	4.96	(.36)	10.26	(.53)	4.74	(.35)	14.64	(.78)	91.2	3.5	24	Thurgau
Ticino	1133	97.8	71.7	202.0	149.2	101.5	152.3	5.0	23.4	166.4	283.7	577.7	5.35	(.29)	11.19	(.43)	5.09	(.28)	16.59	(.68)	96.6	2.9	17	Ticino
Vaud	2201	97.7	73.2	200.6	148.6	100.6	155.3	6.0	17.4	153.6	322.1	518.7	5.48	(.21)	10.69	(.31)	5.26	(.21)	15.64	(.46)	95.5	2.0	19	Vaud
Valais	677	96.9	70.3	153.5	149.2	101.0	154.1	3.1	24.6	137.8	313.6	499.5	5.48	(.35)	10.52	(.52)	5.19	(.34)	15.91	(.89)	96.9	3.7	16	Valais
Neuchâtel	746	96.4	73.0	226.8	160.6	107.7	157.7	-	21.1	147.2	357.7	635.1	5.72	(.39)	12.08	(.59)	5.43	(.38)	17.79	(.88)	104.1	3.8	7	Neuchâtel
Geneva	1541	97.2	73.5	209.7	159.8	106.9	160.3	.9	19.3	158.1	334.4	582.0	5.61	(.27)	11.43	(.41)	5.43	(.27)	17.82	(.63)	104.7	2.7	6	Genève
Jura	239	95.2	75.6	180.9	139.1	89.5	138.3	-	5.6	113.8	348.1	405.1	4.86	(.60)	8.97	(.84)	4.86	(.60)	17.10	(1.51)	94.2	6.1	21	Jura
Zürich (city)	2249	97.2	73.9	284.7	162.6	109.2	159.1	1.3	21.8	150.9	329.0	639.9	5.56	(.24)	11.93	(.34)	5.34	(.23)	18.01	(.50)	106.2	2.2	3	Zürich (Stadt)
Basel (city)	1190	97.7	75.1	306.5	172.9	116.6	167.1	9.8	24.4	171.1	333.3	597.5	6.00	(.36)	11.97	(.49)	5.64	(.34)	18.52	(.71)	112.2	3.3	1	Basel (Stadt)
Geneva (city)	873	97.4	73.7	258.7	162.0	109.4	165.3	2.7	21.9	155.4	344.6	579.7	5.82	(.38)	11.61	(.55)	5.59	(.37)	17.73	(.81)	104.9	3.6	4	Genève (ville)
Bern (city)	825	97.1	74.3	260.1	152.5	101.8	148.2	5.7	17.5	139.4	319.9	553.9	5.28	(.37)	10.82	(.52)	5.05	(.36)	16.22	(.75)	99.1	3.4	7	Bern (Stadt)
Lausanne	694	98.2	73.2	250.2	163.6	112.7	177.0	8.7	19.2	158.3	393.8	576.7	6.45	(.46)	12.24	(.63)	6.10	(.44)	16.53	(.85)	102.8	3.9	5	Lausanne
Winterthur	384	98.0	73.2	215.4	155.5	105.9	155.9	6.9	28.8	120.9	334.7	611.4	5.63	(.53)	11.87	(.80)	5.26	(.52)	16.54	(1.15)	100.5	5.1	6	Winterthur
St. Gallen (city)	407	97.4	75.0	251.8	163.3	109.7	164.4	4.3	21.5	181.4	300.3	577.2	5.73	(.56)	11.52	(.81)	5.48	(.55)	19.10	(1.26)	107.1	5.3	2	St. Gallen (Stadt)
Luzern (city)	348	95.9	73.5	250.9	149.8	100.4	141.8	6.3	19.5	141.5	313.2	560.0	5.27	(.56)	10.86	(.79)	4.87	(.54)	15.31	(1.10)	96.2	5.2	8	Luzern (Stadt)
Biel/Bienne	235	96.3	71.7	208.4	145.0	99.6	138.5	6.4	34.4	123.1	259.9	578.4	4.99	(.59)	10.78	(.92)	4.59	(.57)	14.15	(1.29)	91.1	5.9	9	Biel/Bienne
German Switzerland	18408	97.1	73.2	195.4	153.1	102.6	144.4	4.1	19.6	138.4	301.6	590.5	5.15	(.07)	11.09	(.11)	4.90	(.07)	17.19	(.17)	100.6	.7	.	Deutschschweiz
-Northwestern	7911	97.0	73.1	197.1	154.4	103.3	145.7	4.3	19.7	139.9	307.3	583.1	5.23	(.11)	11.10	(.17)	4.96	(.11)	17.01	(.26)	101.1	1.1	.	-Nordwestschweiz
-Northeastern	6950	97.4	73.2	196.9	153.0	102.5	143.5	3.4	19.4	135.9	300.4	604.9	5.09	(.12)	11.15	(.18)	4.86	(.11)	17.41	(.28)	100.7	1.2	.	-Nordostschweiz
-Alps/Prealps	3547	96.5	73.1	188.8	150.7	101.3	143.4	4.9	20.1	140.1	291.5	579.4	5.10	(.16)	10.95	(.25)	4.84	(.16)	17.16	(.39)	99.2	1.7	.	-Alpen/Voralpen
French Switzerland	5916	97.2	73.2	197.5	152.0	102.0	153.1	3.1	18.3	148.9	323.3	543.1	5.41	(.13)	10.87	(.19)	5.20	(.13)	16.65	(.30)	99.0	1.3	.	Romandie
Italian Switzerland	1194	97.7	72.0	203.2	148.5	100.8	150.2	4.8	23.4	163.0	280.7	573.3	5.26	(.28)	11.05	(.41)	5.01	(.27)	16.75	(.67)	96.5	2.8	.	Svizzera italiana
>100000 inhabitants	5831	97.4	74.1	276.3	163.1	110.0	162.0	4.9	21.3	154.7	338.7	602.7	5.75	(.15)	11.77	(.21)	5.48	(.15)	17.63	(.31)	105.7	1.4	1	>100000 Einwohner
20000-99999 inh.	3795	97.4	73.1	208.9	154.4	104.0	149.7	3.8	23.4	145.6	306.1	585.3	5.36	(.16)	11.24	(.24)	5.05	(.16)	16.67	(.37)	100.4	1.6	3	20000-99999 Einwohner
10000-19999 inh.	3167	97.5	72.7	178.1	149.7	100.6	141.4	3.8	17.8	138.1	293.0	587.4	5.02	(.17)	10.92	(.26)	4.80	(.16)	16.76	(.41)	97.9	1.7	5	10000-19999 Einwohner
5000-9999 inh.	3215	96.8	72.8	179.2	152.8	101.9	141.3	3.4	19.5	135.4	291.6	603.4	5.02	(.17)	11.09	(.26)	4.79	(.16)	17.51	(.42)	100.7	1.8	2	5000-9999 Einwohner
2800-4999 inh.	2898	97.0	73.4	173.1	149.1	99.1	136.8	2.9	17.1	136.1	286.2	559.5	4.86	(.17)	10.49	(.27)	4.64	(.17)	17.43	(.44)	98.8	1.8	4	2800-4999 Einwohner
1200-2799 inh.	3319	96.7	72.5	166.4	145.5	98.0	141.7	5.5	18.0	128.8	306.8	553.5	5.08	(.16)	10.70	(.25)	4.84	(.16)	16.46	(.39)	95.6	1.7	7	1200-2799 Einwohner
<1200 inhabitants	3293	96.7	72.4	179.3	148.9	99.7	148.0	3.2	19.1	151.9	299.1	545.6	5.22	(.16)	10.73	(.25)	5.01	(.16)	16.56	(.40)	97.2	1.7	6	<1200 Einwohner
Switzerland	25518	97.1	73.1	196.2	152.7	102.4	146.7	3.9	19.5	142.0	305.7	578.9	5.22	(.06)	11.04	(.09)	4.98	(.06)	17.04	(.15)	100.0	.	.	Schweiz / Suisse

Mouth and pharynx
Cavo orale e faringe

1979 – 82

Mund und Pharynx
Cavité buccale et pharynx

Males	N	% ON NEOP	MED AGE	CRUDE RATE	STANDARDIZED RATES EUROP.	WORLD	TRUNC	AGE-SPECIFIC RATES 0-14	15-44	45-54	55-64	65-74	CUMULATIVE RATES (STANDARD ERRORS) 0-64		0-74		35-64		65-84		SMR	S.E.	RANK	Männer
Zürich	158	3.0	67.1	7.2	7.8	5.3	9.1	-	.5	12.3	15.6	28.2	.30	(.04)	.59	(.06)	.30	(.04)	.82	(.10)	80.4	6.4	22	Zürich
Bern	124	2.6	67.3	7.0	6.9	4.8	8.2	.3	1.0	8.3	17.0	22.8	.29	(.04)	.52	(.06)	.27	(.04)	.63	(.09)	71.2	6.4	25	Bern
Luzern	75	4.6	63.7	12.8	15.2	10.6	21.7	-	1.1	22.6	46.0	45.0	.74	(.12)	1.19	(.16)	.74	(.12)	.95	(.21)	148.6	17.2	6	Luzern
Uri	6	4.1	70.0	8.7	9.2	6.5	-	-	3.3	-	-	77.0	.07	(.07)	.86	(.41)	-	(-)	.79	(.40)	98.8	40.3	15	Uri
Schwyz	30	6.7	69.2	15.2	20.2	13.2	19.5	-	1.1	23.4	36.7	71.7	.67	(.20)	1.39	(.31)	.67	(.20)	1.88	(.55)	193.3	35.3	2	Schwyz
Obwalden	5	5.0	67.7	9.4	9.9	6.4	10.6	-	-	-	42.7	44.7	.41	(.29)	.86	(.43)	.41	(.29)	1.36	(.97)	109.0	48.8	13	Obwalden
Nidwalden	2	1.9	63.4	3.4	4.3	2.8	5.1	-	-	-	20.4	25.9	.20	(.20)	.52	(.38)	.20	(.20)	.32	(.32)	44.7	31.6	26	Nidwalden
Glarus	11	4.6	72.0	15.1	14.4	9.7	15.5	-	-	24.6	26.1	64.3	.51	(.25)	1.18	(.42)	.51	(.25)	1.37	(.61)	148.1	44.7	7	Glarus
Zug	9	3.4	59.0	6.0	9.4	6.4	13.0	-	-	18.2	26.2	24.0	.43	(.18)	.68	(.25)	.43	(.18)	.24	(.17)	84.3	28.1	19	Zug
Fribourg	39	4.0	56.4	10.5	12.9	9.0	21.2	-	5.1	18.0	28.9	18.4	.66	(.13)	.84	(.15)	.66	(.13)	.48	(.18)	120.5	19.3	8	Fribourg
Solothurn	44	3.7	65.8	10.2	10.7	7.2	13.3	-	1.0	17.0	23.4	34.3	.44	(.10)	.80	(.15)	.44	(.10)	1.13	(.28)	110.5	16.7	10	Solothurn
Basel-Stadt	35	2.4	69.2	9.2	7.5	4.9	9.3	-	-	3.9	32.1	24.5	.35	(.09)	.60	(.12)	.35	(.09)	.67	(.17)	81.1	13.7	21	Basel-Stadt
Basel-Land	29	3.1	62.9	6.6	7.8	5.3	10.0	-	.5	5.2	29.9	27.4	.36	(.09)	.63	(.14)	.36	(.09)	.93	(.30)	81.4	15.1	20	Basel-Land
Schaffhausen	14	3.4	65.0	10.3	10.1	7.1	14.1	-	-	24.1	20.9	36.7	.46	(.17)	.83	(.25)	.46	(.17)	.97	(.40)	105.2	28.1	14	Schaffhausen
Ausserrhoden	9	3.5	61.5	9.6	9.4	6.9	16.6	-	-	30.6	21.4	22.1	.52	(.23)	.74	(.28)	.52	(.23)	.67	(.36)	88.0	29.3	18	Ausserrhoden
Innerrhoden	6	9.8	64.5	22.9	24.5	18.5	36.4	-	9.0	-	85.9	139.7	1.23	(.71)	2.60	(1.06)	1.23	(.71)	1.37	(.79)	238.9	97.5	1	Innerrhoden
St. Gallen	65	3.6	64.9	8.4	9.7	6.5	12.6	-	1.1	9.8	30.4	28.1	.44	(.08)	.73	(.11)	.44	(.08)	.70	(.15)	96.8	12.0	16	St. Gallen
Graubünden	34	4.1	67.5	10.3	11.1	7.4	12.3	-	.7	8.4	32.8	40.8	.44	(.12)	.85	(.17)	.44	(.12)	1.11	(.29)	115.2	19.8	9	Graubünden
Aargau	54	2.6	64.8	5.9	7.5	5.0	8.9	-	1.1	10.2	15.1	21.2	.29	(.06)	.52	(.09)	.29	(.06)	.49	(.12)	73.1	10.0	24	Aargau
Thurgau	27	3.1	62.9	7.4	7.8	5.5	11.8	-	.6	17.2	20.0	24.6	.39	(.10)	.63	(.14)	.39	(.10)	.64	(.21)	80.3	15.5	23	Thurgau
Ticino	53	3.8	66.4	10.5	10.9	7.6	12.3	-	1.3	6.2	36.9	36.3	.48	(.10)	.84	(.14)	.45	(.09)	.92	(.21)	109.7	15.1	11	Ticino
Vaud	109	3.6	63.3	10.7	10.8	7.7	15.8	-	.4	19.8	31.0	41.7	.53	(.07)	.95	(.10)	.53	(.07)	.78	(.12)	109.7	10.5	12	Vaud
Valais	53	5.0	61.2	12.2	14.5	10.1	22.7	-	.5	22.1	55.7	36.5	.80	(.14)	1.15	(.18)	.80	(.14)	1.13	(.30)	150.9	20.7	5	Valais
Neuchâtel	29	3.2	58.7	9.5	9.5	6.7	14.0	-	2.2	10.3	30.1	39.3	.46	(.11)	.87	(.18)	.46	(.11)	.54	(.17)	96.6	17.9	17	Neuchâtel
Geneva	95	5.0	60.6	14.4	15.5	10.8	20.8	-	1.6	22.8	44.7	61.4	.70	(.10)	1.31	(.15)	.70	(.10)	1.16	(.20)	158.4	16.3	4	Genève
Jura	21	5.3	62.3	16.4	18.1	13.5	33.9	-	-	48.8	62.8	51.0	1.14	(.30)	1.63	(.37)	1.14	(.30)	.80	(.38)	175.1	38.2	3	Jura
Zürich (city)	77	3.2	64.9	11.2	9.7	6.9	14.4	-	.6	21.0	23.1	28.2	.47	(.08)	.75	(.10)	.47	(.08)	.90	(.17)	97.8	11.1	4	Zürich (Stadt)
Basel (city)	34	2.6	67.6	10.0	8.2	5.4	10.5	-	-	4.4	36.1	27.4	.39	(.10)	.68	(.14)	.39	(.10)	.65	(.16)	87.9	15.1	7	Basel (Stadt)
Geneva (city)	51	4.9	60.4	17.7	16.2	11.4	24.6	-	1.4	31.8	46.5	51.1	.82	(.15)	1.33	(.21)	.82	(.15)	1.18	(.29)	164.9	23.1	1	Genève (ville)
Bern (city)	22	2.5	64.3	8.3	7.4	5.4	10.4	-	2.4	12.6	12.8	23.1	.34	(.10)	.57	(.14)	.32	(.10)	.63	(.23)	73.3	15.6	8	Bern (Stadt)
Lausanne	24	3.0	61.8	10.3	10.2	7.4	16.6	-	.9	17.0	36.9	40.8	.58	(.15)	.98	(.21)	.58	(.15)	.48	(.16)	99.7	20.3	3	Lausanne
Winterthur	12	2.8	70.5	7.1	6.6	4.5	6.5	-	-	4.7	17.6	38.1	.23	(.11)	.62	(.21)	.23	(.11)	.96	(.38)	72.9	21.0	9	Winterthur
St. Gallen (city)	13	3.5	59.4	9.2	10.0	7.0	16.3	-	1.4	25.2	21.4	26.0	.54	(.19)	.79	(.24)	.54	(.19)	.55	(.26)	95.6	26.5	5	St. Gallen (Stadt)
Luzern (city)	17	3.9	58.9	14.9	13.7	10.5	27.9	-	5.7	27.1	38.3	26.1	.86	(.25)	1.12	(.29)	.86	(.25)	.78	(.40)	128.4	31.1	2	Luzern (Stadt)
Biel/Bienne	10	3.8	72.0	9.8	8.3	5.4	2.0	-	2.1	-	8.6	58.0	.15	(.10)	.74	(.28)	.08	(.08)	1.24	(.53)	91.9	29.1	6	Biel/Bienne
German Switzerland	744	3.2	65.8	8.2	8.9	6.1	11.1	.1	.8	12.1	22.9	29.7	.38	(.02)	.68	(.03)	.38	(.02)	.77	(.05)	90.4	3.3	.	Deutschschweiz
-Northwestern	309	3.0	64.7	8.0	8.6	5.9	11.1	.1	1.1	11.1	22.8	27.0	.38	(.03)	.66	(.04)	.37	(.03)	.75	(.07)	88.1	5.0	.	-Nordwestschweiz
-Northeastern	252	3.1	66.3	7.5	8.2	5.6	10.2	-	.5	13.2	18.5	28.6	.34	(.03)	.63	(.05)	.34	(.03)	.78	(.08)	84.2	5.3	.	-Nordostschweiz
-Alps/Prealps	183	3.8	66.5	9.7	10.5	7.2	13.0	-	.8	11.9	30.8	37.0	.46	(.05)	.83	(.07)	.45	(.05)	.80	(.10)	106.1	7.8	.	-Alpen/Voralpen
French Switzerland	334	4.1	62.0	11.9	12.5	8.8	18.5	-	1.3	20.2	38.0	42.8	.63	(.04)	1.05	(.06)	.63	(.04)	.84	(.08)	127.3	7.0	.	Romandie
Italian Switzerland	58	3.9	66.6	11.0	11.2	7.7	12.2	-	1.3	5.9	36.7	36.6	.47	(.09)	.84	(.13)	.44	(.09)	1.08	(.24)	113.5	14.9	.	Svizzera italiana
>100000 inhabitants	208	3.2	63.3	11.5	10.1	7.2	15.0	-	.9	18.0	29.3	31.9	.51	(.05)	.83	(.06)	.50	(.05)	.80	(.09)	102.8	7.1	2	>100000 Einwohner
20000-99999 inh.	152	3.4	64.5	9.2	9.5	6.6	12.3	-	1.3	11.2	26.5	34.4	.42	(.05)	.77	(.07)	.41	(.05)	.80	(.11)	97.5	7.9	5	20000-99999 Einwohner
10000-19999 inh.	144	3.6	63.2	8.6	9.9	6.9	12.8	.3	.4	14.1	28.6	38.9	.44	(.05)	.84	(.08)	.44	(.05)	.78	(.11)	100.8	8.4	4	10000-19999 Einwohner
5000-9999 inh.	134	3.3	61.7	7.8	9.3	6.4	12.2	-	1.6	14.2	21.4	28.3	.41	(.05)	.69	(.07)	.40	(.05)	.62	(.10)	92.7	8.0	6	5000-9999 Einwohner
2800-4999 inh.	128	3.2	66.3	7.7	9.0	6.0	10.6	-	.8	10.9	21.8	29.6	.36	(.05)	.66	(.07)	.36	(.05)	.85	(.12)	91.4	8.1	7	2800-4999 Einwohner
1200-2799 inh.	176	3.6	66.3	8.7	9.9	6.6	12.0	-	.6	12.3	27.4	27.1	.43	(.05)	.70	(.06)	.42	(.05)	.95	(.12)	101.1	7.6	3	1200-2799 Einwohner
<1200 inhabitants	194	3.9	64.3	10.2	10.8	7.5	14.7	-	1.2	14.5	31.9	40.4	.51	(.05)	.92	(.07)	.50	(.05)	.78	(.09)	110.2	7.9	1	<1200 Einwohner
Switzerland	1136	3.5	64.4	9.1	9.8	6.8	12.9	.0	1.0	13.7	27.0	33.0	.44	(.02)	.77	(.03)	.44	(.02)	.80	(.04)	100.0	.	.	Schweiz / Suisse

Mouth and pharynx
Cavo orale e faringe

Mund und Pharynx
Cavité buccale et pharynx

Females	N	% ON NEOP	MED AGE	CRUDE RATE	STANDARDIZED RATES EUROP.	WORLD	TRUNC	AGE-SPECIFIC RATES 0-14	15-44	45-54	55-64	65-74	CUMULATIVE RATES (STANDARD ERRORS) 0-64		0-74		35-64		65-84		SMR	S.E.	RANK	Frauen
Zürich	45	.9	68.7	2.0	1.7	1.1	2.3	-	.2	2.1	5.2	3.3	.08	(.02)	.11	(.02)	.08	(.02)	.12	(.03)	95.1	14.2	14	Zürich
Bern	43	1.1	78.2	2.3	1.6	1.1	1.1	.3	.1	2.8	-	6.1	.04	(.01)	.10	(.02)	.03	(.01)	.20	(.04)	109.2	16.7	11	Bern
Luzern	10	.9	67.2	1.7	1.5	1.1	2.0	-	.4	-	5.3	9.3	.07	(.03)	.16	(.05)	.07	(.03)	.13	(.06)	90.1	28.5	16	Luzern
Uri	2	2.1	68.1	3.0	2.4	1.5	3.5	-	-	-	14.6	-	.13	(.13)	.13	(.13)	.13	(.13)	.40	(.40)	173.0	122.3	2	Uri
Schwyz	6	1.7	79.7	3.1	2.6	1.6	3.3	-	-	4.8	6.0	-	.11	(.08)	.11	(.08)	.11	(.08)	.44	(.23)	177.1	72.3	1	Schwyz
Obwalden	-	-	.	-	-	-	-	-	-	-	-	-	-	(-)	-	(-)	-	(-)	-	(-)	-	.	24	Obwalden
Nidwalden	-	-	.	-	-	-	-	-	-	-	-	-	-	(-)	-	(-)	-	(-)	-	(-)	-	.	24	Nidwalden
Glarus	2	1.1	62.8	2.7	2.2	1.7	4.8	-	3.5	-	-	-	.12	(.12)	.12	(.12)	.12	(.12)	.25	(.25)	119.9	84.8	10	Glarus
Zug	1	.4	66.5	.7	.7	.5	-	-	-	-	-	9.2	-	(-)	.09	(.09)	-	(-)	.09	(.09)	40.9	40.9	23	Zug
Fribourg	8	1.2	76.6	2.2	2.0	1.2	1.0	-	-	2.6	-	6.4	.03	(.03)	.09	(.05)	.03	(.03)	.20	(.09)	124.1	43.9	8	Fribourg
Solothurn	13	1.4	76.5	2.9	2.2	1.4	1.7	-	-	1.8	4.3	5.0	.06	(.03)	.11	(.05)	.06	(.03)	.28	(.11)	148.5	41.2	5	Solothurn
Basel-Stadt	8	.6	71.8	1.8	1.1	.7	1.5	-	-	1.7	3.7	3.6	.05	(.03)	.09	(.04)	.05	(.03)	.11	(.05)	66.7	23.6	20	Basel-Stadt
Basel-Land	10	1.4	64.6	2.3	2.3	1.6	3.0	-	.5	5.2	2.4	9.8	.09	(.04)	.19	(.07)	.09	(.04)	.15	(.08)	135.9	43.0	6	Basel-Land
Schaffhausen	3	1.0	57.2	2.1	1.8	1.3	3.8	-	-	5.8	6.3	-	.12	(.08)	.12	(.08)	.12	(.08)	.15	(.15)	95.5	55.2	13	Schaffhausen
Ausserrhoden	2	.9	81.3	2.1	.9	.4	-	-	-	-	-	-	-	(-)	-	(-)	-	(-)	.11	(.11)	80.2	56.7	19	Ausserrhoden
Innerrhoden	-	-	.	-	-	-	-	-	-	-	-	-	-	(-)	-	(-)	-	(-)	-	(-)	-	.	24	Innerrhoden
St. Gallen	16	1.1	69.9	2.0	1.7	1.2	2.1	-	.3	2.4	5.1	2.7	.09	(.03)	.11	(.04)	.08	(.03)	.14	(.06)	102.2	25.5	12	St. Gallen
Graubünden	10	1.6	73.1	3.0	2.3	1.6	1.6	-	.7	-	6.1	10.0	.08	(.05)	.18	(.08)	.06	(.04)	.32	(.13)	159.3	50.4	3	Graubünden
Aargau	9	.5	73.9	1.0	.9	.6	.6	-	.5	-	1.2	2.8	.02	(.01)	.05	(.02)	.02	(.01)	.09	(.05)	56.3	18.8	22	Aargau
Thurgau	7	1.0	75.8	1.9	1.6	1.0	2.2	-	-	2.4	5.3	-	.07	(.04)	.07	(.04)	.07	(.04)	.08	(.05)	92.2	34.8	15	Thurgau
Ticino	8	.7	74.9	1.4	1.0	.7	1.0	-	.4	1.4	-	3.4	.03	(.02)	.06	(.03)	.03	(.02)	.16	(.07)	66.6	23.5	21	Ticino
Vaud	21	.9	77.1	1.9	1.4	.9	1.3	-	-	.8	4.3	2.8	.05	(.02)	.08	(.03)	.05	(.02)	.11	(.04)	88.3	19.3	17	Vaud
Valais	6	.9	60.5	1.4	1.3	.9	1.8	-	.5	-	7.1	3.0	.08	(.04)	.12	(.05)	.07	(.04)	.10	(.08)	82.6	33.7	18	Valais
Neuchâtel	10	1.3	58.5	3.0	2.6	1.7	4.8	-	.7	-	16.4	3.2	.17	(.07)	.21	(.07)	.17	(.07)	.15	(.09)	134.5	42.5	7	Neuchâtel
Geneva	19	1.2	67.2	2.6	2.2	1.6	2.8	-	.6	2.1	5.5	9.6	.09	(.03)	.19	(.05)	.09	(.03)	.14	(.05)	123.5	28.3	9	Genève
Jura	4	1.6	81.3	3.0	2.4	1.4	2.1	-	-	-	7.6	-	.08	(.08)	.08	(.08)	.08	(.08)	.10	(.10)	153.4	76.7	4	Jura
Zürich (city)	28	1.2	66.1	3.5	2.5	1.8	4.3	-	.6	3.8	8.1	3.8	.14	(.04)	.18	(.04)	.14	(.04)	.14	(.04)	130.4	24.6	2	Zürich (Stadt)
Basel (city)	8	.7	71.8	2.1	1.2	.8	1.7	-	-	1.9	4.2	3.9	.06	(.03)	.10	(.04)	.06	(.03)	.13	(.06)	74.1	26.2	8	Basel (Stadt)
Geneva (city)	16	1.8	66.9	4.7	3.6	2.5	4.9	-	.7	4.4	9.9	13.5	.16	(.06)	.30	(.09)	.16	(.06)	.22	(.08)	186.1	46.5	1	Genève (ville)
Bern (city)	11	1.3	73.1	3.5	1.8	1.2	.8	-	-	2.6	-	12.6	.02	(.02)	.15	(.06)	.02	(.02)	.28	(.10)	129.9	39.2	3	Bern (Stadt)
Lausanne	8	1.1	74.1	2.9	2.0	1.3	2.6	-	-	2.9	6.4	3.2	.09	(.05)	.12	(.06)	.09	(.05)	.11	(.06)	115.5	40.8	4	Lausanne
Winterthur	2	.5	77.6	1.1	.6	.3	-	-	-	-	-	5.6	-	(-)	.06	(.06)	-	(-)	.17	(.13)	50.9	36.0	9	Winterthur
St. Gallen (city)	4	1.0	70.3	2.5	1.8	1.2	2.9	-	-	-	11.1	-	.11	(.08)	.11	(.08)	.11	(.08)	.07	(.07)	102.1	51.0	5	St. Gallen (Stadt)
Luzern (city)	3	.8	64.8	2.2	1.8	1.5	4.0	-	1.8	-	5.9	5.6	.12	(.09)	.18	(.10)	.12	(.09)	.05	(.05)	82.1	47.4	6	Luzern (Stadt)
Biel/Bienne	2	.8	55.1	1.8	1.6	1.3	2.6	-	2.1	-	-	8.5	.07	(.07)	.15	(.11)	.07	(.07)	.09	(.09)	75.1	53.1	7	Biel/Bienne
German Switzerland	186	1.0	73.4	2.0	1.6	1.1	1.8	.1	.2	1.9	3.6	4.3	.06	(.01)	.11	(.01)	.06	(.01)	.15	(.02)	98.7	7.2	.	Deutschschweiz
-Northwestern	77	.9	72.9	1.9	1.5	1.0	1.4	.1	.3	1.9	1.9	6.3	.05	(.01)	.11	(.02)	.04	(.01)	.16	(.02)	95.5	10.9	.	-Nordwestschweiz
-Northeastern	67	.9	69.1	1.9	1.6	1.1	2.2	-	.1	2.1	5.1	2.8	.08	(.01)	.10	(.02)	.08	(.01)	.12	(.02)	94.0	11.5	.	-Nordostschweiz
-Alps/Prealps	42	1.1	76.9	2.2	1.7	1.1	1.8	-	.4	1.5	4.3	2.9	.07	(.02)	.10	(.02)	.06	(.02)	.21	(.05)	114.9	17.7	.	-Alpen/Voralpen
French Switzerland	67	1.1	70.6	2.2	1.8	1.2	2.1	-	.3	1.4	5.5	5.2	.08	(.01)	.13	(.02)	.07	(.01)	.13	(.03)	108.3	13.2	.	Romandie
Italian Switzerland	10	.8	76.6	1.7	1.1	.7	.9	-	.4	1.4	-	3.2	.03	(.02)	.06	(.03)	.03	(.02)	.22	(.08)	78.9	25.0	.	Svizzera italiana
>100000 inhabitants	71	1.2	69.9	3.4	2.3	1.6	3.2	-	.3	3.3	6.2	6.5	.11	(.02)	.17	(.03)	.11	(.02)	.16	(.03)	126.2	15.0	1	>100000 Einwohner
20000-99999 inh.	34	.9	65.5	1.9	1.5	1.1	2.2	-	.4	1.3	5.6	3.4	.08	(.02)	.11	(.02)	.08	(.02)	.09	(.03)	87.3	15.0	6	20000-99999 Einwohner
10000-19999 inh.	31	1.0	72.5	1.7	1.5	1.0	1.5	-	.1	2.3	2.9	4.8	.05	(.02)	.10	(.02)	.05	(.02)	.15	(.04)	92.0	16.5	5	10000-19999 Einwohner
5000-9999 inh.	37	1.1	73.9	2.1	1.7	1.1	1.6	-	.4	1.0	3.0	6.1	.05	(.02)	.11	(.03)	.05	(.02)	.21	(.05)	111.7	18.4	2	5000-9999 Einwohner
2800-4999 inh.	19	.6	79.8	1.1	.9	.6	.4	-	-	1.1	-	3.7	.01	(.01)	.05	(.02)	.01	(.01)	.11	(.04)	62.6	14.4	7	2800-4999 Einwohner
1200-2799 inh.	36	1.0	74.8	1.8	1.6	1.0	1.6	.2	.3	1.4	3.2	3.0	.06	(.02)	.09	(.02)	.05	(.02)	.16	(.04)	100.5	16.8	3	1200-2799 Einwohner
<1200 inhabitants	35	1.0	75.4	1.9	1.6	1.0	1.8	-	.3	1.5	4.3	2.5	.06	(.02)	.09	(.02)	.06	(.02)	.18	(.04)	100.5	17.0	4	<1200 Einwohner
Switzerland	263	1.0	72.6	2.0	1.6	1.1	1.8	.0	.3	1.8	3.8	4.4	.06	(.01)	.11	(.01)	.06	(.01)	.15	(.01)	100.0	.	.	Schweiz / Suisse

Males	N	% ON NEOP	MED AGE	CRUDE RATE	STANDARDIZED RATES			AGE-SPECIFIC RATES					CUMULATIVE RATES (STANDARD ERRORS)								SMR	S.E.	RANK	Männer
					EUROP.	WORLD	TRUNC	0-14	15-44	45-54	55-64	65-74	0-64		0-74		35-64		65-84					
Zürich	145	2.7	71.3	6.6	7.1	4.6	6.8	-	.3	3.2	19.5	26.9	.25	(.03)	.52	(.05)	.25	(.03)	.88	(.10)	73.3	6.1	23	Zürich
Bern	169	3.5	71.5	9.5	9.1	5.9	7.7	-	.2	7.3	18.1	37.3	.27	(.04)	.65	(.06)	.27	(.04)	1.13	(.12)	92.7	7.1	17	Bern
Luzern	72	4.4	70.2	12.3	13.7	9.0	12.6	-	-	12.1	32.6	63.9	.44	(.09)	1.10	(.15)	.44	(.09)	1.43	(.24)	139.3	16.4	6	Luzern
Uri	6	4.1	77.8	8.7	8.5	4.7	-	-	-	-	-	38.5	-	(-)	.46	(.32)	-	(-)	2.19	(.95)	96.4	39.4	15	Uri
Schwyz	26	5.8	72.0	13.2	15.6	10.0	11.2	-	1.1	14.0	18.3	79.7	.37	(.14)	1.18	(.29)	.37	(.14)	2.37	(.63)	165.7	32.5	2	Schwyz
Obwalden	5	5.0	64.6	9.4	10.0	7.9	18.3	-	4.2	-	42.7	44.7	.62	(.36)	1.07	(.48)	.62	(.36)	.45	(.32)	103.4	46.2	13	Obwalden
Nidwalden	5	4.8	65.3	8.5	10.1	7.1	10.6	-	-	-	40.9	77.8	.41	(.29)	1.27	(.58)	.41	(.29)	.86	(.50)	112.2	50.2	10	Nidwalden
Glarus	14	5.9	75.6	19.2	16.2	10.1	7.6	-	-	12.3	13.0	80.3	.26	(.19)	1.06	(.40)	.26	(.19)	3.30	(1.10)	176.9	47.3	1	Glarus
Zug	7	2.6	71.3	4.6	7.2	4.5	-	-	1.3	-	-	36.1	.04	(.04)	.42	(.22)	-	(-)	1.04	(.54)	67.8	25.6	24	Zug
Fribourg	54	5.5	70.7	14.5	15.8	10.4	15.4	-	.6	15.4	34.7	58.8	.53	(.12)	1.13	(.19)	.53	(.12)	1.74	(.34)	161.6	22.0	3	Fribourg
Solothurn	35	2.9	71.2	8.1	8.2	5.2	5.4	-	-	-	21.1	37.5	.21	(.07)	.58	(.13)	.21	(.07)	1.25	(.29)	86.4	14.6	21	Solothurn
Basel-Stadt	30	2.1	66.2	7.9	6.7	4.6	9.4	-	.6	5.8	25.2	19.1	.34	(.09)	.52	(.11)	.34	(.09)	.68	(.20)	66.2	12.1	25	Basel-Stadt
Basel-Land	22	2.4	68.2	5.0	5.9	4.0	5.1	-	-	5.2	12.4	31.3	.17	(.06)	.48	(.13)	.17	(.06)	.85	(.26)	64.6	13.8	26	Basel-Land
Schaffhausen	13	3.1	71.7	9.6	9.5	6.0	7.6	-	-	-	27.9	36.7	.29	(.15)	.68	(.24)	.29	(.15)	1.11	(.47)	94.8	26.3	16	Schaffhausen
Ausserrhoden	12	4.7	74.1	12.8	9.9	6.4	9.3	-	-	10.2	21.4	33.2	.31	(.18)	.66	(.27)	.31	(.18)	1.58	(.55)	106.7	30.8	11	Ausserrhoden
Innerrhoden	4	6.6	64.7	15.3	15.2	10.6	22.2	-	-	-	85.9	46.6	.86	(.61)	1.29	(.75)	.86	(.61)	1.58	(1.22)	146.5	73.2	4	Innerrhoden
St. Gallen	62	3.4	69.6	8.0	8.6	5.6	7.7	-	-	7.4	20.3	40.4	.27	(.06)	.68	(.11)	.27	(.06)	1.11	(.20)	89.2	11.3	19	St. Gallen
Graubünden	32	3.9	74.6	9.7	10.6	6.8	9.0	-	1.3	8.4	16.4	32.7	.29	(.09)	.63	(.15)	.29	(.09)	1.11	(.30)	104.5	18.5	12	Graubünden
Aargau	63	3.0	70.5	6.9	8.5	5.6	6.0	-	.2	4.6	15.1	47.6	.21	(.05)	.70	(.11)	.21	(.05)	1.05	(.19)	86.3	10.9	22	Aargau
Thurgau	32	3.6	70.6	8.7	9.2	6.0	8.4	-	-	7.4	22.9	38.7	.31	(.09)	.70	(.15)	.31	(.09)	.97	(.26)	91.7	16.2	18	Thurgau
Ticino	43	3.1	66.1	8.6	8.6	5.8	9.7	-	-	9.2	24.6	29.1	.34	(.08)	.63	(.12)	.34	(.08)	.89	(.21)	87.7	13.4	20	Ticino
Vaud	145	4.8	70.6	14.2	13.7	9.0	14.6	-	.6	9.5	39.7	45.5	.53	(.07)	.99	(.10)	.53	(.07)	1.60	(.19)	141.4	11.7	5	Vaud
Valais	47	4.5	67.4	10.8	13.0	8.6	13.4	-	-	4.0	45.6	54.7	.51	(.11)	1.08	(.19)	.51	(.11)	1.35	(.30)	134.8	19.7	7	Valais
Neuchâtel	30	3.3	67.8	9.9	9.6	6.6	11.5	-	.7	7.8	27.1	34.9	.39	(.11)	.75	(.17)	.39	(.11)	1.15	(.33)	97.9	17.9	14	Neuchâtel
Geneva	70	3.7	65.3	10.6	12.1	8.4	14.2	-	-	10.8	36.7	49.6	.52	(.09)	1.01	(.14)	.52	(.09)	1.03	(.21)	118.4	14.2	9	Genève
Jura	16	4.0	63.8	12.5	13.3	9.9	24.4	-	-	13.9	70.7	40.8	.91	(.27)	1.32	(.34)	.91	(.27)	.57	(.26)	128.4	32.1	8	Jura
Zürich (city)	76	3.2	72.1	11.0	9.1	5.9	8.9	-	.3	7.7	21.8	31.2	.32	(.06)	.63	(.09)	.32	(.06)	.92	(.15)	90.8	10.4	3	Zürich (Stadt)
Basel (city)	29	2.2	64.5	8.5	7.4	5.1	10.6	-	.6	6.5	28.4	21.3	.38	(.10)	.59	(.13)	.38	(.10)	.66	(.21)	71.2	13.2	6	Basel (Stadt)
Geneva (city)	32	3.1	63.4	11.1	10.6	7.4	15.0	-	-	12.2	40.3	38.3	.55	(.13)	.93	(.18)	.55	(.13)	.63	(.19)	101.0	17.9	2	Genève (ville)
Bern (city)	27	3.1	74.6	10.2	8.4	5.4	6.3	-	.8	6.3	9.6	30.8	.20	(.08)	.51	(.14)	.20	(.08)	1.03	(.27)	84.1	16.2	4	Bern (Stadt)
Lausanne	41	5.1	72.7	17.7	15.4	10.0	17.2	-	.9	6.8	53.3	45.9	.63	(.16)	1.10	(.22)	.63	(.16)	1.98	(.44)	162.8	25.4	1	Lausanne
Winterthur	9	2.1	66.7	5.3	5.1	3.7	6.8	-	-	4.7	17.6	22.8	.24	(.12)	.46	(.18)	.24	(.12)	.45	(.21)	52.9	17.6	8	Winterthur
St. Gallen (city)	7	1.9	73.4	4.9	4.4	2.7	1.8	-	-	-	7.1	26.0	.07	(.07)	.32	(.16)	.07	(.07)	.95	(.44)	49.1	18.6	9	St. Gallen (Stadt)
Luzern (city)	11	2.6	65.6	9.6	7.9	5.5	10.1	-	-	6.8	30.7	43.5	.36	(.16)	.80	(.25)	.36	(.16)	.70	(.33)	77.6	23.4	5	Luzern (Stadt)
Biel/Bienne	7	2.7	78.8	6.8	5.9	3.8	7.4	-	-	7.1	17.3	-	.27	(.16)	.27	(.16)	.27	(.16)	.89	(.46)	62.5	23.6	7	Biel/Bienne
German Switzerland	761	3.3	71.0	8.3	8.8	5.7	7.6	-	.3	5.7	20.1	38.2	.27	(.02)	.66	(.03)	.27	(.02)	1.10	(.06)	90.6	3.3	.	Deutschschweiz
-Northwestern	317	3.1	69.8	8.2	8.6	5.7	7.5	-	.2	6.6	18.5	39.4	.26	(.03)	.66	(.05)	.26	(.03)	1.06	(.09)	89.0	5.0	.	-Nordwestschweiz
-Northeastern	228	2.8	70.9	6.8	7.3	4.8	6.4	-	.2	3.7	18.5	30.7	.24	(.03)	.55	(.05)	.23	(.03)	.91	(.09)	75.3	5.0	.	-Nordostschweiz
-Alps/Prealps	216	4.5	71.9	11.4	11.6	7.5	10.1	-	.5	7.4	26.3	47.9	.36	(.04)	.86	(.07)	.36	(.04)	1.47	(.14)	119.2	8.1	.	-Alpen/Voralpen
French Switzerland	351	4.3	68.4	12.5	12.9	8.7	14.4	-	.4	9.4	39.1	47.2	.52	(.04)	.99	(.06)	.52	(.04)	1.38	(.11)	131.6	7.0	.	Romandie
Italian Switzerland	47	3.2	66.3	8.9	9.0	6.0	9.7	-	-	10.3	23.2	29.7	.34	(.08)	.63	(.11)	.34	(.08)	.90	(.20)	90.4	13.2	.	Svizzera italiana
>100000 inhabitants	205	3.2	69.6	11.3	9.6	6.4	10.7	-	.5	8.0	27.9	31.9	.38	(.04)	.70	(.06)	.38	(.04)	.97	(.10)	96.1	6.7	5	>100000 Einwohner
20000-99999 inh.	129	2.9	70.1	7.8	7.7	5.1	7.4	-	.1	4.4	21.1	31.2	.27	(.04)	.58	(.06)	.27	(.04)	1.11	(.14)	81.1	7.1	7	20000-99999 Einwohner
10000-19999 inh.	154	3.9	68.1	9.2	10.4	7.0	10.3	-	.4	6.1	28.6	47.2	.37	(.05)	.85	(.08)	.37	(.05)	1.30	(.15)	109.4	8.8	2	10000-19999 Einwohner
5000-9999 inh.	126	3.1	68.2	7.3	8.4	5.6	8.8	-	-	4.4	26.6	35.4	.32	(.05)	.68	(.07)	.32	(.05)	1.03	(.14)	87.3	7.8	6	5000-9999 Einwohner
2800-4999 inh.	148	3.7	70.2	8.9	10.4	6.8	9.0	-	.4	6.8	23.2	46.7	.32	(.05)	.80	(.08)	.32	(.05)	1.10	(.13)	104.7	8.6	3	2800-4999 Einwohner
1200-2799 inh.	185	3.8	71.1	9.1	10.0	6.6	9.1	-	.4	8.8	21.4	42.0	.32	(.04)	.75	(.07)	.32	(.04)	1.24	(.13)	104.2	7.7	4	1200-2799 Einwohner
<1200 inhabitants	212	4.3	71.6	11.1	11.5	7.4	9.5	-	.2	8.4	23.8	46.6	.34	(.04)	.81	(.07)	.34	(.04)	1.36	(.13)	116.1	8.0	1	<1200 Einwohner
Switzerland	1159	3.5	70.0	9.3	9.8	6.4	9.3	-	.3	6.8	24.7	39.8	.33	(.02)	.74	(.03)	.33	(.02)	1.15	(.05)	100.0	.	.	Schweiz / Suisse

Females	N	% ON NEOP	MED AGE	CRUDE RATE	STANDARDIZED RATES EUROP.	WORLD	TRUNC	AGE-SPECIFIC RATES 0-14	15-44	45-54	55-64	65-74	CUMULATIVE RATES (STANDARD ERRORS) 0-64	0-74	35-64	65-84	SMR	S.E.	RANK	Frauen
Zürich	33	.7	74.6	1.4	1.0	.6	.5	-	-	.3	1.3	6.1	.02 (.01)	.08 (.02)	.02 (.01)	.15 (.03)	67.9	11.8	19	Zürich
Bern	43	1.1	81.2	2.3	1.5	.9	.6	-	.1	.5	1.5	5.0	.02 (.01)	.07 (.02)	.02 (.01)	.23 (.05)	104.9	16.0	12	Bern
Luzern	18	1.6	77.3	3.0	2.1	1.4	1.0	-	-	-	3.6	11.1	.04 (.03)	.15 (.05)	.04 (.03)	.42 (.11)	158.6	37.4	2	Luzern
Uri	-	-	.	-	-	-	-	-	-	-	-	-	- (-)	- (-)	- (-)	- (-)	-	.	24	Uri
Schwyz	4	1.2	81.9	2.1	1.9	1.1	1.6	-	-	-	6.0	-	.06 (.06)	.06 (.06)	.06 (.06)	.08 (.08)	115.1	57.6	9	Schwyz
Obwalden	-	-	.	-	-	-	-	-	-	-	-	-	- (-)	- (-)	- (-)	- (-)	-	.	24	Obwalden
Nidwalden	1	1.0	75.8	1.8	1.4	.7	-	-	-	-	-	-	- (-)	- (-)	- (-)	.35 (.35)	116.0	116.0	8	Nidwalden
Glarus	1	.5	65.1	1.4	1.0	.7	-	-	-	-	-	12.7	- (-)	.12 (.12)	- (-)	.12 (.12)	56.1	56.1	23	Glarus
Zug	2	.7	77.8	1.3	1.4	.9	-	-	-	-	-	9.2	- (-)	.09 (.09)	- (-)	.09 (.09)	82.9	58.6	17	Zug
Fribourg	10	1.5	75.9	2.7	2.5	1.5	2.3	-	-	2.6	5.5	3.2	.08 (.05)	.12 (.06)	.08 (.05)	.22 (.10)	153.5	48.6	4	Fribourg
Solothurn	5	.5	79.3	1.1	.8	.5	-	-	-	-	-	5.0	- (-)	.05 (.03)	- (-)	.11 (.06)	56.3	25.2	22	Solothurn
Basel-Stadt	11	.8	71.6	2.5	1.6	1.1	2.6	-	-	3.4	5.6	1.8	.09 (.04)	.11 (.04)	.09 (.04)	.12 (.05)	84.8	25.6	16	Basel-Stadt
Basel-Land	4	.6	75.9	.9	.8	.5	.7	-	-	-	2.4	3.3	.03 (.03)	.06 (.04)	.03 (.03)	.15 (.09)	57.1	28.5	21	Basel-Land
Schaffhausen	4	1.3	79.0	2.8	1.5	.9	-	-	-	-	-	6.8	- (-)	.06 (.06)	- (-)	.38 (.20)	123.1	61.6	7	Schaffhausen
Ausserrhoden	-	-	.	-	-	-	-	-	-	-	-	-	- (-)	- (-)	- (-)	- (-)	-	.	24	Ausserrhoden
Innerrhoden	1	2.2	75.9	4.0	1.8	.9	-	-	-	-	-	-	- (-)	- (-)	- (-)	.45 (.45)	158.3	158.3	3	Innerrhoden
St. Gallen	16	1.1	71.4	2.0	1.6	1.1	2.1	-	.3	1.2	5.1	4.1	.07 (.03)	.11 (.04)	.07 (.03)	.19 (.07)	98.2	24.6	15	St. Gallen
Graubünden	9	1.4	77.2	2.7	2.0	1.2	1.6	-	-	-	6.1	3.3	.06 (.04)	.10 (.06)	.06 (.04)	.36 (.15)	139.3	46.4	6	Graubünden
Aargau	10	.6	72.1	1.1	.9	.6	.3	-	-	-	1.2	8.4	.01 (.01)	.10 (.04)	.01 (.01)	.13 (.05)	62.6	19.8	20	Aargau
Thurgau	6	.9	78.6	1.6	1.1	.7	.7	-	-	-	2.6	2.8	.03 (.03)	.06 (.04)	.03 (.03)	.18 (.10)	75.7	30.9	18	Thurgau
Ticino	13	1.1	76.0	2.3	1.5	.9	1.3	-	-	-	4.9	3.4	.05 (.03)	.09 (.04)	.05 (.03)	.25 (.09)	105.1	29.2	11	Ticino
Vaud	43	1.9	80.9	3.9	2.6	1.6	1.6	-	-	1.5	4.3	11.4	.06 (.02)	.17 (.04)	.06 (.02)	.29 (.06)	172.5	26.3	1	Vaud
Valais	7	1.0	74.6	1.6	1.5	1.0	1.4	-	-	2.0	2.4	5.9	.05 (.03)	.11 (.06)	.05 (.03)	.18 (.10)	98.4	37.2	14	Valais
Neuchâtel	11	1.4	82.1	3.3	2.1	1.2	1.4	-	-	2.4	2.7	3.2	.05 (.03)	.08 (.05)	.05 (.03)	.25 (.11)	140.5	42.4	5	Neuchâtel
Geneva	16	1.0	76.9	2.2	1.5	.9	1.1	-	.3	-	2.8	6.4	.04 (.02)	.10 (.04)	.04 (.02)	.24 (.07)	101.1	25.3	13	Genève
Jura	3	1.2	82.1	2.3	1.8	1.1	2.1	-	-	-	7.6	-	.08 (.08)	.08 (.08)	.08 (.08)	.18 (.18)	111.4	64.3	10	Jura
Zürich (city)	16	.7	75.1	2.0	1.0	.6	.6	-	-	-	2.0	5.8	.02 (.02)	.08 (.03)	.02 (.02)	.16 (.05)	69.1	17.3	6	Zürich (Stadt)
Basel (city)	10	.8	68.0	2.6	1.8	1.2	2.9	-	-	3.9	6.3	2.0	.10 (.05)	.12 (.05)	.10 (.05)	.09 (.05)	85.4	27.0	4	Basel (Stadt)
Geneva (city)	9	1.0	80.4	2.7	1.2	.7	-	-	-	-	-	5.4	- (-)	.05 (.04)	- (-)	.31 (.11)	98.6	32.9	2	Genève (ville)
Bern (city)	5	.6	85.9	1.6	.8	.4	-	-	-	-	-	2.5	- (-)	.02 (.02)	- (-)	.06 (.04)	54.3	24.3	7	Bern (Stadt)
Lausanne	21	3.0	81.7	7.6	4.2	2.6	1.7	-	-	-	6.4	22.4	.06 (.05)	.29 (.10)	.06 (.05)	.50 (.15)	282.3	61.6	1	Lausanne
Winterthur	4	1.0	75.6	2.2	1.3	.8	-	-	-	-	-	11.1	- (-)	.11 (.08)	- (-)	.29 (.15)	97.5	48.8	3	Winterthur
St. Gallen (city)	3	.7	70.0	1.9	1.4	1.0	1.9	-	1.4	-	-	5.8	.05 (.05)	.11 (.07)	.05 (.05)	.17 (.12)	71.0	41.0	5	St. Gallen (Stadt)
Luzern (city)	2	.6	85.5	1.4	.7	.4	-	-	-	-	-	-	- (-)	- (-)	- (-)	.07 (.07)	50.6	35.8	8	Luzern (Stadt)
Biel/Bienne	1	.4	81.4	.9	.3	.2	-	-	-	-	-	-	- (-)	- (-)	- (-)	.17 (.17)	36.2	36.2	9	Biel/Bienne
German Switzerland	164	.9	76.3	1.7	1.3	.8	.8	-	.0	.5	2.2	5.3	.03 (.01)	.08 (.01)	.03 (.00)	.18 (.02)	84.6	6.6	.	Deutschschweiz
-Northwestern	61	.7	78.5	1.5	1.0	.6	.5	-	-	.4	1.5	4.4	.02 (.01)	.06 (.01)	.02 (.01)	.17 (.03)	73.8	9.5	.	-Nordwestschweiz
-Northeastern	54	.8	74.4	1.5	1.1	.7	.7	-	.1	.5	1.7	5.9	.02 (.01)	.08 (.02)	.02 (.01)	.16 (.03)	73.7	10.0	.	-Nordostschweiz
-Alps/Prealps	49	1.3	75.8	2.6	2.0	1.3	1.5	-	.1	.5	4.8	6.4	.06 (.02)	.12 (.03)	.05 (.02)	.24 (.05)	128.9	18.4	.	-Alpen/Voralpen
French Switzerland	93	1.5	79.2	3.1	2.2	1.4	1.6	-	.1	1.4	3.9	7.4	.06 (.01)	.13 (.02)	.06 (.01)	.27 (.04)	145.3	15.1	.	Romandie
Italian Switzerland	14	1.1	76.1	2.4	1.5	.9	1.2	-	-	-	4.6	3.2	.05 (.03)	.08 (.04)	.05 (.03)	.28 (.09)	107.1	28.6	.	Svizzera italiana
>100000 inhabitants	61	1.0	76.7	2.9	1.5	1.0	1.0	-	-	.7	2.7	6.5	.04 (.01)	.10 (.02)	.04 (.01)	.20 (.03)	100.6	12.9	4	>100000 Einwohner
20000-99999 inh.	35	.9	77.7	1.9	1.3	.8	.9	-	.1	.9	1.5	4.0	.03 (.01)	.07 (.02)	.03 (.01)	.20 (.04)	86.6	14.6	7	20000-99999 Einwohner
10000-19999 inh.	30	.9	77.1	1.7	1.4	.9	1.3	-	-	.5	4.1	4.1	.05 (.02)	.09 (.02)	.05 (.02)	.14 (.04)	88.4	16.1	6	10000-19999 Einwohner
5000-9999 inh.	31	.9	75.9	1.7	1.4	.9	1.0	-	.1	1.0	1.8	5.4	.03 (.01)	.09 (.02)	.03 (.01)	.18 (.04)	92.6	16.6	5	5000-9999 Einwohner
2800-4999 inh.	33	1.1	77.5	2.0	1.5	.9	1.0	-	-	1.1	2.6	4.4	.04 (.01)	.08 (.02)	.04 (.01)	.25 (.05)	107.4	18.7	2	2800-4999 Einwohner
1200-2799 inh.	43	1.3	76.0	2.2	1.8	1.1	1.1	-	-	.5	3.7	7.9	.04 (.01)	.12 (.03)	.04 (.01)	.26 (.05)	118.7	18.1	1	1200-2799 Einwohner
<1200 inhabitants	38	1.1	76.6	2.1	1.5	1.0	.7	-	.1	-	2.7	6.8	.03 (.01)	.10 (.02)	.03 (.01)	.22 (.05)	106.9	17.3	3	<1200 Einwohner
Switzerland	271	1.0	77.2	2.1	1.5	.9	1.0	-	.1	.6	2.7	5.7	.04 (.00)	.09 (.01)	.04 (.00)	.21 (.02)	100.0	.	.	Schweiz / Suisse

Males	N	% ON NEOP	MED AGE	CRUDE RATE	STANDARDIZED RATES			AGE-SPECIFIC RATES					CUMULATIVE RATES (STANDARD ERRORS)									SMR	S.E.	RANK	Männer
					EUROP.	WORLD	TRUNC	0-14	15-44	45-54	55-64	65-74	0-64		0-74		35-64		65-84					
Zürich	333	6.3	72.3	15.2	16.4	10.5	9.9	-	.7	9.0	21.5	76.8	.35	(.04)	1.12	(.08)	.34	(.04)	2.41	(.18)	73.9	4.0	23	Zürich
Bern	437	9.0	74.5	24.5	22.6	14.2	13.6	-	.5	13.7	31.7	98.8	.48	(.05)	1.48	(.10)	.48	(.05)	3.53	(.22)	103.9	5.0	14	Bern
Luzern	180	11.0	73.0	30.7	32.4	20.6	21.6	-	1.1	19.6	51.7	144.3	.76	(.12)	2.25	(.22)	.75	(.12)	5.09	(.50)	152.8	11.4	3	Luzern
Uri	24	16.3	76.3	34.7	37.2	21.6	15.7	-	-	13.6	44.7	115.6	.57	(.29)	1.82	(.59)	.57	(.29)	6.94	(1.77)	170.2	34.7	1	Uri
Schwyz	50	11.2	75.8	25.3	30.8	18.1	11.4	-	-	23.4	12.2	119.5	.38	(.14)	1.61	(.35)	.38	(.14)	5.76	(1.02)	140.9	19.9	7	Schwyz
Obwalden	6	5.9	78.9	11.3	10.1	5.5	-	-	-	-	-	44.7	-	(-)	.49	(.35)	-	(-)	3.64	(1.66)	54.4	22.2	26	Obwalden
Nidwalden	8	7.7	66.8	13.6	16.3	11.5	16.6	-	-	16.3	40.9	103.7	.56	(.33)	1.64	(.64)	.56	(.33)	2.24	(1.29)	81.1	28.7	22	Nidwalden
Glarus	26	10.9	76.4	35.6	29.9	18.0	17.6	-	-	12.3	52.1	96.4	.65	(.29)	1.65	(.50)	.65	(.29)	5.38	(1.34)	141.1	27.7	6	Glarus
Zug	30	11.2	72.3	19.9	32.0	19.4	18.0	-	1.3	6.1	61.1	108.2	.72	(.25)	1.86	(.45)	.68	(.24)	3.31	(.90)	131.0	23.9	9	Zug
Fribourg	110	11.3	72.3	29.5	31.0	19.9	26.2	-	3.4	12.9	66.4	110.3	.93	(.16)	2.06	(.26)	.91	(.16)	4.86	(.64)	144.2	13.8	4	Fribourg
Solothurn	96	8.0	76.0	22.2	24.0	14.2	12.2	-	.5	7.6	32.8	68.7	.44	(.10)	1.16	(.18)	.44	(.10)	3.67	(.53)	104.3	10.6	13	Solothurn
Basel-Stadt	101	7.0	72.5	26.5	21.0	13.3	13.2	-	.6	11.6	34.4	98.2	.49	(.10)	1.48	(.20)	.47	(.10)	3.13	(.41)	96.3	9.6	17	Basel-Stadt
Basel-Land	81	8.7	70.6	18.5	23.2	14.8	17.4	-	1.4	22.5	27.4	89.9	.57	(.11)	1.48	(.22)	.57	(.11)	3.61	(.58)	108.1	12.0	11	Basel-Land
Schaffhausen	32	7.7	76.5	23.6	22.7	13.5	9.4	-	-	6.0	27.9	82.5	.34	(.15)	1.19	(.32)	.34	(.15)	3.78	(.89)	102.1	18.1	15	Schaffhausen
Ausserrhoden	23	8.9	75.5	24.6	17.4	10.5	6.1	-	-	10.2	10.7	99.5	.21	(.15)	1.24	(.38)	.21	(.15)	3.35	(.82)	84.4	17.6	21	Ausserrhoden
Innerrhoden	10	16.4	69.1	38.2	36.3	24.5	11.8	-	-	-	43.0	325.9	.46	(.46)	3.70	(1.31)	.46	(.46)	4.39	(1.68)	154.2	48.8	2	Innerrhoden
St. Gallen	168	9.3	73.4	21.7	23.6	14.7	14.6	-	1.1	12.3	34.7	93.0	.52	(.08)	1.47	(.16)	.51	(.08)	3.26	(.35)	105.0	8.1	12	St. Gallen
Graubünden	88	10.7	72.7	26.8	28.6	18.1	18.9	-	.7	16.8	45.9	122.5	.66	(.14)	1.92	(.27)	.66	(.14)	3.33	(.50)	124.5	13.3	10	Graubünden
Aargau	158	7.5	73.2	17.4	22.3	13.7	11.4	-	.9	6.5	30.2	91.8	.42	(.07)	1.36	(.15)	.41	(.07)	3.01	(.34)	96.4	7.7	16	Aargau
Thurgau	70	7.9	76.4	19.1	19.3	11.7	11.9	-	1.2	9.9	25.8	59.8	.41	(.11)	1.03	(.18)	.41	(.11)	3.50	(.56)	87.4	10.4	19	Thurgau
Ticino	161	11.5	71.2	32.0	31.8	20.2	19.3	-	1.3	18.5	43.1	147.7	.67	(.11)	2.14	(.22)	.67	(.11)	4.28	(.46)	143.8	11.3	5	Ticino
Vaud	171	5.6	71.7	16.8	16.3	10.4	12.9	-	1.3	9.5	32.0	64.4	.45	(.06)	1.10	(.11)	.45	(.06)	1.95	(.21)	72.3	5.5	25	Vaud
Valais	102	9.7	72.9	23.5	28.5	17.8	15.7	-	1.5	14.1	35.5	124.1	.55	(.11)	1.82	(.25)	.54	(.11)	4.51	(.61)	131.2	13.0	8	Valais
Neuchâtel	59	6.5	72.8	19.4	18.0	11.5	7.9	-	.7	10.3	12.0	109.1	.26	(.09)	1.36	(.24)	.26	(.09)	3.12	(.50)	84.4	11.0	20	Neuchâtel
Geneva	99	5.2	72.4	15.0	16.3	10.5	12.0	-	.6	4.3	36.7	78.0	.46	(.09)	1.26	(.16)	.45	(.09)	2.20	(.30)	73.4	7.4	24	Genève
Jura	26	6.5	74.7	20.3	19.2	11.9	10.8	-	1.8	7.0	23.6	81.7	.37	(.17)	1.21	(.34)	.37	(.17)	3.97	(1.00)	90.6	17.8	18	Jura
Zürich (city)	150	6.2	73.3	21.8	17.3	10.9	9.0	-	1.2	8.8	16.7	83.2	.31	(.06)	1.15	(.13)	.30	(.06)	2.44	(.26)	76.8	6.3	5	Zürich (Stadt)
Basel (city)	97	7.3	72.3	28.5	22.5	14.4	14.9	-	.6	13.1	38.7	106.6	.55	(.12)	1.63	(.22)	.53	(.12)	3.19	(.43)	102.5	10.4	3	Basel (Stadt)
Geneva (city)	56	5.4	73.9	19.4	16.8	10.8	10.2	-	-	2.4	34.1	97.9	.39	(.11)	1.38	(.24)	.39	(.11)	2.38	(.42)	76.4	10.2	6	Genève (ville)
Bern (city)	62	7.0	73.9	23.5	18.4	11.6	10.0	-	.8	6.3	25.7	88.6	.35	(.11)	1.25	(.21)	.35	(.11)	2.55	(.43)	83.0	10.5	4	Bern (Stadt)
Lausanne	35	4.4	73.5	15.1	13.8	8.7	10.8	-	.9	6.8	28.7	51.0	.38	(.12)	.90	(.20)	.38	(.12)	1.57	(.39)	59.7	10.1	8	Lausanne
Winterthur	22	5.1	69.7	13.0	12.4	8.3	11.7	-	-	9.5	29.3	53.3	.42	(.16)	.95	(.26)	.42	(.16)	1.78	(.53)	56.2	12.0	9	Winterthur
St. Gallen (city)	44	11.9	76.5	31.0	29.4	18.1	20.3	-	2.9	18.9	35.7	78.0	.66	(.21)	1.47	(.34)	.66	(.21)	4.90	(1.01)	133.3	20.1	1	St. Gallen (Stadt)
Luzern (city)	43	10.0	73.0	37.6	28.6	18.6	26.3	-	1.9	27.1	53.7	95.7	.89	(.26)	1.85	(.39)	.89	(.26)	3.99	(.81)	129.7	19.8	2	Luzern (Stadt)
Biel/Bienne	18	6.9	74.6	17.6	14.8	9.3	9.7	-	-	14.2	17.3	69.5	.34	(.17)	1.06	(.34)	.34	(.17)	2.44	(.74)	70.1	16.5	7	Biel/Bienne
German Switzerland	1947	8.4	73.6	21.3	22.4	14.0	13.3	-	.8	11.8	31.3	94.3	.47	(.02)	1.43	(.04)	.46	(.02)	3.40	(.10)	101.4	2.3	.	Deutschschweiz
-Northwestern	829	8.1	73.7	21.5	22.6	14.1	13.7	-	.8	11.8	32.7	92.3	.49	(.04)	1.43	(.07)	.48	(.04)	3.44	(.16)	102.4	3.6	.	-Nordwestschweiz
-Northeastern	583	7.2	73.2	17.3	18.9	11.8	10.9	-	.8	9.3	24.9	80.7	.39	(.03)	1.20	(.07)	.38	(.03)	2.84	(.16)	84.5	3.5	.	-Nordostschweiz
-Alps/Prealps	535	11.2	73.9	28.2	27.9	17.4	16.9	-	.7	16.9	40.0	120.5	.60	(.06)	1.84	(.11)	.59	(.06)	4.20	(.24)	127.1	5.5	.	-Alpen/Voralpen
French Switzerland	534	6.6	72.3	19.0	19.2	12.2	13.6	-	1.4	9.4	33.7	83.1	.48	(.04)	1.33	(.08)	.48	(.04)	2.73	(.16)	87.6	3.8	.	Romandie
Italian Switzerland	168	11.3	71.6	31.8	31.1	19.7	18.3	-	1.3	17.6	40.6	150.8	.63	(.11)	2.15	(.22)	.63	(.11)	4.25	(.44)	141.5	10.9	.	Svizzera italiana
>100000 inhabitants	400	6.2	73.4	22.1	17.9	11.4	10.6	-	.8	8.0	26.4	86.9	.38	(.04)	1.26	(.08)	.38	(.04)	2.49	(.17)	80.5	4.0	7	>100000 Einwohner
20000-99999 inh.	332	7.5	73.1	20.1	20.1	12.7	14.6	-	.9	13.1	33.8	76.9	.51	(.05)	1.30	(.10)	.51	(.05)	3.06	(.23)	91.6	5.0	6	20000-99999 Einwohner
10000-19999 inh.	292	7.3	72.7	17.4	20.2	12.8	12.4	-	.7	10.3	27.9	89.8	.43	(.05)	1.34	(.11)	.43	(.05)	3.19	(.25)	92.3	5.4	5	10000-19999 Einwohner
5000-9999 inh.	334	8.3	72.6	19.4	22.6	14.2	14.2	-	1.0	13.2	32.4	99.0	.50	(.05)	1.52	(.11)	.49	(.05)	3.19	(.24)	102.3	5.6	4	5000-9999 Einwohner
2800-4999 inh.	368	9.2	73.7	22.2	25.1	15.6	14.4	-	1.2	11.5	36.8	105.9	.52	(.06)	1.61	(.12)	.51	(.06)	3.91	(.28)	114.5	6.0	1	2800-4999 Einwohner
1200-2799 inh.	457	9.4	73.3	22.5	24.8	15.5	15.6	-	1.3	12.3	37.8	100.4	.56	(.05)	1.58	(.10)	.55	(.05)	3.71	(.24)	112.5	5.3	2	1200-2799 Einwohner
<1200 inhabitants	466	9.4	74.6	24.5	24.5	15.2	13.6	-	.6	12.6	31.9	104.2	.47	(.05)	1.55	(.10)	.47	(.05)	3.71	(.23)	111.1	5.1	3	<1200 Einwohner
Switzerland	2649	8.1	73.3	21.3	22.0	13.8	13.6	-	.9	11.5	32.3	94.5	.48	(.02)	1.44	(.04)	.48	(.02)	3.28	(.09)	100.0	.	.	Schweiz / Suisse

Females	N	% ON NEOP	MED AGE	CRUDE RATE	STANDARDIZED RATES EUROP.	WORLD	TRUNC	AGE-SPECIFIC RATES 0-14	15-44	45-54	55-64	65-74	CUMULATIVE RATES (STANDARD ERRORS) 0-64		0-74		35-64		65-84		SMR	S.E.	RANK	Frauen
Zürich	356	7.4	77.5	15.4	10.9	6.8	6.2	-	1.1	5.6	13.0	41.1	.22	(.03)	.64	(.05)	.21	(.03)	1.42	(.10)	94.9	5.0	18	Zürich
Bern	346	9.1	78.5	18.5	12.3	7.4	6.9	-	.5	6.0	16.2	38.0	.24	(.03)	.63	(.06)	.24	(.03)	1.78	(.13)	109.9	5.9	13	Bern
Luzern	111	10.1	77.1	18.6	14.1	8.7	6.6	-	.4	3.0	17.8	63.1	.23	(.06)	.87	(.13)	.23	(.06)	2.08	(.24)	128.0	12.2	5	Luzern
Uri	11	11.6	79.3	16.6	13.2	7.9	4.6	-	-	14.2	-	53.6	.14	(.14)	.67	(.34)	.14	(.14)	2.49	(.87)	126.4	38.1	7	Uri
Schwyz	34	9.9	80.4	17.7	13.1	7.5	1.6	-	-	-	6.0	57.2	.06	(.06)	.65	(.21)	.06	(.06)	2.33	(.50)	127.2	21.8	6	Schwyz
Obwalden	11	12.9	73.8	21.8	18.0	11.9	18.1	-	4.9	-	40.2	86.7	.60	(.35)	1.47	(.56)	.60	(.35)	1.98	(.81)	154.7	46.6	2	Obwalden
Nidwalden	5	4.8	85.6	9.0	9.5	4.7	-	-	-	-	-	-	-	(-)	-	(-)	-	(-)	.71	(.50)	76.8	34.3	21	Nidwalden
Glarus	20	10.7	82.0	27.1	14.0	7.8	-	-	-	-	-	63.6	-	(-)	.65	(.29)	-	(-)	2.88	(.77)	145.3	32.5	4	Glarus
Zug	30	11.0	80.5	19.6	17.5	10.6	4.4	-	1.4	6.1	8.2	64.4	.20	(.12)	.84	(.27)	.16	(.11)	2.98	(.70)	161.7	29.5	1	Zug
Fribourg	57	8.7	80.2	15.5	13.3	7.8	7.0	-	-	15.7	5.5	22.3	.21	(.07)	.43	(.11)	.21	(.07)	1.87	(.34)	115.7	15.3	11	Fribourg
Solothurn	75	7.9	78.7	17.0	11.6	6.7	4.2	-	.5	5.5	8.5	32.4	.16	(.06)	.48	(.11)	.14	(.05)	2.01	(.29)	110.5	12.8	12	Solothurn
Basel-Stadt	91	6.7	79.1	20.9	10.2	6.1	5.1	-	.6	-	16.9	30.4	.19	(.06)	.49	(.09)	.19	(.06)	1.35	(.19)	90.0	9.4	19	Basel-Stadt
Basel-Land	56	7.8	80.2	12.7	12.0	7.2	5.2	-	1.0	3.5	9.7	42.4	.17	(.06)	.60	(.13)	.17	(.06)	1.45	(.28)	104.9	14.0	16	Basel-Land
Schaffhausen	15	4.9	83.4	10.6	7.3	4.3	4.7	-	-	-	18.8	20.3	.18	(.11)	.40	(.17)	.18	(.11)	.66	(.28)	60.0	15.5	25	Schaffhausen
Ausserrhoden	23	9.8	79.9	23.7	12.3	7.9	7.5	-	2.7	9.8	-	55.8	.19	(.14)	.75	(.27)	.19	(.14)	2.07	(.51)	105.4	22.0	15	Ausserrhoden
Innerrhoden	4	8.9	73.5	15.9	8.3	5.3	-	-	-	-	-	73.9	-	(-)	.74	(.52)	-	(-)	1.85	(.95)	81.3	40.7	20	Innerrhoden
St. Gallen	134	8.8	79.2	16.9	11.5	6.9	5.3	-	1.2	4.7	10.2	32.9	.19	(.05)	.53	(.08)	.17	(.05)	1.85	(.21)	106.7	9.2	14	St. Gallen
Graubünden	59	9.2	79.7	17.9	12.3	7.1	4.1	-	.7	-	12.1	39.9	.15	(.07)	.55	(.13)	.15	(.07)	2.39	(.38)	119.4	15.5	9	Graubünden
Aargau	142	8.7	76.8	15.7	12.9	7.8	6.9	-	1.0	4.8	15.6	43.5	.24	(.05)	.69	(.10)	.24	(.05)	1.80	(.20)	116.0	9.7	10	Aargau
Thurgau	43	6.2	81.9	11.6	7.5	4.4	.8	-	-	2.4	-	37.0	.02	(.02)	.39	(.10)	.02	(.02)	1.18	(.23)	70.4	10.7	23	Thurgau
Ticino	116	10.0	79.2	20.7	13.6	8.5	8.1	-	2.2	7.2	13.0	47.2	.27	(.06)	.75	(.11)	.26	(.06)	2.15	(.26)	122.5	11.4	8	Ticino
Vaud	109	4.8	79.8	9.9	6.1	3.7	3.1	-	-	5.4	4.3	18.0	.10	(.03)	.28	(.05)	.10	(.03)	1.04	(.12)	56.4	5.4	26	Vaud
Valais	81	11.6	76.3	18.4	17.2	10.6	10.6	-	1.0	6.1	28.3	56.5	.40	(.10)	.98	(.16)	.38	(.10)	2.16	(.34)	150.8	16.8	3	Valais
Neuchâtel	60	7.8	79.5	18.2	11.1	6.8	6.1	-	-	7.2	13.7	47.9	.21	(.08)	.69	(.14)	.21	(.08)	1.56	(.27)	98.6	12.7	17	Neuchâtel
Geneva	83	5.2	79.3	11.3	7.6	4.7	3.6	-	.6	-	11.1	36.7	.13	(.04)	.50	(.09)	.13	(.04)	1.11	(.16)	67.2	7.4	24	Genève
Jura	15	6.0	83.2	11.4	7.3	4.0	-	-	-	-	-	25.3	-	(-)	.26	(.15)	-	(-)	1.29	(.43)	72.3	18.7	22	Jura
Zürich (city)	170	7.3	77.2	21.5	11.5	7.2	7.6	-	1.6	6.7	15.2	44.3	.27	(.05)	.71	(.08)	.25	(.05)	1.25	(.13)	94.7	7.3	2	Zürich (Stadt)
Basel (city)	81	6.7	79.4	20.9	9.9	5.8	4.6	-	.6	-	14.7	27.6	.17	(.06)	.45	(.09)	.17	(.06)	1.34	(.20)	88.7	9.9	4	Basel (Stadt)
Geneva (city)	43	4.8	80.9	12.7	6.6	3.9	1.7	-	-	-	7.4	32.5	.06	(.04)	.39	(.10)	.06	(.04)	.95	(.19)	60.4	9.2	8	Genève (ville)
Bern (city)	66	7.8	79.0	20.8	10.4	6.2	4.9	-	-	7.7	10.0	35.4	.17	(.06)	.53	(.11)	.17	(.06)	1.58	(.24)	92.4	11.4	3	Bern (Stadt)
Lausanne	30	4.2	76.9	10.8	5.5	3.4	1.7	-	-	-	6.4	32.0	.06	(.05)	.39	(.11)	.06	(.05)	1.05	(.22)	51.7	9.4	9	Lausanne
Winterthur	24	6.1	74.9	13.5	8.7	5.7	5.5	-	1.3	-	20.9	38.9	.25	(.11)	.66	(.19)	.21	(.11)	1.31	(.33)	75.6	15.4	7	Winterthur
St. Gallen (city)	33	7.9	81.1	20.4	10.6	6.4	3.8	-	1.4	10.7	-	28.9	.15	(.09)	.44	(.16)	.11	(.07)	1.69	(.39)	99.8	17.4	1	St. Gallen (Stadt)
Luzern (city)	25	6.9	78.6	18.0	9.2	5.7	5.4	-	-	5.7	11.8	33.6	.18	(.10)	.51	(.17)	.18	(.10)	1.26	(.32)	81.8	16.4	6	Luzern (Stadt)
Biel/Bienne	18	7.4	73.3	16.0	9.7	6.2	1.7	-	-	-	7.2	76.6	.07	(.07)	.83	(.26)	.07	(.07)	1.59	(.43)	84.6	19.9	5	Biel/Bienne
German Switzerland	1599	8.4	78.5	17.0	11.9	7.2	5.9	-	.8	4.6	13.2	41.8	.21	(.01)	.63	(.03)	.20	(.01)	1.74	(.06)	107.2	2.7	.	Deutschschweiz
-Northwestern	679	8.3	78.4	16.9	12.0	7.2	6.0	-	.7	4.8	13.3	40.0	.21	(.02)	.61	(.04)	.21	(.02)	1.71	(.08)	107.0	4.1	.	-Nordwestschweiz
-Northeastern	533	7.5	78.5	15.1	10.6	6.5	5.3	-	1.0	5.0	10.8	38.8	.19	(.02)	.58	(.04)	.18	(.02)	1.46	(.08)	94.3	4.1	.	-Nordostschweiz
-Alps/Prealps	387	10.5	78.9	20.6	14.2	8.5	6.5	-	.4	3.5	17.6	51.5	.23	(.03)	.75	(.07)	.23	(.03)	2.34	(.15)	132.7	6.7	.	-Alpen/Voralpen
French Switzerland	365	6.0	79.3	12.2	8.2	5.0	4.4	-	.3	4.7	9.0	28.1	.15	(.02)	.43	(.04)	.15	(.02)	1.19	(.08)	73.7	3.9	.	Romandie
Italian Switzerland	123	10.1	79.3	20.9	13.5	8.4	7.7	-	2.1	6.8	12.3	46.3	.26	(.06)	.73	(.11)	.25	(.06)	2.24	(.26)	122.9	11.1	.	Svizzera italiana
>100000 inhabitants	390	6.5	78.5	18.5	9.5	5.8	4.9	-	.7	3.7	12.0	36.6	.18	(.03)	.54	(.05)	.17	(.03)	1.25	(.08)	82.7	4.2	7	>100000 Einwohner
20000-99999 inh.	315	8.1	78.6	17.3	11.4	7.0	6.1	-	.8	4.9	13.9	41.3	.22	(.03)	.63	(.06)	.21	(.03)	1.57	(.12)	101.0	5.7	5	20000-99999 Einwohner
10000-19999 inh.	257	7.9	79.0	14.4	10.8	6.5	5.0	-	.7	5.1	8.1	38.9	.16	(.03)	.56	(.06)	.16	(.03)	1.59	(.13)	98.3	6.1	6	10000-19999 Einwohner
5000-9999 inh.	261	7.9	78.2	14.5	11.4	7.0	6.6	-	.5	6.7	13.6	38.7	.23	(.04)	.62	(.06)	.23	(.04)	1.67	(.14)	101.3	6.3	4	5000-9999 Einwohner
2800-4999 inh.	277	9.3	79.8	16.5	13.0	7.8	7.0	-	.9	4.7	16.0	31.5	.25	(.04)	.56	(.06)	.24	(.04)	1.90	(.15)	117.4	7.1	1	2800-4999 Einwohner
1200-2799 inh.	298	8.7	78.1	14.9	11.4	6.7	4.0	-	.2	2.7	10.1	46.9	.14	(.03)	.62	(.06)	.14	(.03)	2.00	(.14)	107.4	6.2	2	1200-2799 Einwohner
<1200 inhabitants	289	8.5	78.7	15.7	11.8	7.2	6.1	-	1.3	5.8	12.2	38.7	.23	(.03)	.62	(.06)	.21	(.03)	1.80	(.14)	106.5	6.3	3	<1200 Einwohner
Switzerland	2087	7.9	78.7	16.0	11.1	6.7	5.6	-	.7	4.7	12.2	39.0	.20	(.01)	.59	(.02)	.19	(.01)	1.63	(.05)	100.0	.		Schweiz / Suisse

Colon, rectum, small intestine   1979 – 82   Darm (Kolon und Rektum; inkl. Dünndarm)
Coloretto e intestino tenue   Intestin (colorectum, grêle)

Males	N	% ON NEOP	MED AGE	CRUDE RATE	STANDARDIZED RATES EUROP.	WORLD	TRUNC	AGE-SPECIFIC RATES 0-14	15-44	45-54	55-64	65-74	CUMULATIVE RATES (STANDARD ERRORS) 0-64		0-74		35-64		65-84		SMR	S.E.	RANK	Männer
Zürich	587	11.1	73.9	26.9	28.7	17.9	15.3	-	1.7	10.5	37.6	133.3	.54	(.05)	1.89	(.11)	.53	(.05)	4.26	(.24)	95.9	4.0	18	Zürich
Bern	523	10.8	73.5	29.4	27.0	17.0	16.2	-	.5	10.7	46.0	124.4	.60	(.06)	1.87	(.11)	.59	(.06)	4.21	(.24)	91.2	4.0	21	Bern
Luzern	160	9.8	72.6	27.3	30.6	19.5	19.4	-	-	18.1	47.9	151.4	.69	(.11)	2.26	(.23)	.69	(.11)	3.82	(.41)	100.0	7.9	13	Luzern
Uri	10	6.8	69.4	14.5	15.0	10.3	17.0	-	3.3	-	44.7	57.8	.59	(.30)	1.15	(.44)	.59	(.30)	1.93	(.88)	52.2	16.5	26	Uri
Schwyz	52	11.6	72.5	26.3	32.1	20.5	13.4	-	-	14.0	30.6	199.2	.46	(.17)	2.48	(.44)	.46	(.17)	4.73	(.84)	107.9	15.0	8	Schwyz
Obwalden	15	14.9	72.1	28.3	28.2	19.0	33.9	-	-	-	128.1	89.4	1.31	(.54)	2.26	(.72)	1.31	(.54)	3.99	(1.54)	99.5	25.7	15	Obwalden
Nidwalden	8	7.7	70.3	13.6	15.9	11.0	11.0	-	-	-	40.9	129.7	.43	(.30)	1.82	(.70)	.43	(.30)	2.56	(1.33)	59.8	21.1	24	Nidwalden
Glarus	25	10.5	75.5	34.3	30.7	18.6	7.3	-	3.1	-	13.0	160.7	.23	(.17)	1.85	(.54)	.23	(.17)	4.17	(1.08)	99.6	19.9	14	Glarus
Zug	30	11.2	74.7	19.9	31.0	18.9	21.0	-	-	18.2	52.4	96.2	.75	(.26)	1.81	(.45)	.75	(.26)	4.60	(1.23)	96.9	17.7	16	Zug
Fribourg	89	9.1	70.2	23.9	25.2	16.7	19.7	-	1.1	10.3	57.8	139.7	.73	(.14)	2.17	(.27)	.72	(.14)	3.36	(.50)	85.7	9.1	22	Fribourg
Solothurn	134	11.2	74.2	31.1	32.5	19.9	14.6	-	.5	5.7	44.5	152.9	.54	(.11)	2.13	(.25)	.54	(.11)	4.74	(.55)	107.1	9.3	9	Solothurn
Basel-Stadt	182	12.6	74.8	47.8	37.5	22.9	17.4	-	2.2	5.8	45.8	177.2	.61	(.12)	2.45	(.26)	.61	(.12)	6.03	(.57)	127.4	9.4	2	Basel-Stadt
Basel-Land	119	12.8	75.9	27.2	37.6	22.4	14.3	-	2.4	8.7	32.3	136.8	.51	(.11)	1.95	(.27)	.50	(.11)	5.76	(.73)	117.8	10.8	3	Basel-Land
Schaffhausen	56	13.4	73.1	41.3	40.1	25.0	21.7	-	3.2	30.1	34.8	183.3	.75	(.22)	2.65	(.48)	.71	(.21)	5.33	(.97)	131.2	17.5	1	Schaffhausen
Ausserrhoden	20	7.8	75.5	21.4	16.9	10.5	9.3	-	-	10.2	21.4	77.4	.33	(.19)	1.14	(.36)	.33	(.19)	1.78	(.54)	53.6	12.0	25	Ausserrhoden
Innerrhoden	6	9.8	65.5	22.9	22.3	14.9	34.0	-	-	35.9	85.9	46.6	1.15	(.66)	1.66	(.84)	1.15	(.66)	1.70	(.98)	68.0	27.8	23	Innerrhoden
St. Gallen	202	11.2	73.0	26.1	28.3	17.9	17.2	-	1.4	7.4	50.6	129.9	.65	(.10)	2.00	(.18)	.63	(.10)	3.60	(.35)	92.6	6.5	20	St. Gallen
Graubünden	112	13.7	75.2	34.1	34.2	21.0	17.2	-	-	16.8	42.6	138.8	.61	(.14)	2.01	(.28)	.61	(.14)	6.05	(.74)	116.5	11.0	5	Graubünden
Aargau	237	11.3	74.1	26.0	32.0	19.7	16.5	-	.5	17.5	36.5	134.1	.56	(.08)	1.94	(.18)	.56	(.08)	5.13	(.45)	106.7	6.9	10	Aargau
Thurgau	113	12.8	72.6	30.9	30.6	19.0	16.4	-	.6	2.5	57.2	151.3	.62	(.13)	2.19	(.27)	.62	(.13)	4.67	(.58)	103.5	9.7	11	Thurgau
Ticino	147	10.5	72.7	29.2	28.2	17.7	14.0	-	1.8	7.7	39.0	142.9	.53	(.10)	2.01	(.22)	.50	(.10)	4.33	(.47)	96.6	8.0	17	Ticino
Vaud	301	9.9	73.3	29.6	27.9	17.9	17.7	-	1.7	11.9	45.5	141.5	.64	(.08)	2.09	(.16)	.62	(.08)	4.16	(.32)	93.5	5.4	19	Vaud
Valais	108	10.3	71.9	24.9	31.0	19.8	23.3	-	.5	20.1	58.3	124.1	.82	(.14)	2.09	(.26)	.82	(.14)	3.86	(.55)	102.4	9.9	12	Valais
Neuchâtel	111	12.3	75.6	36.5	35.1	21.7	21.7	-	2.2	25.8	39.1	117.8	.76	(.15)	1.96	(.28)	.74	(.15)	5.43	(.71)	116.7	11.1	4	Neuchâtel
Geneva	211	11.2	74.9	31.9	34.2	21.0	13.4	-	1.2	11.9	31.9	170.2	.49	(.09)	2.22	(.22)	.47	(.08)	5.79	(.52)	115.6	8.0	6	Genève
Jura	43	10.8	68.2	33.6	34.7	22.8	35.1	-	1.8	62.7	55.0	102.1	1.22	(.30)	2.19	(.43)	1.17	(.29)	3.36	(.76)	110.1	16.8	7	Jura
Zürich (city)	280	11.6	74.6	40.7	31.6	19.7	16.1	-	1.8	11.0	39.7	148.6	.58	(.08)	2.07	(.17)	.56	(.08)	4.68	(.37)	104.9	6.3	6	Zürich (Stadt)
Basel (city)	165	12.5	75.4	48.5	37.6	22.9	16.8	-	1.9	6.5	43.8	173.5	.60	(.13)	2.39	(.27)	.60	(.13)	6.16	(.61)	128.0	10.0	1	Basel (Stadt)
Geneva (city)	127	12.3	75.9	44.0	37.9	23.0	14.3	-	1.4	14.7	31.0	174.6	.52	(.13)	2.29	(.30)	.50	(.12)	6.20	(.71)	127.4	11.3	2	Genève (ville)
Bern (city)	110	12.5	74.8	41.7	31.2	19.6	17.5	-	-	6.3	57.8	138.7	.65	(.15)	2.04	(.27)	.65	(.15)	5.39	(.66)	107.7	10.3	5	Bern (Stadt)
Lausanne	83	10.3	73.9	35.8	31.2	19.9	16.0	-	1.8	3.4	49.2	173.5	.61	(.16)	2.37	(.34)	.59	(.16)	4.62	(.68)	103.9	11.4	7	Lausanne
Winterthur	36	8.3	75.0	21.3	19.1	12.0	8.5	-	-	9.5	17.6	98.9	.28	(.13)	1.29	(.31)	.28	(.13)	3.51	(.72)	67.6	11.3	9	Winterthur
St. Gallen (city)	37	10.0	73.5	26.1	24.2	14.9	9.3	-	1.4	-	35.7	121.4	.40	(.17)	1.66	(.38)	.36	(.16)	3.67	(.80)	82.0	13.5	8	St. Gallen (Stadt)
Luzern (city)	54	12.5	73.7	47.2	36.0	23.0	25.9	-	-	27.1	61.3	156.5	.92	(.27)	2.50	(.46)	.92	(.27)	5.13	(.94)	119.2	16.2	3	Luzern (Stadt)
Biel/Bienne	38	14.6	75.4	37.1	32.2	19.7	21.1	-	-	14.2	60.4	104.3	.76	(.26)	1.82	(.44)	.76	(.26)	5.44	(1.18)	108.7	17.6	4	Biel/Bienne
German Switzerland	2586	11.2	73.7	28.3	29.7	18.6	16.3	-	1.0	11.0	42.8	136.7	.59	(.03)	1.99	(.05)	.58	(.03)	4.42	(.12)	99.0	1.9	.	Deutschschweiz
-Northwestern	1162	11.4	74.0	30.1	31.5	19.5	16.9	-	.9	11.1	44.7	140.2	.61	(.04)	2.06	(.08)	.61	(.04)	4.98	(.19)	105.6	3.1	.	-Nordwestschweiz
-Northeastern	909	11.2	73.5	26.9	29.2	18.2	15.9	-	1.4	10.0	41.8	136.1	.58	(.04)	1.97	(.09)	.57	(.04)	4.20	(.19)	97.0	3.2	.	-Nordostschweiz
-Alps/Prealps	515	10.7	73.5	27.2	27.2	17.2	15.8	-	.6	12.4	40.6	130.8	.56	(.06)	1.90	(.11)	.56	(.06)	3.75	(.22)	89.8	4.0	.	-Alpen/Voralpen
French Switzerland	856	10.6	73.5	30.5	31.0	19.6	19.1	-	1.5	16.5	45.9	139.1	.69	(.05)	2.11	(.10)	.67	(.05)	4.57	(.21)	103.3	3.5	.	Romandie
Italian Switzerland	159	10.7	72.7	30.1	28.7	18.1	14.2	-	1.7	10.3	36.7	148.5	.52	(.10)	2.07	(.22)	.50	(.10)	4.39	(.46)	98.5	7.8	.	Svizzera italiana
>100000 inhabitants	765	11.9	74.8	42.2	33.5	20.8	16.2	-	1.5	9.2	43.0	158.4	.59	(.05)	2.19	(.11)	.58	(.05)	5.29	(.25)	112.9	4.1	2	>100000 Einwohner
20000-99999 inh.	472	10.7	73.5	28.6	28.6	17.9	16.2	-	.6	14.1	40.4	134.5	.58	(.06)	1.98	(.12)	.57	(.06)	4.28	(.27)	95.8	4.4	4	20000-99999 Einwohner
10000-19999 inh.	486	12.2	72.9	28.9	34.4	21.6	20.1	-	1.7	13.6	51.3	145.3	.73	(.07)	2.22	(.14)	.71	(.07)	4.86	(.31)	113.4	5.1	1	10000-19999 Einwohner
5000-9999 inh.	423	10.5	73.2	24.5	28.8	18.0	16.2	-	1.0	13.7	39.6	136.1	.58	(.06)	1.97	(.13)	.57	(.06)	3.99	(.27)	95.5	4.6	5	5000-9999 Einwohner
2800-4999 inh.	453	11.3	73.5	27.4	31.1	19.4	17.6	-	1.4	11.5	45.6	134.6	.64	(.06)	2.03	(.13)	.63	(.06)	4.71	(.30)	103.8	4.9	3	2800-4999 Einwohner
1200-2799 inh.	515	10.6	73.1	25.4	28.1	17.8	18.1	-	.5	11.9	49.3	129.7	.65	(.06)	1.99	(.12)	.65	(.06)	4.02	(.24)	93.3	4.1	6	1200-2799 Einwohner
<1200 inhabitants	487	9.8	73.3	25.6	25.1	15.9	14.4	-	1.3	12.1	34.6	122.7	.52	(.05)	1.77	(.11)	.50	(.05)	3.88	(.23)	85.3	3.9	7	<1200 Einwohner
Switzerland	3601	11.0	73.6	28.9	30.0	18.8	16.9	-	1.1	12.2	43.3	137.8	.61	(.02)	2.02	(.05)	.60	(.02)	4.46	(.10)	100.0	.	.	Schweiz / Suisse

Colon, rectum, small intestine   1979 – 82   Darm (Kolon und Rektum; inkl. Dünndarm)
Coloretto e intestino tenue   Intestin (colorectum, grêle)

Females	N	% ON NEOP	MED AGE	CRUDE RATE	STANDARDIZED RATES EUROP.	WORLD	TRUNC	AGE-SPECIFIC RATES 0-14	15-44	45-54	55-64	65-74	CUMULATIVE RATES (STANDARD ERRORS) 0-64		0-74		35-64		65-84		SMR	S.E.	RANK	Frauen
Zürich	661	13.8	77.1	28.7	20.1	12.5	12.5	-	1.2	12.6	25.1	84.1	.42	(.04)	1.26	(.07)	.42	(.04)	2.87	(.14)	104.3	4.1	10	Zürich
Bern	502	13.2	77.4	26.9	18.0	11.2	11.9	-	.9	11.0	26.0	65.0	.40	(.04)	1.06	(.07)	.40	(.04)	2.70	(.15)	94.2	4.2	19	Bern
Luzern	143	13.0	75.3	23.9	18.8	11.8	13.1	-	-	14.9	30.3	77.9	.47	(.09)	1.25	(.15)	.47	(.09)	2.63	(.28)	96.3	8.0	16	Luzern
Uri	10	10.5	73.5	15.1	13.6	9.3	8.8	-	3.7	14.2	14.6	53.6	.42	(.24)	.98	(.41)	.30	(.21)	1.32	(.55)	66.0	20.9	24	Uri
Schwyz	34	9.9	78.1	17.7	14.0	8.6	4.7	-	-	4.8	12.0	69.9	.16	(.09)	.84	(.23)	.16	(.09)	2.36	(.49)	75.1	12.9	23	Schwyz
Obwalden	5	5.9	70.7	9.9	7.5	5.3	5.4	-	-	-	20.1	65.0	.21	(.21)	.86	(.43)	.21	(.21)	.93	(.47)	40.7	18.2	26	Obwalden
Nidwalden	15	14.3	70.8	26.9	24.9	16.9	18.7	-	4.0	35.2	-	141.2	.51	(.30)	1.90	(.64)	.51	(.30)	4.53	(1.43)	133.3	34.4	1	Nidwalden
Glarus	23	12.3	77.2	31.1	16.5	9.9	6.6	-	-	-	24.5	89.1	.25	(.18)	1.17	(.39)	.25	(.18)	3.44	(.80)	99.2	20.7	14	Glarus
Zug	39	14.3	73.6	25.5	24.3	15.5	8.1	-	1.4	-	24.5	183.9	.29	(.15)	2.15	(.44)	.29	(.15)	3.10	(.59)	123.3	19.7	2	Zug
Fribourg	93	14.2	75.1	25.2	20.2	12.5	12.9	-	1.2	10.5	30.2	86.0	.45	(.11)	1.32	(.20)	.45	(.11)	3.43	(.43)	109.6	11.4	8	Fribourg
Solothurn	115	12.1	76.3	26.1	19.2	12.1	13.2	-	.5	7.3	38.4	74.7	.48	(.10)	1.23	(.17)	.48	(.10)	2.84	(.34)	99.2	9.3	13	Solothurn
Basel-Stadt	193	14.3	76.8	44.4	22.6	14.2	13.6	-	1.2	8.6	33.7	102.0	.48	(.10)	1.50	(.17)	.48	(.10)	2.94	(.27)	114.2	8.2	5	Basel-Stadt
Basel-Land	96	13.4	81.1	21.7	20.4	12.1	13.4	-	-	19.2	26.7	42.4	.46	(.10)	.88	(.15)	.46	(.10)	2.61	(.39)	104.9	10.7	9	Basel-Land
Schaffhausen	51	16.5	75.5	35.9	22.4	14.1	10.2	-	-	5.8	31.3	128.8	.38	(.16)	1.69	(.34)	.38	(.16)	3.75	(.64)	120.1	16.8	3	Schaffhausen
Ausserrhoden	28	11.9	75.3	28.9	15.8	10.0	8.6	-	-	9.8	18.5	93.1	.28	(.16)	1.23	(.34)	.28	(.16)	1.91	(.46)	78.4	14.8	22	Ausserrhoden
Innerrhoden	4	8.9	83.5	15.9	6.4	3.2	-	-	-	-	-	-	-	(-)	-	(-)	-	(-)	1.98	(1.14)	48.6	24.3	25	Innerrhoden
St. Gallen	217	14.3	77.5	27.3	19.4	12.0	11.8	-	2.1	10.6	21.6	64.4	.40	(.07)	1.04	(.12)	.39	(.07)	2.95	(.26)	102.5	7.0	11	St. Gallen
Graubünden	83	12.9	73.4	25.2	19.3	12.3	10.8	-	-	11.2	27.3	112.9	.38	(.11)	1.53	(.22)	.38	(.11)	2.68	(.38)	98.8	10.8	15	Graubünden
Aargau	208	12.7	76.2	23.0	19.0	11.8	11.8	-	-	9.6	31.1	79.9	.42	(.07)	1.24	(.13)	.42	(.07)	2.89	(.25)	99.6	6.9	12	Aargau
Thurgau	97	13.9	76.6	26.3	18.0	11.2	11.6	-	-	4.8	36.8	68.3	.43	(.11)	1.13	(.18)	.43	(.11)	2.57	(.33)	94.2	9.6	18	Thurgau
Ticino	154	13.3	74.0	27.5	19.6	12.6	16.5	-	2.2	21.5	29.2	74.1	.57	(.09)	1.33	(.15)	.54	(.09)	2.30	(.26)	95.5	7.7	17	Ticino
Vaud	289	12.8	77.8	26.3	17.1	10.6	11.3	-	.2	10.0	26.7	58.8	.39	(.06)	.99	(.10)	.39	(.06)	2.54	(.19)	89.4	5.3	20	Vaud
Valais	75	10.7	75.3	17.0	15.6	9.7	10.8	-	1.0	10.1	23.6	59.5	.37	(.09)	.99	(.16)	.37	(.09)	2.29	(.35)	81.1	9.4	21	Valais
Neuchâtel	119	15.4	77.0	36.2	23.2	14.7	12.6	-	.7	7.2	38.2	108.5	.49	(.12)	1.57	(.22)	.46	(.11)	3.12	(.37)	117.7	10.8	4	Neuchâtel
Geneva	234	14.8	78.5	31.8	21.6	13.3	14.5	-	.6	12.7	36.1	73.3	.52	(.08)	1.25	(.14)	.51	(.08)	3.28	(.28)	113.9	7.4	6	Genève
Jura	40	15.9	75.6	30.3	22.8	14.7	23.4	-	1.9	20.1	53.0	67.5	.81	(.24)	1.50	(.34)	.81	(.24)	3.26	(.67)	113.9	18.0	7	Jura
Zürich (city)	331	14.3	77.7	41.9	20.6	12.6	11.3	-	.9	10.6	25.3	85.6	.39	(.06)	1.24	(.11)	.39	(.06)	3.06	(.21)	109.5	6.0	2	Zürich (Stadt)
Basel (city)	164	13.5	76.7	42.2	21.2	13.4	13.4	-	1.3	7.8	33.5	92.7	.47	(.10)	1.40	(.17)	.47	(.10)	2.84	(.28)	107.5	8.4	3	Basel (Stadt)
Geneva (city)	125	14.0	78.5	37.0	19.5	12.0	10.7	-	.7	13.3	22.3	70.4	.38	(.10)	1.09	(.17)	.36	(.09)	3.24	(.36)	105.4	9.4	6	Genève (ville)
Bern (city)	127	14.9	77.8	40.0	21.8	13.8	16.7	-	1.5	18.1	32.5	78.4	.56	(.12)	1.34	(.18)	.56	(.12)	2.77	(.31)	106.4	9.4	5	Bern (Stadt)
Lausanne	93	13.2	77.9	33.5	18.4	11.5	12.1	-	-	5.9	34.9	70.5	.44	(.12)	1.15	(.19)	.44	(.12)	2.67	(.35)	96.3	10.0	7	Lausanne
Winterthur	46	11.7	74.4	25.8	16.3	10.2	6.4	-	-	-	26.1	105.6	.25	(.11)	1.32	(.27)	.25	(.11)	2.52	(.45)	86.0	12.7	8	Winterthur
St. Gallen (city)	67	16.0	78.1	41.5	23.6	15.0	16.1	-	2.9	21.3	16.7	103.9	.49	(.16)	1.53	(.30)	.49	(.16)	3.75	(.57)	122.9	15.0	1	St. Gallen (Stadt)
Luzern (city)	55	15.2	74.8	39.7	20.6	12.9	9.9	-	-	11.3	23.6	123.2	.35	(.14)	1.58	(.30)	.35	(.14)	2.85	(.47)	106.6	14.4	4	Luzern (Stadt)
Biel/Bienne	27	11.1	79.4	23.9	14.5	8.8	6.8	-	2.1	6.5	7.2	51.0	.20	(.11)	.71	(.24)	.20	(.11)	1.88	(.49)	75.0	14.4	9	Biel/Bienne
German Switzerland	2521	13.3	76.8	26.8	19.2	11.9	11.8	-	.8	11.1	26.8	78.1	.41	(.02)	1.20	(.04)	.41	(.02)	2.78	(.07)	99.8	2.0	.	Deutschschweiz
-Northwestern	1081	13.3	76.8	26.9	19.4	12.0	12.1	-	.5	10.5	29.8	77.0	.43	(.03)	1.20	(.06)	.43	(.03)	2.78	(.11)	100.3	3.1	.	-Nordwestschweiz
-Northeastern	1000	14.0	76.9	28.3	20.1	12.5	12.1	-	1.2	10.9	25.8	84.0	.41	(.03)	1.26	(.06)	.41	(.03)	2.92	(.12)	104.7	3.3	.	-Nordostschweiz
-Alps/Prealps	440	12.0	76.5	23.4	17.2	10.7	10.8	-	.6	12.9	21.9	69.4	.37	(.04)	1.07	(.08)	.37	(.04)	2.51	(.15)	88.9	4.2	.	-Alpen/Voralpen
French Switzerland	843	13.9	77.2	28.1	19.5	12.2	13.0	-	.8	10.3	32.0	73.2	.46	(.04)	1.20	(.06)	.46	(.04)	2.89	(.13)	101.5	3.5	.	Romandie
Italian Switzerland	164	13.4	73.9	27.9	19.8	12.8	17.0	-	2.1	21.9	30.8	76.7	.58	(.09)	1.36	(.14)	.56	(.09)	2.33	(.25)	96.3	7.5	.	Svizzera italiana
>100000 inhabitants	840	14.0	77.8	39.8	20.4	12.7	12.4	-	.9	11.0	28.6	82.0	.43	(.04)	1.25	(.07)	.43	(.04)	2.96	(.13)	106.4	3.7	1	>100000 Einwohner
20000-99999 inh.	543	13.9	76.5	29.9	19.7	12.2	10.0	-	1.0	7.1	24.7	96.8	.35	(.04)	1.33	(.09)	.35	(.04)	2.90	(.16)	103.3	4.4	2	20000-99999 Einwohner
10000-19999 inh.	438	13.5	76.8	24.6	19.3	12.0	13.5	-	1.0	11.5	32.0	66.2	.48	(.05)	1.15	(.08)	.48	(.05)	2.68	(.17)	99.1	4.7	4	10000-19999 Einwohner
5000-9999 inh.	444	13.4	76.2	24.7	19.8	12.6	14.2	-	1.1	14.4	28.9	77.5	.48	(.05)	1.26	(.09)	.48	(.05)	2.80	(.17)	101.8	4.8	3	5000-9999 Einwohner
2800-4999 inh.	376	12.6	77.2	22.5	17.8	11.0	11.3	-	.4	14.2	21.8	65.3	.38	(.05)	1.04	(.08)	.38	(.05)	2.76	(.18)	93.9	4.8	6	2800-4999 Einwohner
1200-2799 inh.	463	13.5	75.8	23.2	18.8	11.8	12.2	-	.5	9.5	31.8	79.2	.44	(.05)	1.25	(.09)	.44	(.05)	2.80	(.17)	98.1	4.6	5	1200-2799 Einwohner
<1200 inhabitants	424	12.5	76.0	23.1	17.9	11.2	12.9	-	.9	13.1	28.7	63.8	.45	(.05)	1.10	(.08)	.44	(.05)	2.49	(.16)	91.7	4.5	7	<1200 Einwohner
Switzerland	3528	13.4	76.8	27.1	19.3	12.0	12.3	-	.8	11.4	28.2	76.9	.43	(.02)	1.21	(.03)	.43	(.02)	2.79	(.06)	100.0	.	.	Schweiz / Suisse

Males	N	% ON NEOP	MED AGE	CRUDE RATE	STANDARDIZED RATES EUROP.	WORLD	TRUNC	AGE-SPECIFIC 0-14	15-44	45-54	55-64	65-74	CUMULATIVE (SE) 0-64	0-74	35-64	65-84	SMR	S.E.	RANK	Männer
Zürich	109	2.1	71.7	5.0	5.2	3.4	4.0	-	.3	3.6	9.8	22.3	.15 (.03)	.37 (.05)	.14 (.03)	.80 (.11)	89.5	8.6	19	Zürich
Bern	59	1.2	71.3	3.3	3.0	2.0	2.2	-	.1	1.0	6.6	18.0	.08 (.02)	.26 (.04)	.08 (.02)	.42 (.07)	52.6	6.9	23	Bern
Luzern	33	2.0	66.8	5.6	5.9	4.1	4.5	-	-	4.5	11.5	47.3	.16 (.06)	.64 (.12)	.16 (.06)	.71 (.16)	102.9	17.9	11	Luzern
Uri	3	2.0	65.7	4.3	6.0	4.0	5.3	-	-	13.6	-	19.3	.14 (.14)	.30 (.22)	.14 (.14)	.17 (.17)	77.7	44.8	21	Uri
Schwyz	9	2.0	74.4	4.6	5.2	3.3	4.6	-	-	-	18.3	15.9	.18 (.10)	.34 (.15)	.18 (.10)	.94 (.42)	92.5	30.8	17	Schwyz
Obwalden	-	-	.	-	-	-	-	-	-	-	-	-	- (-)	- (-)	- (-)	- (-)	-	.	25	Obwalden
Nidwalden	3	2.9	76.3	5.1	5.9	3.3	-	-	-	-	-	25.9	- (-)	.32 (.32)	- (-)	1.33 (.78)	107.8	62.2	9	Nidwalden
Glarus	2	.8	81.6	2.7	1.8	.9	-	-	-	-	-	-	- (-)	- (-)	- (-)	.91 (.64)	41.1	29.0	24	Glarus
Zug	6	2.2	64.0	4.0	5.3	3.6	7.5	-	1.3	6.1	17.5	-	.31 (.17)	.31 (.17)	.27 (.16)	.66 (.50)	93.2	38.1	16	Zug
Fribourg	20	2.1	68.6	5.4	5.8	3.9	4.5	-	-	2.6	14.4	29.4	.16 (.07)	.43 (.12)	.16 (.07)	.63 (.20)	96.5	21.6	13	Fribourg
Solothurn	24	2.0	68.5	5.6	6.0	4.2	3.6	1.1	-	3.8	9.4	28.1	.14 (.05)	.41 (.10)	.12 (.05)	.63 (.19)	96.3	19.7	14	Solothurn
Basel-Stadt	45	3.1	75.0	11.8	8.5	5.3	3.0	-	.6	-	9.2	49.1	.11 (.05)	.60 (.13)	.11 (.05)	1.56 (.27)	160.5	23.9	1	Basel-Stadt
Basel-Land	28	3.0	68.8	6.4	7.5	5.2	5.0	-	1.0	3.5	12.4	58.6	.19 (.06)	.79 (.17)	.17 (.06)	1.01 (.26)	133.5	25.2	5	Basel-Land
Schaffhausen	13	3.1	75.0	9.6	8.8	5.4	3.6	-	-	-	13.9	45.8	.14 (.10)	.61 (.23)	.14 (.10)	1.51 (.53)	154.1	42.7	3	Schaffhausen
Ausserrhoden	5	1.9	69.0	5.3	4.5	3.3	5.9	-	-	-	21.4	22.1	.23 (.16)	.45 (.23)	.23 (.16)	.40 (.24)	72.7	32.5	22	Ausserrhoden
Innerrhoden	-	-	.	-	-	-	-	-	-	-	-	-	- (-)	- (-)	- (-)	- (-)	-	.	25	Innerrhoden
St. Gallen	41	2.3	67.2	5.3	5.8	3.9	6.9	-	.3	3.7	20.3	21.1	.25 (.06)	.47 (.09)	.25 (.06)	.57 (.14)	95.6	14.9	15	St. Gallen
Graubünden	15	1.8	70.0	4.6	4.4	3.0	2.7	-	-	-	9.8	32.7	.10 (.06)	.44 (.13)	.10 (.06)	.72 (.23)	79.5	20.5	20	Graubünden
Aargau	41	2.0	70.7	4.5	5.4	3.5	3.8	-	.5	1.8	11.3	24.7	.14 (.04)	.40 (.08)	.14 (.04)	.70 (.16)	91.1	14.2	18	Aargau
Thurgau	21	2.4	70.8	5.7	5.6	4.1	5.1	1.3	-	9.9	5.7	28.1	.18 (.07)	.47 (.13)	.16 (.06)	.70 (.20)	97.3	21.2	12	Thurgau
Ticino	38	2.7	68.3	7.6	7.4	5.0	9.1	-	.5	-	32.8	26.6	.35 (.08)	.63 (.12)	.35 (.08)	.91 (.23)	125.0	20.3	7	Ticino
Vaud	82	2.7	68.7	8.1	7.8	5.3	7.4	-	.2	4.8	20.3	44.2	.27 (.05)	.71 (.09)	.27 (.05)	.82 (.13)	130.3	14.4	6	Vaud
Valais	26	2.5	66.8	6.0	7.0	5.0	8.4	-	-	2.0	27.9	43.8	.32 (.09)	.79 (.16)	.32 (.09)	.66 (.20)	121.0	23.7	8	Valais
Neuchâtel	26	2.9	70.7	8.5	8.0	5.1	7.8	-	-	5.2	24.1	26.2	.28 (.09)	.55 (.14)	.28 (.09)	1.08 (.31)	139.1	27.3	4	Neuchâtel
Geneva	57	3.0	67.3	8.6	9.4	6.6	10.6	-	.6	7.6	25.5	49.6	.38 (.08)	.88 (.13)	.38 (.08)	.98 (.19)	158.3	21.0	2	Genève
Jura	8	2.0	71.4	6.3	6.4	4.0	6.3	-	-	-	23.6	10.2	.25 (.14)	.34 (.17)	.25 (.14)	.88 (.48)	104.4	36.9	10	Jura
Zürich (city)	47	2.0	74.3	6.8	5.2	3.3	3.3	-	.3	3.3	9.0	26.8	.13 (.04)	.40 (.07)	.12 (.04)	.71 (.13)	91.0	13.3	6	Zürich (Stadt)
Basel (city)	44	3.3	74.7	12.9	9.3	5.8	3.4	-	.6	-	10.3	54.8	.12 (.05)	.67 (.14)	.12 (.05)	1.68 (.30)	174.5	26.3	2	Basel (Stadt)
Geneva (city)	36	3.5	68.2	12.5	11.2	7.8	12.1	-	.7	7.3	31.0	59.6	.43 (.12)	1.03 (.20)	.43 (.12)	1.25 (.30)	186.3	31.0	1	Genève (ville)
Bern (city)	12	1.4	72.2	4.5	3.3	2.2	2.5	-	-	-	9.6	23.1	.10 (.06)	.34 (.11)	.10 (.06)	.43 (.15)	60.8	17.5	8	Bern (Stadt)
Lausanne	25	3.1	68.5	10.8	9.9	6.7	10.9	-	.9	6.8	28.7	45.9	.39 (.12)	.85 (.20)	.39 (.12)	.91 (.26)	161.8	32.4	3	Lausanne
Winterthur	7	1.6	80.4	4.1	3.9	2.4	1.8	-	-	4.7	-	15.2	.05 (.05)	.20 (.12)	.05 (.05)	.83 (.41)	67.0	25.3	7	Winterthur
St. Gallen (city)	9	2.4	67.2	6.3	6.1	4.0	7.4	-	-	-	28.5	17.3	.29 (.14)	.46 (.19)	.29 (.14)	.75 (.37)	103.1	34.4	4	St. Gallen (Stadt)
Luzern (city)	8	1.9	69.4	7.0	5.3	3.6	4.1	-	-	6.8	7.7	43.5	.14 (.10)	.58 (.22)	.14 (.10)	.57 (.24)	91.8	32.4	5	Luzern (Stadt)
Biel/Bienne	4	1.5	71.9	3.9	3.3	2.2	-	-	-	-	-	34.8	- (-)	.34 (.20)	- (-)	.53 (.27)	58.3	29.1	9	Biel/Bienne
German Switzerland	462	2.0	70.7	5.1	5.2	3.4	3.9	.1	.3	2.8	10.3	26.7	.14 (.01)	.41 (.02)	.14 (.01)	.72 (.05)	89.1	4.1	.	Deutschschweiz
-Northwestern	205	2.0	70.7	5.3	5.4	3.5	3.4	.1	.3	1.9	9.4	31.6	.13 (.02)	.44 (.04)	.12 (.02)	.75 (.07)	93.3	6.5	.	-Nordwestschweiz
-Northeastern	179	2.2	71.0	5.3	5.6	3.7	4.8	.2	.3	4.4	11.5	23.9	.17 (.02)	.42 (.04)	.17 (.02)	.78 (.08)	95.9	7.2	.	-Nordostschweiz
-Alps/Prealps	78	1.6	69.6	4.1	4.1	2.7	3.2	-	-	1.5	10.3	21.9	.12 (.03)	.34 (.05)	.12 (.03)	.56 (.09)	69.8	7.9	.	-Alpen/Voralpen
French Switzerland	212	2.6	68.3	7.6	7.7	5.3	8.0	-	.2	4.8	22.6	38.8	.29 (.03)	.68 (.06)	.29 (.03)	.83 (.08)	129.7	8.9	.	Romandie
Italian Switzerland	40	2.7	69.1	7.6	7.3	4.9	8.6	-	.4	-	30.9	27.4	.33 (.08)	.62 (.12)	.33 (.08)	.93 (.22)	124.1	19.6	.	Svizzera italiana
>100000 inhabitants	164	2.5	71.7	9.0	7.2	4.7	5.5	-	.5	3.4	15.2	38.4	.20 (.03)	.59 (.06)	.20 (.03)	.96 (.10)	124.8	9.7	1	>100000 Einwohner
20000-99999 inh.	114	2.6	70.0	6.9	6.9	4.5	5.3	-	.1	2.4	16.9	37.6	.20 (.04)	.58 (.07)	.20 (.04)	.90 (.12)	116.6	10.9	2	20000-99999 Einwohner
10000-19999 inh.	88	2.2	69.4	5.2	6.1	4.1	5.4	.3	.1	4.7	14.3	25.0	.20 (.04)	.46 (.06)	.19 (.04)	.74 (.12)	101.6	10.8	3	10000-19999 Einwohner
5000-9999 inh.	76	1.9	68.3	4.4	5.0	3.4	5.0	-	.1	2.0	16.2	24.7	.19 (.03)	.43 (.06)	.19 (.03)	.61 (.10)	85.4	9.8	6	5000-9999 Einwohner
2800-4999 inh.	79	2.0	69.9	4.8	5.3	3.6	5.0	.3	.4	3.6	12.3	21.5	.18 (.03)	.40 (.06)	.18 (.03)	.65 (.10)	90.7	10.2	5	2800-4999 Einwohner
1200-2799 inh.	108	2.2	68.2	5.3	5.8	3.9	5.2	-	.2	4.0	13.7	30.6	.19 (.03)	.49 (.06)	.19 (.03)	.72 (.10)	98.6	9.5	4	1200-2799 Einwohner
<1200 inhabitants	85	1.7	70.6	4.5	4.3	2.9	3.8	-	.4	1.9	10.3	24.0	.13 (.03)	.38 (.05)	.13 (.03)	.60 (.09)	75.5	8.2	7	<1200 Einwohner
Switzerland	714	2.2	69.7	5.7	5.8	3.9	5.0	.1	.3	3.1	14.1	29.5	.19 (.01)	.48 (.02)	.18 (.01)	.75 (.04)	100.0	.	.	Schweiz / Suisse

Liver Leber
Fegato Foie

1979 – 82

Females	N	% ON NEOP	MED AGE	CRUDE RATE	STANDARDIZED RATES EUROP.	WORLD	TRUNC	AGE-SPECIFIC RATES 0-14	15-44	45-54	55-64	65-74	CUMULATIVE RATES (STANDARD ERRORS) 0-64	0-74	35-64	65-84	SMR	S.E.	RANK	Frauen
Zürich	55	1.1	76.3	2.4	1.7	1.1	.5	.5	.1	.7	.9	7.1	.03 (.01)	.10 (.02)	.02 (.01)	.25 (.04)	98.7	13.3	12	Zürich
Bern	36	.9	77.4	1.9	1.2	.8	.6	-	-	.5	2.0	5.5	.02 (.01)	.08 (.02)	.02 (.01)	.23 (.05)	76.5	12.8	17	Bern
Luzern	16	1.5	80.5	2.7	1.8	1.0	1.0	-	-	1.5	1.8	1.9	.03 (.02)	.05 (.03)	.03 (.02)	.41 (.12)	121.5	30.4	8	Luzern
Uri	1	1.1	68.3	1.5	1.4	1.0	-	-	-	-	-	17.9	- (-)	.17 (.17)	- (-)	.17 (.17)	74.0	74.0	18	Uri
Schwyz	2	.6	76.8	1.0	.7	.4	-	-	-	-	-	6.4	- (-)	.07 (.07)	- (-)	.15 (.11)	49.9	35.3	22	Schwyz
Obwalden	-	-	.	-	-	-	-	-	-	-	-	-	- (-)	- (-)	- (-)	- (-)	.	.	26	Obwalden
Nidwalden	3	2.9	71.5	5.4	4.5	2.7	-	-	-	-	-	47.1	- (-)	.51 (.36)	- (-)	.86 (.50)	299.1	172.7	1	Nidwalden
Glarus	1	.5	88.3	1.4	.9	.4	-	-	-	-	-	-	- (-)	- (-)	- (-)	- (-)	48.9	48.9	23	Glarus
Zug	2	.7	49.0	1.3	1.5	1.1	3.5	-	1.4	-	8.2	-	.12 (.08)	.12 (.08)	.12 (.08)	- (-)	71.6	50.6	19	Zug
Fribourg	6	.9	81.4	1.6	1.4	.8	.7	-	-	-	2.7	3.2	.03 (.03)	.06 (.04)	.03 (.03)	.18 (.11)	79.5	32.5	16	Fribourg
Solothurn	7	.7	72.3	1.6	1.3	.8	.6	-	-	1.8	-	7.5	.02 (.02)	.09 (.05)	.02 (.02)	.13 (.07)	68.5	25.9	20	Solothurn
Basel-Stadt	12	.9	77.4	2.8	1.3	.8	.5	-	-	-	1.9	7.2	.02 (.02)	.09 (.04)	.02 (.02)	.23 (.07)	80.9	23.3	15	Basel-Stadt
Basel-Land	8	1.1	73.1	1.8	1.8	1.1	1.1	-	-	-	4.9	9.8	.04 (.03)	.15 (.07)	.04 (.03)	.20 (.09)	99.2	35.1	10	Basel-Land
Schaffhausen	2	.6	72.3	1.4	.8	.5	-	-	-	-	-	6.8	- (-)	.06 (.06)	- (-)	.15 (.11)	53.2	37.6	21	Schaffhausen
Ausserrhoden	1	.4	66.0	1.0	.7	.5	-	-	-	-	-	9.3	- (-)	.09 (.09)	- (-)	.09 (.09)	32.0	32.0	25	Ausserrhoden
Innerrhoden	2	4.4	64.9	7.9	6.8	4.6	10.2	-	-	-	40.4	36.9	.39 (.39)	.74 (.53)	.39 (.39)	.35 (.35)	276.4	195.4	2	Innerrhoden
St. Gallen	16	1.1	74.8	2.0	1.5	.9	.7	-	-	-	2.5	8.2	.03 (.02)	.11 (.04)	.03 (.02)	.21 (.07)	85.6	21.4	14	St. Gallen
Graubünden	3	.5	84.9	.9	.7	.4	-	-	-	-	-	3.3	- (-)	.03 (.03)	- (-)	.11 (.08)	40.3	23.3	24	Graubünden
Aargau	18	1.1	78.1	2.0	1.6	.9	.7	-	-	1.0	1.2	5.6	.02 (.02)	.08 (.03)	.02 (.02)	.27 (.08)	97.4	23.0	13	Aargau
Thurgau	9	1.3	80.5	2.4	1.6	.9	1.2	-	-	-	5.3	2.8	.05 (.03)	.08 (.04)	.05 (.03)	.26 (.12)	99.0	33.0	11	Thurgau
Ticino	22	1.9	78.8	3.9	2.5	1.5	.4	-	-	-	1.6	10.1	.01 (.01)	.11 (.04)	.01 (.01)	.38 (.10)	154.4	32.9	4	Ticino
Vaud	38	1.7	71.3	3.5	2.6	1.8	2.4	-	.2	2.3	5.2	14.2	.08 (.03)	.22 (.04)	.08 (.03)	.29 (.06)	133.8	21.7	7	Vaud
Valais	11	1.6	71.3	2.5	2.2	1.4	.6	-	-	-	2.4	17.8	.02 (.02)	.20 (.08)	.02 (.02)	.37 (.13)	134.0	40.4	6	Valais
Neuchâtel	9	1.2	74.5	2.7	1.9	1.2	2.2	-	-	-	8.2	6.4	.09 (.05)	.15 (.07)	.09 (.05)	.22 (.10)	101.7	33.9	9	Neuchâtel
Geneva	25	1.6	79.9	3.4	2.4	1.5	2.3	-	.3	-	6.9	4.8	.08 (.04)	.13 (.04)	.08 (.04)	.33 (.09)	139.1	27.8	5	Genève
Jura	6	2.4	76.7	4.5	3.2	1.9	2.1	-	-	6.7	-	8.4	.06 (.06)	.15 (.10)	.06 (.06)	.57 (.27)	193.4	79.0	3	Jura
Zürich (city)	29	1.3	76.8	3.7	2.0	1.5	.7	1.3	-	1.0	1.0	6.7	.04 (.03)	.11 (.04)	.02 (.01)	.27 (.06)	109.1	20.3	4	Zürich (Stadt)
Basel (city)	12	1.0	77.4	3.1	1.4	.9	.6	-	-	-	2.1	7.9	.02 (.02)	.10 (.05)	.02 (.02)	.25 (.08)	89.6	25.9	6	Basel (Stadt)
Geneva (city)	16	1.8	75.6	4.7	2.9	1.9	3.6	-	.7	-	9.9	5.4	.13 (.06)	.18 (.07)	.13 (.06)	.30 (.11)	154.0	38.5	1	Genève (ville)
Bern (city)	6	.7	80.7	1.9	.8	.4	-	-	-	-	-	5.1	- (-)	.05 (.04)	- (-)	.18 (.08)	57.2	23.3	9	Bern (Stadt)
Lausanne	12	1.7	73.6	4.3	3.0	2.1	3.8	-	.8	2.9	6.4	12.8	.12 (.06)	.25 (.09)	.12 (.06)	.27 (.10)	141.4	40.8	2	Lausanne
Winterthur	4	1.0	73.4	2.2	1.6	1.0	1.2	-	-	-	5.2	5.6	.05 (.05)	.10 (.07)	.05 (.05)	.12 (.09)	84.8	42.4	7	Winterthur
St. Gallen (city)	3	.7	81.5	1.9	.9	.5	-	-	-	-	-	5.8	- (-)	.06 (.06)	- (-)	.17 (.12)	62.9	36.3	8	St. Gallen (Stadt)
Luzern (city)	6	1.7	81.4	4.3	2.2	1.2	1.8	-	-	5.7	-	-	.06 (.06)	.06 (.06)	.06 (.06)	.40 (.20)	132.1	53.9	3	Luzern (Stadt)
Biel/Bienne	3	1.2	80.8	2.7	1.7	1.0	1.7	-	-	-	-	7.2	.07 (.07)	.07 (.07)	.07 (.07)	.17 (.17)	95.2	54.9	5	Biel/Bienne
German Switzerland	193	1.0	76.9	2.0	1.4	.9	.7	.1	.0	.5	1.9	6.1	.03 (.00)	.09 (.01)	.02 (.00)	.23 (.02)	86.6	6.2	.	Deutschschweiz
-Northwestern	79	1.0	77.8	2.0	1.4	.8	.7	-	-	.6	1.9	5.2	.02 (.01)	.08 (.01)	.02 (.01)	.22 (.03)	83.1	9.4	.	-Nordwestschweiz
-Northeastern	75	1.1	75.7	2.1	1.5	1.0	.7	.3	.1	.5	1.7	6.5	.03 (.01)	.10 (.02)	.02 (.01)	.22 (.03)	89.2	10.3	.	-Nordostschweiz
-Alps/Prealps	39	1.1	76.5	2.1	1.5	.9	.7	-	-	.5	2.1	7.5	.03 (.01)	.10 (.02)	.03 (.01)	.25 (.05)	89.1	14.3	.	-Alpen/Voralpen
French Switzerland	96	1.6	74.2	3.2	2.3	1.5	1.9	-	.2	1.1	4.8	11.1	.07 (.01)	.18 (.02)	.07 (.01)	.32 (.04)	131.5	13.4	.	Romandie
Italian Switzerland	22	1.8	78.8	3.7	2.4	1.4	.4	-	-	-	1.5	9.6	.01 (.01)	.11 (.04)	.01 (.01)	.36 (.10)	146.1	31.2	.	Svizzera italiana
>100000 inhabitants	75	1.3	76.4	3.6	2.0	1.4	1.4	.4	.2	.7	3.1	7.2	.05 (.02)	.13 (.02)	.05 (.01)	.26 (.04)	108.1	12.5	2	>100000 Einwohner
20000-99999 inh.	37	.9	79.2	2.0	1.3	.8	.8	-	.1	.4	2.1	5.1	.03 (.01)	.08 (.02)	.03 (.01)	.19 (.04)	80.0	13.2	7	20000-99999 Einwohner
10000-19999 inh.	37	1.1	73.2	2.1	1.6	1.1	.8	-	-	.9	1.7	10.9	.03 (.01)	.14 (.03)	.03 (.01)	.24 (.05)	95.2	15.7	4	10000-19999 Einwohner
5000-9999 inh.	53	1.6	74.5	3.0	2.4	1.5	1.4	-	-	1.0	4.1	12.9	.05 (.02)	.18 (.03)	.05 (.02)	.35 (.06)	137.9	18.9	1	5000-9999 Einwohner
2800-4999 inh.	36	1.2	79.3	2.1	1.6	1.0	.8	.3	-	-	3.2	3.7	.04 (.01)	.07 (.02)	.03 (.01)	.27 (.06)	101.9	17.0	3	2800-4999 Einwohner
1200-2799 inh.	36	1.0	77.2	1.8	1.4	.9	.7	-	.1	.5	2.1	6.1	.03 (.01)	.09 (.02)	.02 (.01)	.26 (.05)	86.1	14.4	6	1200-2799 Einwohner
<1200 inhabitants	37	1.1	76.2	2.0	1.5	.9	.7	-	-	1.0	1.6	6.8	.02 (.01)	.09 (.02)	.02 (.01)	.22 (.05)	90.3	14.8	5	<1200 Einwohner
Switzerland	311	1.2	76.4	2.4	1.7	1.1	.9	.1	.1	.6	2.6	7.4	.04 (.00)	.11 (.01)	.03 (.00)	.25 (.02)	100.0	.	.	Schweiz / Suisse

Males	N	% ON NEOP	MED AGE	CRUDE RATE	STANDARDIZED RATES			AGE-SPECIFIC RATES					CUMULATIVE RATES (STANDARD ERRORS)				SMR	S.E.	RANK	Männer
					EUROP.	WORLD	TRUNC	0-14	15-44	45-54	55-64	65-74	0-64	0-74	35-64	65-84				
Zürich	56	1.1	75.0	2.6	2.8	1.7	1.5	-	-	1.1	4.4	10.5	.05 (.01)	.16 (.03)	.05 (.01)	.41 (.07)	100.6	13.4	14	Zürich
Bern	36	.7	72.2	2.0	1.9	1.2	1.3	-	-	.5	4.4	9.7	.05 (.02)	.15 (.03)	.05 (.02)	.23 (.05)	69.3	11.5	21	Bern
Luzern	18	1.1	67.8	3.1	3.4	2.3	2.0	-	-	1.5	5.8	23.7	.07 (.04)	.30 (.08)	.07 (.04)	.38 (.12)	123.1	29.0	8	Luzern
Uri	1	.7	24.6	1.4	1.3	1.5	-	-	3.3	-	-	-	.09 (.09)	.09 (.09)	- (-)	- (-)	56.6	56.6	22	Uri
Schwyz	2	.4	70.1	1.0	1.2	.8	1.7	-	-	-	6.1	-	.07 (.07)	.07 (.07)	.07 (.07)	.13 (.13)	45.3	32.0	23	Schwyz
Obwalden	-	-	.	-	-	-	-	-	-	-	-	-	- (-)	- (-)	- (-)	- (-)	-	.	25	Obwalden
Nidwalden	2	1.9	66.7	3.4	4.1	3.0	5.5	-	-	-	20.4	25.9	.21 (.21)	.53 (.38)	.21 (.21)	.32 (.32)	159.4	112.7	1	Nidwalden
Glarus	1	.4	82.4	1.4	.9	.5	-	-	-	-	-	-	- (-)	- (-)	- (-)	.45 (.45)	44.2	44.2	24	Glarus
Zug	-	-	.	-	-	-	-	-	-	-	-	-	- (-)	- (-)	- (-)	- (-)	-	.	25	Zug
Fribourg	12	1.2	71.3	3.2	3.2	2.1	2.3	-	-	-	8.7	22.1	.09 (.05)	.32 (.11)	.09 (.05)	.53 (.20)	126.4	36.5	7	Fribourg
Solothurn	14	1.2	62.2	3.2	3.5	2.4	4.8	-	-	1.9	16.4	9.4	.18 (.06)	.27 (.08)	.18 (.06)	.25 (.13)	122.2	32.7	9	Solothurn
Basel-Stadt	19	1.3	74.4	5.0	4.1	2.6	3.4	-	-	-	11.5	13.6	.13 (.06)	.27 (.08)	.13 (.06)	.55 (.18)	147.2	33.8	3	Basel-Stadt
Basel-Land	7	.8	76.5	1.6	1.9	1.1	.8	-	-	-	2.5	7.8	.03 (.03)	.12 (.07)	.03 (.03)	.49 (.22)	74.4	28.1	20	Basel-Land
Schaffhausen	6	1.4	65.7	4.4	4.9	3.3	6.2	-	-	12.1	7.0	9.2	.20 (.11)	.28 (.14)	.20 (.11)	.24 (.18)	154.1	62.9	2	Schaffhausen
Ausserrhoden	3	1.2	71.2	3.2	2.8	1.9	2.9	-	-	-	10.7	11.1	.11 (.11)	.23 (.17)	.11 (.11)	.12 (.12)	91.2	52.7	17	Ausserrhoden
Innerrhoden	1	1.6	80.4	3.8	2.3	1.1	-	-	-	-	-	-	- (-)	- (-)	- (-)	1.15 (1.14)	127.5	127.5	5	Innerrhoden
St. Gallen	18	1.0	71.0	2.3	2.5	1.7	2.7	-	.3	1.2	7.2	10.5	.09 (.03)	.21 (.06)	.09 (.03)	.26 (.09)	90.7	21.4	18	St. Gallen
Graubünden	9	1.1	69.9	2.7	2.8	2.0	1.8	-	.7	-	6.6	20.4	.09 (.05)	.30 (.11)	.07 (.05)	.21 (.10)	102.9	34.3	12	Graubünden
Aargau	26	1.2	72.6	2.9	3.3	2.1	1.5	-	.2	.9	3.8	17.6	.05 (.02)	.22 (.06)	.05 (.02)	.53 (.13)	127.2	24.9	6	Aargau
Thurgau	10	1.1	71.2	2.7	2.5	1.6	.8	-	-	-	2.9	21.1	.03 (.03)	.24 (.09)	.03 (.03)	.50 (.19)	100.6	31.8	13	Thurgau
Ticino	13	.9	65.4	2.6	2.8	1.9	2.7	-	.4	1.5	6.2	9.7	.09 (.04)	.19 (.06)	.09 (.04)	.22 (.10)	93.4	25.9	16	Ticino
Vaud	32	1.1	73.1	3.1	3.0	1.9	1.1	-	-	.8	2.9	19.0	.04 (.02)	.23 (.05)	.04 (.02)	.43 (.10)	109.8	19.4	11	Vaud
Valais	13	1.2	65.5	3.0	3.5	2.4	4.0	-	-	-	15.2	18.2	.15 (.06)	.32 (.10)	.15 (.06)	.30 (.12)	133.0	36.9	4	Valais
Neuchâtel	10	1.1	68.7	3.3	3.1	2.1	1.6	-	-	-	6.0	21.8	.06 (.04)	.26 (.10)	.06 (.04)	.60 (.24)	115.4	36.5	10	Neuchâtel
Geneva	16	.8	68.3	2.4	2.9	1.9	3.1	-	-	2.2	8.0	9.5	.11 (.04)	.21 (.06)	.11 (.04)	.20 (.09)	96.8	24.2	15	Genève
Jura	3	.8	73.0	2.3	2.2	1.5	1.8	-	-	-	7.9	20.4	.07 (.07)	.30 (.17)	.07 (.07)	.22 (.16)	84.6	48.8	19	Jura
Zürich (city)	21	.9	77.2	3.1	2.3	1.3	.3	-	-	-	1.3	10.4	.01 (.01)	.12 (.04)	.01 (.01)	.46 (.12)	87.7	19.1	4	Zürich (Stadt)
Basel (city)	18	1.4	73.2	5.3	4.2	2.7	3.8	-	-	-	12.9	15.2	.15 (.07)	.30 (.10)	.15 (.07)	.60 (.19)	154.9	36.5	2	Basel (Stadt)
Geneva (city)	7	.7	60.5	2.4	2.5	1.8	4.5	-	-	2.4	12.4	4.3	.16 (.07)	.20 (.08)	.16 (.07)	.04 (.04)	78.0	29.5	6	Genève (ville)
Bern (city)	8	.9	72.4	3.0	2.5	1.5	.8	-	-	-	3.2	15.4	.03 (.03)	.19 (.09)	.03 (.03)	.22 (.10)	86.9	30.7	5	Bern (Stadt)
Lausanne	5	.6	71.1	2.2	2.0	1.2	.9	-	-	-	4.1	10.2	.04 (.04)	.14 (.08)	.04 (.04)	.18 (.10)	69.5	31.1	7	Lausanne
Winterthur	8	1.8	77.9	4.7	4.8	2.7	1.6	-	-	4.7	-	15.2	.05 (.05)	.22 (.13)	.05 (.05)	.51 (.23)	165.8	58.6	1	Winterthur
St. Gallen (city)	6	1.6	70.1	4.2	4.0	2.9	4.6	-	1.4	6.3	-	17.3	.12 (.08)	.29 (.15)	.12 (.08)	.60 (.34)	146.8	59.9	3	St. Gallen (Stadt)
Luzern (city)	2	.5	71.8	1.7	1.2	.8	-	-	-	-	-	8.7	- (-)	.08 (.08)	- (-)	.22 (.16)	49.2	34.8	8	Luzern (Stadt)
Biel/Bienne	1	.4	74.1	1.0	.7	.5	-	-	-	-	-	11.6	- (-)	.12 (.12)	- (-)	.12 (.12)	31.6	31.6	9	Biel/Bienne
German Switzerland	233	1.0	71.6	2.6	2.7	1.7	1.9	-	.1	.9	5.8	12.3	.07 (.01)	.20 (.02)	.07 (.01)	.35 (.03)	97.9	6.4	.	Deutschschweiz
-Northwestern	109	1.1	71.7	2.8	3.0	1.9	2.1	-	.1	.6	6.7	13.8	.08 (.01)	.22 (.03)	.08 (.01)	.39 (.05)	108.4	10.4	.	-Nordwestschweiz
-Northeastern	85	1.0	73.5	2.5	2.7	1.7	1.7	-	.1	1.5	4.5	11.3	.06 (.01)	.18 (.03)	.06 (.01)	.39 (.06)	99.5	10.8	.	-Nordostschweiz
-Alps/Prealps	39	.8	69.7	2.1	2.1	1.4	1.8	-	.2	.5	6.3	11.0	.08 (.02)	.19 (.03)	.07 (.02)	.21 (.05)	75.2	12.0	.	-Alpen/Voralpen
French Switzerland	82	1.0	70.5	2.9	3.0	2.0	2.0	-	-	.9	6.5	17.2	.08 (.02)	.25 (.03)	.08 (.02)	.40 (.06)	108.8	12.0	.	Romandie
Italian Switzerland	13	.9	65.4	2.5	2.6	1.7	2.6	-	.4	1.5	5.8	9.1	.09 (.04)	.18 (.06)	.09 (.04)	.21 (.10)	88.0	24.4	.	Svizzera italiana
>100000 inhabitants	59	.9	74.3	3.3	2.7	1.7	1.7	-	-	.4	5.9	11.2	.07 (.02)	.18 (.03)	.07 (.02)	.36 (.06)	96.8	12.6	5	>100000 Einwohner
20000-99999 inh.	53	1.2	73.1	3.2	3.3	2.1	1.8	-	.1	1.5	4.2	16.8	.06 (.02)	.23 (.04)	.06 (.02)	.42 (.08)	117.9	16.2	1	20000-99999 Einwohner
10000-19999 inh.	39	1.0	71.7	2.3	2.6	1.7	1.5	-	-	1.9	3.2	13.9	.05 (.02)	.19 (.04)	.05 (.02)	.41 (.09)	99.0	15.9	3	10000-19999 Einwohner
5000-9999 inh.	38	.9	71.8	2.2	2.6	1.6	1.2	-	.2	.5	3.9	11.5	.05 (.02)	.16 (.04)	.04 (.02)	.34 (.07)	93.6	15.2	6	5000-9999 Einwohner
2800-4999 inh.	35	.9	67.1	2.1	2.3	1.6	2.5	-	.1	1.0	7.5	12.6	.09 (.02)	.22 (.04)	.09 (.02)	.27 (.07)	87.8	14.8	7	2800-4999 Einwohner
1200-2799 inh.	53	1.1	70.7	2.6	2.8	1.9	2.0	-	-	.4	7.1	17.8	.08 (.02)	.26 (.04)	.08 (.02)	.38 (.07)	105.4	14.5	2	1200-2799 Einwohner
<1200 inhabitants	51	1.0	69.7	2.7	2.8	1.8	2.9	-	.1	.9	9.2	9.6	.10 (.02)	.20 (.03)	.10 (.02)	.28 (.06)	98.2	13.7	4	<1200 Einwohner
Switzerland	328	1.0	71.3	2.6	2.7	1.8	2.0	-	.1	.9	6.0	13.3	.07 (.01)	.21 (.01)	.07 (.01)	.35 (.03)	100.0	.	.	Schweiz / Suisse

Gallbladder and bile ducts
Colecisti e dotti biliari

1979 – 82

Gallenblase und Gallenwege
Vésicule et voies biliaires

Females	N	% ON NEOP	MED AGE	CRUDE RATE	STANDARDIZED RATES EUROP.	WORLD	TRUNC	AGE-SPECIFIC RATES 0-14	15-44	45-54	55-64	65-74	CUMULATIVE RATES (STANDARD ERRORS) 0-64	0-74	35-64	65-84	SMR	S.E.	RANK	Frauen
Zürich	135	2.8	74.8	5.9	4.0	2.5	2.5	-	.1	2.4	6.1	21.7	.09 (.02)	.31 (.04)	.09 (.02)	.67 (.07)	92.6	8.0	16	Zürich
Bern	131	3.5	74.9	7.0	4.8	3.1	3.2	-	.1	4.1	6.9	23.1	.11 (.02)	.35 (.04)	.11 (.02)	.69 (.07)	106.6	9.3	12	Bern
Luzern	33	3.0	73.4	5.5	4.4	2.8	3.5	-	.4	3.0	7.1	22.3	.12 (.04)	.35 (.08)	.12 (.04)	.54 (.12)	95.3	16.6	15	Luzern
Uri	-	-	.	-	-	-	-	-	-	-	-	-	- (-)	- (-)	- (-)	- (-)	-	.	26	Uri
Schwyz	10	2.9	73.1	5.2	4.6	3.1	4.9	-	-	9.7	6.0	19.1	.16 (.09)	.36 (.15)	.16 (.09)	.60 (.26)	95.7	30.3	14	Schwyz
Obwalden	5	5.9	70.4	9.9	7.6	4.8	5.0	-	-	-	20.1	43.3	.19 (.19)	.63 (.36)	.19 (.19)	1.26 (.69)	172.9	77.3	4	Obwalden
Nidwalden	5	4.8	79.4	9.0	8.9	5.0	-	-	-	-	-	47.1	- (-)	.51 (.36)	- (-)	.86 (.50)	189.4	84.7	1	Nidwalden
Glarus	10	5.3	73.3	13.5	9.6	6.3	7.9	-	-	24.1	-	63.6	.24 (.17)	.89 (.34)	.24 (.17)	1.06 (.41)	187.6	59.3	2	Glarus
Zug	6	2.2	80.1	3.9	4.1	2.5	4.3	-	-	-	16.4	-	.16 (.12)	.16 (.12)	.16 (.12)	.32 (.23)	82.0	33.5	19	Zug
Fribourg	15	2.3	75.9	4.1	3.3	2.1	2.8	-	-	-	11.0	9.5	.11 (.05)	.21 (.08)	.11 (.05)	.51 (.17)	75.4	19.5	20	Fribourg
Solothurn	19	2.0	71.1	4.3	3.3	2.2	1.6	-	-	1.8	4.3	22.4	.06 (.03)	.28 (.08)	.06 (.03)	.46 (.13)	70.6	16.2	21	Solothurn
Basel-Stadt	46	3.4	77.8	10.6	5.0	3.1	2.6	-	-	-	9.4	21.5	.10 (.04)	.31 (.08)	.10 (.04)	.83 (.15)	119.3	17.6	9	Basel-Stadt
Basel-Land	18	2.5	73.8	4.1	3.9	2.5	3.9	-	-	3.5	9.7	13.1	.13 (.06)	.27 (.09)	.13 (.06)	.49 (.17)	84.7	20.0	17	Basel-Land
Schaffhausen	13	4.2	69.4	9.2	7.0	4.7	7.0	-	-	5.8	18.8	27.1	.24 (.12)	.50 (.18)	.24 (.12)	.49 (.21)	132.7	36.8	7	Schaffhausen
Ausserrhoden	15	6.4	76.1	15.5	7.6	4.6	-	-	-	-	-	55.8	- (-)	.56 (.23)	- (-)	1.53 (.41)	187.6	48.4	3	Ausserrhoden
Innerrhoden	1	2.2	79.4	4.0	1.8	.9	-	-	-	-	-	-	- (-)	- (-)	- (-)	.45 (.45)	53.2	53.2	25	Innerrhoden
St. Gallen	60	4.0	75.5	7.6	5.6	3.6	4.0	-	.3	4.7	7.6	21.9	.13 (.04)	.35 (.07)	.13 (.04)	.76 (.13)	123.3	15.9	8	St. Gallen
Graubünden	21	3.3	67.7	6.4	5.7	4.1	7.1	-	-	8.4	15.2	33.2	.24 (.08)	.57 (.13)	.24 (.08)	.53 (.16)	107.9	23.5	11	Graubünden
Aargau	68	4.1	74.2	7.5	6.4	4.0	4.4	-	-	2.9	13.2	29.5	.16 (.04)	.46 (.08)	.16 (.04)	.89 (.14)	140.5	17.0	5	Aargau
Thurgau	26	3.7	75.2	7.0	4.7	2.9	1.4	-	-	2.4	2.6	28.5	.05 (.03)	.33 (.10)	.05 (.03)	.83 (.18)	110.0	21.6	10	Thurgau
Ticino	31	2.7	72.7	5.5	3.8	2.5	3.0	-	-	-	11.3	18.5	.12 (.04)	.30 (.07)	.12 (.04)	.49 (.11)	83.0	14.9	18	Ticino
Vaud	74	3.3	77.6	6.7	4.4	2.8	3.1	-	.2	1.5	8.6	18.0	.11 (.03)	.29 (.05)	.11 (.03)	.69 (.10)	100.4	11.7	13	Vaud
Valais	12	1.7	72.6	2.7	2.6	1.7	1.9	-	-	-	7.1	11.9	.07 (.04)	.19 (.07)	.07 (.04)	.25 (.10)	55.5	16.0	24	Valais
Neuchâtel	15	1.9	80.0	4.6	2.8	1.8	3.1	-	-	4.8	5.5	6.4	.10 (.05)	.17 (.07)	.10 (.05)	.57 (.17)	65.5	16.9	23	Neuchâtel
Geneva	32	2.0	74.5	4.4	3.3	2.1	3.5	-	-	6.3	5.5	11.2	.12 (.04)	.23 (.06)	.12 (.04)	.33 (.09)	68.8	12.2	22	Genève
Jura	11	4.4	75.8	8.3	5.8	3.8	4.2	-	-	-	15.1	25.3	.16 (.12)	.41 (.18)	.16 (.12)	1.10 (.39)	136.0	41.0	6	Jura
Zürich (city)	63	2.7	76.5	8.0	4.0	2.5	3.3	-	-	4.8	6.1	17.3	.11 (.03)	.28 (.05)	.11 (.03)	.63 (.10)	90.6	11.4	4	Zürich (Stadt)
Basel (city)	42	3.4	77.6	10.8	5.1	3.2	2.9	-	-	-	10.5	21.7	.11 (.05)	.33 (.08)	.11 (.05)	.82 (.15)	120.6	18.6	2	Basel (Stadt)
Geneva (city)	21	2.3	74.7	6.2	3.9	2.5	4.0	-	-	6.7	7.4	13.5	.14 (.06)	.27 (.08)	.14 (.06)	.36 (.12)	78.0	17.0	7	Genève (ville)
Bern (city)	23	2.7	74.3	7.3	4.3	2.9	3.6	-	.8	2.6	10.0	15.2	.15 (.06)	.30 (.09)	.13 (.06)	.50 (.13)	84.3	17.6	6	Bern (Stadt)
Lausanne	24	3.4	78.4	8.7	4.7	3.0	3.8	-	.8	-	9.5	16.0	.13 (.07)	.29 (.10)	.13 (.07)	.77 (.19)	109.4	22.3	3	Lausanne
Winterthur	11	2.8	78.8	6.2	3.1	1.8	-	-	-	-	-	22.2	- (-)	.23 (.12)	- (-)	.89 (.28)	89.6	27.0	5	Winterthur
St. Gallen (city)	22	5.3	80.1	13.6	6.9	4.0	2.9	-	-	-	11.1	17.3	.11 (.08)	.29 (.13)	.11 (.08)	1.39 (.36)	179.0	38.2	1	St. Gallen (Stadt)
Luzern (city)	9	2.5	77.6	6.5	3.4	2.1	1.6	-	-	-	5.9	16.8	.06 (.06)	.23 (.11)	.06 (.06)	.42 (.18)	75.7	25.2	8	Luzern (Stadt)
Biel/Bienne	6	2.5	86.1	5.3	3.2	1.7	-	-	-	-	-	8.5	- (-)	.08 (.08)	- (-)	.19 (.13)	72.5	29.6	9	Biel/Bienne
German Switzerland	619	3.3	74.6	6.6	4.8	3.1	3.3	-	.1	3.3	7.9	23.2	.12 (.01)	.35 (.02)	.11 (.01)	.69 (.03)	106.2	4.3	.	Deutschschweiz
-Northwestern	264	3.2	75.2	6.6	4.8	3.1	3.4	-	.1	3.3	8.7	20.9	.12 (.02)	.33 (.03)	.12 (.02)	.67 (.05)	106.1	6.5	.	-Nordwestschweiz
-Northeastern	226	3.2	75.1	6.4	4.6	2.9	2.9	-	.1	3.1	6.8	22.6	.10 (.02)	.33 (.03)	.10 (.02)	.69 (.06)	102.9	6.8	.	-Nordostschweiz
-Alps/Prealps	129	3.5	73.2	6.9	5.2	3.4	3.7	-	.1	4.0	8.0	28.9	.13 (.03)	.42 (.05)	.13 (.03)	.72 (.08)	112.8	9.9	.	-Alpen/Voralpen
French Switzerland	162	2.7	76.2	5.4	3.8	2.4	3.0	-	.1	2.8	7.4	15.5	.11 (.02)	.26 (.03)	.11 (.02)	.58 (.06)	85.3	6.7	.	Romandie
Italian Switzerland	31	2.5	72.7	5.3	3.6	2.4	2.8	-	-	-	10.8	17.6	.11 (.04)	.29 (.07)	.11 (.04)	.47 (.11)	78.6	14.1	.	Svizzera italiana
>100000 inhabitants	173	2.9	76.5	8.2	4.3	2.8	3.4	-	.2	3.3	8.1	17.2	.13 (.02)	.29 (.03)	.12 (.02)	.62 (.06)	95.8	7.3	5	>100000 Einwohner
20000-99999 inh.	123	3.2	77.1	6.8	4.4	2.8	3.1	-	-	2.2	8.7	17.5	.11 (.02)	.29 (.04)	.11 (.02)	.71 (.08)	102.0	9.2	4	20000-99999 Einwohner
10000-19999 inh.	91	2.8	73.4	5.1	4.1	2.7	3.4	-	.2	4.1	5.8	19.8	.11 (.02)	.31 (.04)	.11 (.02)	.53 (.07)	89.6	9.4	6	10000-19999 Einwohner
5000-9999 inh.	89	2.7	73.1	5.0	4.0	2.5	2.2	-	-	2.4	5.3	23.8	.08 (.02)	.32 (.05)	.08 (.02)	.56 (.07)	88.7	9.4	7	5000-9999 Einwohner
2800-4999 inh.	98	3.3	76.0	5.9	4.6	2.9	1.7	-	-	1.6	4.5	25.7	.06 (.02)	.32 (.05)	.06 (.02)	.79 (.09)	106.1	10.7	3	2800-4999 Einwohner
1200-2799 inh.	121	3.5	73.8	6.1	5.1	3.3	4.1	-	-	3.2	11.7	25.6	.15 (.03)	.41 (.05)	.15 (.03)	.71 (.08)	110.7	10.1	1	1200-2799 Einwohner
<1200 inhabitants	117	3.4	73.2	6.4	5.1	3.3	4.1	-	.1	4.4	10.1	22.1	.15 (.03)	.37 (.05)	.15 (.03)	.64 (.08)	109.1	10.1	2	<1200 Einwohner
Switzerland	812	3.1	74.8	6.2	4.5	2.9	3.2	-	.1	3.1	7.9	21.1	.11 (.01)	.33 (.02)	.11 (.01)	.65 (.03)	100.0	.	.	Schweiz / Suisse

Males	N	% ON NEOP	MED AGE	CRUDE RATE	STANDARDIZED RATES			AGE-SPECIFIC RATES					CUMULATIVE RATES (STANDARD ERRORS)				SMR	S.E.	RANK	Männer
					EUROP.	WORLD	TRUNC	0-14	15-44	45-54	55-64	65-74	0-64	0-74	35-64	65-84				
Zürich	247	4.7	71.2	11.3	11.9	7.7	9.0	-	.6	5.4	23.9	50.5	.32 (.04)	.83 (.07)	.32 (.04)	1.77 (.16)	105.2	6.7	9	Zürich
Bern	196	4.0	71.7	11.0	10.1	6.6	8.3	-	.1	9.3	18.6	49.8	.29 (.04)	.80 (.07)	.29 (.04)	1.44 (.14)	90.4	6.5	19	Bern
Luzern	56	3.4	71.4	9.5	10.3	6.8	6.7	-	-	6.0	17.2	66.3	.24 (.07)	.92 (.15)	.24 (.07)	1.34 (.24)	91.1	12.2	18	Luzern
Uri	6	4.1	80.7	8.7	8.0	4.3	-	-	-	-	-	19.3	- (-)	.17 (.17)	- (-)	2.76 (1.20)	81.3	33.2	22	Uri
Schwyz	16	3.6	68.2	8.1	9.9	6.7	6.5	-	1.1	4.7	18.3	47.8	.27 (.12)	.74 (.23)	.24 (.12)	1.12 (.39)	86.0	21.5	20	Schwyz
Obwalden	3	3.0	80.6	5.7	6.1	4.0	6.9	-	4.2	-	-	-	.18 (.18)	.18 (.18)	.18 (.18)	1.82 (1.29)	51.8	29.9	24	Obwalden
Nidwalden	2	1.9	68.5	3.4	4.1	2.7	5.5	-	-	-	20.4	-	.21 (.21)	.21 (.21)	.21 (.21)	.50 (.50)	37.9	26.8	25	Nidwalden
Glarus	9	3.8	70.8	12.3	10.6	7.2	7.6	-	-	12.3	13.0	80.3	.26 (.19)	1.09 (.41)	.26 (.19)	1.30 (.50)	95.4	31.8	16	Glarus
Zug	18	6.7	65.1	11.9	16.1	10.3	19.0	-	-	18.2	52.4	48.1	.68 (.23)	1.20 (.35)	.68 (.23)	2.05 (.78)	147.5	34.8	1	Zug
Fribourg	40	4.1	68.2	10.7	11.6	7.9	14.0	-	1.1	15.4	28.9	51.5	.48 (.11)	1.01 (.18)	.48 (.11)	1.02 (.24)	100.7	15.9	12	Fribourg
Solothurn	39	3.3	69.1	9.0	9.6	6.3	8.1	-	1.0	1.9	25.8	40.6	.31 (.08)	.73 (.14)	.30 (.08)	.93 (.22)	81.2	13.0	23	Solothurn
Basel-Stadt	45	3.1	67.3	11.8	10.4	7.0	11.8	-	-	13.5	25.2	35.4	.41 (.10)	.77 (.14)	.41 (.10)	1.01 (.24)	83.1	12.4	21	Basel-Stadt
Basel-Land	45	4.8	67.1	10.3	13.2	8.8	11.3	-	.9	12.1	24.9	66.5	.40 (.09)	1.07 (.19)	.38 (.09)	1.08 (.25)	112.5	16.8	4	Basel-Land
Schaffhausen	15	3.6	73.8	11.1	11.0	6.9	8.9	-	-	-	34.8	36.7	.34 (.15)	.71 (.24)	.34 (.15)	1.25 (.49)	92.3	23.8	17	Schaffhausen
Ausserrhoden	19	7.4	76.2	20.3	14.5	8.8	5.6	-	-	-	21.4	66.3	.21 (.15)	.86 (.31)	.21 (.15)	2.77 (.70)	140.3	32.2	2	Ausserrhoden
Innerrhoden	1	1.6	62.6	3.8	4.6	3.6	11.8	-	-	-	-	43.0	.46 (.46)	.46 (.46)	.46 (.46)	- (-)	30.5	30.5	26	Innerrhoden
St. Gallen	93	5.2	70.2	12.0	12.6	8.4	8.4	-	.3	6.1	21.7	73.7	.29 (.06)	1.03 (.13)	.29 (.06)	1.67 (.23)	112.4	11.7	5	St. Gallen
Graubünden	39	4.8	72.1	11.9	12.1	7.7	7.2	-	-	8.4	16.4	61.2	.26 (.09)	.86 (.18)	.26 (.09)	1.82 (.39)	107.0	17.1	8	Graubünden
Aargau	87	4.1	69.7	9.6	11.9	7.8	9.3	-	.2	7.4	23.9	60.0	.33 (.06)	.95 (.12)	.33 (.06)	1.23 (.19)	100.9	10.8	11	Aargau
Thurgau	45	5.1	72.6	12.3	12.1	7.7	6.3	-	-	7.4	14.3	66.9	.21 (.08)	.89 (.17)	.21 (.08)	1.76 (.34)	108.3	16.1	6	Thurgau
Ticino	57	4.1	71.2	11.3	11.2	7.1	8.5	-	.4	6.2	22.6	48.4	.30 (.08)	.81 (.14)	.30 (.08)	1.45 (.26)	97.6	12.9	15	Ticino
Vaud	131	4.3	72.1	12.9	12.6	8.1	11.6	-	.2	11.1	28.1	41.7	.41 (.06)	.84 (.10)	.41 (.06)	1.54 (.20)	107.5	9.4	7	Vaud
Valais	41	3.9	70.8	9.4	11.8	7.4	8.8	-	1.0	8.0	17.7	40.1	.29 (.08)	.70 (.15)	.29 (.08)	1.51 (.35)	99.8	15.6	14	Valais
Neuchâtel	41	4.6	66.0	13.5	12.9	8.9	14.7	-	.7	5.2	45.1	56.7	.54 (.13)	1.11 (.20)	.54 (.13)	1.38 (.32)	113.2	17.7	3	Neuchâtel
Geneva	70	3.7	70.6	10.6	11.6	7.7	8.9	-	.3	5.4	23.9	66.2	.32 (.07)	.99 (.15)	.32 (.07)	1.33 (.22)	100.2	12.0	13	Genève
Jura	15	3.8	67.3	11.7	12.1	8.4	13.5	-	-	13.9	31.4	61.2	.45 (.19)	1.07 (.31)	.45 (.19)	1.09 (.43)	101.3	26.1	10	Jura
Zürich (city)	116	4.8	71.5	16.9	12.9	8.6	10.4	-	1.5	5.5	25.6	62.4	.37 (.07)	1.00 (.12)	.36 (.07)	1.81 (.22)	115.8	10.8	4	Zürich (Stadt)
Basel (city)	43	3.3	67.3	12.6	10.9	7.5	13.4	-	-	15.3	28.4	36.5	.47 (.11)	.83 (.15)	.47 (.11)	1.09 (.26)	88.3	13.5	7	Basel (Stadt)
Geneva (city)	42	4.1	71.5	14.6	13.2	8.7	8.9	-	-	2.4	27.9	80.9	.33 (.11)	1.15 (.22)	.33 (.11)	1.48 (.31)	111.7	17.2	6	Genève (ville)
Bern (city)	29	3.3	71.8	11.0	8.1	5.3	3.9	-	-	9.4	3.2	57.8	.13 (.06)	.70 (.16)	.13 (.06)	1.40 (.31)	75.7	14.1	9	Bern (Stadt)
Lausanne	42	5.2	72.1	18.1	16.3	10.6	14.0	-	-	17.0	28.7	71.4	.49 (.14)	1.21 (.24)	.49 (.14)	2.01 (.44)	139.9	21.6	1	Lausanne
Winterthur	28	6.4	73.5	16.6	14.6	9.2	10.5	-	-	-	41.0	68.5	.41 (.15)	1.13 (.29)	.41 (.15)	2.99 (.72)	138.6	26.2	2	Winterthur
St. Gallen (city)	22	5.9	69.1	15.5	15.1	10.2	10.2	-	1.4	6.3	21.4	95.4	.33 (.15)	1.27 (.32)	.33 (.15)	1.63 (.50)	129.6	27.6	3	St. Gallen (Stadt)
Luzern (city)	19	4.4	72.1	16.6	12.3	8.3	10.4	-	-	13.5	23.0	87.0	.37 (.17)	1.25 (.32)	.37 (.17)	1.67 (.50)	112.1	25.7	5	Luzern (Stadt)
Biel/Bienne	11	4.2	64.9	10.7	9.7	6.8	14.3	-	2.1	21.2	17.3	34.8	.46 (.19)	.82 (.28)	.46 (.19)	.87 (.43)	82.9	25.0	8	Biel/Bienne
German Switzerland	989	4.3	70.9	10.8	11.3	7.4	8.8	-	.4	7.4	21.9	54.2	.31 (.02)	.86 (.03)	.31 (.02)	1.50 (.07)	99.1	3.2	.	Deutschschweiz
-Northwestern	400	3.9	69.7	10.4	10.9	7.3	9.7	-	.3	9.6	22.8	54.3	.34 (.03)	.90 (.05)	.34 (.03)	1.26 (.09)	94.7	4.7	.	-Nordwestschweiz
-Northeastern	397	4.9	71.3	11.8	12.5	8.1	8.9	-	.5	5.6	24.2	58.8	.32 (.03)	.91 (.06)	.32 (.03)	1.80 (.12)	110.5	5.5	.	-Nordostschweiz
-Alps/Prealps	192	4.0	72.2	10.1	9.9	6.4	6.5	-	.2	6.0	16.0	46.6	.23 (.04)	.70 (.07)	.23 (.04)	1.47 (.14)	88.8	6.4	.	-Alpen/Voralpen
French Switzerland	327	4.0	70.8	11.7	12.0	7.8	11.1	-	.5	8.5	28.0	49.2	.39 (.04)	.89 (.06)	.39 (.04)	1.38 (.11)	103.5	5.7	.	Romandie
Italian Switzerland	60	4.0	71.9	11.4	11.3	7.1	8.0	-	.4	5.9	21.3	45.7	.28 (.07)	.77 (.13)	.28 (.07)	1.45 (.26)	96.9	12.5	.	Svizzera italiana
>100000 inhabitants	272	4.2	71.0	15.0	12.2	8.1	10.1	-	.6	8.8	23.5	60.3	.36 (.04)	.96 (.07)	.35 (.04)	1.58 (.13)	106.7	6.5	3	>100000 Einwohner
20000-99999 inh.	188	4.3	71.0	11.4	11.5	7.5	10.3	-	.4	8.3	26.5	49.6	.37 (.05)	.88 (.08)	.37 (.05)	1.45 (.15)	99.7	7.3	5	20000-99999 Einwohner
10000-19999 inh.	178	4.5	70.1	10.6	12.4	8.0	9.3	-	.4	8.0	22.7	56.5	.32 (.04)	.89 (.08)	.32 (.04)	1.61 (.17)	107.1	8.0	2	10000-19999 Einwohner
5000-9999 inh.	179	4.4	72.7	10.4	11.9	7.5	7.1	-	.1	5.4	18.8	59.2	.26 (.04)	.86 (.08)	.26 (.04)	1.81 (.18)	104.8	7.8	4	5000-9999 Einwohner
2800-4999 inh.	140	3.5	69.9	8.5	9.3	6.2	7.9	-	.8	4.2	21.8	47.6	.29 (.04)	.77 (.08)	.28 (.04)	1.19 (.14)	83.5	7.1	7	2800-4999 Einwohner
1200-2799 inh.	185	3.8	70.6	9.1	10.2	6.6	8.2	-	-	8.4	19.7	44.9	.29 (.04)	.74 (.07)	.29 (.04)	1.26 (.13)	87.7	6.4	6	1200-2799 Einwohner
<1200 inhabitants	234	4.7	70.4	12.3	12.6	8.3	11.8	-	.7	9.8	29.2	50.0	.42 (.05)	.93 (.08)	.41 (.05)	1.40 (.13)	107.8	7.0	1	<1200 Einwohner
Switzerland	1376	4.2	70.8	11.0	11.5	7.5	9.3	-	.4	7.6	23.3	52.7	.33 (.02)	.87 (.03)	.33 (.02)	1.47 (.06)	100.0	.		Schweiz / Suisse

Females	N	% ON NEOP	MED AGE	CRUDE RATE	STANDARDIZED RATES EUROP.	WORLD	TRUNC	AGE-SPECIFIC RATES 0-14	15-44	45-54	55-64	65-74	CUMULATIVE RATES (STANDARD ERRORS) 0-64	0-74	35-64	65-84	SMR	S.E.	RANK	Frauen
Zürich	257	5.3	74.6	11.1	8.1	5.3	6.1	-	.2	3.5	16.9	39.2	.22 (.03)	.61 (.05)	.22 (.03)	1.11 (.09)	108.4	6.8	11	Zürich
Bern	161	4.2	73.8	8.6	6.1	4.0	5.1	-	.4	2.8	13.7	30.3	.18 (.03)	.49 (.05)	.18 (.03)	.80 (.08)	80.4	6.3	19	Bern
Luzern	44	4.0	75.0	7.4	5.5	3.5	3.3	-	-	-	12.5	27.8	.13 (.05)	.41 (.09)	.13 (.05)	.88 (.15)	78.0	11.8	20	Luzern
Uri	5	5.3	74.8	7.5	7.1	4.3	3.5	-	-	-	14.6	35.8	.13 (.13)	.49 (.29)	.13 (.13)	.61 (.36)	86.0	38.4	17	Uri
Schwyz	17	4.9	74.8	8.9	7.2	4.5	3.4	-	-	9.7	-	44.5	.10 (.07)	.55 (.19)	.10 (.07)	1.07 (.31)	99.6	24.2	12	Schwyz
Obwalden	3	3.5	69.4	5.9	4.6	3.1	-	-	-	-	-	43.3	- (-)	.43 (.30)	- (-)	.71 (.41)	63.4	36.6	23	Obwalden
Nidwalden	6	5.7	73.1	10.8	9.8	6.5	4.8	-	-	-	20.0	94.2	.18 (.18)	1.17 (.53)	.18 (.18)	1.59 (.78)	138.8	56.7	2	Nidwalden
Glarus	3	1.6	78.3	4.1	2.5	1.5	-	-	-	-	-	12.7	- (-)	.12 (.12)	- (-)	.28 (.20)	34.5	19.9	25	Glarus
Zug	6	2.2	73.3	3.9	3.4	2.1	-	-	-	-	-	27.6	- (-)	.27 (.16)	- (-)	.71 (.30)	50.3	20.5	24	Zug
Fribourg	23	3.5	75.2	6.2	5.2	3.3	4.9	-	.6	5.2	8.2	15.9	.16 (.07)	.33 (.10)	.16 (.07)	.74 (.20)	70.8	14.8	22	Fribourg
Solothurn	52	5.5	76.5	11.8	8.4	5.1	4.2	-	-	3.7	10.7	29.9	.15 (.06)	.45 (.10)	.15 (.06)	1.33 (.23)	118.6	16.4	7	Solothurn
Basel-Stadt	75	5.5	76.5	17.3	8.5	5.3	4.9	-	.6	3.4	11.2	41.2	.17 (.06)	.58 (.10)	.17 (.06)	1.22 (.17)	119.7	13.8	4	Basel-Stadt
Basel-Land	40	5.6	73.4	9.0	8.8	5.7	6.9	-	-	5.2	17.0	39.2	.24 (.08)	.65 (.14)	.24 (.08)	1.08 (.24)	115.7	18.3	9	Basel-Land
Schaffhausen	19	6.1	70.2	13.4	9.6	6.3	11.7	-	-	5.8	37.6	27.1	.44 (.17)	.71 (.21)	.44 (.17)	1.05 (.33)	118.7	27.2	6	Schaffhausen
Ausserrhoden	20	8.5	77.4	20.6	10.9	6.9	7.3	-	-	-	27.8	37.2	.28 (.16)	.65 (.25)	.28 (.16)	1.49 (.42)	153.7	34.4	1	Ausserrhoden
Innerrhoden	-	-	-	-	-	-	-	-	-	-	-	-	- (-)	- (-)	- (-)	- (-)	-	.	26	Innerrhoden
St. Gallen	93	6.1	75.4	11.7	8.4	5.4	4.5	-	.6	5.9	7.6	45.2	.16 (.04)	.62 (.09)	.15 (.04)	1.33 (.17)	117.1	12.1	8	St. Gallen
Graubünden	41	6.4	74.7	12.4	9.1	5.9	4.9	-	.7	2.8	12.1	53.1	.17 (.07)	.70 (.15)	.17 (.07)	1.57 (.29)	128.8	20.1	3	Graubünden
Aargau	94	5.7	72.8	10.4	9.1	6.0	4.9	-	.7	3.8	10.8	58.9	.18 (.04)	.77 (.10)	.17 (.04)	1.13 (.14)	119.3	12.3	5	Aargau
Thurgau	28	4.0	75.5	7.6	5.6	3.6	5.9	-	-	4.8	15.8	14.2	.21 (.07)	.36 (.10)	.21 (.07)	.71 (.18)	72.6	13.7	21	Thurgau
Ticino	59	5.1	73.3	10.5	7.4	4.9	6.4	-	1.3	5.7	13.0	30.3	.23 (.06)	.53 (.09)	.21 (.06)	.93 (.16)	96.5	12.6	14	Ticino
Vaud	115	5.1	73.9	10.5	7.4	4.8	5.9	-	.2	6.1	13.8	37.9	.21 (.04)	.59 (.07)	.21 (.04)	.97 (.11)	95.8	8.9	15	Vaud
Valais	31	4.4	69.6	7.0	6.6	4.4	5.7	-	.5	4.1	14.1	32.7	.19 (.06)	.51 (.12)	.19 (.06)	.90 (.22)	87.8	15.8	16	Valais
Neuchâtel	37	4.8	74.7	11.2	7.5	4.7	4.4	-	-	9.7	5.5	41.5	.15 (.06)	.56 (.13)	.15 (.06)	1.05 (.21)	99.4	16.3	13	Neuchâtel
Geneva	83	5.2	76.2	11.3	7.9	5.0	3.0	-	-	2.1	8.3	47.8	.11 (.04)	.59 (.10)	.11 (.04)	1.07 (.15)	109.8	12.0	10	Genève
Jura	11	4.4	78.5	8.3	5.6	3.2	3.9	-	-	-	15.1	-	.15 (.11)	.15 (.11)	.15 (.11)	.96 (.38)	83.3	25.1	18	Jura
Zürich (city)	129	5.6	75.0	16.3	8.5	5.5	6.3	-	.3	3.8	17.2	40.4	.22 (.05)	.63 (.08)	.22 (.05)	1.22 (.13)	114.1	10.0	3	Zürich (Stadt)
Basel (city)	72	5.9	76.5	18.5	9.1	5.7	5.5	-	.6	3.9	12.6	41.4	.19 (.06)	.60 (.11)	.19 (.06)	1.27 (.19)	127.2	15.0	2	Basel (Stadt)
Geneva (city)	47	5.2	75.2	13.9	8.2	5.2	4.9	-	-	4.4	12.4	43.3	.17 (.07)	.61 (.13)	.17 (.07)	.93 (.18)	107.6	15.7	4	Genève (ville)
Bern (city)	27	3.2	74.7	8.5	4.3	2.8	2.7	-	-	-	10.0	25.3	.10 (.05)	.36 (.09)	.10 (.05)	.63 (.15)	60.8	11.7	9	Bern (Stadt)
Lausanne	31	4.4	76.5	11.2	6.0	3.8	3.3	-	-	-	12.7	32.0	.13 (.06)	.45 (.12)	.13 (.06)	1.11 (.23)	86.9	15.6	6	Lausanne
Winterthur	17	4.3	76.2	9.5	6.7	4.4	6.6	-	-	9.3	10.5	22.2	.21 (.10)	.44 (.16)	.21 (.10)	.70 (.25)	85.0	20.6	7	Winterthur
St. Gallen (city)	29	6.9	74.3	17.9	11.1	7.4	6.5	-	2.9	-	16.7	63.5	.27 (.12)	.91 (.23)	.22 (.11)	1.45 (.33)	144.8	26.9	1	St. Gallen (Stadt)
Luzern (city)	17	4.7	76.1	12.3	6.3	3.9	6.1	-	-	-	23.6	11.2	.24 (.12)	.35 (.14)	.24 (.12)	.93 (.28)	87.9	21.3	5	Luzern (Stadt)
Biel/Bienne	11	4.5	69.9	9.8	7.1	4.8	8.0	-	-	13.0	14.4	34.0	.28 (.14)	.62 (.22)	.28 (.14)	.61 (.26)	81.7	24.6	8	Biel/Bienne
German Switzerland	967	5.1	74.7	10.3	7.6	4.9	5.2	-	.3	3.4	13.8	37.3	.19 (.01)	.56 (.02)	.19 (.01)	1.05 (.04)	101.9	3.3	.	Deutschschweiz
-Northwestern	408	5.0	74.7	10.2	7.4	4.8	4.8	-	.4	2.9	12.3	38.3	.17 (.02)	.56 (.04)	.17 (.02)	1.03 (.06)	100.7	5.0	.	-Nordwestschweiz
-Northeastern	372	5.2	74.6	10.5	7.8	5.1	5.9	-	.3	3.8	15.9	36.3	.21 (.02)	.58 (.04)	.21 (.02)	1.07 (.07)	104.0	5.4	.	-Nordostschweiz
-Alps/Prealps	187	5.1	74.7	10.0	7.4	4.8	5.0	-	.1	4.0	13.3	37.0	.18 (.03)	.55 (.06)	.18 (.03)	1.03 (.09)	100.2	7.3	.	-Alpen/Voralpen
French Switzerland	295	4.8	74.7	9.8	7.1	4.5	4.6	-	.2	5.0	10.0	36.6	.16 (.02)	.53 (.04)	.16 (.02)	.98 (.07)	95.4	5.6	.	Romandie
Italian Switzerland	61	5.0	73.3	10.4	7.3	4.8	6.1	-	1.3	5.5	12.3	30.3	.22 (.06)	.52 (.09)	.20 (.05)	.92 (.16)	94.5	12.1	.	Svizzera italiana
>100000 inhabitants	306	5.1	75.7	14.5	7.6	4.9	5.0	-	.2	2.9	13.9	37.7	.18 (.03)	.56 (.05)	.18 (.03)	1.09 (.08)	104.3	6.0	3	>100000 Einwohner
20000-99999 inh.	209	5.4	74.8	11.5	7.9	5.1	5.8	-	.4	4.9	14.4	38.5	.21 (.03)	.60 (.06)	.20 (.03)	1.07 (.09)	106.3	7.4	2	20000-99999 Einwohner
10000-19999 inh.	156	4.8	75.2	8.8	6.9	4.4	4.0	-	.1	3.2	9.9	35.5	.14 (.03)	.50 (.06)	.14 (.03)	.97 (.10)	94.3	7.5	5	10000-19999 Einwohner
5000-9999 inh.	165	5.0	73.8	9.2	7.5	4.8	4.8	-	.2	4.3	11.2	39.4	.17 (.03)	.56 (.06)	.17 (.03)	1.03 (.10)	100.8	7.9	4	5000-9999 Einwohner
2800-4999 inh.	165	5.5	74.2	9.9	8.2	5.3	5.6	-	.3	4.7	14.1	41.1	.20 (.03)	.61 (.07)	.20 (.03)	1.12 (.11)	109.6	8.5	1	2800-4999 Einwohner
1200-2799 inh.	167	4.9	72.0	8.4	7.1	4.7	6.0	-	.5	2.3	17.0	33.5	.22 (.03)	.55 (.06)	.22 (.03)	.93 (.09)	93.6	7.2	6	1200-2799 Einwohner
<1200 inhabitants	155	4.6	74.3	8.4	6.6	4.3	4.7	-	.5	5.3	9.0	31.9	.16 (.03)	.49 (.05)	.16 (.03)	.93 (.09)	88.5	7.1	7	<1200 Einwohner
Switzerland	1323	5.0	74.6	10.2	7.4	4.8	5.1	-	.3	3.9	12.9	36.8	.18 (.01)	.55 (.02)	.18 (.01)	1.02 (.03)	100.0	.	.	Schweiz / Suisse

Males	N	% ON NEOP	MED AGE	CRUDE RATE	STANDARDIZED RATES EUROP.	WORLD	TRUNC	AGE-SPECIFIC RATES 0-14	15-44	45-54	55-64	65-74	CUMULATIVE RATES (STANDARD ERRORS) 0-64	0-74	35-64	65-84	SMR	S.E.	RANK	Männer
Zürich	51	1.0	70.7	2.3	2.6	1.7	2.0	-	-	.7	6.8	12.5	.08 (.02)	.20 (.03)	.08 (.02)	.28 (.06)	59.1	8.3	24	Zürich
Bern	51	1.1	69.9	2.9	2.7	1.8	2.6	-	.1	2.4	6.0	12.4	.09 (.02)	.21 (.04)	.09 (.02)	.33 (.06)	65.1	9.1	22	Bern
Luzern	17	1.0	69.2	2.9	3.3	2.2	3.1	-	-	6.0	3.8	14.2	.10 (.04)	.24 (.07)	.10 (.04)	.34 (.12)	75.7	18.4	15	Luzern
Uri	2	1.4	67.2	2.9	2.7	2.0	-	-	-	-	-	38.5	- (-)	.33 (.24)	- (-)	.33 (.24)	73.8	52.2	16	Uri
Schwyz	5	1.1	79.3	2.5	4.3	2.4	1.7	-	-	4.7	-	8.0	.04 (.04)	.13 (.10)	.04 (.04)	.22 (.16)	73.1	32.7	17	Schwyz
Obwalden	1	1.0	77.1	1.9	1.6	.8	-	-	-	-	-	-	- (-)	- (-)	- (-)	.41 (.41)	47.8	47.8	25	Obwalden
Nidwalden	4	3.8	63.4	6.8	8.7	6.3	16.5	-	-	-	61.3	-	.64 (.37)	.64 (.37)	.64 (.37)	1.17 (1.17)	202.8	101.4	2	Nidwalden
Glarus	3	1.3	77.8	4.1	3.3	2.0	3.5	-	-	-	13.0	-	.14 (.14)	.14 (.14)	.14 (.14)	.47 (.34)	89.1	51.5	13	Glarus
Zug	3	1.1	67.9	2.0	2.6	1.7	2.0	-	-	-	8.7	12.0	.08 (.08)	.18 (.13)	.08 (.08)	.32 (.24)	65.4	37.7	21	Zug
Fribourg	27	2.8	68.7	7.3	7.6	5.3	9.7	-	1.7	10.3	14.4	25.7	.31 (.09)	.57 (.13)	.31 (.09)	.92 (.27)	186.6	35.9	3	Fribourg
Solothurn	11	.9	65.9	2.5	2.5	1.7	1.8	-	-	-	7.0	18.7	.07 (.04)	.25 (.08)	.07 (.04)	.34 (.14)	62.4	18.8	23	Solothurn
Basel-Stadt	24	1.7	70.9	6.3	4.9	3.3	4.6	-	.6	5.8	6.9	27.3	.15 (.06)	.43 (.10)	.15 (.06)	.69 (.19)	123.1	25.1	10	Basel-Stadt
Basel-Land	11	1.2	76.2	2.5	3.3	2.0	-	-	-	-	-	19.5	- (-)	.18 (.08)	- (-)	.66 (.24)	72.3	21.8	18	Basel-Land
Schaffhausen	8	1.9	75.0	5.9	5.9	3.5	3.7	-	-	6.0	7.0	18.3	.13 (.09)	.31 (.16)	.13 (.09)	.78 (.38)	135.0	47.7	9	Schaffhausen
Ausserrhoden	2	.8	82.4	2.1	1.1	.5	-	-	-	-	-	-	- (-)	- (-)	- (-)	.54 (.38)	42.5	30.1	26	Ausserrhoden
Innerrhoden	1	1.6	70.0	3.8	3.4	2.6	-	-	-	-	-	46.6	- (-)	.43 (.43)	- (-)	.43 (.43)	87.0	87.0	14	Innerrhoden
St. Gallen	21	1.2	66.4	2.7	2.9	2.0	3.0	-	.3	-	10.1	15.8	.11 (.04)	.27 (.07)	.11 (.04)	.28 (.09)	70.0	15.3	19	St. Gallen
Graubünden	16	2.0	68.6	4.9	5.1	3.4	6.4	-	-	8.4	13.1	12.2	.22 (.08)	.34 (.11)	.22 (.08)	.64 (.23)	121.4	30.3	11	Graubünden
Aargau	33	1.6	66.3	3.6	4.2	2.8	4.3	-	.2	3.7	11.3	21.2	.15 (.04)	.36 (.07)	.15 (.04)	.53 (.14)	102.8	17.9	12	Aargau
Thurgau	10	1.1	67.8	2.7	2.9	2.0	2.4	-	-	4.9	2.9	21.1	.08 (.05)	.29 (.10)	.08 (.05)	.21 (.09)	66.4	21.0	20	Thurgau
Ticino	37	2.6	61.8	7.4	7.7	5.4	11.5	-	-	15.4	22.6	24.2	.40 (.09)	.64 (.12)	.40 (.09)	.46 (.12)	173.1	28.5	4	Ticino
Vaud	64	2.1	64.7	6.3	6.6	4.5	8.9	-	.6	9.5	17.4	21.5	.30 (.05)	.52 (.07)	.30 (.05)	.41 (.09)	144.9	18.1	7	Vaud
Valais	36	3.4	64.6	8.3	9.7	6.9	13.6	-	-	12.1	35.5	51.1	.49 (.11)	1.04 (.18)	.49 (.11)	.74 (.21)	234.7	39.1	1	Valais
Neuchâtel	18	2.0	64.5	5.9	5.9	4.1	8.7	-	-	7.8	21.1	13.1	.31 (.10)	.44 (.13)	.31 (.10)	.41 (.16)	135.6	32.0	8	Neuchâtel
Geneva	38	2.0	61.4	5.7	6.4	4.4	9.2	-	.3	5.4	25.5	21.3	.33 (.07)	.55 (.10)	.33 (.07)	.49 (.14)	146.8	23.8	6	Genève
Jura	9	2.3	71.0	7.0	6.9	4.7	6.4	-	-	13.9	7.9	51.0	.21 (.12)	.76 (.27)	.21 (.12)	.70 (.29)	167.7	55.9	5	Jura
Zürich (city)	24	1.0	72.3	3.5	2.7	1.7	1.3	-	-	-	5.1	19.3	.05 (.03)	.24 (.06)	.05 (.03)	.37 (.10)	67.1	13.7	6	Zürich (Stadt)
Basel (city)	23	1.7	71.3	6.8	5.2	3.6	5.2	-	.6	6.5	7.7	27.4	.17 (.06)	.45 (.11)	.17 (.06)	.73 (.20)	131.6	27.4	2	Basel (Stadt)
Geneva (city)	21	2.0	61.4	7.3	6.9	4.8	12.4	-	-	4.9	40.3	8.5	.47 (.12)	.55 (.14)	.47 (.12)	.38 (.19)	153.6	33.5	1	Genève (ville)
Bern (city)	12	1.4	76.3	4.5	3.5	2.1	2.7	-	-	3.1	6.4	7.7	.09 (.05)	.18 (.08)	.09 (.05)	.56 (.21)	87.7	25.3	4	Bern (Stadt)
Lausanne	13	1.6	63.4	5.6	5.3	3.7	8.0	-	.9	-	24.6	15.3	.29 (.11)	.45 (.14)	.29 (.11)	.39 (.19)	120.4	33.4	3	Lausanne
Winterthur	2	.5	57.8	1.2	1.3	.9	1.6	-	-	4.7	-	7.6	.05 (.05)	.12 (.09)	.05 (.05)	.07 (.07)	27.3	19.3	9	Winterthur
St. Gallen (city)	5	1.3	66.4	3.5	3.1	2.2	-	-	-	-	-	34.7	- (-)	.32 (.16)	- (-)	.47 (.22)	81.7	36.6	5	St. Gallen (Stadt)
Luzern (city)	3	.7	73.1	2.6	1.9	1.3	2.1	-	-	-	7.7	8.7	.08 (.08)	.17 (.12)	.08 (.08)	.35 (.28)	49.7	28.7	7	Luzern (Stadt)
Biel/Bienne	2	.8	62.3	2.0	1.6	1.2	2.7	-	2.1	-	-	-	.07 (.07)	.07 (.07)	.07 (.07)	.33 (.32)	41.3	29.2	8	Biel/Bienne
German Switzerland	278	1.2	68.7	3.0	3.2	2.1	2.9	-	.1	2.7	7.0	15.2	.10 (.01)	.25 (.02)	.10 (.01)	.38 (.03)	76.2	4.6	.	Deutschschweiz
-Northwestern	127	1.2	68.7	3.3	3.3	2.2	2.8	-	.2	2.4	7.0	17.0	.10 (.02)	.27 (.03)	.10 (.02)	.47 (.06)	81.9	7.3	.	-Nordwestschweiz
-Northeastern	92	1.1	69.5	2.7	3.0	2.0	2.4	-	.1	1.2	7.7	15.1	.09 (.02)	.24 (.03)	.09 (.02)	.32 (.05)	69.7	7.3	.	-Nordostschweiz
-Alps/Prealps	59	1.2	67.6	3.1	3.3	2.2	3.8	-	-	6.5	5.7	11.6	.13 (.03)	.24 (.04)	.13 (.03)	.32 (.06)	76.0	9.9	.	-Alpen/Voralpen
French Switzerland	186	2.3	64.8	6.6	6.9	4.8	9.1	-	.5	7.7	21.5	27.0	.32 (.03)	.60 (.05)	.32 (.03)	.56 (.07)	160.8	11.8	.	Romandie
Italian Switzerland	39	2.6	61.8	7.4	7.7	5.4	12.0	-	-	16.1	23.2	22.9	.42 (.09)	.64 (.11)	.42 (.09)	.43 (.12)	172.2	27.6	.	Svizzera italiana
>100000 inhabitants	93	1.4	70.6	5.1	4.3	2.9	4.8	-	.2	2.5	13.7	17.1	.17 (.03)	.35 (.04)	.17 (.03)	.47 (.07)	101.8	10.6	4	>100000 Einwohner
20000-99999 inh.	59	1.3	66.4	3.6	3.6	2.5	4.3	-	.1	4.9	9.0	15.2	.15 (.03)	.30 (.05)	.15 (.03)	.35 (.07)	85.4	11.1	7	20000-99999 Einwohner
10000-19999 inh.	56	1.4	68.1	3.3	4.0	2.6	3.6	-	.1	1.4	11.7	16.7	.13 (.03)	.30 (.05)	.13 (.03)	.39 (.08)	90.4	12.1	6	10000-19999 Einwohner
5000-9999 inh.	66	1.6	67.9	3.8	4.7	3.1	4.5	-	.4	4.4	9.1	16.8	.15 (.03)	.32 (.05)	.15 (.03)	.45 (.09)	104.4	12.9	3	5000-9999 Einwohner
2800-4999 inh.	59	1.5	67.9	3.6	4.0	2.7	4.4	-	.1	6.2	8.2	17.9	.15 (.03)	.33 (.05)	.15 (.03)	.44 (.09)	95.8	12.5	5	2800-4999 Einwohner
1200-2799 inh.	86	1.8	65.8	4.2	4.7	3.3	5.8	-	-	5.3	14.8	23.5	.21 (.03)	.44 (.05)	.21 (.03)	.42 (.07)	111.6	12.0	1	1200-2799 Einwohner
<1200 inhabitants	84	1.7	67.7	4.4	4.5	3.1	5.4	-	.4	7.0	9.7	19.2	.18 (.03)	.37 (.05)	.18 (.03)	.44 (.07)	106.7	11.6	2	<1200 Einwohner
Switzerland	503	1.5	67.6	4.0	4.3	2.9	4.7	-	.2	4.5	11.1	18.2	.17 (.01)	.35 (.02)	.17 (.01)	.43 (.03)	100.0	.	.	Schweiz / Suisse

Females	N	% ON TOTAL	MED AGE	CRUDE RATE	STANDARDIZED RATES EUROP.	WORLD	TRUNC	AGE-SPECIFIC RATES 0-14	15-44	45-54	55-64	65-74	CUMULATIVE RATES (STANDARD ERRORS) 0-64		0-74		35-64		65-84		SMR	S.E.	RANK	Frauen
Zürich	4	.1	64.9	.2	.2	.1	.3	-	-	-	.9	.9	.01	(.01)	.02	(.01)	.01	(.01)	.01	(.01)	57.5	28.8	13	Zürich
Bern	2	.1	56.8	.1	.1	.1	.2	-	.1	-	-	.6	.00	(.00)	.01	(.01)	.00	(.00)	.00	(.00)	34.1	24.1	15	Bern
Luzern	2	.2	59.7	.3	.4	.3	.5	-	-	1.5	-	1.9	.01	(.01)	.03	(.02)	.01	(.01)	.02	(.02)	118.4	83.7	9	Luzern
Uri	-	-	.	-	-	-	-	-	-	-	-	-	-	(-)	-	(-)	-	(-)	-	(-)	-	.	16	Uri
Schwyz	1	.3	69.3	.5	.5	.4	-	-	-	-	-	6.4	-	(-)	.06	(.06)	-	(-)	.06	(.06)	196.0	196.0	6	Schwyz
Obwalden	-	-	.	-	-	-	-	-	-	-	-	-	-	(-)	-	(-)	-	(-)	-	(-)	-	.	16	Obwalden
Nidwalden	-	-	.	-	-	-	-	-	-	-	-	-	-	(-)	-	(-)	-	(-)	-	(-)	-	.	16	Nidwalden
Glarus	2	1.1	62.5	2.7	2.5	2.0	6.6	-	-	-	24.5	-	.25	(.18)	.25	(.18)	.25	(.18)	-	(-)	813.2	575.1	1	Glarus
Zug	-	-	.	-	-	-	-	-	-	-	-	-	-	(-)	-	(-)	-	(-)	-	(-)	-	.	16	Zug
Fribourg	-	-	.	-	-	-	-	-	-	-	-	-	-	(-)	-	(-)	-	(-)	-	(-)	-	.	16	Fribourg
Solothurn	-	-	.	-	-	-	-	-	-	-	-	-	-	(-)	-	(-)	-	(-)	-	(-)	-	.	16	Solothurn
Basel-Stadt	3	.2	71.9	.7	.4	.3	.7	-	.6	-	-	1.8	.02	(.02)	.03	(.02)	.02	(.02)	.04	(.03)	177.4	102.4	7	Basel-Stadt
Basel-Land	-	-	.	-	-	-	-	-	-	-	-	-	-	(-)	-	(-)	-	(-)	-	(-)	-	.	16	Basel-Land
Schaffhausen	-	-	.	-	-	-	-	-	-	-	-	-	-	(-)	-	(-)	-	(-)	-	(-)	-	.	16	Schaffhausen
Ausserrhoden	-	-	.	-	-	-	-	-	-	-	-	-	-	(-)	-	(-)	-	(-)	-	(-)	-	.	16	Ausserrhoden
Innerrhoden	-	-	.	-	-	-	-	-	-	-	-	-	-	(-)	-	(-)	-	(-)	-	(-)	-	.	16	Innerrhoden
St. Gallen	3	.2	61.1	.4	.4	.3	.8	-	.3	-	1.3	1.4	.02	(.02)	.04	(.02)	.02	(.02)	.01	(.01)	129.0	74.5	8	St. Gallen
Graubünden	2	.3	72.1	.6	.4	.3	-	-	-	-	-	3.3	-	(-)	.03	(.03)	-	(-)	.08	(.06)	208.0	147.1	5	Graubünden
Aargau	1	.1	64.3	.1	.1	.1	.3	-	-	-	1.2	-	.01	(.01)	.01	(.01)	.01	(.01)	-	(-)	41.6	41.6	14	Aargau
Thurgau	1	.1	72.9	.3	.2	.1	-	-	-	-	-	2.8	-	(-)	.03	(.03)	-	(-)	.03	(.03)	89.3	89.3	11	Thurgau
Ticino	5	.4	64.9	.9	.8	.6	1.4	-	.4	-	3.2	3.4	.05	(.03)	.08	(.04)	.05	(.03)	.03	(.02)	272.7	122.0	3	Ticino
Vaud	4	.2	70.0	.4	.3	.2	.5	-	-	.8	.9	-	.02	(.01)	.02	(.01)	.02	(.01)	.03	(.02)	116.2	58.1	10	Vaud
Valais	1	.1	62.8	.2	.3	.2	.7	-	-	-	2.4	-	.03	(.03)	.03	(.03)	.03	(.03)	-	(-)	88.1	88.1	12	Valais
Neuchâtel	3	.4	73.1	.9	.7	.5	.8	-	-	2.4	-	3.2	.02	(.02)	.06	(.04)	.02	(.02)	.03	(.03)	284.3	164.1	2	Neuchâtel
Geneva	5	.3	74.1	.7	.6	.4	.7	-	-	-	2.8	1.6	.03	(.02)	.04	(.03)	.03	(.02)	.03	(.02)	229.4	102.6	4	Genève
Jura	-	-	.	-	-	-	-	-	-	-	-	-	-	(-)	-	(-)	-	(-)	-	(-)	-	.	16	Jura
Zürich (city)	3	.1	61.7	.4	.3	.2	.6	-	-	-	2.0	1.0	.02	(.02)	.03	(.02)	.02	(.02)	.01	(.01)	97.0	56.0	7	Zürich (Stadt)
Basel (city)	3	.2	71.9	.8	.5	.4	.8	-	.6	-	-	2.0	.02	(.02)	.04	(.03)	.02	(.02)	.04	(.03)	197.0	113.8	4	Basel (Stadt)
Geneva (city)	4	.4	74.7	1.2	.7	.4	.6	-	-	-	2.5	2.7	.02	(.02)	.05	(.03)	.02	(.02)	.06	(.04)	334.0	167.0	2	Genève (ville)
Bern (city)	1	.1	44.4	.3	.4	.4	1.1	-	.8	-	-	-	.03	(.03)	.03	(.03)	.03	(.03)	-	(-)	82.5	82.5	8	Bern (Stadt)
Lausanne	1	.1	65.0	.4	.4	.3	.9	-	-	-	3.2	-	.04	(.04)	.04	(.04)	.04	(.04)	-	(-)	103.0	103.0	6	Lausanne
Winterthur	-	-	.	-	-	-	-	-	-	-	-	-	-	(-)	-	(-)	-	(-)	-	(-)	-	.	9	Winterthur
St. Gallen (city)	1	.2	61.1	.6	.6	.5	1.6	-	-	-	5.6	-	.06	(.06)	.06	(.06)	.06	(.06)	-	(-)	182.2	182.2	5	St. Gallen (Stadt)
Luzern (city)	2	.6	59.7	1.4	1.2	.9	1.8	-	-	5.7	-	5.6	.06	(.06)	.11	(.08)	.06	(.06)	.06	(.06)	375.2	265.3	1	Luzern (Stadt)
Biel/Bienne	1	.4	69.2	.9	.7	.5	-	-	-	-	-	8.5	-	(-)	.09	(.09)	-	(-)	.09	(.09)	254.2	254.2	3	Biel/Bienne
German Switzerland	21	.1	66.0	.2	.2	.2	.3	-	.1	.1	.6	1.0	.01	(.00)	.02	(.00)	.01	(.00)	.01	(.00)	74.9	16.3	.	Deutschschweiz
-Northwestern	8	.1	65.3	.2	.2	.1	.3	-	.1	.2	.2	.8	.01	(.00)	.02	(.01)	.01	(.00)	.01	(.01)	66.6	23.5	.	-Nordwestschweiz
-Northeastern	6	.1	64.9	.2	.2	.1	.2	-	-	-	.9	.9	.01	(.01)	.02	(.01)	.01	(.01)	.01	(.00)	57.0	23.3	.	-Nordostschweiz
-Alps/Prealps	7	.2	66.0	.4	.3	.3	.5	-	.1	-	1.1	1.7	.02	(.01)	.03	(.01)	.02	(.01)	.02	(.01)	127.2	48.1	.	-Alpen/Voralpen
French Switzerland	13	.2	73.1	.4	.4	.3	.6	-	-	.6	1.3	.7	.02	(.01)	.03	(.01)	.02	(.01)	.02	(.01)	144.1	40.0	.	Romandie
Italian Switzerland	5	.4	64.9	.9	.7	.6	1.3	-	.4	-	3.1	3.2	.04	(.02)	.08	(.03)	.04	(.02)	.03	(.02)	258.9	115.8	.	Svizzera italiana
>100000 inhabitants	12	.2	66.6	.6	.4	.3	.7	-	.2	-	1.5	1.1	.02	(.01)	.03	(.01)	.02	(.01)	.02	(.01)	150.1	43.3	1	>100000 Einwohner
20000-99999 inh.	6	.2	67.7	.3	.3	.2	.3	-	-	.4	.5	1.7	.01	(.01)	.03	(.01)	.01	(.01)	.02	(.01)	104.6	42.7	3	20000-99999 Einwohner
10000-19999 inh.	3	.1	64.3	.2	.2	.2	.5	-	-	.5	1.2	-	.02	(.01)	.02	(.01)	.02	(.01)	-	(-)	59.9	34.6	6	10000-19999 Einwohner
5000-9999 inh.	4	.1	55.2	.2	.2	.2	.3	-	.2	-	-	1.4	.01	(.01)	.02	(.01)	.01	(.01)	.01	(.01)	80.9	40.5	5	5000-9999 Einwohner
2800-4999 inh.	2	.1	54.2	.1	.1	.1	.3	-	-	.5	.6	-	.01	(.01)	.01	(.01)	.01	(.01)	-	(-)	43.9	31.0	7	2800-4999 Einwohner
1200-2799 inh.	5	.1	66.0	.3	.2	.2	.3	-	-	-	1.1	1.2	.01	(.01)	.02	(.01)	.01	(.01)	.02	(.01)	91.8	41.1	4	1200-2799 Einwohner
<1200 inhabitants	7	.2	72.6	.4	.3	.2	.3	-	-	-	1.1	1.8	.01	(.01)	.03	(.01)	.01	(.01)	.04	(.02)	131.7	49.8	2	<1200 Einwohner
Switzerland	39	.1	66.0	.3	.3	.2	.4	-	.1	.2	.9	1.1	.01	(.00)	.02	(.00)	.01	(.00)	.02	(.00)	100.0	.	.	Schweiz / Suisse

Trachea, bronchus and lung
Trachea, bronchi e polmoni

1 9 7 9 – 8 2

Lunge, Bronchien, Trachea
Trachée, bronches, poumon

Males	N	% ON NEOP	MED AGE	CRUDE RATE	STANDARDIZED RATES EUROP.	WORLD	TRUNC	AGE-SPECIFIC RATES 0-14	15-44	45-54	55-64	65-74	CUMULATIVE RATES (STANDARD ERRORS) 0-64		0-74		35-64		65-84		SMR	S.E.	RANK	Männer
Zürich	1424	26.8	69.0	65.2	68.6	46.1	64.6	-	1.7	50.9	169.4	351.9	2.32	(.10)	5.86	(.19)	2.31	(.10)	8.11	(.30)	96.3	2.6	13	Zürich
Bern	1313	27.1	68.9	73.7	69.7	47.6	69.3	-	2.3	62.0	173.0	380.1	2.46	(.11)	6.31	(.20)	2.45	(.11)	7.63	(.29)	97.3	2.7	12	Bern
Luzern	431	26.3	68.0	73.5	79.6	54.5	82.8	-	2.9	75.5	199.3	409.3	2.91	(.23)	7.01	(.39)	2.91	(.23)	8.29	(.57)	110.9	5.3	6	Luzern
Uri	20	13.6	70.1	28.9	31.1	20.0	24.5	-	-	27.2	59.6	134.8	.85	(.35)	2.20	(.62)	.85	(.35)	4.08	(1.26)	42.7	9.5	26	Uri
Schwyz	78	17.4	67.4	39.5	48.6	33.6	54.6	-	1.1	70.2	110.0	262.9	1.87	(.32)	4.52	(.56)	1.87	(.32)	3.96	(.65)	66.0	7.5	23	Schwyz
Obwalden	22	21.8	68.2	41.5	45.7	31.2	48.9	-	-	60.3	106.7	223.6	1.69	(.60)	3.95	(.93)	1.69	(.60)	3.98	(1.29)	59.5	12.7	25	Obwalden
Nidwalden	23	22.1	66.3	39.1	46.4	31.7	47.0	-	3.5	16.3	143.1	259.3	1.72	(.58)	4.52	(1.07)	1.72	(.58)	5.47	(1.71)	67.2	14.0	22	Nidwalden
Glarus	55	23.0	67.3	75.4	70.6	49.1	84.0	-	3.1	73.9	208.4	337.4	2.98	(.62)	6.34	(.96)	2.98	(.62)	6.36	(1.28)	94.5	12.7	16	Glarus
Zug	63	23.5	67.0	41.8	55.8	38.8	52.7	-	1.3	36.4	139.8	336.5	1.90	(.41)	5.14	(.74)	1.90	(.41)	7.20	(1.36)	79.7	10.0	19	Zug
Fribourg	265	27.2	66.0	71.2	77.5	54.0	94.8	-	1.7	79.7	242.7	356.7	3.37	(.31)	6.96	(.48)	3.37	(.31)	7.20	(.68)	105.8	6.5	7	Fribourg
Solothurn	346	29.0	69.2	80.2	80.9	54.9	75.3	-	5.5	62.5	173.3	449.4	2.62	(.24)	7.19	(.45)	2.62	(.24)	9.79	(.74)	114.3	6.1	3	Solothurn
Basel-Stadt	415	28.7	69.5	108.9	88.5	59.6	88.7	-	5.1	53.9	242.8	419.9	3.20	(.27)	7.44	(.44)	3.19	(.27)	9.91	(.68)	123.0	6.0	1	Basel-Stadt
Basel-Land	234	25.2	68.8	53.5	65.7	43.4	60.0	-.	2.9	52.0	146.8	316.7	2.10	(.22)	5.39	(.43)	2.10	(.22)	7.50	(.73)	90.5	5.9	17	Basel-Land
Schaffhausen	114	27.3	68.4	84.0	80.4	54.6	69.2	-	-	54.3	188.0	467.4	2.49	(.42)	7.14	(.77)	2.49	(.42)	8.97	(1.18)	111.7	10.5	5	Schaffhausen
Ausserrhoden	61	23.6	72.1	65.3	52.6	35.1	46.9	-	-	30.6	139.4	276.4	1.72	(.43)	4.49	(.70)	1.72	(.43)	6.40	(1.03)	75.5	9.7	21	Ausserrhoden
Innerrhoden	12	19.7	64.3	45.9	45.9	33.1	70.5	-	9.0	-	214.8	139.7	2.55	(1.04)	3.84	(1.28)	2.55	(1.04)	3.63	(1.60)	60.0	17.3	24	Innerrhoden
St. Gallen	435	24.2	68.6	56.2	59.9	40.9	57.8	-	3.3	58.8	127.3	337.0	2.02	(.17)	5.45	(.30)	2.00	(.17)	6.69	(.45)	84.0	4.0	18	St. Gallen
Graubünden	181	22.1	67.7	55.1	57.6	39.5	60.6	-	1.3	41.9	170.3	310.3	2.19	(.26)	5.33	(.45)	2.19	(.26)	5.73	(.61)	79.7	5.9	20	Graubünden
Aargau	580	27.6	67.7	63.7	75.1	51.5	78.9	-	3.2	56.3	211.6	398.8	2.86	(.19)	6.93	(.33)	2.84	(.19)	8.12	(.50)	105.6	4.4	8	Aargau
Thurgau	247	27.9	68.6	67.5	67.1	46.7	68.5	-	7.2	46.8	163.1	380.0	2.41	(.26)	6.24	(.45)	2.39	(.26)	7.27	(.65)	94.8	6.0	15	Thurgau
Ticino	353	25.1	68.3	70.2	68.5	46.6	68.2	-	4.0	44.6	180.5	353.5	2.44	(.22)	5.98	(.37)	2.44	(.22)	7.46	(.57)	95.6	5.1	14	Ticino
Vaud	853	28.0	67.7	83.8	81.1	55.5	87.0	-	1.7	72.0	225.8	419.5	3.11	(.17)	7.35	(.29)	3.11	(.17)	8.18	(.40)	112.5	3.9	4	Vaud
Valais	275	26.1	65.6	63.4	74.9	51.9	89.0	-	1.5	68.4	240.7	354.0	3.17	(.28)	6.75	(.46)	3.17	(.28)	6.95	(.67)	104.6	6.3	9	Valais
Neuchâtel	235	26.1	68.0	77.2	74.5	51.3	79.8	-	2.9	56.8	210.6	392.6	2.86	(.29)	6.83	(.51)	2.86	(.29)	7.63	(.72)	103.8	6.8	11	Neuchâtel
Geneva	513	27.1	69.0	77.6	83.6	56.5	82.2	-	3.4	46.6	226.7	423.0	2.97	(.22)	7.25	(.39)	2.97	(.22)	10.13	(.64)	117.3	5.2	2	Genève
Jura	96	24.2	67.7	75.1	75.9	53.3	89.9	-	7.2	55.8	227.7	398.1	3.14	(.49)	7.19	(.81)	3.14	(.49)	7.04	(1.09)	104.0	10.6	10	Jura
Zürich (city)	644	26.7	70.5	93.6	72.9	49.1	68.8	-	2.4	50.8	182.0	380.5	2.46	(.18)	6.27	(.30)	2.45	(.18)	8.83	(.47)	103.9	4.1	5	Zürich (Stadt)
Basel (city)	373	28.3	69.3	109.6	88.9	60.1	93.3	-	5.6	56.7	252.7	395.8	3.37	(.29)	7.35	(.46)	3.35	(.29)	9.84	(.72)	123.2	6.4	1	Basel (Stadt)
Geneva (city)	275	26.6	70.2	95.3	83.1	56.0	80.0	-	3.6	36.7	226.5	408.7	2.91	(.31)	7.03	(.52)	2.91	(.31)	10.64	(.87)	118.1	7.1	3	Genève (ville)
Bern (city)	249	28.3	70.4	94.4	74.6	49.7	64.5	-	1.6	56.5	166.9	419.8	2.30	(.27)	6.56	(.49)	2.30	(.27)	8.76	(.75)	105.2	6.7	4	Bern (Stadt)
Lausanne	227	28.3	66.9	97.8	89.7	62.6	101.9	-	.9	91.6	258.5	484.8	3.62	(.38)	8.47	(.63)	3.62	(.38)	8.18	(.77)	122.3	8.1	2	Lausanne
Winterthur	120	27.6	72.0	71.1	65.7	43.2	48.1	-	2.5	38.0	117.1	380.5	1.69	(.31)	5.62	(.64)	1.69	(.31)	8.85	(1.02)	95.3	8.7	8	Winterthur
St. Gallen (city)	107	28.8	67.9	75.5	71.7	49.5	70.6	-	5.7	56.8	171.3	416.2	2.53	(.42)	6.76	(.74)	2.49	(.42)	8.22	(1.11)	101.7	9.8	6	St. Gallen (Stadt)
Luzern (city)	101	23.4	71.2	88.3	68.9	46.7	75.1	-	3.8	108.3	122.7	304.3	2.45	(.42)	5.53	(.67)	2.45	(.42)	7.68	(1.02)	96.6	9.6	7	Luzern (Stadt)
Biel/Bienne	70	26.8	69.2	68.4	60.2	40.6	59.8	-	4.3	28.3	172.7	312.9	2.16	(.43)	5.30	(.74)	2.16	(.43)	6.52	(1.09)	84.4	10.1	9	Biel/Bienne
German Switzerland	6072	26.3	68.6	66.5	69.2	47.0	68.2	-	2.7	56.2	171.9	366.1	2.42	(.05)	6.13	(.09)	2.41	(.05)	7.70	(.14)	96.8	1.2		Deutschschweiz
-Northwestern	2811	27.6	68.6	72.8	75.3	51.2	75.2	-	3.2	60.4	191.4	393.0	2.68	(.08)	6.67	(.15)	2.67	(.08)	8.37	(.23)	105.4	2.0		-Nordwestschweiz
-Northeastern	2167	26.7	68.8	64.2	68.1	46.0	63.6	-	2.5	50.2	162.7	365.1	2.27	(.08)	5.95	(.15)	2.26	(.08)	7.97	(.24)	95.6	2.1		-Nordostschweiz
-Alps/Prealps	1094	22.8	68.3	57.8	59.2	40.6	61.8	-	2.2	58.6	146.8	315.7	2.16	(.11)	5.35	(.18)	2.16	(.11)	6.03	(.26)	81.6	2.5		-Alpen/Voralpen
French Switzerland	2191	27.1	67.8	78.1	79.5	54.4	85.9	-	2.4	61.8	230.6	401.1	3.08	(.10)	7.14	(.18)	3.08	(.10)	8.32	(.26)	110.7	2.4		Romandie
Italian Switzerland	381	25.6	68.1	72.2	69.8	47.6	71.7	-	3.9	48.4	189.5	354.2	2.56	(.22)	6.11	(.36)	2.56	(.22)	7.53	(.56)	97.3	5.0		Svizzera italiana
>100000 inhabitants	1768	27.4	69.9	97.5	79.6	53.8	78.3	-	2.9	55.3	209.2	405.5	2.81	(.12)	6.88	(.19)	2.80	(.12)	9.20	(.30)	112.1	2.7	1	>100000 Einwohner
20000-99999 inh.	1230	27.9	68.8	74.4	73.8	50.1	72.8	-	2.8	59.2	183.4	390.7	2.59	(.12)	6.57	(.22)	2.58	(.12)	8.40	(.34)	103.7	3.0	2	20000-99999 Einwohner
10000-19999 inh.	1052	26.4	67.7	62.6	71.6	48.8	72.9	-	1.8	58.7	186.5	369.3	2.60	(.13)	6.34	(.23)	2.60	(.13)	7.66	(.35)	99.4	3.1	3	10000-19999 Einwohner
5000-9999 inh.	1044	25.9	67.8	60.5	68.8	46.9	70.9	-	3.4	58.2	177.7	351.8	2.53	(.13)	6.07	(.22)	2.51	(.13)	7.58	(.35)	96.4	3.0	5	5000-9999 Einwohner
2800-4999 inh.	1034	25.8	69.0	62.4	69.8	46.9	66.8	-	1.4	58.3	171.6	366.1	2.38	(.12)	6.11	(.22)	2.38	(.12)	8.06	(.36)	97.8	3.0	4	2800-4999 Einwohner
1200-2799 inh.	1261	26.1	68.1	62.2	68.3	46.8	70.2	-	3.3	53.2	180.3	364.7	2.50	(.11)	6.18	(.20)	2.50	(.11)	7.18	(.29)	95.2	2.7	6	1200-2799 Einwohner
<1200 inhabitants	1255	25.3	67.5	65.9	67.0	46.5	73.5	-	3.1	57.9	188.8	354.4	2.62	(.12)	6.17	(.20)	2.61	(.12)	6.45	(.26)	92.4	2.6	7	<1200 Einwohner
Switzerland	8644	26.5	68.4	69.4	71.6	48.8	72.4	-	2.7	57.2	186.4	373.3	2.58	(.05)	6.36	(.08)	2.58	(.05)	7.83	(.12)	100.0	.	.	Schweiz / Suisse

Trachea, bronchus and lung
Trachea, bronchi e polmoni

1979 – 82

Lunge, Bronchien, Trachea
Trachée, bronches, poumon

Females	N	% ON NEOP	MED AGE	CRUDE RATE	STANDARDIZED RATES EUROP.	WORLD	TRUNC	AGE-SPECIFIC 0-14	15-44	45-54	55-64	65-74	CUMULATIVE RATES (STANDARD ERRORS) 0-64	0-74	35-64	65-84	SMR	S.E.	RANK	Frauen
Zürich	266	5.5	70.1	11.5	9.3	6.5	10.8	.3	.8	9.8	24.2	40.6	.37 (.04)	.78 (.06)	.37 (.04)	.95 (.08)	120.2	7.4	5	Zürich
Bern	136	3.6	70.9	7.3	5.6	3.8	5.9	-	1.1	4.6	11.8	27.5	.20 (.03)	.48 (.05)	.20 (.03)	.60 (.07)	73.2	6.3	17	Bern
Luzern	36	3.3	70.4	6.0	5.0	3.4	3.8	-	-	3.0	10.7	35.2	.14 (.05)	.49 (.09)	.14 (.05)	.59 (.12)	67.7	11.3	19	Luzern
Uri	1	1.1	37.2	1.5	1.7	1.4	4.7	-	3.7	-	-	-	.12 (.12)	.12 (.12)	.12 (.12)	- (-)	17.8	17.8	25	Uri
Schwyz	20	5.8	69.6	10.4	9.9	6.8	9.8	-	3.6	9.7	17.9	31.8	.39 (.14)	.71 (.20)	.32 (.13)	.71 (.25)	124.9	27.9	3	Schwyz
Obwalden	-	-		-	-	-	-	-	-	-	-	-	- (-)	- (-)	- (-)	- (-)			26	Obwalden
Nidwalden	3	2.9	68.3	5.4	5.5	4.1	5.6	-	-	-	20.0	47.1	.22 (.22)	.69 (.40)	.22 (.22)	.47 (.34)	70.8	40.9	18	Nidwalden
Glarus	5	2.7	70.0	6.8	4.5	3.0	3.1	-	-	-	12.3	38.2	.12 (.12)	.50 (.25)	.12 (.12)	.64 (.34)	63.6	28.4	21	Glarus
Zug	10	3.7	71.3	6.5	6.7	4.3	6.2	-	-	-	24.5	27.6	.24 (.14)	.52 (.21)	.24 (.14)	.64 (.26)	86.7	27.4	14	Zug
Fribourg	24	3.7	65.3	6.5	6.3	4.5	9.5	-	1.2	7.9	19.2	25.5	.32 (.09)	.58 (.13)	.32 (.09)	.47 (.14)	77.0	15.7	15	Fribourg
Solothurn	37	3.9	70.2	8.4	7.0	4.7	8.1	-	.5	3.7	25.6	22.4	.31 (.08)	.54 (.11)	.30 (.08)	.57 (.15)	89.1	14.6	13	Solothurn
Basel-Stadt	85	6.3	72.1	19.6	11.5	8.0	11.9	-	1.7	13.7	20.6	51.9	.41 (.09)	.93 (.13)	.39 (.09)	1.22 (.17)	152.7	16.6	2	Basel-Stadt
Basel-Land	36	5.0	68.2	8.1	8.2	5.6	7.0	-	-	5.2	19.4	49.0	.25 (.08)	.73 (.15)	.25 (.08)	.94 (.20)	104.1	17.4	8	Basel-Land
Schaffhausen	15	4.9	61.4	10.6	9.4	6.8	16.3	-	-	23.3	31.3	20.3	.54 (.18)	.73 (.21)	.54 (.18)	.42 (.20)	101.0	26.1	9	Schaffhausen
Ausserrhoden	7	3.0	71.0	7.2	5.7	4.2	9.5	-	2.7	9.8	9.3	27.9	.27 (.16)	.56 (.23)	.27 (.16)	.44 (.22)	62.0	23.4	22	Ausserrhoden
Innerrhoden	1	2.2	58.8	4.0	4.7	3.2	10.2	-	-	-	40.4	-	.39 (.39)	.39 (.39)	.39 (.39)	- (-)	37.2	37.2	24	Innerrhoden
St. Gallen	39	2.6	68.9	4.9	4.3	3.1	5.1	-	.9	3.5	10.2	24.7	.17 (.04)	.41 (.07)	.17 (.04)	.38 (.08)	53.0	8.5	23	St. Gallen
Graubünden	28	4.4	68.4	8.5	7.2	5.1	7.7	-	2.1	5.6	15.2	33.2	.28 (.09)	.61 (.14)	.26 (.09)	.71 (.18)	93.6	17.7	12	Graubünden
Aargau	84	5.1	67.6	9.3	8.9	6.3	11.2	-	1.2	8.6	26.3	35.1	.40 (.07)	.75 (.10)	.39 (.07)	.77 (.12)	111.3	12.1	6	Aargau
Thurgau	27	3.9	69.3	7.3	6.4	4.4	9.5	-	.7	9.6	21.0	17.1	.32 (.09)	.49 (.11)	.32 (.09)	.44 (.13)	75.8	14.6	16	Thurgau
Ticino	56	4.8	72.9	10.0	7.6	5.1	9.7	-	1.7	5.7	21.1	21.9	.33 (.07)	.56 (.10)	.33 (.07)	.67 (.14)	97.5	13.0	10	Ticino
Vaud	133	5.9	69.0	12.1	9.5	6.5	10.7	-	2.3	8.4	19.8	40.8	.36 (.05)	.77 (.08)	.35 (.05)	.86 (.10)	120.7	10.5	4	Vaud
Valais	33	4.7	61.8	7.5	7.7	5.4	10.8	-	2.6	12.2	14.1	17.8	.36 (.09)	.53 (.11)	.34 (.09)	.56 (.16)	95.0	16.5	11	Valais
Neuchâtel	37	4.8	68.9	11.2	8.8	6.2	12.1	-	.7	9.7	30.0	35.1	.41 (.10)	.76 (.15)	.41 (.10)	.66 (.16)	108.9	17.9	7	Neuchâtel
Geneva	108	6.8	70.8	14.7	11.7	8.0	13.6	-	.6	8.4	37.5	44.6	.49 (.08)	.93 (.12)	.49 (.08)	1.38 (.17)	154.1	14.8	1	Genève
Jura	8	3.2	68.5	6.1	5.0	3.7	4.5	-	1.9	-	7.6	42.2	.14 (.10)	.56 (.21)	.14 (.10)	.60 (.26)	65.3	23.1	20	Jura
Zürich (city)	147	6.4	71.4	18.6	11.1	7.7	12.3	-	.9	11.5	26.3	56.8	.41 (.06)	.98 (.10)	.41 (.06)	1.15 (.12)	145.5	12.0	4	Zürich (Stadt)
Basel (city)	78	6.4	73.0	20.1	11.5	7.9	10.9	-	1.9	13.6	16.8	55.2	.37 (.09)	.92 (.14)	.35 (.08)	1.29 (.18)	155.5	17.6	2	Basel (Stadt)
Geneva (city)	71	7.9	70.8	21.0	13.6	9.4	17.5	-	.7	8.9	49.6	43.3	.64 (.13)	1.07 (.17)	.64 (.13)	1.56 (.25)	180.4	21.4	1	Genève (ville)
Bern (city)	41	4.8	68.6	12.9	8.6	5.9	9.8	-	2.3	5.2	20.0	43.0	.33 (.09)	.76 (.14)	.33 (.09)	.67 (.14)	103.9	16.2	6	Bern (Stadt)
Lausanne	47	6.6	70.8	16.9	12.0	8.5	15.8	-	4.2	14.7	22.2	44.9	.52 (.13)	.98 (.18)	.50 (.13)	1.01 (.20)	147.4	21.5	3	Lausanne
Winterthur	15	3.8	63.7	8.4	7.4	5.4	13.5	-	1.3	9.3	31.4	11.1	.47 (.16)	.58 (.17)	.47 (.16)	.29 (.15)	81.6	21.1	8	Winterthur
St. Gallen (city)	11	2.6	68.9	6.8	5.3	4.0	6.5	-	-	5.3	16.7	34.6	.23 (.11)	.57 (.18)	.23 (.11)	.45 (.18)	61.6	18.6	9	St. Gallen (Stadt)
Luzern (city)	15	4.1	69.3	10.8	6.3	4.3	3.3	-	-	5.7	5.9	56.0	.11 (.08)	.67 (.19)	.11 (.08)	.81 (.23)	86.7	22.4	7	Luzern (Stadt)
Biel/Bienne	13	5.3	68.7	11.5	8.6	6.1	8.4	-	-	19.4	7.2	59.5	.26 (.13)	.86 (.26)	.26 (.13)	.80 (.27)	104.3	28.9	5	Biel/Bienne
German Switzerland	833	4.4	69.5	8.8	7.3	5.1	8.2	.1	.9	7.3	18.3	33.0	.29 (.02)	.62 (.03)	.28 (.02)	.71 (.03)	93.9	3.3	.	Deutschschweiz
-Northwestern	364	4.5	69.8	9.1	7.4	5.1	7.8	-	.9	6.6	17.7	34.8	.28 (.02)	.62 (.04)	.27 (.02)	.74 (.05)	95.8	5.0	.	-Nordwestschweiz
-Northeastern	348	4.9	69.2	9.9	8.2	5.7	9.9	.2	.8	9.2	22.1	35.0	.34 (.03)	.69 (.04)	.34 (.03)	.78 (.06)	104.2	5.6	.	-Nordostschweiz
-Alps/Prealps	121	3.3	70.2	6.4	5.4	3.8	6.1	-	1.2	5.0	12.3	25.4	.21 (.03)	.47 (.05)	.20 (.03)	.52 (.06)	69.8	6.3	.	-Alpen/Voralpen
French Switzerland	340	5.6	68.9	11.4	9.2	6.4	11.1	-	1.7	8.1	24.2	37.0	.38 (.03)	.75 (.05)	.38 (.03)	.89 (.07)	118.4	6.4	.	Romandie
Italian Switzerland	62	5.1	72.9	10.5	8.0	5.4	10.2	-	2.1	5.5	21.6	24.0	.34 (.07)	.60 (.10)	.34 (.07)	.71 (.13)	102.4	13.0	.	Svizzera italiana
>100000 inhabitants	384	6.4	71.2	18.2	11.3	7.8	12.8	-	1.7	11.0	26.7	51.1	.44 (.04)	.95 (.06)	.43 (.04)	1.15 (.08)	146.6	7.5	1	>100000 Einwohner
20000-99999 inh.	169	4.3	69.0	9.3	7.4	5.2	8.7	-	.8	8.5	19.0	34.0	.30 (.04)	.64 (.06)	.29 (.04)	.66 (.07)	92.7	7.1	3	20000-99999 Einwohner
10000-19999 inh.	163	5.0	68.5	9.2	8.2	5.6	9.3	.3	.7	8.3	21.5	34.8	.32 (.04)	.67 (.06)	.32 (.04)	.76 (.08)	103.7	8.1	2	10000-19999 Einwohner
5000-9999 inh.	141	4.2	69.5	7.9	7.0	4.9	8.0	-	1.6	6.2	15.3	31.3	.27 (.04)	.59 (.06)	.26 (.04)	.71 (.08)	90.9	7.7	4	5000-9999 Einwohner
2800-4999 inh.	116	3.9	68.6	6.9	6.5	4.4	7.6	-	.7	4.7	20.5	26.4	.27 (.04)	.54 (.06)	.27 (.04)	.54 (.07)	81.2	7.5	6	2800-4999 Einwohner
1200-2799 inh.	147	4.3	68.9	7.4	6.7	4.7	7.9	-	1.2	7.7	14.8	28.0	.27 (.04)	.55 (.06)	.26 (.04)	.68 (.08)	86.6	7.1	5	1200-2799 Einwohner
<1200 inhabitants	115	3.4	68.4	6.3	5.5	3.8	7.2	-	1.2	3.9	18.1	16.6	.26 (.04)	.43 (.05)	.25 (.04)	.48 (.07)	69.4	6.5	7	<1200 Einwohner
Switzerland	1235	4.7	69.6	9.5	7.8	5.4	9.0	.0	1.1	7.4	19.8	33.4	.31 (.01)	.65 (.02)	.31 (.01)	.75 (.03)	100.0	.	.	Schweiz / Suisse

Pleura (chiefly mesothelioma)　　　　1979 – 82　　　　Pleura (v.a. Mesotheliome)
Pleura　　　　　　　　　　　　　　　　　　　　　　　　　　　　　　　　　Plèvre

Males	N	% ON NEOP	MED AGE	CRUDE RATE	STANDARDIZED RATES			AGE-SPECIFIC RATES					CUMULATIVE RATES (STANDARD ERRORS)						SMR	S.E.	RANK	Männer
					EUROP.	WORLD	TRUNC	0-14	15-44	45-54	55-64	65-74	0-64		0-74		35-64		65-84				
Zürich	40	.8	66.6	1.8	1.9	1.3	2.2	-	.2	1.4	5.4	8.5	.08	(.02)	.16	(.03)	.08	(.02)	.22	(.05)	150.6	23.8	4	Zürich
Bern	20	.4	62.6	1.1	1.2	.9	1.9	-	.2	1.5	3.8	4.1	.06	(.02)	.10	(.02)	.06	(.02)	.05	(.02)	84.4	18.9	11	Bern
Luzern	2	.1	76.7	.3	.3	.2	-	-	-	-	-	-	-	(-)	-	(-)	-	(-)	.08	(.05)	28.9	20.4	18	Luzern
Uri	-	-	.	-	-	-	-	-	-	-	-	-	-	(-)	-	(-)	-	(-)	-	(-)	-	.	20	Uri
Schwyz	1	.2	55.3	.5	.7	.5	1.5	-	-	-	6.1	-	.06	(.06)	.06	(.06)	.06	(.06)	-	(-)	46.9	46.9	16	Schwyz
Obwalden	-	-	.	-	-	-	-	-	-	-	-	-	-	(-)	-	(-)	-	(-)	-	(-)	-	.	20	Obwalden
Nidwalden	-	-	.	-	-	-	-	-	-	-	-	-	-	(-)	-	(-)	-	(-)	-	(-)	-	.	20	Nidwalden
Glarus	5	2.1	55.5	6.9	7.3	5.3	14.1	-	-	12.3	39.1	16.1	.51	(.26)	.66	(.30)	.51	(.26)	.15	(.15)	490.8	219.5	1	Glarus
Zug	-	-	.	-	-	-	-	-	-	-	-	-	-	(-)	-	(-)	-	(-)	-	(-)	-	.	20	Zug
Fribourg	3	.3	40.3	.8	.9	.8	2.5	-	1.7	-	-	-	.06	(.04)	.06	(.04)	.06	(.04)	-	(-)	67.7	39.1	12	Fribourg
Solothurn	1	.1	77.1	.2	.2	.1	-	-	-	-	-	-	-	(-)	-	(-)	-	(-)	.05	(.05)	18.6	18.6	19	Solothurn
Basel-Stadt	13	.9	71.6	3.4	2.8	1.8	.5	-	-	-	2.3	21.8	.02	(.02)	.24	(.08)	.02	(.02)	.30	(.10)	222.0	61.6	2	Basel-Stadt
Basel-Land	5	.5	64.9	1.1	1.5	1.1	3.1	-	-	-	10.0	-	.12	(.06)	.12	(.06)	.12	(.06)	.07	(.07)	105.2	47.0	8	Basel-Land
Schaffhausen	2	.5	62.6	1.5	1.4	1.0	1.7	-	-	-	7.0	9.2	.06	(.06)	.15	(.11)	.06	(.06)	.08	(.08)	110.8	78.3	7	Schaffhausen
Ausserrhoden	-	-	.	-	-	-	-	-	-	-	-	-	-	(-)	-	(-)	-	(-)	-	(-)	-	.	20	Ausserrhoden
Innerrhoden	-	-	.	-	-	-	-	-	-	-	-	-	-	(-)	-	(-)	-	(-)	-	(-)	-	.	20	Innerrhoden
St. Gallen	12	.7	61.3	1.5	1.7	1.2	2.5	-	.6	4.9	-	5.3	.07	(.03)	.12	(.04)	.07	(.03)	.14	(.06)	130.5	37.7	5	St. Gallen
Graubünden	4	.5	62.5	1.2	1.4	1.0	2.0	-	-	5.6	-	8.2	.06	(.04)	.15	(.08)	.06	(.04)	.09	(.07)	99.2	49.6	9	Graubünden
Aargau	17	.8	70.2	1.9	2.2	1.5	2.1	-	-	3.7	2.5	10.6	.06	(.03)	.17	(.05)	.06	(.03)	.26	(.09)	170.5	41.4	3	Aargau
Thurgau	4	.5	69.9	1.1	1.1	.8	1.7	-	-	2.5	2.9	-	.05	(.04)	.05	(.04)	.05	(.04)	.17	(.13)	86.9	43.5	10	Thurgau
Ticino	2	.1	41.1	.4	.3	.3	-	1.0	-	-	-	2.4	.01	(.01)	.04	(.03)	-	(-)	.03	(.03)	30.3	21.4	17	Ticino
Vaud	9	.3	70.5	.9	.8	.5	.5	-	-	-	1.9	6.3	.02	(.01)	.09	(.03)	.02	(.01)	.12	(.05)	67.0	22.3	13	Vaud
Valais	3	.3	59.9	.7	.8	.5	1.2	-	-	-	5.1	3.6	.05	(.03)	.09	(.05)	.05	(.03)	.04	(.04)	63.2	36.5	14	Valais
Neuchâtel	2	.2	66.3	.7	.6	.4	.7	-	-	-	3.0	4.4	.03	(.03)	.07	(.05)	.03	(.03)	.05	(.05)	49.9	35.3	15	Neuchâtel
Geneva	9	.5	60.4	1.4	1.5	1.1	2.6	-	.3	1.1	6.4	4.7	.09	(.04)	.14	(.05)	.09	(.04)	.08	(.05)	113.4	37.8	6	Genève
Jura	-	-	.	-	-	-	-	-	-	-	-	-	-	(-)	-	(-)	-	(-)	-	(-)	-	.	20	Jura
Zürich (city)	17	.7	63.0	2.5	2.2	1.6	4.0	-	.3	2.2	10.3	5.9	.14	(.04)	.20	(.05)	.14	(.04)	.13	(.06)	158.5	38.4	4	Zürich (Stadt)
Basel (city)	13	1.0	71.6	3.8	3.2	2.0	.6	-	-	-	2.6	24.4	.02	(.02)	.27	(.09)	.02	(.02)	.33	(.11)	247.9	68.7	1	Basel (Stadt)
Geneva (city)	3	.3	60.4	1.0	1.0	.8	1.9	-	-	2.4	3.1	4.3	.06	(.04)	.10	(.06)	.06	(.04)	.04	(.04)	73.2	42.3	8	Genève (ville)
Bern (city)	7	.8	61.7	2.7	2.6	2.0	5.1	-	.8	3.1	9.6	3.9	.16	(.07)	.20	(.08)	.16	(.07)	.04	(.04)	171.2	64.7	3	Bern (Stadt)
Lausanne	4	.5	74.6	1.7	1.4	.9	1.2	-	-	-	4.1	5.1	.05	(.05)	.10	(.07)	.05	(.05)	.28	(.18)	123.1	61.6	5	Lausanne
Winterthur	4	.9	69.8	2.4	2.1	1.5	1.7	-	1.3	-	-	15.2	.04	(.04)	.20	(.12)	.04	(.04)	.27	(.16)	179.1	89.6	2	Winterthur
St. Gallen (city)	2	.5	63.9	1.4	1.4	1.0	2.3	-	-	6.3	-	-	.06	(.06)	.06	(.06)	.06	(.06)	.15	(.15)	108.0	76.4	7	St. Gallen (Stadt)
Luzern (city)	2	.5	76.7	1.7	1.1	.5	-	-	-	-	-	-	-	(-)	-	(-)	-	(-)	.26	(.19)	110.7	78.3	6	Luzern (Stadt)
Biel/Bienne	1	.4	63.3	1.0	1.0	.8	2.5	-	-	-	8.6	-	.10	(.10)	.10	(.10)	.10	(.10)	-	(-)	68.7	68.7	9	Biel/Bienne
German Switzerland	125	.5	66.5	1.4	1.4	1.0	1.8	-	.1	1.8	3.5	6.0	.06	(.01)	.12	(.01)	.06	(.01)	.13	(.02)	111.9	10.0	.	Deutschschweiz
-Northwestern	55	.5	67.3	1.4	1.5	1.1	1.6	-	.1	1.5	3.2	6.7	.05	(.01)	.12	(.02)	.05	(.01)	.14	(.03)	115.8	15.6	.	-Nordwestschweiz
-Northeastern	52	.6	65.6	1.5	1.6	1.1	2.1	-	.2	2.0	4.1	5.9	.07	(.01)	.13	(.02)	.07	(.01)	.17	(.04)	128.0	17.8	.	-Nordostschweiz
-Alps/Prealps	18	.4	65.1	.9	1.0	.7	1.4	-	-	2.0	2.9	4.8	.05	(.02)	.10	(.02)	.05	(.02)	.07	(.02)	76.3	18.0	.	-Alpen/Voralpen
French Switzerland	27	.3	62.0	1.0	1.0	.7	1.4	-	.3	.3	3.6	4.4	.05	(.01)	.09	(.02)	.05	(.01)	.08	(.02)	76.5	14.7	.	Romandie
Italian Switzerland	2	.1	41.1	.4	.3	.3	-	.9	-	-	-	2.3	.01	(.01)	.04	(.03)	-	(-)	.03	(.03)	28.6	20.2	.	Svizzera italiana
>100000 inhabitants	44	.7	66.1	2.4	2.1	1.5	2.8	-	.2	1.7	6.8	8.9	.10	(.02)	.19	(.03)	.10	(.02)	.16	(.04)	160.5	24.2	1	>100000 Einwohner
20000-99999 inh.	20	.5	64.8	1.2	1.2	.9	1.5	.3	.4	1.5	1.8	4.0	.05	(.02)	.09	(.02)	.05	(.02)	.10	(.03)	94.8	21.2	3	20000-99999 Einwohner
10000-19999 inh.	23	.6	70.6	1.4	1.5	1.0	1.0	-	-	.5	3.2	7.4	.04	(.02)	.11	(.03)	.04	(.02)	.23	(.06)	119.8	25.0	2	10000-19999 Einwohner
5000-9999 inh.	15	.4	63.9	.9	1.0	.8	1.6	-	.1	2.0	2.6	2.7	.05	(.02)	.08	(.02)	.05	(.02)	.08	(.04)	76.7	19.8	6	5000-9999 Einwohner
2800-4999 inh.	17	.4	60.7	1.0	1.2	.8	1.7	-	.1	1.0	4.8	5.4	.06	(.02)	.12	(.03)	.06	(.02)	.08	(.04)	89.3	21.6	4	2800-4999 Einwohner
1200-2799 inh.	20	.4	66.0	1.0	1.1	.8	1.4	-	-	2.2	2.2	5.0	.04	(.01)	.10	(.02)	.04	(.01)	.10	(.03)	84.4	18.9	5	1200-2799 Einwohner
<1200 inhabitants	15	.3	66.7	.8	.8	.6	1.0	-	.4	.5	1.6	4.1	.03	(.01)	.07	(.02)	.03	(.01)	.06	(.02)	62.5	16.1	7	<1200 Einwohner
Switzerland	154	.5	66.3	1.2	1.3	.9	1.6	.0	.2	1.3	3.4	5.5	.05	(.01)	.11	(.01)	.05	(.01)	.12	(.01)	100.0			Schweiz / Suisse

Pleura (chiefly mesothelioma)   1979 – 82   Pleura (v.a. Mesotheliome)
Pleura   Plèvre

Females	N	% ON NEOP	MED AGE	CRUDE RATE	STANDARDIZED RATES			AGE-SPECIFIC RATES					CUMULATIVE RATES (STANDARD ERRORS)				SMR	S.E.	RANK	Frauen
					EUROP.	WORLD	TRUNC	0-14	15-44	45-54	55-64	65-74	0-64	0-74	35-64	65-84				
Zürich	7	.1	74.1	.3	.2	.1	-	-	-	-	-	1.9	- (-)	.02 (.01)	- (-)	.03 (.01)	87.9	33.2	11	Zürich
Bern	3	.1	73.6	.2	.1	.1	.1	-	-	.5	-	.6	.00 (.00)	.01 (.01)	.00 (.00)	.01 (.01)	45.7	26.4	15	Bern
Luzern	2	.2	74.7	.3	.2	.1	-	-	-	-	-	1.9	- (-)	.02 (.02)	- (-)	.04 (.03)	106.2	75.1	9	Luzern
Uri	-	-	.	-	-	-	-	-	-	-	-	-	- (-)	- (-)	- (-)	- (-)	-	.	16	Uri
Schwyz	1	.3	73.2	.5	.4	.3	-	-	-	-	-	6.4	- (-)	.07 (.07)	- (-)	.07 (.07)	175.9	175.9	7	Schwyz
Obwalden	-	-	.	-	-	-	-	-	-	-	-	-	- (-)	- (-)	- (-)	- (-)	-	.	16	Obwalden
Nidwalden	-	-	.	-	-	-	-	-	-	-	-	-	- (-)	- (-)	- (-)	- (-)	-	.	16	Nidwalden
Glarus	-	-	.	-	-	-	-	-	-	-	-	-	- (-)	- (-)	- (-)	- (-)	-	.	16	Glarus
Zug	-	-	.	-	-	-	-	-	-	-	-	-	- (-)	- (-)	- (-)	- (-)	-	.	16	Zug
Fribourg	-	-	.	-	-	-	-	-	-	-	-	-	- (-)	- (-)	- (-)	- (-)	-	.	16	Fribourg
Solothurn	3	.3	64.6	.7	.6	.5	1.3	-	.5	-	2.1	2.5	.04 (.03)	.06 (.04)	.04 (.03)	.02 (.02)	205.1	118.4	4	Solothurn
Basel-Stadt	-	-	.	-	-	-	-	-	-	-	-	-	- (-)	- (-)	- (-)	- (-)	-	.	16	Basel-Stadt
Basel-Land	4	.6	71.2	.9	.8	.5	.6	-	.5	-	-	6.5	.01 (.01)	.09 (.05)	.01 (.01)	.14 (.09)	319.7	159.9	2	Basel-Land
Schaffhausen	3	1.0	83.0	2.1	1.1	.6	-	-	-	-	-	-	- (-)	- (-)	- (-)	.23 (.17)	575.9	332.5	1	Schaffhausen
Ausserrhoden	1	.4	51.0	1.0	1.4	1.0	3.2	-	-	9.8	-	-	.10 (.10)	.10 (.10)	.10 (.10)	- (-)	248.6	248.6	3	Ausserrhoden
Innerrhoden	-	-	.	-	-	-	-	-	-	-	-	-	- (-)	- (-)	- (-)	- (-)	-	.	16	Innerrhoden
St. Gallen	5	.3	71.4	.6	.5	.3	.7	-	-	1.2	1.3	1.4	.03 (.02)	.04 (.02)	.03 (.02)	.07 (.04)	191.6	85.7	6	St. Gallen
Graubünden	1	.2	55.6	.3	.3	.2	.7	-	-	-	3.0	-	.03 (.03)	.03 (.03)	.03 (.03)	- (-)	95.1	95.1	10	Graubünden
Aargau	2	.1	52.4	.2	.2	.2	.3	-	.2	-	-	1.4	.01 (.01)	.02 (.01)	.01 (.01)	.01 (.01)	73.9	52.3	14	Aargau
Thurgau	1	.1	58.8	.3	.3	.2	.6	-	-	-	2.6	-	.02 (.02)	.02 (.02)	.02 (.02)	- (-)	79.3	79.3	13	Thurgau
Ticino	-	-	.	-	-	-	-	-	-	-	-	-	- (-)	- (-)	- (-)	- (-)	-	.	16	Ticino
Vaud	5	.2	59.7	.5	.4	.3	.7	-	-	.8	1.7	.9	.02 (.01)	.03 (.02)	.02 (.01)	.03 (.02)	126.8	56.7	8	Vaud
Valais	1	.1	86.8	.2	.2	.1	-	-	-	-	-	-	- (-)	- (-)	- (-)	- (-)	81.6	81.6	12	Valais
Neuchâtel	-	-	.	-	-	-	-	-	-	-	-	-	- (-)	- (-)	- (-)	- (-)	-	.	16	Neuchâtel
Geneva	5	.3	68.0	.7	.5	.4	.4	-	.6	-	-	1.6	.02 (.01)	.03 (.02)	.01 (.01)	.07 (.04)	196.1	87.7	5	Genève
Jura	-	-	.	-	-	-	-	-	-	-	-	-	- (-)	- (-)	- (-)	- (-)	-	.	16	Jura
Zürich (city)	4	.2	79.7	.5	.2	.1	-	-	-	-	-	1.0	- (-)	.01 (.01)	- (-)	.04 (.02)	111.8	55.9	4	Zürich (Stadt)
Basel (city)	-	-	.	-	-	-	-	-	-	-	-	-	- (-)	- (-)	- (-)	- (-)	-	.	6	Basel (Stadt)
Geneva (city)	3	.3	83.2	.9	.4	.3	-	-	-	-	-	2.7	- (-)	.03 (.03)	- (-)	.12 (.07)	213.0	123.0	2	Genève (ville)
Bern (city)	1	.1	53.3	.3	.3	.2	.8	-	-	2.6	-	-	.02 (.02)	.02 (.02)	.02 (.02)	- (-)	71.8	71.8	5	Bern (Stadt)
Lausanne	2	.3	69.6	.7	.5	.3	.7	-	-	-	3.2	-	.03 (.03)	.03 (.03)	.03 (.03)	.06 (.06)	175.8	124.3	3	Lausanne
Winterthur	-	-	.	-	-	-	-	-	-	-	-	-	- (-)	- (-)	- (-)	- (-)	-	.	6	Winterthur
St. Gallen (city)	3	.7	61.8	1.9	1.6	1.1	3.3	-	-	5.3	5.6	-	.11 (.08)	.11 (.08)	.11 (.08)	.11 (.11)	472.5	272.8	1	St. Gallen (Stadt)
Luzern (city)	-	-	.	-	-	-	-	-	-	-	-	-	- (-)	- (-)	- (-)	- (-)	-	.	6	Luzern (Stadt)
Biel/Bienne	-	-	.	-	-	-	-	-	-	-	-	-	- (-)	- (-)	- (-)	- (-)	-	.	6	Biel/Bienne
German Switzerland	33	.2	71.6	.3	.3	.2	.3	-	.1	.3	.4	1.4	.01 (.00)	.02 (.00)	.01 (.00)	.03 (.01)	104.5	18.2	.	Deutschschweiz
-Northwestern	13	.2	70.9	.3	.3	.2	.3	-	.2	.2	.2	1.4	.01 (.00)	.02 (.01)	.01 (.00)	.03 (.01)	96.2	26.7	.	-Nordwestschweiz
-Northeastern	16	.2	76.0	.5	.3	.2	.2	-	-	.2	.6	1.5	.01 (.00)	.02 (.01)	.01 (.00)	.05 (.02)	133.8	33.4	.	-Nordostschweiz
-Alps/Prealps	4	.1	64.4	.2	.2	.1	.3	-	-	.5	.5	1.2	.01 (.01)	.02 (.01)	.01 (.01)	.01 (.01)	65.4	32.7	.	-Alpen/Voralpen
French Switzerland	11	.2	68.0	.4	.3	.2	.4	-	.2	.3	.6	.7	.01 (.01)	.02 (.01)	.01 (.01)	.03 (.01)	107.0	32.3	.	Romandie
Italian Switzerland	-	-	.	-	-	-	-	-	-	-	-	-	- (-)	- (-)	- (-)	- (-)	-	.	.	Svizzera italiana
>100000 inhabitants	10	.2	79.7	.5	.3	.2	.2	-	-	.4	.4	.8	.01 (.00)	.01 (.01)	.01 (.00)	.04 (.02)	107.5	34.0	4	>100000 Einwohner
20000-99999 inh.	7	.2	61.8	.4	.3	.3	.6	-	.3	.4	1.0	-	.02 (.01)	.02 (.01)	.02 (.01)	.02 (.02)	108.1	40.9	3	20000-99999 Einwohner
10000-19999 inh.	8	.2	71.5	.4	.4	.3	.5	-	.1	.9	-	2.7	.01 (.01)	.04 (.02)	.01 (.01)	.04 (.02)	141.6	50.1	1	10000-19999 Einwohner
5000-9999 inh.	4	.1	67.1	.2	.2	.2	.1	-	.1	-	-	2.0	.00 (.00)	.02 (.01)	.00 (.00)	.02 (.01)	71.9	35.9	6	5000-9999 Einwohner
2800-4999 inh.	3	.1	86.6	.2	.2	.1	-	-	-	-	-	.7	- (-)	.01 (.01)	- (-)	.01 (.01)	58.5	33.8	7	2800-4999 Einwohner
1200-2799 inh.	7	.2	76.0	.4	.3	.2	.3	-	.1	-	.5	.6	.01 (.01)	.01 (.01)	.01 (.01)	.04 (.02)	116.1	43.9	2	1200-2799 Einwohner
<1200 inhabitants	5	.1	70.9	.3	.2	.2	.3	-	-	-	1.1	1.8	.01 (.01)	.03 (.01)	.01 (.01)	.02 (.01)	85.3	38.2	5	<1200 Einwohner
Switzerland	44	.2	71.2	.3	.3	.2	.3	-	.1	.3	.5	1.2	.01 (.00)	.02 (.00)	.01 (.00)	.03 (.01)	100.0			Schweiz / Suisse

Melanoma of skin
Melanoma cutaneo

1979 – 82

Melanom der Haut
Mélanomes de la peau

Males	N	% ON NEOP	MED AGE	CRUDE RATE	STANDARDIZED RATES EUROP.	WORLD	TRUNC	AGE-SPECIFIC RATES 0-14	15-44	45-54	55-64	65-74	CUMULATIVE RATES (STANDARD ERRORS) 0-64		0-74		35-64		65-84		SMR	S.E.	RANK	Männer
Zürich	76	1.4	58.4	3.5	3.7	2.6	5.4	-	1.4	4.3	10.3	11.2	.19	(.03)	.30	(.04)	.18	(.03)	.21	(.05)	117.2	13.4	10	Zürich
Bern	53	1.1	58.9	3.0	2.9	2.3	4.3	-	2.1	3.4	4.4	11.1	.14	(.03)	.25	(.04)	.13	(.02)	.16	(.04)	95.8	13.2	14	Bern
Luzern	12	.7	69.7	2.0	2.2	1.5	1.5	-	.7	1.5	1.9	7.1	.06	(.03)	.13	(.05)	.04	(.03)	.30	(.13)	73.4	21.2	20	Luzern
Uri	2	1.4	57.1	2.9	3.2	2.6	5.3	-	-	13.6	-	19.3	.14	(.14)	.30	(.21)	.14	(.14)	.17	(.17)	102.8	72.7	12	Uri
Schwyz	8	1.8	72.2	4.0	5.1	3.2	3.0	-	2.1	-	6.1	15.9	.13	(.08)	.30	(.14)	.10	(.07)	.56	(.31)	155.8	55.1	3	Schwyz
Obwalden	2	2.0	31.6	3.8	3.6	3.6	-	-	8.4	-	-	-	.25	(.18)	.25	(.18)	-	(-)	-	(-)	135.0	95.5	5	Obwalden
Nidwalden	2	1.9	63.4	3.4	4.3	3.4	11.0	-	-	-	40.9	-	.43	(.30)	.43	(.30)	.43	(.30)	-	(-)	131.1	92.7	7	Nidwalden
Glarus	-	-	.	-	-	-	-	-	-	-	-	-	-	(-)	-	(-)	-	(-)	-	(-)	-	.	26	Glarus
Zug	1	.4	48.8	.7	.8	.7	2.1	-	-	6.1	-	-	.05	(.05)	.05	(.05)	.05	(.05)	-	(-)	26.8	26.8	25	Zug
Fribourg	11	1.1	68.9	3.0	3.0	2.1	1.5	-	1.7	-	2.9	14.7	.08	(.04)	.23	(.09)	.05	(.04)	.39	(.18)	104.5	31.5	11	Fribourg
Solothurn	18	1.5	62.1	4.2	4.3	3.3	6.7	-	2.5	3.8	9.4	15.6	.23	(.07)	.37	(.10)	.21	(.07)	.30	(.13)	140.4	33.1	4	Solothurn
Basel-Stadt	16	1.1	61.9	4.2	3.8	2.8	7.2	-	.6	5.8	16.0	10.9	.25	(.08)	.36	(.09)	.25	(.08)	.15	(.07)	119.0	29.8	9	Basel-Stadt
Basel-Land	16	1.7	63.9	3.7	4.2	3.1	5.3	-	1.4	3.5	7.5	19.5	.17	(.06)	.35	(.10)	.17	(.06)	.45	(.18)	133.2	33.3	6	Basel-Land
Schaffhausen	8	1.9	67.8	5.9	5.6	4.0	6.1	-	3.2	6.0	-	27.5	.17	(.10)	.42	(.17)	.17	(.10)	.69	(.35)	188.0	66.5	2	Schaffhausen
Ausserrhoden	2	.8	78.4	2.1	1.7	1.1	-	-	-	-	-	11.1	-	(-)	.10	(.10)	-	(-)	.10	(.10)	63.5	44.9	23	Ausserrhoden
Innerrhoden	1	1.6	80.0	3.8	2.4	1.2	-	-	-	-	-	-	-	(-)	-	(-)	-	(-)	.59	(.59)	129.4	129.4	8	Innerrhoden
St. Gallen	19	1.1	65.5	2.5	2.5	1.9	3.4	-	1.7	1.2	2.9	17.5	.10	(.03)	.28	(.07)	.10	(.03)	.18	(.06)	86.7	19.9	17	St. Gallen
Graubünden	7	.9	70.8	2.1	2.3	1.4	1.6	-	-	-	6.6	12.2	.06	(.04)	.19	(.09)	.06	(.04)	.25	(.15)	73.1	27.6	21	Graubünden
Aargau	21	1.0	59.4	2.3	2.7	2.0	4.7	-	1.6	2.8	7.6	7.1	.16	(.04)	.23	(.05)	.15	(.04)	.07	(.04)	84.9	18.5	18	Aargau
Thurgau	8	.9	47.8	2.2	2.3	1.8	4.7	-	2.4	2.5	2.9	3.5	.13	(.06)	.17	(.06)	.13	(.06)	.09	(.06)	74.1	26.2	19	Thurgau
Ticino	11	.8	55.2	2.2	2.3	1.7	3.6	-	1.8	1.5	6.2	2.4	.13	(.05)	.16	(.05)	.11	(.04)	.11	(.09)	69.8	21.1	22	Ticino
Vaud	32	1.1	58.6	3.1	3.2	2.3	5.7	-	1.5	4.0	10.7	6.3	.19	(.04)	.26	(.05)	.19	(.04)	.14	(.05)	100.3	17.7	13	Vaud
Valais	11	1.0	57.7	2.5	2.7	2.2	3.2	-	2.0	2.0	5.1	14.6	.13	(.05)	.26	(.08)	.10	(.05)	.13	(.06)	95.1	28.7	15	Valais
Neuchâtel	6	.7	56.9	2.0	2.0	1.5	4.1	-	-	5.2	9.0	4.4	.14	(.06)	.18	(.07)	.14	(.06)	.04	(.04)	62.9	25.7	24	Neuchâtel
Geneva	18	1.0	59.9	2.7	3.0	2.0	4.2	-	.6	4.3	8.0	7.1	.14	(.04)	.21	(.06)	.14	(.04)	.20	(.09)	91.0	21.4	16	Genève
Jura	8	2.0	68.9	6.3	6.4	4.3	4.1	-	-	-	15.7	40.8	.16	(.11)	.55	(.23)	.16	(.11)	.55	(.25)	210.5	74.4	1	Jura
Zürich (city)	25	1.0	60.3	3.6	3.3	2.3	5.0	-	1.5	3.3	9.0	8.9	.17	(.04)	.26	(.06)	.16	(.04)	.15	(.05)	102.2	20.4	5	Zürich (Stadt)
Basel (city)	15	1.1	61.2	4.4	4.0	3.0	7.3	-	.6	6.5	15.5	12.2	.25	(.08)	.37	(.10)	.25	(.08)	.17	(.08)	124.5	32.2	3	Basel (Stadt)
Geneva (city)	7	.7	56.9	2.4	2.3	1.5	3.0	-	.7	2.4	6.2	4.3	.10	(.05)	.14	(.06)	.10	(.05)	.10	(.08)	71.3	27.0	8	Genève (ville)
Bern (city)	12	1.4	61.8	4.5	3.9	2.9	5.8	-	1.6	3.1	12.8	11.6	.21	(.08)	.33	(.11)	.19	(.08)	.29	(.15)	128.5	37.1	2	Bern (Stadt)
Lausanne	9	1.1	51.8	3.9	3.8	2.9	7.8	-	1.8	10.2	8.2	10.2	.23	(.09)	.33	(.11)	.23	(.09)	.10	(.07)	118.7	39.6	4	Lausanne
Winterthur	8	1.8	60.9	4.7	4.9	3.5	7.4	-	-	4.7	23.4	22.8	.27	(.12)	.50	(.18)	.27	(.12)	.22	(.13)	151.6	53.6	1	Winterthur
St. Gallen (city)	4	1.1	70.6	2.8	2.6	2.0	2.3	-	-	6.3	-	26.0	.06	(.06)	.33	(.17)	.06	(.06)	.27	(.16)	91.9	45.9	6	St. Gallen (Stadt)
Luzern (city)	3	.7	56.0	2.6	2.4	1.8	4.5	-	-	6.8	7.7	8.7	.14	(.10)	.23	(.13)	.14	(.10)	.09	(.09)	73.8	42.6	7	Luzern (Stadt)
Biel/Bienne	-	-	.	-	-	-	-	-	-	-	-	-	-	(-)	-	(-)	-	(-)	-	(-)	-	.	9	Biel/Bienne
German Switzerland	277	1.2	61.2	3.0	3.2	2.3	4.5	-	1.6	3.3	7.0	11.4	.15	(.01)	.27	(.02)	.14	(.01)	.20	(.02)	103.5	6.2	.	Deutschschweiz
-Northwestern	122	1.2	61.2	3.2	3.3	2.5	5.1	-	1.6	3.6	7.8	11.4	.17	(.02)	.28	(.03)	.16	(.02)	.20	(.03)	107.0	9.7	.	-Nordwestschweiz
-Northeastern	108	1.3	58.6	3.2	3.4	2.4	5.0	-	1.6	3.7	7.7	11.8	.17	(.02)	.28	(.03)	.16	(.02)	.21	(.04)	109.5	10.5	.	-Nordostschweiz
-Alps/Prealps	47	1.0	65.2	2.5	2.6	1.9	2.2	-	1.4	1.5	4.0	11.0	.10	(.02)	.21	(.03)	.07	(.02)	.18	(.04)	85.5	12.5	.	-Alpen/Voralpen
French Switzerland	80	1.0	63.0	2.9	3.0	2.1	4.2	-	1.0	3.4	7.9	9.8	.14	(.02)	.24	(.03)	.14	(.02)	.19	(.04)	94.4	10.5	.	Romandie
Italian Switzerland	12	.8	57.0	2.3	2.4	1.7	3.4	-	1.7	1.5	5.8	2.3	.12	(.04)	.15	(.05)	.11	(.04)	.18	(.11)	72.2	20.8	.	Svizzera italiana
>100000 inhabitants	68	1.1	60.0	3.8	3.4	2.5	5.6	-	1.3	4.6	10.3	9.5	.19	(.03)	.28	(.04)	.18	(.03)	.16	(.04)	107.5	13.0	3	>100000 Einwohner
20000-99999 inh.	46	1.0	62.8	2.8	2.9	2.0	3.7	-	.6	3.9	7.2	10.4	.13	(.03)	.23	(.04)	.12	(.03)	.21	(.05)	91.4	13.5	5	20000-99999 Einwohner
10000-19999 inh.	62	1.6	64.3	3.7	4.1	3.0	5.6	-	1.6	3.3	9.7	16.7	.18	(.03)	.35	(.05)	.18	(.03)	.30	(.07)	130.2	16.5	1	10000-19999 Einwohner
5000-9999 inh.	37	.9	59.6	2.1	2.4	1.7	3.2	-	1.3	2.4	3.9	5.3	.11	(.02)	.16	(.03)	.10	(.02)	.17	(.05)	77.1	12.7	7	5000-9999 Einwohner
2800-4999 inh.	51	1.3	58.8	3.1	3.3	2.5	4.9	-	2.2	3.6	5.4	10.8	.16	(.03)	.27	(.04)	.15	(.03)	.24	(.06)	110.1	15.4	2	2800-4999 Einwohner
1200-2799 inh.	51	1.1	55.1	2.5	2.7	2.1	4.5	-	1.9	3.1	6.0	9.3	.16	(.03)	.24	(.04)	.14	(.03)	.11	(.03)	89.4	12.5	6	1200-2799 Einwohner
<1200 inhabitants	54	1.1	65.4	2.8	2.9	2.1	3.2	-	1.3	1.4	6.5	13.0	.12	(.02)	.24	(.04)	.10	(.02)	.23	(.05)	95.6	13.0	4	<1200 Einwohner
Switzerland	369	1.1	61.2	3.0	3.1	2.3	4.4	-	1.5	3.2	7.1	10.6	.15	(.01)	.26	(.01)	.14	(.01)	.20	(.02)	100.0	.		Schweiz / Suisse

Melanoma of skin
Melanoma cutaneo

1979 – 82

Melanom der Haut
Mélanomes de la peau

Females	N	% ON NEOP	MED AGE	CRUDE RATE	STANDARDIZED RATES EUROP.	WORLD	TRUNC	AGE-SPECIFIC RATES 0-14	15-44	45-54	55-64	65-74	CUMULATIVE RATES (STANDARD ERRORS) 0-64	0-74	35-64	65-84	SMR	S.E.	RANK	Frauen
Zürich	54	1.1	65.7	2.3	2.0	1.5	2.7	-	.9	2.1	5.2	6.1	.10 (.02)	.16 (.03)	.09 (.02)	.13 (.03)	97.3	13.2	15	Zürich
Bern	54	1.4	63.9	2.9	2.5	1.8	3.7	-	1.1	3.7	5.4	7.2	.13 (.02)	.20 (.03)	.12 (.02)	.17 (.03)	118.6	16.1	7	Bern
Luzern	8	.7	52.6	1.3	1.2	1.0	1.6	-	1.6	-	-	5.6	.05 (.03)	.11 (.04)	.04 (.02)	.10 (.05)	60.7	21.5	22	Luzern
Uri	-	-	.	-	-	-	-	-	-	-	-	-	- (-)	- (-)	- (-)	- (-)	-	.	25	Uri
Schwyz	5	1.5	66.1	2.6	2.2	1.6	1.8	-	-	4.8	-	12.7	.05 (.05)	.17 (.10)	.05 (.05)	.34 (.18)	124.6	55.7	5	Schwyz
Obwalden	-	-	.	-	-	-	-	-	-	-	-	-	- (-)	- (-)	- (-)	- (-)	-	.	25	Obwalden
Nidwalden	1	1.0	43.2	1.8	2.2	1.9	6.2	-	4.0	-	-	-	.16 (.16)	.16 (.16)	.16 (.16)	- (-)	91.5	91.5	16	Nidwalden
Glarus	4	2.1	70.2	5.4	3.4	2.3	-	-	-	-	-	38.2	- (-)	.38 (.22)	- (-)	.54 (.27)	212.6	106.3	1	Glarus
Zug	5	1.8	55.8	3.3	3.5	2.6	6.0	-	1.4	6.1	8.2	18.4	.18 (.10)	.37 (.17)	.18 (.10)	.19 (.13)	166.2	74.3	2	Zug
Fribourg	10	1.5	58.0	2.7	2.7	2.1	4.1	-	.6	5.2	8.2	6.4	.15 (.06)	.21 (.07)	.13 (.06)	.21 (.11)	128.1	40.5	4	Fribourg
Solothurn	11	1.2	52.9	2.5	2.5	1.9	4.4	-	2.2	3.7	4.3	2.5	.15 (.05)	.17 (.06)	.13 (.05)	.06 (.04)	106.7	32.2	12	Solothurn
Basel-Stadt	15	1.1	62.4	3.5	2.7	2.0	4.4	-	1.7	1.7	9.4	5.4	.16 (.05)	.22 (.06)	.15 (.05)	.07 (.04)	113.4	29.3	10	Basel-Stadt
Basel-Land	8	1.1	59.1	1.8	1.8	1.3	2.9	-	1.0	-	7.3	6.5	.10 (.05)	.16 (.07)	.10 (.05)	.14 (.08)	87.8	31.1	18	Basel-Land
Schaffhausen	3	1.0	72.2	2.1	1.4	1.0	1.8	-	-	-	6.3	6.8	.07 (.07)	.14 (.10)	.07 (.07)	.22 (.16)	83.0	47.9	19	Schaffhausen
Ausserrhoden	2	.9	74.8	2.1	1.0	.6	-	-	-	-	-	9.3	- (-)	.09 (.09)	- (-)	.21 (.15)	75.1	53.1	20	Ausserrhoden
Innerrhoden	1	2.2	86.0	4.0	2.5	1.2	-	-	-	-	-	-	- (-)	- (-)	- (-)	- (-)	157.4	157.4	3	Innerrhoden
St. Gallen	21	1.4	59.6	2.6	2.5	1.8	3.8	-	1.2	2.4	8.9	2.7	.15 (.04)	.17 (.04)	.13 (.04)	.11 (.05)	115.6	25.2	9	St. Gallen
Graubünden	2	.3	76.1	.6	.4	.2	-	-	-	-	-	3.3	- (-)	.03 (.03)	- (-)	.08 (.06)	27.0	19.1	24	Graubünden
Aargau	9	.5	66.5	1.0	1.0	.7	1.0	-	-	2.9	-	7.0	.03 (.02)	.10 (.04)	.03 (.02)	.07 (.03)	46.8	15.6	23	Aargau
Thurgau	9	1.3	73.9	2.4	1.8	1.2	1.6	-	.7	-	2.6	11.4	.05 (.04)	.17 (.07)	.05 (.04)	.23 (.09)	103.0	34.3	13	Thurgau
Ticino	17	1.5	67.8	3.0	2.2	1.6	1.8	-	.4	2.9	3.2	15.2	.07 (.03)	.23 (.06)	.06 (.03)	.26 (.08)	120.5	29.2	6	Ticino
Vaud	32	1.4	71.9	2.9	2.3	1.6	2.1	-	1.0	1.5	4.3	8.5	.09 (.03)	.17 (.04)	.07 (.02)	.16 (.04)	117.6	20.8	8	Vaud
Valais	9	1.3	54.9	2.0	2.3	1.8	3.7	-	1.0	6.1	7.1	3.0	.15 (.06)	.18 (.06)	.13 (.05)	.03 (.03)	101.0	33.7	14	Valais
Neuchâtel	9	1.2	70.3	2.7	2.0	1.3	1.4	-	-	2.4	2.7	16.0	.05 (.03)	.21 (.08)	.05 (.03)	.28 (.11)	107.8	35.9	11	Neuchâtel
Geneva	16	1.0	67.1	2.2	1.8	1.3	2.0	-	.9	2.1	4.2	3.2	.10 (.03)	.13 (.04)	.07 (.03)	.14 (.06)	90.1	22.5	17	Genève
Jura	2	.8	80.8	1.5	1.0	.5	-	-	-	-	-	-	- (-)	- (-)	- (-)	.10 (.10)	66.4	46.9	21	Jura
Zürich (city)	19	.8	67.3	2.4	1.8	1.3	2.6	-	1.2	1.9	3.0	6.7	.09 (.03)	.15 (.04)	.08 (.03)	.10 (.03)	79.1	18.2	6	Zürich (Stadt)
Basel (city)	13	1.1	62.4	3.3	2.5	1.8	3.5	-	1.3	1.9	8.4	5.9	.14 (.05)	.20 (.06)	.12 (.05)	.08 (.04)	109.3	30.3	3	Basel (Stadt)
Geneva (city)	7	.8	71.8	2.1	1.3	1.0	1.5	-	.7	2.2	2.5	2.7	.07 (.04)	.10 (.05)	.05 (.04)	.16 (.08)	73.0	27.6	7	Genève (ville)
Bern (city)	10	1.2	77.0	3.2	1.8	1.1	1.9	-	-	-	7.5	2.5	.07 (.04)	.10 (.05)	.07 (.04)	.20 (.08)	106.8	33.8	4	Bern (Stadt)
Lausanne	13	1.8	76.4	4.7	2.6	1.9	-	-	1.7	-	-	12.8	.05 (.03)	.18 (.07)	- (-)	.33 (.12)	168.8	46.8	1	Lausanne
Winterthur	7	1.8	73.3	3.9	2.9	2.3	3.2	-	2.6	-	5.2	5.6	.14 (.08)	.20 (.10)	.10 (.07)	.31 (.16)	155.6	58.8	2	Winterthur
St. Gallen (city)	4	1.0	60.9	2.5	2.1	1.4	4.2	-	-	-	16.7	-	.16 (.09)	.16 (.09)	.16 (.09)	- (-)	92.6	46.3	5	St. Gallen (Stadt)
Luzern (city)	-	-	.	-	-	-	-	-	-	-	-	-	- (-)	- (-)	- (-)	- (-)	-	.	9	Luzern (Stadt)
Biel/Bienne	2	.8	54.7	1.8	1.6	1.3	2.6	-	2.1	-	-	8.5	.07 (.07)	.15 (.11)	.07 (.07)	.09 (.09)	66.1	46.8	8	Biel/Bienne
German Switzerland	214	1.1	65.0	2.3	2.0	1.5	2.8	-	.9	2.2	4.7	6.5	.10 (.01)	.16 (.01)	.09 (.01)	.13 (.01)	97.0	6.6	.	Deutschschweiz
-Northwestern	85	1.0	63.5	2.1	1.9	1.4	2.6	-	1.0	1.7	4.1	6.0	.09 (.01)	.15 (.02)	.08 (.01)	.12 (.02)	89.9	9.8	.	-Nordwestschweiz
-Northeastern	83	1.2	64.9	2.4	2.0	1.5	2.8	-	.9	2.1	5.4	6.5	.10 (.02)	.17 (.02)	.09 (.01)	.13 (.02)	99.4	10.9	.	-Nordostschweiz
-Alps/Prealps	46	1.3	65.7	2.4	2.3	1.6	3.1	-	.8	3.5	4.8	7.5	.11 (.02)	.18 (.03)	.10 (.02)	.16 (.03)	108.1	15.9	.	-Alpen/Voralpen
French Switzerland	76	1.2	67.7	2.5	2.1	1.5	2.2	-	.8	2.8	4.2	7.0	.09 (.02)	.16 (.02)	.07 (.01)	.16 (.03)	106.2	12.2	.	Romandie
Italian Switzerland	17	1.4	67.8	2.9	2.1	1.5	1.7	-	.4	2.7	3.1	14.4	.07 (.03)	.22 (.06)	.06 (.03)	.24 (.08)	114.6	27.8	.	Svizzera italiana
>100000 inhabitants	62	1.0	71.5	2.9	1.9	1.4	2.2	-	1.0	1.5	4.3	6.1	.09 (.02)	.15 (.02)	.07 (.02)	.15 (.03)	99.1	12.6	3	>100000 Einwohner
20000-99999 inh.	41	1.1	63.5	2.3	1.9	1.5	2.6	-	1.3	1.3	4.1	6.2	.09 (.02)	.16 (.03)	.08 (.02)	.13 (.03)	91.1	14.2	5	20000-99999 Einwohner
10000-19999 inh.	33	1.0	68.7	1.9	1.6	1.1	2.0	-	.6	1.4	3.5	6.8	.07 (.02)	.14 (.03)	.07 (.02)	.13 (.03)	82.4	14.3	7	10000-19999 Einwohner
5000-9999 inh.	39	1.2	68.1	2.2	1.9	1.4	2.0	-	.6	1.9	3.5	8.2	.07 (.02)	.15 (.03)	.06 (.02)	.18 (.04)	99.1	15.9	4	5000-9999 Einwohner
2800-4999 inh.	40	1.3	64.2	2.4	2.3	1.7	2.9	-	.9	3.2	5.1	8.1	.11 (.02)	.19 (.03)	.09 (.02)	.15 (.04)	110.6	17.5	2	2800-4999 Einwohner
1200-2799 inh.	56	1.6	60.4	2.8	2.8	2.1	4.2	-	1.0	4.1	7.9	8.5	.15 (.03)	.24 (.03)	.14 (.03)	.14 (.03)	131.0	17.5	1	1200-2799 Einwohner
<1200 inhabitants	36	1.1	64.0	2.0	1.8	1.3	2.5	-	.7	3.4	3.2	6.1	.08 (.02)	.15 (.03)	.08 (.02)	.14 (.03)	87.5	14.6	6	<1200 Einwohner
Switzerland	307	1.2	66.0	2.4	2.0	1.5	2.6	-	.9	2.3	4.5	7.0	.09 (.01)	.17 (.01)	.08 (.01)	.14 (.01)	100.0	.		Schweiz / Suisse

Males	N	% ON NEOP	MED AGE	CRUDE RATE	EUROP.	WORLD	TRUNC	0-14	15-44	45-54	55-64	65-74	0-64	0-74	35-64	65-84	SMR	S.E.	RANK	Männer
					STANDARDIZED RATES			AGE-SPECIFIC RATES					CUMULATIVE RATES (STANDARD ERRORS)							
Zürich	6	.1	65.4	.3	.3	.2	.4	-	-	-	1.5	2.0	.01 (.01)	.03 (.01)	.01 (.01)	.02 (.01)	110.2	45.0	8	Zürich
Bern	6	.1	71.4	.3	.3	.2	.2	-	-	-	.5	2.1	.01 (.01)	.03 (.01)	.01 (.01)	.04 (.02)	117.9	48.1	6	Bern
Luzern	4	.2	72.9	.7	.7	.4	.5	-	-	1.5	-	2.4	.02 (.02)	.04 (.03)	.02 (.02)	.14 (.09)	281.4	140.7	1	Luzern
Uri	-	-	.	-	-	-	-	-	-	-	-	-	- (-)	- (-)	- (-)	- (-)	-	.	13	Uri
Schwyz	-	-	.	-	-	-	-	-	-	-	-	-	- (-)	- (-)	- (-)	- (-)	-	.	13	Schwyz
Obwalden	-	-	.	-	-	-	-	-	-	-	-	-	- (-)	- (-)	- (-)	- (-)	-	.	13	Obwalden
Nidwalden	-	-	.	-	-	-	-	-	-	-	-	-	- (-)	- (-)	- (-)	- (-)	-	.	13	Nidwalden
Glarus	-	-	.	-	-	-	-	-	-	-	-	-	- (-)	- (-)	- (-)	- (-)	-	.	13	Glarus
Zug	-	-	.	-	-	-	-	-	-	-	-	-	- (-)	- (-)	- (-)	- (-)	-	.	13	Zug
Fribourg	-	-	.	-	-	-	-	-	-	-	-	-	- (-)	- (-)	- (-)	- (-)	-	.	13	Fribourg
Solothurn	1	.1	93.2	.2	.4	.2	-	-	-	-	-	-	- (-)	- (-)	- (-)	- (-)	89.7	89.7	11	Solothurn
Basel-Stadt	1	.1	54.6	.3	.3	.2	.6	-	-	1.9	-	-	.02 (.02)	.02 (.02)	.02 (.02)	- (-)	78.2	78.2	12	Basel-Stadt
Basel-Land	2	.2	81.3	.5	.5	.3	-	-	-	-	-	-	- (-)	- (-)	- (-)	.27 (.19)	220.9	156.2	2	Basel-Land
Schaffhausen	-	-	.	-	-	-	-	-	-	-	-	-	- (-)	- (-)	- (-)	- (-)	-	.	13	Schaffhausen
Ausserrhoden	-	-	.	-	-	-	-	-	-	-	-	-	- (-)	- (-)	- (-)	- (-)	-	.	13	Ausserrhoden
Innerrhoden	-	-	.	-	-	-	-	-	-	-	-	-	- (-)	- (-)	- (-)	- (-)	-	.	13	Innerrhoden
St. Gallen	-	-	.	-	-	-	-	-	-	-	-	-	- (-)	- (-)	- (-)	- (-)	-	.	13	St. Gallen
Graubünden	-	-	.	-	-	-	-	-	-	-	-	-	- (-)	- (-)	- (-)	- (-)	-	.	13	Graubünden
Aargau	3	.1	75.9	.3	.4	.2	.3	-	-	-	1.3	-	.01 (.01)	.01 (.01)	.01 (.01)	.06 (.04)	151.7	87.6	3	Aargau
Thurgau	1	.1	73.6	.3	.2	.2	-	-	-	-	-	3.5	- (-)	.04 (.04)	- (-)	.04 (.04)	103.1	103.1	10	Thurgau
Ticino	-	-	.	-	-	-	-	-	-	-	-	-	- (-)	- (-)	- (-)	- (-)	-	.	13	Ticino
Vaud	4	.1	77.9	.4	.3	.2	.3	-	-	-	1.0	-	.01 (.01)	.01 (.01)	.01 (.01)	.08 (.05)	139.5	69.7	4	Vaud
Valais	1	.1	76.7	.2	.3	.1	-	-	-	-	-	-	- (-)	- (-)	- (-)	.06 (.06)	106.6	106.6	9	Valais
Neuchâtel	1	.1	79.0	.3	.3	.1	-	-	-	-	-	-	- (-)	- (-)	- (-)	.07 (.07)	117.6	117.6	7	Neuchâtel
Geneva	2	.1	91.4	.3	.5	.2	-	-	-	-	-	-	- (-)	- (-)	- (-)	- (-)	122.8	86.8	5	Genève
Jura	-	-	.	-	-	-	-	-	-	-	-	-	- (-)	- (-)	- (-)	- (-)	-	.	13	Jura
Zürich (city)	4	.2	63.4	.6	.5	.4	.6	-	-	-	2.6	3.0	.02 (.02)	.05 (.03)	.02 (.02)	.03 (.02)	168.1	84.1	3	Zürich (Stadt)
Basel (city)	1	.1	54.6	.3	.3	.2	.7	-	-	2.2	-	-	.02 (.02)	.02 (.02)	.02 (.02)	- (-)	86.6	86.6	6	Basel (Stadt)
Geneva (city)	1	.1	91.7	.3	.4	.2	-	-	-	-	-	-	- (-)	- (-)	- (-)	- (-)	112.4	112.4	5	Genève (ville)
Bern (city)	2	.2	74.4	.8	.5	.3	-	-	-	-	-	3.9	- (-)	.04 (.04)	- (-)	.10 (.07)	220.9	156.2	2	Bern (Stadt)
Lausanne	1	.1	63.4	.4	.5	.4	1.2	-	-	-	4.1	-	.05 (.05)	.05 (.05)	.05 (.05)	- (-)	140.4	140.4	4	Lausanne
Winterthur	-	-	.	-	-	-	-	-	-	-	-	-	- (-)	- (-)	- (-)	- (-)	-	.	7	Winterthur
St. Gallen (city)	-	-	.	-	-	-	-	-	-	-	-	-	- (-)	- (-)	- (-)	- (-)	-	.	7	St. Gallen (Stadt)
Luzern (city)	1	.2	84.1	.9	.5	.3	-	-	-	-	-	-	- (-)	- (-)	- (-)	.26 (.26)	248.6	248.6	1	Luzern (Stadt)
Biel/Bienne	-	-	.	-	-	-	-	-	-	-	-	-	- (-)	- (-)	- (-)	- (-)	-	.	7	Biel/Bienne
German Switzerland	23	.1	70.4	.3	.3	.2	.2	-	-	.2	.6	1.1	.01 (.00)	.02 (.01)	.01 (.00)	.04 (.01)	99.2	20.7	.	Deutschschweiz
-Northwestern	13	.1	75.9	.3	.4	.2	.3	-	-	.4	.5	.7	.01 (.01)	.02 (.01)	.01 (.01)	.06 (.02)	132.7	36.8	.	-Nordwestschweiz
-Northeastern	7	.1	68.7	.2	.2	.2	.2	-	-	-	1.0	1.7	.01 (.01)	.03 (.01)	.01 (.01)	.02 (.01)	84.2	31.8	.	-Nordostschweiz
-Alps/Prealps	3	.1	77.2	.2	.1	.1	-	-	-	-	-	.7	- (-)	.01 (.01)	- (-)	.03 (.02)	59.1	34.1	.	-Alpen/Voralpen
French Switzerland	9	.1	79.0	.3	.3	.2	.1	-	-	-	.4	.5	.00 (.00)	.01 (.01)	.00 (.00)	.05 (.02)	121.8	40.6	.	Romandie
Italian Switzerland	-	-	.	-	-	-	-	-	-	-	-	-	- (-)	- (-)	- (-)	- (-)	-	.	.	Svizzera italiana
>100000 inhabitants	9	.1	68.7	.5	.5	.3	.5	-	-	.4	1.5	1.8	.02 (.01)	.04 (.01)	.02 (.01)	.03 (.01)	149.0	49.7	3	>100000 Einwohner
20000-99999 inh.	3	.1	79.0	.2	.2	.1	-	-	-	-	-	-	- (-)	- (-)	- (-)	.05 (.03)	68.5	39.5	5	20000-99999 Einwohner
10000-19999 inh.	6	.2	74.9	.4	.4	.3	.4	-	-	-	1.3	.9	.02 (.01)	.03 (.02)	.02 (.01)	.07 (.04)	157.5	64.3	2	10000-19999 Einwohner
5000-9999 inh.	7	.2	75.9	.4	.4	.2	.2	-	-	.5	-	1.8	.01 (.01)	.03 (.02)	.01 (.01)	.11 (.05)	178.4	67.4	1	5000-9999 Einwohner
2800-4999 inh.	3	.1	91.1	.2	.3	.1	-	-	-	-	-	-	- (-)	- (-)	- (-)	.02 (.02)	77.5	44.7	4	2800-4999 Einwohner
1200-2799 inh.	1	.0	68.6	.0	.1	.0	-	-	-	-	-	.7	- (-)	.01 (.01)	- (-)	.01 (.01)	20.4	20.4	7	1200-2799 Einwohner
<1200 inhabitants	3	.1	73.6	.2	.2	.1	.1	-	-	-	.5	.7	.01 (.01)	.01 (.01)	.01 (.01)	.02 (.01)	59.1	34.1	6	<1200 Einwohner
Switzerland	32	.1	74.7	.3	.3	.2	.2	-	-	.1	.5	.9	.01 (.00)	.02 (.00)	.01 (.00)	.04 (.01)	100.0			Schweiz / Suisse

Females	N	% ON NEOP	MED AGE	CRUDE RATE	STANDARDIZED RATES EUROP.	WORLD	TRUNC	AGE-SPECIFIC RATES 0-14	15-44	45-54	55-64	65-74	CUMULATIVE RATES (STANDARD ERRORS) 0-64	(se)	0-74	(se)	35-64	(se)	65-84	(se)	SMR	S.E.	RANK	Frauen
Zürich	1010	21.0	68.8	43.8	36.4	25.2	47.9	-	6.9	54.2	83.5	116.7	1.60	(.08)	2.77	(.11)	1.57	(.08)	3.09	(.14)	104.0	3.3	9	Zürich
Bern	717	18.9	68.9	38.4	31.0	21.4	40.2	-	4.6	42.7	79.5	101.9	1.38	(.08)	2.40	(.11)	1.35	(.08)	2.56	(.14)	88.6	3.3	24	Bern
Luzern	208	18.9	68.5	34.8	31.8	21.8	37.6	-	5.5	37.2	74.8	113.2	1.30	(.15)	2.44	(.21)	1.26	(.14)	2.50	(.25)	90.4	6.3	22	Luzern
Uri	23	24.2	61.9	34.7	33.5	24.5	59.7	-	18.5	42.7	73.2	71.5	1.82	(.51)	2.57	(.63)	1.82	(.51)	2.76	(.97)	94.9	19.8	17	Uri
Schwyz	68	19.8	70.2	35.4	32.6	22.8	39.9	-	3.6	48.5	65.8	146.1	1.29	(.26)	2.77	(.41)	1.29	(.26)	3.52	(.58)	97.2	11.8	14	Schwyz
Obwalden	18	21.2	73.8	35.7	30.5	20.1	37.0	-	-	76.0	40.2	65.0	1.19	(.49)	1.84	(.61)	1.19	(.49)	3.43	(1.10)	94.0	22.2	20	Obwalden
Nidwalden	34	32.4	66.2	61.0	63.8	43.3	94.5	-	8.1	88.0	200.0	94.2	3.21	(.79)	4.20	(.93)	3.21	(.79)	5.89	(1.61)	184.4	31.6	1	Nidwalden
Glarus	39	20.9	72.5	52.8	36.6	24.1	35.4	-	3.5	48.2	73.6	127.2	1.33	(.40)	2.61	(.57)	1.22	(.39)	4.00	(.87)	114.6	18.4	4	Glarus
Zug	63	23.2	68.8	41.2	43.3	29.4	46.8	-	2.7	42.4	114.5	174.7	1.67	(.35)	3.41	(.53)	1.63	(.35)	3.90	(.71)	124.2	15.6	2	Zug
Fribourg	146	22.2	68.3	39.6	37.7	25.6	46.5	-	5.5	52.5	87.8	124.2	1.59	(.20)	2.83	(.29)	1.55	(.20)	3.19	(.40)	108.3	9.0	7	Fribourg
Solothurn	199	21.0	69.5	45.1	37.8	26.0	45.2	-	7.6	47.5	85.3	127.0	1.59	(.18)	2.86	(.25)	1.51	(.17)	3.39	(.36)	109.8	7.8	6	Solothurn
Basel-Stadt	283	20.9	74.1	65.1	39.8	27.0	53.2	-	8.1	53.1	95.5	102.0	1.76	(.18)	2.78	(.22)	1.76	(.18)	3.45	(.30)	117.0	7.0	3	Basel-Stadt
Basel-Land	146	20.4	65.9	33.0	33.3	22.8	42.4	-	1.9	50.7	87.5	107.7	1.44	(.18)	2.53	(.26)	1.43	(.18)	2.83	(.38)	94.6	7.8	18	Basel-Land
Schaffhausen	54	17.5	68.9	38.0	28.5	19.8	32.4	-	6.9	23.3	68.9	122.0	1.12	(.26)	2.34	(.39)	1.07	(.25)	2.75	(.53)	83.8	11.4	26	Schaffhausen
Ausserrhoden	48	20.4	68.0	49.5	36.0	25.8	47.0	-	13.5	49.1	74.1	111.7	1.67	(.39)	2.78	(.51)	1.51	(.38)	2.87	(.57)	97.2	14.0	16	Ausserrhoden
Innerrhoden	11	24.4	64.7	43.6	40.7	31.5	73.1	-	21.7	36.3	121.2	184.6	2.36	(.96)	4.19	(1.27)	2.36	(.96)	1.83	(.82)	94.6	28.5	19	Innerrhoden
St. Gallen	280	18.4	68.7	35.3	31.0	21.6	39.1	-	3.6	54.1	59.6	120.7	1.27	(.13)	2.48	(.18)	1.27	(.13)	2.56	(.22)	87.4	5.2	25	St. Gallen
Graubünden	134	20.8	67.8	40.6	36.2	25.0	50.2	-	4.9	47.8	103.1	106.3	1.69	(.22)	2.75	(.29)	1.69	(.22)	3.01	(.39)	103.2	8.9	10	Graubünden
Aargau	335	20.4	69.6	37.1	35.1	24.1	44.1	-	6.4	50.7	73.0	117.8	1.48	(.13)	2.66	(.18)	1.45	(.13)	3.01	(.24)	101.2	5.5	13	Aargau
Thurgau	165	23.6	70.4	44.7	36.8	25.0	43.2	-	4.0	45.6	89.5	142.4	1.48	(.19)	2.91	(.28)	1.46	(.19)	3.03	(.34)	106.3	8.3	8	Thurgau
Ticino	223	19.2	67.9	39.8	31.8	22.1	42.8	-	4.3	57.4	71.3	111.2	1.43	(.15)	2.54	(.20)	1.41	(.15)	2.64	(.26)	89.5	6.0	23	Ticino
Vaud	494	21.9	68.8	45.0	36.2	25.0	49.6	-	4.0	58.4	92.2	112.8	1.65	(.12)	2.79	(.16)	1.65	(.12)	2.84	(.19)	102.1	4.6	11	Vaud
Valais	155	22.2	66.0	35.1	35.5	25.0	48.8	-	5.6	50.7	89.6	121.9	1.62	(.19)	2.85	(.27)	1.60	(.19)	3.10	(.38)	101.8	8.2	12	Valais
Neuchâtel	141	18.2	69.1	42.9	32.8	22.5	39.8	-	5.1	31.4	98.3	114.9	1.45	(.19)	2.60	(.27)	1.39	(.19)	2.78	(.34)	93.8	7.9	21	Neuchâtel
Geneva	356	22.5	69.2	48.5	39.6	27.3	53.3	-	6.8	64.3	94.4	95.7	1.79	(.15)	2.75	(.19)	1.75	(.15)	3.21	(.27)	114.1	6.0	5	Genève
Jura	52	20.7	72.9	39.3	31.3	20.7	37.3	-	1.9	20.1	105.9	92.8	1.33	(.31)	2.28	(.42)	1.33	(.31)	3.54	(.68)	97.2	13.5	15	Jura
Zürich (city)	469	20.3	70.5	59.4	38.3	26.9	51.1	-	6.8	62.5	83.0	129.9	1.68	(.13)	2.98	(.17)	1.65	(.13)	3.21	(.21)	107.5	5.0	5	Zürich (Stadt)
Basel (city)	264	21.7	74.5	68.0	41.1	27.8	55.2	-	7.1	58.3	100.6	100.6	1.83	(.19)	2.83	(.24)	1.83	(.19)	3.63	(.32)	121.4	7.5	2	Basel (Stadt)
Geneva (city)	191	21.3	69.2	56.6	39.6	27.5	55.7	-	8.2	59.9	101.6	94.8	1.87	(.21)	2.82	(.26)	1.83	(.21)	2.95	(.33)	110.4	8.0	4	Genève (ville)
Bern (city)	170	20.0	71.8	53.6	34.1	23.3	42.4	-	4.6	43.9	80.0	116.3	1.40	(.19)	2.56	(.25)	1.40	(.19)	2.88	(.31)	99.4	7.6	6	Bern (Stadt)
Lausanne	165	23.3	70.3	59.5	42.3	29.0	57.4	-	.8	55.7	139.7	141.0	2.02	(.25)	3.43	(.33)	2.02	(.25)	3.10	(.35)	118.5	9.2	3	Lausanne
Winterthur	102	26.0	71.5	57.2	44.6	30.8	59.6	-	10.5	55.8	115.0	122.3	2.06	(.32)	3.30	(.42)	1.98	(.31)	3.56	(.54)	127.3	12.6	1	Winterthur
St. Gallen (city)	73	17.5	68.4	45.2	35.1	25.0	50.4	-	5.7	80.0	61.2	103.9	1.64	(.30)	2.68	(.39)	1.60	(.30)	2.47	(.44)	93.2	10.9	8	St. Gallen (Stadt)
Luzern (city)	70	19.3	69.4	50.5	35.4	24.5	47.2	-	5.3	51.0	94.6	100.8	1.64	(.31)	2.65	(.39)	1.58	(.30)	1.87	(.37)	94.1	11.2	7	Luzern (Stadt)
Biel/Bienne	50	20.5	66.2	44.3	32.4	22.3	48.2	-	4.3	38.9	115.5	68.0	1.69	(.34)	2.37	(.42)	1.69	(.34)	2.68	(.57)	91.7	13.0	9	Biel/Bienne
German Switzerland	3851	20.3	69.1	40.9	34.7	24.0	44.6	-	5.6	49.3	81.7	115.3	1.51	(.04)	2.66	(.05)	1.48	(.04)	2.94	(.07)	99.4	1.6	.	Deutschschweiz
-Northwestern	1638	20.1	69.5	40.8	34.3	23.5	43.4	-	5.2	46.7	83.1	111.0	1.48	(.06)	2.59	(.08)	1.45	(.06)	2.88	(.11)	98.6	2.4	.	-Nordwestschweiz
-Northeastern	1486	20.8	68.8	42.1	35.6	24.7	45.8	-	5.9	52.2	81.7	123.1	1.54	(.06)	2.77	(.09)	1.51	(.06)	3.01	(.12)	101.6	2.6	.	-Nordostschweiz
-Alps/Prealps	727	19.8	69.0	38.7	33.6	23.5	45.0	-	5.9	49.7	78.9	109.9	1.50	(.09)	2.61	(.12)	1.47	(.09)	2.95	(.16)	96.6	3.6	.	-Alpen/Voralpen
French Switzerland	1317	21.6	69.2	44.0	36.4	25.0	47.6	-	5.2	52.2	92.0	108.3	1.61	(.07)	2.70	(.09)	1.59	(.07)	3.03	(.13)	104.2	2.9	.	Romandie
Italian Switzerland	234	19.1	68.2	39.8	31.5	21.9	42.1	-	4.6	56.2	69.4	111.8	1.40	(.14)	2.52	(.20)	1.39	(.14)	2.64	(.26)	89.1	5.8	.	Svizzera italiana
>100000 inhabitants	1259	21.0	71.3	59.7	38.9	26.9	52.0	-	5.9	57.8	95.6	118.6	1.74	(.08)	2.92	(.11)	1.72	(.08)	3.19	(.13)	110.7	3.1	1	>100000 Einwohner
20000-99999 inh.	792	20.3	67.9	43.6	35.7	24.8	48.8	-	6.4	55.8	88.3	105.3	1.66	(.09)	2.71	(.12)	1.61	(.09)	2.60	(.14)	99.3	3.5	4	20000-99999 Einwohner
10000-19999 inh.	665	20.5	68.2	37.4	33.3	23.0	40.8	-	5.5	44.2	76.1	119.4	1.39	(.08)	2.58	(.12)	1.35	(.08)	2.96	(.17)	95.8	3.7	5	10000-19999 Einwohner
5000-9999 inh.	699	21.1	69.2	39.0	35.4	24.3	44.4	-	5.7	49.8	80.9	113.5	1.51	(.09)	2.65	(.13)	1.47	(.09)	3.06	(.17)	102.4	3.9	3	5000-9999 Einwohner
2800-4999 inh.	599	20.0	69.3	35.8	32.8	22.5	40.7	-	4.7	46.4	73.6	110.0	1.36	(.09)	2.46	(.13)	1.34	(.09)	3.08	(.18)	95.6	3.9	6	2800-4999 Einwohner
1200-2799 inh.	644	18.8	67.9	32.3	30.4	21.1	40.6	-	4.5	41.7	78.9	107.8	1.37	(.08)	2.47	(.12)	1.36	(.08)	2.54	(.15)	86.8	3.4	7	1200-2799 Einwohner
<1200 inhabitants	744	21.9	68.4	40.5	36.0	24.8	46.4	-	5.4	54.3	83.9	117.8	1.57	(.09)	2.75	(.12)	1.54	(.09)	3.10	(.17)	103.0	3.8	2	<1200 Einwohner
Switzerland	5402	20.6	69.1	41.5	34.9	24.1	45.2	-	5.5	50.3	83.5	113.5	1.53	(.03)	2.66	(.04)	1.50	(.03)	2.95	(.06)	100.0	.	.	Schweiz / Suisse

Uterus (corpus and cervix)   1979 – 82   Uterus (Korpus und Zervix)
Utero (corpo e collo)   Utérus (corps et col)

Females	N	% ON NEOP	MED AGE	CRUDE RATE	EUROP.	WORLD	TRUNC	0-14	15-44	45-54	55-64	65-74	0-64		0-74		35-64		65-84		SMR	S.E.	RANK	Frauen
Zürich	348	7.2	73.3	15.1	11.6	7.7	11.6	-	1.3	10.5	25.5	43.5	.41	(.04)	.84	(.06)	.40	(.04)	1.33	(.10)	99.6	5.3	10	Zürich
Bern	302	8.0	72.0	16.2	12.2	8.3	12.2	-	2.2	10.1	25.0	54.0	.43	(.04)	.97	(.07)	.41	(.04)	1.31	(.10)	103.3	5.9	9	Bern
Luzern	92	8.4	73.3	15.4	12.8	8.5	12.5	-	2.4	8.9	28.5	48.2	.45	(.09)	.94	(.13)	.43	(.08)	1.49	(.21)	110.7	11.5	7	Luzern
Uri	7	7.4	75.4	10.5	9.4	6.1	5.4	-	-	14.2	-	35.8	.14	(.14)	.48	(.28)	.14	(.14)	1.24	(.59)	80.2	30.3	25	Uri
Schwyz	22	6.4	66.9	11.5	11.0	7.7	14.5	-	1.2	4.8	47.8	31.8	.58	(.19)	.91	(.24)	.55	(.18)	.85	(.28)	87.3	18.6	21	Schwyz
Obwalden	12	14.1	65.1	23.8	24.3	18.1	39.1	-	14.6	19.0	40.2	86.7	1.18	(.48)	2.05	(.65)	1.18	(.48)	1.14	(.51)	172.6	49.8	1	Obwalden
Nidwalden	5	4.8	68.9	9.0	9.5	6.8	12.0	-	4.0	17.6	-	47.1	.34	(.24)	.81	(.41)	.34	(.24)	.83	(.49)	75.6	33.8	26	Nidwalden
Glarus	11	5.9	69.4	14.9	12.8	8.9	18.8	-	-	36.2	24.5	25.4	.61	(.27)	.86	(.32)	.61	(.27)	.57	(.28)	88.7	26.8	19	Glarus
Zug	17	6.3	65.9	11.1	12.0	8.3	17.5	-	-	12.1	49.1	27.6	.63	(.23)	.91	(.28)	.63	(.23)	.96	(.35)	93.7	22.7	12	Zug
Fribourg	45	6.8	70.5	12.2	11.0	7.4	12.5	-	.6	10.5	30.2	44.6	.44	(.11)	.89	(.16)	.44	(.11)	1.13	(.23)	92.5	13.8	14	Fribourg
Solothurn	86	9.1	69.8	19.5	16.3	11.3	19.9	-	2.7	18.3	42.6	62.3	.72	(.12)	1.34	(.17)	.68	(.12)	1.44	(.22)	132.1	14.2	4	Solothurn
Basel-Stadt	77	5.7	71.3	17.7	11.2	7.9	14.9	-	1.2	20.6	22.5	39.4	.48	(.09)	.87	(.13)	.48	(.09)	.92	(.15)	87.4	10.0	20	Basel-Stadt
Basel-Land	45	6.3	68.8	10.2	10.4	7.2	10.0	-	1.0	7.0	21.9	55.5	.35	(.09)	.90	(.16)	.35	(.09)	.99	(.21)	82.9	12.4	23	Basel-Land
Schaffhausen	21	6.8	76.4	14.8	10.1	6.6	9.3	-	1.7	11.7	12.5	33.9	.31	(.14)	.64	(.20)	.31	(.14)	1.32	(.39)	90.2	19.7	17	Schaffhausen
Ausserrhoden	24	10.2	69.3	24.8	17.5	11.9	17.9	-	2.7	-	55.6	93.1	.65	(.24)	1.57	(.38)	.65	(.24)	1.37	(.37)	132.8	27.1	3	Ausserrhoden
Innerrhoden	6	13.3	60.5	23.8	22.5	16.3	32.5	-	10.8	36.3	80.8	-	1.56	(.78)	1.56	(.78)	1.17	(.68)	1.11	(.80)	140.8	57.5	2	Innerrhoden
St. Gallen	104	6.9	68.6	13.1	11.3	7.8	15.6	-	2.7	9.4	38.1	28.8	.57	(.08)	.86	(.10)	.54	(.08)	.95	(.14)	89.9	8.8	18	St. Gallen
Graubünden	43	6.7	72.0	13.0	11.1	7.4	10.9	-	1.4	16.9	12.1	46.5	.34	(.10)	.81	(.16)	.34	(.10)	1.02	(.22)	91.7	14.0	16	Graubünden
Aargau	129	7.9	70.6	14.3	13.1	8.8	14.8	-	1.7	13.4	33.5	40.7	.53	(.08)	.94	(.11)	.51	(.08)	1.36	(.17)	108.8	9.6	8	Aargau
Thurgau	54	7.7	67.6	14.6	12.1	8.6	15.6	-	2.6	12.0	36.8	39.9	.58	(.12)	.99	(.16)	.54	(.12)	1.02	(.20)	96.4	13.1	11	Thurgau
Ticino	109	9.4	70.3	19.4	14.5	10.1	17.0	-	4.3	12.9	32.4	57.3	.59	(.10)	1.18	(.14)	.57	(.09)	1.58	(.21)	121.4	11.6	6	Ticino
Vaud	160	7.1	69.5	14.6	11.3	7.9	14.4	-	2.9	10.8	29.3	37.0	.50	(.06)	.87	(.09)	.48	(.06)	1.08	(.12)	91.7	7.3	15	Vaud
Valais	44	6.3	63.2	10.0	10.4	7.4	15.5	-	3.6	12.2	25.9	23.8	.51	(.10)	.75	(.13)	.49	(.10)	.66	(.17)	81.2	12.2	24	Valais
Neuchâtel	67	8.7	67.0	20.4	16.2	11.5	22.4	-	4.4	24.1	35.5	54.3	.74	(.14)	1.28	(.19)	.72	(.14)	1.24	(.23)	124.1	15.2	5	Neuchâtel
Geneva	97	6.1	70.1	13.2	10.7	7.4	12.8	-	1.2	14.8	22.2	43.0	.42	(.07)	.85	(.11)	.42	(.07)	1.04	(.15)	86.9	8.8	22	Genève
Jura	18	7.2	64.8	13.6	12.2	8.8	19.5	-	-	20.1	45.4	33.8	.67	(.22)	1.01	(.28)	.67	(.22)	.99	(.37)	93.3	22.0	13	Jura
Zürich (city)	160	6.9	73.8	20.3	11.8	8.0	13.5	-	.9	11.5	32.4	39.4	.48	(.07)	.87	(.09)	.47	(.07)	1.27	(.13)	100.5	7.9	7	Zürich (Stadt)
Basel (city)	66	5.4	70.8	17.0	10.8	7.6	14.2	-	.6	19.4	23.1	37.5	.46	(.10)	.83	(.13)	.46	(.10)	.83	(.15)	83.2	10.2	9	Basel (Stadt)
Geneva (city)	59	6.6	72.5	17.5	11.9	8.4	16.8	-	2.1	20.0	24.8	35.2	.53	(.11)	.89	(.15)	.53	(.11)	1.08	(.20)	94.4	12.3	8	Genève (ville)
Bern (city)	63	7.4	75.1	19.9	11.2	7.3	10.3	-	1.5	7.7	25.0	37.9	.38	(.10)	.76	(.14)	.36	(.10)	1.33	(.22)	100.9	12.7	6	Bern (Stadt)
Lausanne	52	7.4	64.0	18.7	14.9	11.1	25.9	-	5.0	20.5	47.6	38.4	.87	(.16)	1.25	(.20)	.84	(.16)	.86	(.20)	102.9	14.3	5	Lausanne
Winterthur	31	7.9	72.9	17.4	12.4	8.3	13.3	-	1.3	14.0	31.4	33.3	.51	(.16)	.84	(.21)	.47	(.16)	1.42	(.35)	107.0	19.2	4	Winterthur
St. Gallen (city)	32	7.7	67.1	19.8	15.5	10.9	26.3	-	2.9	26.7	50.0	28.9	.89	(.22)	1.18	(.26)	.89	(.22)	.95	(.28)	112.8	19.9	3	St. Gallen (Stadt)
Luzern (city)	40	11.0	73.2	28.8	18.0	12.3	20.7	-	3.5	22.6	41.4	61.6	.76	(.21)	1.37	(.28)	.70	(.20)	1.84	(.39)	147.0	23.2	1	Luzern (Stadt)
Biel/Bienne	28	11.5	72.7	24.8	16.9	11.4	14.2	-	4.3	6.5	36.1	68.0	.57	(.20)	1.25	(.31)	.50	(.19)	1.84	(.48)	142.7	27.0	2	Biel/Bienne
German Switzerland	1406	7.4	71.3	14.9	12.1	8.2	13.5	-	2.0	11.7	28.7	44.6	.48	(.02)	.92	(.03)	.46	(.02)	1.22	(.04)	100.7	2.7	.	Deutschschweiz
-Northwestern	640	7.8	71.0	15.9	12.9	8.8	14.0	-	2.0	13.2	29.3	50.3	.50	(.03)	1.00	(.05)	.48	(.03)	1.30	(.07)	107.1	4.2	.	-Nordwestschweiz
-Northeastern	521	7.3	72.1	14.8	11.7	7.9	12.8	-	1.5	10.7	29.5	40.3	.46	(.03)	.86	(.05)	.44	(.03)	1.26	(.08)	99.0	4.3	.	-Nordostschweiz
-Alps/Prealps	245	6.7	70.2	13.0	11.2	7.8	13.9	-	3.0	10.4	26.1	40.5	.47	(.05)	.88	(.07)	.46	(.05)	.96	(.09)	90.0	5.7	.	-Alpen/Voralpen
French Switzerland	424	7.0	69.4	14.2	11.6	8.1	14.6	-	2.1	13.9	28.4	41.4	.50	(.04)	.91	(.05)	.49	(.04)	1.06	(.07)	93.4	4.5	.	Romandie
Italian Switzerland	115	9.4	70.8	19.6	14.4	10.0	16.2	-	4.2	12.3	30.8	59.1	.57	(.09)	1.17	(.13)	.54	(.09)	1.59	(.20)	121.5	11.3	.	Svizzera italiana
>100000 inhabitants	400	6.7	72.1	19.0	12.0	8.3	15.3	-	1.7	15.0	30.2	38.1	.52	(.04)	.90	(.06)	.51	(.04)	1.12	(.08)	96.6	4.8	6	>100000 Einwohner
20000-99999 inh.	305	7.8	71.0	16.8	13.0	8.8	16.2	-	2.8	14.7	31.8	40.8	.56	(.05)	.97	(.07)	.55	(.05)	1.23	(.10)	106.2	6.1	1	20000-99999 Einwohner
10000-19999 inh.	259	8.0	70.3	14.6	12.6	8.6	12.7	-	2.2	10.6	27.3	51.2	.46	(.05)	.97	(.08)	.44	(.05)	1.26	(.11)	104.5	6.5	3	10000-19999 Einwohner
5000-9999 inh.	240	7.2	71.0	13.4	11.7	7.9	12.5	-	2.1	8.1	30.7	45.5	.47	(.05)	.93	(.08)	.44	(.05)	1.22	(.11)	98.2	6.3	4	5000-9999 Einwohner
2800-4999 inh.	236	7.9	71.5	14.1	12.5	8.5	14.0	-	1.9	12.7	28.2	48.4	.47	(.05)	.96	(.08)	.47	(.05)	1.30	(.12)	105.0	6.8	2	2800-4999 Einwohner
1200-2799 inh.	250	7.3	69.1	12.5	11.6	8.0	13.3	-	2.3	10.9	28.1	48.1	.47	(.05)	.95	(.07)	.45	(.05)	1.02	(.09)	93.8	5.9	7	1200-2799 Einwohner
<1200 inhabitants	255	7.5	70.7	13.9	11.6	7.9	12.9	-	1.6	13.1	24.4	46.0	.43	(.05)	.90	(.07)	.43	(.05)	1.31	(.11)	98.1	6.1	5	<1200 Einwohner
Switzerland	1945	7.4	70.7	15.0	12.1	8.3	13.9	-	2.1	12.3	28.8	44.6	.48	(.02)	.93	(.03)	.47	(.02)	1.20	(.04)	100.0	.	.	Schweiz / Suisse

Females	N	% ON NEOP	MED AGE	CRUDE RATE	STANDARDIZED RATES			AGE-SPECIFIC RATES					CUMULATIVE RATES (STANDARD ERRORS)								SMR	S.E.	RANK	Frauen
					EUROP.	WORLD	TRUNC	0-14	15-44	45-54	55-64	65-74	0-64		0-74		35-64		65-84					
Zürich	317	6.6	70.5	13.7	11.0	7.6	13.0	-	1.3	10.5	28.5	47.2	.44	(.04)	.91	(.06)	.44	(.04)	1.15	(.09)	100.9	5.7	13	Zürich
Bern	245	6.5	67.8	13.1	10.8	7.6	14.4	-	1.3	13.3	32.9	40.2	.51	(.05)	.91	(.07)	.50	(.05)	.87	(.08)	92.8	5.9	19	Bern
Luzern	68	6.2	67.3	11.4	10.5	7.3	14.2	-	1.2	17.9	24.9	39.0	.48	(.09)	.87	(.12)	.48	(.09)	.84	(.15)	89.8	10.9	20	Luzern
Uri	8	8.4	71.2	12.1	12.2	8.3	18.9	-	3.7	28.5	14.6	-	.56	(.28)	.56	(.28)	.56	(.28)	.76	(.44)	99.5	35.2	16	Uri
Schwyz	19	5.5	69.6	9.9	9.8	6.7	12.7	-	-	14.5	29.9	44.5	.45	(.16)	.91	(.24)	.45	(.16)	.76	(.25)	83.4	19.1	22	Schwyz
Obwalden	9	10.6	60.2	17.8	20.1	14.7	41.6	-	-	76.0	60.2	21.7	1.41	(.53)	1.63	(.58)	1.41	(.53)	.49	(.35)	141.2	47.1	1	Obwalden
Nidwalden	7	6.7	80.0	12.6	11.9	6.3	4.8	-	-	-	20.0	-	.18	(.18)	.18	(.18)	.18	(.18)	1.93	(.99)	115.8	43.8	7	Nidwalden
Glarus	15	8.0	71.5	20.3	14.6	9.7	14.2	-	-	24.1	24.5	76.3	.49	(.24)	1.26	(.40)	.49	(.24)	1.40	(.45)	134.5	34.7	2	Glarus
Zug	16	5.9	69.5	10.5	11.0	7.9	10.4	-	2.7	-	24.5	73.6	.35	(.16)	1.08	(.31)	.35	(.16)	.97	(.31)	97.5	24.4	17	Zug
Fribourg	53	8.1	71.9	14.4	12.7	8.7	12.7	-	1.2	15.7	19.2	63.7	.40	(.10)	1.04	(.18)	.40	(.10)	1.55	(.27)	119.2	16.4	5	Fribourg
Solothurn	76	8.0	65.2	17.2	15.0	10.4	20.1	-	1.1	16.4	53.3	52.3	.74	(.12)	1.26	(.17)	.73	(.12)	1.07	(.19)	128.2	14.7	3	Solothurn
Basel-Stadt	87	6.4	70.4	20.0	12.5	8.6	15.0	-	2.9	15.4	28.1	48.3	.51	(.09)	.99	(.13)	.49	(.09)	1.14	(.16)	110.5	11.8	10	Basel-Stadt
Basel-Land	39	5.4	62.6	8.8	8.9	6.3	13.6	-	1.0	19.2	21.9	22.9	.44	(.10)	.67	(.13)	.44	(.10)	.67	(.18)	78.8	12.6	25	Basel-Land
Schaffhausen	21	6.8	69.5	14.8	11.3	7.9	14.5	-	1.7	11.7	31.3	47.5	.51	(.18)	.98	(.25)	.51	(.18)	1.02	(.31)	99.5	21.7	15	Schaffhausen
Ausserrhoden	12	5.1	66.9	12.4	9.3	6.5	15.2	-	2.7	-	46.3	27.9	.55	(.22)	.83	(.28)	.55	(.22)	.66	(.27)	75.7	21.9	26	Ausserrhoden
Innerrhoden	3	6.7	70.5	11.9	8.5	5.7	11.7	-	-	36.3	-	36.9	.36	(.36)	.71	(.50)	.36	(.36)	1.01	(.75)	78.8	45.5	24	Innerrhoden
St. Gallen	113	7.4	70.1	14.2	11.6	8.0	11.5	-	1.2	10.6	25.4	61.7	.40	(.07)	1.02	(.12)	.39	(.07)	1.30	(.16)	108.4	10.2	11	St. Gallen
Graubünden	52	8.1	68.9	15.8	13.5	9.2	15.7	-	.7	11.2	42.5	53.1	.57	(.13)	1.10	(.19)	.57	(.13)	1.26	(.24)	122.2	16.9	4	Graubünden
Aargau	125	7.6	67.2	13.8	13.4	9.5	18.4	-	.7	20.1	38.3	53.3	.62	(.08)	1.16	(.12)	.62	(.08)	1.15	(.15)	116.3	10.4	6	Aargau
Thurgau	58	8.3	71.6	15.7	11.9	8.1	9.4	-	1.3	2.4	28.9	62.6	.36	(.10)	.99	(.16)	.34	(.09)	1.26	(.22)	114.8	15.1	8	Thurgau
Ticino	69	6.0	66.5	12.3	9.9	7.3	12.2	-	1.3	20.1	17.8	47.2	.42	(.08)	.88	(.12)	.40	(.08)	.83	(.14)	84.6	10.2	21	Ticino
Vaud	127	5.6	68.7	11.6	9.5	6.6	13.4	-	.4	19.2	23.3	32.2	.44	(.06)	.77	(.08)	.44	(.06)	.75	(.10)	81.4	7.2	23	Vaud
Valais	50	7.2	67.4	11.3	11.0	7.7	13.0	-	1.5	6.1	33.0	53.5	.46	(.10)	.99	(.16)	.46	(.10)	1.24	(.25)	100.6	14.2	14	Valais
Neuchâtel	50	6.5	66.8	15.2	11.9	8.5	14.1	-	1.5	19.3	27.3	47.9	.53	(.12)	1.01	(.17)	.49	(.12)	1.17	(.22)	103.8	14.7	12	Neuchâtel
Geneva	95	6.0	70.0	12.9	10.6	7.3	14.0	-	.9	15.8	27.8	38.3	.47	(.08)	.85	(.11)	.47	(.08)	.96	(.15)	95.8	9.8	18	Genève
Jura	20	8.0	71.9	15.1	12.6	8.4	16.5	-	-	13.4	45.4	33.8	.59	(.21)	.94	(.27)	.59	(.21)	1.20	(.40)	114.6	25.6	9	Jura
Zürich (city)	149	6.4	71.8	18.9	11.2	7.7	13.4	-	1.6	7.7	32.4	47.1	.46	(.07)	.93	(.10)	.46	(.07)	1.17	(.13)	104.2	8.5	3	Zürich (Stadt)
Basel (city)	79	6.5	70.3	20.3	12.9	8.9	16.1	-	2.6	17.5	31.4	49.3	.55	(.10)	1.04	(.14)	.54	(.10)	1.08	(.16)	111.4	12.5	2	Basel (Stadt)
Geneva (city)	56	6.3	70.4	16.6	11.4	8.0	15.3	-	2.1	13.3	29.8	46.0	.51	(.11)	.97	(.16)	.51	(.11)	1.02	(.19)	100.6	13.4	5	Genève (ville)
Bern (city)	56	6.6	68.3	17.7	11.7	8.3	16.4	-	1.5	18.1	30.0	35.4	.55	(.12)	.90	(.15)	.55	(.12)	1.02	(.19)	100.4	13.4	6	Bern (Stadt)
Lausanne	29	4.1	70.6	10.5	7.2	4.9	9.9	-	-	8.8	25.4	19.2	.35	(.11)	.54	(.13)	.35	(.11)	.65	(.17)	64.4	12.0	9	Lausanne
Winterthur	27	6.9	70.0	15.1	11.2	7.9	13.8	-	3.9	9.3	20.9	50.0	.43	(.15)	.94	(.22)	.43	(.15)	1.27	(.32)	103.5	19.9	4	Winterthur
St. Gallen (city)	32	7.7	73.5	19.8	12.8	8.3	10.1	-	-	5.3	33.4	63.5	.38	(.14)	1.01	(.24)	.38	(.14)	1.75	(.37)	127.0	22.5	1	St. Gallen (Stadt)
Luzern (city)	21	5.8	70.0	15.1	9.5	6.3	11.1	-	-	11.3	29.6	39.2	.40	(.15)	.79	(.21)	.40	(.15)	.97	(.28)	85.6	18.7	8	Luzern (Stadt)
Biel/Bienne	17	7.0	68.1	15.1	11.3	8.5	11.3	-	4.3	19.4	7.2	68.0	.40	(.16)	1.08	(.29)	.34	(.15)	.85	(.29)	95.7	23.2	7	Biel/Bienne
German Switzerland	1301	6.9	69.0	13.8	11.6	8.1	14.3	-	1.3	13.5	31.1	47.7	.49	(.02)	.97	(.03)	.49	(.02)	1.07	(.04)	103.2	2.9	.	Deutschschweiz
-Northwestern	563	6.9	67.6	14.0	12.0	8.4	16.0	-	1.3	17.4	33.2	44.6	.55	(.04)	1.00	(.05)	.54	(.04)	.99	(.06)	104.1	4.4	.	-Nordwestschweiz
-Northeastern	491	6.9	70.7	13.9	11.2	7.7	12.3	-	1.4	8.5	28.9	51.5	.43	(.03)	.94	(.05)	.42	(.03)	1.18	(.07)	103.6	4.7	.	-Nordostschweiz
-Alps/Prealps	247	6.7	69.3	13.1	11.4	7.8	14.2	-	1.0	14.4	30.4	47.4	.49	(.05)	.97	(.07)	.49	(.05)	1.03	(.09)	100.3	6.4	.	-Alpen/Voralpen
French Switzerland	381	6.3	68.8	12.7	10.6	7.4	13.8	-	.8	16.1	27.8	39.2	.47	(.04)	.87	(.05)	.47	(.04)	.96	(.07)	93.6	4.8	.	Romandie
Italian Switzerland	72	5.9	66.7	12.3	9.8	7.2	12.1	-	1.3	20.5	17.0	44.7	.42	(.08)	.86	(.11)	.39	(.08)	.83	(.14)	83.8	9.9	.	Svizzera italiana
>100000 inhabitants	369	6.2	70.7	17.5	11.1	7.7	14.2	-	1.6	12.1	30.6	42.3	.48	(.04)	.91	(.06)	.48	(.04)	1.05	(.07)	99.6	5.2	4	>100000 Einwohner
20000-99999 inh.	267	6.8	68.4	14.7	11.5	8.0	13.7	-	1.8	13.8	27.2	49.8	.47	(.05)	.96	(.07)	.46	(.05)	1.12	(.09)	103.1	6.3	3	20000-99999 Einwohner
10000-19999 inh.	208	6.4	67.5	11.7	10.7	7.5	13.9	-	.5	13.8	32.0	41.6	.48	(.05)	.89	(.07)	.48	(.05)	.90	(.09)	93.0	6.5	7	10000-19999 Einwohner
5000-9999 inh.	236	7.1	68.6	13.2	12.0	8.3	14.8	-	1.0	12.4	36.0	46.9	.53	(.05)	1.00	(.08)	.52	(.05)	1.13	(.10)	107.0	7.0	1	5000-9999 Einwohner
2800-4999 inh.	191	6.4	67.9	11.4	10.9	7.5	13.9	-	.5	16.9	28.2	43.3	.47	(.05)	.91	(.08)	.47	(.05)	.92	(.10)	94.1	6.8	6	2800-4999 Einwohner
1200-2799 inh.	231	6.7	68.3	11.6	10.8	7.6	12.8	-	1.3	16.8	22.3	51.1	.44	(.05)	.95	(.07)	.42	(.05)	1.01	(.09)	95.7	6.3	5	1200-2799 Einwohner
<1200 inhabitants	252	7.4	68.1	13.7	12.1	8.5	15.7	-	1.5	16.0	31.3	45.4	.53	(.05)	.99	(.07)	.53	(.05)	1.06	(.10)	106.8	6.7	2	<1200 Einwohner
Switzerland	1754	6.7	68.7	13.5	11.3	7.9	14.1	-	1.2	14.4	29.6	45.6	.48	(.02)	.94	(.03)	.48	(.02)	1.03	(.03)	100.0	.		Schweiz / Suisse

Males	N	% ON NEOP	MED AGE	CRUDE RATE	STANDARDIZED RATES EUROP.	WORLD	TRUNC	AGE-SPECIFIC RATES 0-14	15-44	45-54	55-64	65-74	CUMULATIVE RATES (STANDARD ERRORS) 0-64		0-74		35-64		65-84		SMR	S.E.	RANK	Männer
Zürich	735	13.9	78.6	33.6	37.0	21.0	7.2	-	.1	2.9	22.5	128.7	.27	(.04)	1.59	(.10)	.27	(.04)	6.84	(.32)	105.3	3.9	8	Zürich
Bern	683	14.1	77.9	38.3	35.3	20.2	6.4	-	-	2.0	21.3	135.5	.24	(.04)	1.64	(.11)	.24	(.04)	6.48	(.31)	101.7	3.9	12	Bern
Luzern	239	14.6	78.5	40.7	44.9	25.2	9.1	-	.4	1.5	30.7	137.2	.34	(.08)	1.76	(.20)	.34	(.08)	9.32	(.74)	131.3	8.5	2	Luzern
Uri	19	12.9	75.6	27.5	29.0	16.3	-	-	-	-	-	115.6	-	(-)	1.12	(.46)	-	(-)	6.21	(1.64)	87.4	20.1	17	Uri
Schwyz	51	11.4	77.4	25.8	31.9	18.6	11.1	-	-	9.4	30.6	119.5	.40	(.15)	1.65	(.36)	.40	(.15)	5.90	(1.04)	94.3	13.2	15	Schwyz
Obwalden	15	14.9	75.5	28.3	32.5	19.3	11.4	-	-	-	42.7	111.8	.44	(.31)	1.55	(.59)	.44	(.31)	5.57	(1.97)	88.7	22.9	16	Obwalden
Nidwalden	16	15.4	76.6	27.2	36.1	21.8	22.1	-	-	-	81.8	77.8	.85	(.43)	1.61	(.62)	.85	(.43)	7.44	(2.57)	111.2	27.8	4	Nidwalden
Glarus	31	13.0	76.9	42.5	36.4	21.7	7.0	-	-	-	26.1	176.7	.27	(.19)	2.04	(.57)	.27	(.19)	6.58	(1.48)	103.8	18.6	10	Glarus
Zug	34	12.7	78.5	22.6	38.3	21.4	2.7	-	-	-	8.7	132.2	.10	(.10)	1.46	(.42)	.10	(.10)	6.64	(1.46)	102.2	17.5	11	Zug
Fribourg	98	10.1	77.1	26.3	30.0	17.1	4.5	-	-	2.6	14.4	114.0	.17	(.07)	1.32	(.22)	.17	(.07)	4.94	(.65)	82.5	8.3	22	Fribourg
Solothurn	153	12.8	79.2	35.5	38.0	21.5	8.7	-	-	3.8	28.1	115.5	.33	(.09)	1.52	(.22)	.33	(.09)	6.99	(.74)	107.0	8.7	7	Solothurn
Basel-Stadt	182	12.6	79.0	47.8	38.0	21.4	8.8	-	-	1.9	29.8	111.8	.33	(.09)	1.48	(.20)	.33	(.09)	7.31	(.67)	108.8	8.1	5	Basel-Stadt
Basel-Land	111	11.9	77.1	25.4	34.8	19.9	4.8	-	.9	-	14.9	132.9	.19	(.07)	1.58	(.25)	.18	(.07)	6.46	(.76)	101.5	9.6	13	Basel-Land
Schaffhausen	53	12.7	79.3	39.1	40.2	22.0	5.6	-	-	-	20.9	91.6	.22	(.13)	1.16	(.32)	.22	(.13)	5.88	(1.07)	107.5	14.8	6	Schaffhausen
Ausserrhoden	35	13.6	81.1	37.4	26.1	14.2	-	-	-	-	-	99.5	-	(-)	1.07	(.36)	-	(-)	4.28	(.94)	74.8	12.6	25	Ausserrhoden
Innerrhoden	8	13.1	81.9	30.6	19.7	10.7	-	-	-	-	-	46.6	-	(-)	.43	(.43)	-	(-)	7.35	(2.72)	74.8	26.4	26	Innerrhoden
St. Gallen	216	12.0	77.0	27.9	29.1	16.8	6.8	-	.3	3.7	18.8	110.6	.24	(.06)	1.39	(.16)	.24	(.06)	5.59	(.47)	85.4	5.8	18	St. Gallen
Graubünden	88	10.7	77.3	26.8	26.0	15.0	3.3	-	-	-	13.1	122.5	.13	(.06)	1.42	(.25)	.13	(.06)	5.11	(.64)	78.3	8.4	24	Graubünden
Aargau	276	13.1	77.7	30.3	39.0	22.4	8.9	-	.7	.9	30.2	132.3	.35	(.07)	1.72	(.17)	.34	(.07)	6.97	(.54)	111.3	6.7	3	Aargau
Thurgau	107	12.1	78.8	29.3	30.2	17.1	5.4	-	1.2	-	17.2	91.5	.21	(.08)	1.16	(.20)	.20	(.08)	5.26	(.66)	84.9	8.2	19	Thurgau
Ticino	142	10.1	77.6	28.3	28.0	16.1	5.7	-	-	1.5	20.5	118.7	.21	(.06)	1.49	(.19)	.21	(.06)	5.28	(.56)	82.1	6.9	23	Ticino
Vaud	369	12.1	77.2	36.3	33.4	19.6	7.7	-	-	2.4	24.2	150.4	.29	(.05)	1.84	(.15)	.29	(.05)	6.43	(.41)	97.9	5.1	14	Vaud
Valais	97	9.2	76.4	22.4	27.8	16.2	6.5	-	-	4.0	17.7	113.1	.24	(.08)	1.42	(.23)	.24	(.08)	5.46	(.70)	82.9	8.4	21	Valais
Neuchâtel	93	10.3	79.3	30.5	29.2	16.1	2.9	-	-	2.6	9.0	87.2	.11	(.05)	1.00	(.21)	.11	(.05)	5.84	(.76)	84.0	8.7	20	Neuchâtel
Geneva	219	11.6	79.0	33.1	37.6	21.1	6.0	-	-	3.3	17.6	125.3	.22	(.06)	1.50	(.19)	.22	(.06)	6.04	(.53)	104.1	7.0	9	Genève
Jura	70	17.6	78.7	54.8	53.6	30.1	4.5	-	-	-	15.7	214.4	.17	(.12)	2.42	(.51)	.17	(.12)	9.21	(1.37)	153.3	18.3	1	Jura
Zürich (city)	346	14.4	79.5	50.3	38.5	21.7	6.6	-	-	1.1	23.1	141.2	.25	(.06)	1.67	(.16)	.25	(.06)	7.35	(.50)	109.4	5.9	2	Zürich (Stadt)
Basel (city)	156	11.8	79.2	45.8	36.0	20.3	7.8	-	-	-	28.4	109.6	.30	(.09)	1.43	(.21)	.30	(.09)	7.01	(.70)	102.8	8.2	6	Basel (Stadt)
Geneva (city)	123	11.9	77.9	42.6	37.1	21.0	6.7	-	-	2.4	21.7	140.5	.25	(.09)	1.68	(.26)	.25	(.09)	6.00	(.69)	104.4	9.4	5	Genève (ville)
Bern (city)	108	12.3	76.7	40.9	31.7	18.7	8.6	-	-	-	32.1	134.8	.33	(.11)	1.70	(.25)	.33	(.11)	4.80	(.60)	89.1	8.6	7	Bern (Stadt)
Lausanne	106	13.2	75.7	45.7	37.2	22.1	8.1	-	-	3.4	24.6	199.0	.30	(.12)	2.32	(.34)	.30	(.12)	7.38	(.86)	111.9	10.9	1	Lausanne
Winterthur	67	15.4	75.6	39.7	36.7	21.9	9.7	-	-	4.7	29.3	182.6	.36	(.15)	2.24	(.41)	.36	(.15)	7.00	(1.06)	107.8	13.2	3	Winterthur
St. Gallen (city)	35	9.4	77.5	24.7	22.8	12.7	1.9	-	-	-	7.1	78.0	.07	(.07)	.87	(.28)	.07	(.07)	4.24	(.89)	65.9	11.1	9	St. Gallen (Stadt)
Luzern (city)	58	13.5	79.3	50.7	36.9	21.1	12.5	-	1.9	-	38.3	87.0	.45	(.18)	1.31	(.33)	.45	(.18)	7.96	(1.28)	107.4	14.1	4	Luzern (Stadt)
Biel/Bienne	34	13.0	75.9	33.2	27.4	16.2	2.0	-	-	-	8.6	173.9	.08	(.08)	1.84	(.46)	.08	(.08)	5.41	(1.08)	83.5	14.3	8	Biel/Bienne
German Switzerland	3041	13.2	78.1	33.3	35.3	20.1	7.0	-	.2	2.1	22.5	123.6	.26	(.02)	1.54	(.05)	.26	(.02)	6.58	(.15)	101.4	1.8	.	Deutschschweiz
-Northwestern	1328	13.0	77.9	34.4	36.8	21.0	7.4	-	.3	1.7	24.6	126.0	.29	(.03)	1.59	(.07)	.28	(.03)	6.89	(.24)	105.9	2.9	.	-Nordwestschweiz
-Northeastern	1075	13.3	78.5	31.9	35.5	20.1	6.7	-	.2	2.4	21.1	119.3	.25	(.03)	1.48	(.08)	.25	(.03)	6.48	(.25)	100.6	3.1	.	-Nordostschweiz
-Alps/Prealps	638	13.3	77.9	33.7	32.3	18.6	6.5	-	.1	2.5	20.6	126.0	.24	(.04)	1.55	(.10)	.24	(.04)	6.20	(.30)	94.4	3.7	.	-Alpen/Voralpen
French Switzerland	951	11.8	77.8	33.9	34.7	19.9	6.2	-	-	2.6	19.4	136.6	.23	(.03)	1.64	(.09)	.23	(.03)	6.25	(.26)	99.2	3.2	.	Romandie
Italian Switzerland	148	9.9	77.7	28.0	27.6	15.8	5.8	-	-	1.5	21.3	114.3	.22	(.06)	1.45	(.19)	.22	(.06)	5.13	(.54)	80.5	6.6	.	Svizzera italiana
>100000 inhabitants	839	13.0	78.1	46.3	36.5	20.9	7.4	-	-	1.3	25.4	140.7	.28	(.04)	1.71	(.10)	.28	(.04)	6.69	(.29)	104.7	3.6	2	>100000 Einwohner
20000-99999 inh.	560	12.7	77.6	33.9	34.6	19.7	7.9	-	.1	3.4	24.7	120.9	.29	(.04)	1.54	(.11)	.29	(.04)	6.30	(.34)	99.1	4.2	5	20000-99999 Einwohner
10000-19999 inh.	463	11.6	78.3	27.6	34.0	19.2	5.9	-	-	.9	20.1	121.2	.23	(.04)	1.51	(.12)	.23	(.04)	6.27	(.37)	96.6	4.5	6	10000-19999 Einwohner
5000-9999 inh.	526	13.0	77.5	30.5	36.7	21.2	8.8	-	.4	3.4	25.9	135.2	.33	(.05)	1.73	(.12)	.33	(.05)	6.52	(.36)	105.2	4.6	1	5000-9999 Einwohner
2800-4999 inh.	506	12.6	78.2	30.6	35.4	20.0	6.8	-	.3	2.1	21.8	115.8	.26	(.04)	1.47	(.11)	.25	(.04)	6.87	(.39)	101.9	4.5	3	2800-4999 Einwohner
1200-2799 inh.	636	13.1	78.2	31.4	34.7	19.7	5.7	-	.2	2.2	18.1	125.4	.21	(.03)	1.51	(.10)	.21	(.03)	6.51	(.32)	100.3	4.0	4	1200-2799 Einwohner
<1200 inhabitants	610	12.3	78.1	32.0	31.8	18.1	5.1	-	.2	2.3	16.2	118.6	.20	(.03)	1.43	(.10)	.19	(.03)	5.93	(.30)	92.0	3.7	7	<1200 Einwohner
Switzerland	4140	12.7	78.0	33.2	34.8	19.9	6.8	-	.2	2.2	21.7	126.1	.26	(.01)	1.56	(.04)	.25	(.01)	6.44	(.13)	100.0	.	.	Schweiz / Suisse

Testis / Testicolo — Hoden / Testicule

Males — Männer

Males	N	% ON NEOP	MED AGE	CRUDE RATE	STANDARDIZED RATES EUROP.	WORLD	TRUNC	AGE-SPECIFIC RATES 0-14	15-44	45-54	55-64	65-74	CUMULATIVE RATES (STANDARD ERRORS) 0-64	0-74	35-64	65-84	SMR	S.E.	RANK	Männer
Zürich	30	.6	33.4	1.4	1.2	1.1	1.4	-	2.6	.4	.5	-	.08 (.02)	.08 (.02)	.04 (.01)	- (-)	93.3	17.0	13	Zürich
Bern	26	.5	37.4	1.5	1.5	1.3	1.6	-	1.9	2.0	1.6	1.4	.09 (.02)	.10 (.02)	.05 (.01)	.02 (.01)	106.0	20.8	11	Bern
Luzern	5	.3	30.6	.9	.8	.8	1.0	-	1.5	1.5	-	-	.06 (.03)	.06 (.03)	.03 (.02)	- (-)	63.8	28.5	19	Luzern
Uri	-		.	-	-	-	-	-	-	-	-	-	- (-)	- (-)	- (-)	- (-)	-	.	22	Uri
Schwyz	3	.7	32.1	1.5	1.6	1.4	1.6	-	2.1	4.7	-	-	.11 (.07)	.11 (.07)	.05 (.05)	- (-)	114.0	65.8	10	Schwyz
Obwalden	-		.	-	-	-	-	-	-	-	-	-	- (-)	- (-)	- (-)	- (-)	-	.	22	Obwalden
Nidwalden	2	1.9	37.9	3.4	3.6	3.5	6.0	-	3.5	16.3	-	-	.25 (.18)	.25 (.18)	.16 (.16)	- (-)	248.4	175.6	1	Nidwalden
Glarus	-	-	.	-	-	-	-	-	-	-	-	-	- (-)	- (-)	- (-)	- (-)	-	.	22	Glarus
Zug	4	1.5	34.7	2.7	2.5	2.5	3.7	-	5.3	-	-	-	.18 (.09)	.18 (.09)	.09 (.07)	- (-)	193.5	96.8	4	Zug
Fribourg	1	.1	31.7	.3	.2	.2	-	-	.6	-	-	-	.02 (.02)	.02 (.02)	- (-)	- (-)	19.8	19.8	21	Fribourg
Solothurn	12	1.0	43.4	2.8	2.9	2.4	3.3	-	3.5	3.8	-	6.2	.15 (.05)	.20 (.06)	.09 (.04)	.06 (.04)	202.3	58.4	3	Solothurn
Basel-Stadt	7	.5	27.6	1.8	1.5	1.6	.7	-	3.9	-	-	-	.11 (.04)	.11 (.04)	.02 (.02)	- (-)	122.9	46.4	9	Basel-Stadt
Basel-Land	8	.9	35.0	1.8	1.7	1.5	2.3	-	2.4	5.2	-	-	.12 (.04)	.12 (.04)	.07 (.03)	- (-)	131.3	46.4	8	Basel-Land
Schaffhausen	-	-	.	-	-	-	-	-	-	-	-	-	- (-)	- (-)	- (-)	- (-)	-	.	22	Schaffhausen
Ausserrhoden	3	1.2	28.4	3.2	3.3	3.5	3.8	5.0	2.5	10.2	-	-	.24 (.14)	.24 (.14)	.10 (.10)	- (-)	239.5	138.3	2	Ausserrhoden
Innerrhoden	-		.	-	-	-	-	-	-	-	-	-	- (-)	- (-)	- (-)	- (-)	-	.	22	Innerrhoden
St. Gallen	9	.5	45.9	1.2	1.2	1.0	1.3	-	.8	3.7	-	-	.06 (.02)	.06 (.02)	.03 (.02)	.11 (.08)	86.2	28.7	15	St. Gallen
Graubünden	3	.4	34.0	.9	.9	.8	.9	-	2.0	-	-	-	.06 (.04)	.06 (.04)	.02 (.02)	- (-)	66.3	38.3	18	Graubünden
Aargau	12	.6	29.3	1.3	1.2	1.2	1.1	-	2.5	-	1.3	-	.09 (.02)	.09 (.02)	.03 (.02)	- (-)	94.3	27.2	12	Aargau
Thurgau	4	.5	69.8	1.1	1.3	.8	1.4	-	.6	-	2.9	-	.05 (.03)	.05 (.03)	.05 (.03)	.12 (.12)	81.3	40.7	17	Thurgau
Ticino	3	.2	30.5	.6	.6	.5	.5	-	.9	1.5	-	-	.04 (.02)	.04 (.02)	.02 (.02)	- (-)	44.2	25.5	20	Ticino
Vaud	19	.6	35.1	1.9	1.8	1.7	2.6	-	3.2	1.6	1.0	1.3	.13 (.03)	.14 (.03)	.07 (.02)	.01 (.01)	131.4	30.1	7	Vaud
Valais	5	.5	31.9	1.2	1.2	1.1	-	-	1.5	-	-	7.3	.04 (.03)	.11 (.05)	- (-)	.06 (.05)	87.7	39.2	14	Valais
Neuchâtel	7	.8	30.3	2.3	2.1	2.1	1.6	-	5.1	-	-	-	.15 (.06)	.15 (.06)	.04 (.03)	- (-)	165.7	62.6	6	Neuchâtel
Geneva	8	.4	37.6	1.2	1.1	1.0	.7	-	1.6	1.1	-	2.4	.06 (.02)	.08 (.03)	.02 (.01)	.06 (.04)	82.4	29.1	16	Genève
Jura	3	.8	42.0	2.3	2.3	1.7	2.5	-	3.6	-	-	-	.12 (.08)	.12 (.08)	.07 (.07)	.31 (.31)	179.0	103.3	5	Jura
Zürich (city)	7	.3	27.6	1.0	.8	.8	.4	-	2.1	-	-	-	.06 (.02)	.06 (.02)	.01 (.01)	- (-)	65.7	24.8	5	Zürich (Stadt)
Basel (city)	5	.4	30.0	1.5	1.2	1.2	.7	-	3.1	-	-	-	.09 (.04)	.09 (.04)	.02 (.02)	- (-)	96.9	43.3	3	Basel (Stadt)
Geneva (city)	1	.1	40.4	.3	.3	.3	.9	-	.7	-	-	-	.02 (.02)	.02 (.02)	.02 (.02)	- (-)	22.2	22.2	8	Genève (ville)
Bern (city)	4	.5	38.3	1.5	1.5	1.4	2.2	-	1.6	6.3	-	-	.10 (.05)	.10 (.05)	.06 (.04)	- (-)	100.6	50.3	2	Bern (Stadt)
Lausanne	2	.2	38.2	.9	.9	.7	2.4	-	1.8	-	-	-	.06 (.04)	.06 (.04)	.06 (.04)	- (-)	57.4	40.6	7	Lausanne
Winterthur	4	.9	39.8	2.4	2.3	2.0	3.1	-	3.8	-	5.9	-	.17 (.09)	.17 (.09)	.10 (.07)	- (-)	164.5	82.3	1	Winterthur
St. Gallen (city)	2	.5	87.0	1.4	1.4	.7	-	-	-	-	-	-	- (-)	- (-)	- (-)	.27 (.27)	96.2	68.0	4	St. Gallen (Stadt)
Luzern (city)	1	.2	30.6	.9	.8	.7	-	-	1.9	-	-	-	.06 (.06)	.06 (.06)	- (-)	- (-)	60.1	60.1	6	Luzern (Stadt)
Biel/Bienne	-	-	.	-	-	-	-	-	-	-	-	-	- (-)	- (-)	- (-)	- (-)	-	.	9	Biel/Bienne
German Switzerland	124	.5	34.1	1.4	1.3	1.2	1.4	.1	2.1	1.5	.6	.6	.08 (.01)	.09 (.01)	.04 (.01)	.02 (.01)	97.2	8.7	.	Deutschschweiz
-Northwestern	60	.6	31.8	1.6	1.5	1.4	1.4	-	2.4	1.7	.5	1.4	.09 (.01)	.11 (.01)	.04 (.01)	.01 (.01)	110.9	14.3	.	-Nordwestschweiz
-Northeastern	45	.6	35.5	1.3	1.3	1.1	1.4	-	2.1	.7	.6	-	.08 (.01)	.08 (.01)	.04 (.01)	.04 (.02)	92.9	13.9	.	-Nordostschweiz
-Alps/Prealps	19	.4	32.1	1.0	1.0	1.0	1.2	.2	1.3	2.5	.6	-	.07 (.02)	.07 (.02)	.03 (.01)	.01 (.01)	76.0	17.4	.	-Alpen/Voralpen
French Switzerland	47	.6	35.1	1.7	1.6	1.4	1.8	-	2.7	1.1	.7	2.0	.10 (.02)	.12 (.02)	.05 (.01)	.04 (.02)	119.5	17.4	.	Romandie
Italian Switzerland	3	.2	30.5	.6	.6	.5	.5	-	.9	1.5	-	-	.04 (.02)	.04 (.02)	.02 (.02)	- (-)	42.2	24.3	.	Svizzera italiana
>100000 inhabitants	19	.3	30.4	1.0	.9	.9	1.0	-	2.0	.8	-	-	.06 (.01)	.06 (.01)	.03 (.01)	- (-)	68.4	15.7	7	>100000 Einwohner
20000-99999 inh.	22	.5	32.7	1.3	1.3	1.1	.8	-	2.3	.5	.6	-	.08 (.02)	.08 (.02)	.02 (.01)	.02 (.02)	93.7	20.0	5	20000-99999 Einwohner
10000-19999 inh.	31	.8	31.9	1.8	1.8	1.7	1.6	.3	2.3	2.3	.6	3.7	.11 (.02)	.14 (.03)	.05 (.01)	.06 (.03)	129.4	23.2	1	10000-19999 Einwohner
5000-9999 inh.	26	.6	36.6	1.5	1.5	1.3	2.0	-	2.3	2.0	-	1.8	.09 (.02)	.11 (.02)	.05 (.01)	.03 (.02)	109.1	21.4	3	5000-9999 Einwohner
2800-4999 inh.	28	.7	33.2	1.7	1.6	1.5	1.5	-	2.7	1.6	.7	1.8	.10 (.02)	.12 (.02)	.04 (.01)	.05 (.03)	124.1	23.4	2	2800-4999 Einwohner
1200-2799 inh.	28	.6	35.0	1.4	1.4	1.3	1.5	-	2.1	.9	1.6	-	.09 (.02)	.09 (.02)	.04 (.01)	.02 (.02)	102.8	19.4	4	1200-2799 Einwohner
<1200 inhabitants	20	.4	38.4	1.0	1.1	1.0	1.6	-	1.5	1.9	.5	-	.07 (.02)	.07 (.02)	.04 (.01)	.01 (.01)	79.5	17.8	6	<1200 Einwohner
Switzerland	174	.5	34.6	1.4	1.3	1.2	1.4	.0	2.2	1.4	.6	.9	.09 (.01)	.09 (.01)	.04 (.00)	.02 (.01)	100.0	.	.	Schweiz / Suisse

Males	N	% ON NEOP	MED AGE	CRUDE RATE	EUROP.	WORLD	TRUNC	0-14	15-44	45-54	55-64	65-74	0-64	0-74	35-64	65-84	SMR	S.E.	RANK	Männer
Zürich	225	4.2	74.5	10.3	11.0	6.7	4.9	-	.3	3.6	12.2	51.9	.17 (.03)	.70 (.07)	.17 (.03)	1.71 (.15)	102.6	6.8	9	Zürich
Bern	168	3.5	73.5	9.4	8.9	5.7	6.1	-	.5	7.8	10.9	37.3	.21 (.03)	.59 (.06)	.20 (.03)	1.23 (.13)	81.8	6.3	17	Bern
Luzern	47	2.9	73.6	8.0	8.7	5.4	3.5	-	.4	-	11.5	47.3	.13 (.05)	.62 (.12)	.13 (.05)	1.26 (.23)	81.9	11.9	16	Luzern
Uri	4	2.7	78.2	5.8	6.7	3.9	-	-	-	-	-	38.5	- (-)	.39 (.28)	- (-)	1.01 (.68)	58.4	29.2	23	Uri
Schwyz	12	2.7	70.7	6.1	7.7	4.8	5.0	-	-	4.7	12.2	31.9	.18 (.11)	.50 (.19)	.18 (.11)	.97 (.38)	69.7	20.1	21	Schwyz
Obwalden	-	-	.	-	-	-	-	-	-	-	-	-	- (-)	- (-)	- (-)	- (-)	-	.	26	Obwalden
Nidwalden	5	4.8	71.6	8.5	9.4	5.9	-	-	-	-	-	77.8	- (-)	.76 (.44)	- (-)	1.76 (.84)	104.4	46.7	8	Nidwalden
Glarus	9	3.8	71.1	12.3	10.6	6.8	7.0	-	-	-	26.1	48.2	.27 (.19)	.77 (.35)	.27 (.19)	1.64 (.74)	99.9	33.3	10	Glarus
Zug	10	3.7	66.0	6.6	10.2	6.8	5.9	-	-	-	26.2	72.1	.23 (.13)	.90 (.31)	.23 (.13)	.67 (.28)	90.3	28.6	14	Zug
Fribourg	30	3.1	69.8	8.1	8.5	5.7	7.9	-	.6	2.6	23.1	44.1	.29 (.09)	.74 (.16)	.29 (.09)	.99 (.25)	80.6	14.7	19	Fribourg
Solothurn	42	3.5	70.7	9.7	9.9	6.1	6.5	-	.5	-	23.4	40.6	.24 (.07)	.66 (.14)	.24 (.07)	1.60 (.34)	93.7	14.5	13	Solothurn
Basel-Stadt	64	4.4	75.9	16.8	13.2	8.0	6.2	-	-	5.8	16.0	54.5	.22 (.07)	.77 (.14)	.22 (.07)	2.28 (.36)	124.5	15.6	4	Basel-Stadt
Basel-Land	32	3.4	75.7	7.3	9.4	5.6	4.3	-	-	3.5	10.0	31.3	.15 (.06)	.47 (.13)	.15 (.06)	1.87 (.42)	88.4	15.6	15	Basel-Land
Schaffhausen	15	3.6	77.3	11.1	10.7	6.7	5.9	-	-	-	20.9	36.7	.23 (.13)	.58 (.22)	.23 (.13)	1.55 (.54)	98.3	25.4	11	Schaffhausen
Ausserrhoden	5	1.9	76.0	5.3	4.4	2.9	3.6	-	2.5	-	-	11.1	.09 (.09)	.19 (.14)	.09 (.09)	.45 (.27)	37.4	16.7	24	Ausserrhoden
Innerrhoden	1	1.6	58.9	3.8	4.9	3.2	10.5	-	-	-	43.0	-	.41 (.41)	.41 (.41)	.41 (.41)	- (-)	31.4	31.4	25	Innerrhoden
St. Gallen	76	4.2	75.4	9.8	10.7	6.4	4.7	-	.3	4.9	10.1	40.4	.16 (.05)	.58 (.10)	.16 (.05)	1.48 (.22)	97.4	11.2	12	St. Gallen
Graubünden	41	5.0	75.8	12.5	12.4	7.5	5.2	-	-	-	19.7	49.0	.20 (.08)	.70 (.17)	.20 (.08)	2.12 (.41)	119.0	18.6	6	Graubünden
Aargau	65	3.1	72.3	7.1	9.0	5.6	5.6	-	.2	2.8	16.4	37.1	.20 (.05)	.59 (.10)	.20 (.05)	1.13 (.19)	81.8	10.1	18	Aargau
Thurgau	26	2.9	69.2	7.1	6.9	4.7	5.0	-	.6	4.9	8.6	45.7	.16 (.07)	.62 (.14)	.16 (.07)	.86 (.21)	66.4	13.0	22	Thurgau
Ticino	73	5.2	73.8	14.5	14.7	9.1	9.2	-	.9	7.7	22.6	55.7	.34 (.08)	.91 (.14)	.33 (.08)	2.21 (.37)	133.9	15.7	2	Ticino
Vaud	143	4.7	72.4	14.0	13.6	8.6	8.4	-	.4	5.5	22.3	65.7	.30 (.05)	.96 (.11)	.30 (.05)	1.79 (.20)	123.9	10.4	5	Vaud
Valais	41	3.9	72.4	9.4	10.8	6.8	4.2	-	-	10.1	2.5	73.0	.13 (.06)	.90 (.18)	.13 (.06)	2.12 (.41)	108.8	17.0	7	Valais
Neuchâtel	44	4.9	78.1	14.4	13.2	7.6	3.8	-	-	2.6	12.0	52.3	.14 (.06)	.69 (.17)	.14 (.06)	2.82 (.52)	129.2	19.5	3	Neuchâtel
Geneva	102	5.4	76.0	15.4	16.7	10.1	9.3	-	.6	3.3	28.7	63.8	.34 (.07)	1.00 (.15)	.34 (.07)	2.59 (.35)	156.0	15.4	1	Genève
Jura	10	2.5	76.6	7.8	7.1	4.2	4.1	-	-	7.0	7.9	20.4	.14 (.10)	.35 (.18)	.14 (.10)	1.32 (.50)	71.4	22.6	20	Jura
Zürich (city)	103	4.3	74.5	15.0	11.8	7.3	5.4	-	.3	5.5	12.8	56.5	.19 (.05)	.76 (.10)	.19 (.05)	1.64 (.21)	107.4	10.6	5	Zürich (Stadt)
Basel (city)	60	4.5	76.3	17.6	13.8	8.4	6.5	-	-	6.5	15.5	54.8	.23 (.08)	.78 (.15)	.23 (.08)	2.39 (.39)	129.3	16.7	2	Basel (Stadt)
Geneva (city)	60	5.8	76.0	20.8	17.8	10.7	7.2	-	.7	2.4	21.7	85.1	.26 (.09)	1.14 (.21)	.26 (.09)	2.70 (.45)	167.9	21.7	1	Genève (ville)
Bern (city)	38	4.3	73.2	14.4	11.7	7.5	10.1	-	.8	12.6	22.5	34.7	.37 (.11)	.72 (.16)	.35 (.11)	1.47 (.34)	103.9	16.8	7	Bern (Stadt)
Lausanne	31	3.9	73.1	13.4	11.0	7.1	4.3	-	-	-	16.4	81.6	.17 (.08)	.99 (.22)	.17 (.08)	1.88 (.41)	108.1	19.4	4	Lausanne
Winterthur	22	5.1	75.4	13.0	11.4	7.2	8.1	-	-	-	29.3	38.1	.31 (.14)	.69 (.22)	.31 (.14)	1.98 (.51)	115.2	24.6	3	Winterthur
St. Gallen (city)	17	4.6	78.8	12.0	11.6	6.3	3.6	-	-	-	14.3	8.7	.14 (.10)	.22 (.13)	.14 (.10)	2.07 (.66)	105.6	25.6	6	St. Gallen (Stadt)
Luzern (city)	16	3.7	73.5	14.0	10.8	6.8	6.6	-	1.9	-	15.3	52.2	.22 (.13)	.75 (.25)	.22 (.13)	1.45 (.49)	98.4	24.6	8	Luzern (Stadt)
Biel/Bienne	12	4.6	74.0	11.7	11.4	7.1	2.5	-	-	-	8.6	69.5	.10 (.10)	.78 (.30)	.10 (.10)	1.34 (.54)	96.0	27.7	9	Biel/Bienne
German Switzerland	854	3.7	74.0	9.4	9.8	6.1	5.2	-	.3	3.9	13.3	43.0	.19 (.01)	.62 (.03)	.19 (.01)	1.46 (.07)	91.3	3.1	.	Deutschschweiz
-Northwestern	358	3.5	73.4	9.3	9.8	6.1	5.6	-	.3	4.3	14.5	41.5	.20 (.02)	.63 (.05)	.20 (.02)	1.45 (.10)	90.8	4.8	.	-Nordwestschweiz
-Northeastern	327	4.0	74.0	9.7	10.5	6.5	4.8	-	.3	3.2	12.4	49.2	.17 (.02)	.67 (.05)	.17 (.02)	1.54 (.11)	97.5	5.4	.	-Nordostschweiz
-Alps/Prealps	169	3.5	74.8	8.9	8.7	5.4	5.4	-	.4	4.5	12.6	35.6	.19 (.03)	.55 (.06)	.19 (.03)	1.33 (.13)	82.2	6.3	.	-Alpen/Voralpen
French Switzerland	360	4.5	73.8	12.8	12.9	8.0	7.1	-	.4	4.8	18.7	60.5	.25 (.03)	.87 (.06)	.25 (.03)	1.99 (.14)	121.2	6.4	.	Romandie
Italian Switzerland	76	5.1	73.7	14.4	14.3	8.9	8.7	-	.9	7.3	21.3	57.1	.32 (.08)	.91 (.14)	.31 (.08)	2.17 (.35)	131.3	15.1	.	Svizzera italiana
>100000 inhabitants	292	4.5	74.7	16.1	12.9	8.0	6.4	-	.3	5.4	16.6	59.7	.23 (.03)	.83 (.07)	.23 (.03)	1.94 (.15)	120.0	7.0	1	>100000 Einwohner
20000-99999 inh.	184	4.2	74.7	11.1	11.1	6.8	5.3	-	.3	1.5	16.9	48.8	.20 (.03)	.69 (.07)	.20 (.03)	1.76 (.17)	104.3	7.7	2	20000-99999 Einwohner
10000-19999 inh.	153	3.8	73.8	9.1	10.7	6.6	6.5	-	.2	4.2	17.5	43.5	.23 (.04)	.68 (.08)	.23 (.04)	1.60 (.18)	99.8	8.1	4	10000-19999 Einwohner
5000-9999 inh.	163	4.0	73.2	9.4	11.0	6.8	6.0	-	.5	3.9	14.9	50.4	.21 (.04)	.73 (.08)	.21 (.04)	1.61 (.17)	102.9	8.1	3	5000-9999 Einwohner
2800-4999 inh.	154	3.8	72.5	9.3	10.4	6.6	6.3	-	.5	4.7	15.0	49.4	.22 (.04)	.72 (.08)	.22 (.04)	1.57 (.17)	98.6	7.9	5	2800-4999 Einwohner
1200-2799 inh.	153	3.2	72.8	7.5	8.4	5.3	5.0	-	.2	6.2	9.9	39.2	.17 (.03)	.57 (.06)	.17 (.03)	1.11 (.12)	77.4	6.3	7	1200-2799 Einwohner
<1200 inhabitants	191	3.9	75.0	10.0	10.0	6.2	5.3	-	.4	3.7	14.1	39.8	.19 (.03)	.60 (.06)	.19 (.03)	1.60 (.15)	93.3	6.8	6	<1200 Einwohner
Switzerland	1290	3.9	73.9	10.4	10.7	6.6	5.8	-	.3	4.3	14.9	47.5	.21 (.01)	.69 (.03)	.21 (.01)	1.61 (.06)	100.0	.	.	Schweiz / Suisse

Column groups: STANDARDIZED RATES (EUROP., WORLD, TRUNC); AGE-SPECIFIC RATES (0-14, 15-44, 45-54, 55-64, 65-74); CUMULATIVE RATES (STANDARD ERRORS) (0-64, 0-74, 35-64, 65-84).

Females	N	% ON NEOP	MED AGE	CRUDE RATE	STANDARDIZED RATES EUROP.	WORLD	TRUNC	AGE-SPECIFIC RATES 0-14	15-44	45-54	55-64	65-74	CUMULATIVE RATES (STANDARD ERRORS) 0-64	0-74	35-64	65-84	SMR	S.E.	RANK	Frauen
Zürich	92	1.9	76.3	4.0	2.6	1.6	.7	-	-	.3	2.2	16.5	.02 (.01)	.19 (.03)	.02 (.01)	.47 (.06)	106.3	11.1	9	Zürich
Bern	80	2.1	73.6	4.3	3.2	2.1	2.9	-	.1	3.2	6.4	14.3	.10 (.02)	.25 (.04)	.10 (.02)	.36 (.05)	109.7	12.3	7	Bern
Luzern	14	1.3	74.7	2.3	1.9	1.2	1.0	-	-	1.5	1.8	9.3	.03 (.02)	.12 (.05)	.03 (.02)	.23 (.08)	68.5	18.3	21	Luzern
Uri	1	1.1	88.7	1.5	1.9	1.0	-	-	-	-	-	-	- (-)	- (-)	- (-)	- (-)	48.0	48.0	25	Uri
Schwyz	6	1.7	81.8	3.1	2.4	1.4	-	-	-	-	-	12.7	- (-)	.13 (.09)	- (-)	.35 (.18)	96.9	39.6	12	Schwyz
Obwalden	3	3.5	73.3	5.9	4.7	3.0	5.0	-	-	-	20.1	21.7	.19 (.19)	.41 (.29)	.19 (.19)	.50 (.35)	176.2	101.7	1	Obwalden
Nidwalden	1	1.0	70.2	1.8	1.5	1.0	-	-	-	-	-	23.5	- (-)	.25 (.25)	- (-)	.25 (.25)	64.8	64.8	22	Nidwalden
Glarus	2	1.1	75.1	2.7	1.5	1.0	-	-	-	-	-	12.7	- (-)	.12 (.12)	- (-)	.38 (.28)	62.9	44.5	23	Glarus
Zug	5	1.8	77.5	3.3	2.7	1.3	-	-	-	-	-	-	- (-)	- (-)	- (-)	.48 (.24)	115.8	51.8	3	Zug
Fribourg	10	1.5	78.6	2.7	2.5	1.6	2.6	-	-	5.2	2.7	3.2	.08 (.05)	.11 (.06)	.08 (.05)	.30 (.14)	85.7	27.1	17	Fribourg
Solothurn	13	1.4	81.7	2.9	2.0	1.0	.5	-	-	-	2.1	2.5	.02 (.02)	.04 (.03)	.02 (.02)	.37 (.13)	81.9	22.7	19	Solothurn
Basel-Stadt	25	1.8	81.2	5.8	3.0	1.9	2.7	-	-	5.1	3.7	7.2	.09 (.04)	.16 (.05)	.09 (.04)	.41 (.11)	107.9	21.6	8	Basel-Stadt
Basel-Land	14	2.0	74.9	3.2	3.0	1.8	1.8	-	-	-	7.3	13.1	.07 (.04)	.21 (.08)	.07 (.04)	.39 (.13)	112.9	30.2	5	Basel-Land
Schaffhausen	6	1.9	81.8	4.2	2.4	1.3	-	-	-	-	-	6.8	- (-)	.07 (.07)	- (-)	.39 (.20)	103.0	42.0	10	Schaffhausen
Ausserrhoden	4	1.7	79.2	4.1	1.6	.8	-	-	-	-	-	-	- (-)	- (-)	- (-)	.48 (.24)	82.5	41.3	18	Ausserrhoden
Innerrhoden	1	2.2	80.8	4.0	1.3	.7	-	-	-	-	-	-	- (-)	- (-)	- (-)	.66 (.66)	88.5	88.5	15	Innerrhoden
St. Gallen	26	1.7	74.7	3.3	2.4	1.5	1.3	-	-	1.2	3.8	16.5	.05 (.02)	.22 (.05)	.05 (.02)	.36 (.08)	89.8	17.6	14	St. Gallen
Graubünden	8	1.2	75.8	2.4	1.8	1.0	.8	-	-	-	3.0	6.6	.03 (.03)	.10 (.06)	.03 (.03)	.24 (.11)	69.5	24.6	20	Graubünden
Aargau	25	1.5	74.5	2.8	2.3	1.5	1.2	-	.5	-	3.6	12.6	.05 (.02)	.17 (.05)	.04 (.02)	.31 (.08)	87.6	17.5	16	Aargau
Thurgau	13	1.9	77.7	3.5	2.5	1.5	2.0	-	-	2.4	5.3	2.8	.07 (.04)	.10 (.05)	.07 (.04)	.30 (.12)	92.4	25.6	13	Thurgau
Ticino	22	1.9	79.9	3.9	2.4	1.4	.9	-	-	-	3.2	8.4	.04 (.02)	.12 (.04)	.04 (.02)	.50 (.13)	99.5	21.2	11	Ticino
Vaud	50	2.2	77.2	4.6	3.0	1.8	2.2	-	.2	1.5	5.2	9.5	.07 (.02)	.17 (.04)	.07 (.02)	.45 (.08)	113.6	16.1	4	Vaud
Valais	14	2.0	74.8	3.2	2.8	1.7	1.4	-	-	-	4.7	14.9	.05 (.04)	.21 (.08)	.05 (.04)	.46 (.14)	110.9	29.7	6	Valais
Neuchâtel	7	.9	74.3	2.1	1.3	.8	.8	-	-	-	2.7	9.6	.03 (.03)	.13 (.06)	.03 (.03)	.25 (.11)	51.1	19.3	24	Neuchâtel
Geneva	38	2.4	77.8	5.2	3.4	2.1	-	-	-	-	-	27.1	- (-)	.27 (.07)	- (-)	.64 (.12)	136.6	22.2	2	Genève
Jura	2	.8	80.6	1.5	.8	.4	-	-	-	-	-	-	- (-)	- (-)	- (-)	.28 (.21)	41.6	29.4	26	Jura
Zürich (city)	43	1.9	76.3	5.4	2.5	1.5	.7	-	-	-	3.0	16.4	.03 (.02)	.19 (.04)	.03 (.02)	.45 (.08)	103.3	15.7	7	Zürich (Stadt)
Basel (city)	21	1.7	78.0	5.4	2.8	1.8	2.4	-	-	5.8	2.1	7.9	.08 (.04)	.16 (.06)	.08 (.04)	.41 (.11)	100.3	21.9	8	Basel (Stadt)
Geneva (city)	21	2.3	76.3	6.2	3.5	2.2	-	-	-	-	-	27.1	- (-)	.27 (.09)	- (-)	.48 (.13)	130.0	28.4	3	Genève (ville)
Bern (city)	25	2.9	73.2	7.9	4.9	3.3	6.0	-	-	7.7	12.5	20.2	.21 (.07)	.41 (.10)	.21 (.07)	.39 (.12)	152.8	30.6	1	Bern (Stadt)
Lausanne	15	2.1	75.3	5.4	3.0	1.8	1.7	-	-	2.9	3.2	16.0	.06 (.04)	.22 (.08)	.06 (.04)	.44 (.13)	113.7	29.4	6	Lausanne
Winterthur	9	2.3	77.2	5.0	3.2	2.0	1.8	-	-	4.7	-	16.7	.05 (.05)	.22 (.11)	.05 (.05)	.53 (.21)	123.0	41.0	4	Winterthur
St. Gallen (city)	10	2.4	80.5	6.2	3.4	2.1	1.7	-	-	5.3	-	17.3	.05 (.05)	.23 (.11)	.05 (.05)	.58 (.23)	135.0	42.7	2	St. Gallen (Stadt)
Luzern (city)	3	.8	77.8	2.2	1.5	1.0	2.2	-	-	5.7	-	-	.06 (.06)	.06 (.06)	.06 (.06)	.07 (.07)	42.2	24.4	9	Luzern (Stadt)
Biel/Bienne	6	2.5	77.8	5.3	3.4	2.2	2.6	-	2.1	-	-	8.5	.07 (.07)	.15 (.11)	.07 (.07)	.40 (.20)	122.1	49.8	5	Biel/Bienne
German Switzerland	338	1.8	75.7	3.6	2.6	1.6	1.4	-	.1	1.2	3.7	12.4	.05 (.01)	.18 (.01)	.05 (.01)	.38 (.03)	97.8	5.3	.	Deutschschweiz
-Northwestern	145	1.8	75.5	3.6	2.7	1.7	2.0	-	.2	1.7	4.8	10.9	.07 (.01)	.18 (.02)	.07 (.01)	.35 (.04)	98.4	8.2	.	-Nordwestschweiz
-Northeastern	133	1.9	76.3	3.8	2.6	1.5	.9	-	-	.7	2.8	13.6	.03 (.01)	.17 (.02)	.03 (.01)	.43 (.04)	101.9	8.8	.	-Nordostschweiz
-Alps/Prealps	60	1.6	74.7	3.2	2.3	1.4	1.0	-	-	1.0	2.7	13.3	.04 (.01)	.17 (.03)	.04 (.01)	.36 (.06)	88.5	11.4	.	-Alpen/Voralpen
French Switzerland	121	2.0	76.9	4.0	2.7	1.7	1.4	-	.1	1.4	3.2	12.6	.05 (.01)	.18 (.02)	.05 (.01)	.44 (.05)	107.1	9.7	.	Romandie
Italian Switzerland	23	1.9	80.1	3.9	2.4	1.4	.9	-	-	-	3.1	8.0	.03 (.02)	.11 (.04)	.03 (.02)	.48 (.12)	98.5	20.5	.	Svizzera italiana
>100000 inhabitants	125	2.1	75.3	5.9	3.1	2.0	1.8	-	-	2.6	3.9	16.8	.06 (.02)	.23 (.03)	.06 (.02)	.44 (.05)	115.4	10.3	1	>100000 Einwohner
20000-99999 inh.	60	1.5	79.2	3.3	2.2	1.3	1.4	-	.1	1.3	2.6	6.8	.05 (.01)	.11 (.02)	.05 (.01)	.32 (.05)	83.6	10.8	7	20000-99999 Einwohner
10000-19999 inh.	62	1.9	75.3	3.5	2.6	1.6	1.3	-	.1	.5	3.5	15.0	.05 (.02)	.20 (.04)	.05 (.02)	.41 (.06)	103.1	13.1	3	10000-19999 Einwohner
5000-9999 inh.	55	1.7	75.2	3.1	2.4	1.5	1.5	-	.2	.5	4.7	10.9	.06 (.02)	.17 (.03)	.05 (.02)	.36 (.06)	92.6	12.5	5	5000-9999 Einwohner
2800-4999 inh.	53	1.8	76.1	3.2	2.5	1.5	1.6	-	-	1.1	4.5	11.7	.06 (.02)	.18 (.03)	.06 (.02)	.43 (.07)	97.1	13.3	4	2800-4999 Einwohner
1200-2799 inh.	56	1.6	76.4	2.8	2.2	1.4	1.1	-	-	.9	3.2	9.7	.04 (.01)	.14 (.03)	.04 (.01)	.36 (.06)	86.8	11.6	6	1200-2799 Einwohner
<1200 inhabitants	71	2.1	76.4	3.9	2.8	1.7	1.0	-	-	1.0	2.7	12.3	.03 (.01)	.16 (.03)	.03 (.01)	.47 (.07)	112.2	13.3	2	<1200 Einwohner
Switzerland	482	1.8	76.2	3.7	2.6	1.6	1.4	-	.1	1.2	3.5	12.2	.05 (.01)	.17 (.01)	.05 (.01)	.40 (.02)	100.0	.	.	Schweiz / Suisse

Kidney, other urinary sites
Rene e altri organi urinari

1979 – 82

Niere, restliche Harnwege
Reins et autres organes urinaires

Males	N	% ON NEOP	MED AGE	CRUDE RATE	STANDARDIZED RATES			AGE-SPECIFIC RATES					CUMULATIVE RATES (STANDARD ERRORS)									SMR	S.E.	RANK	Männer
					EUROP.	WORLD	TRUNC	0-14	15-44	45-54	55-64	65-74	0-64		0-74		35-64		65-84						
Zürich	143	2.7	67.7	6.5	7.1	4.9	6.8	.5	.3	4.7	18.6	34.1	.25	(.03)	.59	(.06)	.25	(.03)	.70	(.09)	107.0	9.0	12	Zürich
Bern	100	2.1	67.0	5.6	5.4	3.8	6.3	-	.4	6.8	13.1	27.0	.22	(.03)	.49	(.05)	.22	(.03)	.53	(.08)	82.2	8.2	20	Bern
Luzern	35	2.1	72.2	6.0	6.2	4.1	4.1	-	-	-	15.3	40.2	.16	(.06)	.57	(.11)	.16	(.06)	.88	(.19)	100.1	16.9	14	Luzern
Uri	2	1.4	71.3	2.9	2.8	1.9	4.2	-	-	-	14.9	-	.16	(.16)	.16	(.16)	.16	(.16)	.62	(.61)	47.6	33.6	24	Uri
Schwyz	13	2.9	59.0	6.6	8.8	6.0	12.5	-	1.1	14.0	24.4	23.9	.41	(.14)	.64	(.20)	.41	(.14)	.49	(.29)	122.0	33.8	7	Schwyz
Obwalden	-	-	.	-	-	-	-	-	-	-	-	-	-	(-)	-	(-)	-	(-)	-	(-)	-	.	25	Obwalden
Nidwalden	4	3.8	72.7	6.8	7.9	5.3	5.5	-	3.5	-	-	51.9	.14	(.14)	.78	(.47)	.14	(.14)	1.14	(.68)	130.2	65.1	5	Nidwalden
Glarus	7	2.9	70.4	9.6	8.7	6.2	11.8	-	6.2	-	13.0	48.2	.35	(.20)	.88	(.37)	.35	(.20)	.98	(.55)	133.3	50.4	4	Glarus
Zug	6	2.2	64.7	4.0	5.3	3.4	6.3	-	-	12.1	8.7	12.0	.21	(.12)	.35	(.18)	.21	(.12)	.56	(.33)	84.1	34.3	19	Zug
Fribourg	17	1.7	70.8	4.6	4.7	3.2	4.8	-	.6	5.1	8.7	22.1	.16	(.07)	.39	(.12)	.16	(.07)	.53	(.16)	75.4	18.3	23	Fribourg
Solothurn	32	2.7	69.3	7.4	7.6	5.1	6.2	-	-	-	23.4	46.8	.24	(.08)	.72	(.15)	.24	(.08)	.84	(.21)	117.2	20.7	8	Solothurn
Basel-Stadt	45	3.1	74.2	11.8	9.4	6.1	8.8	-	.6	3.9	27.5	27.3	.35	(.09)	.63	(.13)	.33	(.09)	1.31	(.27)	148.7	22.2	2	Basel-Stadt
Basel-Land	23	2.5	67.8	5.3	7.1	4.4	5.5	-	.5	1.7	17.4	19.5	.20	(.07)	.39	(.11)	.20	(.07)	.67	(.22)	98.4	20.5	15	Basel-Land
Schaffhausen	14	3.4	67.3	10.3	9.5	6.5	13.2	-	1.6	6.0	34.8	27.5	.46	(.17)	.76	(.25)	.46	(.17)	1.31	(.54)	152.2	40.7	1	Schaffhausen
Ausserrhoden	9	3.5	66.0	9.6	8.5	6.2	13.4	-	-	20.4	21.4	22.1	.42	(.21)	.65	(.26)	.42	(.21)	.84	(.40)	123.0	41.0	6	Ausserrhoden
Innerrhoden	-	-	.	-	-	-	-	-	-	-	-	-	-	(-)	-	(-)	-	(-)	-	(-)	-	.	25	Innerrhoden
St. Gallen	43	2.4	67.6	5.6	5.8	4.1	6.7	-	.3	6.1	17.4	28.1	.24	(.06)	.53	(.09)	.23	(.06)	.70	(.16)	92.1	14.0	17	St. Gallen
Graubünden	21	2.6	67.6	6.4	6.7	5.0	6.9	1.4	1.3	-	22.9	28.6	.30	(.10)	.60	(.15)	.25	(.09)	.56	(.19)	102.5	22.4	13	Graubünden
Aargau	54	2.6	65.8	5.9	7.2	4.9	7.8	-	.5	4.6	21.4	33.5	.28	(.06)	.61	(.10)	.28	(.06)	.60	(.13)	108.8	14.8	10	Aargau
Thurgau	27	3.1	70.4	7.4	7.6	5.0	6.7	-	-	12.3	8.6	35.2	.21	(.07)	.57	(.14)	.21	(.07)	.88	(.24)	115.0	22.1	9	Thurgau
Ticino	30	2.1	63.8	6.0	6.0	4.3	8.3	-	-	6.2	22.6	29.1	.30	(.08)	.59	(.11)	.30	(.08)	.42	(.11)	90.3	16.5	18	Ticino
Vaud	56	1.8	70.3	5.5	5.4	3.6	3.8	-	-	1.6	12.6	36.6	.14	(.04)	.52	(.08)	.14	(.04)	.56	(.10)	81.7	10.9	21	Vaud
Valais	18	1.7	62.0	4.1	4.7	3.5	7.6	-	2.0	4.0	15.2	14.6	.27	(.08)	.42	(.11)	.25	(.08)	.35	(.16)	75.8	17.9	22	Valais
Neuchâtel	30	3.3	68.7	9.9	9.3	6.4	9.8	-	-	10.3	24.1	52.3	.35	(.10)	.89	(.19)	.35	(.10)	1.02	(.26)	146.5	26.7	3	Neuchâtel
Geneva	43	2.3	71.1	6.5	7.0	4.5	5.6	-	-	5.4	12.8	30.7	.20	(.06)	.51	(.10)	.20	(.06)	.94	(.19)	108.2	16.5	11	Genève
Jura	8	2.0	65.6	6.3	6.3	4.5	9.0	-	-	-	7.0	23.6	.31	(.16)	.50	(.21)	.31	(.16)	.51	(.26)	96.0	33.9	16	Jura
Zürich (city)	65	2.7	70.2	9.4	7.7	5.3	7.3	1.2	-	3.3	24.4	32.7	.29	(.06)	.62	(.09)	.27	(.06)	.79	(.14)	116.7	14.5	3	Zürich (Stadt)
Basel (city)	40	3.0	74.8	11.8	9.1	5.8	7.1	-	.6	4.4	20.6	30.4	.28	(.09)	.60	(.13)	.26	(.08)	1.35	(.28)	147.2	23.3	1	Basel (Stadt)
Geneva (city)	19	1.8	68.1	6.6	6.0	4.1	7.7	-	-	7.3	18.6	17.0	.27	(.09)	.44	(.13)	.27	(.09)	.54	(.19)	90.2	20.7	4	Genève (ville)
Bern (city)	17	1.9	69.0	6.4	5.5	3.8	5.6	-	-	6.3	12.8	30.8	.19	(.08)	.50	(.13)	.19	(.08)	.42	(.16)	79.8	19.4	7	Bern (Stadt)
Lausanne	12	1.5	71.7	5.2	4.9	3.2	3.3	-	-	3.4	8.2	30.6	.12	(.07)	.42	(.14)	.12	(.07)	.38	(.15)	71.6	20.7	8	Lausanne
Winterthur	10	2.3	66.3	5.9	5.6	4.0	4.7	-	-	-	17.6	38.1	.18	(.11)	.53	(.19)	.18	(.11)	.69	(.30)	88.0	27.8	5	Winterthur
St. Gallen (city)	6	1.6	71.3	4.2	3.8	2.6	2.3	-	-	6.3	-	34.7	.06	(.06)	.42	(.19)	.06	(.06)	.51	(.24)	63.2	25.8	9	St. Gallen (Stadt)
Luzern (city)	11	2.6	73.7	9.6	7.0	4.4	4.2	-	-	-	15.3	34.8	.16	(.11)	.52	(.21)	.16	(.11)	1.01	(.39)	117.1	35.3	2	Luzern (Stadt)
Biel/Bienne	6	2.3	62.4	5.9	5.3	3.7	6.0	-	-	-	25.9	34.8	.23	(.13)	.58	(.24)	.23	(.13)	.34	(.20)	80.3	32.8	6	Biel/Bienne
German Switzerland	581	2.5	68.2	6.4	6.7	4.6	6.9	.2	.5	4.9	17.6	30.3	.25	(.02)	.56	(.03)	.24	(.02)	.71	(.04)	102.7	4.3	.	Deutschschweiz
-Northwestern	249	2.4	68.9	6.5	6.8	4.5	6.5	-	.4	3.9	17.7	31.2	.23	(.02)	.55	(.04)	.23	(.02)	.73	(.07)	103.6	6.6	.	-Nordwestschweiz
-Northeastern	218	2.7	67.8	6.5	7.0	4.8	7.1	.3	.4	6.1	17.2	31.5	.25	(.03)	.57	(.05)	.25	(.03)	.74	(.07)	106.6	7.2	.	-Nordostschweiz
-Alps/Prealps	114	2.4	67.2	6.0	6.2	4.3	7.5	.2	.9	5.0	18.3	26.7	.27	(.04)	.55	(.06)	.26	(.04)	.62	(.09)	94.3	8.8	.	-Alpen/Voralpen
French Switzerland	169	2.1	69.5	6.0	6.1	4.1	5.7	-	.2	4.6	14.7	33.4	.21	(.03)	.55	(.05)	.21	(.03)	.67	(.07)	94.4	7.3	.	Romandie
Italian Switzerland	30	2.0	63.8	5.7	5.6	4.0	7.8	-	-	5.9	21.3	27.4	.28	(.07)	.56	(.11)	.28	(.07)	.39	(.11)	85.2	15.6	.	Svizzera italiana
>100000 inhabitants	153	2.4	70.6	8.4	7.1	4.8	6.6	.4	.1	4.6	19.1	29.6	.25	(.03)	.55	(.05)	.24	(.03)	.76	(.09)	107.7	8.7	2	>100000 Einwohner
20000-99999 inh.	109	2.5	68.0	6.6	6.5	4.5	6.7	-	.1	4.4	18.7	35.2	.24	(.04)	.60	(.07)	.24	(.04)	.70	(.09)	102.0	9.8	4	20000-99999 Einwohner
10000-19999 inh.	87	2.2	69.2	5.2	6.0	4.0	5.4	-	.4	2.8	14.9	27.8	.19	(.03)	.48	(.06)	.19	(.03)	.68	(.11)	91.0	9.8	6	10000-19999 Einwohner
5000-9999 inh.	106	2.6	66.1	6.1	7.1	5.0	8.0	.3	.4	5.4	21.4	33.6	.29	(.04)	.62	(.07)	.28	(.04)	.67	(.10)	108.3	10.5	1	5000-9999 Einwohner
2800-4999 inh.	91	2.3	68.9	5.5	6.2	4.2	6.0	-	.6	5.2	13.6	29.6	.21	(.04)	.51	(.06)	.21	(.04)	.70	(.11)	95.2	10.0	5	2800-4999 Einwohner
1200-2799 inh.	107	2.2	67.3	5.3	5.7	3.9	6.4	-	.4	6.6	14.2	27.8	.22	(.03)	.51	(.06)	.22	(.03)	.60	(.08)	89.4	8.6	7	1200-2799 Einwohner
<1200 inhabitants	127	2.6	68.1	6.7	6.8	4.7	7.2	.2	.7	5.1	17.3	32.9	.26	(.04)	.59	(.06)	.25	(.04)	.67	(.09)	103.8	9.2	3	<1200 Einwohner
Switzerland	780	2.4	68.4	6.3	6.5	4.4	6.6	.1	.4	4.9	17.1	30.9	.24	(.01)	.55	(.02)	.23	(.01)	.69	(.04)	100.0		.	Schweiz / Suisse

Base table — *Grundtabelle*

Kidney, other urinary sites — Niere, restliche Harnwege
Rene e altri organi urinari — Reins et autres organes urinaires

1979 - 82

Females	N	%ON NEOP	MED AGE	CRUDE RATE	STANDARDIZED RATES			AGE-SPECIFIC RATES					CUMULATIVE RATES (STANDARD ERRORS)				SMR	S.E.	RANK	Frauen
					EUROP	WORLD	TRUNC	0-14	15-44	45-54	55-64	65-74	0-64	0-74	35-64	65-84				
Zürich	123	2.6	69.7	5.3	4.3	3.0	4.5	.3	.3	2.8	13.0	19.8	.17 (.03)	.37 (.04)	.16 (.03)	.46 (.06)	114.8	10.4	9	Zürich
Bern	90	2.4	70.0	4.8	3.8	2.6	4.9	-	.3	4.1	11.8	15.4	.17 (.03)	.33 (.04)	.16 (.03)	.37 (.05)	99.4	10.5	13	Bern
Luzern	30	2.7	71.1	5.0	4.2	2.8	3.8	-	-	4.5	8.9	26.0	.13 (.05)	.40 (.08)	.13 (.05)	.47 (.11)	115.9	21.2	7	Luzern
Uri	7	7.4	67.4	10.5	9.0	5.9	7.6	-	-	-	29.3	35.8	.30 (.21)	.64 (.32)	.30 (.21)	1.10 (.50)	254.6	96.2	1	Uri
Schwyz	8	2.3	65.4	4.2	4.2	3.1	4.9	-	-	4.9	12.0	31.8	.18 (.10)	.49 (.17)	.18 (.10)	.32 (.14)	102.9	36.4	12	Schwyz
Obwalden	-	-	.	-	-	-	-	-	-	-	-	-	- (-)	- (-)	- (-)	- (-)	-	-	25	Obwalden
Nidwalden	3	2.9	79.6	5.4	4.4	2.6	6.1	-	-	-	-	23.5	- (-)	.22 (.22)	- (-)	1.18 (.74)	146.1	84.4	3	Nidwalden
Glarus	3	1.6	58.7	4.1	3.5	2.2	5.9	-	-	-	24.5	-	.24 (.17)	.24 (.17)	.24 (.17)	.16 (.16)	77.7	44.9	19	Glarus
Zug	7	2.6	58.1	4.6	5.3	4.3	3.2	3.1	-	6.1	16.4	18.4	.27 (.13)	.45 (.19)	.21 (.12)	.31 (.18)	126.3	47.7	5	Zug
Fribourg	12	1.8	70.6	3.3	3.0	2.0	5.4	-	.6	2.6	5.5	9.6	.11 (.05)	.20 (.08)	.11 (.05)	.31 (.12)	79.0	22.8	18	Fribourg
Solothurn	25	2.6	67.7	5.7	5.0	3.7	4.1	1.2	-	9.1	8.5	14.9	.20 (.06)	.35 (.09)	.18 (.06)	.35 (.10)	123.7	24.7	6	Solothurn
Basel-Stadt	49	3.6	74.6	11.3	5.9	3.8	6.1	-	.6	3.4	9.4	30.4	.14 (.05)	.45 (.09)	.14 (.05)	.74 (.13)	179.9	25.7	2	Basel-Stadt
Basel-Land	24	3.4	71.1	5.4	5.3	3.5	3.8	-	-	1.7	21.9	19.6	.23 (.07)	.44 (.11)	.23 (.07)	.62 (.17)	145.9	29.8	4	Basel-Land
Schaffhausen	8	2.6	79.2	5.6	3.7	2.3	2.4	-	-	5.8	6.3	6.8	.12 (.08)	.19 (.11)	.12 (.08)	.54 (.25)	110.7	39.1	10	Schaffhausen
Ausserrhoden	2	.9	71.2	2.1	1.2	.9	-	-	-	-	9.3	-	.09 (.09)	.09 (.09)	.09 (.09)	.15 (.15)	36.3	25.6	24	Ausserrhoden
Innerrhoden	-	-	.	-	-	-	-	-	-	-	-	-	- (-)	- (-)	- (-)	- (-)	-	-	25	Innerrhoden
St. Gallen	34	2.2	74.0	4.3	3.3	2.1	3.4	-	-	2.4	10.2	9.6	.12 (.04)	.22 (.05)	.12 (.04)	.42 (.09)	95.0	16.3	14	St. Gallen
Graubünden	13	2.0	71.7	3.9	2.9	1.9	1.6	-	-	-	6.1	19.9	.06 (.04)	.26 (.09)	.06 (.04)	.55 (.18)	89.3	24.8	16	Graubünden
Aargau	42	2.6	71.9	4.7	4.1	3.0	4.1	.5	.5	1.9	12.0	21.0	.17 (.04)	.39 (.07)	.15 (.04)	.50 (.10)	115.2	17.8	8	Aargau
Thurgau	16	2.3	65.0	4.3	4.0	3.0	6.4	-	-	9.6	10.5	17.1	.21 (.08)	.39 (.10)	.21 (.08)	.21 (.08)	92.4	23.1	15	Thurgau
Ticino	15	1.3	67.5	2.7	2.3	1.5	3.3	-	.4	2.9	6.5	5.1	.11 (.04)	.16 (.05)	.11 (.04)	.14 (.06)	54.0	13.9	21	Ticino
Vaud	33	1.5	70.6	3.0	1.9	1.6	2.7	-	-	2.3	6.9	8.5	.10 (.03)	.18 (.04)	.10 (.03)	.22 (.05)	61.8	10.8	20	Vaud
Valais	8	1.1	65.5	1.8	1.4	1.4	2.0	-	.5	2.0	4.7	3.0	.07 (.04)	.11 (.05)	.07 (.05)	.07 (.05)	47.7	16.9	23	Valais
Neuchâtel	17	2.2	69.8	5.2	4.0	3.0	3.8	-	.7	2.4	10.9	28.7	.16 (.06)	.44 (.12)	.13 (.06)	.40 (.13)	103.3	25.0	11	Neuchâtel
Geneva	27	1.7	71.4	3.7	2.9	2.0	2.7	-	.3	2.1	5.6	17.5	.09 (.04)	.27 (.06)	.09 (.04)	.36 (.08)	80.3	15.4	17	Genève
Jura	3	1.2	70.2	2.3	1.9	1.2	2.1	-	-	6.7	-	8.4	.06 (.06)	.15 (.11)	.06 (.06)	.19 (.14)	50.1	28.9	22	Jura
Zürich (city)	57	2.5	69.7	7.2	4.5	3.1	5.8	.2	.3	3.8	17.2	12.5	.21 (.05)	.34 (.06)	.21 (.05)	.41 (.08)	114.9	15.2	5	Zürich (Stadt)
Basel (city)	45	3.7	74.6	11.6	6.1	3.9	4.7	.3	.6	3.9	10.5	29.6	.16 (.06)	.46 (.09)	.16 (.06)	.71 (.14)	183.1	27.3	1	Basel (Stadt)
Geneva (city)	14	1.6	71.5	4.1	2.4	1.5	1.3	.2	-	-	5.0	16.3	.05 (.04)	.21 (.08)	.05 (.04)	.36 (.10)	73.1	19.5	8	Genève (ville)
Bern (city)	28	3.3	67.4	8.8	6.1	4.4	10.5	.2	-	12.9	22.5	15.2	.36 (.10)	.51 (.11)	.36 (.10)	.45 (.13)	144.6	27.3	2	Bern (Stadt)
Lausanne	10	1.4	68.9	3.6	2.5	1.7	2.8	-	-	2.9	6.4	9.6	.09 (.05)	.19 (.08)	.09 (.05)	.23 (.10)	64.4	20.4	9	Lausanne
Winterthur	8	2.0	74.2	4.5	2.6	1.6	1.6	-	-	-	-	27.8	- (-)	.29 (.13)	- (-)	.58 (.22)	89.5	31.6	7	Winterthur
St. Gallen (city)	11	2.6	78.8	6.8	4.3	2.7	4.2	-	-	-	16.7	11.5	.16 (.09)	.28 (.13)	.16 (.09)	.48 (.20)	126.9	38.3	3	St. Gallen (Stadt)
Luzern (city)	8	2.2	78.7	5.8	2.7	1.7	1.6	-	-	-	5.9	11.2	.06 (.06)	.17 (.10)	.06 (.06)	.54 (.21)	94.1	33.3	6	Luzern (Stadt)
Biel/Bienne	7	2.9	63.0	6.2	4.9	3.7	8.4	-	2.1	-	21.7	17.0	.29 (.15)	.46 (.19)	.29 (.15)	.27 (.16)	115.3	43.6	4	Biel/Bienne
German Switzerland	480	2.5	70.7	5.1	4.1	2.8	4.8	.2	.2	3.5	11.8	18.0	.16 (.01)	.35 (.02)	.16 (.01)	.44 (.03)	111.4	5.1	.	Deutschschweiz
-Northwestern	229	2.8	71.9	5.7	4.6	3.1	4.8	.3	.3	3.7	12.6	19.3	.18 (.02)	.38 (.03)	.17 (.02)	.49 (.04)	124.1	8.2	.	-Nordwestschweiz
-Northeastern	181	2.5	70.3	5.1	4.2	2.8	4.5	.2	.2	3.3	12.2	17.7	.16 (.02)	.34 (.03)	.16 (.02)	.44 (.04)	111.9	8.3	.	-Nordostschweiz
-Alps/Prealps	70	1.9	67.9	3.7	3.2	2.2	3.5	.2	-	3.5	9.1	15.6	.13 (.03)	.29 (.04)	.13 (.03)	.31 (.05)	82.7	9.9	.	-Alpen/Voralpen
French Switzerland	102	1.7	70.4	3.4	2.7	1.9	2.7	-	.3	2.5	6.1	13.7	.10 (.02)	.24 (.03)	.09 (.02)	.29 (.04)	73.4	7.3	.	Romandie
Italian Switzerland	17	1.4	72.5	2.9	2.2	1.5	3.1	-	.4	2.7	6.2	4.8	.11 (.04)	.15 (.05)	.11 (.04)	.19 (.07)	58.0	14.1	.	Svizzera italiana
>100000 inhabitants	154	2.6	72.4	7.3	4.5	3.0	5.2	.2	.2	4.4	13.5	16.4	.19 (.03)	.35 (.04)	.18 (.03)	.44 (.05)	120.1	9.7	1	>100000 Einwohner
20000-99999 inh.	86	2.2	71.7	4.7	3.5	2.3	3.1	-	.4	1.8	8.2	18.1	.11 (.02)	.30 (.04)	.11 (.02)	.42 (.06)	97.3	10.5	3	20000-99999 Einwohner
10000-19999 inh.	73	2.2	70.5	4.1	3.5	2.4	2.9	.3	.2	2.3	7.6	17.7	.11 (.03)	.29 (.04)	.10 (.02)	.44 (.06)	96.5	11.3	5	10000-19999 Einwohner
5000-9999 inh.	67	2.0	71.2	3.7	3.2	2.2	2.6	.3	.2	1.9	6.5	17.7	.10 (.02)	.28 (.04)	.09 (.02)	.42 (.06)	89.5	10.9	6	5000-9999 Einwohner
2800-4999 inh.	70	2.3	69.6	4.2	3.9	2.8	4.5	.3	.1	3.7	11.5	19.8	.17 (.03)	.37 (.05)	.16 (.03)	.36 (.06)	101.4	12.1	2	2800-4999 Einwohner
1200-2799 inh.	80	2.3	67.9	4.0	3.7	2.6	4.6	.2	.1	3.2	13.2	11.6	.17 (.03)	.29 (.04)	.17 (.03)	.34 (.06)	97.3	10.9	4	1200-2799 Einwohner
<1200 inhabitants	69	2.0	67.5	3.8	3.4	2.4	4.5	-	.3	5.3	9.0	13.5	.15 (.03)	.29 (.04)	.15 (.03)	.27 (.05)	85.6	10.3	7	<1200 Einwohner
Switzerland	599	2.3	70.6	4.6	3.7	2.6	4.0	.2	.2	3.2	10.2	16.3	.15 (.01)	.31 (.02)	.14 (.01)	.39 (.02)	100.0	.	.	Schweiz / Suisse

Central nervous system
Sistema nervoso centrale

1979 – 82

Zentralnervensystem
Système nerveux central

Males	N	% ON NEOP	MED AGE	CRUDE RATE	STANDARDIZED RATES			AGE-SPECIFIC RATES					CUMULATIVE RATES (STANDARD ERRORS)								SMR	S.E.	RANK	Männer
					EUROP.	WORLD	TRUNC	0-14	15-44	45-54	55-64	65-74	0-64		0-74		35-64		65-84					
Zürich	109	.5	58.7	5.0	5.2	4.0	7.2	1.0	1.9	7.2	12.2	21.0	.27	(.03)	.48	(.05)	.23	(.03)	.29	(.05)	92.7	8.9	14	Zürich
Bern	101	.5	58.4	5.7	5.8	4.6	9.7	1.1	2.2	10.7	17.0	13.8	.36	(.04)	.50	(.05)	.32	(.04)	.22	(.05)	101.5	10.1	10	Bern
Luzern	43	.8	57.6	7.3	8.0	6.7	12.7	3.8	3.3	9.1	26.8	18.9	.52	(.09)	.70	(.11)	.43	(.09)	.22	(.08)	142.1	21.7	3	Luzern
Uri	2	.3	52.6	2.9	2.9	2.3	4.3	-	3.3	-	-	19.3	.11	(.11)	.28	(.20)	.11	(.11)	.17	(.17)	55.4	39.2	25	Uri
Schwyz	10	.6	58.8	5.1	5.9	4.7	8.1	4.3	-	9.4	18.3	8.0	.35	(.14)	.43	(.16)	.29	(.13)	.34	(.20)	103.7	32.8	8	Schwyz
Obwalden	5	1.0	59.6	9.4	11.2	8.7	24.8	-	8.4	-	42.7	22.4	.78	(.39)	1.03	(.47)	.78	(.39)	.25	(.25)	182.1	81.4	2	Obwalden
Nidwalden	2	.4	47.8	3.4	4.4	3.4	11.0	-	3.5	16.3	-	-	.31	(.22)	.31	(.22)	.31	(.22)	-	(-)	69.9	49.4	22	Nidwalden
Glarus	10	1.0	73.4	13.7	12.3	8.0	7.6	-	-	12.3	13.0	96.4	.26	(.19)	1.32	(.47)	.26	(.19)	1.51	(.63)	240.6	76.1	1	Glarus
Zug	4	.4	53.4	2.7	3.1	2.4	4.1	-	1.3	6.1	8.7	12.0	.17	(.10)	.28	(.15)	.13	(.09)	.11	(.11)	56.7	28.4	24	Zug
Fribourg	18	.5	53.5	4.8	5.2	4.1	8.2	-	4.0	10.3	8.7	11.0	.32	(.09)	.43	(.11)	.25	(.08)	.18	(.09)	93.2	22.0	13	Fribourg
Solothurn	24	.6	57.1	5.6	6.1	5.4	9.9	3.4	1.5	5.7	25.8	12.5	.42	(.09)	.55	(.11)	.34	(.09)	.13	(.06)	102.4	20.9	9	Solothurn
Basel-Stadt	28	.6	58.6	7.3	7.0	5.4	11.6	2.0	1.7	13.5	18.3	13.6	.41	(.09)	.54	(.11)	.37	(.09)	.30	(.12)	118.1	22.3	7	Basel-Stadt
Basel-Land	19	.6	54.2	4.3	4.8	3.9	9.1	1.1	1.9	10.4	14.9	7.8	.33	(.08)	.41	(.10)	.30	(.08)	.08	(.06)	84.4	19.4	18	Basel-Land
Schaffhausen	3	.2	63.0	2.2	2.1	2.0	2.0	3.9	-	-	7.0	9.2	.13	(.09)	.21	(.12)	.08	(.08)	.08	(.08)	39.1	22.6	26	Schaffhausen
Ausserrhoden	7	.6	59.4	7.5	8.4	7.2	15.6	5.0	2.5	10.2	32.2	-	.61	(.25)	.61	(.25)	.53	(.24)	.18	(.18)	129.5	48.9	5	Ausserrhoden
Innerrhoden	1	.3	69.5	3.8	3.4	2.6	-	-	-	-	-	46.6	-	(-)	.43	(.43)	-	(-)	.43	(.43)	71.5	71.5	21	Innerrhoden
St. Gallen	56	.7	56.1	7.2	8.0	6.4	12.8	2.9	2.8	11.0	26.0	22.8	.50	(.08)	.73	(.10)	.43	(.08)	.26	(.07)	140.4	18.8	4	St. Gallen
Graubünden	16	.5	58.5	4.9	5.3	4.2	7.1	1.4	2.6	2.8	16.4	16.3	.29	(.09)	.45	(.12)	.24	(.08)	.16	(.08)	92.4	23.1	15	Graubünden
Aargau	46	.6	56.8	5.1	5.4	4.3	6.7	1.0	3.2	4.6	11.3	21.2	.27	(.05)	.48	(.08)	.22	(.05)	.36	(.10)	100.2	14.8	11	Aargau
Thurgau	13	.3	41.9	3.6	3.7	3.0	8.0	-	4.2	4.9	5.7	7.0	.24	(.08)	.32	(.09)	.23	(.07)	.08	(.06)	66.1	18.3	23	Thurgau
Ticino	22	.4	55.3	4.4	4.5	3.9	6.8	3.8	2.7	1.5	16.4	2.4	.32	(.08)	.34	(.08)	.23	(.07)	.15	(.10)	77.3	16.5	20	Ticino
Vaud	55	.5	61.3	5.4	5.4	4.1	8.0	-	2.1	10.3	10.7	20.2	.28	(.05)	.49	(.07)	.26	(.05)	.30	(.07)	96.2	13.0	12	Vaud
Valais	18	.4	51.9	4.1	4.5	3.7	5.2	1.0	3.0	6.0	10.1	3.7	.27	(.07)	.30	(.08)	.18	(.06)	.23	(.12)	82.6	19.5	19	Valais
Neuchâtel	21	.6	58.0	6.9	7.1	5.5	15.5	-	2.2	12.9	30.1	13.1	.51	(.12)	.64	(.14)	.51	(.12)	.13	(.07)	121.7	26.6	6	Neuchâtel
Geneva	32	.5	64.2	4.8	5.0	3.8	6.0	.9	1.2	4.3	12.8	23.6	.22	(.06)	.47	(.09)	.20	(.05)	.42	(.11)	89.3	15.8	16	Genève
Jura	6	.4	61.6	4.7	5.0	3.8	8.6	-	-	-	31.4	20.4	.33	(.17)	.52	(.21)	.33	(.17)	.19	(.13)	86.5	35.3	17	Jura
Zürich (city)	49	.5	60.5	7.1	6.5	5.2	8.7	2.4	1.8	8.8	15.4	25.3	.34	(.07)	.59	(.09)	.28	(.06)	.32	(.07)	114.5	16.4	5	Zürich (Stadt)
Basel (city)	26	.6	58.9	7.6	7.3	5.7	11.9	2.3	1.9	15.3	15.5	15.2	.41	(.10)	.56	(.12)	.37	(.09)	.33	(.13)	122.8	24.1	4	Basel (Stadt)
Geneva (city)	15	.4	65.2	5.2	4.9	4.0	5.3	2.6	.7	2.4	12.4	17.0	.22	(.09)	.39	(.12)	.18	(.08)	.43	(.16)	86.7	22.4	8	Genève (ville)
Bern (city)	31	1.0	58.5	11.8	10.8	8.0	19.9	-	3.2	18.8	41.7	23.1	.70	(.15)	.92	(.17)	.68	(.15)	.45	(.19)	190.3	34.2	1	Bern (Stadt)
Lausanne	13	.5	69.7	5.6	4.8	3.4	4.4	-	1.8	3.4	8.2	25.5	.17	(.08)	.43	(.14)	.15	(.08)	.49	(.18)	96.8	26.9	7	Lausanne
Winterthur	8	.5	58.1	4.7	4.9	4.1	6.3	3.3	-	9.5	11.7	22.8	.25	(.11)	.49	(.18)	.20	(.10)	.24	(.14)	84.6	29.9	9	Winterthur
St. Gallen (city)	10	.7	50.0	7.1	7.3	6.3	12.4	8.2	2.9	12.6	14.3	8.7	.48	(.17)	.57	(.20)	.38	(.16)	.25	(.18)	129.3	40.9	3	St. Gallen (Stadt)
Luzern (city)	13	.9	63.5	11.4	10.3	8.5	15.6	6.2	3.8	13.5	30.7	26.1	.64	(.22)	.90	(.26)	.52	(.20)	.39	(.20)	182.6	50.6	2	Luzern (Stadt)
Biel/Bienne	6	.5	47.6	5.9	5.7	5.0	10.2	6.2	2.1	14.2	8.6	11.6	.38	(.17)	.50	(.21)	.31	(.16)	.12	(.12)	98.5	40.2	6	Biel/Bienne
German Switzerland	501	.6	57.7	5.5	5.8	4.7	8.9	1.6	2.3	8.1	16.0	17.1	.34	(.02)	.51	(.03)	.29	(.02)	.25	(.02)	102.8	4.6		Deutschschweiz
-Northwestern	226	.6	57.5	5.9	6.2	5.0	9.9	1.4	2.5	9.4	17.9	16.0	.37	(.03)	.53	(.04)	.33	(.03)	.26	(.04)	108.6	7.2		-Nordwestschweiz
-Northeastern	165	.5	57.1	4.9	5.2	4.1	7.7	1.2	2.1	7.3	13.1	17.6	.29	(.03)	.47	(.04)	.25	(.03)	.24	(.04)	92.0	7.2		-Nordostschweiz
-Alps/Prealps	110	.6	58.6	5.8	6.2	5.0	8.6	2.5	2.6	6.5	17.1	18.5	.36	(.04)	.54	(.06)	.29	(.04)	.25	(.05)	110.2	10.5		-Alpen/Voralpen
French Switzerland	146	.5	58.5	5.2	5.3	4.1	8.2	.4	2.1	8.0	14.7	17.2	.30	(.03)	.47	(.04)	.27	(.03)	.27	(.04)	95.0	7.9		Romandie
Italian Switzerland	24	.4	55.3	4.5	4.6	4.1	7.5	3.6	2.6	2.9	17.4	2.3	.34	(.08)	.36	(.08)	.26	(.07)	.15	(.09)	79.9	16.3		Svizzera italiana
>100000 inhabitants	134	.6	61.0	7.4	6.8	5.3	9.8	1.7	1.8	9.6	18.1	21.9	.36	(.04)	.58	(.06)	.32	(.04)	.38	(.06)	120.8	10.4	1	>100000 Einwohner
20000-99999 inh.	90	.5	55.2	5.4	5.6	4.6	9.3	2.6	2.4	8.7	15.1	12.8	.35	(.04)	.48	(.05)	.30	(.04)	.18	(.04)	98.7	10.4	4	20000-99999 Einwohner
10000-19999 inh.	78	.5	59.5	4.6	5.1	4.0	7.5	.9	1.1	8.0	14.9	19.4	.28	(.04)	.47	(.06)	.25	(.04)	.27	(.06)	89.0	10.1	6	10000-19999 Einwohner
5000-9999 inh.	98	.6	57.2	5.7	6.3	5.0	10.7	1.1	2.9	7.8	19.5	18.6	.39	(.05)	.57	(.06)	.35	(.05)	.25	(.05)	110.7	11.2	2	5000-9999 Einwohner
2800-4999 inh.	89	.6	59.2	5.4	5.9	4.6	8.2	1.1	2.4	4.7	18.4	22.4	.33	(.04)	.55	(.06)	.28	(.04)	.30	(.06)	104.5	11.1	3	2800-4999 Einwohner
1200-2799 inh.	82	.4	52.4	4.0	4.4	3.7	7.0	1.5	2.1	7.5	11.5	8.5	.28	(.04)	.37	(.04)	.23	(.03)	.15	(.04)	78.3	8.7	7	1200-2799 Einwohner
<1200 inhabitants	100	.5	55.0	5.3	5.5	4.4	8.0	1.4	3.2	7.9	13.5	12.3	.33	(.04)	.46	(.05)	.26	(.04)	.19	(.04)	97.3	9.7	5	<1200 Einwohner
Switzerland	671	.5	57.9	5.4	5.7	4.5	8.6	1.4	2.3	7.8	15.8	16.4	.33	(.02)	.50	(.02)	.28	(.02)	.25	(.02)	100.0	.	.	Schweiz / Suisse

Females	N	% ON NEOP	MED AGE	CRUDE RATE	STANDARDIZED RATES			AGE-SPECIFIC RATES					CUMULATIVE RATES (STANDARD ERRORS)								SMR	S.E.	RANK	Frauen
					EUROP.	WORLD	TRUNC	0-14	15-44	45-54	55-64	65-74	0-64		0-74		35-64		65-84					
Zürich	107	.5	62.7	4.6	4.2	3.3	5.1	1.1	1.7	5.2	9.9	15.1	.22	(.03)	.37	(.04)	.17	(.03)	.26	(.04)	110.0	10.6	10	Zürich
Bern	59	.4	61.4	3.2	2.9	2.5	3.6	1.8	.9	3.2	8.8	8.3	.17	(.03)	.26	(.04)	.13	(.03)	.13	(.03)	73.2	9.5	24	Bern
Luzern	25	.5	64.2	4.2	4.2	3.0	6.7	-	.4	7.4	16.0	9.3	.24	(.06)	.34	(.08)	.24	(.06)	.19	(.06)	104.1	20.8	13	Luzern
Uri	-	-	.	-	-	-	-	-	-	-	-	-	-	(-)	-	(-)	-	(-)	-	(-)	.	.	25	Uri
Schwyz	9	.5	55.8	4.7	5.0	4.2	6.4	2.3	1.2	9.7	12.0	12.7	.29	(.12)	.42	(.15)	.22	(.11)	.21	(.12)	122.5	40.8	4	Schwyz
Obwalden	2	.5	31.8	4.0	4.7	4.5	7.7	-	9.8	-	-	-	.33	(.24)	.33	(.24)	.20	(.20)	-	(-)	98.2	69.5	16	Obwalden
Nidwalden	-	-	.	-	-	-	-	-	-	-	-	-	-	(-)	-	(-)	-	(-)	-	(-)	.	.	25	Nidwalden
Glarus	4	.5	57.2	5.4	5.8	4.3	14.0	-	-	12.1	36.8	-	.48	(.24)	.48	(.24)	.48	(.24)	-	(-)	121.3	60.6	5	Glarus
Zug	7	.7	50.2	4.6	5.0	4.0	8.2	-	2.7	18.2	-	9.2	.28	(.13)	.36	(.15)	.23	(.12)	.21	(.15)	126.7	47.9	3	Zug
Fribourg	17	.6	59.6	4.6	4.9	4.3	5.8	2.6	1.2	7.9	8.2	19.1	.25	(.08)	.44	(.11)	.18	(.07)	.23	(.09)	117.7	28.6	6	Fribourg
Solothurn	19	.5	60.1	4.3	3.8	3.1	3.6	-	2.7	5.5	4.3	19.9	.18	(.06)	.38	(.09)	.12	(.05)	.23	(.08)	102.2	23.5	15	Solothurn
Basel-Stadt	37	.7	64.0	8.5	7.1	6.1	8.9	4.2	1.7	12.0	15.0	16.1	.40	(.09)	.56	(.11)	.29	(.07)	.35	(.09)	168.0	27.6	2	Basel-Stadt
Basel-Land	19	.7	57.8	4.3	4.4	3.3	7.3	-	1.5	10.5	12.2	6.5	.27	(.07)	.34	(.09)	.24	(.07)	.23	(.11)	113.1	26.0	8	Basel-Land
Schaffhausen	5	.4	69.3	3.5	2.9	2.1	4.1	-	-	11.7	-	13.6	.12	(.08)	.25	(.13)	.12	(.08)	.28	(.18)	78.6	35.1	20	Schaffhausen
Ausserrhoden	5	.4	53.5	5.2	5.7	4.7	9.3	-	2.7	19.6	9.3	9.3	.37	(.18)	.46	(.21)	.29	(.17)	.09	(.09)	112.7	50.4	9	Ausserrhoden
Innerrhoden	2	.8	46.5	7.9	9.6	8.0	10.7	-	10.8	-	40.4	-	.81	(.57)	.81	(.57)	.41	(.41)	-	(-)	181.2	128.1	1	Innerrhoden
St. Gallen	27	.4	56.3	3.4	3.4	2.8	4.9	2.4	.3	7.1	8.9	9.6	.20	(.05)	.30	(.06)	.17	(.04)	.14	(.05)	83.5	16.1	19	St. Gallen
Graubünden	12	.4	61.8	3.6	3.5	3.3	2.8	3.0	2.1	-	3.0	16.6	.16	(.06)	.32	(.10)	.08	(.05)	.21	(.09)	89.5	25.8	18	Graubünden
Aargau	37	.5	63.7	4.1	4.1	3.2	5.5	.5	1.2	5.7	9.6	18.2	.21	(.05)	.39	(.07)	.18	(.05)	.27	(.07)	105.6	17.4	12	Aargau
Thurgau	12	.3	60.2	3.2	3.4	2.8	6.2	1.3	.7	7.2	10.5	5.7	.23	(.08)	.29	(.09)	.21	(.07)	.09	(.06)	77.4	22.3	21	Thurgau
Ticino	19	.4	65.2	3.4	2.9	2.4	2.8	2.0	.4	4.3	4.9	13.5	.14	(.05)	.27	(.07)	.09	(.04)	.20	(.07)	76.2	17.5	22	Ticino
Vaud	49	.5	56.0	4.5	4.5	3.8	7.7	2.2	2.1	6.9	12.1	7.6	.29	(.05)	.37	(.06)	.24	(.04)	.14	(.04)	103.9	14.8	14	Vaud
Valais	18	.6	57.1	4.1	4.2	3.4	5.7	1.0	2.0	8.1	7.1	8.9	.24	(.07)	.33	(.09)	.18	(.06)	.28	(.13)	107.9	25.4	11	Valais
Neuchâtel	14	.4	57.8	4.3	3.8	2.9	4.1	-	2.9	7.2	2.7	12.8	.19	(.07)	.32	(.09)	.13	(.06)	.21	(.09)	97.3	26.0	17	Neuchâtel
Geneva	35	.6	67.4	4.8	4.1	3.0	5.4	-	.6	10.5	5.6	15.9	.18	(.05)	.34	(.07)	.17	(.05)	.33	(.08)	114.5	19.3	7	Genève
Jura	4	.3	59.7	3.0	3.0	2.1	6.0	-	-	6.7	15.1	-	.22	(.13)	.22	(.13)	.22	(.13)	.10	(.10)	73.5	36.7	23	Jura
Zürich (city)	44	.5	64.8	5.6	4.0	3.0	5.3	-	1.6	4.8	12.1	13.5	.22	(.05)	.35	(.06)	.18	(.04)	.25	(.05)	109.2	16.5	4	Zürich (Stadt)
Basel (city)	34	.7	64.2	8.8	7.3	6.3	9.3	4.9	1.3	11.7	16.8	17.7	.41	(.10)	.59	(.12)	.31	(.08)	.36	(.10)	171.9	29.5	3	Basel (Stadt)
Geneva (city)	17	.5	68.0	5.0	3.7	2.6	4.9	-	-	8.9	7.4	13.5	.16	(.06)	.30	(.09)	.16	(.06)	.27	(.10)	105.9	25.7	5	Genève (ville)
Bern (city)	14	.4	61.0	4.4	3.7	3.5	3.2	2.9	2.3	-	12.5	10.1	.23	(.08)	.33	(.09)	.12	(.06)	.13	(.06)	89.2	23.8	7	Bern (Stadt)
Lausanne	12	.4	54.3	4.3	4.5	4.2	6.6	5.8	-	11.7	9.5	3.2	.30	(.10)	.33	(.11)	.21	(.08)	.13	(.08)	92.8	26.8	6	Lausanne
Winterthur	14	.8	69.0	7.9	6.4	5.2	6.5	3.5	2.6	4.7	5.2	38.9	.24	(.11)	.64	(.19)	.18	(.09)	.54	(.18)	178.6	47.7	1	Winterthur
St. Gallen (city)	6	.3	69.5	3.7	2.8	1.9	3.4	-	-	10.7	-	11.5	.11	(.08)	.22	(.11)	.11	(.08)	.30	(.16)	82.9	33.8	8	St. Gallen (Stadt)
Luzern (city)	12	.8	64.5	8.7	6.3	4.3	10.6	-	-	-	41.4	11.2	.41	(.16)	.52	(.18)	.41	(.16)	.25	(.13)	173.8	50.2	2	Luzern (Stadt)
Biel/Bienne	4	.3	59.1	3.5	3.0	2.3	3.7	-	2.1	-	14.4	8.5	.21	(.12)	.30	(.15)	.15	(.10)	.08	(.08)	76.1	38.0	9	Biel/Bienne
German Switzerland	394	.5	60.7	4.2	4.0	3.2	5.3	1.3	1.3	6.3	9.8	11.9	.22	(.02)	.34	(.02)	.18	(.01)	.21	(.02)	100.4	5.1	.	Deutschschweiz
-Northwestern	177	.5	62.6	4.4	4.1	3.3	5.6	1.0	1.3	5.8	11.9	12.5	.23	(.02)	.36	(.03)	.19	(.02)	.22	(.03)	105.2	7.9	.	-Nordwestschweiz
-Northeastern	144	.5	62.1	4.1	3.8	3.0	5.1	1.0	1.3	6.4	8.5	13.0	.21	(.02)	.34	(.03)	.17	(.02)	.22	(.03)	97.9	8.2	.	-Nordostschweiz
-Alps/Prealps	73	.4	55.1	3.9	3.9	3.4	5.4	2.2	1.5	7.5	7.5	8.7	.23	(.03)	.32	(.04)	.17	(.03)	.15	(.03)	95.1	11.1	.	-Alpen/Voralpen
French Switzerland	131	.5	59.6	4.4	4.2	3.4	6.0	1.1	1.6	7.8	8.4	11.8	.23	(.03)	.35	(.03)	.19	(.02)	.21	(.03)	104.3	9.1	.	Romandie
Italian Switzerland	19	.4	65.2	3.2	2.7	2.3	2.7	1.9	.4	4.1	4.6	12.8	.13	(.04)	.26	(.06)	.09	(.04)	.19	(.06)	72.5	16.6	.	Svizzera italiana
>100000 inhabitants	121	.5	64.0	5.7	4.6	3.8	5.9	2.2	1.1	7.0	12.0	12.6	.26	(.03)	.39	(.04)	.20	(.03)	.24	(.03)	115.5	10.5	1	>100000 Einwohner
20000-99999 inh.	90	.6	64.5	5.0	4.3	3.3	5.5	.7	1.4	6.7	9.2	16.4	.21	(.03)	.38	(.04)	.18	(.03)	.29	(.05)	114.4	12.1	2	20000-99999 Einwohner
10000-19999 inh.	78	.6	54.9	4.4	4.5	3.8	6.7	1.3	1.8	9.7	9.3	11.6	.27	(.04)	.38	(.05)	.21	(.03)	.17	(.04)	109.4	12.4	3	10000-19999 Einwohner
5000-9999 inh.	75	.5	59.0	4.2	4.1	3.1	5.9	.8	1.2	8.6	8.9	11.6	.23	(.03)	.34	(.04)	.19	(.03)	.24	(.05)	106.0	12.2	4	5000-9999 Einwohner
2800-4999 inh.	46	.3	57.2	2.7	2.8	2.3	3.5	.6	1.5	4.7	5.1	8.1	.16	(.03)	.24	(.04)	.11	(.03)	.14	(.04)	70.3	10.4	7	2800-4999 Einwohner
1200-2799 inh.	69	.4	55.8	3.5	3.6	3.1	5.2	2.1	1.3	5.0	10.1	9.1	.22	(.03)	.32	(.04)	.18	(.03)	.13	(.03)	88.4	10.6	5	1200-2799 Einwohner
<1200 inhabitants	65	.4	60.7	3.5	3.4	2.8	4.2	1.2	1.2	3.9	8.0	12.9	.18	(.03)	.30	(.04)	.14	(.03)	.20	(.04)	86.7	10.8	6	<1200 Einwohner
Switzerland	544	.5	60.3	4.2	4.0	3.2	5.4	1.3	1.4	6.6	9.2	12.0	.22	(.01)	.34	(.02)	.18	(.01)	.21	(.02)	100.0	.	.	Schweiz / Suisse

Thyroid   1979 – 82   Schilddrüse
Tiroide   Thyroïde

Males	N	% ON NEOP	MED AGE	CRUDE RATE	EUROP.	WORLD	TRUNC	0-14	15-44	45-54	55-64	65-74	0-64	0-74	35-64	65-84	SMR	S.E.	RANK	Männer
					STANDARDIZED RATES			AGE-SPECIFIC RATES					CUMULATIVE RATES (STANDARD ERRORS)							
Zürich	30	.6	77.4	1.4	1.4	.8	.7	-	-	.4	2.0	4.6	.02 (.01)	.07 (.02)	.02 (.01)	.27 (.06)	100.3	18.3	13	Zürich
Bern	27	.6	71.6	1.5	1.3	.9	.9	-	.1	-	2.7	8.3	.03 (.01)	.11 (.03)	.03 (.01)	.22 (.05)	96.5	18.6	14	Bern
Luzern	8	.5	64.5	1.4	1.5	1.1	2.1	-	-	-	7.7	7.1	.08 (.04)	.15 (.06)	.08 (.04)	.11 (.06)	101.5	35.9	12	Luzern
Uri	-	-	.	-	-	-	-	-	-	-	-	-	- (-)	- (-)	- (-)	- (-)	-	.	24	Uri
Schwyz	2	.4	76.6	1.0	1.0	.6	-	-	-	-	-	8.0	- (-)	.09 (.09)	- (-)	.34 (.27)	84.5	59.8	17	Schwyz
Obwalden	1	1.0	70.0	1.9	1.6	1.2	-	-	-	-	-	22.4	- (-)	.20 (.20)	- (-)	.20 (.20)	133.7	133.7	7	Obwalden
Nidwalden	-	-	.	-	-	-	-	-	-	-	-	-	- (-)	- (-)	- (-)	- (-)	-	.	24	Nidwalden
Glarus	-	-	.	-	-	-	-	-	-	-	-	-	- (-)	- (-)	- (-)	- (-)	-	.	24	Glarus
Zug	3	1.1	68.1	2.0	2.7	2.0	2.7	-	-	-	8.7	24.0	.10 (.10)	.35 (.20)	.10 (.10)	.24 (.17)	196.2	113.3	2	Zug
Fribourg	6	.6	73.2	1.6	1.6	1.0	.7	-	-	-	2.9	14.7	.03 (.03)	.18 (.08)	.03 (.03)	.22 (.10)	117.5	48.0	9	Fribourg
Solothurn	5	.4	79.5	1.2	1.4	.7	-	-	-	-	-	3.1	- (-)	.03 (.03)	- (-)	.14 (.08)	81.7	36.5	18	Solothurn
Basel-Stadt	5	.3	81.1	1.3	1.1	.7	.7	-	-	-	2.3	2.7	.03 (.03)	.05 (.04)	.03 (.03)	.19 (.12)	70.9	31.7	20	Basel-Stadt
Basel-Land	9	1.0	64.2	2.1	2.8	1.8	3.2	-	-	-	12.4	7.8	.12 (.06)	.19 (.07)	.12 (.06)	.14 (.08)	181.2	60.4	5	Basel-Land
Schaffhausen	2	.5	78.8	1.5	1.2	.6	-	-	-	-	-	-	- (-)	- (-)	- (-)	.44 (.32)	96.4	68.1	15	Schaffhausen
Ausserrhoden	2	.8	81.2	2.1	1.6	.8	-	-	-	-	-	-	- (-)	- (-)	- (-)	.18 (.18)	112.2	79.3	10	Ausserrhoden
Innerrhoden	1	1.6	88.9	3.8	6.6	3.3	-	-	-	-	-	-	- (-)	- (-)	- (-)	- (-)	227.8	227.8	1	Innerrhoden
St. Gallen	11	.6	75.1	1.4	1.5	.9	.7	-	.3	-	1.4	5.3	.02 (.02)	.07 (.03)	.02 (.02)	.23 (.09)	103.8	31.3	11	St. Gallen
Graubünden	1	.1	78.0	.3	.3	.1	-	-	-	-	-	-	- (-)	- (-)	- (-)	.07 (.07)	21.3	21.3	23	Graubünden
Aargau	21	1.0	75.3	2.3	2.9	1.7	1.9	-	-	1.8	5.0	7.1	.07 (.03)	.14 (.05)	.07 (.03)	.43 (.13)	193.0	42.1	3	Aargau
Thurgau	10	1.1	73.6	2.7	2.6	1.6	1.5	-	-	2.5	2.9	10.6	.05 (.04)	.15 (.07)	.05 (.04)	.50 (.20)	186.8	59.1	4	Thurgau
Ticino	5	.4	75.6	1.0	.9	.5	-	-	-	-	-	4.8	- (-)	.05 (.03)	- (-)	.22 (.11)	67.2	30.0	21	Ticino
Vaud	5	.2	75.6	.5	.4	.2	-	-	-	-	-	2.5	- (-)	.02 (.02)	- (-)	.08 (.04)	31.8	14.2	22	Vaud
Valais	4	.4	76.0	.9	1.3	.7	.6	-	-	-	2.5	-	.02 (.02)	.02 (.02)	.02 (.02)	.13 (.09)	77.5	38.8	19	Valais
Neuchâtel	4	.4	67.6	1.3	1.3	.8	.7	-	-	-	3.0	8.7	.03 (.03)	.11 (.06)	.03 (.03)	.15 (.09)	86.6	43.3	16	Neuchâtel
Geneva	11	.6	69.9	1.7	1.8	1.2	.9	-	-	1.1	1.6	14.2	.03 (.02)	.17 (.06)	.03 (.02)	.31 (.11)	124.5	37.5	8	Genève
Jura	3	.8	72.0	2.3	2.3	1.6	2.7	-	-	7.0	-	10.2	.07 (.07)	.18 (.13)	.07 (.07)	.27 (.20)	157.0	90.6	6	Jura
Zürich (city)	16	.7	74.9	2.3	1.7	1.1	1.5	-	-	1.1	3.8	5.9	.05 (.03)	.11 (.04)	.05 (.03)	.30 (.10)	122.2	30.5	1	Zürich (Stadt)
Basel (city)	4	.3	75.7	1.2	.8	.5	.8	-	-	-	2.6	3.0	.03 (.03)	.06 (.04)	.03 (.03)	.21 (.13)	62.9	31.4	6	Basel (Stadt)
Geneva (city)	4	.4	67.8	1.4	1.2	.9	.9	-	-	-	3.1	8.5	.04 (.04)	.12 (.07)	.04 (.04)	.20 (.13)	82.8	41.4	4	Genève (ville)
Bern (city)	3	.3	78.9	1.1	.7	.4	-	-	-	-	-	3.9	- (-)	.04 (.04)	- (-)	.22 (.14)	60.3	34.8	7	Bern (Stadt)
Lausanne	2	.2	72.0	.9	.7	.4	-	-	-	-	-	5.1	- (-)	.05 (.05)	- (-)	.13 (.09)	51.4	36.3	9	Lausanne
Winterthur	2	.5	85.5	1.2	1.3	.7	-	-	-	-	-	-	- (-)	- (-)	- (-)	.23 (.23)	76.7	54.2	5	Winterthur
St. Gallen (city)	2	.5	67.3	1.4	1.3	1.0	-	-	-	-	-	17.3	- (-)	.16 (.11)	- (-)	.16 (.11)	92.0	65.1	2	St. Gallen (Stadt)
Luzern (city)	2	.5	70.9	1.7	1.3	.9	2.1	-	-	-	7.7	-	.08 (.08)	.08 (.08)	.08 (.08)	.13 (.13)	90.5	64.0	3	Luzern (Stadt)
Biel/Bienne	1	.4	66.1	1.0	.9	.7	-	-	-	-	-	11.6	- (-)	.11 (.11)	- (-)	.11 (.11)	58.9	58.9	8	Biel/Bienne
German Switzerland	135	.6	74.4	1.5	1.5	1.0	1.0	-	.0	.4	3.0	5.6	.04 (.01)	.09 (.01)	.04 (.01)	.23 (.03)	105.7	9.1	.	Deutschschweiz
-Northwestern	58	.6	73.4	1.5	1.6	1.0	1.3	-	.1	.4	4.3	4.6	.05 (.01)	.10 (.02)	.05 (.01)	.20 (.04)	107.6	14.1	.	-Nordwestschweiz
-Northeastern	52	.6	76.0	1.5	1.6	1.0	.8	-	-	.5	2.2	5.9	.03 (.01)	.09 (.02)	.03 (.01)	.29 (.05)	113.5	15.7	.	-Nordostschweiz
-Alps/Prealps	25	.5	73.4	1.3	1.3	.8	.6	-	.1	-	1.7	6.8	.02 (.01)	.09 (.02)	.02 (.01)	.19 (.05)	89.3	17.9	.	-Alpen/Voralpen
French Switzerland	36	.4	72.5	1.3	1.2	.8	.6	-	-	.6	1.4	8.8	.02 (.01)	.11 (.02)	.02 (.01)	.20 (.04)	89.1	14.9	.	Romandie
Italian Switzerland	5	.3	75.6	.9	.8	.5	-	-	-	-	-	4.6	- (-)	.05 (.03)	- (-)	.21 (.10)	63.3	28.3	.	Svizzera italiana
>100000 inhabitants	29	.4	72.0	1.6	1.2	.8	.8	-	-	.4	2.4	5.3	.03 (.01)	.08 (.02)	.03 (.01)	.24 (.05)	87.5	16.2	6	>100000 Einwohner
20000-99999 inh.	24	.5	71.1	1.5	1.5	1.0	1.0	-	.1	.5	2.4	8.0	.03 (.01)	.11 (.03)	.03 (.01)	.18 (.05)	99.8	20.4	5	20000-99999 Einwohner
10000-19999 inh.	25	.6	75.6	1.5	1.7	1.1	1.0	-	-	.5	3.2	5.6	.04 (.01)	.09 (.03)	.04 (.01)	.25 (.07)	119.5	23.9	2	10000-19999 Einwohner
5000-9999 inh.	26	.6	78.6	1.5	1.8	1.0	.5	-	-	-	1.9	5.3	.02 (.01)	.07 (.02)	.02 (.01)	.35 (.08)	120.4	23.6	1	5000-9999 Einwohner
2800-4999 inh.	24	.6	72.4	1.4	1.6	1.0	.9	-	.1	-	2.7	10.8	.03 (.01)	.14 (.03)	.03 (.01)	.21 (.05)	112.5	23.0	3	2800-4999 Einwohner
1200-2799 inh.	19	.4	73.7	.9	1.1	.7	1.0	-	-	.4	3.3	2.1	.04 (.01)	.06 (.02)	.04 (.01)	.11 (.04)	70.5	16.2	7	1200-2799 Einwohner
<1200 inhabitants	29	.6	74.4	1.5	1.4	.9	.7	-	-	.9	1.6	7.5	.02 (.01)	.10 (.03)	.02 (.01)	.24 (.05)	103.7	19.2	4	<1200 Einwohner
Switzerland	176	.5	73.5	1.4	1.4	.9	.8	-	.0	.4	2.5	6.2	.03 (.00)	.09 (.01)	.03 (.00)	.22 (.02)	100.0	.	.	Schweiz / Suisse

Females	N	% ON NEOP	MED AGE	CRUDE RATE	STANDARDIZED RATES EUROP.	WORLD	TRUNC	AGE-SPECIFIC RATES 0-14	15-44	45-54	55-64	65-74	CUMULATIVE RATES (STANDARD ERRORS) 0-64	0-74	35-64	65-84	SMR	S.E.	RANK	Frauen
Zürich	53	1.1	77.3	2.3	1.5	.9	.8	-	-	.7	2.2	6.6	.03 (.01)	.09 (.02)	.03 (.01)	.28 (.04)	102.1	14.0	13	Zürich
Bern	52	1.4	73.5	2.8	1.9	1.2	1.3	-	-	1.4	2.9	11.0	.04 (.01)	.16 (.03)	.04 (.01)	.26 (.04)	118.2	16.4	11	Bern
Luzern	9	.8	79.4	1.5	1.2	.7	.9	-	-	-	3.6	-	.04 (.02)	.04 (.02)	.04 (.02)	.13 (.06)	73.2	24.4	18	Luzern
Uri	1	1.1	59.4	1.5	1.6	1.1	3.5	-	-	-	14.6	-	.13 (.13)	.13 (.13)	.13 (.13)	- (-)	79.2	79.2	17	Uri
Schwyz	1	.3	75.0	.5	.4	.3	-	-	-	-	-	6.4	- (-)	.07 (.07)	- (-)	.07 (.07)	26.8	26.8	24	Schwyz
Obwalden	3	3.5	71.9	5.9	4.5	3.1	5.4	-	-	-	20.1	21.7	.21 (.21)	.43 (.30)	.21 (.21)	.50 (.35)	291.0	168.0	1	Obwalden
Nidwalden	-	-	.	-	-	-	-	-	-	-	-	-	- (-)	- (-)	- (-)	- (-)	-	.	25	Nidwalden
Glarus	-	-	.	-	-	-	-	-	-	-	-	-	- (-)	- (-)	- (-)	- (-)	-	.	25	Glarus
Zug	4	1.5	67.9	2.6	2.7	2.0	2.4	-	-	-	8.2	18.4	.09 (.09)	.27 (.15)	.09 (.09)	.38 (.23)	154.4	77.2	7	Zug
Fribourg	7	1.1	73.9	1.9	1.7	1.1	1.6	-	-	2.6	2.7	6.4	.05 (.04)	.12 (.06)	.05 (.04)	.21 (.12)	99.1	37.5	14	Fribourg
Solothurn	16	1.7	76.6	3.6	2.6	1.6	1.8	-	-	-	6.4	12.4	.07 (.04)	.20 (.07)	.07 (.04)	.39 (.12)	167.0	41.7	6	Solothurn
Basel-Stadt	10	.7	86.0	2.3	1.3	.7	1.0	-	-	1.7	1.9	-	.03 (.02)	.03 (.02)	.03 (.02)	.06 (.04)	72.1	22.8	20	Basel-Stadt
Basel-Land	7	1.0	75.6	1.6	1.5	.9	1.3	-	-	-	4.9	3.3	.05 (.04)	.08 (.05)	.05 (.04)	.17 (.09)	93.7	35.4	16	Basel-Land
Schaffhausen	6	1.9	76.9	4.2	2.8	1.8	3.8	-	-	5.8	6.3	-	.12 (.08)	.12 (.08)	.12 (.08)	.46 (.24)	171.0	69.8	5	Schaffhausen
Ausserrhoden	5	2.1	79.9	5.2	2.5	1.5	-	-	-	-	-	18.6	- (-)	.19 (.13)	- (-)	.45 (.23)	171.5	76.7	4	Ausserrhoden
Innerrhoden	1	2.2	60.4	4.0	4.1	3.3	10.7	-	-	-	40.4	-	.41 (.41)	.41 (.41)	.41 (.41)	- (-)	147.8	147.8	8	Innerrhoden
St. Gallen	22	1.4	78.7	2.8	1.9	1.2	1.1	-	-	-	3.8	6.9	.04 (.02)	.11 (.04)	.04 (.02)	.31 (.08)	126.3	26.9	10	St. Gallen
Graubünden	12	1.9	76.4	3.6	2.7	1.6	1.5	-	-	-	6.1	10.0	.06 (.04)	.16 (.07)	.06 (.04)	.40 (.14)	172.5	49.8	2	Graubünden
Aargau	17	1.0	73.0	1.9	1.6	1.0	1.0	-	-	-	3.6	9.8	.04 (.02)	.14 (.04)	.04 (.02)	.20 (.06)	99.1	24.0	15	Aargau
Thurgau	10	1.4	72.1	2.7	1.9	1.3	1.5	-	-	-	5.3	11.4	.06 (.04)	.17 (.07)	.06 (.04)	.29 (.12)	118.1	37.3	12	Thurgau
Ticino	8	.7	70.4	1.4	.9	.6	-	-	-	-	-	8.4	- (-)	.08 (.04)	- (-)	.19 (.07)	60.1	21.2	22	Ticino
Vaud	17	.8	73.0	1.5	1.1	.7	.8	-	-	.8	1.7	5.7	.03 (.01)	.08 (.03)	.03 (.01)	.09 (.03)	64.3	15.6	21	Vaud
Valais	10	1.4	76.2	2.3	2.2	1.3	1.4	-	-	2.0	2.4	5.9	.05 (.03)	.10 (.05)	.05 (.03)	.26 (.11)	130.8	41.4	9	Valais
Neuchâtel	6	.8	82.5	1.8	.8	.4	-	-	-	-	-	-	- (-)	- (-)	- (-)	.26 (.12)	72.8	29.7	19	Neuchâtel
Geneva	8	.5	73.7	1.1	.9	.6	.8	-	-	-	2.8	4.8	.03 (.02)	.08 (.04)	.03 (.02)	.10 (.04)	48.0	17.0	23	Genève
Jura	5	2.0	80.6	3.8	1.9	1.0	-	-	-	-	-	-	- (-)	- (-)	- (-)	.75 (.35)	172.4	77.1	3	Jura
Zürich (city)	30	1.3	78.0	3.8	1.8	1.2	1.3	-	-	1.9	2.0	8.7	.04 (.02)	.12 (.03)	.04 (.02)	.31 (.07)	120.3	22.0	3	Zürich (Stadt)
Basel (city)	9	.7	85.6	2.3	1.3	.7	1.1	-	-	1.9	2.1	-	.04 (.03)	.04 (.03)	.04 (.03)	.06 (.04)	71.8	23.9	5	Basel (Stadt)
Geneva (city)	4	.4	75.2	1.2	.8	.5	.7	-	-	-	2.5	2.7	.03 (.03)	.06 (.04)	.03 (.03)	.08 (.06)	41.3	20.7	8	Genève (ville)
Bern (city)	12	1.4	78.0	3.8	2.2	1.5	2.4	-	-	2.6	5.0	5.1	.08 (.05)	.13 (.06)	.08 (.05)	.21 (.09)	122.0	35.2	2	Bern (Stadt)
Lausanne	6	.8	76.1	2.2	1.4	1.0	1.8	-	-	-	6.4	3.2	.07 (.05)	.10 (.06)	.07 (.05)	.07 (.05)	75.9	31.0	4	Lausanne
Winterthur	3	.8	67.7	1.7	1.4	1.0	1.5	-	-	-	5.2	5.6	.06 (.06)	.11 (.08)	.06 (.06)	.05 (.05)	68.2	39.4	7	Winterthur
St. Gallen (city)	6	1.4	78.8	3.7	1.8	.9	-	-	-	-	-	5.8	- (-)	.06 (.06)	- (-)	.39 (.18)	134.9	55.1	1	St. Gallen (Stadt)
Luzern (city)	3	.8	80.0	2.2	1.0	.5	-	-	-	-	-	-	- (-)	- (-)	- (-)	.14 (.10)	70.2	40.6	6	Luzern (Stadt)
Biel/Bienne	1	.4	80.7	.9	.3	.2	-	-	-	-	-	-	- (-)	- (-)	- (-)	.17 (.17)	33.7	33.7	9	Biel/Bienne
German Switzerland	229	1.2	76.0	2.4	1.8	1.1	1.2	-	-	.7	3.6	7.4	.04 (.01)	.12 (.01)	.04 (.01)	.25 (.02)	110.1	7.3	.	Deutschschweiz
-Northwestern	91	1.1	75.7	2.3	1.6	1.0	1.1	-	-	.6	3.1	6.5	.04 (.01)	.11 (.02)	.04 (.01)	.21 (.03)	102.6	10.8	.	-Nordwestschweiz
-Northeastern	88	1.2	77.3	2.5	1.7	1.1	1.1	-	-	.7	3.1	7.1	.04 (.01)	.11 (.02)	.04 (.01)	.29 (.04)	112.3	12.0	.	-Nordostschweiz
-Alps/Prealps	50	1.4	73.1	2.7	2.1	1.4	1.7	-	-	1.0	5.3	9.8	.06 (.02)	.16 (.03)	.06 (.02)	.23 (.04)	122.2	17.3	.	-Alpen/Voralpen
French Switzerland	53	.9	76.9	1.8	1.2	.8	.8	-	-	.6	1.9	5.2	.03 (.01)	.08 (.02)	.03 (.01)	.18 (.03)	78.0	10.7	.	Romandie
Italian Switzerland	8	.7	70.4	1.4	.8	.6	-	-	-	-	-	8.0	- (-)	.08 (.03)	- (-)	.18 (.07)	56.8	20.1	.	Svizzera italiana
>100000 inhabitants	61	1.0	78.9	2.9	1.6	1.0	1.4	-	-	1.5	3.1	5.0	.05 (.01)	.10 (.02)	.05 (.01)	.18 (.03)	94.0	12.0	6	>100000 Einwohner
20000-99999 inh.	43	1.1	76.0	2.4	1.5	1.0	.9	-	-	.4	2.6	6.8	.03 (.01)	.10 (.02)	.03 (.01)	.24 (.04)	99.6	15.2	5	20000-99999 Einwohner
10000-19999 inh.	37	1.1	75.5	2.1	1.6	1.0	.6	-	-	-	2.3	9.6	.02 (.01)	.12 (.03)	.02 (.01)	.24 (.05)	102.4	16.8	4	10000-19999 Einwohner
5000-9999 inh.	28	.8	76.8	1.6	1.3	.8	1.0	-	-	-	3.5	4.8	.04 (.01)	.08 (.02)	.04 (.01)	.18 (.04)	78.3	14.8	7	5000-9999 Einwohner
2800-4999 inh.	35	1.2	73.9	2.1	1.7	1.1	1.0	-	-	.5	3.2	8.8	.04 (.02)	.13 (.03)	.04 (.02)	.23 (.05)	106.5	18.0	2	2800-4999 Einwohner
1200-2799 inh.	46	1.3	77.2	2.3	1.8	1.1	1.2	-	-	.9	3.2	4.9	.04 (.01)	.09 (.02)	.04 (.01)	.30 (.05)	118.1	17.4	1	1200-2799 Einwohner
<1200 inhabitants	40	1.2	71.4	2.2	1.7	1.1	1.1	-	-	1.0	3.2	10.4	.04 (.01)	.15 (.03)	.04 (.01)	.25 (.05)	104.6	16.5	3	<1200 Einwohner
Switzerland	290	1.1	76.0	2.2	1.6	1.0	1.0	-	-	.6	3.0	6.9	.04 (.00)	.11 (.01)	.04 (.00)	.23 (.02)	100.0	.	.	Schweiz / Suisse

Hodgkin's and Non-Hodgkin's lymphoma   1979 – 82   Maligne Lymphome (Hodgkin- und Non-Hodgkin)
Morbo di Hodgkin e altri linfomi   Maladie de Hodgkin et autres lymphomes

Males	N	% ON NEOP	MED AGE	CRUDE RATE	STANDARDIZED RATES EUROP.	WORLD	TRUNC	AGE-SPECIFIC RATES 0-14	15-44	45-54	55-64	65-74	CUMULATIVE RATES (STANDARD ERRORS) 0-64		0-74		35-64		65-84		SMR	S.E.	RANK	Männer
Zürich	166	3.1	65.0	7.6	7.7	5.6	8.0	.5	2.9	9.7	11.2	30.9	.31	(.03)	.62	(.06)	.26	(.03)	.76	(.09)	100.9	7.8	10	Zürich
Bern	144	3.0	68.2	8.1	7.5	5.5	6.4	.8	2.8	5.4	12.6	28.3	.28	(.04)	.57	(.06)	.21	(.03)	.85	(.11)	99.0	8.3	11	Bern
Luzern	40	2.4	68.2	6.8	7.1	4.9	7.0	.8	1.1	7.5	15.3	33.1	.28	(.07)	.63	(.12)	.25	(.07)	.81	(.19)	93.7	14.8	16	Luzern
Uri	6	4.1	69.9	8.7	8.2	5.7	4.2	-	-	-	14.9	77.0	.16	(.16)	.95	(.43)	.16	(.16)	1.40	(.73)	118.0	48.2	4	Uri
Schwyz	13	2.9	66.0	6.6	8.2	5.5	8.0	2.1	-	-	30.6	15.9	.34	(.14)	.50	(.18)	.31	(.14)	.93	(.42)	97.7	27.1	12	Schwyz
Obwalden	6	5.9	47.5	11.3	13.7	11.0	32.3	-	8.4	40.2	21.3	22.4	.90	(.41)	1.15	(.48)	.90	(.41)	.25	(.25)	151.6	61.9	1	Obwalden
Nidwalden	2	1.9	57.6	3.4	4.5	3.4	11.0	-	-	16.3	20.4	-	.38	(.27)	.38	(.27)	.38	(.27)	-	(-)	51.8	36.6	23	Nidwalden
Glarus	3	1.3	71.9	4.1	4.5	3.0	4.3	-	3.1	-	-	16.1	.11	(.11)	.29	(.21)	.11	(.11)	.18	(.18)	48.2	27.8	24	Glarus
Zug	4	1.5	65.8	2.7	3.2	2.4	-	-	1.3	-	-	24.0	.04	(.04)	.26	(.16)	-	(-)	.66	(.47)	43.3	21.6	26	Zug
Fribourg	24	2.5	66.3	6.4	7.0	5.1	6.0	-	3.4	2.6	11.6	25.7	.26	(.08)	.52	(.13)	.20	(.07)	.62	(.21)	87.2	17.8	19	Fribourg
Solothurn	36	3.0	61.6	8.3	8.6	6.3	10.7	1.1	2.0	5.7	30.4	25.0	.44	(.10)	.71	(.14)	.38	(.09)	.68	(.20)	109.3	18.2	6	Solothurn
Basel-Stadt	43	3.0	73.8	11.3	8.7	6.0	4.6	2.0	2.8	1.9	9.2	35.4	.22	(.07)	.60	(.13)	.15	(.06)	1.28	(.25)	121.4	18.5	2	Basel-Stadt
Basel-Land	30	3.2	68.2	6.9	8.2	5.6	6.5	1.1	1.4	3.5	17.4	27.4	.28	(.08)	.56	(.13)	.23	(.08)	1.23	(.35)	102.4	18.7	7	Basel-Land
Schaffhausen	6	1.4	73.2	4.4	3.9	2.7	3.8	-	1.6	-	7.0	27.5	.12	(.09)	.43	(.20)	.12	(.09)	.46	(.23)	54.6	22.3	22	Schaffhausen
Ausserrhoden	7	2.7	67.1	7.5	6.6	4.9	6.7	-	-	10.2	10.7	44.2	.21	(.15)	.64	(.26)	.21	(.15)	.43	(.21)	81.2	30.7	21	Ausserrhoden
Innerrhoden	1	1.6	77.9	3.8	2.4	1.2	-	-	-	-	-	-	-	(-)	-	(-)	-	(-)	.59	(.59)	46.6	46.6	25	Innerrhoden
St. Gallen	54	3.0	65.9	7.0	7.1	5.4	5.5	.6	2.8	3.7	11.6	42.1	.25	(.05)	.66	(.10)	.18	(.05)	.73	(.15)	94.6	12.9	15	St. Gallen
Graubünden	24	2.9	63.1	7.3	7.2	5.4	6.2	-	5.2	2.8	13.1	24.5	.32	(.09)	.57	(.14)	.21	(.08)	.69	(.25)	96.1	19.6	13	Graubünden
Aargau	74	3.5	64.0	8.1	9.0	6.7	6.5	1.0	4.5	6.5	10.1	38.8	.31	(.05)	.71	(.10)	.21	(.05)	.87	(.17)	119.0	13.8	3	Aargau
Thurgau	27	3.1	63.8	7.4	7.7	5.4	9.2	1.3	3.0	2.5	20.0	17.6	.34	(.09)	.52	(.12)	.31	(.09)	.63	(.21)	95.6	18.4	14	Thurgau
Ticino	35	2.5	61.4	7.0	7.0	5.6	9.9	2.9	2.2	10.8	18.5	17.0	.42	(.09)	.60	(.11)	.34	(.08)	.47	(.16)	87.7	14.8	18	Ticino
Vaud	94	3.1	66.4	9.2	9.0	6.5	9.1	-	4.0	4.8	19.4	35.4	.37	(.06)	.73	(.09)	.31	(.05)	.75	(.13)	114.0	11.8	5	Vaud
Valais	30	2.9	61.7	6.9	7.8	6.2	8.5	2.9	2.0	4.0	25.3	32.8	.39	(.09)	.70	(.14)	.31	(.09)	.38	(.12)	102.2	18.7	8	Valais
Neuchâtel	21	2.3	72.8	6.9	6.2	4.1	3.1	-	1.5	-	9.0	34.9	.13	(.06)	.48	(.14)	.11	(.05)	1.15	(.32)	85.9	18.7	20	Neuchâtel
Geneva	50	2.6	63.3	7.6	7.7	5.5	11.0	-	2.2	6.5	23.9	23.6	.38	(.07)	.63	(.11)	.37	(.07)	.88	(.21)	101.6	14.4	9	Genève
Jura	9	2.3	64.9	7.0	6.9	5.4	8.5	-	3.6	-	23.6	30.6	.35	(.16)	.65	(.24)	.30	(.15)	.61	(.36)	90.2	30.1	17	Jura
Zürich (city)	69	2.9	65.3	10.0	8.5	6.4	8.7	1.2	5.1	8.8	7.7	29.7	.34	(.06)	.64	(.09)	.26	(.05)	.67	(.13)	105.7	12.7	5	Zürich (Stadt)
Basel (city)	39	3.0	73.8	11.5	8.7	5.9	4.4	2.3	2.5	2.2	7.7	36.5	.21	(.07)	.59	(.13)	.14	(.06)	1.28	(.26)	122.5	19.6	2	Basel (Stadt)
Geneva (city)	23	2.2	69.2	8.0	6.7	4.7	8.6	-	2.9	-	18.6	29.8	.29	(.09)	.59	(.15)	.29	(.09)	.95	(.29)	91.2	19.0	7	Genève (ville)
Bern (city)	29	3.3	73.1	11.0	8.7	6.2	7.7	-	4.8	9.4	6.4	27.0	.31	(.10)	.59	(.14)	.23	(.09)	1.27	(.34)	116.5	21.6	4	Bern (Stadt)
Lausanne	24	3.0	63.0	10.3	9.3	7.1	10.2	-	4.5	3.4	28.7	30.6	.46	(.13)	.76	(.18)	.36	(.12)	.76	(.27)	120.2	24.5	3	Lausanne
Winterthur	12	2.8	64.8	7.1	7.1	5.2	9.7	-	-	9.5	23.4	38.1	.34	(.14)	.72	(.22)	.34	(.14)	.49	(.20)	87.8	25.3	8	Winterthur
St. Gallen (city)	12	3.2	67.3	8.5	8.4	5.9	8.1	-	1.4	6.3	14.3	60.7	.27	(.13)	.89	(.27)	.27	(.13)	.62	(.23)	104.8	30.2	6	St. Gallen (Stadt)
Luzern (city)	16	3.7	70.6	14.0	10.6	7.2	12.9	-	1.9	6.8	30.7	43.5	.45	(.18)	.89	(.27)	.45	(.18)	1.36	(.48)	146.7	36.7	1	Luzern (Stadt)
Biel/Bienne	5	1.9	75.0	4.9	4.1	2.5	2.3	-	-	7.1	-	11.6	.07	(.07)	.18	(.13)	.07	(.07)	.81	(.43)	56.7	25.3	9	Biel/Bienne
German Switzerland	681	2.9	66.8	7.5	7.6	5.5	6.9	.8	2.7	6.1	13.0	30.2	.29	(.02)	.59	(.03)	.23	(.02)	.80	(.05)	98.7	3.8	.	Deutschschweiz
-Northwestern	321	3.1	68.0	8.3	8.3	5.9	6.8	1.0	2.8	5.6	14.2	30.9	.30	(.03)	.62	(.04)	.23	(.02)	1.00	(.08)	109.8	6.1	.	-Nordwestschweiz
-Northeastern	241	3.0	65.3	7.1	7.4	5.3	7.4	.5	2.7	7.6	11.5	31.1	.28	(.03)	.60	(.05)	.24	(.03)	.75	(.08)	95.8	6.2	.	-Nordostschweiz
-Alps/Prealps	119	2.5	66.0	6.3	6.4	4.8	6.1	.9	2.4	4.5	13.1	27.4	.26	(.04)	.53	(.06)	.20	(.03)	.53	(.08)	81.5	7.5	.	-Alpen/Voralpen
French Switzerland	230	2.8	65.6	8.2	8.3	6.0	8.6	.4	3.1	4.0	20.1	33.4	.35	(.03)	.69	(.05)	.29	(.03)	.79	(.09)	106.0	7.0	.	Romandie
Italian Switzerland	38	2.6	61.0	7.2	7.2	5.8	11.0	2.7	2.6	10.3	21.3	16.0	.45	(.09)	.62	(.11)	.37	(.08)	.45	(.16)	90.1	14.6	.	Svizzera italiana
>100000 inhabitants	184	2.9	68.4	10.1	8.4	6.1	7.8	.9	4.2	5.4	11.7	30.7	.31	(.04)	.63	(.06)	.25	(.03)	.93	(.10)	110.1	8.1	1	>100000 Einwohner
20000-99999 inh.	127	2.9	67.2	7.7	7.4	5.2	7.0	-	2.3	3.9	16.9	32.0	.28	(.04)	.61	(.06)	.24	(.04)	.91	(.12)	98.3	8.7	4	20000-99999 Einwohner
10000-19999 inh.	129	3.2	61.3	7.7	8.5	6.3	9.8	.6	3.1	8.9	19.5	29.6	.39	(.05)	.69	(.07)	.33	(.04)	.68	(.11)	108.4	9.5	2	10000-19999 Einwohner
5000-9999 inh.	127	3.2	68.3	7.4	7.9	5.5	5.8	.3	2.8	4.4	11.7	34.5	.25	(.04)	.60	(.07)	.19	(.03)	1.08	(.14)	104.6	9.3	3	5000-9999 Einwohner
2800-4999 inh.	112	2.8	63.6	6.8	7.4	5.4	8.0	.3	3.1	5.7	16.3	27.8	.32	(.04)	.61	(.07)	.27	(.04)	.67	(.11)	94.9	9.0	5	2800-4999 Einwohner
1200-2799 inh.	136	2.8	63.6	6.7	7.3	5.4	7.4	1.7	1.8	6.2	17.5	24.9	.32	(.04)	.57	(.06)	.26	(.04)	.63	(.09)	92.5	7.9	6	1200-2799 Einwohner
<1200 inhabitants	134	2.7	66.8	7.0	7.1	5.3	6.8	1.4	2.2	6.1	12.4	32.2	.28	(.04)	.60	(.06)	.22	(.03)	.59	(.08)	91.0	7.9	7	<1200 Einwohner
Switzerland	949	2.9	65.9	7.6	7.7	5.6	7.5	.8	2.8	5.8	15.0	30.2	.31	(.01)	.61	(.02)	.25	(.01)	.78	(.04)	100.0	.	.	Schweiz / Suisse

Hodgkin's and Non-Hodgkin's lymphoma — Maligne Lymphome (Hodgkin- und Non-Hodgkin)

Base table — Grundtabelle

Morbo di Hodgkin e altri linfomi — Maladie de Hodgkin et autres lymphomes

1979 – 82

Females	N	%ON NEOP	MED AGE	CRUDE RATE	STANDARDIZED RATES EUROP.	WORLD	TRUNC	AGE-SPECIFIC RATES 0-14	15-44	45-54	55-64	65-74	CUMULATIVE RATES (STANDARD ERRORS) 0-64	0-74	35-64	65-84	SMR	S.E.	RANK	Frauen
Zürich	136	2.8	73.3	5.9	4.4	2.9	3.4	-	1.0	2.1	7.8	21.3	.13 (.02)	.34 (.04)	.12 (.02)	.56 (.06)	99.4	8.5	12	Zürich
Bern	97	2.6	71.5	5.2	4.0	2.8	3.8	.9	.8	4.6	6.9	14.3	.15 (.03)	.29 (.04)	.13 (.02)	.39 (.06)	84.7	8.6	19	Bern
Luzern	26	2.4	69.4	4.3	3.5	2.7	1.8	-	2.0	-	7.1	16.7	.13 (.04)	.29 (.07)	.07 (.04)	.43 (.11)	78.9	15.5	21	Luzern
Uri	1	1.1	81.3	1.5	.8	.4	-	-	-	-	-	-	- (-)	- (-)	- (-)	.40 (.40)	28.8	28.8	26	Uri
Schwyz	12	3.5	67.6	6.3	5.9	4.2	6.3	-	-	4.8	17.9	38.1	.23 (.12)	.62 (.19)	.23 (.12)	.60 (.22)	119.9	34.6	4	Schwyz
Obwalden	3	3.5	76.7	5.9	5.1	3.0	-	-	-	-	-	21.7	- (-)	.22 (.21)	- (-)	.49 (.35)	108.6	62.7	11	Obwalden
Nidwalden	3	2.9	42.7	5.4	7.0	5.6	18.2	-	8.1	17.6	-	-	.50 (.29)	.50 (.29)	.50 (.29)	- (-)	113.8	65.7	7	Nidwalden
Glarus	3	1.6	71.2	4.1	2.6	1.8	3.3	-	-	-	12.3	12.7	.13 (.13)	.26 (.18)	.13 (.13)	.38 (.28)	61.8	35.7	24	Glarus
Zug	6	2.2	73.7	3.9	4.1	2.6	4.0	1.3	-	6.1	8.2	18.4	.14 (.10)	.33 (.17)	.14 (.10)	.31 (.18)	82.8	33.8	20	Zug
Fribourg	18	2.7	68.1	4.9	4.4	3.1	4.2	-	1.2	-	16.5	12.7	.21 (.07)	.35 (.10)	.16 (.07)	.32 (.11)	93.0	21.9	16	Fribourg
Solothurn	24	2.5	76.3	5.4	4.2	2.6	4.8	-	.5	5.5	8.5	7.5	.16 (.06)	.24 (.07)	.16 (.06)	.55 (.15)	94.1	19.2	14	Solothurn
Basel-Stadt	52	3.8	73.9	12.0	7.3	5.3	6.2	-	3.5	5.1	16.9	17.9	.32 (.08)	.50 (.09)	.22 (.06)	.67 (.13)	152.3	21.1	2	Basel-Stadt
Basel-Land	37	5.2	67.5	8.4	8.1	5.8	7.0	-	3.4	5.2	12.2	39.2	.27 (.07)	.66 (.13)	.22 (.07)	.78 (.19)	173.5	28.5	1	Basel-Land
Schaffhausen	5	1.6	73.7	3.5	2.4	2.0	-	-	1.7	-	-	20.3	.05 (.05)	.26 (.13)	- (-)	.29 (.15)	55.0	24.6	25	Schaffhausen
Ausserrhoden	5	2.1	54.1	5.2	4.8	3.8	6.3	-	2.7	19.6	-	9.3	.27 (.16)	.37 (.18)	.20 (.14)	.21 (.15)	71.2	31.8	22	Ausserrhoden
Innerrhoden	2	4.4	68.3	7.9	6.2	4.7	10.7	-	-	-	40.4	36.9	.41 (.41)	.76 (.54)	.41 (.41)	.35 (.35)	119.5	84.5	5	Innerrhoden
St. Gallen	55	3.6	72.8	6.9	5.6	3.9	6.1	-	2.1	7.1	8.9	15.1	.23 (.05)	.38 (.07)	.19 (.05)	.64 (.12)	120.6	16.3	3	St. Gallen
Graubünden	16	2.5	69.9	4.8	4.2	2.9	4.3	-	.7	5.6	9.1	19.9	.17 (.07)	.37 (.11)	.15 (.06)	.37 (.13)	86.3	21.6	17	Graubünden
Aargau	51	3.1	64.0	5.6	5.4	4.3	5.8	1.6	3.0	2.9	12.0	16.8	.27 (.05)	.44 (.07)	.20 (.05)	.36 (.08)	108.7	15.2	10	Aargau
Thurgau	15	2.1	69.7	4.1	3.4	2.4	4.1	-	-	4.8	7.9	14.2	.13 (.06)	.28 (.09)	.13 (.06)	.28 (.10)	68.2	17.6	23	Thurgau
Ticino	33	2.8	70.0	5.9	4.3	3.1	5.1	-	-	2.9	14.6	20.2	.18 (.06)	.39 (.08)	.18 (.06)	.49 (.11)	94.5	16.4	13	Ticino
Vaud	64	2.8	69.6	5.8	4.5	3.3	4.3	.5	1.3	1.5	12.1	19.9	.19 (.04)	.38 (.06)	.15 (.04)	.43 (.07)	94.0	11.7	15	Vaud
Valais	24	3.4	62.3	5.4	5.4	3.8	7.9	-	1.5	8.1	14.1	14.9	.28 (.08)	.44 (.11)	.26 (.08)	.49 (.15)	111.7	22.8	8	Valais
Neuchâtel	18	2.3	66.2	5.5	4.3	3.0	5.8	-	.7	-	19.1	19.1	.21 (.08)	.40 (.11)	.21 (.08)	.42 (.14)	85.9	20.3	18	Neuchâtel
Geneva	48	3.0	75.6	6.5	4.7	3.2	4.7	-	1.2	5.3	6.9	14.3	.16 (.04)	.30 (.06)	.15 (.04)	.67 (.13)	110.5	15.9	9	Genève
Jura	9	3.6	72.8	6.8	5.4	3.5	4.2	-	-	6.7	7.6	25.3	.15 (.10)	.40 (.18)	.15 (.10)	.54 (.26)	118.6	39.5	6	Jura
Zürich (city)	66	2.9	73.4	8.4	4.6	3.2	3.6	-	.9	2.9	8.1	22.1	.14 (.04)	.36 (.06)	.12 (.03)	.57 (.09)	106.6	13.1	4	Zürich (Stadt)
Basel (city)	49	4.0	74.3	12.6	7.4	5.4	5.9	.8	3.9	5.8	14.7	17.7	.31 (.08)	.49 (.10)	.21 (.07)	.72 (.14)	159.1	22.7	2	Basel (Stadt)
Geneva (city)	22	2.5	78.5	6.5	3.7	2.4	3.5	-	.7	2.2	7.4	8.1	.12 (.05)	.20 (.07)	.12 (.05)	.60 (.16)	90.7	19.3	6	Genève (ville)
Bern (city)	20	2.4	77.0	6.3	3.3	2.3	1.5	2.9	-	2.6	2.5	12.6	.09 (.05)	.21 (.08)	.05 (.04)	.49 (.14)	82.2	18.4	7	Bern (Stadt)
Lausanne	26	3.7	69.6	9.4	6.9	5.2	7.9	-	2.5	5.9	12.7	35.2	.29 (.10)	.64 (.14)	.26 (.09)	.57 (.15)	131.8	25.9	3	Lausanne
Winterthur	12	3.1	73.7	6.7	4.8	3.1	4.0	.4	-	-	15.7	22.2	.15 (.09)	.38 (.14)	.15 (.09)	.41 (.17)	105.8	30.5	5	Winterthur
St. Gallen (city)	19	4.5	76.6	11.8	7.5	5.1	9.2	-	2.9	5.3	11.1	23.1	.28 (.13)	.51 (.17)	.28 (.13)	1.12 (.31)	171.7	39.4	1	St. Gallen (Stadt)
Luzern (city)	8	2.2	68.4	5.8	4.0	3.3	1.5	-	3.5	-	5.9	16.8	.16 (.09)	.33 (.14)	.06 (.06)	.35 (.16)	75.3	26.6	8	Luzern (Stadt)
Biel/Bienne	4	1.6	72.9	3.5	2.4	1.5	-	-	-	-	-	17.0	- (-)	.17 (.12)	- (-)	.28 (.16)	52.5	26.3	9	Biel/Bienne
German Switzerland	553	2.9	71.5	5.9	4.7	3.3	4.4	.3	1.5	4.0	8.7	17.8	.18 (.01)	.36 (.02)	.15 (.01)	.49 (.03)	100.8	4.3	.	Deutschschweiz
-Northwestern	248	3.0	69.4	6.2	5.0	3.7	4.7	.8	1.8	3.9	9.7	16.3	.20 (.03)	.37 (.03)	.16 (.02)	.47 (.04)	105.7	6.7	.	-Nordwestschweiz
-Northeastern	207	2.9	73.5	5.9	4.4	3.0	3.7	.3	1.0	2.6	7.9	20.2	.14 (.02)	.34 (.03)	.13 (.02)	.56 (.05)	100.2	7.0	.	-Nordostschweiz
-Alps/Prealps	98	2.7	69.2	5.2	4.6	3.3	5.3	.3	1.8	7.0	8.0	16.8	.21 (.03)	.38 (.04)	.17 (.03)	.38 (.06)	91.2	9.2	.	-Alpen/Voralpen
French Switzerland	175	2.9	70.0	5.8	4.6	3.3	4.8	.4	1.0	3.1	12.3	17.4	.19 (.02)	.36 (.03)	.17 (.02)	.49 (.05)	98.6	7.5	.	Romandie
Italian Switzerland	35	2.9	68.5	6.0	4.4	3.1	5.3	-	-	2.7	15.4	20.8	.19 (.05)	.40 (.08)	.19 (.05)	.48 (.11)	95.1	16.1	.	Svizzera italiana
>100000 inhabitants	183	3.1	74.1	8.7	5.1	3.6	4.2	.4	1.5	3.7	8.9	19.4	.18 (.03)	.37 (.04)	.14 (.02)	.59 (.06)	113.7	8.4	1	>100000 Einwohner
20000-99999 inh.	114	2.9	69.1	6.3	4.9	3.5	4.7	.3	1.4	3.1	11.8	19.2	.20 (.03)	.39 (.04)	.16 (.03)	.45 (.06)	101.5	9.5	4	20000-99999 Einwohner
10000-19999 inh.	110	3.4	71.4	6.2	5.2	3.7	5.3	.3	1.3	5.1	9.9	18.4	.21 (.03)	.39 (.05)	.18 (.03)	.64 (.08)	113.0	10.8	2	10000-19999 Einwohner
5000-9999 inh.	99	3.0	69.9	5.5	4.8	3.4	4.2	.3	1.2	2.9	8.9	25.8	.16 (.03)	.42 (.05)	.14 (.03)	.50 (.07)	102.8	10.3	3	5000-9999 Einwohner
2800-4999 inh.	85	2.8	68.0	5.1	4.6	3.3	4.7	-	1.9	3.2	10.2	16.1	.19 (.03)	.36 (.05)	.16 (.03)	.39 (.06)	95.8	10.4	5	2800-4999 Einwohner
1200-2799 inh.	93	2.7	68.0	4.7	4.3	3.1	5.2	.7	1.3	4.5	10.6	11.0	.20 (.03)	.31 (.04)	.17 (.03)	.40 (.06)	88.4	9.2	6	1200-2799 Einwohner
<1200 inhabitants	79	2.3	69.9	4.3	3.7	2.5	3.9	.2	.7	3.4	9.0	14.7	.15 (.03)	.30 (.04)	.13 (.03)	.36 (.05)	77.4	8.7	7	<1200 Einwohner
Switzerland	763	2.9	71.2	5.9	4.7	3.3	4.6	.3	1.3	3.7	9.9	17.9	.18 (.01)	.36 (.02)	.16 (.01)	.49 (.02)	100.0			Schweiz / Suisse

Multiple myeloma — 1979 – 82 — Multiples Myelom
Mieloma multiplo — Myélome multiple

Males	N	% ON NEOP	MED AGE	CRUDE RATE	STANDARDIZED RATES EUROP.	WORLD	TRUNC	AGE-SPECIFIC RATES 0-14	15-44	45-54	55-64	65-74	CUMULATIVE RATES (STANDARD ERRORS) 0-64	0-74	35-64	65-84	SMR	S.E.	RANK	Männer
Zürich	87	1.6	70.8	4.0	4.2	2.7	2.7	-	.1	2.2	6.8	24.9	.09 (.02)	.34 (.05)	.09 (.02)	.57 (.08)	115.4	12.4	9	Zürich
Bern	51	1.1	70.4	2.9	2.7	1.7	1.9	-	-	.5	6.6	13.8	.07 (.02)	.21 (.04)	.07 (.02)	.37 (.07)	72.5	10.2	20	Bern
Luzern	17	1.0	75.4	2.9	2.8	1.7	1.6	-	-	1.5	3.8	9.5	.06 (.03)	.16 (.06)	.06 (.03)	.60 (.18)	85.5	20.7	18	Luzern
Uri	5	3.4	76.4	7.2	7.4	3.9	-	-	-	-	-	19.3	- (-)	.23 (.23)	- (-)	1.72 (.78)	209.4	93.6	1	Uri
Schwyz	6	1.3	65.3	3.0	3.5	2.3	4.7	-	1.1	4.7	6.1	8.0	.15 (.09)	.24 (.12)	.15 (.09)	.35 (.21)	100.1	40.9	15	Schwyz
Obwalden	-	-	.	-	-	-	-	-	-	-	-	-	- (-)	- (-)	- (-)	- (-)	-	.	26	Obwalden
Nidwalden	1	1.0	65.6	1.7	1.7	1.3	-	-	-	-	-	25.9	- (-)	.22 (.22)	- (-)	.22 (.22)	58.6	58.6	24	Nidwalden
Glarus	1	.4	80.7	1.4	.9	.5	-	-	-	-	-	-	- (-)	- (-)	- (-)	.45 (.45)	32.6	32.6	25	Glarus
Zug	5	1.9	69.7	3.3	4.5	3.1	4.8	-	-	6.1	8.7	24.0	.17 (.12)	.41 (.21)	.17 (.12)	.69 (.48)	128.1	57.3	4	Zug
Fribourg	10	1.0	71.1	2.7	2.7	1.7	2.2	-	-	-	8.7	14.7	.08 (.05)	.25 (.09)	.08 (.05)	.40 (.17)	77.7	24.6	19	Fribourg
Solothurn	19	1.6	74.4	4.4	4.7	2.8	1.9	-	-	-	7.0	25.0	.07 (.04)	.35 (.11)	.07 (.04)	.69 (.22)	122.6	28.1	7	Solothurn
Basel-Stadt	23	1.6	68.6	6.0	4.7	3.2	5.1	-	-	3.9	13.7	16.4	.18 (.06)	.34 (.09)	.18 (.06)	.65 (.19)	131.1	27.3	3	Basel-Stadt
Basel-Land	9	1.0	72.6	2.1	2.8	1.8	2.1	-	-	-	7.5	11.7	.08 (.05)	.21 (.09)	.08 (.05)	.26 (.12)	70.8	23.6	21	Basel-Land
Schaffhausen	7	1.7	71.5	5.2	4.7	3.2	4.1	-	-	6.0	7.0	27.5	.14 (.10)	.43 (.19)	.14 (.10)	.73 (.36)	133.1	50.3	2	Schaffhausen
Ausserrhoden	3	1.2	61.1	3.2	3.2	2.3	5.6	-	-	-	21.4	11.1	.21 (.15)	.32 (.18)	.21 (.15)	.10 (.10)	67.7	39.1	22	Ausserrhoden
Innerrhoden	1	1.6	50.8	3.8	5.4	3.9	12.4	-	-	35.9	-	-	.39 (.39)	.39 (.39)	.39 (.39)	- (-)	93.4	93.4	16	Innerrhoden
St. Gallen	18	1.0	69.4	2.3	2.3	1.6	1.1	-	-	-	4.3	21.1	.04 (.02)	.25 (.07)	.04 (.02)	.33 (.09)	67.1	15.8	23	St. Gallen
Graubünden	14	1.7	80.5	4.3	4.9	2.7	1.0	-	-	2.8	-	12.2	.03 (.03)	.17 (.09)	.03 (.03)	.59 (.23)	118.4	31.6	8	Graubünden
Aargau	29	1.4	70.9	3.2	3.9	2.5	3.2	-	-	1.8	8.8	12.4	.11 (.04)	.23 (.06)	.11 (.04)	.59 (.16)	104.9	19.5	11	Aargau
Thurgau	14	1.6	76.4	3.8	3.7	2.2	1.6	-	-	-	5.7	14.1	.06 (.04)	.20 (.08)	.06 (.04)	.66 (.22)	103.9	27.8	13	Thurgau
Ticino	24	1.7	65.5	4.8	4.6	3.3	5.5	-	.9	3.1	14.4	24.2	.21 (.06)	.44 (.10)	.20 (.06)	.44 (.15)	127.1	25.9	5	Ticino
Vaud	49	1.6	71.1	4.8	4.6	3.1	3.7	-	.2	1.6	10.7	24.0	.13 (.04)	.38 (.07)	.13 (.04)	.54 (.11)	124.4	17.8	6	Vaud
Valais	14	1.3	71.8	3.2	3.6	2.4	.7	-	-	-	2.5	32.8	.03 (.03)	.37 (.12)	.03 (.03)	.66 (.21)	106.0	28.3	10	Valais
Neuchâtel	12	1.3	69.6	3.9	3.9	2.5	3.9	-	-	5.2	9.0	17.4	.13 (.06)	.31 (.11)	.13 (.06)	.32 (.13)	102.9	29.7	14	Neuchâtel
Geneva	20	1.1	70.1	3.0	3.6	2.3	1.7	-	-	1.1	4.8	21.3	.06 (.03)	.27 (.08)	.06 (.03)	.38 (.12)	89.7	20.1	17	Genève
Jura	5	1.3	77.6	3.9	4.6	2.7	2.2	-	-	-	7.9	10.2	.09 (.09)	.18 (.13)	.09 (.09)	.25 (.19)	104.2	46.6	12	Jura
Zürich (city)	42	1.7	72.4	6.1	4.4	2.9	2.5	-	-	1.1	7.7	29.7	.09 (.03)	.39 (.07)	.09 (.03)	.71 (.13)	129.1	19.9	4	Zürich (Stadt)
Basel (city)	23	1.7	68.6	6.8	5.3	3.5	5.8	-	-	4.4	15.5	18.3	.21 (.07)	.39 (.10)	.21 (.07)	.72 (.20)	145.6	30.4	2	Basel (Stadt)
Geneva (city)	13	1.3	71.4	4.5	4.2	2.6	.8	-	-	2.4	-	29.8	.02 (.02)	.32 (.11)	.02 (.02)	.53 (.20)	107.5	29.8	6	Genève (ville)
Bern (city)	8	.9	70.0	3.0	2.4	1.6	.9	-	-	-	3.2	19.3	.03 (.03)	.22 (.09)	.03 (.03)	.25 (.10)	64.2	22.7	7	Bern (Stadt)
Lausanne	23	2.9	71.7	9.9	8.9	5.7	5.8	-	-	6.8	12.3	51.0	.20 (.09)	.72 (.19)	.20 (.09)	1.05 (.30)	236.6	49.3	1	Lausanne
Winterthur	8	1.8	67.6	4.7	4.4	3.1	3.4	-	1.3	-	5.9	30.4	.11 (.08)	.40 (.17)	.11 (.08)	.52 (.22)	122.5	43.3	5	Winterthur
St. Gallen (city)	1	.3	76.4	.7	.6	.3	-	-	-	-	-	-	- (-)	- (-)	- (-)	.15 (.15)	18.1	18.1	9	St. Gallen (Stadt)
Luzern (city)	8	1.9	74.4	7.0	4.7	2.9	2.1	-	-	-	7.7	26.1	.08 (.08)	.34 (.17)	.08 (.08)	1.05 (.44)	145.1	51.3	3	Luzern (Stadt)
Biel/Bienne	1	.4	78.7	1.0	.8	.4	-	-	-	-	-	-	- (-)	- (-)	- (-)	.19 (.19)	23.4	23.4	8	Biel/Bienne
German Switzerland	314	1.4	71.2	3.4	3.5	2.3	2.4	-	.0	1.6	6.6	17.6	.09 (.01)	.26 (.02)	.09 (.01)	.51 (.04)	97.5	5.5	.	Deutschschweiz
-Northwestern	128	1.3	72.2	3.3	3.4	2.2	2.3	-	-	1.3	7.0	15.3	.09 (.01)	.24 (.03)	.09 (.01)	.53 (.06)	94.0	8.3	.	-Nordwestschweiz
-Northeastern	123	1.5	70.8	3.6	3.8	2.5	2.5	-	.1	1.7	6.7	22.3	.09 (.02)	.31 (.03)	.09 (.02)	.54 (.06)	106.3	9.6	.	-Nordostschweiz
-Alps/Prealps	63	1.3	72.4	3.3	3.4	2.2	2.3	-	.1	2.0	5.7	14.4	.08 (.02)	.23 (.04)	.08 (.02)	.41 (.07)	89.7	11.3	.	-Alpen/Voralpen
French Switzerland	105	1.3	71.4	3.7	3.9	2.5	2.7	-	.1	1.4	7.9	20.6	.10 (.02)	.31 (.04)	.10 (.02)	.46 (.06)	103.2	10.1	.	Romandie
Italian Switzerland	25	1.7	65.5	4.7	4.5	3.3	5.2	-	.9	2.9	13.5	25.1	.20 (.06)	.44 (.10)	.18 (.06)	.44 (.14)	124.8	25.0	.	Svizzera italiana
>100000 inhabitants	109	1.7	71.6	6.0	4.8	3.1	3.0	-	-	2.5	7.8	28.4	.11 (.02)	.39 (.05)	.11 (.02)	.66 (.08)	131.9	12.6	1	>100000 Einwohner
20000-99999 inh.	54	1.2	70.5	3.3	3.2	2.1	2.5	-	.1	1.5	7.2	17.6	.09 (.02)	.27 (.04)	.09 (.02)	.42 (.08)	88.8	12.1	6	20000-99999 Einwohner
10000-19999 inh.	46	1.2	74.2	2.7	3.1	2.0	2.4	-	.2	.9	6.5	12.0	.08 (.02)	.21 (.04)	.08 (.02)	.46 (.09)	86.4	12.7	7	10000-19999 Einwohner
5000-9999 inh.	57	1.4	71.9	3.3	4.2	2.6	2.4	-	-	1.5	7.1	15.9	.09 (.02)	.25 (.04)	.09 (.02)	.41 (.08)	103.8	13.7	2	5000-9999 Einwohner
2800-4999 inh.	50	1.2	75.3	3.0	3.4	2.1	1.4	-	-	1.0	4.1	15.3	.05 (.02)	.20 (.04)	.05 (.02)	.63 (.12)	92.6	13.1	4	2800-4999 Einwohner
1200-2799 inh.	62	1.3	70.7	3.1	3.3	2.2	2.8	-	.1	2.2	7.1	17.1	.10 (.02)	.27 (.04)	.10 (.02)	.42 (.07)	91.1	11.6	5	1200-2799 Einwohner
<1200 inhabitants	66	1.3	67.5	3.5	3.3	2.3	3.2	-	.1	1.4	9.7	19.2	.12 (.03)	.31 (.04)	.12 (.03)	.40 (.06)	93.8	11.5	3	<1200 Einwohner
Switzerland	444	1.4	70.9	3.6	3.7	2.4	2.6	-	.1	1.6	7.2	18.6	.09 (.01)	.28 (.02)	.09 (.01)	.49 (.03)	100.0	.	.	Schweiz / Suisse

Females	N	% ON NEOP	MED AGE	CRUDE RATE	STANDARDIZED RATES EUROP.	WORLD	TRUNC	AGE-SPECIFIC RATES 0-14	15-44	45-54	55-64	65-74	CUMULATIVE RATES (STANDARD ERRORS) 0-64	0-74	35-64	65-84	SMR	S.E.	RANK	Frauen
Zürich	69	1.4	72.6	3.0	2.2	1.4	1.5	-	.3	1.7	2.2	12.8	.05 (.01)	.17 (.03)	.05 (.01)	.31 (.04)	91.8	11.0	17	Zürich
Bern	63	1.7	77.6	3.4	2.3	1.4	1.3	-	.1	.5	4.4	9.4	.05 (.02)	.15 (.03)	.05 (.02)	.34 (.05)	98.9	12.5	11	Bern
Luzern	18	1.6	72.7	3.0	2.4	1.6	2.5	-	-	1.5	7.1	9.3	.09 (.04)	.19 (.06)	.09 (.04)	.32 (.10)	99.9	23.5	10	Luzern
Uri	2	2.1	71.1	3.0	2.5	1.8	-	-	-	-	-	35.8	- (-)	.36 (.25)	- (-)	.36 (.25)	106.8	75.5	9	Uri
Schwyz	9	2.6	70.3	4.7	4.2	2.8	4.9	-	-	-	17.9	12.7	.19 (.11)	.32 (.14)	.19 (.11)	.43 (.20)	165.8	55.3	2	Schwyz
Obwalden	2	2.4	80.2	4.0	2.2	1.1	-	-	-	-	-	-	- (-)	- (-)	- (-)	.83 (.62)	131.5	93.0	6	Obwalden
Nidwalden	1	1.0	75.1	1.8	1.4	.7	-	-	-	-	-	-	- (-)	- (-)	- (-)	.35 (.35)	72.1	72.1	21	Nidwalden
Glarus	8	4.3	68.1	10.8	8.0	5.5	6.3	-	-	-	24.5	50.9	.25 (.17)	.75 (.31)	.25 (.17)	.66 (.30)	290.0	102.5	1	Glarus
Zug	3	1.1	69.0	2.0	2.0	1.5	2.2	-	-	6.1	-	9.2	.06 (.06)	.15 (.11)	.06 (.06)	.21 (.15)	78.8	45.5	19	Zug
Fribourg	7	1.1	75.0	1.9	1.5	.9	-	-	-	-	-	9.5	- (-)	.10 (.06)	- (-)	.23 (.10)	67.2	25.4	23	Fribourg
Solothurn	22	2.3	75.3	5.0	3.9	2.5	2.4	-	.5	1.8	4.3	17.4	.08 (.04)	.25 (.08)	.08 (.04)	.47 (.13)	157.3	33.5	4	Solothurn
Basel-Stadt	24	1.8	76.9	5.5	2.5	1.6	1.1	-	-	-	3.7	12.5	.04 (.03)	.17 (.06)	.04 (.03)	.50 (.11)	121.4	24.8	8	Basel-Stadt
Basel-Land	8	1.1	75.4	1.8	1.8	1.2	.7	-	-	-	2.4	9.8	.03 (.03)	.12 (.06)	.03 (.03)	.23 (.11)	72.5	25.6	20	Basel-Land
Schaffhausen	8	2.6	76.7	5.6	3.1	1.9	-	-	-	-	-	27.1	- (-)	.27 (.14)	- (-)	.86 (.32)	157.0	55.5	5	Schaffhausen
Ausserrhoden	4	1.7	75.8	4.1	2.4	1.7	2.4	-	-	-	9.3	9.3	.09 (.09)	.18 (.13)	.09 (.09)	.24 (.18)	98.2	49.1	13	Ausserrhoden
Innerrhoden	-	-	.	-	-	-	-	-	-	-	-	-	- (-)	- (-)	- (-)	- (-)	-	.	26	Innerrhoden
St. Gallen	23	1.5	76.4	2.9	2.2	1.5	3.1	-	-	3.5	6.3	2.7	.10 (.04)	.13 (.04)	.10 (.04)	.31 (.09)	91.4	19.1	18	St. Gallen
Graubünden	10	1.6	69.4	3.0	2.6	1.7	2.5	-	-	2.8	6.1	10.0	.09 (.05)	.19 (.08)	.09 (.05)	.19 (.09)	98.6	31.2	12	Graubünden
Aargau	31	1.9	73.0	3.4	3.1	2.1	2.9	-	-	1.0	9.6	18.2	.11 (.04)	.30 (.06)	.11 (.04)	.36 (.08)	123.3	22.1	7	Aargau
Thurgau	8	1.1	73.1	2.2	1.7	1.1	2.1	-	-	-	7.9	5.7	.08 (.05)	.14 (.06)	.08 (.05)	.17 (.08)	65.5	23.2	24	Thurgau
Ticino	19	1.6	72.9	3.4	2.5	1.6	3.0	-	-	1.4	9.7	6.7	.11 (.04)	.18 (.05)	.11 (.04)	.29 (.09)	97.9	22.5	14	Ticino
Vaud	27	1.2	74.9	2.5	1.7	1.1	1.4	-	.2	.8	4.3	6.6	.06 (.02)	.12 (.03)	.05 (.02)	.24 (.06)	71.2	13.7	22	Vaud
Valais	11	1.6	75.9	2.5	2.3	1.4	.7	-	-	2.0	-	8.9	.02 (.02)	.11 (.05)	.02 (.02)	.31 (.11)	97.4	29.4	15	Valais
Neuchâtel	19	2.5	76.2	5.8	3.6	2.3	2.4	-	-	4.8	2.7	19.1	.08 (.05)	.27 (.09)	.08 (.05)	.70 (.18)	162.4	37.3	3	Neuchâtel
Geneva	23	1.5	71.5	3.1	2.6	1.7	1.8	-	-	-	6.9	19.1	.07 (.03)	.26 (.06)	.07 (.03)	.23 (.06)	96.6	20.1	16	Genève
Jura	1	.4	75.6	.8	.4	.2	-	-	-	-	-	-	- (-)	- (-)	- (-)	.10 (.10)	23.8	23.8	25	Jura
Zürich (city)	33	1.4	72.6	4.2	2.3	1.6	2.2	-	.6	1.9	3.0	11.5	.07 (.03)	.18 (.04)	.07 (.03)	.27 (.06)	92.2	16.0	5	Zürich (Stadt)
Basel (city)	22	1.8	76.9	5.7	2.5	1.6	1.2	-	-	-	4.2	11.8	.05 (.03)	.16 (.06)	.05 (.03)	.49 (.11)	123.1	26.2	1	Basel (Stadt)
Geneva (city)	12	1.3	70.5	3.6	2.4	1.6	1.9	-	-	-	7.4	19.0	.07 (.04)	.26 (.08)	.07 (.04)	.22 (.08)	87.1	25.2	6	Genève (ville)
Bern (city)	16	1.9	79.1	5.0	2.5	1.4	1.2	-	-	-	5.0	5.1	.05 (.03)	.10 (.05)	.05 (.03)	.38 (.12)	114.1	28.5	2	Bern (Stadt)
Lausanne	6	.8	78.0	2.2	1.2	.7	.9	-	-	2.9	-	3.2	.03 (.03)	.06 (.04)	.03 (.03)	.19 (.10)	53.4	21.8	8	Lausanne
Winterthur	6	1.5	71.3	3.4	2.1	1.4	-	-	-	-	-	22.2	- (-)	.22 (.11)	- (-)	.40 (.17)	94.5	38.6	4	Winterthur
St. Gallen (city)	6	1.4	77.6	3.7	2.1	1.3	1.6	-	-	-	5.6	5.8	.06 (.06)	.12 (.08)	.06 (.06)	.32 (.16)	95.6	39.0	3	St. Gallen (Stadt)
Luzern (city)	4	1.1	75.5	2.9	1.4	1.0	1.6	-	-	-	5.9	5.6	.06 (.06)	.12 (.08)	.06 (.06)	.23 (.14)	65.1	32.6	7	Luzern (Stadt)
Biel/Bienne	1	.4	68.0	.9	.7	.5	-	-	-	-	-	8.5	- (-)	.09 (.09)	- (-)	.09 (.09)	23.4	23.4	9	Biel/Bienne
German Switzerland	313	1.7	74.1	3.3	2.5	1.6	1.9	-	.1	1.3	4.9	11.6	.07 (.01)	.18 (.01)	.07 (.01)	.35 (.02)	103.7	5.9	.	Deutschschweiz
-Northwestern	137	1.7	75.0	3.4	2.5	1.6	1.6	-	.1	.6	4.8	12.0	.06 (.01)	.18 (.02)	.06 (.01)	.36 (.04)	106.3	9.1	.	-Nordwestschweiz
-Northeastern	108	1.5	72.7	3.1	2.3	1.5	2.0	-	.2	1.7	4.3	10.9	.07 (.01)	.18 (.02)	.07 (.01)	.32 (.04)	95.2	9.2	.	-Nordostschweiz
-Alps/Prealps	68	1.9	72.6	3.6	2.8	1.8	2.4	-	-	2.0	6.4	12.1	.08 (.02)	.21 (.03)	.08 (.02)	.35 (.05)	114.5	13.9	.	-Alpen/Voralpen
French Switzerland	87	1.4	74.5	2.9	2.1	1.3	1.3	-	.1	1.1	3.6	11.5	.05 (.01)	.16 (.02)	.05 (.01)	.29 (.04)	89.0	9.5	.	Romandie
Italian Switzerland	20	1.6	72.9	3.4	2.5	1.6	2.9	-	-	-	1.4	9.3	6.4	.11 (.04)	.17 (.05)	.11 (.04)	.27 (.09)	97.6	21.8	.	Svizzera italiana
>100000 inhabitants	89	1.5	75.7	4.2	2.3	1.4	1.7	-	.2	1.1	3.9	10.7	.06 (.01)	.16 (.02)	.06 (.01)	.32 (.04)	96.0	10.2	6	>100000 Einwohner
20000-99999 inh.	61	1.6	72.8	3.4	2.3	1.5	1.2	-	.1	1.3	3.1	12.5	.05 (.01)	.17 (.03)	.04 (.01)	.37 (.05)	97.9	12.5	5	20000-99999 Einwohner
10000-19999 inh.	60	1.8	74.0	3.4	2.6	1.7	1.7	-	-	.9	4.6	15.0	.06 (.02)	.21 (.04)	.06 (.02)	.44 (.07)	114.3	14.8	1	10000-19999 Einwohner
5000-9999 inh.	46	1.4	76.2	2.6	2.0	1.2	1.0	-	-	1.4	1.8	8.8	.03 (.01)	.12 (.03)	.03 (.01)	.30 (.05)	88.5	13.1	7	5000-9999 Einwohner
2800-4999 inh.	51	1.7	70.5	3.0	2.7	1.8	2.5	-	.1	1.1	7.0	13.2	.09 (.02)	.22 (.04)	.09 (.02)	.32 (.06)	106.5	14.9	2	2800-4999 Einwohner
1200-2799 inh.	58	1.7	76.3	2.9	2.4	1.5	2.0	-	-	1.4	5.8	7.3	.07 (.02)	.14 (.03)	.07 (.02)	.32 (.05)	102.0	13.4	3	1200-2799 Einwohner
<1200 inhabitants	55	1.6	70.2	3.0	2.5	1.8	2.8	-	.3	1.5	8.0	12.3	.11 (.02)	.23 (.04)	.10 (.02)	.25 (.04)	98.5	13.3	4	<1200 Einwohner
Switzerland	420	1.6	74.2	3.2	2.4	1.5	1.8	-	.1	1.2	4.8	11.3	.07 (.01)	.18 (.01)	.06 (.01)	.33 (.02)	100.0	.	.	Schweiz / Suisse

Males	N	% ON NEOP	MED AGE	CRUDE RATE	STANDARDIZED RATES EUROP.	WORLD	TRUNC	AGE-SPECIFIC RATES 0-14	15-44	45-54	55-64	65-74	CUMULATIVE RATES (STANDARD ERRORS) 0-64	0-74	35-64	65-84	SMR	S.E.	RANK	Männer
Zürich	166	3.1	72.7	7.6	8.1	5.3	5.4	.8	1.6	5.0	9.8	31.5	.21 (.03)	.54 (.06)	.18 (.03)	1.00 (.11)	96.0	7.5	18	Zürich
Bern	167	3.4	69.1	9.4	8.8	6.6	6.7	2.2	2.6	4.9	17.0	33.2	.33 (.04)	.67 (.06)	.23 (.03)	.98 (.11)	106.1	8.2	11	Bern
Luzern	40	2.4	70.6	6.8	6.9	5.1	3.6	2.3	2.2	3.0	5.8	35.5	.20 (.05)	.57 (.11)	.12 (.04)	.84 (.18)	87.7	13.9	22	Luzern
Uri	11	7.5	67.4	15.9	16.0	12.9	5.3	12.0	6.5	13.6	-	38.5	.47 (.22)	.87 (.36)	.14 (.14)	2.00 (.99)	202.5	61.1	1	Uri
Schwyz	17	3.8	74.0	8.6	9.5	6.4	6.4	2.1	1.1	-	18.3	39.8	.26 (.12)	.67 (.22)	.23 (.12)	1.45 (.45)	120.7	29.3	6	Schwyz
Obwalden	-	-	.	-	-	-	-	-	-	-	-	-	- (-)	- (-)	- (-)	- (-)	-	.	26	Obwalden
Nidwalden	4	3.8	81.6	6.8	12.9	7.5	-	7.3	-	-	-	-	.09 (.09)	.09 (.09)	- (-)	.50 (.50)	101.3	50.6	15	Nidwalden
Glarus	9	3.8	60.5	12.3	10.5	8.9	6.7	6.8	6.2	-	26.1	32.1	.52 (.24)	.87 (.34)	.26 (.18)	.83 (.42)	132.0	44.0	3	Glarus
Zug	12	4.5	68.1	8.0	9.6	6.8	6.5	-	4.0	-	17.5	48.1	.30 (.14)	.76 (.27)	.23 (.14)	1.33 (.59)	126.8	36.6	5	Zug
Fribourg	26	2.7	72.9	7.0	7.6	5.0	5.2	1.2	2.3	2.6	11.6	18.4	.22 (.07)	.42 (.12)	.17 (.07)	.98 (.30)	88.4	17.3	21	Fribourg
Solothurn	36	3.0	69.0	8.3	8.0	6.2	4.6	3.4	2.0	7.6	4.7	34.3	.24 (.07)	.58 (.12)	.14 (.06)	1.43 (.34)	102.7	17.1	14	Solothurn
Basel-Stadt	41	2.8	74.8	10.8	8.7	5.6	5.0	-	1.1	5.8	11.5	30.0	.21 (.07)	.52 (.11)	.18 (.06)	1.21 (.26)	107.3	16.8	10	Basel-Stadt
Basel-Land	31	3.3	67.0	7.1	8.1	6.2	3.1	3.3	3.3	3.5	2.5	39.1	.22 (.06)	.62 (.14)	.10 (.04)	1.07 (.30)	103.7	18.6	13	Basel-Land
Schaffhausen	16	3.8	63.7	11.8	11.3	8.7	13.6	3.9	-	12.1	34.8	45.8	.53 (.19)	.99 (.28)	.47 (.18)	1.05 (.41)	136.0	34.0	2	Schaffhausen
Ausserrhoden	13	5.0	77.2	13.9	11.1	7.2	6.9	5.0	-	20.4	-	22.1	.28 (.16)	.50 (.23)	.21 (.15)	1.46 (.54)	131.7	36.5	4	Ausserrhoden
Innerrhoden	2	3.3	65.2	7.6	7.8	5.0	12.4	-	-	35.9	-	-	.39 (.39)	.39 (.39)	.39 (.39)	.59 (.59)	82.4	58.3	24	Innerrhoden
St. Gallen	57	3.2	71.1	7.4	7.5	5.3	4.7	1.7	1.9	2.5	8.7	28.1	.20 (.05)	.49 (.09)	.15 (.04)	1.05 (.20)	92.7	12.3	20	St. Gallen
Graubünden	28	3.4	70.8	8.5	8.8	5.8	7.1	-	2.0	2.8	19.7	28.6	.29 (.09)	.57 (.14)	.25 (.09)	1.05 (.30)	104.1	19.7	12	Graubünden
Aargau	63	3.0	73.1	6.9	8.8	5.7	4.1	2.0	.7	.9	12.6	26.5	.19 (.05)	.47 (.09)	.15 (.04)	1.14 (.21)	97.4	12.3	16	Aargau
Thurgau	23	2.6	69.8	6.3	6.0	4.5	2.4	2.5	2.4	4.9	-	31.7	.16 (.06)	.48 (.12)	.07 (.04)	.72 (.22)	75.5	15.7	25	Thurgau
Ticino	41	2.9	71.8	8.2	8.1	5.5	5.3	1.9	1.3	4.6	12.3	26.6	.24 (.07)	.52 (.11)	.19 (.06)	1.08 (.25)	96.7	15.1	17	Ticino
Vaud	83	2.7	71.4	8.2	7.7	5.4	5.3	1.6	1.5	2.4	12.6	32.8	.22 (.04)	.56 (.08)	.18 (.04)	1.03 (.16)	93.5	10.3	19	Vaud
Valais	26	2.5	74.8	6.0	7.1	4.5	4.0	-	2.0	2.0	7.6	18.2	.16 (.06)	.35 (.10)	.13 (.05)	1.29 (.36)	84.4	16.6	23	Valais
Neuchâtel	30	3.3	71.2	9.9	9.1	6.3	5.3	-	2.2	2.6	9.0	61.1	.19 (.07)	.81 (.18)	.16 (.07)	1.55 (.38)	114.3	20.9	8	Neuchâtel
Geneva	56	3.0	73.5	8.5	8.9	6.4	5.8	2.5	2.5	4.3	11.2	23.6	.28 (.06)	.52 (.10)	.20 (.05)	1.22 (.24)	108.2	14.5	9	Genève
Jura	13	3.3	69.5	10.2	9.7	7.2	9.3	-	3.6	13.9	7.9	61.2	.33 (.15)	.96 (.30)	.28 (.14)	1.11 (.44)	119.7	33.2	7	Jura
Zürich (city)	66	2.7	74.7	9.6	7.5	4.7	3.6	-	1.2	3.3	9.0	29.7	.16 (.04)	.46 (.08)	.13 (.04)	.96 (.16)	93.0	11.5	7	Zürich (Stadt)
Basel (city)	36	2.7	75.6	10.6	8.5	5.3	5.1	-	.6	6.5	10.3	30.4	.19 (.07)	.51 (.12)	.18 (.07)	1.12 (.25)	104.5	17.4	3	Basel (Stadt)
Geneva (city)	33	3.2	74.9	11.4	9.8	6.7	6.9	2.6	2.9	2.4	12.4	29.8	.28 (.09)	.59 (.15)	.23 (.08)	1.51 (.35)	122.4	21.3	1	Genève (ville)
Bern (city)	28	3.2	72.2	10.6	9.2	6.6	6.3	2.8	.8	6.3	16.0	38.5	.29 (.10)	.69 (.16)	.22 (.08)	.81 (.23)	103.5	19.6	4	Bern (Stadt)
Lausanne	22	2.7	69.3	9.5	8.3	5.5	6.4	-	.9	6.8	16.4	40.8	.25 (.10)	.66 (.17)	.22 (.09)	1.01 (.30)	101.6	21.7	5	Lausanne
Winterthur	14	3.2	75.6	8.3	7.7	4.8	6.4	-	1.3	4.7	11.7	22.8	.21 (.11)	.46 (.18)	.21 (.11)	1.27 (.46)	95.5	25.5	6	Winterthur
St. Gallen (city)	9	2.4	69.5	6.3	5.7	4.8	-	4.1	2.9	-	-	34.7	.13 (.08)	.48 (.19)	- (-)	.62 (.32)	72.9	24.3	8	St. Gallen (Stadt)
Luzern (city)	8	1.9	67.4	7.0	6.1	4.4	7.2	-	1.9	6.8	7.7	26.1	.21 (.12)	.47 (.19)	.21 (.12)	.39 (.20)	66.6	23.6	9	Luzern (Stadt)
Biel/Bienne	10	3.8	62.2	9.8	8.7	6.6	6.7	-	4.3	7.1	17.3	23.2	.34 (.15)	.57 (.22)	.22 (.13)	.88 (.49)	105.1	33.2	2	Biel/Bienne
German Switzerland	744	3.2	71.1	8.2	8.4	5.9	5.4	2.0	1.9	4.3	11.6	31.8	.25 (.02)	.58 (.03)	.18 (.01)	1.04 (.06)	101.3	3.7	.	Deutschschweiz
-Northwestern	313	3.1	70.4	8.1	8.4	6.0	5.0	2.2	2.0	3.9	12.3	31.6	.25 (.02)	.58 (.04)	.17 (.02)	1.02 (.09)	101.1	5.7	.	-Nordwestschweiz
-Northeastern	264	3.3	72.0	7.8	8.3	5.6	5.5	1.2	1.7	4.9	9.9	32.3	.22 (.02)	.56 (.04)	.18 (.02)	1.07 (.09)	99.6	6.1	.	-Nordostschweiz
-Alps/Prealps	167	3.5	71.6	8.8	8.7	6.2	6.0	2.7	2.1	4.0	13.1	31.5	.28 (.04)	.61 (.06)	.20 (.03)	1.02 (.12)	104.6	8.1	.	-Alpen/Voralpen
French Switzerland	224	2.8	71.6	8.0	7.8	5.4	5.2	1.1	2.1	3.7	9.7	31.0	.22 (.03)	.54 (.05)	.17 (.02)	1.17 (.11)	96.7	6.5	.	Romandie
Italian Switzerland	43	2.9	71.8	8.1	8.0	5.4	5.0	1.8	1.3	4.4	11.6	27.4	.23 (.06)	.51 (.10)	.18 (.06)	1.08 (.24)	95.8	14.6	.	Svizzera italiana
>100000 inhabitants	185	2.9	74.5	10.2	8.4	5.5	5.2	.9	1.3	4.6	11.7	32.5	.22 (.03)	.55 (.05)	.18 (.03)	1.06 (.11)	102.2	7.5	4	>100000 Einwohner
20000-99999 inh.	120	2.7	69.7	7.3	7.1	5.2	4.7	2.0	2.3	3.4	7.8	29.6	.21 (.03)	.51 (.06)	.15 (.03)	.96 (.13)	87.4	8.0	7	20000-99999 Einwohner
10000-19999 inh.	128	3.2	69.6	7.6	8.7	6.1	6.4	2.4	1.2	4.2	15.6	37.0	.28 (.04)	.67 (.07)	.22 (.04)	1.01 (.13)	103.6	9.2	2	10000-19999 Einwohner
5000-9999 inh.	126	3.1	72.5	7.3	8.5	5.6	5.5	.8	1.7	3.4	11.7	26.5	.22 (.04)	.49 (.06)	.18 (.03)	1.12 (.15)	98.7	8.8	5	5000-9999 Einwohner
2800-4999 inh.	129	3.2	72.1	7.8	8.6	5.9	4.5	1.4	2.3	3.6	9.5	32.3	.22 (.03)	.56 (.07)	.15 (.03)	1.12 (.14)	103.2	9.1	3	2800-4999 Einwohner
1200-2799 inh.	155	3.2	69.8	7.6	7.9	5.8	5.4	2.8	2.6	4.0	10.4	27.8	.26 (.03)	.56 (.06)	.18 (.03)	1.02 (.12)	98.7	7.9	6	1200-2799 Einwohner
<1200 inhabitants	168	3.4	70.6	8.8	8.5	6.1	5.6	1.9	2.1	5.6	11.4	34.3	.26 (.03)	.61 (.06)	.19 (.03)	1.20 (.13)	105.5	8.1	1	<1200 Einwohner
Switzerland	1011	3.1	71.3	8.1	8.3	5.8	5.3	1.8	1.9	4.1	11.2	31.4	.24 (.01)	.56 (.02)	.18 (.01)	1.07 (.05)	100.0	.		Schweiz / Suisse

Females	N	% ON NEOP	MED AGE	CRUDE RATE	STANDARDIZED RATES			AGE-SPECIFIC RATES					CUMULATIVE RATES (STANDARD ERRORS)									SMR	S.E.	RANK	Frauen
					EUROP.	WORLD	TRUNC	0-14	15-44	45-54	55-64	65-74	0-64		0-74		35-64		65-84					
Zürich	183	3.8	72.4	7.9	6.2	4.5	5.0	1.9	1.7	3.8	9.5	21.3	.22	(.03)	.44	(.04)	.17	(.03)	.66	(.07)	111.5	8.2	10	Zürich
Bern	140	3.7	72.1	7.5	5.5	3.9	4.3	.6	1.8	4.1	7.4	20.9	.18	(.03)	.39	(.05)	.14	(.03)	.62	(.07)	102.4	8.7	11	Bern
Luzern	40	3.6	74.9	6.7	5.5	3.8	3.5	-	3.5	1.5	3.6	14.8	.16	(.05)	.31	(.07)	.11	(.04)	.59	(.14)	101.8	16.1	12	Luzern
Uri	4	4.2	78.4	6.0	5.3	3.2	4.1	-	-	-	14.6	-	.16	(.16)	.16	(.16)	.16	(.16)	.65	(.47)	97.9	48.9	14	Uri
Schwyz	14	4.1	68.0	7.3	6.6	5.4	6.9	2.3	1.2	9.7	12.0	19.1	.29	(.12)	.47	(.16)	.22	(.11)	.71	(.26)	115.6	30.9	5	Schwyz
Obwalden	2	2.4	77.6	4.0	2.4	1.4	-	-	-	-	-	21.7	-	(-)	.22	(.22)	-	(-)	.77	(.59)	61.2	43.3	25	Obwalden
Nidwalden	3	2.9	60.4	5.4	6.1	4.8	12.2	-	-	17.6	20.0	23.5	.39	(.28)	.64	(.38)	.39	(.28)	.26	(.26)	95.6	55.2	15	Nidwalden
Glarus	8	4.3	81.3	10.8	8.6	6.9	8.9	6.9	3.5	12.1	-	-	.34	(.20)	.34	(.20)	.23	(.16)	.41	(.30)	137.2	48.5	3	Glarus
Zug	13	4.8	66.8	8.5	8.8	6.7	8.3	-	2.7	18.2	8.2	46.0	.34	(.14)	.80	(.25)	.26	(.13)	.78	(.31)	148.4	41.2	2	Zug
Fribourg	19	2.9	74.2	5.2	4.2	2.7	3.3	-	-	5.2	5.5	19.1	.11	(.05)	.31	(.10)	.11	(.05)	.65	(.18)	83.1	19.1	21	Fribourg
Solothurn	27	2.8	72.2	6.1	5.0	4.2	3.9	4.8	1.6	3.7	4.3	10.0	.21	(.06)	.31	(.08)	.12	(.05)	.55	(.15)	89.1	17.1	18	Solothurn
Basel-Stadt	47	3.5	72.4	10.8	6.8	5.1	5.2	2.1	1.7	8.6	7.5	25.1	.24	(.07)	.49	(.10)	.17	(.06)	.67	(.13)	114.8	16.7	7	Basel-Stadt
Basel-Land	29	4.1	68.5	6.6	6.3	4.9	3.8	1.2	2.4	7.0	2.4	26.1	.19	(.06)	.45	(.11)	.11	(.05)	.65	(.19)	114.0	21.2	8	Basel-Land
Schaffhausen	17	5.5	76.6	12.0	7.7	5.0	6.0	-	3.4	5.8	-	33.9	.17	(.10)	.52	(.19)	.17	(.10)	1.22	(.36)	157.2	38.1	1	Schaffhausen
Ausserrhoden	7	3.0	67.6	7.2	5.1	4.3	4.8	-	2.7	-	18.5	18.6	.26	(.15)	.45	(.20)	.19	(.13)	.45	(.23)	80.7	30.5	22	Ausserrhoden
Innerrhoden	2	4.4	64.5	7.9	6.8	4.6	10.2	-	-	-	40.4	36.9	.39	(.39)	.74	(.53)	.39	(.39)	.35	(.35)	98.0	69.3	13	Innerrhoden
St. Gallen	47	3.1	73.1	5.9	4.8	3.5	4.5	1.2	1.2	5.9	6.3	15.1	.18	(.05)	.33	(.06)	.14	(.04)	.50	(.11)	85.5	12.5	20	St. Gallen
Graubünden	19	3.0	77.7	5.8	4.5	3.0	1.6	1.5	1.4	-	3.0	10.0	.10	(.05)	.19	(.07)	.05	(.04)	.48	(.16)	86.0	19.7	19	Graubünden
Aargau	40	2.4	74.3	4.4	3.9	2.6	2.5	-	1.2	1.0	6.0	14.0	.10	(.03)	.25	(.06)	.08	(.03)	.39	(.09)	71.1	11.2	23	Aargau
Thurgau	33	4.7	74.8	8.9	6.9	5.2	3.5	1.3	3.3	4.8	7.9	17.1	.25	(.08)	.42	(.10)	.13	(.06)	.68	(.17)	124.6	21.7	4	Thurgau
Ticino	26	2.2	56.5	4.6	4.1	3.5	6.0	3.0	2.2	5.7	6.5	1.7	.24	(.06)	.25	(.06)	.19	(.05)	.33	(.11)	62.8	12.3	24	Ticino
Vaud	76	3.4	73.6	6.9	5.1	3.8	3.9	1.6	1.3	3.1	9.5	14.2	.19	(.04)	.34	(.06)	.14	(.03)	.55	(.09)	92.3	10.6	17	Vaud
Valais	24	3.4	71.3	5.4	5.2	3.7	3.3	1.0	1.5	2.0	7.1	11.9	.16	(.06)	.27	(.08)	.11	(.05)	.50	(.15)	94.0	19.2	16	Valais
Neuchâtel	29	3.7	75.3	8.8	6.0	4.2	5.9	-	2.9	7.2	5.5	12.8	.21	(.07)	.34	(.10)	.17	(.07)	.72	(.19)	113.9	21.1	9	Neuchâtel
Geneva	61	3.8	73.4	8.3	6.3	4.6	5.1	.9	1.5	4.2	12.5	23.9	.22	(.05)	.46	(.08)	.17	(.05)	.78	(.13)	115.2	14.8	6	Genève
Jura	5	2.0	74.4	3.8	2.7	1.7	-	-	-	-	-	25.3	-	(-)	.26	(.15)	-	(-)	.36	(.18)	54.7	24.5	26	Jura
Zürich (city)	94	4.1	75.9	11.9	6.7	4.7	4.8	-	2.8	1.9	11.1	23.1	.22	(.05)	.45	(.07)	.17	(.04)	.71	(.10)	127.8	13.2	2	Zürich (Stadt)
Basel (city)	38	3.1	73.0	9.8	6.1	4.7	3.7	2.5	1.9	5.8	4.2	25.6	.20	(.07)	.45	(.10)	.12	(.05)	.61	(.13)	103.0	16.7	5	Basel (Stadt)
Geneva (city)	40	4.5	74.5	11.9	7.5	5.9	3.0	2.7	2.1	4.4	5.0	35.2	.21	(.08)	.56	(.12)	.10	(.05)	1.05	(.20)	136.9	21.6	1	Genève (ville)
Bern (city)	35	4.1	73.1	11.0	6.4	4.2	5.4	-	.8	5.2	10.0	30.4	.18	(.07)	.48	(.11)	.18	(.07)	.64	(.14)	120.4	20.4	3	Bern (Stadt)
Lausanne	21	3.0	77.5	7.6	4.3	3.1	2.8	-	1.7	-	9.5	9.6	.16	(.07)	.25	(.09)	.11	(.06)	.65	(.18)	88.2	19.2	7	Lausanne
Winterthur	13	3.3	64.0	7.3	6.3	5.2	7.8	3.5	5.2	-	15.7	5.6	.38	(.14)	.44	(.15)	.26	(.12)	.20	(.11)	95.7	26.5	6	Winterthur
St. Gallen (city)	6	1.4	78.0	3.7	2.1	1.3	1.6	-	-	-	5.6	5.8	.06	(.06)	.12	(.08)	.06	(.06)	.32	(.16)	44.6	18.2	9	St. Gallen (Stadt)
Luzern (city)	13	3.6	80.8	9.4	5.4	3.6	2.4	-	3.5	-	-	16.8	.12	(.09)	.29	(.13)	.06	(.06)	.57	(.23)	103.2	28.6	4	Luzern (Stadt)
Biel/Bienne	6	2.5	65.2	5.3	4.3	3.0	6.8	-	2.1	6.5	7.2	8.5	.20	(.11)	.28	(.14)	.20	(.11)	.08	(.08)	66.4	27.1	8	Biel/Bienne
German Switzerland	679	3.6	72.9	7.2	5.7	4.1	4.3	1.2	1.8	4.4	6.9	19.2	.19	(.01)	.38	(.02)	.14	(.01)	.61	(.03)	103.3	4.0	.	Deutschschweiz
-Northwestern	281	3.4	72.4	7.0	5.5	4.0	4.2	1.0	1.9	4.3	6.5	19.3	.18	(.02)	.38	(.03)	.14	(.02)	.58	(.05)	100.3	6.0	.	-Nordwestschweiz
-Northeastern	279	3.9	72.8	7.9	6.2	4.6	4.8	1.5	2.0	4.5	8.5	21.7	.22	(.02)	.44	(.04)	.16	(.02)	.66	(.06)	112.5	6.7	.	-Nordostschweiz
-Alps/Prealps	119	3.2	75.1	6.3	4.9	3.6	3.6	1.2	1.4	4.5	4.8	14.5	.15	(.03)	.30	(.04)	.11	(.02)	.57	(.07)	92.3	8.5	.	-Alpen/Voralpen
French Switzerland	209	3.4	73.9	7.0	5.3	3.8	4.2	1.0	1.4	3.6	9.0	17.0	.19	(.02)	.36	(.04)	.14	(.02)	.62	(.06)	97.5	6.7	.	Romandie
Italian Switzerland	27	2.2	57.0	4.6	4.1	3.4	6.1	2.9	2.1	5.5	7.7	1.6	.24	(.06)	.26	(.06)	.19	(.05)	.31	(.10)	61.8	11.9	.	Svizzera italiana
>100000 inhabitants	228	3.8	74.7	10.8	6.3	4.6	4.2	.9	2.1	3.3	8.5	24.8	.20	(.03)	.45	(.04)	.14	(.02)	.72	(.06)	118.4	7.8	1	>100000 Einwohner
20000-99999 inh.	122	3.1	72.6	6.7	5.2	3.9	4.4	1.7	2.4	4.0	6.2	12.5	.20	(.03)	.33	(.04)	.14	(.03)	.48	(.06)	90.7	8.2	6	20000-99999 Einwohner
10000-19999 inh.	108	3.3	69.0	6.1	5.2	3.9	5.0	1.0	1.3	6.9	7.0	20.5	.20	(.03)	.40	(.05)	.16	(.03)	.56	(.08)	92.3	8.9	5	10000-19999 Einwohner
5000-9999 inh.	123	3.7	73.9	6.9	5.6	3.9	3.4	.8	1.5	3.8	5.9	21.7	.16	(.03)	.38	(.05)	.11	(.03)	.74	(.09)	106.1	9.6	3	5000-9999 Einwohner
2800-4999 inh.	114	3.8	74.1	6.8	5.8	4.0	4.7	1.1	1.4	5.3	7.7	16.9	.19	(.03)	.36	(.05)	.15	(.03)	.62	(.08)	106.7	10.0	2	2800-4999 Einwohner
1200-2799 inh.	106	3.1	71.3	5.3	4.8	3.5	4.7	1.4	1.6	3.6	9.0	11.6	.20	(.03)	.32	(.04)	.16	(.03)	.40	(.06)	83.9	8.2	7	1200-2799 Einwohner
<1200 inhabitants	114	3.3	70.7	6.2	5.1	3.8	4.2	1.5	1.9	3.4	7.4	13.5	.19	(.03)	.32	(.04)	.14	(.03)	.57	(.08)	93.5	8.8	4	<1200 Einwohner
Switzerland	915	3.5	72.9	7.0	5.5	4.0	4.4	1.2	1.7	4.3	7.5	17.8	.19	(.01)	.37	(.02)	.14	(.01)	.60	(.03)	100.0	.		Schweiz / Suisse

Males	N	% ON NEOP	MED AGE	CRUDE RATE	STANDARDIZED RATES			AGE-SPECIFIC RATES					CUMULATIVE RATES (STANDARD ERRORS)				SMR	S.E.	RANK	Männer
					EUROP.	WORLD	TRUNC	0-14	15-44	45-54	55-64	65-74	0-64	0-74	35-64	65-84				
Zürich	158	3.0	71.7	7.2	8.0	5.1	6.5	-	.5	7.9	12.2	25.6	.22 (.03)	.47 (.05)	.22 (.03)	1.00 (.12)	91.3	7.3	16	Zürich
Bern	191	3.9	73.9	10.7	10.2	6.4	5.7	-	.4	3.9	14.8	47.7	.20 (.03)	.68 (.07)	.20 (.03)	1.41 (.14)	119.1	8.6	7	Bern
Luzern	53	3.2	73.1	9.0	10.0	6.2	4.2	-	-	3.0	11.5	59.2	.15 (.06)	.76 (.13)	.15 (.06)	1.35 (.24)	117.7	16.2	8	Luzern
Uri	8	5.4	59.9	11.6	13.0	9.8	22.5	-	3.3	27.2	29.8	57.8	.70 (.32)	1.33 (.48)	.70 (.32)	.62 (.36)	147.7	52.2	2	Uri
Schwyz	20	4.5	70.1	10.1	11.9	8.0	5.1	-	1.1	-	18.3	71.7	.23 (.12)	.93 (.26)	.20 (.11)	1.99 (.59)	146.9	32.8	3	Schwyz
Obwalden	8	7.9	65.7	15.1	15.2	10.4	17.2	-	-	-	64.0	44.7	.67 (.38)	1.07 (.48)	.67 (.38)	2.64 (1.38)	190.7	67.4	1	Obwalden
Nidwalden	4	3.8	73.4	6.8	7.8	4.8	-	-	-	-	-	51.9	- (-)	.44 (.31)	- (-)	2.11 (1.31)	104.6	52.3	12	Nidwalden
Glarus	10	4.2	77.0	13.7	12.2	7.3	-	-	-	-	-	64.3	- (-)	.59 (.30)	- (-)	1.76 (.68)	143.2	45.3	4	Glarus
Zug	6	2.2	68.7	4.0	6.9	4.3	4.6	-	-	-	17.5	24.0	.18 (.13)	.39 (.20)	.18 (.13)	.66 (.47)	67.4	27.5	22	Zug
Fribourg	34	3.5	70.3	9.1	9.8	6.4	6.6	-	1.7	7.7	8.7	51.5	.23 (.08)	.74 (.16)	.21 (.08)	1.18 (.27)	116.5	20.0	9	Fribourg
Solothurn	40	3.4	70.3	9.3	9.2	6.1	6.7	-	2.0	-	18.7	43.7	.25 (.07)	.69 (.14)	.24 (.07)	1.27 (.28)	113.2	17.9	11	Solothurn
Basel-Stadt	29	2.0	70.4	7.6	6.2	4.0	7.4	-	-	7.7	18.3	10.9	.26 (.08)	.38 (.09)	.26 (.08)	.77 (.21)	72.9	13.5	19	Basel-Stadt
Basel-Land	20	2.2	67.7	4.6	5.9	3.8	4.3	-	1.0	3.5	7.5	27.4	.14 (.05)	.40 (.11)	.14 (.05)	.60 (.21)	68.4	15.3	20	Basel-Land
Schaffhausen	17	4.1	66.1	12.5	12.0	8.1	7.5	-	1.6	6.0	20.9	64.2	.31 (.14)	.91 (.27)	.26 (.13)	1.23 (.39)	141.6	34.3	5	Schaffhausen
Ausserrhoden	7	2.7	71.9	7.5	5.6	3.8	5.6	-	2.5	-	10.7	33.2	.18 (.13)	.52 (.24)	.18 (.13)	.88 (.43)	68.1	25.7	21	Ausserrhoden
Innerrhoden	1	1.6	45.6	3.8	4.7	4.0	13.0	-	-	35.9	-	-	.34 (.34)	.34 (.34)	.34 (.34)	- (-)	41.2	41.2	26	Innerrhoden
St. Gallen	50	2.8	73.5	6.5	7.4	4.7	7.4	-	-	12.3	11.6	17.5	.24 (.06)	.43 (.08)	.24 (.06)	.86 (.19)	81.6	11.5	17	St. Gallen
Graubünden	21	2.6	68.9	6.4	7.1	4.7	7.1	-	.7	8.4	13.1	28.6	.24 (.09)	.53 (.14)	.24 (.09)	.66 (.24)	77.7	17.0	18	Graubünden
Aargau	64	3.0	74.6	7.0	8.6	5.3	3.9	.5	.7	2.8	8.8	35.3	.14 (.04)	.52 (.09)	.13 (.04)	1.38 (.24)	100.9	12.6	14	Aargau
Thurgau	16	1.8	69.3	4.4	4.2	2.8	3.3	-	1.2	2.5	5.7	14.1	.13 (.06)	.26 (.09)	.11 (.06)	.65 (.22)	52.3	13.1	24	Thurgau
Ticino	58	4.1	72.1	11.5	11.5	7.5	9.1	-	.5	6.2	26.7	46.0	.35 (.08)	.84 (.14)	.33 (.08)	1.55 (.29)	135.1	17.7	6	Ticino
Vaud	91	3.0	70.9	8.9	8.8	5.8	8.4	-	.4	4.0	23.3	31.6	.30 (.06)	.63 (.08)	.30 (.06)	1.04 (.16)	100.7	10.6	15	Vaud
Valais	31	2.9	72.8	7.1	8.6	5.4	6.1	-	.5	2.0	20.3	25.5	.25 (.08)	.52 (.13)	.23 (.08)	1.50 (.39)	103.0	18.5	13	Valais
Neuchâtel	12	1.3	70.7	3.9	4.1	2.6	1.6	-	-	-	6.0	26.2	.06 (.04)	.32 (.11)	.06 (.04)	.39 (.17)	44.7	12.9	25	Neuchâtel
Geneva	60	3.2	72.2	9.1	9.6	6.1	5.5	-	.6	2.2	17.6	47.3	.21 (.06)	.69 (.12)	.20 (.06)	1.50 (.26)	115.4	14.9	10	Genève
Jura	6	1.5	72.1	4.7	4.3	2.8	1.8	-	-	-	7.9	30.6	.07 (.07)	.37 (.19)	.07 (.07)	.77 (.39)	54.8	22.4	23	Jura
Zürich (city)	70	2.9	74.1	10.2	8.2	5.3	6.2	-	.3	8.8	10.3	32.7	.20 (.05)	.53 (.08)	.20 (.05)	1.07 (.17)	94.8	11.3	5	Zürich (Stadt)
Basel (city)	27	2.0	70.4	7.9	6.2	4.0	7.6	-	-	8.7	18.0	12.2	.27 (.08)	.39 (.10)	.27 (.08)	.85 (.23)	75.3	14.5	7	Basel (Stadt)
Geneva (city)	33	3.2	72.3	11.4	9.9	6.2	4.7	-	-	-	18.6	55.3	.18 (.08)	.73 (.17)	.18 (.08)	1.36 (.30)	117.8	20.5	3	Genève (ville)
Bern (city)	21	2.4	73.3	8.0	6.2	4.0	4.5	-	.8	3.1	9.6	27.0	.16 (.07)	.43 (.13)	.16 (.07)	.71 (.19)	74.1	16.2	8	Bern (Stadt)
Lausanne	26	3.2	71.1	11.2	9.7	6.2	6.5	-	.9	-	20.5	45.9	.24 (.10)	.70 (.18)	.24 (.10)	1.52 (.40)	116.7	22.9	4	Lausanne
Winterthur	12	2.8	68.4	7.1	7.1	4.7	7.9	-	1.3	4.7	17.6	22.8	.26 (.12)	.49 (.18)	.26 (.12)	.79 (.36)	80.3	23.2	6	Winterthur
St. Gallen (city)	5	1.3	76.9	3.5	3.3	2.2	4.2	-	-	6.3	7.1	-	.13 (.09)	.13 (.09)	.13 (.09)	.57 (.35)	39.6	17.7	9	St. Gallen (Stadt)
Luzern (city)	19	4.4	70.1	16.6	13.0	8.6	6.1	-	-	6.8	15.3	104.3	.22 (.13)	1.27 (.33)	.22 (.13)	1.31 (.35)	151.8	34.8	2	Luzern (Stadt)
Biel/Bienne	16	6.1	73.7	15.6	13.1	8.4	7.0	-	-	-	25.9	81.1	.27 (.16)	1.10 (.35)	.27 (.16)	2.18 (.70)	163.3	40.8	1	Biel/Bienne
German Switzerland	727	3.1	72.1	8.0	8.5	5.4	5.9	.1	.5	5.5	12.9	35.4	.20 (.02)	.56 (.03)	.20 (.02)	1.13 (.06)	98.8	3.7	.	Deutschschweiz
-Northwestern	316	3.1	72.5	8.2	8.7	5.5	5.4	.1	.5	3.6	13.4	39.4	.19 (.02)	.59 (.04)	.19 (.02)	1.18 (.09)	101.7	5.7	.	-Nordwestschweiz
-Northeastern	225	2.8	70.8	6.7	7.4	4.8	6.2	-	.4	8.1	11.2	23.9	.21 (.03)	.45 (.04)	.21 (.02)	.91 (.09)	85.0	5.7	.	-Nordostschweiz
-Alps/Prealps	186	3.9	72.8	9.8	9.9	6.3	6.3	-	.7	4.5	14.9	46.6	.22 (.04)	.70 (.07)	.22 (.03)	1.36 (.14)	116.1	8.5	.	-Alpen/Voralpen
French Switzerland	228	2.8	71.5	8.1	8.3	5.4	6.4	-	.7	3.1	17.6	33.9	.24 (.03)	.58 (.05)	.23 (.03)	1.12 (.11)	97.5	6.5	.	Romandie
Italian Switzerland	60	4.0	71.4	11.4	11.2	7.3	9.1	-	.4	5.9	27.1	45.7	.34 (.08)	.83 (.14)	.33 (.08)	1.48 (.28)	131.8	17.0	.	Svizzera italiana
>100000 inhabitants	177	2.7	72.6	9.8	7.9	5.1	6.0	-	.3	5.4	14.2	32.5	.21 (.03)	.53 (.05)	.21 (.03)	1.06 (.11)	94.0	7.1	6	>100000 Einwohner
20000-99999 inh.	139	3.2	70.0	8.4	8.6	5.6	6.1	-	.4	3.9	16.3	43.2	.22 (.04)	.65 (.07)	.22 (.04)	1.05 (.13)	100.0	8.5	5	20000-99999 Einwohner
10000-19999 inh.	98	2.5	74.5	5.8	7.2	4.4	4.5	-	.1	3.8	11.0	24.1	.16 (.03)	.41 (.06)	.16 (.03)	.98 (.15)	80.1	8.1	7	10000-19999 Einwohner
5000-9999 inh.	131	3.2	72.9	7.6	9.0	5.6	7.3	-	.7	8.8	13.0	28.3	.24 (.04)	.53 (.06)	.24 (.04)	1.21 (.16)	104.1	9.1	2	5000-9999 Einwohner
2800-4999 inh.	150	3.7	70.4	9.1	10.5	6.8	8.1	-	1.3	4.7	21.1	39.5	.31 (.04)	.70 (.08)	.29 (.04)	1.22 (.15)	121.4	9.9	1	2800-4999 Einwohner
1200-2799 inh.	156	3.2	72.1	7.7	8.4	5.5	5.4	-	.4	5.3	12.1	44.9	.19 (.03)	.65 (.07)	.19 (.03)	1.21 (.13)	100.2	8.0	4	1200-2799 Einwohner
<1200 inhabitants	164	3.3	73.2	8.6	8.7	5.5	5.7	.2	.7	2.8	15.1	35.0	.21 (.03)	.57 (.06)	.20 (.03)	1.25 (.14)	102.3	8.0	3	<1200 Einwohner
Switzerland	1015	3.1	71.8	8.1	8.6	5.5	6.1	.0	.6	4.9	14.6	35.6	.22 (.01)	.58 (.02)	.21 (.01)	1.14 (.05)	100.0	.	.	Schweiz / Suisse

Females	N	% ON NEOP	MED AGE	CRUDE RATE	EUROP.	WORLD	TRUNC	0-14	15-44	45-54	55-64	65-74	0-64	0-74	35-64	65-84	SMR	S.E.	RANK	Frauen
Zürich	223	4.6	77.6	9.7	6.9	4.3	4.2	-	.2	5.2	8.7	28.8	.14 (.02)	.43 (.04)	.14 (.02)	.98 (.08)	94.0	6.3	14	Zürich
Bern	246	6.5	78.3	13.2	8.6	5.3	4.5	.6	.1	2.8	13.7	25.9	.18 (.03)	.44 (.05)	.17 (.03)	1.35 (.11)	123.4	7.9	3	Bern
Luzern	78	7.1	76.8	13.0	9.8	6.1	6.4	-	-	7.4	14.2	37.1	.22 (.06)	.60 (.10)	.22 (.06)	1.57 (.22)	141.2	16.0	2	Luzern
Uri	5	5.3	76.5	7.5	6.4	3.8	-	-	-	-	-	35.8	- (-)	.36 (.25)	- (-)	.86 (.44)	88.8	39.7	16	Uri
Schwyz	16	4.7	73.9	8.3	6.9	4.5	4.9	-	-	9.7	6.0	38.1	.16 (.09)	.55 (.19)	.16 (.09)	1.05 (.32)	94.4	23.6	13	Schwyz
Obwalden	5	5.9	76.2	9.9	7.1	4.0	-	-	-	-	-	43.3	- (-)	.44 (.31)	- (-)	1.27 (.69)	110.2	49.3	10	Obwalden
Nidwalden	5	4.8	72.6	9.0	8.2	5.1	-	-	-	-	-	70.6	- (-)	.73 (.42)	- (-)	1.34 (.74)	119.1	53.3	6	Nidwalden
Glarus	7	3.7	81.2	9.5	5.0	2.8	-	-	-	-	-	25.4	- (-)	.26 (.18)	- (-)	.92 (.43)	80.9	30.6	19	Glarus
Zug	18	6.6	79.7	11.8	11.2	6.7	8.5	-	-	-	32.7	18.4	.33 (.17)	.51 (.21)	.33 (.17)	1.53 (.51)	152.3	35.9	1	Zug
Fribourg	29	4.4	76.0	7.9	7.1	4.4	5.1	-	.6	2.6	16.5	19.1	.21 (.07)	.41 (.11)	.19 (.07)	.65 (.18)	91.7	17.0	15	Fribourg
Solothurn	50	5.3	77.5	11.3	8.7	5.5	7.7	-	.5	11.0	12.8	22.4	.25 (.07)	.48 (.10)	.25 (.07)	1.18 (.23)	115.6	16.3	8	Solothurn
Basel-Stadt	55	4.1	79.3	12.7	6.2	3.7	4.1	-	-	3.4	11.2	16.1	.14 (.05)	.30 (.07)	.14 (.05)	.93 (.16)	87.1	11.7	17	Basel-Stadt
Basel-Land	29	4.1	77.7	6.6	6.2	3.9	2.6	-	.5	1.7	7.3	26.1	.11 (.05)	.38 (.11)	.10 (.05)	.84 (.22)	84.1	15.6	18	Basel-Land
Schaffhausen	19	6.1	74.2	13.4	8.6	5.6	3.9	-	1.7	-	6.3	61.0	.12 (.09)	.74 (.22)	.12 (.09)	1.31 (.36)	120.0	27.5	5	Schaffhausen
Ausserrhoden	15	6.4	87.0	15.5	6.8	3.8	2.4	-	-	-	9.3	9.3	.09 (.09)	.19 (.13)	.09 (.09)	.66 (.30)	111.2	28.7	9	Ausserrhoden
Innerrhoden	-	-	.	-	-	-	-	-	-	-	-	-	- (-)	- (-)	- (-)	- (-)	-	.	26	Innerrhoden
St. Gallen	77	5.1	76.4	9.7	7.1	4.5	4.0	-	.6	1.2	12.7	31.5	.16 (.04)	.47 (.08)	.15 (.04)	.93 (.14)	97.1	11.1	12	St. Gallen
Graubünden	38	5.9	81.6	11.5	8.6	4.9	4.1	-	-	5.6	9.1	19.9	.14 (.06)	.35 (.11)	.14 (.06)	1.25 (.28)	121.0	19.6	4	Graubünden
Aargau	63	3.8	79.9	7.0	6.1	3.9	5.6	-	.7	8.6	7.2	11.2	.19 (.04)	.30 (.06)	.18 (.04)	.72 (.13)	80.6	10.2	20	Aargau
Thurgau	28	4.0	83.4	7.6	5.5	3.3	3.8	-	1.3	2.4	5.3	11.4	.12 (.05)	.24 (.08)	.12 (.05)	.45 (.14)	72.5	13.7	22	Thurgau
Ticino	71	6.1	73.3	12.7	8.7	5.5	5.6	-	-	11.5	6.5	43.8	.19 (.05)	.63 (.10)	.19 (.05)	1.22 (.18)	118.2	14.0	7	Ticino
Vaud	131	5.8	74.3	11.9	8.5	5.5	7.9	-	-	6.1	21.5	32.2	.28 (.05)	.61 (.07)	.28 (.05)	1.00 (.12)	107.8	9.4	11	Vaud
Valais	21	3.0	76.9	4.8	4.3	2.6	2.6	-	.5	-	9.4	5.9	.11 (.05)	.17 (.07)	.10 (.05)	.64 (.18)	60.5	13.2	25	Valais
Neuchâtel	24	3.1	78.5	7.3	4.5	2.8	2.4	-	-	-	8.2	22.3	.09 (.05)	.31 (.10)	.09 (.05)	.70 (.18)	62.8	12.8	23	Neuchâtel
Geneva	60	3.8	75.5	8.2	6.2	4.1	7.3	-	1.2	4.2	19.4	12.8	.28 (.06)	.40 (.08)	.26 (.06)	.61 (.12)	77.4	10.0	21	Genève
Jura	8	3.2	79.9	6.1	5.1	3.1	6.0	-	-	6.7	15.1	-	.22 (.13)	.22 (.13)	.22 (.13)	.28 (.21)	60.9	21.5	24	Jura
Zürich (city)	96	4.2	77.0	12.2	6.4	4.1	4.1	-	-	4.8	9.1	27.9	.14 (.04)	.42 (.06)	.14 (.04)	.84 (.11)	85.3	8.7	4	Zürich (Stadt)
Basel (city)	47	3.9	78.6	12.1	5.9	3.6	4.6	-	-	3.9	12.6	13.8	.16 (.06)	.30 (.08)	.16 (.06)	.91 (.17)	82.5	12.0	6	Basel (Stadt)
Geneva (city)	34	3.8	77.2	10.1	5.8	3.8	5.0	-	1.4	2.2	12.4	19.0	.19 (.07)	.38 (.10)	.17 (.07)	.72 (.17)	76.3	13.1	7	Genève (ville)
Bern (city)	38	4.5	76.4	12.0	6.1	3.7	4.0	-	-	-	15.0	20.2	.15 (.06)	.36 (.09)	.15 (.06)	.73 (.16)	85.0	13.8	5	Bern (Stadt)
Lausanne	37	5.2	74.1	13.3	8.9	6.0	11.2	-	-	17.6	19.1	22.4	.38 (.11)	.60 (.14)	.38 (.11)	.80 (.19)	102.1	16.8	3	Lausanne
Winterthur	15	3.8	80.4	8.4	6.0	3.8	6.9	-	-	9.3	15.7	11.1	.25 (.11)	.36 (.14)	.25 (.11)	.67 (.26)	75.0	19.4	8	Winterthur
St. Gallen (city)	14	3.3	78.2	8.7	4.9	3.1	2.9	-	-	-	11.1	23.1	.11 (.08)	.34 (.14)	.11 (.08)	.82 (.27)	68.0	18.2	9	St. Gallen (Stadt)
Luzern (city)	24	6.6	77.8	17.3	8.5	5.2	5.0	-	-	5.7	11.8	33.6	.18 (.10)	.51 (.17)	.18 (.10)	1.37 (.34)	125.2	25.6	2	Luzern (Stadt)
Biel/Bienne	19	7.8	78.4	16.8	10.5	7.0	6.1	-	2.1	6.5	14.4	34.0	.29 (.15)	.63 (.22)	.22 (.13)	1.39 (.44)	141.2	32.4	1	Biel/Bienne
German Switzerland	971	5.1	77.8	10.3	7.4	4.6	4.6	.1	.3	4.4	10.7	25.8	.17 (.01)	.43 (.02)	.16 (.01)	1.05 (.04)	102.7	3.3	.	Deutschschweiz
-Northwestern	408	5.0	77.9	10.2	7.3	4.6	4.7	.3	.3	5.2	10.4	23.1	.17 (.02)	.41 (.03)	.16 (.02)	1.04 (.07)	101.3	5.0	.	-Nordwestschweiz
-Northeastern	335	4.7	77.2	9.5	6.9	4.3	4.3	-	.4	4.3	9.4	27.6	.15 (.02)	.43 (.03)	.15 (.02)	.95 (.07)	93.7	5.1	.	-Nordostschweiz
-Alps/Prealps	228	6.2	78.4	12.1	8.7	5.2	4.7	-	.1	3.0	13.9	28.3	.17 (.03)	.46 (.05)	.17 (.03)	1.25 (.11)	123.4	8.2	.	-Alpen/Voralpen
French Switzerland	273	4.5	76.8	9.1	6.7	4.3	5.9	-	.4	4.2	16.1	20.7	.22 (.03)	.43 (.04)	.21 (.03)	.80 (.07)	87.4	5.3	.	Romandie
Italian Switzerland	77	6.3	74.0	13.1	8.9	5.6	5.7	-	-	11.0	7.7	41.5	.19 (.05)	.61 (.10)	.19 (.05)	1.22 (.18)	121.3	13.8	.	Svizzera italiana
>100000 inhabitants	252	4.2	77.1	11.9	6.5	4.1	5.2	-	.2	5.1	12.4	22.1	.18 (.03)	.40 (.04)	.18 (.03)	.82 (.07)	85.4	5.4	7	>100000 Einwohner
20000-99999 inh.	203	5.2	76.7	11.2	7.6	4.8	5.6	-	.1	6.3	13.4	28.9	.20 (.03)	.49 (.05)	.20 (.03)	1.06 (.10)	103.1	7.2	5	20000-99999 Einwohner
10000-19999 inh.	163	5.0	77.7	9.2	7.3	4.6	5.3	-	.4	3.7	13.9	24.6	.19 (.03)	.44 (.05)	.19 (.03)	.90 (.10)	98.2	7.7	6	10000-19999 Einwohner
5000-9999 inh.	169	5.1	78.3	9.4	7.5	4.6	4.6	.3	.4	3.8	11.2	23.8	.17 (.03)	.41 (.05)	.16 (.03)	1.04 (.11)	103.3	7.9	4	5000-9999 Einwohner
2800-4999 inh.	159	5.3	77.5	9.5	7.4	4.5	3.5	-	.3	2.1	10.2	33.7	.13 (.03)	.47 (.06)	.13 (.03)	1.17 (.12)	106.0	8.4	2	2800-4999 Einwohner
1200-2799 inh.	194	5.7	77.8	9.7	7.9	5.0	5.4	.2	.5	5.9	10.6	24.4	.19 (.03)	.43 (.05)	.18 (.03)	1.16 (.11)	109.9	7.9	1	1200-2799 Einwohner
<1200 inhabitants	181	5.3	78.0	9.9	7.7	4.7	5.0	-	.5	5.3	10.6	23.9	.18 (.03)	.42 (.05)	.17 (.03)	1.01 (.10)	104.6	7.8	3	<1200 Einwohner
Switzerland	1321	5.0	77.5	10.2	7.3	4.6	5.0	.1	.3	4.7	11.8	25.5	.18 (.01)	.44 (.02)	.17 (.01)	1.00 (.04)	100.0			Schweiz / Suisse

Column groups: STANDARDIZED RATES (EUROP., WORLD, TRUNC); AGE-SPECIFIC RATES (0-14, 15-44, 45-54, 55-64, 65-74); CUMULATIVE RATES (STANDARD ERRORS) (0-64, 0-74, 35-64, 65-84).

All causes of death
Tutte le cause di morte

1970 / 1980

Alle Todesursachen
Toutes les causes de décès

Males / Männer	SMR	RANK		N	EUROP.	WORLD	TRUNC	N	WORLD	C3564	C6584
				data for 1969-72				ratio 80 / 70			
Zürich	97.4	20	(21)	19989	1180.3	782.1	698.9	1.02	.85	.84	.86
Bern	98.7	19	(23)	18921	1195.1	793.9	741.0	.99	.84	.83	.83
Luzern	101.4	13	(8)	5140	1224.8	819.8	755.1	1.11	.88	.84	.90
Uri	97.2	21	(25)	599	1170.7	790.2	670.6	1.00	.82	.74	.78
Schwyz	110.2	3	(4)	1747	1361.1	899.4	841.6	1.03	.82	.82	.87
Obwalden	99.8	17	(14)	483	1219.4	830.0	749.0	1.05	.87	.98	.91
Nidwalden	109.7	4	(20)	471	1326.4	902.7	698.7	.96	.74	.86	.78
Glarus	102.1	9	(1)	907	1242.6	840.6	738.1	1.06	.94	.96	1.06
Zug	102.2	8	(24)	1026	1271.3	830.4	751.4	1.00	.79	.78	.74
Fribourg	109.5	5	(5)	3839	1323.5	895.4	867.9	.99	.85	.86	.81
Solothurn	100.9	14	(18)	4203	1230.9	820.1	772.9	1.01	.83	.78	.92
Basel-Stadt	100.5	15	(13)	4817	1211.3	798.9	729.6	1.00	.88	.93	.82
Basel-Land	96.0	25	(26)	3054	1202.0	779.3	658.1	1.05	.80	.79	.77
Schaffhausen	99.8	16	(12)	1462	1199.7	798.4	751.4	1.01	.87	.82	.86
Ausserrhoden	96.2	24	(22)	1315	1158.2	759.7	660.9	.92	.89	1.01	.83
Innerrhoden	110.5	2	(6)	338	1344.4	930.3	829.7	.93	.83	.94	.79
St. Gallen	102.0	10	(10)	7684	1238.3	824.6	726.7	.99	.85	.90	.87
Graubünden	97.0	22	(11)	3257	1180.6	793.0	709.2	1.03	.89	.94	.91
Aargau	99.5	18	(15)	7367	1197.9	801.7	723.3	1.06	.86	.82	.91
Thurgau	101.8	12	(9)	3779	1233.4	823.4	688.2	1.00	.85	.87	.86
Ticino	106.1	6	(16)	5197	1287.1	872.3	848.1	1.00	.81	.80	.85
Vaud	96.9	23	(19)	10273	1181.8	792.8	740.6	1.05	.87	.94	.87
Valais	112.5	1	(3)	3973	1326.9	915.6	927.2	1.03	.85	.89	.90
Neuchâtel	101.8	11	(7)	3393	1232.5	828.4	776.5	1.01	.88	.93	.92
Geneva	94.3	26	(17)	5733	1147.1	764.1	719.7	1.11	.91	.90	.91
Jura	103.6	7	(2)	1464	1266.5	853.0	865.2	1.02	.94	.91	1.00
Zürich (city)	96.9	5	(1)	8865	1164.1	773.6	722.4	1.03	.91	.93	.90
Basel (city)	101.4	3	(2)	4456	1224.3	808.0	752.4	.99	.89	.94	.83
Geneva (city)	91.9	9	(4)	3364	1109.3	747.9	765.8	1.01	.93	.88	.96
Bern (city)	96.8	6	(9)	3332	1172.8	785.3	745.8	.95	.83	.81	.82
Lausanne	94.6	7	(5)	2588	1148.2	780.9	760.3	1.04	.91	.96	.91
Winterthur	103.9	1	(7)	1931	1262.0	837.5	730.7	.91	.77	.75	.86
St. Gallen (city)	102.6	2	(8)	1664	1251.2	831.4	726.2	.88	.82	.89	.77
Luzern (city)	94.2	8	(3)	1363	1131.8	760.4	713.7	1.12	.93	.93	.91
Biel/Bienne	101.1	4	(6)	1232	1209.1	809.8	838.5	.94	.85	.78	.83
German Switzerland	99.4	.	(.)	86861	1205.9	802.1	723.9	1.02	.85	.85	.86
-Northwestern	98.9	.	(.)	35869	1198.2	795.2	731.8	1.03	.85	.83	.86
-Northeastern	98.7	.	(.)	31166	1198.4	794.0	700.5	1.01	.85	.85	.85
-Alps/Prealps	101.6	.	(.)	19826	1233.6	830.5	752.7	1.00	.85	.87	.88
French Switzerland	100.6	.	(.)	28002	1218.8	819.9	782.7	1.04	.88	.91	.88
Italian Switzerland	106.2	.	(.)	5568	1288.3	873.3	841.7	1.00	.82	.82	.86
>100000 inhabitants	96.7	7	(4)	22605	1165.6	778.6	742.4	1.01	.90	.91	.89
20000-99999 inh.	98.5	5	(6)	16037	1193.5	795.0	747.9	1.03	.86	.85	.86
10000-19999 inh.	97.7	6	(7)	13548	1193.3	789.1	698.0	1.06	.84	.85	.83
5000-9999 inh.	99.6	4	(5)	14286	1207.7	806.0	718.8	1.06	.84	.86	.86
2800-4999 inh.	102.4	2	(1)	14575	1245.1	829.1	749.2	1.05	.85	.86	.88
1200-2799 inh.	103.4	1	(3)	19203	1253.6	836.9	763.8	1.00	.83	.83	.85
<1200 inhabitants	102.2	3	(2)	20177	1244.5	839.1	773.0	.98	.85	.86	.87
Switzerland	100.0	.	(.)	120431	1212.3	809.0	742.6	1.02	.85	.86	.87

Females / Frauen	SMR	RANK		N	EUROP.	WORLD	TRUNC	N	WORLD	C3564	C6584
				data for 1969-72				ratio 80 / 70			
Zürich	96.2	22	(18)	18806	759.4	484.2	359.7	1.06	.80	.85	.78
Bern	102.8	15	(21)	16654	809.1	515.9	389.4	1.00	.74	.75	.72
Luzern	105.1	11	(17)	4518	836.4	536.5	410.5	1.04	.74	.68	.73
Uri	104.1	13	(12)	490	806.3	521.8	351.8	.99	.78	.77	.69
Schwyz	118.6	2	(1)	1578	927.6	591.3	436.4	1.08	.76	.74	.76
Obwalden	111.6	6	(6)	424	889.7	564.3	423.4	.95	.74	.79	.67
Nidwalden	114.3	3	(2)	370	928.6	584.0	472.0	1.08	.77	.70	.77
Glarus	105.7	10	(3)	822	825.4	521.5	371.9	.98	.81	.84	.78
Zug	98.0	20	(9)	919	772.8	495.2	376.0	1.16	.81	.77	.83
Fribourg	113.7	5	(4)	2912	887.2	576.2	455.3	.99	.74	.72	.71
Solothurn	102.9	14	(15)	3591	808.4	524.0	417.0	1.03	.77	.77	.76
Basel-Stadt	95.7	24	(20)	5012	765.3	493.5	388.4	1.06	.82	.93	.77
Basel-Land	98.5	19	(24)	2620	780.4	499.2	386.4	1.05	.73	.68	.74
Schaffhausen	106.5	8	(10)	1409	831.4	532.5	403.9	1.00	.76	.71	.74
Ausserrhoden	106.6	7	(23)	1323	834.6	541.7	375.4	.86	.72	.79	.68
Innerrhoden	126.2	1	(16)	309	1004.3	648.7	453.9	.86	.66	.88	.67
St. Gallen	100.0	18	(11)	6937	787.0	506.2	387.5	1.02	.80	.84	.77
Graubünden	106.1	9	(13)	2808	849.1	547.4	382.6	.98	.74	.85	.77
Aargau	101.9	16	(8)	6422	804.0	514.6	382.9	1.09	.81	.87	.77
Thurgau	114.2	4	(7)	3745	894.9	569.9	410.7	.94	.71	.75	.70
Ticino	101.2	17	(22)	4855	802.0	520.4	414.8	1.03	.73	.69	.75
Vaud	92.5	25	(25)	9420	732.5	471.2	360.5	1.05	.81	.93	.74
Valais	104.4	12	(14)	2879	817.0	532.6	398.5	1.04	.76	.78	.76
Neuchâtel	96.1	23	(19)	3311	766.9	501.4	398.8	.99	.78	.78	.81
Genève	88.5	26	(26)	5738	703.6	452.5	359.1	1.08	.83	.90	.77
Jura	97.9	21	(5)	1135	774.4	499.1	412.7	1.05	.82	.85	.83
Zürich (Stadt)	89.7	7	(2)	8578	711.9	458.2	352.0	1.11	.88	.96	.84
Basel (Stadt)	94.9	3	(3)	4530	760.7	492.3	385.7	1.05	.83	.95	.78
Genève (ville)	79.0	9	(9)	3303	635.9	418.4	357.0	.98	.86	.95	.80
Bern (Stadt)	90.7	4	(7)	3313	719.3	466.4	367.7	1.05	.79	.82	.75
Lausanne	83.6	8	(8)	2641	675.9	448.7	380.6	1.05	.83	1.01	.81
Winterthur	104.9	1	(4)	1723	828.9	525.5	441.9	.97	.73	.72	.72
St. Gallen (Stadt)	90.6	5	(5)	1712	717.5	461.8	351.3	1.02	.84	.92	.81
Luzern (Stadt)	90.5	6	(6)	1379	725.2	461.0	366.8	1.08	.84	.86	.74
Biel/Bienne	95.9	2	(1)	1130	762.7	489.4	373.1	1.06	.87	.92	.80
Deutschschweiz	101.5	.	(.)	78767	801.1	513.2	385.4	1.03	.77	.80	.75
-Nordwestschweiz	99.8	.	(.)	32183	788.5	505.8	385.3	1.06	.77	.80	.75
-Nordostschweiz	98.8	.	(.)	29449	778.6	496.7	370.8	1.04	.79	.83	.77
-Alpen/Voralpen	110.4	.	(.)	17135	869.5	558.5	414.0	.97	.73	.74	.73
Romandie	95.1	.	(.)	25036	753.0	486.9	381.7	1.04	.80	.85	.76
Svizzera italiana	102.1	.	(.)	5204	810.1	524.4	413.1	1.02	.73	.70	.75
>100000 Einwohner	88.3	7	(7)	22365	704.3	457.9	364.7	1.06	.85	.94	.81
20000-99999 Einw.	94.5	6	(6)	15087	748.4	482.5	386.4	1.08	.80	.82	.77
10000-19999 Einw.	97.3	5	(5)	12582	769.4	491.5	369.1	1.10	.77	.79	.76
5000-9999 Einw.	105.2	4	(4)	13460	828.1	529.7	393.3	1.06	.74	.76	.73
2800-4999 Einw.	108.9	1	(3)	13039	857.2	543.2	402.3	1.02	.74	.74	.70
1200-2799 Einw.	108.3	2	(2)	16055	852.0	544.3	394.0	.98	.74	.79	.73
<1200 Einwohner	108.3	3	(1)	16419	852.0	548.6	410.5	.94	.75	.75	.74
Schweiz / Suisse	100.0	.	(.)	109007	789.5	507.1	385.8	1.03	.78	.81	.75

Males / Männer	SMR	RANK		N	EUROP.	WORLD	TRUNC	N	WORLD	C3564	C6584
					data for 1989-92				*ratio 90 / 80*		
Zürich	99.5	16	(21)	21514	903.0	589.3	519.1	1.06	.89	.87	.86
Bern	100.2	15	(23)	19651	907.6	591.6	516.8	1.05	.89	.83	.89
Luzern	99.3	18	(8)	5747	899.6	579.6	475.1	1.01	.80	.75	.86
Uri	92.4	25	(25)	642	848.4	565.6	470.0	1.07	.88	.95	.83
Schwyz	104.3	5	(4)	1916	948.4	621.6	561.3	1.07	.84	.82	.87
Obwalden	94.1	24	(14)	546	844.8	543.9	534.9	1.07	.75	.75	.81
Nidwalden	99.4	17	(20)	554	909.6	597.6	514.3	1.23	.89	.87	.90
Glarus	101.8	9	(1)	816	922.8	597.5	483.5	.85	.76	.70	.76
Zug	94.9	23	(24)	1192	873.2	567.6	437.1	1.16	.86	.74	.89
Fribourg	110.2	1	(5)	4143	1008.6	672.1	651.7	1.09	.88	.89	.92
Solothurn	98.4	19	(18)	4390	893.8	582.0	522.3	1.04	.86	.87	.83
Basel-Stadt	107.1	3	(13)	4910	981.0	645.8	608.6	1.02	.92	.89	.89
Basel-Land	92.3	26	(26)	3693	846.9	545.5	448.0	1.16	.88	.85	.85
Schaffhausen	101.9	8	(12)	1467	932.0	594.4	524.7	1.00	.85	.83	.86
Ausserrhoden	100.4	13	(22)	1158	900.5	592.4	435.9	.95	.88	.66	.93
Innerrhoden	108.3	2	(6)	311	974.4	638.8	523.0	.99	.83	.68	1.03
St. Gallen	101.2	11	(10)	7795	925.6	607.7	540.2	1.02	.87	.84	.83
Graubünden	101.7	10	(11)	3386	927.0	610.6	558.9	1.01	.86	.84	.89
Aargau	100.6	12	(15)	8239	918.5	594.7	496.5	1.06	.86	.83	.85
Thurgau	100.2	14	(9)	3857	905.0	587.2	467.3	1.02	.84	.78	.85
Ticino	95.5	21	(16)	5236	871.3	576.1	505.8	1.01	.82	.74	.83
Vaud	97.6	20	(19)	11095	887.6	584.1	546.5	1.03	.85	.78	.89
Valais	106.6	4	(3)	4413	969.2	648.2	627.4	1.08	.83	.76	.84
Neuchâtel	102.3	7	(7)	3304	932.8	616.3	573.7	.96	.85	.79	.84
Geneva	95.5	22	(17)	6257	866.8	575.5	537.0	.99	.83	.81	.79
Jura	102.9	6	(2)	1355	939.2	623.8	588.1	.90	.78	.74	.80
Zürich (city)	108.0	3	(1)	8972	994.3	659.5	673.0	.98	.93	.96	.85
Basel (city)	109.1	2	(2)	4439	1003.1	664.3	640.4	1.01	.93	.90	.89
Geneva (city)	94.0	9	(4)	3078	867.9	580.8	595.3	.91	.83	.86	.76
Bern (city)	106.3	4	(9)	3376	987.8	659.7	659.0	1.06	1.01	1.07	.96
Lausanne	98.6	7	(5)	2526	903.2	594.2	606.8	.94	.84	.82	.90
Winterthur	106.3	5	(7)	1868	963.3	623.1	496.6	1.06	.97	.90	.90
St. Gallen (city)	94.7	8	(8)	1418	874.5	578.1	526.4	.97	.85	.81	.86
Luzern (city)	101.7	6	(3)	1490	928.4	613.9	563.2	.98	.87	.82	.90
Biel/Bienne	113.7	1	(6)	1276	1030.3	686.5	648.6	1.10	.99	.95	1.00
German Switzerland	100.0	.	(.)	92369	908.8	592.4	514.1	1.05	.87	.84	.86
-Northwestern	100.0	.	(.)	39040	907.7	590.2	510.2	1.06	.87	.84	.87
-Northeastern	99.5	.	(.)	33171	903.4	588.9	507.3	1.05	.88	.84	.86
-Alps/Prealps	101.1	.	(.)	20158	920.6	602.9	536.0	1.02	.86	.82	.87
French Switzerland	100.6	.	(.)	29658	916.0	606.6	569.4	1.02	.84	.79	.86
Italian Switzerland	96.1	.	(.)	5560	875.9	578.7	510.9	1.00	.81	.74	.82
>100000 inhabitants	104.7	1	(4)	22391	964.1	639.5	643.6	.98	.91	.93	.87
20000-99999 inh.	99.7	3	(6)	17157	905.1	593.9	528.2	1.04	.87	.82	.88
10000-19999 inh.	96.4	7	(7)	15405	874.3	572.4	506.6	1.08	.86	.84	.86
5000-9999 inh.	96.6	6	(5)	16111	876.4	574.1	486.1	1.07	.85	.79	.84
2800-4999 inh.	99.2	4	(1)	16195	899.9	588.2	499.9	1.05	.84	.78	.84
1200-2799 inh.	99.2	5	(3)	19918	902.6	586.4	501.8	1.04	.84	.79	.85
<1200 inhabitants	102.4	2	(2)	20410	935.7	609.5	525.2	1.03	.86	.80	.88
Switzerland	100.0	.	(.)	127587	908.8	595.0	526.8	1.04	.86	.82	.86

Females / Frauen	SMR	RANK		N	EUROP.	WORLD	TRUNC	N	WORLD	C3564	C6584
					data for 1989-92				*ratio 90 / 80*		
Zürich	102.2	9	(18)	21711	521.6	330.2	254.7	1.09	.85	.83	.80
Bern	99.9	20	(21)	18516	511.4	324.5	248.8	1.11	.84	.84	.80
Luzern	100.8	14	(17)	5354	509.4	321.9	243.0	1.14	.81	.87	.81
Uri	93.8	24	(12)	515	470.6	292.1	207.8	1.07	.71	.77	.72
Schwyz	108.5	2	(1)	1737	553.6	351.3	279.1	1.02	.78	.86	.72
Obwalden	101.3	11	(6)	468	509.7	319.4	212.1	1.16	.76	.63	.82
Nidwalden	103.7	6	(2)	433	526.6	335.9	243.8	1.09	.75	.72	.74
Glarus	107.8	3	(3)	815	558.1	357.1	310.9	1.01	.84	.96	.76
Zug	100.5	17	(9)	1170	500.7	310.3	202.0	1.10	.77	.70	.75
Fribourg	105.5	4	(4)	3236	539.5	341.1	267.1	1.12	.80	.82	.78
Solothurn	101.4	10	(15)	4106	519.4	328.7	257.8	1.11	.82	.79	.78
Basel-Stadt	104.8	5	(20)	5776	557.6	363.9	306.7	1.09	.90	.84	.87
Basel-Land	99.0	21	(24)	3381	505.9	320.8	252.1	1.22	.88	.95	.80
Schaffhausen	102.5	8	(10)	1518	530.2	334.6	288.0	1.08	.83	.97	.75
Ausserrhoden	97.2	22	(23)	1104	511.3	327.1	273.5	.97	.84	.91	.76
Innerrhoden	114.3	1	(16)	288	580.5	367.9	350.9	1.08	.86	.85	.84
St. Gallen	100.1	19	(11)	7282	510.9	322.4	255.1	1.03	.79	.78	.79
Graubünden	101.2	12	(13)	3010	521.7	331.7	270.5	1.09	.82	.83	.77
Aargau	103.2	7	(8)	7550	523.9	328.4	252.1	1.07	.79	.76	.81
Thurgau	100.7	15	(7)	3485	513.6	324.2	249.7	.99	.80	.80	.72
Ticino	92.0	25	(22)	5272	478.1	307.8	246.1	1.06	.80	.85	.74
Vaud	96.5	23	(25)	10819	498.6	318.1	264.0	1.09	.84	.78	.83
Valais	100.2	18	(14)	3432	515.1	329.0	257.9	1.14	.82	.81	.75
Neuchâtel	100.9	13	(19)	3310	528.7	336.3	282.1	1.01	.85	.90	.81
Genève	90.3	26	(26)	6437	476.0	307.6	263.3	1.04	.82	.81	.79
Jura	100.7	16	(5)	1245	527.3	340.3	274.0	1.04	.83	.78	.76
Zürich (Stadt)	110.2	1	(2)	10352	566.4	360.7	291.3	1.09	.89	.84	.86
Basel (Stadt)	105.6	3	(3)	5207	566.5	372.1	307.0	1.09	.91	.83	.89
Genève (ville)	81.3	9	(9)	3099	454.1	302.3	299.7	.96	.84	.89	.75
Bern (Stadt)	103.5	4	(7)	4000	540.0	350.2	266.3	1.15	.95	.88	.90
Lausanne	91.4	8	(8)	2771	486.7	314.6	273.7	1.00	.84	.72	.85
Winterthur	101.6	6	(4)	1873	530.5	343.4	262.6	1.12	.89	.85	.83
St. Gallen (Stadt)	93.4	7	(5)	1667	485.0	309.6	283.2	.95	.80	.88	.79
Luzern (Stadt)	102.4	5	(6)	1757	541.4	351.2	318.8	1.18	.91	.99	.90
Biel/Bienne	108.0	2	(1)	1275	576.4	369.6	364.2	1.06	.86	1.08	.80
Deutschschweiz	101.4	.	(.)	88388	517.6	327.6	254.1	1.09	.83	.82	.79
-Nordwestschweiz	101.7	.	(.)	38159	519.5	328.9	256.8	1.12	.84	.82	.82
-Nordostschweiz	101.6	.	(.)	32884	518.4	327.9	256.3	1.07	.84	.82	.79
-Alpen/Voralpen	100.5	.	(.)	17345	511.6	323.5	243.4	1.05	.79	.78	.75
Romandie	97.3	.	(.)	28003	506.5	324.7	271.0	1.08	.84	.83	.81
Svizzera italiana	92.4	.	(.)	5579	479.6	308.4	244.2	1.06	.80	.85	.74
>100000 Einwohner	101.6	2	(7)	25429	535.4	346.4	289.8	1.07	.89	.84	.86
20000-99999 Einw.	98.9	5	(6)	17807	514.9	329.6	284.1	1.09	.86	.89	.82
10000-19999 Einw.	95.5	7	(5)	14948	495.5	317.7	262.7	1.08	.84	.88	.76
5000-9999 Einw.	98.3	6	(4)	15608	502.8	318.4	252.1	1.10	.81	.83	.76
2800-4999 Einw.	99.5	4	(3)	14905	511.3	324.9	246.6	1.12	.81	.82	.79
1200-2799 Einw.	100.6	3	(2)	16971	509.5	320.3	230.8	1.08	.79	.74	.76
<1200 Einwohner	104.8	1	(1)	16302	528.3	329.0	239.0	1.05	.80	.77	.77
Schweiz / Suisse	100.0	.	(.)	121970	513.1	325.9	257.6	1.08	.83	.82	.79

Males / Männer	SMR	RANK	N	EUROP.	WORLD	TRUNC	N	WORLD	C3564	C6584
			data for 1969-72				ratio 80 / 70			
Zürich	103.0	14 (12)	8479	533.6	322.3	250.7	1.12	.90	.86	.92
Bern	99.5	18 (18)	7863	517.0	309.8	228.0	1.08	.89	.95	.85
Luzern	106.7	7 (11)	2111	558.4	332.8	231.1	1.17	.88	.88	.82
Uri	99.9	17 (19)	242	528.0	311.0	196.4	1.14	.87	.94	.73
Schwyz	114.6	3 (4)	707	615.1	365.3	255.0	1.14	.88	.93	.85
Obwalden	104.6	11 (9)	205	553.1	329.8	261.5	1.13	.93	.89	.95
Nidwalden	114.8	2 (20)	192	613.6	365.3	217.7	.98	.73	.68	.81
Glarus	92.4	24 (2)	345	486.8	294.5	254.4	1.30	1.10	.92	1.25
Zug	103.0	13 (22)	388	531.8	318.2	219.5	1.12	.86	.95	.75
Fribourg	105.2	8 (16)	1487	555.2	328.5	218.0	1.05	.87	.94	.82
Solothurn	103.5	12 (17)	1722	546.2	327.8	254.8	1.10	.85	.83	.92
Basel-Stadt	97.6	21 (23)	1914	496.5	300.7	239.4	1.04	.88	.86	.81
Basel-Land	100.5	16 (24)	1221	528.5	315.4	228.2	1.11	.81	.82	.79
Schaffhausen	105.1	9 (7)	630	541.4	327.7	271.5	1.13	.96	.89	.91
Ausserrhoden	102.8	15 (8)	623	529.3	318.9	239.9	1.02	.96	1.05	.88
Innerrhoden	118.1	1 (1)	152	603.9	360.7	203.9	1.09	.96	1.00	.92
St. Gallen	111.8	5 (5)	3454	582.6	348.2	247.5	1.06	.89	.91	.87
Graubünden	98.2	19 (14)	1361	518.6	309.2	223.0	1.09	.94	1.00	.91
Aargau	98.0	20 (10)	2835	509.4	305.3	230.0	1.22	.96	.85	.96
Thurgau	113.1	4 (3)	1712	585.6	349.6	236.7	1.10	.92	.96	.84
Ticino	107.7	6 (6)	2164	559.3	340.9	294.3	1.16	.93	.90	.92
Vaud	88.8	25 (26)	3895	464.7	279.0	214.1	1.13	.92	.95	.89
Valais	95.2	22 (21)	1325	488.6	295.9	243.8	1.14	.93	.98	.91
Neuchâtel	93.5	23 (15)	1275	482.4	294.3	246.3	1.16	.98	.94	1.03
Geneva	74.8	26 (25)	1846	388.8	235.9	191.9	1.36	1.09	1.05	1.11
Jura	105.0	10 (13)	612	554.7	337.3	269.2	1.00	.87	1.01	.97
Zürich (city)	101.6	4 (1)	3848	519.3	316.9	271.7	1.13	.96	.89	.99
Basel (city)	98.2	6 (6)	1767	498.4	302.6	250.4	1.03	.88	.85	.83
Geneva (city)	69.3	9 (8)	1059	359.0	220.7	198.4	1.30	1.17	1.08	1.22
Bern (city)	98.1	7 (7)	1404	506.8	307.8	272.6	1.00	.83	.78	.80
Lausanne	81.9	8 (9)	925	427.7	259.0	227.9	1.17	.99	.92	.99
Winterthur	118.4	1 (2)	896	618.6	373.2	276.1	.97	.81	.79	.88
St. Gallen (city)	108.2	2 (5)	737	566.1	340.5	277.3	.89	.80	.76	.77
Luzern (city)	103.7	3 (3)	622	531.3	323.6	262.2	1.17	.92	.88	.89
Biel/Bienne	99.9	5 (4)	494	510.1	310.9	259.1	1.10	.91	.81	.98
German Switzerland	102.7	. (.)	36191	534.9	320.8	238.4	1.11	.90	.89	.88
-Northwestern	100.0	. (.)	14489	519.2	311.7	236.8	1.12	.89	.87	.87
-Northeastern	105.8	. (.)	13425	549.0	330.5	248.6	1.10	.90	.88	.88
-Alps/Prealps	102.7	. (.)	8277	538.2	320.5	224.1	1.10	.91	.96	.88
French Switzerland	90.1	. (.)	10250	469.0	283.0	220.9	1.15	.94	.98	.94
Italian Switzerland	107.6	. (.)	2319	558.0	340.3	292.4	1.16	.93	.91	.93
>100000 inhabitants	93.1	7 (7)	9003	477.3	291.0	251.5	1.12	.96	.89	.96
20000-99999 inh.	100.6	4 (5)	6590	521.0	315.2	244.5	1.12	.89	.88	.89
10000-19999 inh.	100.3	5 (6)	5436	519.6	313.0	235.8	1.17	.90	.88	.87
5000-9999 inh.	102.4	3 (3)	5778	529.7	319.4	236.9	1.17	.89	.89	.88
2800-4999 inh.	104.2	1 (1)	5944	544.8	325.5	237.9	1.15	.90	.93	.88
1200-2799 inh.	104.1	2 (2)	7871	543.7	323.5	224.5	1.09	.90	.95	.86
<1200 inhabitants	99.1	6 (4)	8138	523.4	311.6	222.3	1.07	.91	.97	.90
Switzerland	100.0	. (.)	48760	520.4	312.8	236.7	1.12	.91	.91	.89

Females / Frauen	SMR	RANK	N	EUROP.	WORLD	TRUNC	N	WORLD	C3564	C6584
			data for 1969-72				ratio 80 / 70			
Zürich	98.3	20 (20)	9356	373.6	211.0	82.9	1.13	.78	.75	.78
Bern	105.2	14 (18)	8283	398.6	226.6	102.6	1.08	.74	.64	.72
Luzern	112.6	8 (14)	2265	429.9	244.8	103.3	1.08	.70	.54	.70
Uri	116.2	7 (7)	253	422.2	242.5	118.0	1.05	.80	.58	.68
Schwyz	129.8	5 (1)	817	488.6	277.1	129.0	1.16	.76	.69	.75
Obwalden	136.4	1 (6)	246	520.5	295.6	140.0	.89	.64	.41	.61
Nidwalden	133.7	2 (5)	198	519.1	297.2	165.7	1.02	.63	.53	.75
Glarus	105.9	12 (8)	410	394.3	222.1	66.5	1.06	.84	1.27	.77
Zug	93.5	21 (15)	413	344.8	201.9	94.7	1.27	.83	.68	.88
Fribourg	112.1	9 (9)	1348	417.9	240.3	112.4	1.09	.77	.63	.74
Solothurn	103.8	16 (17)	1720	393.7	223.9	104.7	1.10	.76	.70	.75
Basel-Stadt	89.5	23 (25)	2340	345.9	196.4	85.5	1.10	.77	.82	.75
Basel-Land	92.1	22 (22)	1139	351.4	201.9	89.7	1.21	.78	.50	.82
Schaffhausen	106.7	11 (4)	691	391.3	219.7	72.1	1.17	.87	1.01	.73
Ausserrhoden	116.7	6 (21)	753	438.7	248.4	107.7	.84	.66	.69	.63
Innerrhoden	129.9	3 (2)	154	495.1	282.4	153.2	1.16	.74	.81	.86
St. Gallen	105.0	15 (11)	3594	397.3	226.2	104.0	1.08	.82	.82	.77
Graubünden	105.7	13 (13)	1354	407.4	229.4	94.1	1.06	.77	.90	.76
Aargau	108.5	10 (10)	3231	410.3	234.1	101.9	1.15	.78	.72	.77
Thurgau	129.9	4 (3)	2092	485.9	275.1	106.0	.98	.71	.75	.68
Ticino	102.8	17 (12)	2420	390.3	222.6	112.9	1.15	.79	.59	.79
Vaud	86.5	24 (24)	4413	327.0	185.7	77.3	1.14	.83	.92	.75
Valais	99.1	19 (16)	1276	372.9	215.3	108.9	1.16	.79	.68	.81
Neuchâtel	86.3	25 (23)	1502	327.1	187.7	84.7	1.11	.84	.70	.83
Genève	70.1	26 (26)	2276	268.1	152.6	70.3	1.28	.91	.91	.87
Jura	102.3	18 (19)	580	385.8	223.9	113.3	1.01	.78	.84	.71
Zürich (Stadt)	88.0	5 (3)	4190	337.1	190.4	79.2	1.20	.86	.85	.86
Basel (Stadt)	87.7	6 (7)	2089	340.1	193.4	84.9	1.10	.77	.84	.76
Genève (ville)	58.4	9 (9)	1242	223.8	128.8	67.6	1.22	.99	.99	.95
Bern (Stadt)	86.1	7 (5)	1567	327.6	186.9	81.2	1.17	.80	.66	.78
Lausanne	75.5	8 (8)	1210	289.3	165.4	74.5	1.13	.85	1.06	.81
Winterthur	111.3	1 (2)	888	420.4	238.1	106.4	1.04	.74	.77	.67
St. Gallen (Stadt)	90.7	4 (4)	880	345.1	194.8	90.6	1.05	.80	.75	.77
Luzern (Stadt)	92.6	3 (6)	698	358.5	202.3	74.6	1.10	.74	.68	.71
Biel/Bienne	93.8	2 (1)	541	361.3	205.7	101.5	1.26	.97	1.01	.93
Deutschschweiz	104.6	. (.)	39285	396.7	225.3	96.7	1.10	.76	.71	.75
-Nordwestschweiz	100.3	. (.)	15540	382.0	217.4	95.1	1.14	.77	.68	.76
-Nordostschweiz	102.8	. (.)	14934	388.4	219.6	88.4	1.11	.79	.78	.76
-Alpen/Voralpen	117.0	. (.)	8811	442.8	252.4	116.6	1.01	.72	.65	.71
Romandie	86.0	. (.)	11227	325.7	186.2	84.5	1.16	.84	.82	.79
Svizzera italiana	104.3	. (.)	2612	396.3	225.7	112.7	1.13	.78	.60	.78
>100000 Einwohner	81.1	7 (7)	10298	310.6	176.8	78.2	1.17	.85	.86	.84
20000-99999 Einw.	91.6	6 (6)	7148	347.8	198.0	89.4	1.19	.82	.76	.78
10000-19999 Einw.	96.3	5 (5)	5961	367.1	208.3	90.7	1.21	.78	.67	.79
5000-9999 Einw.	107.3	4 (4)	6562	404.1	229.2	95.4	1.14	.75	.70	.72
2800-4999 Einw.	115.1	1 (3)	6613	434.1	246.7	101.9	1.07	.73	.70	.70
1200-2799 Einw.	114.4	2 (2)	8186	431.7	245.7	109.1	1.03	.75	.69	.73
<1200 Einwohner	112.7	3 (1)	8356	424.1	242.5	111.0	.99	.76	.64	.73
Schweiz / Suisse	100.0	. (.)	53124	378.9	215.6	94.7	1.11	.78	.72	.76

Males / Männer	SMR	RANK		N	EUROP.	WORLD	TRUNC	N	WORLD	C3564	C6584
					data for 1989-92				ratio 90 / 80		
Zürich	101.4	13	(12)	8682	364.4	216.4	150.5	.92	.74	.70	.74
Bern	99.3	16	(18)	7905	357.5	213.4	151.8	.93	.77	.70	.76
Luzern	103.7	10	(11)	2370	370.9	220.1	138.6	.96	.75	.69	.78
Uri	99.0	17	(19)	277	359.0	216.7	172.0	1.00	.80	.86	.77
Schwyz	106.5	7	(4)	760	380.9	226.5	154.5	.94	.71	.65	.76
Obwalden	96.2	21	(9)	226	328.8	192.5	111.1	.98	.63	.47	.72
Nidwalden	114.9	2	(20)	248	413.5	246.8	194.6	1.32	.93	1.36	.84
Glarus	107.7	5	(2)	351	386.4	232.5	155.1	.78	.72	.69	.68
Zug	106.6	6	(22)	503	389.7	227.0	131.2	1.16	.83	.63	.86
Fribourg	100.6	14	(16)	1492	361.1	217.0	170.7	.96	.76	.85	.77
Solothurn	98.7	18	(17)	1757	355.2	213.8	169.6	.93	.76	.82	.71
Basel-Stadt	95.2	22	(23)	1799	343.0	206.5	158.4	.90	.78	.78	.79
Basel-Land	94.8	23	(24)	1467	342.9	203.2	146.6	1.08	.80	.79	.77
Schaffhausen	103.2	11	(7)	596	377.7	224.6	167.1	.84	.72	.67	.69
Ausserrhoden	102.6	12	(8)	490	361.5	211.2	124.2	.77	.69	.50	.74
Innerrhoden	133.1	1	(1)	156	466.2	270.7	99.0	.95	.78	.46	.91
St. Gallen	109.9	4	(5)	3359	398.2	238.5	171.6	.92	.77	.77	.73
Graubünden	104.8	9	(14)	1398	379.8	227.5	178.7	.94	.79	.82	.78
Aargau	106.0	8	(10)	3338	383.1	228.9	160.0	.97	.78	.81	.73
Thurgau	111.4	3	(3)	1707	399.5	236.2	149.2	.91	.73	.67	.73
Ticino	99.5	15	(6)	2187	359.6	216.2	153.5	.87	.68	.58	.71
Vaud	91.0	25	(26)	4151	325.9	194.6	141.9	.94	.76	.70	.79
Valais	97.4	20	(21)	1565	350.2	213.5	186.4	1.03	.78	.79	.73
Neuchâtel	97.7	19	(15)	1271	351.8	213.1	158.6	.86	.74	.68	.73
Geneva	86.4	26	(25)	2234	311.8	189.0	149.1	.89	.74	.73	.71
Jura	91.8	24	(13)	488	332.3	201.5	156.0	.80	.69	.58	.67
Zürich (city)	106.0	2	(1)	3638	381.5	228.1	171.6	.83	.75	.71	.73
Basel (city)	97.3	6	(6)	1631	351.2	211.9	166.8	.89	.79	.79	.80
Geneva (city)	83.8	9	(8)	1107	309.7	189.7	161.8	.81	.73	.76	.67
Bern (city)	102.0	4	(7)	1351	377.6	231.1	195.1	.96	.90	.90	.86
Lausanne	88.2	8	(9)	923	315.4	189.2	148.6	.85	.74	.71	.81
Winterthur	103.7	3	(2)	736	373.0	221.8	160.3	.85	.74	.73	.71
St. Gallen (city)	94.9	7	(5)	576	344.7	207.2	151.8	.87	.76	.70	.77
Luzern (city)	100.7	5	(3)	616	360.7	215.8	142.5	.84	.73	.64	.75
Biel/Bienne	115.9	1	(4)	530	416.0	251.2	197.6	.98	.89	.93	.82
German Switzerland	102.3	.	(.)	37543	367.9	219.3	155.1	.94	.76	.73	.75
-Northwestern	99.7	.	(.)	15469	359.1	215.0	156.8	.95	.77	.76	.75
-Northeastern	103.6	.	(.)	13655	372.5	221.2	151.4	.92	.75	.69	.74
-Alps/Prealps	105.0	.	(.)	8419	377.5	224.9	158.3	.93	.77	.74	.76
French Switzerland	92.9	.	(.)	10906	334.4	201.3	154.0	.92	.75	.72	.75
Italian Switzerland	100.3	.	(.)	2328	362.1	217.3	154.1	.87	.68	.58	.71
>100000 inhabitants	98.3	5	(7)	8650	356.4	214.9	169.5	.86	.77	.75	.76
20000-99999 inh.	98.0	6	(5)	6781	352.3	211.6	157.8	.92	.75	.73	.75
10000-19999 inh.	97.6	7	(6)	6145	350.6	209.2	152.0	.97	.74	.73	.75
5000-9999 inh.	101.3	3	(3)	6656	363.4	216.8	145.6	.99	.76	.69	.76
2800-4999 inh.	99.8	4	(1)	6417	358.0	213.9	148.8	.94	.73	.68	.73
1200-2799 inh.	101.5	2	(2)	8005	365.9	217.6	153.2	.93	.75	.72	.72
<1200 inhabitants	103.2	1	(4)	8123	373.2	221.8	155.6	.94	.78	.74	.76
Switzerland	100.0	.	(.)	50777	359.7	215.0	154.8	.93	.76	.72	.75

Females / Frauen	SMR	RANK		N	EUROP.	WORLD	TRUNC	N	WORLD	C3564	C6584
					data for 1989-92				ratio 90 / 80		
Zürich	102.3	14	(20)	10447	217.5	120.7	40.2	.99	.73	.63	.67
Bern	101.0	17	(18)	9074	217.6	121.8	47.9	1.01	.72	.73	.67
Luzern	105.3	10	(14)	2662	224.7	125.5	48.0	1.09	.73	.82	.71
Uri	107.6	8	(7)	279	226.9	124.3	40.9	1.05	.64	.62	.65
Schwyz	119.3	2	(1)	897	251.2	139.9	50.2	.95	.67	.56	.64
Obwalden	104.7	12	(6)	232	223.0	122.7	35.5	1.06	.65	.68	.66
Nidwalden	112.9	3	(5)	215	240.8	132.7	45.5	1.07	.71	.53	.63
Glarus	108.6	7	(8)	402	233.1	130.8	65.5	.93	.70	.77	.64
Zug	108.8	6	(15)	585	228.0	123.9	37.1	1.12	.74	.59	.67
Fribourg	101.0	15	(9)	1445	220.0	124.4	51.1	.98	.68	.71	.61
Solothurn	100.4	18	(17)	1939	216.2	121.1	46.0	1.02	.71	.63	.66
Basel-Stadt	92.3	25	(25)	2567	198.2	110.1	45.3	.99	.73	.66	.74
Basel-Land	97.4	21	(22)	1528	206.9	114.0	39.8	1.10	.72	.86	.67
Schaffhausen	105.0	11	(4)	758	227.3	127.2	53.9	.94	.66	.72	.62
Ausserrhoden	101.0	16	(21)	575	221.8	125.7	43.3	.91	.77	.60	.69
Innerrhoden	132.7	1	(2)	164	288.8	165.9	91.4	.92	.79	.67	.62
St. Gallen	109.0	5	(11)	3806	232.9	130.0	49.4	.98	.70	.58	.70
Graubünden	102.7	13	(13)	1458	220.0	123.1	45.2	1.02	.70	.52	.67
Aargau	105.9	9	(10)	3618	225.7	125.2	45.8	.97	.68	.63	.66
Thurgau	111.4	4	(3)	1840	238.3	132.0	49.1	.90	.68	.59	.60
Ticino	93.9	23	(12)	2595	202.1	113.6	43.4	.94	.65	.64	.60
Vaud	94.1	22	(24)	5122	202.7	113.9	47.6	1.01	.74	.66	.71
Valais	99.3	19	(16)	1549	214.2	120.3	47.4	1.04	.71	.64	.64
Neuchâtel	93.0	24	(23)	1488	204.4	115.0	50.9	.89	.73	.83	.68
Genève	79.5	26	(26)	2759	175.6	99.9	44.6	.94	.72	.68	.70
Jura	98.6	20	(19)	591	222.2	127.6	73.4	1.01	.73	.81	.75
Zürich (Stadt)	109.1	1	(3)	5115	231.9	128.5	45.7	1.02	.78	.66	.73
Basel (Stadt)	93.6	7	(7)	2331	202.5	112.9	47.7	1.02	.75	.69	.77
Genève (ville)	68.9	9	(9)	1300	155.9	90.0	49.6	.86	.70	.72	.68
Bern (Stadt)	103.4	3	(5)	2020	220.0	122.2	43.5	1.10	.82	.79	.78
Lausanne	85.7	8	(8)	1290	185.8	104.9	37.1	.95	.74	.48	.70
Winterthur	100.5	4	(2)	913	218.6	124.2	44.4	.99	.71	.56	.68
St. Gallen (Stadt)	96.6	6	(4)	862	204.5	114.2	54.5	.93	.73	.81	.75
Luzern (Stadt)	98.0	5	(6)	842	208.9	116.5	46.2	1.09	.78	.87	.77
Biel/Bienne	105.7	2	(1)	612	233.7	132.8	80.6	.90	.67	.83	.62
Deutschschweiz	102.9	.	(.)	43035	219.8	122.3	44.7	1.00	.71	.65	.67
-Nordwestschweiz	100.3	.	(.)	18074	214.6	119.5	45.6	1.02	.72	.70	.68
-Nordostschweiz	104.4	.	(.)	16199	222.0	123.2	43.5	.98	.71	.62	.66
-Alpen/Voralpen	106.0	.	(.)	8762	227.1	126.8	45.1	.98	.70	.60	.66
Romandie	92.4	.	(.)	12822	201.9	114.2	50.3	.99	.73	.71	.70
Svizzera italiana	94.0	.	(.)	2738	202.0	113.5	43.1	.93	.64	.62	.60
>100000 Einwohner	96.3	6	(7)	12056	207.3	115.9	45.5	1.00	.77	.67	.74
20000-99999 Einw.	96.8	5	(6)	8486	209.1	117.6	49.8	.99	.72	.73	.69
10000-19999 Einw.	93.5	7	(5)	6987	201.7	113.2	46.9	.97	.70	.75	.64
5000-9999 Einw.	100.6	4	(4)	7615	215.6	120.1	46.5	1.02	.70	.68	.64
2800-4999 Einw.	101.4	3	(3)	7242	218.4	122.2	46.1	1.02	.68	.64	.67
1200-2799 Einw.	104.7	2	(2)	8287	224.2	125.3	43.6	.98	.68	.59	.64
<1200 Einwohner	110.0	1	(1)	7922	233.8	129.3	44.0	.96	.70	.62	.66
Schweiz / Suisse	100.0	.	(.)	58595	214.6	119.9	45.9	.99	.71	.66	.67

Males / Männer	data for 1969-72						ratio 80 / 70			
	SMR	RANK		N	EUROP.	WORLD	TRUNC	N	WORLD	C3564	C6584
Zürich	108.0	6	(11)	5880	364.6	224.1	202.0	1.13	.92	.88	.95
Bern	96.7	20	(20)	5021	324.1	198.9	175.6	1.17	.98	1.00	.94
Luzern	103.1	13	(18)	1359	352.5	214.1	177.7	1.22	.93	.90	.88
Uri	98.7	18	(25)	159	332.1	201.8	144.5	1.18	.92	1.08	.70
Schwyz	121.4	2	(7)	497	426.2	255.7	199.0	1.09	.86	.98	.79
Obwalden	109.1	5	(9)	141	389.8	230.7	190.0	1.16	.96	1.10	.90
Nidwalden	106.6	9	(17)	118	380.4	227.8	153.3	1.16	.86	.74	.98
Glarus	89.7	24	(6)	219	304.7	188.5	190.6	1.36	1.17	.98	1.33
Zug	107.3	7	(12)	270	368.3	222.5	163.3	1.21	.95	1.12	.78
Fribourg	100.0	17	(15)	931	339.7	204.6	160.2	1.17	.99	1.03	.89
Solothurn	100.2	16	(21)	1104	341.6	209.5	195.5	1.16	.92	.87	.99
Basel-Stadt	103.1	12	(19)	1341	343.0	210.4	194.1	1.11	.94	.84	.90
Basel-Land	106.7	8	(26)	864	369.0	222.9	186.7	1.13	.82	.83	.80
Schaffhausen	106.3	10	(3)	419	349.4	218.8	232.4	1.24	1.06	.87	1.09
Ausserrhoden	101.2	15	(13)	394	337.2	208.1	186.8	1.05	.99	1.04	.93
Innerrhoden	123.9	1	(1)	104	408.5	243.4	142.7	1.21	1.08	1.21	1.02
St. Gallen	113.4	4	(5)	2294	384.9	233.7	191.8	1.14	.96	.97	.92
Graubünden	95.1	21	(10)	863	325.3	198.8	178.0	1.25	1.06	1.00	1.11
Aargau	97.3	19	(16)	1869	327.4	200.7	180.5	1.24	.99	.86	1.00
Thurgau	115.0	3	(2)	1145	385.0	233.7	174.8	1.18	1.00	1.07	.91
Ticino	101.4	14	(4)	1341	340.8	211.9	222.3	1.35	1.09	.95	1.10
Vaud	85.6	25	(24)	2467	291.2	178.4	161.0	1.30	1.06	1.03	1.06
Valais	92.7	23	(23)	853	312.4	192.0	182.4	1.23	1.00	1.07	.99
Neuchâtel	95.1	22	(8)	853	315.5	197.0	197.0	1.27	1.09	.96	1.14
Geneva	76.8	26	(22)	1249	259.5	159.2	144.8	1.50	1.21	1.17	1.20
Jura	103.6	11	(14)	396	363.7	223.2	193.6	1.06	.91	1.10	1.12
Zürich (city)	108.1	3	(1)	2707	361.6	224.5	222.3	1.13	.97	.88	1.06
Basel (city)	104.0	4	(3)	1241	345.1	212.3	203.5	1.09	.95	.82	.91
Geneva (city)	70.2	9	(6)	706	235.1	146.8	151.6	1.46	1.34	1.17	1.37
Bern (city)	100.8	5	(9)	951	334.0	207.8	216.5	1.06	.90	.81	.86
Lausanne	79.5	8	(7)	591	271.7	167.7	168.8	1.36	1.15	1.02	1.22
Winterthur	122.2	1	(2)	609	413.6	253.3	211.6	.97	.82	.83	.87
St. Gallen (city)	108.7	2	(5)	482	367.6	224.4	220.3	.97	.88	.82	.81
Luzern (city)	97.3	6	(4)	385	322.5	201.6	198.9	1.21	.98	.94	.95
Biel/Bienne	89.4	7	(8)	292	290.1	185.3	199.8	1.20	1.00	.83	1.19
German Switzerland	103.6	.	(.)	24081	350.0	214.0	187.3	1.16	.95	.93	.94
-Northwestern	99.4	.	(.)	9538	334.1	204.9	186.3	1.18	.95	.89	.93
-Northeastern	109.5	.	(.)	9180	369.5	226.6	198.2	1.14	.94	.92	.93
-Alps/Prealps	101.6	.	(.)	5363	345.7	209.7	169.9	1.17	.98	1.03	.95
French Switzerland	88.7	.	(.)	6639	300.0	184.1	165.9	1.29	1.07	1.06	1.07
Italian Switzerland	100.9	.	(.)	1431	339.0	211.1	221.2	1.35	1.10	.94	1.12
>100000 inhabitants	97.0	6	(5)	6196	323.7	200.9	200.9	1.17	1.02	.90	1.05
20000-99999 inh.	101.3	4	(6)	4379	338.5	209.4	193.0	1.19	.96	.92	.96
10000-19999 inh.	100.7	5	(7)	3621	337.8	207.7	183.3	1.23	.96	.95	.91
5000-9999 inh.	101.6	3	(4)	3793	340.4	209.5	181.8	1.25	.97	.95	.96
2800-4999 inh.	102.6	2	(2)	3856	349.3	212.3	182.0	1.22	.97	.97	.95
1200-2799 inh.	102.6	1	(1)	5100	349.2	211.4	174.5	1.19	.98	.97	.96
<1200 inhabitants	96.8	7	(3)	5206	331.3	200.7	165.3	1.18	1.02	1.07	.98
Switzerland	100.0	.	(.)	32151	337.7	206.9	183.8	1.20	.98	.96	.97

Females / Frauen	data for 1969-72						ratio 80 / 70			
	SMR	RANK		N	EUROP.	WORLD	TRUNC	N	WORLD	C3564	C6584
Zürich	102.1	16	(19)	5794	231.8	131.9	55.8	1.12	.78	.69	.79
Bern	98.0	21	(23)	4605	220.0	126.7	63.9	1.16	.80	.67	.78
Luzern	112.6	9	(15)	1355	257.6	147.8	69.2	1.14	.74	.54	.76
Uri	116.7	6	(11)	152	252.6	147.7	88.8	1.06	.81	.55	.72
Schwyz	143.5	1	(5)	539	325.0	183.3	91.4	1.04	.69	.65	.66
Obwalden	137.4	3	(2)	148	306.1	177.5	100.3	1.08	.76	.35	.73
Nidwalden	140.0	2	(6)	124	329.5	187.9	124.0	1.03	.63	.45	.79
Glarus	113.9	8	(13)	263	254.2	140.5	38.3	1.00	.81	1.38	.71
Zug	102.5	15	(7)	270	225.5	130.1	55.3	1.36	.90	.78	.89
Fribourg	104.2	13	(9)	749	231.4	133.9	64.2	1.28	.89	.70	.87
Solothurn	100.1	18	(21)	991	225.8	129.1	65.6	1.16	.80	.60	.77
Basel-Stadt	92.7	23	(22)	1446	213.6	121.3	51.1	1.23	.85	.90	.81
Basel-Land	94.5	22	(18)	697	217.4	124.5	55.1	1.29	.84	.60	.86
Schaffhausen	101.0	17	(3)	390	220.3	126.1	54.6	1.50	1.09	.92	.93
Ausserrhoden	114.8	7	(24)	440	257.9	146.2	72.5	.88	.72	.65	.67
Innerrhoden	128.4	5	(1)	91	286.7	159.0	77.4	1.46	.91	.45	.97
St. Gallen	106.4	11	(10)	2168	240.0	137.5	64.9	1.17	.88	.88	.83
Graubünden	108.4	10	(14)	828	248.0	140.3	63.5	1.12	.81	.77	.81
Aargau	104.9	12	(12)	1864	236.2	135.2	60.3	1.24	.85	.73	.82
Thurgau	136.2	4	(4)	1307	301.7	171.6	73.2	1.02	.74	.71	.69
Ticino	99.7	19	(8)	1399	225.6	128.3	62.5	1.36	.92	.62	.93
Vaud	85.6	25	(20)	2599	193.2	109.8	44.9	1.32	.95	1.02	.89
Valais	99.0	20	(16)	760	221.0	127.2	60.5	1.22	.83	.76	.82
Neuchâtel	89.3	24	(17)	923	203.8	117.8	58.7	1.22	.90	.63	.97
Genève	73.2	26	(25)	1414	164.4	93.3	40.0	1.41	1.03	1.10	.89
Jura	103.3	14	(26)	349	231.4	134.9	74.0	.93	.75	.84	.59
Zürich (Stadt)	91.2	4	(3)	2591	208.9	118.9	53.2	1.21	.86	.79	.89
Basel (Stadt)	92.5	3	(5)	1314	214.0	121.6	50.7	1.20	.83	.90	.81
Genève (ville)	59.6	9	(8)	754	134.0	76.9	38.5	1.43	1.20	1.28	1.05
Bern (Stadt)	85.8	6	(7)	931	191.4	110.2	48.4	1.20	.83	.72	.78
Lausanne	77.0	8	(6)	735	174.2	99.0	38.2	1.25	.95	1.21	.92
Winterthur	123.5	1	(4)	588	276.5	157.1	68.2	.93	.68	.74	.59
St. Gallen (Stadt)	90.6	5	(2)	522	207.3	118.0	56.7	1.19	.89	.81	.90
Luzern (Stadt)	93.4	2	(9)	420	215.5	123.5	54.3	1.06	.73	.76	.70
Biel/Bienne	80.0	7	(1)	275	181.8	105.5	65.0	1.38	1.06	.80	1.07
Deutschschweiz	104.8	.	(.)	23482	236.8	135.3	61.9	1.15	.80	.70	.78
-Nordwestschweiz	97.8	.	(.)	9042	221.4	126.7	57.3	1.22	.83	.71	.80
-Nordostschweiz	106.1	.	(.)	9192	239.2	136.2	59.1	1.15	.81	.75	.80
-Alpen/Voralpen	116.9	.	(.)	5248	264.0	151.3	77.5	1.04	.74	.62	.73
Romandie	85.9	.	(.)	6676	193.5	110.8	50.4	1.30	.94	.90	.88
Svizzera italiana	101.0	.	(.)	1507	228.5	129.8	63.3	1.34	.92	.63	.92
>100000 Einwohner	83.6	7	(7)	6325	190.0	108.5	47.9	1.24	.90	.91	.88
20000-99999 Einw.	92.5	6	(5)	4300	209.3	119.9	57.7	1.27	.87	.76	.83
10000-19999 Einw.	94.5	5	(6)	3485	215.5	123.1	57.5	1.30	.83	.68	.86
5000-9999 Einw.	105.2	4	(4)	3835	236.4	134.8	62.4	1.23	.80	.67	.78
2800-4999 Einw.	115.9	1	(3)	3971	259.8	148.7	66.7	1.10	.76	.68	.71
1200-2799 Einw.	113.5	2	(2)	4840	255.2	145.3	66.8	1.12	.81	.70	.79
<1200 Einwohner	111.0	3	(1)	4909	248.8	142.7	65.7	1.10	.84	.70	.80
Schweiz / Suisse	100.0	.	(.)	31665	225.7	129.0	59.3	1.19	.84	.74	.81

Males / Männer

Males / Männer	SMR	RANK	(RANK)	N	EUROP.	WORLD	TRUNC	N	WORLD	C3564	C6584
		data for 1989-92						ratio 90 / 80			
Zürich	99.1	19	(11)	6379	268.9	162.2	127.0	.96	.79	.71	.79
Bern	100.1	18	(20)	5963	271.5	164.3	129.1	1.01	.84	.73	.86
Luzern	102.9	11	(18)	1767	277.3	166.8	114.3	1.07	.84	.72	.91
Uri	90.1	24	(25)	189	248.1	151.5	131.1	1.01	.82	.79	.81
Schwyz	106.3	6	(7)	571	284.2	172.1	129.3	1.05	.78	.68	.94
Obwalden	100.4	17	(9)	176	257.3	152.6	98.4	1.08	.69	.46	.88
Nidwalden	113.6	2	(17)	185	304.0	183.5	163.4	1.35	.93	1.54	.92
Glarus	103.8	9	(6)	253	281.0	171.7	128.8	.85	.78	.72	.76
Zug	104.8	7	(12)	375	290.6	170.3	107.1	1.14	.81	.58	.90
Fribourg	102.8	12	(15)	1144	277.9	168.4	143.8	1.05	.83	.88	.87
Solothurn	100.5	15	(21)	1345	271.9	166.2	147.8	1.05	.86	.89	.84
Basel-Stadt	93.3	23	(19)	1317	252.9	153.7	124.8	.89	.77	.76	.78
Basel-Land	95.6	21	(26)	1122	260.6	156.1	125.0	1.15	.85	.82	.85
Schaffhausen	108.8	3	(3)	472	298.6	180.6	152.8	.91	.78	.75	.76
Ausserrhoden	103.6	10	(13)	368	273.9	161.3	112.8	.89	.78	.60	.86
Innerrhoden	140.7	1	(1)	123	364.8	209.0	89.5	.98	.79	.49	.96
St. Gallen	108.6	4	(5)	2489	296.9	180.2	142.0	.96	.80	.78	.78
Graubünden	104.7	8	(10)	1047	287.1	174.5	153.9	.97	.83	.89	.79
Aargau	101.6	14	(16)	2419	276.3	168.7	136.3	1.04	.84	.88	.81
Thurgau	108.5	5	(2)	1247	294.6	176.5	122.1	.92	.75	.67	.75
Ticino	100.5	16	(4)	1660	274.0	166.5	125.5	.92	.72	.60	.76
Vaud	95.3	22	(24)	3255	257.0	154.2	117.9	1.01	.81	.72	.86
Valais	96.7	20	(23)	1173	262.5	161.9	147.1	1.12	.84	.76	.82
Neuchâtel	101.9	13	(8)	995	276.4	168.6	129.6	.92	.79	.68	.81
Geneva	89.9	25	(22)	1750	244.6	149.9	127.6	.94	.78	.74	.76
Jura	88.3	26	(14)	352	241.6	148.9	135.3	.84	.73	.66	.69
Zürich (city)	103.2	2	(1)	2640	281.0	170.6	144.1	.86	.78	.73	.78
Basel (city)	95.0	6	(3)	1189	258.4	157.6	132.5	.88	.79	.80	.78
Geneva (city)	89.1	9	(6)	881	247.5	153.4	142.7	.86	.78	.81	.72
Bern (city)	103.1	3	(9)	1016	287.2	178.1	161.8	1.01	.95	.91	.94
Lausanne	91.4	8	(7)	713	245.4	147.6	118.8	.88	.76	.70	.83
Winterthur	103.1	4	(2)	548	278.4	167.5	138.5	.93	.80	.79	.82
St. Gallen (city)	92.0	7	(5)	417	251.5	153.4	125.8	.89	.78	.68	.85
Luzern (city)	96.5	5	(4)	440	259.7	158.2	112.5	.94	.80	.63	.92
Biel/Bienne	119.2	1	(8)	408	320.7	196.2	161.0	1.17	1.06	.97	1.02
German Switzerland	101.1	.	(.)	27887	274.4	166.0	130.4	1.00	.81	.76	.82
-Northwestern	98.9	.	(.)	11528	268.3	163.0	131.7	1.02	.84	.80	.84
-Northeastern	101.8	.	(.)	10092	276.6	166.7	127.1	.96	.78	.70	.79
-Alps/Prealps	104.4	.	(.)	6267	282.7	170.7	134.1	1.00	.83	.78	.84
French Switzerland	96.3	.	(.)	8486	261.4	158.6	128.9	.99	.81	.74	.82
Italian Switzerland	101.0	.	(.)	1763	275.4	167.0	126.1	.91	.72	.61	.75
>100000 inhabitants	98.1	6	(5)	6439	268.3	163.8	141.1	.89	.80	.78	.80
20000-99999 inh.	98.8	4	(6)	5130	267.4	162.6	131.3	.99	.81	.74	.85
10000-19999 inh.	97.0	7	(7)	4601	262.3	158.6	126.7	1.03	.80	.73	.85
5000-9999 inh.	100.4	3	(4)	4966	271.8	164.8	123.0	1.05	.81	.71	.83
2800-4999 inh.	98.6	5	(2)	4768	266.2	160.8	122.3	1.01	.78	.70	.81
1200-2799 inh.	103.1	2	(1)	6117	280.9	169.0	131.6	1.01	.82	.78	.79
<1200 inhabitants	103.3	1	(3)	6115	282.4	170.0	131.7	1.00	.83	.76	.83
Switzerland	100.0	.	(.)	38136	271.3	164.2	129.8	.99	.81	.74	.82

Females / Frauen

Females / Frauen	SMR	RANK	(RANK)	N	EUROP.	WORLD	TRUNC	N	WORLD	C3564	C6584
		data for 1989-92						ratio 90 / 80			
Zürich	97.0	22	(19)	6819	142.9	79.3	25.6	1.05	.77	.66	.71
Bern	100.2	18	(23)	6202	149.9	84.3	35.5	1.16	.83	.83	.77
Luzern	104.3	8	(15)	1814	154.0	86.0	28.8	1.18	.79	.74	.78
Uri	94.6	24	(11)	169	138.7	76.4	24.5	1.05	.64	.53	.66
Schwyz	111.3	4	(5)	576	161.3	90.3	31.5	1.03	.71	.54	.74
Obwalden	114.6	3	(2)	175	167.9	92.6	30.7	1.09	.68	.96	.61
Nidwalden	110.7	5	(6)	145	164.7	91.3	18.8	1.13	.78	.34	.59
Glarus	103.9	9	(13)	265	154.8	86.8	49.6	1.01	.77	.96	.65
Zug	107.7	6	(7)	398	155.8	84.8	25.8	1.08	.72	.59	.66
Fribourg	103.3	10	(9)	1017	154.0	86.8	34.0	1.06	.72	.75	.67
Solothurn	100.2	17	(21)	1333	148.2	83.0	30.5	1.16	.80	.81	.77
Basel-Stadt	91.5	25	(22)	1752	135.5	75.4	31.8	.98	.73	.71	.74
Basel-Land	96.7	23	(18)	1045	142.0	78.3	27.0	1.17	.75	.81	.72
Schaffhausen	101.3	15	(3)	504	151.9	85.3	34.2	.86	.62	.70	.58
Ausserrhoden	102.0	14	(24)	400	156.8	89.3	31.6	1.03	.85	.74	.79
Innerrhoden	143.2	1	(1)	122	217.9	126.7	76.4	.92	.87	2.16	.64
St. Gallen	106.4	7	(10)	2558	157.2	87.9	31.7	1.01	.73	.56	.73
Graubünden	102.7	13	(14)	1004	151.8	84.5	29.8	1.09	.75	.61	.69
Aargau	100.6	16	(12)	2366	148.5	82.6	31.1	1.03	.72	.70	.71
Thurgau	115.7	2	(4)	1315	170.1	94.3	31.3	.99	.74	.57	.66
Ticino	99.5	20	(8)	1893	146.4	82.1	26.3	.99	.69	.67	.64
Vaud	102.9	12	(20)	3858	151.7	84.7	31.8	1.13	.82	.69	.77
Valais	103.2	11	(16)	1109	153.7	85.8	34.3	1.20	.81	.75	.71
Neuchâtel	99.3	21	(17)	1094	149.3	83.6	35.6	.97	.79	.94	.73
Genève	83.7	26	(25)	2001	127.7	73.1	31.7	1.00	.76	.70	.75
Jura	99.7	19	(26)	412	152.7	87.0	42.1	1.27	.86	.74	1.01
Zürich (Stadt)	104.3	2	(3)	3367	154.4	85.8	30.2	1.08	.84	.71	.77
Basel (Stadt)	92.4	8	(5)	1584	138.2	77.3	33.8	1.00	.76	.76	.76
Genève (ville)	73.9	9	(8)	960	114.7	66.5	32.8	.89	.72	.63	.71
Bern (Stadt)	103.6	3	(7)	1394	153.9	85.9	34.8	1.24	.94	.95	.87
Lausanne	93.2	7	(6)	966	138.3	77.8	25.7	1.05	.83	.56	.74
Winterthur	95.7	5	(4)	599	144.0	82.0	29.4	1.10	.77	.59	.76
St. Gallen (Stadt)	98.9	4	(2)	608	144.4	80.1	39.4	.98	.76	.86	.79
Luzern (Stadt)	94.9	6	(9)	561	140.3	77.9	27.9	1.26	.87	.67	.91
Biel/Bienne	111.8	1	(1)	446	169.3	96.1	58.1	1.17	.86	1.16	.76
Deutschschweiz	100.5	.	(.)	28913	148.5	82.8	30.1	1.07	.76	.69	.72
-Nordwestschweiz	98.7	.	(.)	12253	146.2	81.6	31.9	1.11	.78	.78	.75
-Nordostschweiz	101.2	.	(.)	10810	148.9	82.8	28.0	1.03	.75	.63	.70
-Alpen/Voralpen	102.8	.	(.)	5850	152.4	85.4	29.8	1.08	.76	.63	.72
Romandie	98.7	.	(.)	9432	147.8	83.3	34.2	1.09	.80	.75	.76
Svizzera italiana	99.8	.	(.)	2001	146.6	82.1	26.3	.99	.69	.65	.64
>100000 Einwohner	95.9	6	(7)	8271	143.2	80.4	31.5	1.06	.82	.72	.77
20000-99999 Einw.	97.2	5	(5)	5869	145.1	81.7	33.9	1.08	.78	.77	.75
10000-19999 Einw.	92.2	7	(6)	4745	137.2	77.0	29.8	1.05	.75	.75	.70
5000-9999 Einw.	99.3	4	(4)	5175	146.8	81.8	30.3	1.10	.75	.72	.70
2800-4999 Einw.	100.9	3	(3)	4962	149.8	83.8	31.4	1.13	.75	.70	.72
1200-2799 Einw.	105.3	2	(2)	5735	155.8	87.2	30.3	1.06	.74	.66	.69
<1200 Einwohner	112.7	1	(1)	5589	164.8	90.9	28.9	1.03	.75	.63	.72
Schweiz / Suisse	100.0	.	(.)	40346	148.2	82.8	30.9	1.07	.77	.70	.73

Males / Männer

Males / Männer	SMR	RANK	data for 1969-72				ratio 80/70			
			N	EUROP.	WORLD	TRUNC	N	WORLD	C3564	C6584
Zürich	109.9	5 (10)	3140	179.8	117.2	142.7	1.23	1.03	.91	1.15
Bern	98.9	15 (13)	2640	164.2	104.7	118.6	1.31	1.11	1.04	1.13
Luzern	102.7	9 (11)	726	174.2	110.6	123.1	1.37	1.10	.94	1.04
Uri	116.9	3 (20)	100	205.8	126.9	106.9	1.03	.81	1.00	.61
Schwyz	101.8	11 (7)	221	166.8	110.1	142.2	1.38	1.12	1.74	1.30
Obwalden	76.7	24 (18)	51	134.4	84.4	91.5	1.67	1.35	.60	1.15
Nidwalden	109.1	6 (21)	63	189.7	120.6	126.1	1.14	.81	.86	1.02
Glarus	90.4	19 (14)	112	147.1	98.7	142.6	1.34	1.15	1.12	1.48
Zug	126.0	2 (6)	171	216.0	135.0	117.4	1.18	.93	.93	.81
Fribourg	73.1	26 (25)	353	121.9	77.8	92.6	1.38	1.19	1.25	1.08
Solothurn	101.1	12 (16)	586	169.4	109.4	134.7	1.27	1.04	.94	1.18
Basel-Stadt	131.3	1 (2)	900	221.5	139.4	149.0	1.20	1.04	.92	1.05
Basel-Land	111.1	4 (9)	479	187.6	119.5	135.2	1.36	1.02	.86	1.03
Schaffhausen	102.4	10 (3)	208	162.2	108.8	170.6	1.44	1.26	.92	1.46
Ausserrhoden	77.9	23 (22)	145	129.9	85.2	109.6	1.33	1.25	1.25	1.30
Innerrhoden	94.0	18 (1)	40	141.5	90.8	74.1	1.80	1.52	1.46	1.97
St. Gallen	108.8	7 (5)	1116	179.3	115.7	133.7	1.26	1.08	1.01	1.06
Graubünden	97.1	17 (17)	446	161.5	105.0	129.7	1.26	1.07	.99	1.24
Aargau	99.8	13 (15)	1014	167.3	107.8	128.8	1.32	1.06	.88	1.25
Thurgau	99.6	14 (4)	512	160.4	105.1	114.4	1.43	1.24	1.23	1.20
Ticino	105.3	8 (12)	720	170.0	113.3	163.1	1.30	1.07	.98	1.13
Vaud	82.6	22 (24)	1221	133.6	88.2	115.5	1.24	1.05	1.02	1.06
Valais	83.4	21 (26)	399	131.2	87.5	117.0	1.25	1.05	1.01	1.04
Neuchâtel	98.6	16 (8)	456	158.0	104.9	137.9	1.32	1.17	1.03	1.25
Geneva	85.4	20 (23)	720	142.7	90.4	105.5	1.31	1.10	1.05	1.07
Jura	76.1	25 (19)	149	125.8	84.8	119.2	1.42	1.31	1.53	1.47
Zürich (city)	117.0	4 (4)	1538	192.1	124.9	152.8	1.16	1.03	.87	1.19
Basel (city)	132.8	1 (1)	837	224.4	141.3	154.5	1.18	1.03	.90	1.07
Geneva (city)	82.8	8 (8)	430	136.9	88.3	112.9	1.18	1.14	1.02	1.16
Bern (city)	118.1	2 (6)	578	199.5	126.2	148.7	1.09	.93	.79	.98
Lausanne	76.6	9 (9)	295	124.7	82.5	123.1	1.32	1.18	.99	1.25
Winterthur	115.8	5 (3)	299	186.8	124.4	164.7	1.20	1.04	.81	1.27
St. Gallen (city)	117.8	3 (7)	260	191.1	122.8	161.7	1.01	.95	.83	.83
Luzern (city)	115.2	6 (2)	237	190.5	124.2	157.7	1.35	1.12	.94	1.18
Biel/Bienne	111.1	7 (5)	189	177.0	116.9	151.3	1.19	1.04	.82	1.07
German Switzerland	104.7	. (.)	12664	173.2	111.6	130.5	1.29	1.07	.97	1.13
-Northwestern	106.1	. (.)	5348	177.1	113.3	130.7	1.30	1.07	.93	1.12
-Northeastern	108.3	. (.)	4735	175.3	113.6	133.9	1.26	1.06	.95	1.13
-Alps/Prealps	96.2	. (.)	2581	159.7	102.2	114.9	1.31	1.11	1.08	1.15
French Switzerland	84.5	. (.)	3263	137.4	89.9	116.6	1.29	1.11	1.07	1.12
Italian Switzerland	104.1	. (.)	761	167.9	112.2	162.3	1.30	1.07	.96	1.15
>100000 inhabitants	110.1	1 (1)	3678	182.7	117.6	143.0	1.17	1.04	.89	1.14
20000-99999 inh.	110.1	2 (2)	2474	178.6	116.7	142.1	1.26	1.05	.95	1.05
10000-19999 inh.	107.1	3 (3)	2028	175.3	113.6	133.9	1.29	1.04	.97	1.02
5000-9999 inh.	101.8	4 (5)	1987	177.1	115.5	139.2	1.33	1.05	.98	1.11
2800-4999 inh.	99.6	5 (4)	1940	164.9	106.2	129.3	1.34	1.08	.99	1.10
1200-2799 inh.	89.4	6 (6)	2286	148.0	95.6	116.2	1.40	1.16	1.04	1.24
<1200 inhabitants	83.4	7 (7)	2295	138.4	89.6	105.8	1.33	1.16	1.19	1.23
Switzerland	100.0	. (.)	16688	164.6	106.6	128.7	1.29	1.08	.99	1.13

Females / Frauen

Females / Frauen	SMR	RANK	data for 1969-72				ratio 80/70			
			N	EUROP.	WORLD	TRUNC	N	WORLD	C3564	C6584
Zürich	92.3	18 (17)	1678	63.6	38.3	23.5	1.48	1.07	.87	1.10
Bern	117.1	5 (12)	1763	82.1	48.1	26.6	1.34	.96	.95	.92
Luzern	115.1	6 (8)	453	81.9	48.9	33.4	1.51	.98	.59	1.09
Uri	159.9	1 (6)	68	114.1	66.4	41.8	1.03	.77	.77	.75
Schwyz	103.5	9 (2)	125	72.3	44.0	37.2	2.07	1.36	.84	1.51
Obwalden	94.7	17 (5)	33	64.7	40.6	28.7	1.76	1.16	.40	1.69
Nidwalden	134.6	3 (11)	39	94.8	58.0	59.8	1.23	.83	.66	.81
Glarus	90.0	19 (21)	66	60.6	35.7	18.2	1.24	1.17	1.82	.85
Zug	123.4	4 (9)	104	84.5	50.2	27.0	1.38	.90	.85	1.00
Fribourg	77.6	22 (20)	181	51.2	31.8	22.4	1.61	1.15	.95	1.18
Solothurn	99.0	11 (14)	318	69.1	41.4	29.0	1.53	1.09	.65	1.15
Basel-Stadt	136.2	2 (3)	679	96.1	55.6	25.0	1.37	1.01	1.27	.88
Basel-Land	97.2	16 (4)	230	69.5	41.7	26.8	1.94	1.24	.72	1.49
Schaffhausen	101.6	10 (18)	125	67.6	40.7	24.3	1.33	1.03	1.10	.87
Ausserrhoden	68.2	26 (22)	80	50.3	30.6	30.9	1.64	1.24	.72	1.43
Innerrhoden	76.8	24 (1)	18	48.3	30.2	38.3	3.72	2.35	.32	2.53
St. Gallen	98.0	12 (13)	627	67.8	40.6	26.0	1.47	1.11	1.15	1.14
Graubünden	97.5	14 (24)	238	69.2	40.8	24.7	1.18	.92	.93	.87
Aargau	104.8	8 (10)	600	72.1	43.4	25.8	1.55	1.08	.91	1.11
Thurgau	114.2	7 (7)	347	78.7	47.2	32.4	1.43	1.06	.85	1.06
Ticino	97.7	13 (19)	436	66.9	40.2	25.2	1.42	1.00	.90	.96
Vaud	80.6	21 (25)	762	56.2	34.0	21.8	1.33	1.01	1.09	.95
Valais	72.0	25 (26)	177	50.0	30.5	20.2	1.51	1.07	1.08	1.14
Neuchâtel	97.2	15 (16)	310	66.3	39.7	20.8	1.32	1.06	.97	.95
Genève	89.9	20 (23)	539	62.1	36.3	19.9	1.34	1.02	1.22	.93
Jura	76.8	23 (15)	82	54.4	33.1	20.6	1.74	1.49	2.62	1.31
Zürich (Stadt)	89.3	7 (7)	819	61.8	37.0	23.8	1.44	1.09	.90	1.08
Basel (Stadt)	140.2	1 (1)	639	99.4	57.6	25.7	1.32	.98	1.22	.85
Genève (ville)	84.1	8 (8)	332	57.9	34.1	21.0	1.21	1.07	1.25	.92
Bern (Stadt)	123.0	2 (5)	427	87.0	50.4	24.0	1.23	.88	.97	.84
Lausanne	69.7	9 (9)	207	48.7	29.4	15.2	1.40	1.14	1.39	1.01
Winterthur	110.8	4 (2)	170	73.7	44.4	21.8	1.56	1.19	1.26	1.08
St. Gallen (Stadt)	101.3	5 (6)	179	68.6	39.8	17.2	1.34	1.06	1.39	1.01
Luzern (Stadt)	111.7	3 (3)	162	79.6	47.7	30.1	1.46	.98	.61	1.01
Biel/Bienne	93.9	6 (4)	103	64.2	38.0	26.4	1.57	1.27	1.33	1.11
Deutschschweiz	105.6	. (.)	7575	73.6	43.8	26.6	1.45	1.04	.89	1.05
-Nordwestschweiz	113.3	. (.)	3374	79.5	46.9	25.8	1.48	1.03	.92	1.01
-Nordostschweiz	96.0	. (.)	2652	66.1	39.7	24.8	1.47	1.07	.93	1.09
-Alpen/Voralpen	108.1	. (.)	1549	76.2	45.3	31.7	1.37	1.00	.80	1.05
Romandie	84.3	. (.)	2048	58.3	35.1	21.4	1.38	1.06	1.16	.99
Svizzera italiana	95.8	. (.)	455	65.6	39.4	24.6	1.43	1.02	.89	.97
>100000 Einwohner	100.5	2 (6)	2424	70.1	41.4	22.7	1.34	1.03	1.07	.96
20000-99999 Einw.	99.1	5 (2)	1463	68.2	40.5	22.8	1.52	1.10	1.11	1.02
10000-19999 Einw.	98.2	6 (4)	1154	69.2	41.5	27.8	1.55	1.02	.81	1.12
5000-9999 Einw.	100.0	3 (3)	1160	68.8	41.1	24.9	1.56	1.05	.87	1.07
2800-4999 Einw.	107.4	1 (5)	1170	74.3	44.9	29.9	1.38	.96	.75	.98
1200-2799 Einw.	99.9	4 (1)	1356	69.6	41.7	27.3	1.48	1.08	.94	1.15
<1200 Einwohner	96.1	7 (7)	1351	66.1	39.8	24.7	1.35	1.07	1.00	1.03
Schweiz / Suisse	100.0	. (.)	10078	69.4	41.4	25.3	1.44	1.05	.95	1.04

Males / Männer	data for 1989-92						ratio 90 / 80			
	SMR	RANK		N	EUROP.	WORLD	TRUNC	N	WORLD	C3564	C6584
Zürich	108.7	10	(10)	4135	173.2	106.2	91.0	1.07	.88	.71	.97
Bern	105.8	12	(13)	3710	168.5	103.9	89.5	1.07	.89	.73	.98
Luzern	111.4	7	(11)	1131	176.4	107.3	81.2	1.14	.88	.71	1.10
Uri	101.1	16	(20)	126	164.1	100.5	93.7	1.22	.97	.82	1.16
Schwyz	108.9	9	(7)	347	169.6	103.4	74.6	1.14	.84	.54	1.18
Obwalden	98.1	17	(18)	101	154.8	97.4	83.0	1.19	.85	.54	1.14
Nidwalden	120.1	3	(21)	117	194.4	117.5	122.3	1.63	1.20	1.76	1.04
Glarus	92.6	20	(14)	133	149.1	92.1	82.5	.89	.81	.70	.81
Zug	108.5	11	(6)	234	180.4	107.4	65.5	1.16	.86	.51	.92
Fribourg	83.9	22	(25)	552	134.9	85.0	89.0	1.13	.91	.78	1.10
Solothurn	113.5	5	(16)	900	180.7	112.3	102.8	1.21	.99	.83	1.09
Basel-Stadt	113.4	6	(2)	939	180.4	110.1	94.2	.87	.76	.70	.79
Basel-Land	103.1	14	(9)	729	164.0	100.1	94.8	1.12	.82	.82	.92
Schaffhausen	123.0	2	(3)	318	196.6	120.0	101.6	1.06	.88	.64	1.06
Ausserrhoden	102.7	15	(22)	212	160.1	96.3	73.9	1.10	.91	.56	1.23
Innerrhoden	153.9	1	(1)	78	234.6	136.0	66.9	1.08	.99	.57	.97
St. Gallen	117.2	4	(5)	1591	188.2	116.8	104.9	1.13	.93	.78	1.05
Graubünden	93.3	19	(17)	552	150.5	95.3	102.8	.98	.85	.84	.89
Aargau	103.8	13	(15)	1479	165.9	103.5	93.5	1.10	.90	.83	.92
Thurgau	110.1	8	(4)	747	176.7	109.5	93.2	1.02	.84	.68	.92
Ticino	94.2	18	(12)	926	150.9	94.7	87.7	.99	.78	.55	.94
Vaud	74.2	25	(24)	1486	118.2	73.3	70.3	.98	.79	.62	.95
Valais	83.6	23	(26)	608	131.3	84.1	85.4	1.22	.91	.68	1.10
Neuchâtel	92.2	21	(8)	530	148.8	93.5	88.9	.88	.76	.63	.79
Geneva	60.0	26	(23)	686	95.7	59.2	51.8	.73	.60	.46	.65
Jura	78.3	24	(19)	184	125.3	80.0	87.6	.87	.72	.52	.95
Zürich (city)	113.6	6	(4)	1692	180.2	110.2	97.1	.95	.86	.74	.92
Basel (city)	114.1	4	(1)	836	181.9	111.2	99.4	.85	.76	.72	.78
Geneva (city)	59.3	9	(8)	343	96.2	59.5	47.7	.67	.59	.42	.62
Bern (city)	116.4	3	(6)	667	190.2	118.9	123.0	1.06	1.02	1.03	1.03
Lausanne	73.2	8	(9)	332	116.5	72.0	69.0	.86	.74	.60	.96
Winterthur	125.6	2	(3)	393	198.6	120.7	98.2	1.09	.93	.76	1.06
St. Gallen (city)	107.2	7	(7)	285	172.7	107.4	91.4	1.08	.92	.67	1.14
Luzern (city)	113.7	5	(2)	302	176.4	106.5	77.7	.94	.76	.57	.99
Biel/Bienne	126.5	1	(5)	254	200.9	125.3	105.5	1.13	1.03	.86	1.12
German Switzerland	108.1	.	(.)	17634	172.3	106.1	91.8	1.08	.89	.74	.98
-Northwestern	107.8	.	(.)	7450	172.1	106.1	93.3	1.07	.88	.77	.95
-Northeastern	110.1	.	(.)	6462	175.8	108.0	91.8	1.08	.88	.70	.98
-Alps/Prealps	105.3	.	(.)	3722	167.1	103.0	88.6	1.10	.91	.73	1.02
French Switzerland	75.8	.	(.)	3938	121.4	75.9	73.1	.93	.76	.59	.88
Italian Switzerland	94.2	.	(.)	979	151.2	94.9	89.1	.99	.79	.58	.94
>100000 inhabitants	101.1	4	(1)	3870	161.3	99.1	89.1	.90	.81	.70	.87
20000-99999 inh.	105.0	1	(2)	3219	166.7	102.6	86.1	1.04	.84	.65	.99
10000-19999 inh.	100.5	5	(3)	2832	160.2	98.8	86.3	1.08	.84	.67	.98
5000-9999 inh.	102.1	2	(5)	2993	162.6	101.0	88.9	1.13	.89	.70	.97
2800-4999 inh.	99.9	6	(4)	2863	158.6	98.1	82.6	1.10	.85	.65	1.00
1200-2799 inh.	101.7	3	(6)	3581	162.8	100.4	91.2	1.12	.90	.77	.99
<1200 inhabitants	90.7	7	(7)	3193	145.3	90.8	86.1	1.04	.88	.72	.95
Switzerland	100.0	.	(.)	22551	159.5	98.6	87.3	1.05	.86	.70	.96

Females / Frauen	data for 1989-92						ratio 90 / 80			
	SMR	RANK		N	EUROP.	WORLD	TRUNC	N	WORLD	C3564	C6584
Zürich	108.9	12	(17)	3455	74.3	41.8	14.5	1.39	1.02	.70	.97
Bern	107.3	13	(12)	3002	74.4	42.3	20.0	1.28	.92	.79	.89
Luzern	116.5	6	(8)	921	79.0	44.5	14.8	1.35	.93	.72	.91
Uri	130.6	4	(6)	107	89.1	49.6	16.6	1.53	.97	.52	1.00
Schwyz	116.4	7	(2)	274	77.4	43.7	21.7	1.06	.73	.70	.83
Obwalden	102.8	14	(5)	71	69.0	37.9	5.4	1.22	.81	.51	.71
Nidwalden	131.0	3	(11)	79	87.3	47.1	4.6	1.65	.98	.13	.94
Glarus	81.0	22	(21)	93	60.6	36.0	26.7	1.13	.86	.84	.94
Zug	131.4	2	(9)	222	87.3	47.9	15.9	1.55	1.06	.66	.92
Fribourg	86.9	20	(20)	393	61.5	35.6	19.3	1.35	.97	.89	.91
Solothurn	114.1	10	(14)	690	79.0	45.0	20.9	1.42	1.00	1.13	.97
Basel-Stadt	114.6	9	(3)	979	78.0	43.9	21.0	1.05	.78	.67	.87
Basel-Land	96.4	17	(4)	476	66.9	38.0	13.5	1.06	.73	.74	.71
Schaffhausen	124.3	5	(18)	279	85.1	48.4	18.0	1.68	1.16	.69	1.11
Ausserrhoden	97.7	16	(22)	170	69.3	39.7	7.9	1.30	1.05	.36	1.16
Innerrhoden	186.3	1	(1)	71	120.2	66.6	18.5	1.06	.94	1.73	.62
St. Gallen	115.1	8	(13)	1253	78.9	44.9	19.1	1.36	.99	.65	1.03
Graubünden	80.8	23	(24)	360	56.4	32.3	13.9	1.28	.86	.60	.96
Aargau	100.0	15	(10)	1069	69.2	39.4	18.1	1.15	.84	.74	.84
Thurgau	109.8	11	(7)	567	75.3	42.9	16.6	1.14	.85	.56	.84
Ticino	89.4	19	(19)	773	62.0	35.5	14.7	1.25	.88	.65	.90
Vaud	76.5	25	(25)	1288	54.1	31.1	15.0	1.27	.90	.62	.96
Valais	77.5	24	(26)	385	54.3	31.2	15.1	1.44	.96	.72	.96
Neuchâtel	95.8	18	(16)	474	66.9	37.9	16.2	1.16	.90	.77	.94
Genève	59.5	26	(23)	632	40.6	23.1	11.0	.88	.63	.43	.64
Jura	83.8	21	(15)	156	63.0	37.5	22.6	1.09	.76	.48	.97
Zürich (Stadt)	116.9	2	(7)	1698	79.4	44.5	14.6	1.44	1.11	.69	1.03
Basel (Stadt)	115.9	3	(1)	887	79.9	45.2	22.9	1.05	.80	.74	.90
Genève (ville)	54.5	9	(8)	316	37.3	21.0	10.8	.79	.58	.41	.64
Bern (Stadt)	114.8	5	(5)	690	76.9	43.0	17.2	1.31	.97	.73	.93
Lausanne	68.6	8	(9)	319	48.4	27.7	12.7	1.10	.83	.61	.89
Winterthur	120.5	1	(2)	337	81.5	46.2	18.4	1.27	.87	.66	.84
St. Gallen (Stadt)	115.6	4	(6)	317	77.2	43.4	23.1	1.33	1.03	.90	1.11
Luzern (Stadt)	113.7	6	(3)	303	76.3	42.7	14.4	1.28	.91	.76	.97
Biel/Bienne	109.1	7	(4)	196	79.7	47.0	38.9	1.21	.98	1.12	.81
Deutschschweiz	108.6	.	(.)	14147	74.4	42.0	16.9	1.28	.92	.71	.91
-Nordwestschweiz	107.8	.	(.)	6051	74.0	41.9	18.7	1.21	.86	.79	.86
-Nordostschweiz	110.7	.	(.)	5350	75.6	42.6	16.1	1.37	1.00	.69	.97
-Alpen/Voralpen	106.3	.	(.)	2746	72.9	41.3	14.5	1.29	.91	.57	.92
Romandie	76.2	.	(.)	3275	54.2	31.3	15.7	1.15	.84	.62	.88
Svizzera italiana	89.6	.	(.)	817	62.0	35.5	14.4	1.26	.88	.65	.92
>100000 Einwohner	101.2	3	(6)	3910	68.9	38.8	15.7	1.21	.91	.65	.92
20000-99999 Einw.	102.8	2	(2)	2798	70.7	40.1	18.6	1.26	.90	.72	.91
10000-19999 Einw.	92.0	7	(4)	2141	63.6	36.3	14.4	1.20	.86	.63	.86
5000-9999 Einw.	100.3	4	(3)	2363	69.5	39.7	17.5	1.30	.92	.80	.89
2800-4999 Einw.	100.0	5	(5)	2217	69.5	39.4	17.3	1.37	.92	.77	.93
1200-2799 Einw.	103.2	1	(1)	2557	72.1	41.3	17.2	1.27	.92	.67	.88
<1200 Einwohner	99.1	6	(7)	2253	67.8	38.3	15.1	1.24	.90	.61	.94
Schweiz / Suisse	100.0	.	(.)	18239	69.0	39.2	16.5	1.26	.90	.69	.91

Males / Männer	data for 1969-72						ratio 80 / 70			
	SMR	RANK		N	EUROP.	WORLD	TRUNC	N	WORLD	C3564	C6584
Zürich	104.3	11	(18)	2381	164.0	93.6	45.3	1.04	.82	.88	.80
Bern	94.9	17	(23)	2120	143.2	83.7	46.5	1.01	.83	.95	.74
Luzern	100.2	14	(24)	537	152.8	87.9	41.4	1.06	.77	.88	.72
Uri	79.7	24	(22)	53	115.7	67.6	25.9	1.30	1.00	1.65	.71
Schwyz	146.0	2	(11)	247	237.0	131.7	43.9	.89	.68	1.09	.55
Obwalden	129.7	6	(5)	72	211.4	116.8	53.9	.97	.81	.63	.80
Nidwalden	109.0	9	(14)	51	180.4	100.3	16.1	1.12	.87	1.62	.86
Glarus	92.7	19	(4)	99	147.1	83.2	38.2	1.31	1.16	1.41	1.09
Zug	85.7	23	(19)	87	139.1	78.7	33.5	1.32	1.00	1.42	.70
Fribourg	131.1	5	(3)	519	197.5	113.8	55.0	1.07	.89	.83	.79
Solothurn	99.4	15	(21)	457	154.0	88.7	49.5	1.02	.77	.69	.83
Basel-Stadt	61.4	26	(26)	332	94.7	54.3	28.6	.85	.71	.65	.57
Basel-Land	98.3	16	(25)	327	158.9	89.1	36.8	.78	.55	.75	.51
Schaffhausen	103.0	12	(17)	174	156.4	91.9	47.0	1.05	.88	.80	.79
Ausserrhoden	125.6	7	(9)	229	190.0	112.0	70.0	.87	.79	.63	.74
Innerrhoden	166.0	1	(1)	61	254.1	143.6	45.1	.85	.85	1.33	.52
St. Gallen	119.7	8	(8)	1059	186.2	106.0	47.5	1.01	.83	.83	.81
Graubünden	92.1	20	(10)	366	146.1	82.6	36.6	1.28	1.08	1.05	1.08
Aargau	91.6	21	(20)	729	140.3	80.0	37.6	1.17	.93	.88	.78
Thurgau	132.4	4	(6)	564	201.5	114.1	42.9	.96	.80	.88	.70
Ticino	101.7	13	(2)	575	159.7	91.5	49.9	1.41	1.12	.95	1.06
Vaud	90.8	22	(12)	1128	144.3	81.9	38.1	1.39	1.09	1.13	1.06
Valais	106.4	10	(7)	415	166.7	95.5	46.9	1.22	.96	1.22	.97
Neuchâtel	94.7	18	(16)	364	145.5	84.5	52.3	1.19	.96	.76	.99
Geneva	69.5	25	(15)	481	107.6	62.7	33.3	1.79	1.40	1.65	1.35
Jura	142.1	3	(13)	235	228.7	132.1	64.7	.80	.63	.44	.93
Zürich (city)	97.6	3	(3)	1022	151.0	87.8	56.2	1.14	.94	.94	.94
Basel (city)	59.9	8	(9)	297	91.8	53.0	31.5	.86	.72	.62	.60
Geneva (city)	56.8	9	(1)	244	88.7	51.6	31.2	2.00	1.76	1.88	1.69
Bern (city)	83.1	5	(6)	333	120.7	72.4	57.9	1.02	.87	.85	.70
Lausanne	86.8	4	(2)	275	137.6	79.2	37.6	1.41	1.12	1.19	1.16
Winterthur	126.4	1	(4)	268	201.0	111.8	34.8	.78	.64	.97	.64
St. Gallen (city)	101.8	2	(5)	202	160.9	91.5	44.1	.88	.77	.72	.75
Luzern (city)	71.5	6	(8)	120	108.5	62.9	33.5	1.03	.79	.85	.68
Biel/Bienne	66.6	7	(7)	92	102.5	61.3	39.4	1.23	.94	.85	1.38
German Switzerland	101.1	.	(.)	9959	156.5	89.6	43.7	1.03	.82	.88	.76
-Northwestern	89.6	.	(.)	3591	137.0	78.8	42.5	1.01	.80	.81	.72
-Northeastern	110.0	.	(.)	3894	171.3	97.7	45.5	1.03	.83	.89	.77
-Alps/Prealps	107.5	.	(.)	2474	166.9	95.5	42.8	1.05	.87	1.02	.80
French Switzerland	96.2	.	(.)	3083	149.8	86.1	41.7	1.30	1.04	1.09	1.02
Italian Switzerland	101.9	.	(.)	620	159.8	91.5	48.4	1.42	1.14	.99	1.08
>100000 inhabitants	80.7	7	(5)	2171	123.7	72.2	45.8	1.21	1.01	1.00	.95
20000-99999 inh.	91.7	6	(6)	1684	143.6	82.0	39.4	1.12	.87	.92	.84
10000-19999 inh.	92.2	5	(7)	1381	144.0	82.2	37.5	1.14	.86	.97	.77
5000-9999 inh.	100.1	4	(4)	1573	153.6	88.6	41.1	1.18	.90	.93	.83
2800-4999 inh.	106.5	3	(3)	1705	165.8	94.5	41.2	1.09	.85	.99	.81
1200-2799 inh.	117.9	1	(2)	2518	181.5	103.6	46.3	1.01	.82	.86	.78
<1200 inhabitants	112.9	2	(1)	2630	176.2	100.5	49.3	1.06	.91	.93	.82
Switzerland	100.0	.	(.)	13662	155.1	88.9	43.4	1.11	.89	.94	.83

Females / Frauen	data for 1969-72						ratio 80 / 70			
	SMR	RANK		N	EUROP.	WORLD	TRUNC	N	WORLD	C3564	C6584
Zürich	105.6	14	(19)	3383	140.0	76.8	21.5	1.01	.67	.55	.69
Bern	87.3	23	(23)	2315	113.3	63.4	24.6	1.10	.74	.48	.69
Luzern	105.2	15	(21)	703	140.7	78.1	24.4	1.00	.64	.60	.61
Uri	93.9	19	(15)	68	114.4	65.7	33.7	1.13	.88	.47	.70
Schwyz	165.0	2	(14)	349	214.9	115.7	26.2	.75	.50	.78	.44
Obwalden	137.3	5	(2)	83	179.3	100.3	41.7	1.06	.77	.41	.65
Nidwalden	134.4	7	(8)	66	191.1	101.8	29.8	1.06	.59	.39	.91
Glarus	134.8	6	(9)	177	173.5	93.7	17.2	.90	.67	.68	.61
Zug	97.4	18	(11)	145	123.9	69.1	14.5	1.38	.93	1.41	.79
Fribourg	122.3	8	(4)	491	156.6	88.1	33.8	1.15	.80	.52	.73
Solothurn	100.0	17	(22)	553	130.3	71.7	22.7	1.01	.68	.63	.60
Basel-Stadt	62.7	26	(26)	554	86.0	47.0	14.0	.98	.65	.66	.65
Basel-Land	87.3	24	(25)	362	116.9	64.2	16.1	.96	.63	.58	.54
Schaffhausen	89.9	21	(1)	197	116.2	63.7	22.1	1.72	1.21	.53	1.02
Ausserrhoden	140.5	4	(20)	315	181.4	99.7	30.7	.70	.56	.61	.50
Innerrhoden	173.9	1	(5)	68	221.1	117.9	29.9	.90	.58	.78	.51
St. Gallen	109.9	12	(12)	1285	143.9	79.7	25.6	1.06	.79	.72	.71
Graubünden	115.3	11	(7)	498	152.9	84.0	28.8	1.13	.77	.64	.83
Aargau	101.4	16	(17)	1013	133.9	73.5	19.4	1.11	.75	.79	.67
Thurgau	149.7	3	(10)	819	191.3	105.3	27.4	.85	.61	.69	.55
Ticino	108.9	13	(3)	868	143.7	79.3	30.2	1.37	.91	.49	.94
Vaud	92.3	20	(13)	1618	120.8	65.9	16.3	1.31	.92	.99	.86
Valais	117.1	10	(6)	507	148.9	83.0	27.5	1.19	.81	.72	.73
Neuchâtel	89.4	22	(16)	537	120.3	67.4	26.2	1.16	.81	.39	.97
Genève	68.6	25	(18)	766	89.5	49.2	12.8	1.57	1.13	1.45	.95
Jura	120.9	9	(24)	233	153.9	87.6	35.6	.67	.50	.26	.35
Zürich (Stadt)	92.7	2	(2)	1481	123.9	68.1	20.2	1.14	.77	.73	.82
Basel (Stadt)	59.2	8	(9)	475	82.2	44.7	13.0	1.00	.66	.81	.70
Genève (ville)	50.2	9	(5)	366	66.1	36.7	11.8	1.76	1.47	1.86	1.31
Bern (Stadt)	69.6	6	(7)	427	88.8	50.6	20.1	1.17	.78	.36	.69
Lausanne	83.2	5	(3)	458	108.9	59.5	15.3	1.22	.88	1.19	.91
Winterthur	131.5	1	(6)	352	172.6	94.0	21.8	.65	.44	.39	.38
St. Gallen (Stadt)	87.1	3	(1)	293	117.7	65.5	25.8	1.15	.86	.80	.81
Luzern (Stadt)	83.8	4	(8)	212	113.4	62.6	16.8	.86	.59	1.06	.51
Biel/Bienne	63.7	7	(4)	124	86.6	47.3	19.0	1.57	1.16	.42	1.30
Deutschschweiz	102.6	.	(.)	12980	134.7	74.3	22.8	1.03	.69	.60	.66
-Nordwestschweiz	86.7	.	(.)	4507	114.5	63.3	19.8	1.07	.71	.61	.65
-Nordostschweiz	109.9	.	(.)	5399	144.3	79.3	22.5	1.05	.71	.65	.69
-Alpen/Voralpen	120.8	.	(.)	3074	157.4	87.3	29.7	.92	.64	.53	.61
Romandie	90.6	.	(.)	4051	118.4	65.5	20.0	1.29	.91	.80	.84
Svizzera italiana	111.2	.	(.)	942	146.6	80.8	31.0	1.35	.91	.51	.93
>100000 Einwohner	74.7	7	(7)	3207	99.2	54.7	16.9	1.20	.85	.86	.85
20000-99999 Einw.	88.8	6	(6)	2347	117.6	65.0	22.2	1.18	.78	.57	.73
10000-19999 Einw.	92.0	5	(5)	1922	121.9	67.2	20.4	1.20	.74	.56	.74
5000-9999 Einw.	107.1	4	(4)	2215	140.2	77.2	24.7	1.11	.71	.59	.67
2800-4999 Einw.	119.6	3	(3)	2324	155.2	85.6	24.9	1.02	.68	.63	.61
1200-2799 Einw.	120.9	1	(2)	2928	157.3	86.3	25.4	1.00	.72	.62	.65
<1200 Einwohner	120.6	2	(1)	3030	156.6	86.8	27.4	1.03	.77	.57	.72
Schweiz / Suisse	100.0	.	(.)	17973	131.1	72.4	22.5	1.10	.75	.64	.71

Other heart diseases — 1980 / 1990 — Übrige Herzkrankheiten
Altri cardiopatie — Autres cardiopathies

Males / Männer

Males / Männer	data for 1989-92							ratio 90 / 80			
	SMR	RANK		N	EUROP.	WORLD	TRUNC	N	WORLD	C3564	C6584
Zürich	86.7	21	(18)	2004	85.7	49.8	29.7	.81	.65	.72	.55
Bern	91.8	19	(23)	1979	90.7	53.0	32.0	.92	.76	.72	.68
Luzern	89.9	20	(24)	554	87.6	51.4	25.5	.98	.76	.68	.70
Uri	69.5	25	(22)	52	69.6	41.1	28.6	.75	.61	.68	.47
Schwyz	100.1	15	(11)	192	97.8	57.3	37.0	.88	.64	.77	.66
Obwalden	103.6	12	(5)	66	90.7	48.6	10.0	.94	.52	.22	.65
Nidwalden	99.5	16	(14)	57	93.1	55.6	36.5	1.00	.64	1.40	.76
Glarus	118.1	7	(4)	104	115.5	69.6	46.4	.80	.72	.90	.69
Zug	102.3	14	(19)	127	98.6	55.6	33.2	1.10	.71	.68	.96
Fribourg	131.9	2	(3)	528	127.8	74.3	45.4	.95	.73	.99	.71
Solothurn	76.9	23	(21)	368	75.6	44.4	33.0	.79	.65	1.01	.50
Basel-Stadt	54.7	26	(26)	281	54.2	32.5	23.9	1.00	.84	1.27	.81
Basel-Land	78.3	22	(25)	319	79.4	45.5	24.0	1.25	.93	.86	.77
Schaffhausen	76.2	24	(17)	117	76.4	45.2	36.7	.64	.56	.93	.46
Ausserrhoden	108.8	10	(9)	143	102.7	58.1	30.4	.72	.66	.68	.60
Innerrhoden	129.3	3	(1)	42	122.6	69.2	22.6	.81	.57	.35	.90
St. Gallen	94.3	18	(8)	774	93.8	54.4	30.8	.73	.61	.79	.49
Graubünden	121.9	5	(10)	438	121.0	69.5	39.9	.93	.78	1.00	.65
Aargau	94.6	17	(20)	792	93.4	54.9	35.3	.93	.74	1.05	.66
Thurgau	103.0	13	(6)	426	99.9	56.2	20.4	.79	.61	.52	.57
Ticino	114.4	9	(2)	671	113.0	65.9	34.3	.83	.65	.71	.59
Vaud	125.8	4	(12)	1567	122.7	71.1	40.0	1.00	.79	.90	.75
Valais	121.5	6	(7)	517	120.1	71.0	54.6	1.02	.77	.94	.60
Neuchâtel	116.7	8	(16)	412	112.8	65.9	28.4	.95	.81	.66	.82
Geneva	142.8	1	(15)	1007	141.1	86.2	73.8	1.17	.98	1.35	.87
Jura	107.1	11	(13)	154	106.2	62.6	41.2	.82	.75	1.37	.51
Zürich (city)	92.4	4	(3)	872	92.1	54.9	40.2	.75	.67	.75	.58
Basel (city)	58.9	9	(9)	269	58.8	35.3	26.4	1.05	.92	1.35	.83
Geneva (city)	141.8	1	(1)	514	144.6	89.9	91.8	1.05	.99	1.56	.82
Bern (city)	82.4	5	(6)	300	82.9	50.4	28.4	.89	.80	.55	.74
Lausanne	116.9	2	(2)	337	114.0	66.8	43.9	.87	.75	.90	.70
Winterthur	71.7	7	(4)	138	71.3	41.5	34.1	.66	.58	.96	.44
St. Gallen (city)	69.0	8	(5)	114	68.1	39.6	28.2	.64	.57	.85	.49
Luzern (city)	74.6	6	(8)	125	75.7	46.9	30.6	1.01	.95	1.00	.84
Biel/Bienne	113.9	3	(7)	142	110.6	65.7	48.5	1.26	1.15	1.35	.86
German Switzerland	89.5	.	(.)	8851	88.2	51.4	30.9	.86	.70	.79	.61
-Northwestern	82.0	.	(.)	3415	80.8	47.6	30.1	.94	.76	.87	.66
-Northeastern	89.2	.	(.)	3167	88.0	50.8	28.2	.79	.63	.68	.56
-Alps/Prealps	104.5	.	(.)	2269	103.1	59.9	37.7	.87	.72	.86	.63
French Switzerland	129.6	.	(.)	4128	127.1	74.9	49.4	1.03	.84	1.06	.76
Italian Switzerland	114.9	.	(.)	712	113.4	65.7	33.2	.81	.63	.68	.58
>100000 inhabitants	94.9	5	(5)	2292	95.3	57.4	45.4	.87	.79	.97	.69
20000-99999 inh.	90.4	7	(6)	1689	89.1	53.0	38.0	.90	.75	1.02	.65
10000-19999 inh.	90.4	6	(7)	1526	88.1	51.4	32.7	.97	.73	.88	.69
5000-9999 inh.	97.4	3	(4)	1721	95.4	55.4	27.4	.93	.70	.71	.66
2800-4999 inh.	95.9	4	(3)	1658	94.1	54.3	32.3	.89	.68	.80	.60
1200-2799 inh.	105.8	2	(2)	2240	104.5	60.4	32.9	.88	.71	.82	.58
<1200 inhabitants	121.8	1	(1)	2565	120.8	69.5	37.9	.92	.76	.82	.68
Switzerland	100.0	.	(.)	13691	98.3	57.5	35.3	.90	.73	.86	.65

Females / Frauen

Females / Frauen	data for 1989-92							ratio 90 / 80			
	SMR	RANK		N	EUROP.	WORLD	TRUNC	N	WORLD	C3564	C6584
Zürich	88.9	20	(19)	2930	59.2	32.3	9.3	.85	.63	.76	.51
Bern	94.7	17	(23)	2750	64.2	35.6	12.7	1.08	.76	1.05	.66
Luzern	91.3	18	(21)	740	61.0	33.3	9.8	1.05	.66	.65	.67
Uri	69.1	25	(15)	57	45.5	24.7	8.0	.74	.43	.55	.43
Schwyz	111.6	10	(14)	269	74.8	41.4	7.1	1.03	.72	.32	.65
Obwalden	120.2	5	(2)	86	78.3	41.9	15.5	.98	.54	1.08	.47
Nidwalden	86.3	22	(8)	52	58.6	32.4	9.2	.74	.54	.82	.35
Glarus	122.5	4	(9)	147	78.8	41.7	11.1	.92	.67	.99	.49
Zug	90.5	19	(11)	155	59.0	31.5	6.7	.78	.49	.34	.45
Fribourg	117.3	6	(4)	532	78.5	43.3	12.6	.94	.61	.70	.55
Solothurn	83.2	23	(22)	516	55.2	30.1	7.0	.93	.62	.48	.55
Basel-Stadt	62.5	26	(26)	569	41.3	22.4	6.2	1.05	.74	.66	.67
Basel-Land	86.9	21	(25)	435	57.2	30.6	10.5	1.25	.76	1.06	.72
Schaffhausen	80.5	24	(1)	188	54.9	30.2	14.4	.56	.39	1.28	.36
Ausserrhoden	99.2	14	(20)	186	67.9	37.8	10.6	.85	.68	.61	.53
Innerrhoden	104.1	13	(5)	42	79.7	49.0	48.6	.69	.72	1.93	.57
St. Gallen	95.8	16	(12)	1078	64.2	35.2	9.0	.79	.56	.47	.48
Graubünden	125.2	3	(7)	569	83.5	45.3	13.6	1.01	.70	.75	.54
Aargau	96.4	15	(17)	1056	64.0	34.6	8.4	.94	.63	.51	.61
Thurgau	115.9	8	(10)	614	76.6	41.2	9.9	.88	.65	.52	.50
Ticino	117.1	7	(3)	1038	78.2	43.2	11.2	.87	.60	.74	.50
Vaud	126.4	2	(13)	2235	84.4	46.3	13.4	1.05	.77	.82	.67
Valais	129.5	1	(6)	637	86.6	47.2	14.9	1.05	.70	.73	.58
Neuchâtel	105.1	12	(16)	547	71.7	39.4	13.0	.88	.72	1.29	.59
Genève	110.7	11	(18)	1263	81.0	46.7	20.4	1.05	.84	1.06	.80
Jura	112.3	9	(24)	218	76.4	42.3	17.6	1.40	.96	1.88	1.09
Zürich (Stadt)	96.3	4	(2)	1464	65.2	35.8	12.9	.87	.68	.85	.58
Basel (Stadt)	63.9	9	(9)	521	42.4	23.0	6.2	1.10	.78	.61	.68
Genève (ville)	95.5	5	(5)	590	71.9	42.6	22.0	.91	.79	.89	.72
Bern (Stadt)	96.4	3	(7)	615	66.2	36.7	14.8	1.23	.92	1.89	.84
Lausanne	113.3	2	(3)	555	77.3	43.0	10.8	.99	.82	.59	.66
Winterthur	76.9	8	(6)	228	53.3	30.4	8.1	1.00	.74	1.04	.63
St. Gallen (Stadt)	80.7	6	(1)	236	54.2	29.3	11.7	.70	.52	.56	.45
Luzern (Stadt)	80.5	7	(8)	224	54.3	29.4	7.2	1.22	.79	.38	.84
Biel/Bienne	122.1	1	(4)	229	81.6	44.5	17.4	1.17	.81	2.19	.73
Deutschschweiz	91.9	.	(.)	12382	61.4	33.6	9.9	.93	.65	.70	.56
-Nordwestschweiz	87.0	.	(.)	5054	58.2	31.8	9.9	1.04	.71	.79	.65
-Nordostschweiz	93.1	.	(.)	4657	62.0	33.8	9.5	.83	.60	.64	.50
-Alpen/Voralpen	100.5	.	(.)	2671	67.3	37.0	10.8	.95	.66	.70	.56
Romandie	120.7	.	(.)	5433	82.3	45.7	15.6	1.04	.77	.95	.68
Svizzera italiana	117.0	.	(.)	1094	78.2	43.1	11.5	.86	.59	.71	.49
>100000 Einwohner	91.8	7	(7)	3745	63.4	35.5	13.3	.97	.77	.87	.66
20000-99999 Einw.	94.2	5	(6)	2671	64.3	35.8	12.4	.96	.71	.98	.63
10000-19999 Einw.	92.0	6	(5)	2217	62.1	34.2	12.3	.96	.69	1.04	.57
5000-9999 Einw.	95.7	4	(4)	2339	63.7	34.5	8.8	.95	.63	.59	.54
2800-4999 Einw.	101.3	3	(3)	2342	67.8	37.3	11.2	.99	.64	.69	.57
1200-2799 Einw.	106.5	2	(2)	2701	70.5	38.5	10.7	.92	.62	.67	.55
<1200 Einwohner	126.4	1	(1)	2894	83.6	45.1	10.5	.93	.67	.65	.58
Schweiz / Suisse	100.0	.	(.)	18909	67.2	36.9	11.3	.95	.68	.77	.59

Males / Männer	data for 1969-72						ratio 80 / 70				Females / Frauen	data for 1969-72						ratio 80 / 70			
	SMR	RANK		N	EUROP.	WORLD	TRUNC	N	WORLD	C3564	C6584		SMR	RANK		N	EUROP.	WORLD	TRUNC	N	WORLD	C3564	C6584
Zürich	89.1	23	(9)	1651	105.3	61.3	28.9	1.26	.99	.77	.98	Zürich	91.6	19	(12)	2434	94.5	53.0	18.3	1.23	.86	.84	.79
Bern	110.7	9	(15)	1996	133.6	76.5	31.8	.95	.75	.74	.73	Bern	121.5	5	(7)	2674	127.3	71.4	24.9	1.02	.70	.58	.67
Luzern	114.9	7	(5)	506	133.7	78.1	36.1	1.13	.82	.64	.82	Luzern	111.2	10	(11)	625	117.2	66.7	24.2	1.08	.70	.50	.68
Uri	129.5	2	(4)	70	166.5	92.1	35.1	1.00	.74	.66	.69	Uri	121.9	4	(4)	74	118.7	67.6	24.3	1.11	.81	.18	.69
Schwyz	104.0	12	(3)	144	124.1	73.1	34.9	1.29	.98	.79	1.03	Schwyz	107.7	11	(1)	189	108.1	63.0	25.2	1.56	.98	.79	.99
Obwalden	95.4	20	(10)	42	108.4	64.4	37.2	1.17	.96	.65	1.02	Obwalden	161.4	1	(20)	81	174.6	96.1	34.3	.56	.43	.48	.38
Nidwalden	133.9	1	(20)	50	160.6	93.0	34.8	.72	.53	.36	.62	Nidwalden	116.1	7	(3)	48	119.3	68.8	30.5	1.29	.88	.86	.72
Glarus	84.2	24	(1)	72	100.1	59.4	39.8	1.57	1.27	.62	1.47	Glarus	84.9	23	(2)	92	87.0	50.3	14.0	1.60	1.23	2.24	1.20
Zug	96.0	19	(23)	80	108.3	63.4	31.2	.91	.69	.41	.70	Zug	78.8	25	(24)	97	81.7	49.3	24.1	1.09	.68	.56	.88
Fribourg	119.5	3	(14)	383	142.2	82.7	43.0	.88	.70	.45	.72	Fribourg	122.2	3	(9)	410	122.8	70.3	29.3	.97	.69	.48	.60
Solothurn	103.9	13	(12)	390	125.9	72.7	34.2	1.06	.81	.79	.85	Solothurn	101.9	16	(15)	472	107.3	60.7	24.1	1.11	.77	.79	.77
Basel-Stadt	82.6	25	(26)	363	98.1	57.2	24.9	.90	.72	.73	.64	Basel-Stadt	83.3	24	(26)	609	88.8	50.5	21.9	.87	.64	.78	.61
Basel-Land	91.7	22	(22)	247	108.4	62.7	29.3	1.01	.73	.59	.75	Basel-Land	85.4	22	(19)	295	88.5	50.4	19.9	1.17	.75	.35	.77
Schaffhausen	98.9	16	(18)	135	122.8	69.3	20.4	.96	.77	1.03	.68	Schaffhausen	106.7	13	(21)	193	107.7	58.2	10.1	.80	.63	1.23	.46
Ausserrhoden	109.4	10	(2)	157	131.6	76.3	37.7	1.13	1.04	1.06	.97	Ausserrhoden	115.4	8	(10)	208	120.1	69.3	31.0	.92	.64	.55	.67
Innerrhoden	117.4	5	(11)	35	134.7	82.1	61.2	.89	.77	.54	.77	Innerrhoden	146.7	2	(18)	49	154.4	95.7	75.8	.73	.51	.71	.64
St. Gallen	113.4	8	(13)	803	133.9	78.0	37.0	.91	.75	.74	.78	St. Gallen	103.8	15	(16)	993	108.1	61.4	27.5	.95	.73	.69	.68
Graubünden	103.3	14	(19)	327	124.4	71.3	24.2	.89	.76	1.02	.66	Graubünden	98.9	17	(14)	354	105.8	59.4	18.8	1.08	.80	1.29	.75
Aargau	96.1	18	(6)	622	115.8	66.3	28.8	1.20	.91	.77	.94	Aargau	112.7	9	(8)	937	116.6	66.3	25.3	1.10	.74	.70	.72
Thurgau	108.4	11	(7)	373	129.8	75.2	38.7	1.01	.82	.57	.84	Thurgau	118.9	6	(6)	535	123.0	69.3	17.8	1.07	.77	1.04	.76
Ticino	117.9	4	(16)	537	136.6	82.2	48.0	.90	.70	.69	.73	Ticino	104.6	14	(17)	687	109.2	63.2	36.9	.97	.69	.60	.67
Vaud	93.3	21	(24)	933	111.2	65.0	36.8	.89	.71	.64	.70	Vaud	86.8	21	(22)	1235	90.1	51.1	19.8	.99	.73	.88	.60
Valais	102.7	15	(17)	322	119.8	71.1	42.7	.98	.78	.70	.81	Valais	98.7	18	(13)	354	102.7	59.5	30.3	1.15	.77	.53	.82
Neuchâtel	96.8	17	(21)	300	116.8	68.2	30.1	.92	.74	.72	.84	Neuchâtel	91.5	20	(23)	444	94.2	53.2	13.8	.84	.66	.81	.60
Geneva	62.4	26	(25)	348	75.2	44.8	27.0	1.23	.94	.74	1.10	Genève	63.3	26	(25)	573	68.5	38.7	17.8	1.16	.78	.65	.87
Jura	116.0	6	(8)	155	132.6	80.2	45.6	.88	.77	.59	.77	Jura	107.4	12	(5)	170	111.4	65.0	26.9	1.21	.88	.89	.95
Zürich (city)	86.4	6	(4)	739	99.3	58.3	29.7	1.28	1.06	.92	.97	Zürich (Stadt)	83.7	5	(4)	1115	87.4	49.0	17.8	1.26	.92	.90	.84
Basel (city)	81.9	7	(9)	331	97.7	57.1	26.4	.87	.71	.76	.63	Basel (Stadt)	78.4	7	(8)	522	83.8	47.8	21.6	.89	.67	.84	.62
Geneva (city)	56.1	9	(8)	195	68.7	41.4	27.5	1.16	.97	.77	1.21	Genève (ville)	55.8	9	(9)	331	60.0	34.3	16.6	.91	.66	.41	.76
Bern (city)	89.3	5	(7)	290	107.0	62.3	36.1	.88	.71	.60	.68	Bern (Stadt)	86.3	4	(5)	439	91.2	51.5	16.4	1.22	.81	.77	.79
Lausanne	78.0	8	(6)	200	88.4	53.0	43.2	1.01	.87	.60	.77	Lausanne	65.3	8	(7)	292	69.4	39.9	19.9	1.14	.89	1.23	.75
Winterthur	102.8	3	(3)	177	123.3	71.8	33.6	1.20	.97	.99	1.02	Winterthur	87.8	2	(2)	196	91.2	51.9	24.7	1.46	1.00	.78	.94
St. Gallen (city)	100.7	4	(5)	158	121.7	71.6	36.9	.82	.69	.50	.79	St. Gallen (Stadt)	87.1	3	(6)	236	89.4	49.9	20.0	.86	.66	.44	.59
Luzern (city)	105.3	2	(2)	143	120.1	71.7	37.9	1.35	.99	.63	1.07	Luzern (Stadt)	82.1	6	(3)	173	88.4	49.8	18.3	1.38	.87	.19	.94
Biel/Bienne	115.7	1	(1)	129	132.1	77.3	35.7	1.19	.99	1.00	.89	Biel/Bienne	116.0	1	(1)	187	123.9	69.3	26.6	1.28	.99	1.31	.83
German Switzerland	101.2	.	(.)	8062	121.0	69.9	31.3	1.06	.84	.73	.83	Deutschschweiz	104.2	.	(.)	10931	108.4	61.2	22.6	1.09	.75	.70	.72
-Northwestern	100.6	.	(.)	3274	120.5	69.5	30.8	1.05	.80	.72	.79	-Nordwestschweiz	104.3	.	(.)	4516	109.6	62.0	23.8	1.07	.72	.64	.70
-Northeastern	95.6	.	(.)	2740	113.6	65.9	30.5	1.13	.90	.72	.89	-Nordostschweiz	95.7	.	(.)	3884	98.8	55.5	19.2	1.14	.81	.84	.75
-Alps/Prealps	110.7	.	(.)	2048	133.0	76.6	33.9	1.00	.82	.75	.80	-Alpen/Voralpen	120.3	.	(.)	2531	124.8	70.8	26.8	1.03	.73	.65	.71
French Switzerland	92.9	.	(.)	2399	110.3	65.0	36.1	.94	.75	.65	.78	Romandie	86.8	.	(.)	3161	90.8	51.8	20.9	1.02	.73	.72	.69
Italian Switzerland	118.5	.	(.)	580	137.3	82.5	46.6	.89	.71	.73	.72	Svizzera italiana	105.9	.	(.)	740	110.8	64.1	36.1	.96	.69	.62	.66
>100000 inhabitants	80.2	7	(7)	1755	94.0	55.4	31.3	1.09	.90	.77	.86	>100000 Einwohner	76.1	7	(7)	2699	80.3	45.5	18.4	1.13	.82	.84	.78
20000-99999 inh.	97.7	5	(5)	1444	116.6	67.7	30.0	1.08	.84	.74	.85	20000-99999 Einw.	89.0	6	(6)	1941	93.5	52.8	20.6	1.18	.80	.71	.77
10000-19999 inh.	97.4	6	(6)	1178	116.4	67.6	33.3	1.11	.82	.59	.85	10000-19999 Einw.	95.6	5	(5)	1651	99.7	56.0	21.5	1.19	.77	.63	.74
5000-9999 inh.	106.0	4	(2)	1344	126.0	73.3	34.9	1.06	.80	.66	.78	5000-9999 Einw.	109.2	4	(4)	1864	112.7	64.1	23.9	1.10	.73	.73	.68
2800-4999 inh.	107.3	3	(1)	1386	126.4	73.6	34.3	1.08	.84	.79	.81	2800-4999 Einw.	115.7	3	(2)	1853	120.1	68.0	24.7	1.05	.71	.66	.67
1200-2799 inh.	110.5	1	(4)	1903	131.7	76.1	32.0	.93	.75	.81	.74	1200-2799 Einw.	119.3	1	(3)	2383	123.9	70.6	26.7	.95	.68	.67	.67
<1200 inhabitants	107.8	2	(3)	2031	130.6	75.6	37.4	.91	.75	.59	.83	<1200 Einwohner	117.9	2	(1)	2441	121.7	69.2	28.1	.92	.70	.61	.67
Switzerland	100.0	.	(.)	11041	119.2	69.3	33.1	1.03	.81	.71	.81	Schweiz / Suisse	100.0	.	(.)	14832	104.1	59.0	22.9	1.06	.75	.70	.71

Males / Männer

Males / Männer	SMR	RANK		N	EUROP.	WORLD	TRUNC	N	WORLD	C3564	C6584
					data for 1989-92				ratio 90 / 80		
Zürich	110.1	9	(9)	1650	68.2	38.0	13.5	.80	.63	.58	.61
Bern	98.9	15	(15)	1400	61.6	34.5	14.0	.74	.60	.58	.55
Luzern	102.7	12	(5)	412	63.6	35.8	12.0	.72	.56	.52	.52
Uri	133.4	1	(4)	66	82.7	48.4	33.0	.94	.71	1.13	.70
Schwyz	115.2	6	(3)	143	72.9	40.9	18.6	.77	.57	.59	.51
Obwalden	89.5	22	(10)	38	51.7	27.8	6.3	.78	.45	.28	.52
Nidwalden	109.9	11	(20)	41	71.5	40.5	8.9	1.14	.83	.60	.58
Glarus	110.0	10	(1)	64	69.0	39.2	14.8	.57	.52	.61	.45
Zug	126.5	2	(23)	101	78.5	43.9	14.1	1.38	1.01	1.21	.89
Fribourg	99.2	14	(14)	259	61.5	35.5	15.9	.77	.61	.87	.56
Solothurn	95.1	19	(12)	297	59.5	33.8	11.4	.72	.58	.43	.51
Basel-Stadt	96.1	17	(26)	326	60.8	34.9	19.1	1.00	.84	1.12	.85
Basel-Land	92.5	21	(22)	242	57.8	32.6	12.3	.97	.71	.72	.63
Schaffhausen	83.9	23	(18)	85	53.3	29.6	11.0	.66	.55	.47	.53
Ausserrhoden	111.3	8	(2)	97	69.5	39.6	6.0	.55	.50	.14	.52
Innerrhoden	118.5	5	(11)	25	75.9	46.4	-	.81	.74	-	.66
St. Gallen	114.7	7	(13)	619	71.1	40.6	19.0	.85	.69	.67	.64
Graubünden	95.4	18	(19)	225	58.2	32.7	9.8	.78	.60	.39	.69
Aargau	124.4	3	(6)	671	77.8	43.2	13.7	.90	.71	.59	.65
Thurgau	124.3	4	(7)	337	75.8	42.6	17.1	.89	.69	.80	.70
Ticino	93.7	20	(16)	360	58.3	33.7	19.1	.75	.59	.57	.55
Vaud	71.0	26	(24)	575	43.9	25.2	14.0	.70	.55	.58	.58
Valais	97.4	16	(17)	269	60.6	34.9	23.4	.85	.62	.78	.57
Neuchâtel	81.1	24	(21)	186	49.8	29.1	16.7	.67	.58	.77	.56
Geneva	74.7	25	(25)	337	46.5	26.6	14.0	.79	.63	.71	.61
Jura	102.1	13	(8)	96	63.4	36.5	14.2	.71	.59	.51	.59
Zürich (city)	114.1	2	(4)	709	70.6	39.8	17.8	.75	.64	.61	.62
Basel (city)	97.2	6	(9)	293	61.2	35.2	18.4	1.02	.87	.98	.92
Geneva (city)	69.4	9	(8)	163	44.6	25.7	11.9	.72	.64	.59	.57
Bern (city)	97.8	5	(7)	236	62.7	35.7	20.0	.92	.81	.90	.71
Lausanne	71.5	8	(6)	135	44.6	26.7	21.0	.67	.58	.77	.67
Winterthur	107.2	4	(3)	135	67.8	38.5	9.3	.64	.55	.24	.48
St. Gallen (city)	93.6	7	(5)	102	58.3	33.6	18.0	.79	.68	.96	.62
Luzern (city)	109.9	3	(2)	122	68.7	38.7	15.4	.63	.55	.63	.46
Biel/Bienne	118.0	1	(1)	96	74.9	43.1	29.7	.63	.56	.80	.47
German Switzerland	106.8	.	(.)	6890	66.3	37.3	14.4	.80	.64	.62	.61
-Northwestern	103.4	.	(.)	2807	64.4	36.3	14.6	.82	.65	.65	.60
-Northeastern	110.9	.	(.)	2561	68.6	38.4	14.5	.83	.65	.63	.63
-Alps/Prealps	106.7	.	(.)	1522	66.2	37.3	13.8	.74	.59	.53	.58
French Switzerland	79.8	.	(.)	1647	49.4	28.5	15.0	.73	.59	.64	.57
Italian Switzerland	94.5	.	(.)	384	58.8	33.9	19.1	.74	.58	.55	.55
>100000 inhabitants	96.7	6	(7)	1536	60.6	34.6	17.5	.80	.69	.72	.67
20000-99999 inh.	93.5	7	(5)	1142	58.4	33.5	16.3	.73	.59	.71	.54
10000-19999 inh.	100.3	4	(6)	1096	62.3	35.2	14.7	.84	.63	.72	.60
5000-9999 inh.	108.2	1	(2)	1240	67.1	37.5	13.2	.87	.64	.56	.63
2800-4999 inh.	102.0	3	(1)	1145	63.0	35.7	15.2	.76	.57	.55	.56
1200-2799 inh.	97.1	5	(4)	1337	59.9	33.7	12.2	.76	.59	.46	.58
<1200 inhabitants	103.8	2	(3)	1425	64.3	36.1	14.6	.77	.64	.65	.59
Switzerland	100.0	.	(.)	8921	62.0	35.1	14.8	.79	.62	.62	.60

Females / Frauen

Females / Frauen	SMR	RANK		N	EUROP.	WORLD	TRUNC	N	WORLD	C3564	C6584
					data for 1989-92				ratio 90 / 80		
Zürich	115.3	9	(12)	2729	55.8	30.7	10.5	.91	.67	.66	.63
Bern	106.3	11	(7)	2212	51.2	27.9	9.0	.81	.56	.61	.53
Luzern	106.0	12	(11)	621	50.7	28.0	11.6	.92	.60	.95	.61
Uri	133.4	2	(4)	80	64.3	34.6	7.7	.98	.63	1.87	.54
Schwyz	148.7	1	(1)	259	71.3	39.0	13.3	.88	.63	.66	.54
Obwalden	85.8	20	(20)	44	41.7	22.5	4.8	.98	.55	.33	.82
Nidwalden	115.9	8	(3)	51	55.4	30.6	22.2	.82	.50	.83	.68
Glarus	121.5	4	(2)	104	59.1	33.0	12.6	.71	.53	.38	.51
Zug	118.7	5	(24)	148	57.1	31.0	9.8	1.40	.93	.79	.85
Fribourg	100.3	15	(9)	332	50.9	29.0	12.1	.84	.60	.81	.51
Solothurn	101.2	13	(15)	452	50.1	27.7	9.3	.86	.60	.45	.52
Basel-Stadt	85.7	21	(26)	553	41.9	23.0	9.9	1.05	.72	.58	.78
Basel-Land	97.3	16	(19)	352	46.8	25.5	8.6	1.02	.68	1.19	.57
Schaffhausen	117.3	7	(21)	196	58.0	32.2	14.6	1.27	.87	1.00	.83
Ausserrhoden	96.3	18	(10)	127	45.9	25.3	2.6	.66	.57	.18	.53
Innerrhoden	125.7	3	(18)	36	59.8	32.8	15.0	1.00	.68	.19	.59
St. Gallen	111.2	10	(16)	899	54.3	30.0	12.5	.95	.67	.64	.63
Graubünden	97.0	17	(14)	319	47.6	26.7	10.0	.83	.57	.35	.64
Aargau	117.7	6	(8)	930	56.8	31.0	8.8	.90	.63	.51	.62
Thurgau	100.9	14	(6)	386	49.6	27.2	11.7	.67	.51	.59	.44
Ticino	81.0	23	(17)	518	41.1	23.3	14.1	.78	.53	.64	.50
Vaud	75.6	24	(22)	954	37.5	21.2	10.4	.78	.56	.58	.57
Valais	84.2	22	(13)	303	41.1	23.2	6.2	.74	.50	.35	.51
Neuchâtel	70.8	26	(23)	262	35.2	19.6	7.0	.70	.55	.55	.54
Genève	71.2	25	(25)	573	35.3	19.5	9.0	.86	.65	.74	.62
Jura	93.7	19	(5)	130	48.1	27.3	15.1	.63	.48	.65	.46
Zürich (Stadt)	119.3	1	(4)	1301	57.1	31.3	9.8	.93	.70	.57	.67
Basel (Stadt)	86.4	6	(8)	500	42.3	23.2	9.7	1.08	.73	.55	.84
Genève (ville)	58.3	9	(9)	255	30.0	17.0	12.0	.85	.75	1.74	.65
Bern (Stadt)	107.4	3	(5)	487	50.2	26.8	7.9	.91	.64	.60	.63
Lausanne	69.0	8	(7)	241	33.9	18.9	6.7	.72	.53	.27	.53
Winterthur	108.0	2	(2)	227	52.5	28.9	10.9	.79	.56	.63	.54
St. Gallen (Stadt)	78.3	7	(6)	162	39.3	22.5	10.0	.79	.68	1.23	.64
Luzern (Stadt)	101.7	4	(3)	203	47.7	26.1	8.6	.85	.60	2.55	.55
Biel/Bienne	96.4	5	(1)	129	49.6	28.0	16.7	.54	.41	.53	.44
Deutschschweiz	108.7	.	(.)	10527	52.6	28.9	10.0	.89	.63	.61	.59
-Nordwestschweiz	103.6	.	(.)	4324	50.1	27.5	9.0	.90	.62	.58	.59
-Nordostschweiz	111.4	.	(.)	4006	54.1	29.8	11.1	.90	.66	.66	.61
-Alpen/Voralpen	114.8	.	(.)	2197	55.4	30.3	9.7	.84	.59	.54	.56
Romandie	77.8	.	(.)	2500	38.9	22.0	10.1	.78	.58	.64	.56
Svizzera italiana	80.5	.	(.)	543	40.8	23.2	13.9	.77	.53	.62	.51
>100000 Einwohner	95.7	6	(7)	2784	46.3	25.4	9.5	.92	.68	.60	.68
20000-99999 Einw.	92.8	7	(6)	1884	45.6	25.3	10.5	.82	.60	.73	.55
10000-19999 Einw.	97.0	5	(5)	1679	47.3	26.1	10.9	.86	.60	.77	.54
5000-9999 Einw.	105.3	2	(4)	1845	51.6	28.5	11.4	.90	.61	.60	.55
2800-4999 Einw.	102.6	4	(2)	1696	50.4	28.0	9.8	.88	.58	.58	.59
1200-2799 Einw.	105.1	3	(3)	1924	50.8	28.0	9.2	.85	.58	.50	.58
<1200 Einwohner	105.6	1	(1)	1758	51.6	28.6	10.1	.79	.59	.57	.53
Schweiz / Suisse	100.0	.	(.)	13570	48.8	27.0	10.2	.86	.61	.62	.58

Males / Männer	data for 1969-72						ratio 80 / 70			
	SMR	RANK		N	EUROP.	WORLD	TRUNC	N	WORLD	C3564	C6584
Zürich	86.6	17	(15)	451	24.9	16.8	24.1	.80	.74	.88	.55
Bern	73.4	22	(21)	348	20.7	14.4	23.5	.80	.75	.85	.62
Luzern	93.7	14	(12)	123	27.0	18.6	30.8	.93	.79	.80	.83
Uri	57.2	23	(25)	9	15.4	11.0	12.4	.78	.73	1.23	.59
Schwyz	163.2	4	(10)	65	45.6	31.8	50.9	.65	.54	.59	.66
Obwalden	83.7	18	(9)	10	20.9	14.8	19.5	1.30	1.25	1.99	.72
Nidwalden	104.0	10	(17)	11	30.8	21.9	30.8	.73	.59	.80	.48
Glarus	87.5	16	(20)	19	23.8	17.2	24.6	.63	.66	1.06	.51
Zug	94.0	13	(19)	24	25.5	18.0	18.2	.75	.63	.90	.46
Fribourg	160.0	5	(6)	139	44.9	31.6	58.7	.71	.67	.68	.45
Solothurn	88.1	15	(16)	93	25.0	17.1	21.3	.76	.67	.93	.64
Basel-Stadt	104.6	9	(11)	131	29.8	20.4	29.5	.80	.81	1.04	.58
Basel-Land	95.4	12	(22)	77	27.6	19.1	24.4	.70	.52	.57	.49
Schaffhausen	55.1	24	(24)	20	15.1	10.1	13.1	.95	.98	1.14	.42
Ausserrhoden	79.3	21	(23)	24	21.9	15.2	26.3	.63	.68	.79	.49
Innerrhoden	81.3	20	(8)	6	28.3	18.6	36.5	1.17	1.01	1.50	1.83
St. Gallen	96.0	11	(14)	173	27.4	19.1	30.9	.74	.69	.82	.49
Graubünden	51.9	26	(13)	42	14.4	10.1	16.4	1.52	1.40	1.36	1.37
Aargau	81.8	19	(18)	153	23.2	15.9	21.2	.84	.73	1.02	.55
Thurgau	52.2	25	(26)	48	14.6	10.2	17.4	.79	.70	.53	.76
Ticino	165.7	3	(3)	203	46.6	32.3	52.0	.78	.69	.85	.53
Vaud	126.7	7	(7)	333	36.4	25.4	46.9	.89	.79	.78	.78
Valais	173.6	1	(2)	151	48.0	34.3	62.6	.87	.71	.77	.76
Neuchâtel	136.5	6	(4)	113	38.1	26.3	40.1	.85	.79	.77	.77
Geneva	118.7	8	(5)	181	33.4	23.1	36.1	1.02	.90	1.12	.68
Jura	170.7	2	(1)	59	48.2	33.3	60.7	.81	.79	.66	.66
Zürich (city)	87.4	7	(6)	208	24.9	17.1	26.7	.85	.90	1.12	.64
Basel (city)	105.1	5	(5)	121	30.3	20.6	30.1	.79	.83	1.10	.53
Geneva (city)	118.7	3	(2)	110	33.4	22.9	40.7	.94	1.00	1.11	.78
Bern (city)	84.5	8	(8)	74	23.8	16.2	26.3	.66	.71	.81	.55
Lausanne	150.7	1	(1)	104	43.5	30.4	57.2	.89	.84	.75	.93
Winterthur	71.3	9	(9)	33	19.9	13.1	9.9	.76	.85	2.47	.24
St. Gallen (city)	107.4	4	(7)	41	30.4	20.7	32.0	.68	.78	1.27	.20
Luzern (city)	89.1	6	(4)	33	25.1	17.9	37.1	1.00	.82	.59	1.26
Biel/Bienne	120.1	2	(3)	37	33.7	23.0	39.8	.76	.80	1.06	.33
German Switzerland	84.5	.	(.)	1845	23.9	16.5	24.9	.82	.74	.86	.61
-Northwestern	86.9	.	(.)	800	24.5	16.9	25.0	.80	.71	.83	.60
-Northeastern	82.6	.	(.)	654	23.5	16.1	23.8	.81	.74	.84	.56
-Alps/Prealps	83.0	.	(.)	391	23.4	16.5	26.6	.87	.80	.96	.72
French Switzerland	137.7	.	(.)	953	38.9	27.1	46.9	.86	.78	.83	.69
Italian Switzerland	159.2	.	(.)	208	44.7	31.0	50.0	.82	.73	.90	.55
>100000 inhabitants	102.4	3	(1)	617	29.2	20.1	33.0	.84	.87	1.02	.67
20000-99999 inh.	93.7	6	(2)	381	26.4	18.2	28.1	1.00	.90	1.07	.68
10000-19999 inh.	94.4	5	(6)	330	27.1	18.4	26.1	.84	.70	.83	.53
5000-9999 inh.	91.5	7	(4)	326	25.8	18.0	25.8	.95	.79	1.03	.71
2800-4999 inh.	104.9	2	(5)	368	29.0	20.2	29.1	.81	.69	.83	.59
1200-2799 inh.	99.6	4	(7)	454	28.1	19.6	33.4	.72	.64	.65	.60
<1200 inhabitants	109.4	1	(3)	530	31.2	21.8	38.6	.73	.68	.70	.60
Switzerland	100.0	.	(.)	3006	28.2	19.5	31.1	.83	.75	.85	.63

Females / Frauen	data for 1969-72						ratio 80 / 70			
	SMR	RANK		N	EUROP.	WORLD	TRUNC	N	WORLD	C3564	C6584
Zürich	112.3	9	(14)	175	7.1	5.1	9.0	.81	.79	.90	.54
Bern	72.9	17	(18)	94	4.6	3.4	5.3	1.00	.92	1.22	.75
Luzern	83.9	14	(17)	30	5.9	4.0	8.5	.93	.79	.87	.58
Uri	75.8	16	(9)	3	4.6	3.2	7.9	1.33	.93	.44	2.12
Schwyz	18.9	24	(22)	2	1.6	1.3	4.1	3.00	1.33	.39	.
Obwalden	64.7	22	(10)	2	3.5	2.7	4.9	1.50	1.48	2.06	2.71
Nidwalden	-	25	(26)	-	-	-	-	.	.	.	.
Glarus	67.8	19	(6)	4	4.7	3.1	6.7	1.50	1.80	2.04	.82
Zug	67.1	20	(19)	5	4.2	2.9	2.9	1.20	.98	1.81	.87
Fribourg	113.3	8	(2)	24	7.3	5.1	9.0	1.50	1.47	1.73	.67
Solothurn	59.0	23	(11)	17	3.5	2.4	3.1	1.65	1.54	2.18	1.31
Basel-Stadt	92.3	12	(5)	38	6.0	3.9	6.7	1.18	1.45	1.80	.78
Basel-Land	132.6	4	(15)	29	8.5	5.7	8.6	.79	.68	.94	.40
Schaffhausen	86.5	13	(25)	9	5.5	4.0	10.0	.44	.43	-	.54
Ausserrhoden	71.4	18	(20)	6	6.1	4.5	12.9	.83	.81	.79	.76
Innerrhoden	-	25	(7)	-	-	-	-	.	.	.	.
St. Gallen	65.6	21	(21)	34	4.0	2.9	5.2	.82	.93	1.22	.45
Graubünden	100.6	10	(12)	21	6.1	4.0	6.8	.90	.99	1.26	.43
Aargau	80.2	15	(16)	41	5.0	3.4	4.0	1.07	1.09	1.98	.44
Thurgau	99.5	11	(23)	25	6.6	4.4	8.7	.48	.55	.66	.21
Ticino	147.1	2	(8)	56	9.4	6.7	12.0	.79	.72	.95	.54
Vaud	121.0	6	(4)	92	8.0	5.7	12.3	1.07	1.09	1.17	.61
Valais	119.7	7	(13)	27	7.8	5.7	13.1	.85	.67	.59	1.01
Neuchâtel	140.1	3	(1)	35	9.0	6.4	14.2	1.26	1.19	.94	1.36
Genève	156.7	1	(3)	76	10.7	7.8	18.7	1.07	.90	.77	1.09
Jura	124.1	5	(24)	11	8.3	6.1	13.7	.36	.33	.16	.42
Zürich (Stadt)	123.4	3	(5)	95	7.9	5.7	9.2	.74	.88	.98	.58
Basel (Stadt)	92.7	7	(3)	35	6.0	3.9	6.6	1.23	1.58	1.89	.78
Genève (ville)	137.5	2	(1)	43	9.4	6.7	15.9	.95	1.10	.95	.88
Bern (Stadt)	86.5	8	(4)	25	5.3	3.9	5.5	1.16	1.20	1.71	.61
Lausanne	140.3	1	(2)	33	8.7	6.2	12.1	.88	1.07	1.09	.45
Winterthur	122.2	5	(9)	16	7.6	5.2	7.6	.38	.37	.56	.22
St. Gallen (Stadt)	98.0	6	(8)	13	5.9	4.3	8.3	.77	1.20	1.46	.24
Luzern (Stadt)	122.7	4	(7)	15	8.9	6.2	15.2	.67	.74	.96	.16
Biel/Bienne	64.2	9	(6)	6	4.1	3.3	9.2	1.33	1.14	.61	5.64
Deutschschweiz	86.3	.	(.)	532	5.5	3.9	6.8	.94	.92	1.09	.60
-Nordwestschweiz	82.3	.	(.)	215	5.2	3.6	5.7	1.08	1.07	1.45	.59
-Nordostschweiz	101.7	.	(.)	238	6.5	4.6	8.3	.74	.74	.84	.49
-Alpen/Voralpen	65.4	.	(.)	79	4.3	3.0	6.0	1.11	1.05	1.03	.98
Romandie	133.9	.	(.)	267	8.8	6.3	13.7	1.07	.99	.96	.86
Svizzera italiana	141.3	.	(.)	57	9.0	6.5	11.4	.79	.72	.96	.55
>100000 Einwohner	116.4	1	(1)	231	7.5	5.3	9.5	.92	1.09	1.18	.63
20000-99999 Einw.	97.6	5	(2)	122	6.2	4.4	8.4	1.14	1.10	1.19	.77
10000-19999 Einw.	110.3	2	(3)	114	7.2	5.1	11.3	.97	.84	.87	.70
5000-9999 Einw.	88.0	6	(6)	89	5.7	4.1	8.0	1.02	.88	1.02	.67
2800-4999 Einw.	105.9	3	(4)	100	6.5	4.6	7.0	.86	.77	1.01	.56
1200-2799 Einw.	70.7	7	(5)	82	4.6	3.3	6.3	1.22	1.10	1.22	.90
<1200 Einwohner	100.4	4	(7)	118	6.6	4.6	8.7	.75	.74	.88	.55
Schweiz / Suisse	100.0	.	(.)	856	6.4	4.6	8.6	.97	.93	1.03	.67

Males / Männer	SMR	RANK		N	EUROP.	WORLD	TRUNC	N	WORLD	C3564	C6584
				data for 1989-92				ratio 90 / 80			
Zürich	88.9	18	(15)	285	12.2	8.7	17.0	.79	.70	.77	.60
Bern	92.1	15	(21)	249	12.5	8.9	16.9	.89	.82	.83	.78
Luzern	102.5	11	(12)	85	14.3	10.1	18.9	.74	.69	.78	.57
Uri	62.6	24	(25)	6	8.5	6.1	12.8	.86	.76	.60	.66
Schwyz	114.4	9	(10)	31	16.4	11.9	15.9	.74	.70	.52	.52
Obwalden	133.0	3	(9)	10	18.8	12.6	23.3	.77	.69	.54	.96
Nidwalden	120.2	7	(17)	10	15.6	10.3	12.3	1.25	.80	.41	2.48
Glarus	55.4	25	(20)	6	7.5	5.3	7.5	.50	.47	.33	.49
Zug	103.6	10	(19)	21	14.6	10.2	15.6	1.17	.90	1.07	1.08
Fribourg	150.1	2	(6)	80	21.2	15.4	33.0	.82	.73	.81	.71
Solothurn	89.9	16	(16)	58	12.7	8.9	16.5	.82	.78	.84	.55
Basel-Stadt	96.6	13	(11)	60	13.3	9.5	18.2	.57	.58	.58	.52
Basel-Land	68.1	23	(22)	44	9.4	6.9	14.4	.81	.69	.95	.37
Schaffhausen	86.9	19	(24)	18	11.4	7.9	12.7	.95	.79	.79	1.21
Ausserrhoden	116.1	8	(23)	17	16.7	12.2	20.7	1.13	1.18	.88	1.16
Innerrhoden	53.3	26	(8)	2	5.9	4.3	10.0	.29	.23	.15	.51
St. Gallen	100.4	12	(14)	109	14.2	10.2	22.5	.85	.77	.90	.65
Graubünden	89.7	17	(13)	42	12.5	9.0	18.0	.66	.64	.75	.53
Aargau	78.3	21	(18)	100	11.1	7.9	13.9	.78	.68	.63	.52
Thurgau	79.6	20	(26)	43	10.8	7.8	12.3	1.13	1.08	1.44	.88
Ticino	131.6	4	(3)	107	18.4	12.7	24.8	.67	.57	.58	.56
Vaud	125.6	6	(7)	201	17.5	12.4	25.3	.68	.61	.70	.57
Valais	130.9	5	(2)	82	18.5	13.2	26.6	.63	.54	.57	.42
Neuchâtel	154.3	1	(4)	71	22.0	16.1	35.5	.74	.78	1.06	.40
Geneva	96.6	14	(5)	96	13.0	9.1	19.4	.52	.44	.45	.43
Jura	70.5	22	(1)	13	9.7	7.3	15.0	.27	.28	.36	.20
Zürich (city)	110.7	7	(6)	121	15.6	11.2	25.7	.68	.73	.84	.58
Basel (city)	102.2	8	(5)	56	14.0	10.0	19.0	.58	.58	.56	.59
Geneva (city)	121.1	4	(2)	56	16.7	11.5	27.6	.54	.50	.57	.42
Bern (city)	111.5	5	(8)	45	15.0	10.6	20.0	.92	.93	.84	1.00
Lausanne	133.1	3	(1)	45	18.5	13.3	27.6	.48	.52	.65	.40
Winterthur	48.8	9	(9)	12	7.0	4.7	6.4	.48	.43	.27	.79
St. Gallen (city)	145.6	2	(7)	29	20.8	14.9	31.8	1.04	.92	.81	1.88
Luzern (city)	111.1	6	(4)	21	16.5	12.0	28.9	.64	.81	1.29	.35
Biel/Bienne	186.1	1	(3)	29	27.5	21.3	53.9	1.04	1.16	1.23	.65
German Switzerland	91.1	.	(.)	1216	12.6	9.0	16.9	.81	.74	.77	.64
-Northwestern	89.9	.	(.)	513	12.4	8.8	16.3	.80	.73	.76	.60
-Northeastern	89.8	.	(.)	440	12.3	8.8	16.8	.83	.75	.83	.68
-Alps/Prealps	96.2	.	(.)	263	13.5	9.6	18.3	.78	.72	.70	.65
French Switzerland	121.8	.	(.)	519	16.9	12.1	25.2	.63	.57	.64	.50
Italian Switzerland	129.7	.	(.)	111	18.2	12.6	25.0	.65	.55	.58	.55
>100000 inhabitants	113.5	2	(1)	323	15.8	11.2	24.2	.62	.64	.70	.56
20000-99999 inh.	114.6	1	(2)	280	16.0	11.4	24.0	.74	.70	.76	.61
10000-19999 inh.	108.3	3	(6)	261	14.9	10.7	20.2	.94	.83	.92	.74
5000-9999 inh.	82.5	7	(4)	204	11.4	8.3	16.3	.66	.58	.61	.50
2800-4999 inh.	98.3	5	(5)	237	13.6	9.4	16.1	.80	.68	.66	.57
1200-2799 inh.	84.9	6	(7)	251	12.0	8.5	15.1	.77	.68	.71	.54
<1200 inhabitants	99.3	4	(3)	290	13.9	9.9	19.7	.75	.66	.73	.62
Switzerland	100.0	.	(.)	1846	13.9	9.9	19.2	.74	.67	.71	.59

Females / Frauen	SMR	RANK		N	EUROP.	WORLD	TRUNC	N	WORLD	C3564	C6584
				data for 1989-92				ratio 90 / 80			
Zürich	85.2	15	(14)	125	4.5	3.3	7.6	.89	.82	.88	.74
Bern	89.6	14	(18)	107	4.7	3.4	7.4	1.14	1.10	1.15	1.00
Luzern	74.7	19	(17)	27	3.5	2.5	5.3	.96	.78	.76	1.08
Uri	53.1	25	(9)	2	1.4	.7	-	.50	.23	-	.59
Schwyz	150.2	2	(22)	17	7.8	5.7	10.6	2.83	3.34	7.17	1.25
Obwalden	67.4	21	(10)	2	1.5	.8	-	.67	.19	-	.62
Nidwalden	61.1	24	(26)	2	2.6	1.8	4.6	.	.	.	.
Glarus	65.3	23	(6)	3	3.5	2.5	7.5	.50	.46	.55	.75
Zug	76.6	18	(19)	7	3.2	2.3	4.7	1.17	.79	.85	1.25
Fribourg	72.5	20	(2)	16	4.0	2.9	7.3	.44	.38	.47	.46
Solothurn	125.5	5	(11)	35	6.6	4.7	11.0	1.25	1.26	1.66	.61
Basel-Stadt	157.3	1	(5)	48	9.2	7.0	18.0	1.07	1.23	1.24	.95
Basel-Land	96.2	12	(15)	27	4.9	3.5	9.5	1.17	.90	1.12	.69
Schaffhausen	31.8	26	(25)	3	1.7	1.2	3.5	.75	.71	.	.48
Ausserrhoden	111.7	9	(20)	7	4.0	2.9	5.4	1.40	.78	.61	2.01
Innerrhoden	67.1	22	(7)	1	4.9	4.2	13.6	.50	.51	.47	..
St. Gallen	95.8	13	(21)	46	5.0	3.7	8.8	1.64	1.37	1.31	1.59
Graubünden	85.0	16	(12)	17	4.4	3.3	7.6	.89	.81	.78	.95
Aargau	106.2	10	(16)	58	5.8	4.3	10.1	1.32	1.19	1.25	.93
Thurgau	125.3	6	(23)	29	7.0	5.2	13.5	2.42	2.14	2.11	2.68
Ticino	85.0	17	(8)	33	4.3	3.5	5.8	.75	.72	.51	.76
Vaud	114.1	7	(4)	83	5.7	4.1	9.8	.85	.66	.67	.95
Valais	97.2	11	(13)	26	5.1	3.7	8.0	1.13	.96	.96	.97
Neuchâtel	133.7	4	(1)	28	8.0	5.9	16.0	.64	.78	1.26	.12
Genève	137.6	3	(3)	66	7.5	5.6	14.2	.81	.80	.97	.56
Jura	113.5	8	(24)	9	4.5	2.9	4.1	2.25	1.42	2.07	2.41
Zürich (Stadt)	109.2	5	(5)	59	6.3	4.7	11.7	.84	.95	1.15	.60
Basel (Stadt)	159.2	4	(3)	43	9.5	7.1	18.2	1.00	1.16	1.18	.92
Genève (ville)	172.9	3	(1)	40	10.3	7.8	22.1	.98	1.07	1.38	.64
Bern (Stadt)	105.8	6	(4)	22	6.1	4.4	10.3	.76	.95	1.20	.79
Lausanne	180.7	2	(2)	32	10.2	7.6	19.7	1.10	1.14	1.36	1.03
Winterthur	105.8	7	(9)	12	4.7	3.4	6.1	2.00	1.78	1.38	2.18
St. Gallen (Stadt)	78.9	9	(8)	8	4.0	3.0	7.0	.80	.59	.53	2.16
Luzern (Stadt)	83.1	8	(7)	8	3.1	2.2	3.7	.80	.48	.27	4.08
Biel/Bienne	257.5	1	(6)	19	12.4	9.3	16.2	2.38	2.47	2.57	2.25
Deutschschweiz	95.2	.	(.)	562	5.0	3.6	8.4	1.13	1.03	1.09	.96
-Nordwestschweiz	108.0	.	(.)	275	5.7	4.2	9.7	1.18	1.08	1.14	1.00
-Nordostschweiz	91.0	.	(.)	202	4.8	3.5	8.4	1.14	1.03	1.12	.97
-Alpen/Voralpen	74.6	.	(.)	85	3.6	2.6	5.5	.97	.85	.83	.83
Romandie	118.8	.	(.)	229	6.3	4.6	11.3	.80	.73	.86	.61
Svizzera italiana	81.1	.	(.)	33	4.1	3.3	5.6	.73	.71	.52	.73
>100000 Einwohner	137.4	1	(1)	196	8.0	6.0	15.5	.92	1.05	1.24	.75
20000-99999 Einw.	115.4	2	(2)	134	6.0	4.4	10.4	.96	.92	1.04	.79
10000-19999 Einw.	112.1	3	(3)	124	5.8	4.2	10.7	1.12	.99	1.07	.95
5000-9999 Einw.	90.8	4	(6)	101	4.9	3.5	8.6	1.11	.97	1.04	.81
2800-4999 Einw.	90.1	5	(4)	94	4.8	3.5	8.4	1.09	.99	1.12	.56
1200-2799 Einw.	66.8	7	(5)	82	3.4	2.4	4.6	.82	.68	.59	.85
<1200 Einwohner	79.9	6	(7)	93	3.9	2.7	4.8	1.04	.81	.62	1.24
Schweiz / Suisse	100.0	.	(.)	824	5.2	3.8	9.0	1.00	.91	.97	.83

Chronic obstructive lung disease   1970 / 1980   Chronische Bronchitis, Emphysem, Asthma
Patologia respiratoria cronica ostruttiva   Bronchite chronique, emphysème, asthme

Males / Männer

Males / Männer	SMR	RANK		N	EUROP.	WORLD	TRUNC	N	WORLD	C3564	C6584
				data for 1969-72				ratio 80/70			
Zürich	81.7	19	(12)	528	30.8	19.5	17.4	1.31	1.06	.76	1.24
Bern	132.0	3	(3)	807	50.4	32.1	31.2	.94	.77	.64	.82
Luzern	83.7	17	(19)	133	31.6	19.9	17.1	1.24	.92	.65	1.19
Uri	62.5	24	(23)	12	21.9	15.0	16.5	1.33	1.15	.76	.70
Schwyz	65.3	23	(7)	32	23.4	14.7	14.1	1.91	1.49	1.37	1.69
Obwalden	26.3	26	(20)	4	9.8	5.9	-	3.50	3.06	.	2.08
Nidwalden	92.7	13	(5)	12	37.3	23.7	18.1	1.42	1.10	.96	1.20
Glarus	111.7	6	(1)	32	43.9	26.8	23.0	1.38	1.20	1.42	1.43
Zug	72.8	21	(26)	22	26.9	17.1	20.0	.77	.60	.15	.74
Fribourg	86.2	15	(18)	95	34.8	21.1	19.6	1.14	.92	1.14	.89
Solothurn	100.1	9	(16)	131	37.9	24.3	23.4	1.02	.80	.51	1.05
Basel-Stadt	140.4	1	(2)	218	53.4	32.9	22.5	.90	.81	1.05	.59
Basel-Land	138.3	2	(6)	132	54.2	33.5	17.6	.96	.71	1.14	.58
Schaffhausen	118.9	4	(4)	55	45.4	29.5	40.9	1.02	.82	.36	1.14
Ausserrhoden	74.5	20	(22)	33	27.6	17.2	13.4	1.00	.99	1.56	.80
Innerrhoden	40.3	25	(9)	4	13.2	8.1	-	2.75	2.96	.	1.37
St. Gallen	82.2	18	(8)	194	30.6	19.5	20.5	1.42	1.20	1.01	1.26
Graubünden	106.2	8	(10)	112	40.8	26.3	28.8	1.02	.87	.74	.99
Aargau	113.2	5	(11)	258	42.3	26.6	23.3	1.00	.79	.63	.86
Thurgau	92.7	14	(13)	109	37.3	22.4	14.9	1.11	.94	1.21	.85
Ticino	67.0	22	(25)	104	25.7	16.2	17.0	1.09	.87	.75	1.00
Vaud	95.6	12	(21)	323	35.9	22.8	18.9	.90	.71	.54	.73
Valais	106.7	7	(17)	115	38.8	25.6	27.1	.96	.76	.83	.94
Neuchâtel	97.9	11	(15)	103	38.2	23.6	14.7	1.00	.85	1.16	.96
Geneva	98.1	10	(24)	187	39.8	24.6	20.9	.76	.59	.49	.78
Jura	84.5	16	(14)	38	30.4	19.6	14.6	1.13	1.00	.95	1.10
Zürich (city)	77.0	7	(3)	231	29.5	18.5	17.6	1.42	1.20	.92	1.36
Basel (city)	142.8	1	(1)	204	54.6	33.7	24.0	.92	.84	1.05	.63
Geneva (city)	94.6	5	(8)	112	36.1	23.4	23.6	.74	.66	.52	.82
Bern (city)	105.7	3	(2)	118	40.4	25.6	21.8	1.19	.93	.66	1.33
Lausanne	84.3	6	(7)	74	31.5	19.8	21.2	1.07	.92	.81	.99
Winterthur	74.6	8	(4)	44	29.8	18.3	11.8	1.43	1.17	1.14	1.60
St. Gallen (city)	99.9	4	(5)	51	38.3	25.5	29.9	1.02	.82	.76	1.17
Luzern (city)	40.4	9	(9)	19	15.5	9.8	9.3	1.42	1.16	1.37	1.58
Biel/Bienne	124.8	2	(6)	48	46.0	28.7	23.5	.81	.72	.71	.69
German Switzerland	103.0	.	(.)	2830	39.1	24.7	22.2	1.12	.91	.77	.97
-Northwestern	115.5	.	(.)	1314	43.6	27.5	23.0	1.02	.82	.74	.85
-Northeastern	82.2	.	(.)	815	31.2	19.7	18.2	1.33	1.08	.83	1.19
-Alps/Prealps	113.3	.	(.)	701	43.4	27.6	27.7	1.04	.87	.75	.93
French Switzerland	96.2	.	(.)	845	37.0	23.3	19.9	.88	.70	.67	.80
Italian Switzerland	71.0	.	(.)	118	27.4	17.3	16.9	1.04	.83	.78	1.00
>100000 inhabitants	97.2	4	(1)	739	37.0	23.3	20.7	1.11	.95	.83	1.03
20000-99999 inh.	89.5	7	(7)	455	33.6	21.5	19.7	1.08	.85	.78	.98
10000-19999 inh.	93.3	5	(6)	395	35.2	22.1	15.3	1.08	.84	.91	.83
5000-9999 inh.	91.0	6	(5)	400	34.8	22.1	19.8	1.12	.85	.68	.97
2800-4999 inh.	102.7	3	(3)	454	40.0	25.0	22.8	1.13	.87	.76	1.04
1200-2799 inh.	114.4	1	(2)	669	43.3	27.3	25.9	.98	.81	.70	.83
<1200 inhabitants	107.5	2	(4)	681	41.3	26.1	24.5	.98	.84	.67	.89
Switzerland	100.0	.	(.)	3793	38.1	24.0	21.4	1.06	.86	.75	.93

Females / Frauen

Females / Frauen	SMR	RANK		N	EUROP.	WORLD	TRUNC	N	WORLD	C3564	C6584
				data for 1969-72				ratio 80/70			
Zürich	80.3	19	(11)	194	7.8	5.1	5.7	1.25	.95	.90	1.01
Bern	121.0	8	(7)	242	11.5	7.0	5.5	.89	.72	.95	.59
Luzern	100.1	16	(15)	53	9.6	6.3	5.4	.94	.56	.38	.89
Uri	104.0	14	(17)	6	9.7	5.6	-	.83	.78	.	.58
Schwyz	67.8	25	(6)	11	6.0	3.9	3.7	1.73	1.43	2.11	.77
Obwalden	107.2	12	(18)	5	10.9	6.1	-	.80	.90	.	.16
Nidwalden	76.0	21	(26)	3	10.1	5.0	-	.33	.29	.	-
Glarus	156.1	3	(22)	15	16.5	12.7	12.8	.33	.22	-	.58
Zug	87.7	17	(19)	10	7.9	5.0	2.9	.90	.70	.70	.61
Fribourg	108.0	11	(3)	34	9.4	5.7	4.1	1.38	1.28	1.94	.71
Solothurn	106.9	13	(12)	46	10.1	7.0	8.7	.96	.72	.70	.75
Basel-Stadt	140.8	6	(1)	92	13.5	7.9	6.6	1.20	.97	1.23	.91
Basel-Land	173.2	2	(5)	56	16.6	10.3	6.2	.71	.55	.88	.40
Schaffhausen	147.0	5	(2)	24	14.3	8.7	7.4	1.00	.90	1.00	.72
Ausserrhoden	65.8	26	(24)	10	7.8	5.3	10.0	.70	.71	.55	1.07
Innerrhoden	196.6	1	(25)	6	14.7	8.4	-	.17	.08	.	.21
St. Gallen	69.7	23	(8)	59	6.7	4.4	5.1	1.44	1.18	1.17	.84
Graubünden	147.6	4	(4)	48	14.2	9.4	7.4	.88	.72	.77	.77
Aargau	102.5	15	(10)	79	9.9	6.2	5.1	1.03	.83	1.28	.81
Thurgau	72.1	22	(9)	29	6.8	4.2	3.5	1.41	1.09	1.46	1.15
Ticino	113.0	9	(21)	67	10.4	6.3	5.3	.55	.45	.63	.37
Vaud	79.2	20	(16)	99	7.5	4.6	3.7	1.10	.86	.44	.80
Valais	128.3	7	(14)	43	12.5	7.6	3.5	.77	.55	.62	.54
Neuchâtel	68.9	24	(13)	29	6.6	3.8	2.3	1.28	1.13	1.17	1.17
Genève	81.8	18	(20)	65	8.0	4.9	3.9	.85	.72	.75	.65
Jura	112.8	10	(23)	16	10.8	6.2	-	.44	.49	.	.23
Zürich (Stadt)	72.4	8	(4)	87	6.9	4.5	4.8	1.37	1.18	1.27	1.00
Basel (Stadt)	139.1	1	(1)	83	13.1	7.7	6.6	1.24	1.05	1.26	.90
Genève (ville)	73.4	7	(9)	38	7.0	4.2	2.1	.92	1.20	1.48	.89
Bern (Stadt)	74.6	4	(7)	34	6.8	4.0	2.2	1.26	1.15	2.08	.91
Lausanne	61.4	9	(6)	24	5.6	3.4	3.5	1.50	1.24	.70	1.25
Winterthur	73.8	5	(5)	15	7.4	5.0	8.9	1.33	.71	-	1.82
St. Gallen (Stadt)	73.5	6	(3)	17	7.3	4.7	5.6	1.41	1.29	.80	1.12
Luzern (Stadt)	83.9	3	(8)	16	7.6	4.5	1.3	1.00	.77	1.17	.74
Biel/Bienne	130.5	2	(2)	19	12.2	7.6	8.8	.89	.89	1.36	.46
Deutschschweiz	103.1	.	(.)	985	9.9	6.3	5.7	1.05	.82	.96	.77
-Nordwestschweiz	112.1	.	(.)	446	10.8	6.7	5.7	1.04	.80	1.04	.74
-Nordostschweiz	80.7	.	(.)	296	7.8	5.0	5.3	1.26	.98	.98	.94
-Alpen/Voralpen	127.6	.	(.)	243	12.2	7.8	6.5	.81	.65	.79	.61
Romandie	88.3	.	(.)	285	8.4	5.1	3.4	.96	.81	.77	.69
Svizzera italiana	112.7	.	(.)	71	10.4	6.3	5.4	.65	.51	.66	.46
>100000 Einwohner	84.1	7	(1)	266	7.9	4.8	4.2	1.26	1.15	1.29	.98
20000-99999 Einw.	93.1	6	(4)	183	9.1	5.7	6.2	1.05	.83	.80	.80
10000-19999 Einw.	98.0	5	(6)	155	9.5	5.9	4.3	1.03	.78	.97	.67
5000-9999 Einw.	107.0	2	(3)	167	10.3	6.7	5.8	.98	.70	.81	.74
2800-4999 Einw.	106.6	4	(7)	156	10.1	6.3	5.1	.88	.67	.77	.60
1200-2799 Einw.	107.0	3	(2)	194	10.1	6.4	5.3	1.02	.79	.81	.72
<1200 Einwohner	118.1	1	(5)	220	11.2	6.8	5.5	.75	.67	.90	.56
Schweiz / Suisse	100.0	.	(.)	1341	9.6	6.0	5.2	1.01	.80	.92	.73

Chronic obstructive lung disease   1980 / 1990   Chronische Bronchitis, Emphysem, Asthma
Patologia respiratoria cronica ostruttiva   Bronchite chronique, emphysème, asthme

Males / Männer

	SMR	RANK		N	EUROP.	WORLD	TRUNC	N	WORLD	C3564	C6584
		data for 1989-92						ratio 90 / 80			
Zürich	89.0	17	(12)	720	29.9	18.0	10.2	1.04	.87	.77	.89
Bern	135.6	2	(3)	1031	45.7	27.7	17.4	1.36	1.11	.89	1.32
Luzern	105.9	11	(19)	231	36.4	21.8	10.5	1.40	1.20	1.03	.98
Uri	88.4	18	(23)	24	28.7	16.5	4.0	1.50	.96	.35	1.88
Schwyz	95.8	15	(7)	65	32.4	19.3	13.5	1.07	.88	.73	.77
Obwalden	119.7	7	(20)	27	39.5	23.9	11.5	1.93	1.32	1.04	1.39
Nidwalden	57.7	26	(5)	12	21.4	12.3	8.9	.71	.47	.60	.50
Glarus	86.3	19	(1)	27	29.0	16.7	7.1	.61	.52	.20	.51
Zug	73.3	22	(26)	33	25.3	15.5	12.9	1.94	1.50	4.27	.99
Fribourg	101.1	13	(18)	143	33.0	19.9	9.6	1.32	1.02	.47	1.35
Solothurn	114.5	8	(16)	195	39.0	23.4	12.1	1.47	1.20	1.05	1.13
Basel-Stadt	108.9	10	(2)	196	36.5	22.0	13.5	.99	.83	.61	1.09
Basel-Land	99.1	14	(6)	147	34.2	20.8	14.9	1.16	.88	.74	.86
Schaffhausen	123.6	5	(4)	69	41.4	24.8	13.4	1.23	1.03	.89	1.25
Ausserrhoden	128.1	4	(22)	58	44.5	26.9	11.6	1.76	1.58	.61	1.77
Innerrhoden	135.9	1	(9)	15	48.0	30.2	39.9	1.36	1.26	1.95	1.40
St. Gallen	111.7	9	(8)	327	37.6	23.0	13.7	1.19	.98	.69	1.07
Graubünden	133.8	3	(10)	171	44.9	27.3	17.1	1.50	1.19	.88	1.55
Aargau	121.9	6	(11)	366	40.7	24.4	12.3	1.42	1.16	.87	1.25
Thurgau	105.8	12	(13)	155	36.0	21.9	12.0	1.28	1.04	.70	1.22
Ticino	61.8	24	(25)	130	20.8	12.4	5.1	1.15	.89	.40	.94
Vaud	60.4	25	(21)	260	20.3	12.1	5.9	.90	.74	.60	.75
Valais	95.5	16	(17)	148	31.5	19.4	12.1	1.35	1.00	.54	1.12
Neuchâtel	73.5	21	(15)	91	24.5	15.1	9.9	.88	.75	.59	.85
Geneva	63.1	23	(24)	152	21.1	13.0	8.2	1.06	.89	.78	.92
Jura	78.7	20	(14)	40	27.3	16.5	14.3	.93	.84	1.13	.66
Zürich (city)	86.7	6	(3)	281	29.2	17.5	9.9	.86	.78	.62	.80
Basel (city)	108.6	5	(1)	173	36.2	21.8	15.5	.92	.77	.66	1.03
Geneva (city)	63.8	8	(8)	79	21.5	13.2	10.6	.95	.85	.88	.89
Bern (city)	133.6	2	(2)	168	46.3	28.4	17.1	1.20	1.19	1.22	1.03
Lausanne	55.8	9	(7)	55	19.9	12.9	9.0	.70	.71	.53	.63
Winterthur	112.5	4	(4)	76	38.6	23.1	12.9	1.21	1.08	.93	.94
St. Gallen (city)	127.8	3	(5)	74	45.0	28.2	20.3	1.42	1.36	.97	1.11
Luzern (city)	72.1	7	(9)	42	24.4	15.0	2.1	1.56	1.31	.18	1.41
Biel/Bienne	145.4	1	(6)	63	49.2	30.6	19.8	1.62	1.48	1.08	1.64
German Switzerland	111.6	.	(.)	3906	37.6	22.7	13.0	1.24	1.01	.79	1.11
-Northwestern	119.0	.	(.)	1762	40.2	24.3	13.8	1.31	1.07	.84	1.16
-Northeastern	96.1	.	(.)	1203	32.4	19.6	11.1	1.11	.92	.75	.97
-Alps/Prealps	122.7	.	(.)	941	41.0	24.7	15.1	1.29	1.03	.75	1.24
French Switzerland	70.4	.	(.)	782	23.7	14.4	8.6	1.06	.88	.65	.91
Italian Switzerland	65.2	.	(.)	145	22.1	13.2	6.2	1.18	.92	.47	.95
>100000 inhabitants	90.9	5	(1)	756	30.9	18.8	11.9	.92	.85	.72	.88
20000-99999 inh.	100.4	3	(7)	663	34.2	20.7	11.7	1.35	1.14	.79	1.15
10000-19999 inh.	89.5	6	(6)	536	30.1	18.7	12.0	1.25	1.01	.87	1.02
5000-9999 inh.	89.3	7	(5)	558	30.3	18.3	10.8	1.25	.98	.81	1.03
2800-4999 inh.	96.4	4	(3)	589	32.4	19.5	12.5	1.15	.90	.75	.96
1200-2799 inh.	116.3	1	(2)	875	38.7	23.1	11.3	1.33	1.04	.65	1.25
<1200 inhabitants	113.5	2	(4)	856	38.2	22.6	11.6	1.28	1.03	.73	1.23
Switzerland	100.0	.	(.)	4833	33.7	20.3	11.7	1.20	.98	.75	1.07

Females / Frauen

	SMR	RANK		N	EUROP.	WORLD	TRUNC	N	WORLD	C3564	C6584
		data for 1989-92						ratio 90 / 80			
Zürich	110.1	8	(11)	374	9.4	5.8	4.2	1.55	1.21	.88	1.45
Bern	110.0	9	(7)	328	8.8	5.3	3.7	1.52	1.05	.72	1.22
Luzern	102.9	11	(15)	88	9.1	5.9	6.4	1.76	1.66	3.09	.97
Uri	55.6	25	(17)	5	5.4	3.7	4.0	1.00	.84	1.10	.41
Schwyz	85.6	17	(6)	22	6.2	3.5	-	1.16	.62	-	1.35
Obwalden	162.0	1	(18)	12	13.3	7.9	-	3.00	1.43	-	12.09
Nidwalden	58.8	24	(26)	4	5.3	3.6	4.6	4.00	2.40	.96	.
Glarus	98.9	14	(22)	12	8.9	5.5	3.2	2.40	2.02	.	1.06
Zug	96.1	15	(19)	18	8.1	4.8	3.1	2.00	1.39	1.55	1.35
Fribourg	81.9	18	(3)	41	7.5	5.0	5.7	.87	.69	.75	.70
Solothurn	117.4	4	(12)	77	9.9	6.4	4.9	1.75	1.27	.91	1.59
Basel-Stadt	137.5	2	(1)	120	12.4	7.8	5.4	1.09	1.02	.64	1.06
Basel-Land	113.3	7	(5)	63	9.9	6.6	6.0	1.58	1.16	1.20	1.40
Schaffhausen	79.6	20	(2)	19	7.5	4.7	5.0	.79	.61	.73	.83
Ausserrhoden	101.2	13	(24)	18	9.5	6.4	5.9	2.57	1.70	.98	2.13
Innerrhoden	50.1	26	(25)	2	2.7	1.4	-	2.00	2.05	.	.94
St. Gallen	102.0	12	(8)	119	9.3	5.9	6.3	1.40	1.14	1.10	1.29
Graubünden	122.3	3	(4)	59	10.5	6.9	5.3	1.40	1.02	.97	1.17
Aargau	107.9	10	(10)	127	9.3	5.8	4.9	1.57	1.12	.77	1.24
Thurgau	80.7	19	(9)	45	7.7	4.9	4.6	1.10	1.09	.90	.93
Ticino	73.1	21	(21)	68	6.3	3.9	2.9	1.84	1.38	.87	1.54
Vaud	71.9	22	(16)	128	5.8	3.5	2.8	1.17	.88	1.67	.82
Valais	88.6	16	(14)	50	7.9	5.2	3.8	1.52	1.24	1.68	.93
Neuchâtel	114.6	6	(13)	60	9.1	5.3	3.9	1.62	1.24	1.43	1.43
Genève	67.3	23	(20)	75	5.4	3.1	1.3	1.36	.89	.42	1.31
Jura	116.0	5	(23)	23	10.3	6.7	7.1	3.29	2.20	2.04	3.25
Zürich (Stadt)	130.4	3	(4)	196	11.7	7.5	7.4	1.65	1.43	1.25	1.70
Basel (Stadt)	138.4	2	(1)	108	12.7	8.1	6.2	1.05	1.00	.70	1.03
Genève (ville)	54.9	9	(9)	33	4.6	2.7	.7	.94	.55	.21	.91
Bern (Stadt)	156.1	1	(7)	96	12.4	7.4	4.9	2.23	1.59	.96	1.96
Lausanne	76.6	8	(6)	37	6.7	4.3	4.6	1.03	1.02	1.74	.67
Winterthur	99.0	6	(5)	29	9.1	5.7	4.0	1.45	1.62	.	.99
St. Gallen (Stadt)	113.3	5	(3)	32	11.8	8.3	9.9	1.33	1.38	2.10	1.01
Luzern (Stadt)	94.4	7	(8)	26	11.2	7.7	13.6	1.63	2.25	7.70	.87
Biel/Bienne	115.6	4	(2)	22	8.8	5.2	2.8	1.29	.77	.20	1.52
Deutschschweiz	108.5	.	(.)	1520	9.3	5.8	4.6	1.48	1.13	.87	1.25
-Nordwestschweiz	115.8	.	(.)	699	9.7	6.0	4.7	1.51	1.12	.83	1.23
-Nordostschweiz	105.1	.	(.)	545	9.2	5.7	4.6	1.47	1.17	.93	1.35
-Alpen/Voralpen	99.2	.	(.)	276	8.6	5.4	4.1	1.41	1.07	.82	1.10
Romandie	78.7	.	(.)	361	6.6	4.1	3.3	1.31	1.00	1.27	1.05
Svizzera italiana	77.5	.	(.)	76	6.6	4.1	2.7	1.65	1.28	.78	1.33
>100000 Einwohner	118.0	1	(1)	470	10.3	6.4	5.3	1.40	1.16	.95	1.31
20000-99999 Einw.	100.9	3	(4)	292	8.9	5.7	5.3	1.52	1.20	1.12	1.32
10000-19999 Einw.	104.2	2	(6)	262	8.9	5.5	3.2	1.65	1.19	.82	1.39
5000-9999 Einw.	86.9	6	(3)	221	7.7	5.0	4.9	1.36	1.07	1.11	1.05
2800-4999 Einw.	98.5	4	(7)	235	8.2	5.0	3.8	1.70	1.19	.99	1.25
1200-2799 Einw.	97.1	5	(2)	264	8.1	5.1	3.3	1.34	1.01	.82	1.09
<1200 Einwohner	84.1	7	(5)	213	7.1	4.4	3.5	1.28	.96	.71	1.04
Schweiz / Suisse	100.0	.	(.)	1957	8.5	5.3	4.2	1.45	1.11	.91	1.21

Males / Männer	data for 1969-72						ratio 80 / 70			
	SMR	RANK		N	EUROP.	WORLD	TRUNC	N	WORLD	C3564	C6584
Zürich	102.0	11	(15)	597	28.6	23.7	41.2	1.27	1.20	.95	1.24
Bern	109.3	8	(10)	530	31.1	25.3	45.0	1.25	1.23	1.07	.96
Luzern	101.5	13	(21)	144	29.7	23.5	40.4	1.19	1.10	.84	.82
Uri	82.4	19	(24)	14	23.9	19.2	49.5	1.36	1.26	.47	1.62
Schwyz	75.8	22	(22)	34	19.4	17.7	24.9	1.62	1.41	1.67	3.19
Obwalden	41.1	26	(14)	5	11.7	10.5	19.9	3.40	2.99	2.77	.
Nidwalden	55.1	24	(23)	7	12.5	12.6	11.2	2.29	1.95	2.07	.
Glarus	101.6	12	(8)	21	27.1	24.3	25.3	1.33	1.29	2.06	1.10
Zug	88.6	17	(9)	28	25.6	20.8	42.3	1.86	1.53	1.23	1.31
Fribourg	110.0	7	(6)	103	32.1	26.0	50.6	1.38	1.29	1.00	1.62
Solothurn	101.5	14	(12)	117	29.3	23.5	44.3	1.29	1.25	.89	1.17
Basel-Stadt	112.4	6	(11)	145	31.3	26.7	42.3	1.08	1.21	1.11	.65
Basel-Land	79.4	21	(16)	81	23.2	19.0	31.9	1.77	1.49	1.16	1.23
Schaffhausen	108.5	9	(13)	42	30.6	24.9	43.6	1.14	1.21	.57	2.20
Ausserrhoden	157.8	2	(2)	42	43.8	36.0	44.6	1.12	1.11	1.59	1.02
Innerrhoden	163.3	1	(1)	11	48.9	38.7	77.9	1.55	1.61	1.90	.33
St. Gallen	104.9	10	(17)	200	28.9	24.6	40.6	1.25	1.14	1.16	1.35
Graubünden	91.8	16	(5)	78	25.9	21.7	30.3	1.65	1.61	2.24	1.25
Aargau	96.2	15	(19)	210	26.8	22.5	34.9	1.36	1.21	1.12	1.29
Thurgau	112.5	5	(18)	107	32.2	25.8	43.6	1.10	1.05	.90	1.31
Ticino	46.6	25	(26)	59	13.5	10.7	21.6	1.53	1.39	.95	2.03
Vaud	118.1	3	(4)	327	35.1	27.1	52.3	1.30	1.20	1.06	1.12
Valais	71.4	23	(20)	72	20.2	16.8	29.6	1.75	1.57	1.38	1.33
Neuchâtel	117.3	4	(3)	105	34.2	27.6	52.6	1.24	1.25	1.10	.91
Geneva	85.1	18	(7)	148	23.8	19.5	28.4	1.73	1.60	1.50	.93
Jura	80.5	20	(25)	28	22.6	18.8	29.5	1.18	1.22	1.42	.68
Zürich (city)	106.4	5	(8)	256	29.9	25.1	43.3	1.18	1.31	1.16	1.64
Basel (city)	113.6	4	(7)	134	31.6	26.7	43.1	1.12	1.30	1.19	.62
Geneva (city)	84.4	9	(2)	81	23.2	18.9	27.4	1.65	1.82	1.64	1.00
Bern (city)	101.4	7	(3)	90	28.9	23.2	41.9	1.37	1.48	1.34	.79
Lausanne	116.9	3	(6)	86	35.6	27.6	53.2	1.15	1.15	.88	.89
Winterthur	90.4	8	(9)	45	25.6	20.8	37.0	1.20	1.26	.90	1.47
St. Gallen (city)	123.5	2	(5)	50	32.6	29.2	40.3	1.18	1.16	1.30	2.19
Luzern (city)	123.7	1	(4)	45	35.1	29.7	47.1	1.13	1.29	.68	.53
Biel/Bienne	102.8	6	(1)	35	28.0	23.4	43.9	1.51	1.78	1.10	1.91
German Switzerland	101.8	.	(.)	2411	28.7	23.7	39.9	1.29	1.22	1.07	1.10
-Northwestern	100.8	.	(.)	1022	28.6	23.4	39.1	1.33	1.27	1.08	.98
-Northeastern	102.1	.	(.)	900	28.6	23.7	40.8	1.27	1.19	.95	1.33
-Alps/Prealps	103.3	.	(.)	489	29.1	24.2	39.7	1.26	1.19	1.25	1.01
French Switzerland	103.7	.	(.)	780	30.3	24.0	44.1	1.42	1.35	1.15	1.12
Italian Switzerland	47.6	.	(.)	64	13.7	10.8	21.8	1.59	1.50	.98	2.15
>100000 inhabitants	104.9	2	(1)	647	29.7	24.4	41.6	1.25	1.37	1.20	1.01
20000-99999 inh.	103.8	4	(2)	475	29.4	24.2	40.0	1.32	1.30	1.04	1.24
10000-19999 inh.	86.5	7	(7)	366	24.8	20.1	34.7	1.45	1.32	1.00	1.10
5000-9999 inh.	95.1	6	(4)	395	27.4	22.3	41.2	1.41	1.26	1.07	1.14
2800-4999 inh.	95.6	5	(6)	373	27.3	22.5	39.1	1.36	1.19	1.12	1.16
1200-2799 inh.	104.2	3	(5)	499	29.4	24.1	40.9	1.26	1.14	1.03	.93
<1200 inhabitants	105.7	1	(3)	500	30.1	24.5	42.7	1.33	1.21	1.11	1.37
Switzerland	100.0	.	(.)	3255	28.4	23.3	40.1	1.33	1.26	1.09	1.12

Females / Frauen	data for 1969-72						ratio 80 / 70			
	SMR	RANK		N	EUROP.	WORLD	TRUNC	N	WORLD	C3564	C6584
Zürich	112.3	7	(5)	278	12.3	9.9	19.3	1.51	1.43	1.23	1.48
Bern	88.0	17	(11)	175	9.3	7.7	13.5	1.53	1.46	1.26	1.39
Luzern	96.1	12	(10)	55	10.5	8.3	17.4	1.47	1.41	1.04	1.01
Uri	94.7	13	(26)	6	10.0	8.4	10.2	1.00	.91	1.58	.49
Schwyz	81.7	19	(25)	14	8.4	6.6	11.5	1.29	1.26	1.45	1.13
Obwalden	21.3	26	(6)	1	2.7	2.3	-	8.00	6.80	.	.
Nidwalden	43.3	24	(12)	2	4.4	3.4	5.9	3.50	3.37	2.48	1.33
Glarus	107.0	10	(8)	9	10.9	7.9	22.5	1.22	1.04	.61	2.77
Zug	107.4	9	(23)	14	11.9	9.9	20.4	1.14	.99	1.07	.67
Fribourg	92.7	15	(18)	32	9.7	7.9	15.1	1.34	1.26	.89	.74
Solothurn	93.0	14	(24)	43	10.0	8.5	13.4	1.14	1.07	1.05	1.08
Basel-Stadt	118.6	5	(2)	71	13.0	10.2	20.2	1.35	1.66	1.56	.83
Basel-Land	85.3	18	(17)	34	9.3	7.3	14.2	1.59	1.35	1.39	.94
Schaffhausen	119.4	4	(19)	19	13.5	10.7	24.1	.95	.98	.90	.56
Ausserrhoden	71.0	22	(7)	8	6.5	4.8	4.3	1.88	2.65	2.15	1.05
Innerrhoden	185.6	1	(1)	5	18.3	15.9	29.9	1.00	1.07	.37	2.09
St. Gallen	80.5	20	(14)	64	8.5	7.3	10.0	1.59	1.44	1.94	1.37
Graubünden	116.0	6	(21)	38	12.5	10.5	20.1	1.00	.91	1.01	.77
Aargau	76.4	21	(13)	65	8.1	6.7	12.8	1.82	1.65	1.47	1.31
Thurgau	92.1	16	(20)	35	9.7	7.8	11.2	1.26	1.18	1.28	1.28
Ticino	55.1	23	(22)	32	6.0	4.9	9.4	2.03	1.74	1.74	2.36
Vaud	129.0	3	(4)	151	13.8	11.3	19.0	1.33	1.27	1.40	1.11
Valais	108.0	8	(16)	42	11.6	9.6	21.0	1.24	1.04	.79	2.02
Neuchâtel	107.0	11	(15)	41	11.3	9.1	17.4	1.10	1.10	.93	.90
Genève	138.9	2	(3)	109	15.2	12.6	22.6	1.33	1.21	1.16	1.29
Jura	36.5	25	(9)	5	3.7	3.0	4.4	3.60	3.84	4.14	4.15
Zürich (Stadt)	126.6	6	(3)	140	13.7	11.0	22.2	1.35	1.54	1.07	1.58
Basel (Stadt)	117.0	7	(4)	64	12.8	10.1	20.0	1.31	1.66	1.52	.78
Genève (ville)	173.9	1	(1)	81	19.0	15.9	25.3	1.02	1.17	1.18	.95
Bern (Stadt)	127.9	5	(6)	54	13.9	11.9	22.3	1.19	1.21	.92	1.19
Lausanne	156.7	3	(2)	55	16.4	13.8	24.2	1.16	1.29	1.32	.96
Winterthur	161.5	2	(8)	33	18.7	15.6	32.8	.79	.73	.86	1.61
St. Gallen (Stadt)	108.1	9	(7)	21	11.1	9.6	8.4	1.14	1.12	2.08	.91
Luzern (Stadt)	129.6	4	(5)	23	14.0	12.0	19.5	1.26	1.40	1.41	.63
Biel/Bienne	115.3	8	(9)	17	11.9	9.1	16.4	.94	1.09	.65	.87
Deutschschweiz	96.4	.	(.)	937	10.4	8.4	15.5	1.47	1.38	1.27	1.23
-Nordwestschweiz	93.7	.	(.)	391	10.1	8.2	15.0	1.48	1.42	1.29	1.02
-Nordostschweiz	106.3	.	(.)	393	11.6	9.4	17.3	1.46	1.36	1.29	1.37
-Alpen/Voralpen	83.0	.	(.)	153	8.8	7.2	13.3	1.44	1.35	1.16	1.51
Romandie	119.6	.	(.)	377	12.8	10.6	19.1	1.33	1.26	1.19	1.21
Svizzera italiana	55.5	.	(.)	34	6.0	4.9	9.3	1.97	1.71	1.70	2.24
>100000 Einwohner	136.2	1	(1)	394	14.8	12.1	22.5	1.23	1.40	1.18	1.17
20000-99999 Einw.	107.2	2	(2)	214	11.7	9.7	17.9	1.35	1.28	1.30	1.22
10000-19999 Einw.	97.0	3	(3)	171	10.4	8.5	14.7	1.54	1.38	1.47	1.27
5000-9999 Einw.	89.2	5	(5)	152	9.7	7.8	14.5	1.49	1.33	1.16	1.01
2800-4999 Einw.	90.8	4	(4)	140	9.8	8.0	15.3	1.60	1.42	1.28	1.46
1200-2799 Einw.	76.0	7	(6)	139	8.2	6.5	12.1	1.71	1.55	1.39	1.47
<1200 Einwohner	78.7	6	(7)	138	8.3	6.7	11.6	1.59	1.44	1.36	1.40
Schweiz / Suisse	100.0	.	(.)	1348	10.8	8.8	16.1	1.44	1.36	1.26	1.25

Males / Männer	SMR	data for 1989-92 RANK		N	EUROP.	WORLD	TRUNC	ratio 90 / 80 N	WORLD	C3564	C6584
Zürich	101.8	10	(15)	767	30.4	24.6	37.1	1.01	.87	.95	1.24
Bern	108.9	6	(10)	659	32.4	26.8	39.9	.99	.87	.82	1.09
Luzern	100.0	11	(21)	199	30.1	25.1	45.0	1.16	.97	1.26	1.00
Uri	75.0	24	(24)	16	22.4	18.2	28.2	.84	.75	1.40	.37
Schwyz	75.3	23	(22)	51	24.3	19.3	42.2	.93	.77	1.13	.76
Obwalden	94.5	16	(14)	17	28.3	24.4	36.1	1.00	.78	.64	5.09
Nidwalden	58.8	26	(23)	12	18.7	16.0	24.7	.75	.65	1.02	2.21
Glarus	86.4	21	(8)	21	27.6	23.1	26.5	.75	.73	.56	.92
Zug	75.6	22	(9)	39	21.0	18.7	22.8	.75	.59	.45	.70
Fribourg	122.6	3	(6)	161	37.8	31.5	52.4	1.13	.94	1.03	.89
Solothurn	89.7	19	(12)	131	26.3	22.2	32.8	.87	.76	.83	.86
Basel-Stadt	91.2	18	(11)	122	26.8	23.0	28.7	.78	.71	.60	1.10
Basel-Land	94.7	14	(16)	138	28.9	22.7	31.3	.97	.81	.78	1.30
Schaffhausen	94.6	15	(13)	43	28.0	22.9	40.4	.90	.76	1.40	.70
Ausserrhoden	140.5	2	(2)	46	38.9	31.7	38.8	.98	.79	.51	1.18
Innerrhoden	177.0	1	(1)	15	57.5	44.0	79.7	.88	.71	.56	5.32
St. Gallen	103.2	8	(17)	269	30.8	26.2	40.2	1.08	.93	.84	.66
Graubünden	97.2	12	(5)	105	29.4	24.9	40.0	.81	.71	.61	.81
Aargau	103.0	9	(19)	320	31.3	25.1	34.6	1.12	.92	.88	1.23
Thurgau	114.5	4	(18)	146	34.1	28.3	41.7	1.24	1.04	.97	.89
Ticino	64.2	25	(26)	113	19.2	16.7	24.1	1.26	1.12	1.11	.74
Vaud	107.5	7	(4)	402	32.5	25.6	40.6	.94	.78	.73	1.07
Valais	96.0	13	(20)	143	29.1	24.2	45.9	1.13	.91	1.12	1.01
Neuchâtel	110.0	5	(3)	113	33.2	26.0	49.1	.87	.75	.84	1.35
Geneva	86.6	20	(7)	201	25.8	21.1	32.3	.79	.68	.74	1.02
Jura	91.3	17	(25)	37	27.2	21.6	38.6	1.12	.95	.97	1.68
Zürich (city)	111.8	4	(8)	278	33.6	26.9	46.8	.92	.82	.94	1.29
Basel (city)	97.5	8	(7)	117	28.5	24.5	30.7	.78	.71	.58	1.15
Geneva (city)	83.5	9	(2)	90	25.3	20.8	33.2	.67	.60	.71	.81
Bern (city)	122.7	2	(3)	110	38.0	32.4	49.6	.89	.94	.88	1.01
Lausanne	112.4	3	(6)	90	33.5	27.0	44.5	.91	.85	.97	1.35
Winterthur	109.2	5	(9)	61	31.1	24.8	29.2	1.13	.94	.90	1.25
St. Gallen (city)	99.8	7	(5)	48	29.1	24.7	35.3	.81	.73	.66	.40
Luzern (city)	104.7	6	(4)	42	33.5	27.6	56.0	.82	.72	1.73	1.06
Biel/Bienne	142.3	1	(1)	49	42.6	36.4	56.9	.92	.87	1.14	.59
German Switzerland	100.6	.	(.)	3129	30.0	24.8	37.3	1.00	.86	.87	1.06
-Northwestern	102.5	.	(.)	1350	30.4	25.2	35.8	.99	.85	.84	1.12
-Northeastern	101.8	.	(.)	1180	30.3	25.0	37.3	1.03	.89	.94	1.01
-Alps/Prealps	94.7	.	(.)	599	29.0	23.7	41.0	.97	.82	.82	.99
French Switzerland	104.5	.	(.)	1037	31.5	25.3	41.7	.94	.78	.81	1.07
Italian Switzerland	65.0	.	(.)	120	19.4	16.8	24.3	1.18	1.04	1.08	.78
>100000 inhabitants	106.0	1	(1)	685	31.8	26.1	41.5	.85	.78	.83	1.16
20000-99999 inh.	98.6	5	(2)	548	29.2	23.9	35.6	.88	.76	.86	.94
10000-19999 inh.	99.9	4	(7)	558	29.8	24.5	36.2	1.05	.92	.98	1.07
5000-9999 inh.	96.4	6	(4)	560	28.8	23.9	35.0	1.01	.85	.77	1.25
2800-4999 inh.	100.2	3	(6)	570	29.9	24.7	36.3	1.12	.92	.83	1.08
1200-2799 inh.	93.7	7	(5)	658	27.9	23.0	35.9	1.05	.84	.84	1.12
<1200 inhabitants	105.0	2	(3)	707	31.9	25.8	43.2	1.06	.87	.89	.86
Switzerland	100.0	.	(.)	4286	29.9	24.5	37.8	.99	.84	.86	1.05

Females / Frauen	SMR	data for 1989-92 RANK		N	EUROP.	WORLD	TRUNC	ratio 90 / 80 N	WORLD	C3564	C6584
Zürich	105.8	11	(5)	312	11.4	9.2	15.7	.74	.65	.66	.96
Bern	94.0	15	(11)	224	10.0	8.3	14.2	.84	.74	.80	.84
Luzern	78.6	19	(10)	59	8.3	7.0	12.9	.73	.60	.69	.86
Uri	39.1	26	(26)	3	4.6	3.9	4.7	.50	.51	.35	.48
Schwyz	65.9	23	(25)	16	7.3	5.6	10.8	.89	.67	.63	.58
Obwalden	128.0	4	(6)	8	14.3	12.7	18.2	1.00	.80	.61	1.94
Nidwalden	84.6	18	(12)	6	9.4	8.3	8.9	.86	.71	.45	1.47
Glarus	65.7	24	(8)	6	7.5	6.2	12.3	.55	.75	.71	.30
Zug	77.1	20	(23)	15	7.8	6.7	7.6	.94	.68	.34	2.75
Fribourg	130.7	3	(18)	62	14.8	11.7	26.1	1.44	1.17	2.01	1.20
Solothurn	73.3	21	(24)	41	8.4	6.6	12.8	.84	.73	.97	1.06
Basel-Stadt	117.2	6	(2)	67	13.3	11.0	19.8	.70	.65	.62	.95
Basel-Land	120.5	5	(17)	68	12.9	10.2	17.2	1.26	1.03	.94	1.92
Schaffhausen	109.0	9	(19)	20	10.7	9.0	7.6	1.11	.85	.30	3.25
Ausserrhoden	71.9	22	(7)	9	8.4	7.2	12.7	.60	.57	.95	.65
Innerrhoden	132.6	2	(1)	4	19.8	17.9	45.1	.80	1.05	3.19	-
St. Gallen	97.3	14	(14)	96	10.0	8.1	13.4	.94	.77	.70	1.26
Graubünden	87.9	17	(21)	36	9.3	7.6	14.3	.95	.79	.75	.99
Aargau	106.8	10	(13)	123	11.6	9.4	16.6	1.04	.85	.89	1.31
Thurgau	111.1	8	(20)	53	12.3	9.8	19.6	1.20	1.07	1.33	.86
Ticino	53.1	25	(22)	40	6.1	5.1	6.7	.62	.60	.43	.38
Vaud	103.1	12	(4)	153	11.2	9.2	16.8	.76	.64	.61	.76
Valais	98.9	13	(16)	56	11.0	8.9	19.3	1.08	.90	1.13	.57
Neuchâtel	111.3	7	(15)	46	13.0	10.3	19.2	1.02	1.02	1.24	.77
Genève	137.3	1	(3)	133	15.0	12.3	21.3	.92	.81	.85	1.03
Jura	88.5	16	(9)	14	9.9	7.9	16.5	.78	.69	.87	.88
Zürich (Stadt)	127.7	4	(3)	132	13.8	11.2	20.1	.70	.66	.85	.87
Basel (Stadt)	108.0	7	(4)	55	12.1	10.0	16.2	.65	.60	.55	.99
Genève (ville)	166.2	1	(1)	77	18.8	15.7	27.0	.93	.84	.92	1.18
Bern (Stadt)	140.1	2	(6)	56	16.1	14.1	18.3	.88	.98	.88	1.12
Lausanne	125.2	5	(2)	44	13.1	10.6	20.2	.69	.59	.60	.81
Winterthur	121.0	6	(8)	27	13.2	11.1	18.4	1.04	.98	.65	1.33
St. Gallen (Stadt)	105.5	8	(7)	21	9.9	7.5	11.2	.88	.69	.76	1.32
Luzern (Stadt)	104.8	9	(5)	19	12.5	10.2	24.8	.66	.61	.84	1.13
Biel/Bienne	134.6	3	(9)	19	13.8	11.4	18.2	1.19	1.16	1.79	.49
Deutschschweiz	97.6	.	(.)	1169	10.5	8.5	14.9	.85	.73	.74	1.00
-Nordwestschweiz	100.7	.	(.)	518	10.9	8.8	16.0	.89	.76	.82	1.09
-Nordostschweiz	103.4	.	(.)	465	11.1	9.0	15.1	.81	.70	.67	1.04
-Alpen/Voralpen	79.5	.	(.)	186	8.5	7.1	12.0	.85	.73	.75	.74
Romandie	116.5	.	(.)	458	12.8	10.4	19.7	.91	.78	.88	.85
Svizzera italiana	54.6	.	(.)	43	6.2	5.2	7.3	.64	.62	.48	.43
>100000 Einwohner	132.0	1	(1)	364	14.6	12.1	20.4	.75	.71	.77	.96
20000-99999 Einw.	113.6	2	(2)	260	12.6	10.3	18.7	.90	.82	.81	1.03
10000-19999 Einw.	111.0	3	(3)	247	12.1	10.0	18.2	.94	.85	.83	.97
5000-9999 Einw.	88.1	6	(5)	200	9.5	7.8	14.7	.88	.75	.84	.87
2800-4999 Einw.	89.4	4	(4)	193	9.5	7.7	13.3	.86	.67	.67	1.10
1200-2799 Einw.	74.3	7	(6)	191	8.0	6.4	10.9	.81	.64	.62	.82
<1200 Einwohner	88.6	5	(7)	215	9.6	7.7	14.2	.98	.79	.91	.86
Schweiz / Suisse	100.0	.	(.)	1670	10.8	8.8	15.7	.86	.74	.77	.93

Males / Männer

	SMR	RANK		N	EUROP.	WORLD	TRUNC	N	WORLD	C3564	C6584
				data for 1969-72				ratio 80 / 70			
Zürich	46.1	23	(12)	153	10.4	6.4	5.1	1.31	1.23	1.46	.65
Bern	75.2	14	(9)	235	15.4	10.2	11.9	.92	.96	.72	.64
Luzern	47.1	22	(13)	38	9.8	6.6	6.4	1.29	1.18	.83	.93
Uri	50.4	19	(18)	5	11.7	7.0	-	.60	.42	.	.44
Schwyz	74.8	15	(17)	19	16.5	10.4	10.4	.47	.48	.12	.20
Obwalden	61.9	16	(20)	5	13.8	7.9	5.1	.40	.21	-	.34
Nidwalden	56.6	18	(19)	4	12.5	7.8	-	.50	.37	.	.54
Glarus	82.0	12	(22)	12	17.1	12.7	7.9	.25	.22	.53	.11
Zug	37.4	25	(11)	6	9.4	5.2	4.8	1.83	1.69	.25	.66
Fribourg	149.5	5	(6)	85	34.2	20.8	14.8	.61	.62	.21	.43
Solothurn	58.2	17	(15)	39	13.6	8.4	5.5	.85	.79	.53	.74
Basel-Stadt	134.0	6	(3)	104	24.8	19.3	26.2	1.19	1.24	1.20	.94
Basel-Land	30.8	26	(25)	16	6.2	4.4	2.9	.69	.82	.35	.41
Schaffhausen	42.0	24	(24)	10	9.9	5.5	3.8	.50	.67	-	.20
Ausserrhoden	108.0	10	(8)	25	22.3	12.9	4.8	.56	.45	.61	.56
Innerrhoden	181.9	3	(26)	9	51.5	28.3	-	-	-	-	-
St. Gallen	82.2	11	(16)	102	17.6	10.9	5.8	.47	.41	.35	.46
Graubünden	80.8	13	(14)	45	16.2	10.8	7.7	.62	.67	.44	.26
Aargau	49.3	21	(21)	59	11.6	7.3	4.6	.53	.58	.50	.09
Thurgau	49.6	20	(23)	30	11.9	7.1	3.0	.43	.46	.28	.44
Ticino	153.3	4	(10)	123	33.7	21.2	16.4	.43	.38	.32	.37
Vaud	123.7	8	(5)	215	25.8	17.0	15.3	.95	.92	.87	.63
Valais	183.2	2	(4)	106	39.8	26.0	20.9	.69	.62	.69	.40
Neuchâtel	126.7	7	(7)	69	28.9	18.6	12.8	.58	.62	.58	.45
Geneva	420.4	1	(2)	420	82.0	55.8	68.5	.43	.40	.34	.32
Jura	117.3	9	(1)	27	28.3	17.7	13.0	1.44	1.34	.71	1.35
Zürich (city)	55.8	8	(5)	82	11.9	7.6	7.8	1.60	1.87	2.23	.81
Basel (city)	132.6	5	(2)	94	24.5	18.6	27.2	1.19	1.30	1.18	.92
Geneva (city)	426.6	1	(1)	254	83.5	57.0	76.3	.41	.42	.38	.39
Bern (city)	82.5	6	(3)	46	16.0	10.6	14.4	1.65	2.06	1.39	1.21
Lausanne	137.2	4	(4)	61	27.5	19.0	16.7	.82	.97	.68	.53
Winterthur	33.2	9	(9)	10	8.0	5.3	3.2	1.40	1.13	.54	.95
St. Gallen (city)	169.0	3	(7)	46	35.0	23.5	8.9	.48	.45	.63	.44
Luzern (city)	59.5	7	(8)	14	11.9	7.5	10.2	1.21	1.85	1.36	.40
Biel/Bienne	261.1	2	(6)	52	52.4	35.8	46.4	.33	.39	.41	.15
German Switzerland	64.9	.	(.)	921	13.9	9.0	7.6	.87	.85	.82	.53
-Northwestern	73.3	.	(.)	430	15.2	10.1	10.5	.94	.94	.78	.60
-Northeastern	53.0	.	(.)	272	11.9	7.3	5.0	.97	.91	1.09	.59
-Alps/Prealps	68.5	.	(.)	219	14.5	9.4	5.9	.61	.61	.55	.37
French Switzerland	198.8	.	(.)	906	41.1	27.3	28.5	.65	.62	.50	.49
Italian Switzerland	155.7	.	(.)	134	34.4	21.5	15.9	.43	.39	.31	.37
>100000 inhabitants	142.3	1	(1)	537	27.9	19.2	24.1	.88	1.01	.89	.62
20000-99999 inh.	115.2	2	(2)	307	23.8	15.9	16.1	.66	.65	.41	.58
10000-19999 inh.	86.1	4	(5)	195	17.1	11.7	11.4	.67	.68	.43	.49
5000-9999 inh.	82.9	5	(6)	194	18.3	11.4	7.0	.67	.61	.74	.41
2800-4999 inh.	72.7	7	(7)	169	15.6	9.8	6.8	.75	.64	.80	.48
1200-2799 inh.	80.2	6	(4)	243	18.7	11.2	7.0	.71	.65	.62	.46
<1200 inhabitants	98.4	3	(3)	316	21.7	13.8	11.3	.66	.69	.51	.39
Switzerland	100.0	.	(.)	1961	21.2	13.8	12.8	.74	.71	.63	.50

Females / Frauen

	SMR	RANK		N	EUROP.	WORLD	TRUNC	N	WORLD	C3564	C6584
				data for 1969-72				ratio 80 / 70			
Zürich	56.2	20	(11)	187	8.4	5.0	3.2	1.20	1.15	1.42	.70
Bern	74.7	16	(13)	206	10.9	6.7	4.1	.74	.60	.43	.48
Luzern	73.2	17	(12)	52	10.3	6.8	3.7	.81	.79	.73	.39
Uri	51.1	23	(25)	4	9.3	4.6	-	.50	.42	.	-
Schwyz	75.2	15	(14)	17	11.1	6.9	3.4	.76	.66	.37	.36
Obwalden	46.6	24	(17)	3	6.3	5.4	-	1.00	.52	.	1.36
Nidwalden	149.9	7	(16)	8	24.3	12.5	-	.38	.44	.	.07
Glarus	52.2	22	(26)	7	9.5	6.1	-	.43	.18	.	.
Zug	225.3	3	(2)	36	35.5	18.3	-	.69	.51	.	.10
Fribourg	179.8	5	(10)	77	23.9	14.6	9.9	.42	.33	-	.24
Solothurn	44.6	25	(15)	26	6.4	3.8	2.9	1.19	.94	.18	.93
Basel-Stadt	63.4	19	(7)	57	9.5	7.3	7.9	1.54	1.15	1.58	1.06
Basel-Land	35.7	26	(23)	16	5.1	3.2	-	1.06	1.06	.	.72
Schaffhausen	70.3	18	(24)	16	10.6	6.4	3.1	.44	.50	-	.18
Ausserrhoden	101.7	10	(9)	23	14.1	7.4	-	.70	.45	.	.33
Innerrhoden	376.4	1	(19)	15	70.2	35.1	-	.13	.04	.	.20
St. Gallen	78.3	13	(18)	95	11.5	6.9	3.8	.59	.50	.22	.38
Graubünden	77.6	14	(20)	35	12.1	7.0	3.3	.54	.45	.77	.36
Aargau	55.4	21	(21)	59	7.9	4.9	1.3	.75	.62	.86	.22
Thurgau	81.0	12	(22)	46	12.0	6.5	1.3	.43	.33	-	.18
Ticino	167.1	6	(4)	138	23.8	13.6	5.9	.72	.69	.28	.28
Vaud	133.9	8	(6)	242	19.2	12.0	4.0	.83	.69	1.12	.55
Valais	218.2	4	(5)	102	30.5	18.0	6.9	.57	.44	.61	.27
Neuchâtel	90.5	11	(8)	56	13.3	8.2	6.3	1.00	1.10	.28	1.23
Genève	285.6	2	(3)	330	39.9	25.2	16.2	.52	.48	.61	.24
Jura	104.5	9	(1)	21	16.1	8.9	6.8	2.71	1.84	-	1.77
Zürich (Stadt)	52.5	8	(4)	85	7.9	4.7	3.3	1.61	1.72	2.93	1.23
Basel (Stadt)	67.4	7	(3)	55	10.2	7.8	8.3	1.47	1.08	1.48	1.10
Genève (ville)	289.0	1	(1)	214	40.0	24.7	19.9	.42	.50	.58	.24
Bern (Stadt)	89.6	5	(7)	56	12.9	7.6	5.4	.70	1.02	1.37	.42
Lausanne	137.3	3	(2)	77	20.2	13.2	6.9	.74	.77	.97	.56
Winterthur	25.2	9	(9)	7	3.4	2.2	2.9	.57	.98	-	.13
St. Gallen (Stadt)	120.1	4	(6)	41	17.0	10.6	4.9	.51	.35	-	.31
Luzern (Stadt)	77.6	6	(8)	20	11.1	7.9	5.3	.75	1.11	.77	.68
Biel/Bienne	143.8	2	(5)	29	20.6	13.4	11.8	.55	.33	-	.42
Deutschschweiz	69.4	.	(.)	917	10.2	6.2	3.2	.84	.73	.83	.47
-Nordwestschweiz	62.2	.	(.)	339	8.8	5.7	3.6	.94	.79	.82	.57
-Nordostschweiz	67.5	.	(.)	345	10.0	5.8	3.0	.91	.84	1.02	.49
-Alpen/Voralpen	87.6	.	(.)	233	13.2	7.6	2.8	.58	.50	.45	.27
Romandie	173.7	.	(.)	806	24.4	15.2	8.4	.71	.60	.59	.42
Svizzera italiana	172.1	.	(.)	151	24.7	14.2	5.6	.68	.64	.28	.27
>100000 Einwohner	111.6	1	(1)	487	15.9	10.1	7.6	.83	.90	1.29	.50
20000-99999 Einw.	96.7	4	(7)	266	13.5	8.8	4.9	.61	.52	.42	.39
10000-19999 Einw.	80.0	7	(4)	177	11.6	7.0	3.6	.98	.83	.80	.54
5000-9999 Einw.	92.5	6	(6)	203	13.2	7.8	2.9	.74	.58	.19	.32
2800-4999 Einw.	95.6	5	(5)	197	14.0	8.1	2.2	.74	.54	.92	.34
1200-2799 Einw.	99.7	3	(2)	254	15.0	8.6	4.6	.82	.69	.25	.49
<1200 Einwohner	111.0	2	(3)	290	15.9	9.3	3.3	.69	.61	.48	.36
Schweiz / Suisse	100.0	.	(.)	1874	14.3	8.7	4.5	.77	.67	.69	.42

Symptoms, signs, ill-defined conditions   1980 / 1990   Ungenau vermerkte Todesursachen
Sintomi e cause mal definite   Etats morbides mal définis

Males / Männer	SMR	RANK		N	EUROP.	WORLD	TRUNC	N	WORLD	C3564	C6584
				data for 1989-92				ratio 90 / 80			
Zürich	136.4	3	(12)	610	26.6	20.8	21.5	3.05	2.65	2.87	2.42
Bern	82.5	12	(9)	324	16.5	13.0	14.6	1.50	1.32	1.58	.97
Luzern	62.5	13	(13)	76	12.2	8.8	6.6	1.55	1.13	1.28	1.51
Uri	14.2	26	(18)	2	3.4	3.4	-	.67	1.17	.	-
Schwyz	45.2	21	(17)	18	9.4	9.0	2.8	2.00	1.82	2.30	1.44
Obwalden	51.1	17	(20)	6	8.5	5.1	4.2	3.00	3.11	.	1.41
Nidwalden	16.6	25	(19)	2	3.9	2.2	-	1.00	.77	-	.23
Glarus	49.8	19	(22)	8	9.8	9.7	10.6	2.67	3.42	2.33	3.25
Zug	39.3	23	(11)	11	8.0	7.5	5.9	1.00	.85	5.08	-
Fribourg	96.0	8	(6)	76	18.4	15.5	8.2	1.46	1.19	2.78	1.24
Solothurn	50.2	18	(15)	46	9.7	8.7	3.4	1.39	1.30	.93	1.02
Basel-Stadt	253.0	1	(3)	223	49.2	36.6	57.0	1.80	1.53	1.92	2.17
Basel-Land	42.3	22	(25)	36	8.5	6.3	6.0	3.27	1.76	6.41	2.10
Schaffhausen	37.9	24	(24)	11	7.4	4.9	5.7	2.20	1.33	.	2.79
Ausserrhoden	52.6	16	(8)	12	10.9	9.5	3.1	.86	1.61	.83	.37
Innerrhoden	84.0	11	(26)	5	16.0	15.9	10.5	.	.	.	.
St. Gallen	59.8	14	(16)	96	12.0	10.7	7.4	2.00	2.38	3.63	.82
Graubünden	89.4	9	(14)	61	18.0	14.9	9.7	2.18	2.07	2.68	2.23
Aargau	56.2	15	(21)	100	11.0	9.1	7.0	3.23	2.14	2.94	7.36
Thurgau	48.5	20	(23)	39	10.0	7.6	7.9	3.00	2.31	8.23	1.14
Ticino	86.4	10	(10)	95	17.2	13.2	9.5	1.79	1.62	1.81	1.07
Vaud	122.7	5	(5)	287	24.1	18.8	14.1	1.40	1.21	1.02	1.15
Valais	115.1	6	(4)	102	23.3	18.3	19.2	1.40	1.13	1.29	1.00
Neuchâtel	129.6	4	(7)	85	25.7	19.3	18.8	2.13	1.69	2.86	1.52
Geneva	200.6	2	(2)	277	38.9	28.4	23.3	1.54	1.27	.99	1.66
Jura	100.9	7	(1)	27	19.7	14.6	17.0	.69	.62	1.80	.68
Zürich (city)	234.1	2	(5)	374	47.3	37.5	47.5	2.85	2.64	2.67	2.78
Basel (city)	259.1	1	(2)	203	50.8	38.0	58.2	1.81	1.57	1.92	2.16
Geneva (city)	203.0	3	(1)	135	38.8	28.7	24.9	1.29	1.21	.83	1.26
Bern (city)	182.9	4	(3)	110	38.4	30.9	37.9	1.45	1.41	1.71	1.37
Lausanne	128.0	5	(4)	65	25.0	19.2	20.0	1.30	1.04	1.54	1.51
Winterthur	116.0	6	(9)	41	23.1	17.0	18.7	2.93	2.83	11.79	2.60
St. Gallen (city)	84.3	9	(7)	25	17.9	14.7	7.4	1.14	1.38	1.36	.77
Luzern (city)	112.2	8	(8)	31	23.8	20.2	18.6	1.82	1.46	1.33	3.28
Biel/Bienne	113.2	7	(6)	25	21.7	16.9	22.0	1.47	1.22	.95	1.64
German Switzerland	88.4	.	(.)	1687	17.5	13.7	13.7	2.11	1.79	2.16	1.58
-Northwestern	90.0	.	(.)	725	17.6	13.5	14.4	1.80	1.42	1.71	1.54
-Northeastern	106.8	.	(.)	740	21.0	16.6	16.2	2.81	2.49	2.93	1.87
-Alps/Prealps	54.3	.	(.)	222	11.0	9.2	7.3	1.66	1.63	2.16	1.08
French Switzerland	138.6	.	(.)	848	27.2	21.0	17.9	1.45	1.23	1.25	1.22
Italian Switzerland	86.3	.	(.)	100	17.3	13.4	9.5	1.72	1.61	1.93	1.01
>100000 inhabitants	213.4	1	(1)	887	42.4	32.8	41.0	1.87	1.70	1.85	1.92
20000-99999 inh.	104.9	2	(2)	363	20.7	15.9	15.7	1.78	1.54	2.30	1.21
10000-19999 inh.	78.0	5	(5)	259	15.3	11.8	11.5	1.98	1.47	2.43	1.53
5000-9999 inh.	71.4	6	(6)	250	14.4	11.5	8.5	1.92	1.63	1.66	1.25
2800-4999 inh.	79.6	3	(7)	274	15.7	12.4	9.9	2.17	1.97	1.68	1.27
1200-2799 inh.	63.8	7	(4)	272	12.8	10.4	7.6	1.58	1.42	1.68	1.00
<1200 inhabitants	78.5	4	(3)	330	15.7	12.6	8.4	1.59	1.32	1.51	1.37
Switzerland	100.0	.	(.)	2635	19.7	15.4	14.5	1.82	1.56	1.78	1.40

Females / Frauen	SMR	RANK		N	EUROP.	WORLD	TRUNC	N	WORLD	C3564	C6584
				data for 1989-92				ratio 90 / 80			
Zürich	111.4	8	(11)	479	13.2	9.9	7.7	2.13	1.73	1.66	2.10
Bern	72.0	13	(13)	269	8.5	6.5	5.1	1.76	1.63	2.60	1.20
Luzern	67.8	14	(12)	74	7.0	5.1	.8	1.76	.94	.39	1.78
Uri	44.6	22	(25)	5	7.5	8.4	4.0	2.50	4.34	.	.
Schwyz	77.4	12	(14)	26	8.8	7.7	-	2.00	1.70	-	1.61
Obwalden	114.1	6	(17)	11	10.6	6.1	-	3.67	2.16	.	2.03
Nidwalden	34.1	26	(16)	3	4.7	3.6	4.5	1.00	.65	.	2.00
Glarus	39.0	24	(26)	6	5.8	5.4	3.4	2.00	4.98	.	.50
Zug	41.4	23	(2)	10	5.7	6.3	-	.40	.67	.	.53
Fribourg	112.2	7	(10)	71	12.4	9.2	5.0	2.22	1.93	.	.77
Solothurn	59.7	19	(15)	49	6.7	5.8	1.7	1.58	1.64	2.63	.63
Basel-Stadt	176.1	3	(7)	192	22.6	17.1	16.7	2.18	2.04	1.36	2.52
Basel-Land	65.5	17	(23)	46	7.4	5.7	3.0	2.71	1.69	5.05	1.42
Schaffhausen	63.7	18	(24)	19	7.0	5.0	5.4	2.71	1.55	.	2.91
Ausserrhoden	98.4	10	(9)	23	10.3	9.1	2.8	1.44	2.69	.	.34
Innerrhoden	38.1	25	(19)	2	5.4	6.7	-	1.00	4.30	.	-
St. Gallen	56.8	21	(18)	85	6.9	6.0	1.7	1.52	1.73	2.19	1.06
Graubünden	66.1	15	(20)	40	7.2	5.5	2.4	2.11	1.73	.96	1.49
Aargau	57.8	20	(21)	88	6.8	6.0	2.2	2.00	1.97	1.74	2.48
Thurgau	65.7	16	(22)	47	8.7	8.5	2.8	2.35	3.92	.	1.25
Ticino	91.6	11	(4)	104	10.7	8.4	6.3	1.04	.89	3.51	.85
Vaud	136.6	5	(6)	313	15.7	12.3	6.3	1.57	1.49	1.29	1.04
Valais	109.9	9	(5)	78	11.9	7.9	6.8	1.34	.99	1.69	.82
Neuchâtel	186.0	2	(8)	124	20.4	15.1	6.9	2.21	1.67	4.24	1.05
Genève	192.7	1	(3)	283	19.6	13.2	7.6	1.65	1.09	.75	1.65
Jura	150.5	4	(1)	38	15.9	12.6	3.6	.67	.77	.	.57
Zürich (Stadt)	143.8	4	(4)	264	20.2	16.1	16.7	1.93	1.98	1.67	1.98
Basel (Stadt)	184.6	2	(3)	180	23.9	18.3	18.3	2.22	2.17	1.55	2.40
Genève (ville)	188.4	1	(1)	145	19.6	13.3	8.4	1.61	1.08	.76	1.44
Bern (Stadt)	88.3	8	(7)	67	12.4	9.8	11.7	1.72	1.26	1.40	1.75
Lausanne	149.0	3	(2)	90	16.8	11.6	9.1	1.58	1.13	1.32	1.68
Winterthur	117.8	6	(9)	44	12.1	8.7	1.3	11.00	4.05	.	24.79
St. Gallen (Stadt)	61.5	9	(6)	22	6.4	4.8	1.6	1.05	1.30	.	.80
Luzern (Stadt)	107.8	7	(8)	36	10.0	6.3	3.2	2.40	.71	1.04	1.30
Biel/Bienne	137.0	5	(5)	32	16.4	13.0	4.8	2.00	2.95	.	1.23
Deutschschweiz	83.2	.	(.)	1478	9.8	7.7	4.6	1.93	1.69	1.72	1.64
-Nordwestschweiz	85.1	.	(.)	649	9.8	7.6	4.8	2.04	1.68	1.62	1.61
-Nordostschweiz	94.8	.	(.)	624	11.4	8.9	5.9	1.99	1.82	1.88	1.88
-Alpen/Voralpen	57.7	.	(.)	205	6.6	5.5	1.9	1.53	1.45	1.41	1.12
Romandie	152.4	.	(.)	899	16.5	12.1	6.9	1.56	1.34	1.37	1.10
Svizzera italiana	90.4	.	(.)	108	10.4	8.1	6.1	1.05	.90	3.56	.87
>100000 Einwohner	150.9	1	(1)	746	19.1	14.4	13.9	1.85	1.58	1.41	1.88
20000-99999 Einw.	101.9	2	(7)	367	10.8	7.5	4.9	2.25	1.64	2.30	1.49
10000-19999 Einw.	87.8	5	(4)	279	10.1	8.3	3.9	1.60	1.42	1.18	1.29
5000-9999 Einw.	89.2	4	(6)	291	9.8	7.5	3.1	1.94	1.65	5.79	1.29
2800-4999 Einw.	76.3	6	(5)	237	9.4	8.1	3.9	1.62	1.87	1.75	1.09
1200-2799 Einw.	75.4	7	(2)	265	8.3	6.2	2.7	1.27	1.03	2.21	.93
<1200 Einwohner	92.5	3	(3)	300	10.1	7.9	3.6	1.51	1.40	2.43	.98
Schweiz / Suisse	100.0	.	(.)	2485	11.4	8.7	5.2	1.72	1.50	1.64	1.35

Males / Männer

Males / Männer	SMR	RANK		N	EUROP.	WORLD	TRUNC	N	WORLD	C3564	C6584
					data for 1969-72				ratio 80 / 70		
Zürich	87.0	25	(20)	4500	264.8	188.9	141.5	.79	.67	.67	.65
Bern	98.8	16	(12)	4785	300.3	212.4	177.4	.76	.67	.63	.64
Luzern	91.0	22	(15)	1196	269.8	199.4	161.7	.84	.69	.62	.79
Uri	88.1	23	(25)	141	258.5	191.1	128.8	.74	.70	.71	.50
Schwyz	106.3	11	(10)	441	333.8	231.8	216.7	.76	.63	.53	.71
Obwalden	109.7	7	(5)	137	334.2	246.1	192.2	.82	.69	.73	.72
Nidwalden	120.3	3	(13)	135	358.8	271.9	187.2	.65	.54	.62	.63
Glarus	108.9	9	(6)	244	330.6	231.1	165.5	.75	.72	.90	.74
Zug	88.0	24	(22)	234	263.5	189.2	161.1	.79	.68	.50	.68
Fribourg	116.4	4	(3)	1042	350.1	258.3	231.9	.76	.69	.64	.63
Solothurn	95.8	18	(16)	1018	288.2	208.9	163.6	.75	.64	.59	.73
Basel-Stadt	107.9	10	(4)	1277	328.3	231.2	173.2	.80	.73	.85	.63
Basel-Land	97.0	17	(21)	805	313.1	212.3	148.6	.75	.60	.58	.56
Schaffhausen	94.9	19	(24)	351	288.2	206.4	159.6	.65	.59	.59	.57
Ausserrhoden	101.0	15	(17)	344	308.3	211.5	156.2	.64	.66	.76	.57
Innerrhoden	109.5	8	(26)	85	350.0	264.2	244.5	.51	.44	.50	.53
St. Gallen	93.2	20	(14)	1803	282.4	203.6	160.9	.78	.68	.76	.73
Graubünden	101.5	14	(11)	868	309.2	224.0	190.1	.75	.66	.63	.72
Aargau	92.6	21	(18)	1775	282.5	201.5	154.8	.76	.63	.60	.70
Thurgau	87.0	26	(23)	824	267.8	192.3	130.7	.74	.65	.62	.71
Ticino	114.5	5	(19)	1423	349.4	261.2	211.6	.62	.52	.56	.59
Vaud	103.0	13	(9)	2730	317.0	228.9	183.6	.82	.68	.69	.72
Valais	133.3	1	(2)	1225	401.3	291.8	276.5	.76	.64	.63	.76
Neuchâtel	111.7	6	(7)	937	343.4	245.4	192.2	.74	.65	.70	.69
Geneva	123.8	2	(8)	1889	381.6	266.5	222.1	.69	.58	.54	.57
Jura	103.7	12	(1)	373	320.5	231.8	223.0	.91	.81	.52	1.09
Zürich (city)	87.4	7	(7)	1950	266.8	192.6	150.6	.82	.73	.88	.67
Basel (city)	109.6	3	(1)	1187	336.0	237.3	178.7	.79	.73	.85	.64
Geneva (city)	120.8	1	(4)	1085	368.0	260.5	242.7	.61	.57	.54	.60
Bern (city)	90.9	6	(6)	769	276.5	202.9	150.0	.85	.77	.75	.78
Lausanne	103.8	4	(2)	700	312.0	233.9	198.4	.81	.75	.77	.77
Winterthur	83.4	8	(8)	392	250.6	183.7	132.7	.80	.67	.67	.78
St. Gallen (city)	100.9	5	(5)	411	309.6	224.8	164.4	.73	.71	.89	.62
Luzern (city)	73.8	9	(9)	265	223.0	168.4	129.5	.93	.82	.80	.81
Biel/Bienne	118.2	2	(3)	361	352.6	253.5	269.7	.66	.68	.64	.51
German Switzerland	94.6	.	(.)	21037	287.9	205.6	161.0	.77	.67	.66	.67
-Northwestern	95.5	.	(.)	8816	290.7	206.2	161.7	.79	.68	.65	.67
-Northeastern	88.0	.	(.)	7045	268.0	191.3	142.5	.78	.67	.68	.66
-Alps/Prealps	103.6	.	(.)	5176	315.8	228.7	193.9	.73	.64	.64	.69
French Switzerland	114.2	.	(.)	8008	349.4	250.4	211.4	.76	.65	.62	.67
Italian Switzerland	115.6	.	(.)	1537	353.9	263.5	213.5	.61	.52	.56	.59
>100000 inhabitants	99.2	4	(1)	5691	302.3	218.1	175.7	.78	.71	.77	.68
20000-99999 inh.	95.2	6	(4)	3932	288.9	208.0	170.8	.80	.70	.71	.68
10000-19999 inh.	95.2	7	(7)	3399	292.7	206.7	153.3	.76	.63	.61	.61
5000-9999 inh.	97.9	5	(6)	3641	300.2	214.6	159.5	.76	.63	.62	.68
2800-4999 inh.	102.7	3	(3)	3766	313.6	223.5	170.5	.76	.63	.65	.66
1200-2799 inh.	104.1	1	(5)	4957	319.6	227.5	186.8	.73	.63	.57	.66
<1200 inhabitants	103.9	2	(2)	5196	317.8	230.0	201.4	.73	.64	.57	.70
Switzerland	100.0	.	(.)	30582	305.0	218.3	174.9	.76	.65	.64	.67

Females / Frauen

Females / Frauen	SMR	RANK		N	EUROP.	WORLD	TRUNC	N	WORLD	C3564	C6584
					data for 1969-72				ratio 80 / 70		
Zürich	88.7	25	(24)	4144	168.5	122.7	86.5	.81	.65	.67	.61
Bern	102.9	11	(18)	4005	195.8	140.6	100.7	.75	.59	.59	.58
Luzern	95.7	19	(17)	1026	183.9	136.5	103.1	.83	.62	.57	.61
Uri	96.4	17	(11)	115	180.8	141.1	96.1	.80	.66	.58	.75
Schwyz	107.8	8	(2)	360	202.3	149.7	97.3	.95	.69	.62	.73
Obwalden	85.0	26	(20)	80	167.4	122.7	104.6	.86	.65	.56	.90
Nidwalden	103.9	10	(7)	86	209.3	145.6	78.9	.84	.72	.63	.50
Glarus	90.7	23	(10)	167	173.4	121.6	75.7	.84	.76	.85	.70
Zug	99.2	15	(8)	233	196.0	133.4	62.1	.87	.63	.69	.61
Fribourg	123.2	2	(3)	783	232.9	170.1	125.4	.72	.60	.55	.52
Solothurn	104.4	9	(16)	892	195.5	145.8	112.9	.74	.58	.51	.57
Basel-Stadt	95.0	21	(4)	1153	184.2	134.5	84.6	.92	.74	.95	.68
Basel-Land	102.3	12	(21)	683	197.5	139.1	98.1	.76	.57	.49	.56
Schaffhausen	118.8	4	(23)	376	226.4	163.6	103.1	.60	.53	.50	.51
Ausserrhoden	101.1	14	(12)	289	199.0	150.5	102.3	.75	.61	.52	.61
Innerrhoden	139.0	1	(26)	83	284.9	197.0	81.5	.31	.30	.58	.25
St. Gallen	96.3	18	(19)	1610	183.5	136.2	93.4	.76	.63	.62	.62
Graubünden	113.8	5	(6)	731	223.3	164.9	109.6	.73	.56	.62	.63
Aargau	93.0	22	(14)	1454	176.5	129.0	86.0	.85	.68	.81	.61
Thurgau	95.5	20	(22)	754	181.8	132.8	91.9	.74	.59	.56	.63
Ticino	101.3	13	(25)	1156	196.6	148.8	89.5	.69	.51	.46	.53
Vaud	97.0	16	(15)	2313	186.5	134.5	89.3	.81	.62	.70	.61
Valais	121.9	3	(5)	845	232.7	168.9	95.1	.71	.54	.51	.55
Neuchâtel	110.6	7	(9)	892	212.9	155.6	108.6	.70	.58	.48	.62
Genève	113.6	6	(13)	1725	215.2	149.7	96.9	.72	.60	.57	.48
Jura	90.7	24	(1)	254	176.0	128.2	106.5	1.12	.80	.72	1.08
Zürich (Stadt)	80.7	8	(3)	1782	155.3	115.6	78.8	.88	.76	.90	.67
Basel (Stadt)	95.3	3	(1)	1054	185.6	136.2	84.8	.92	.75	.99	.69
Genève (ville)	99.5	2	(9)	951	190.8	138.2	85.3	.62	.59	.69	.46
Bern (Stadt)	87.5	5	(8)	740	170.8	129.4	88.2	.79	.65	.71	.60
Lausanne	82.6	7	(6)	599	164.8	127.7	87.9	.81	.60	.79	.66
Winterthur	89.0	4	(7)	352	166.8	123.0	99.5	.77	.59	.38	.71
St. Gallen (Stadt)	83.1	6	(4)	363	160.7	118.5	83.7	.81	.71	.69	.69
Luzern (Stadt)	73.1	9	(5)	260	141.3	102.3	77.3	1.00	.92	.96	.69
Biel/Bienne	101.2	1	(2)	283	194.3	140.5	96.0	.79	.74	.89	.60
Deutschschweiz	97.3	.	(.)	18248	185.7	135.5	93.6	.79	.63	.64	.61
-Nordwestschweiz	97.0	.	(.)	7590	184.9	134.4	93.2	.82	.64	.69	.60
-Nordostschweiz	91.1	.	(.)	6511	173.3	126.2	87.1	.79	.64	.64	.61
-Alpen/Voralpen	109.5	.	(.)	4147	210.5	154.8	107.0	.74	.58	.54	.61
Romandie	107.7	.	(.)	6716	206.1	147.8	99.5	.76	.60	.59	.57
Svizzera italiana	102.7	.	(.)	1245	200.0	150.5	90.3	.69	.51	.46	.52
>100000 Einwohner	87.8	7	(6)	5126	170.6	127.0	83.3	.82	.69	.84	.62
20000-99999 Einw.	94.9	6	(7)	3622	181.9	133.6	92.3	.79	.62	.66	.61
10000-19999 Einw.	96.2	5	(5)	3042	183.2	132.0	87.7	.84	.62	.60	.61
5000-9999 Einw.	104.5	4	(4)	3295	199.9	144.0	100.7	.78	.59	.56	.59
2800-4999 Einw.	109.8	1	(3)	3233	209.4	148.1	102.3	.74	.58	.53	.52
1200-2799 Einw.	108.6	2	(2)	3943	208.4	151.0	98.6	.74	.58	.59	.59
<1200 Einwohner	107.9	3	(1)	3948	207.8	151.3	108.0	.73	.58	.52	.61
Schweiz / Suisse	100.0	.	(.)	26209	191.3	139.1	94.8	.78	.61	.62	.59

Males / Männer	data for 1989-92						ratio 90 / 80			
	SMR	RANK		N	EUROP.	WORLD	TRUNC	N	WORLD	C3564	C6584
Zürich	103.6	8	(20)	4679	198.9	141.0	122.6	1.32	1.11	1.20	.99
Bern	104.0	7	(12)	4255	199.0	136.0	106.4	1.17	.96	.93	1.01
Luzern	93.2	17	(15)	1137	180.8	120.9	87.2	1.13	.87	.86	.94
Uri	89.5	22	(25)	130	175.5	128.3	67.7	1.25	.95	.69	1.10
Schwyz	97.6	14	(10)	381	188.1	131.3	84.7	1.13	.91	.72	.90
Obwalden	100.6	10	(5)	123	189.6	121.0	91.4	1.10	.72	.69	.93
Nidwalden	72.0	26	(13)	85	137.0	97.2	34.4	.97	.67	.29	.80
Glarus	90.6	21	(6)	152	173.4	116.4	58.4	.84	.70	.38	.71
Zug	97.8	13	(22)	260	187.7	134.4	97.7	1.40	1.04	1.22	1.04
Fribourg	111.8	2	(3)	888	218.1	152.4	125.5	1.13	.86	.85	1.00
Solothurn	93.6	16	(16)	873	180.4	124.0	94.4	1.15	.93	.96	.89
Basel-Stadt	127.2	1	(4)	1202	252.1	179.6	173.5	1.17	1.06	1.14	.97
Basel-Land	86.5	24	(21)	721	170.2	118.0	74.7	1.20	.92	.84	.85
Schaffhausen	95.4	15	(24)	286	182.5	117.3	73.9	1.25	.97	.77	1.17
Ausserrhoden	105.8	5	(17)	257	209.7	153.2	79.8	1.16	1.09	.70	1.13
Innerrhoden	93.1	18	(26)	57	181.1	132.6	104.0	1.33	1.13	.92	1.33
St. Gallen	92.4	19	(14)	1499	179.4	126.1	90.6	1.07	.91	.75	.89
Graubünden	102.3	9	(11)	715	197.2	135.6	98.6	1.10	.92	.81	.97
Aargau	91.8	20	(18)	1588	178.4	122.2	85.7	1.18	.96	.90	.93
Thurgau	87.6	23	(23)	713	167.2	113.9	83.2	1.17	.92	1.02	.99
Ticino	85.6	25	(19)	970	165.6	117.1	78.7	1.11	.87	.67	.90
Vaud	99.3	11	(9)	2372	191.0	131.9	104.0	1.07	.85	.78	.87
Valais	111.5	3	(2)	973	218.5	151.3	117.3	1.04	.80	.67	.76
Neuchâtel	99.3	12	(7)	669	192.9	131.5	118.1	.96	.83	.86	.80
Geneva	105.1	6	(8)	1446	200.3	142.6	121.5	1.11	.92	.94	.80
Jura	109.1	4	(1)	301	210.7	144.3	121.9	.89	.77	1.00	.70
Zürich (city)	129.9	2	(7)	2232	262.3	191.9	215.5	1.40	1.36	1.49	1.06
Basel (city)	130.1	1	(1)	1092	259.2	186.5	185.3	1.16	1.07	1.17	.98
Geneva (city)	103.0	7	(4)	706	199.8	143.8	149.0	1.06	.97	1.06	.74
Bern (city)	115.7	4	(6)	759	231.9	169.2	167.6	1.16	1.09	1.39	.97
Lausanne	106.4	5	(2)	568	208.1	145.5	155.1	1.00	.83	.96	.85
Winterthur	104.4	6	(8)	382	202.6	141.0	88.2	1.21	1.15	.94	.97
St. Gallen (city)	97.9	8	(5)	304	195.3	139.1	109.0	1.02	.87	.77	.97
Luzern (city)	97.1	9	(9)	293	197.5	145.3	121.7	1.19	1.06	1.08	1.03
Biel/Bienne	126.0	3	(3)	292	242.8	170.9	155.7	1.23	.99	.82	1.25
German Switzerland	99.6	.	(.)	19266	192.1	133.1	102.7	1.19	.97	.94	.96
-Northwestern	100.3	.	(.)	8186	193.4	132.9	101.1	1.18	.95	.94	.95
-Northeastern	99.2	.	(.)	6925	190.8	134.3	109.7	1.26	1.05	1.08	.98
-Alps/Prealps	99.0	.	(.)	4155	190.4	130.5	92.5	1.09	.90	.76	.96
French Switzerland	103.9	.	(.)	6429	200.6	139.7	114.7	1.06	.86	.84	.84
Italian Switzerland	86.7	.	(.)	1037	167.5	118.2	80.7	1.10	.87	.67	.90
>100000 inhabitants	120.9	1	(1)	5357	240.4	173.7	184.3	1.21	1.12	1.27	.96
20000-99999 inh.	101.2	2	(4)	3617	197.2	138.4	108.7	1.15	.95	.86	.94
10000-19999 inh.	92.4	6	(7)	3078	177.9	125.2	95.3	1.20	.96	1.00	.92
5000-9999 inh.	89.6	7	(6)	3137	173.6	122.6	88.5	1.13	.91	.88	.85
2800-4999 inh.	96.0	4	(3)	3301	184.5	126.2	90.7	1.15	.89	.80	.91
1200-2799 inh.	95.0	5	(5)	4030	183.2	123.5	80.7	1.11	.87	.75	.95
<1200 inhabitants	100.0	3	(2)	4212	194.0	131.0	90.2	1.11	.89	.78	.97
Switzerland	100.0	.	(.)	26732	193.0	134.0	104.5	1.15	.94	.90	.93

Females / Frauen	data for 1989-92						ratio 90 / 80			
	SMR	RANK		N	EUROP.	WORLD	TRUNC	N	WORLD	C3564	C6584
Zürich	102.9	8	(24)	4534	114.4	80.4	49.4	1.36	1.01	.83	1.04
Bern	99.3	13	(18)	3815	110.8	78.2	45.5	1.27	.94	.77	.93
Luzern	98.7	14	(17)	1100	108.5	76.4	45.3	1.30	.90	.81	.94
Uri	92.8	19	(11)	107	107.0	77.9	43.5	1.16	.84	.77	.79
Schwyz	89.0	24	(2)	302	99.8	71.5	31.9	.89	.69	.53	.65
Obwalden	116.8	4	(20)	114	130.4	88.2	46.6	1.65	1.10	.78	1.18
Nidwalden	93.3	18	(7)	83	104.6	79.0	40.9	1.15	.75	.76	1.18
Glarus	109.2	6	(10)	172	128.1	88.9	57.6	1.23	.97	.91	.93
Zug	100.8	11	(8)	247	106.1	72.1	30.4	1.22	.86	.74	.92
Fribourg	110.6	5	(3)	716	119.4	81.5	49.4	1.28	.80	.72	1.01
Solothurn	103.3	7	(16)	871	115.7	80.5	59.7	1.32	.95	.99	.95
Basel-Stadt	121.7	1	(4)	1373	145.3	108.4	70.4	1.30	1.09	.84	1.04
Basel-Land	92.1	22	(21)	657	102.9	72.8	44.0	1.27	.92	.90	.88
Schaffhausen	94.9	17	(23)	291	101.3	66.9	38.6	1.29	.78	.75	.97
Ausserrhoden	91.4	23	(12)	216	106.1	75.9	59.6	1.00	.82	1.13	.79
Innerrhoden	92.5	20	(26)	49	109.1	74.5	81.5	1.88	1.25	1.71	1.61
St. Gallen	92.2	21	(19)	1406	103.8	71.8	44.4	1.15	.84	.75	.92
Graubünden	97.0	16	(6)	603	108.5	76.1	44.0	1.13	.82	.73	.88
Aargau	99.7	12	(14)	1536	111.0	76.7	49.5	1.25	.87	.72	1.01
Thurgau	85.1	25	(22)	620	97.3	71.0	42.2	1.11	.91	.80	.77
Ticino	80.7	26	(25)	952	91.6	67.3	34.9	1.19	.89	.84	.90
Vaud	100.9	10	(15)	2352	110.6	77.5	48.0	1.25	.92	.76	.91
Valais	101.8	9	(5)	737	112.7	78.7	44.8	1.23	.87	.91	.76
Neuchâtel	117.1	3	(9)	796	128.0	86.7	63.1	1.28	.96	1.22	.94
Genève	98.0	15	(13)	1448	108.2	76.9	48.6	1.17	.86	.87	.82
Jura	117.6	2	(1)	303	130.3	91.6	47.2	1.07	.89	.62	.69
Zürich (Stadt)	115.8	3	(3)	2226	134.7	97.0	69.9	1.41	1.10	.94	1.13
Basel (Stadt)	123.0	1	(1)	1242	149.8	113.3	74.2	1.28	1.11	.85	1.04
Genève (ville)	79.8	9	(9)	628	95.4	71.1	52.2	1.07	.87	.86	.76
Bern (Stadt)	101.4	6	(8)	801	123.3	92.2	62.6	1.37	1.10	.97	1.06
Lausanne	97.8	7	(6)	610	116.4	82.8	76.2	1.25	1.08	1.08	1.00
Winterthur	103.1	5	(7)	393	114.8	81.9	47.5	1.45	1.12	1.22	1.04
St. Gallen (Stadt)	90.1	8	(4)	331	101.2	71.3	40.8	1.13	.85	.69	.92
Luzern (Stadt)	107.0	4	(5)	375	126.6	93.8	67.0	1.44	1.00	.94	1.05
Biel/Bienne	121.8	2	(2)	295	140.6	97.6	77.0	1.32	.95	.93	1.12
Deutschschweiz	100.0	.	(.)	18166	111.5	78.3	47.9	1.26	.92	.80	.95
-Nordwestschweiz	102.7	.	(.)	8018	114.6	80.4	51.4	1.30	.94	.81	.98
-Nordostschweiz	99.2	.	(.)	6678	110.5	77.6	47.6	1.30	.97	.84	.99
-Alpen/Voralpen	95.8	.	(.)	3470	106.4	74.7	40.1	1.13	.83	.69	.84
Romandie	103.8	.	(.)	6222	114.3	80.1	50.5	1.22	.91	.84	.87
Svizzera italiana	81.5	.	(.)	1012	91.9	67.1	34.7	1.18	.87	.83	.92
>100000 Einwohner	107.3	1	(6)	5507	127.1	93.0	67.3	1.31	1.06	.93	1.04
20000-99999 Einw.	100.3	3	(7)	3727	112.7	79.7	54.0	1.30	.96	.89	.98
10000-19999 Einw.	94.9	6	(5)	3085	106.4	75.7	46.9	1.21	.92	.85	.86
5000-9999 Einw.	94.2	7	(4)	3122	105.2	73.9	44.5	1.21	.87	.79	.85
2800-4999 Einw.	98.1	5	(3)	3079	109.5	77.2	43.4	1.30	.91	.80	.95
1200-2799 Einw.	98.1	4	(2)	3492	107.7	74.5	37.8	1.20	.85	.66	.89
<1200 Einwohner	102.9	2	(1)	3388	111.1	75.2	41.2	1.18	.85	.75	.91
Schweiz / Suisse	100.0	.	(.)	25400	111.2	78.2	47.8	1.25	.92	.81	.93

Males / Männer

Males / Männer	data for 1969-72						ratio 80/70			
	SMR	RANK	N	EUROP.	WORLD	TRUNC	N	WORLD	C3564	C6584
Zürich	94.1	21 (22)	2239	111.9	93.8	107.1	.89	.81	.78	.73
Bern	96.7	18 (20)	1962	115.5	97.1	123.2	.87	.81	.78	.82
Luzern	105.0	12 (14)	626	124.5	105.4	129.3	.95	.86	.76	.78
Uri	123.7	5 (12)	89	141.8	127.4	152.3	.81	.75	.61	1.01
Schwyz	122.3	8 (11)	234	142.9	124.2	142.3	.86	.74	.95	1.02
Obwalden	109.3	10 (5)	58	124.4	114.5	106.6	1.12	.96	1.46	1.00
Nidwalden	122.8	7 (3)	66	144.4	121.1	175.0	1.08	.93	.74	.60
Glarus	126.7	4 (8)	111	150.1	135.9	126.8	.80	.78	.98	.79
Zug	98.6	17 (17)	131	129.2	101.6	138.9	1.05	.85	.75	.81
Fribourg	128.7	3 (4)	510	154.4	129.4	171.3	.93	.86	.73	.87
Solothurn	95.7	20 (21)	457	115.3	95.5	122.7	.86	.81	.69	.77
Basel-Stadt	71.7	24 (24)	370	85.3	71.1	88.2	.94	.99	1.00	.66
Basel-Land	71.6	25 (26)	298	88.8	73.2	80.2	1.03	.87	.79	.78
Schaffhausen	85.7	22 (23)	137	100.5	84.2	104.3	.84	.84	.70	.80
Ausserrhoden	95.7	19 (18)	113	108.5	90.3	89.9	.91	.94	1.42	.68
Innerrhoden	145.3	2 (1)	43	173.5	157.7	184.2	1.02	.97	1.17	.83
St. Gallen	109.0	11 (15)	891	128.0	110.2	124.7	.88	.80	.92	.76
Graubünden	100.1	16 (7)	361	117.3	101.6	101.2	1.08	1.04	1.37	.96
Aargau	112.5	9 (16)	1019	131.1	113.0	122.5	.87	.77	.78	.89
Thurgau	123.3	6 (10)	495	144.5	124.8	138.9	.82	.77	.77	.91
Ticino	79.7	23 (25)	414	95.8	81.0	98.5	.94	.85	.67	.76
Vaud	103.4	14 (13)	1174	126.2	104.0	126.0	.95	.85	.88	.88
Valais	156.3	1 (2)	665	180.6	157.6	187.9	.87	.78	.76	.78
Neuchâtel	102.2	15 (9)	375	124.1	101.5	131.9	.95	.93	.89	.82
Geneva	70.8	26 (19)	493	85.3	70.2	79.9	1.28	1.15	.99	.84
Jura	104.3	13 (6)	154	125.8	107.3	129.0	1.01	1.01	.90	.81
Zürich (city)	86.4	3 (3)	831	103.2	84.9	98.3	.92	.95	1.02	.75
Basel (city)	71.7	9 (7)	338	84.9	70.4	92.5	.95	1.04	1.01	.62
Geneva (city)	71.9	8 (2)	274	85.7	70.2	85.5	1.15	1.22	.90	.84
Bern (city)	79.4	6 (8)	285	96.4	80.5	105.1	.85	.82	.80	.78
Lausanne	89.9	2 (6)	267	113.0	92.3	109.0	.86	.79	.88	.69
Winterthur	91.8	1 (9)	188	109.9	93.6	126.7	.74	.68	.45	1.12
St. Gallen (city)	85.5	4 (4)	146	99.6	84.7	93.0	.96	.95	1.19	.84
Luzern (city)	81.1	5 (5)	121	97.4	82.2	97.7	1.00	.96	.68	.84
Biel/Bienne	79.1	7 (1)	109	94.9	78.0	87.1	1.06	1.14	1.31	.66
German Switzerland	100.2	(.)	9871	118.6	100.7	117.4	.89	.82	.81	.79
-Northwestern	93.6	(.)	3912	111.4	93.6	111.4	.90	.83	.79	.79
-Northeastern	97.8	(.)	3546	116.3	98.0	111.6	.89	.80	.79	.76
-Alps/Prealps	118.3	(.)	2413	139.1	121.3	142.0	.87	.80	.87	.82
French Switzerland	102.7	(.)	3169	123.9	103.2	126.4	1.00	.93	.87	.86
Italian Switzerland	80.6	(.)	445	96.3	82.0	95.8	.99	.92	.74	.80
>100000 inhabitants	80.8	7 (6)	1995	97.1	80.1	97.4	.94	.82	.96	.74
20000-99999 inh.	84.1	6 (5)	1580	101.4	83.8	104.9	.99	.83	.93	.93
10000-19999 inh.	84.7	5 (7)	1463	102.5	85.7	100.3	.95	.80	.84	.89
5000-9999 inh.	100.3	4 (4)	1735	119.5	101.3	117.1	.90	.80	.80	.82
2800-4999 inh.	106.1	3 (3)	1736	125.4	106.7	126.5	.95	.83	.81	.74
1200-2799 inh.	118.9	2 (2)	2414	140.8	119.7	146.9	.85	.75	.72	.81
<1200 inhabitants	127.3	1 (1)	2562	149.3	128.8	143.1	.90	.81	.84	.79
Switzerland	100.0	(.)	13485	119.0	100.5	118.5	.92	.84	.82	.81

Females / Frauen

Females / Frauen	data for 1969-72						ratio 80/70			
	SMR	RANK	N	EUROP.	WORLD	TRUNC	N	WORLD	C3564	C6584
Zürich	101.8	13 (13)	1229	53.0	40.9	39.9	1.04	.87	.93	.75
Bern	95.4	16 (18)	951	48.9	36.5	30.0	.99	.88	.93	.62
Luzern	95.2	18 (9)	265	49.4	38.6	35.8	1.17	.99	.90	.79
Uri	77.3	25 (14)	24	39.6	31.8	15.5	1.29	1.15	2.08	.79
Schwyz	120.8	3 (23)	105	62.1	46.2	40.5	.74	.65	.79	.93
Obwalden	95.4	17 (1)	23	47.3	41.2	7.8	1.30	1.21	8.66	.45
Nidwalden	81.5	23 (22)	18	39.4	31.3	23.9	1.17	1.07	1.06	.39
Glarus	110.1	8 (11)	50	55.2	40.5	37.9	.88	.79	.49	.31
Zug	132.2	1 (17)	84	71.5	54.0	65.0	.79	.55	.42	.73
Fribourg	112.8	5 (5)	190	57.1	45.4	43.7	.99	.79	.86	.63
Solothurn	88.9	19 (19)	198	46.0	37.0	28.5	1.05	.88	1.03	.71
Basel-Stadt	83.2	22 (7)	252	43.0	33.5	35.5	1.26	1.12	1.23	.79
Basel-Land	88.4	20 (26)	162	45.9	33.8	27.9	.91	.73	.88	.53
Schaffhausen	84.4	21 (25)	68	46.0	35.8	38.3	.87	.72	.71	1.05
Ausserrhoden	80.6	24 (20)	56	40.5	35.5	15.9	1.05	.83	1.56	.85
Innerrhoden	119.1	4 (6)	17	53.5	50.5	39.2	.94	1.14	.84	.57
St. Gallen	96.5	15 (12)	412	49.2	37.5	30.0	1.04	.93	1.28	.69
Graubünden	105.4	11 (21)	175	54.7	42.1	28.6	.83	.69	1.07	.69
Aargau	99.2	14 (15)	409	51.8	40.0	37.6	1.05	.86	.86	.77
Thurgau	111.1	6 (16)	222	57.0	45.6	36.5	.86	.72	.83	.73
Ticino	75.4	26 (24)	219	38.7	29.1	26.8	1.14	.97	1.06	.72
Vaud	109.4	9 (2)	672	56.2	40.9	33.2	1.05	.99	1.37	.67
Valais	126.0	2 (4)	237	64.8	50.2	57.0	.93	.74	.55	.81
Neuchâtel	110.5	7 (10)	229	57.8	43.3	41.7	.89	.77	.76	.74
Genève	108.0	10 (3)	429	56.5	41.5	41.7	1.07	.88	1.01	.76
Jura	104.1	12 (8)	75	55.6	42.1	43.8	.97	.95	.63	.76
Zürich (Stadt)	103.3	4 (2)	566	53.8	41.3	40.6	1.05	.98	1.01	.76
Basel (Stadt)	84.3	9 (5)	232	43.5	34.0	35.5	1.23	1.10	1.22	.79
Genève (ville)	106.8	3 (3)	258	54.8	40.2	42.6	.95	.96	.99	.72
Bern (Stadt)	93.3	7 (7)	198	46.8	33.7	40.0	.99	.98	.86	.69
Lausanne	96.8	5 (1)	179	50.3	38.5	41.8	1.17	1.09	1.26	.96
Winterthur	120.1	1 (8)	121	63.7	47.5	55.8	.72	.60	.64	.63
St. Gallen (Stadt)	95.1	6 (4)	105	49.1	38.5	22.4	1.08	.84	1.38	.89
Luzern (Stadt)	87.5	8 (6)	78	46.8	36.6	43.1	1.21	1.07	1.12	.71
Biel/Bienne	110.4	2 (9)	80	56.3	43.2	34.7	.68	.55	.47	.52
Deutschschweiz	98.3	(.)	4757	50.9	39.3	34.9	1.01	.86	.95	.70
-Nordwestschweiz	92.9	(.)	1889	48.0	37.1	32.7	1.04	.89	.97	.69
-Nordostschweiz	103.1	(.)	1902	53.8	41.5	38.9	1.00	.83	.94	.74
-Alpen/Voralpen	100.2	(.)	966	51.2	39.7	31.9	.96	.83	.88	.67
Romandie	110.1	(.)	1787	57.2	42.5	39.7	1.02	.91	1.00	.74
Svizzera italiana	73.8	(.)	227	38.1	28.6	26.2	1.16	1.01	1.08	.76
>100000 Einwohner	98.0	6 (1)	1433	50.6	38.3	40.0	1.07	.96	1.06	.77
20000-99999 Einw.	97.1	7 (3)	965	50.8	38.1	36.5	1.03	.93	.98	.72
10000-19999 Einw.	101.3	2 (6)	855	52.9	39.6	34.5	1.00	.84	1.00	.65
5000-9999 Einw.	105.1	1 (5)	879	54.6	41.7	33.2	.98	.80	.92	.66
2800-4999 Einw.	99.6	5 (4)	769	51.7	38.8	34.9	1.05	.83	.88	.69
1200-2799 Einw.	100.6	3 (7)	943	51.9	40.2	35.9	.95	.75	.95	.69
<1200 Einwohner	100.2	4 (2)	927	51.5	40.3	31.9	1.01	.81	1.01	.77
Schweiz / Suisse	100.0	(.)	6771	51.9	39.7	35.6	1.02	.87	.96	.71

Males / Männer

Males / Männer	SMR	RANK		N	EUROP.	WORLD	TRUNC	N	WORLD	C3564	C6584
					data for 1989-92				ratio 90 / 80		
Zürich	91.7	21	(22)	2058	82.7	67.4	76.2	1.03	.89	.89	.99
Bern	104.3	11	(20)	1935	93.6	77.7	83.0	1.13	.98	.86	1.05
Luzern	96.1	19	(14)	582	87.5	73.2	85.3	.97	.81	.85	.91
Uri	96.7	18	(12)	64	86.1	73.4	74.4	.89	.77	.84	.99
Schwyz	103.9	12	(11)	212	96.6	79.1	102.6	1.05	.86	.75	1.10
Obwalden	100.8	14	(5)	57	91.0	77.5	99.1	.88	.70	.64	.67
Nidwalden	105.1	9	(3)	64	97.1	84.0	93.4	.90	.75	.67	1.23
Glarus	102.4	13	(8)	77	95.3	79.4	92.1	.87	.75	.82	1.14
Zug	82.9	25	(17)	125	73.5	62.1	66.7	.91	.72	.63	.63
Fribourg	130.2	1	(4)	521	121.3	102.6	123.1	1.10	.92	1.00	.85
Solothurn	86.8	24	(21)	383	77.6	64.1	73.1	.98	.83	.86	.86
Basel-Stadt	89.4	22	(24)	366	78.0	61.9	58.1	1.06	.88	.63	1.14
Basel-Land	87.4	23	(26)	372	79.7	63.6	64.8	1.22	1.00	.97	1.18
Schaffhausen	99.3	16	(23)	136	89.4	73.8	93.8	1.18	1.04	1.17	1.08
Ausserrhoden	113.5	5	(18)	117	97.6	79.9	75.7	1.14	.94	.57	1.20
Innerrhoden	130.1	2	(1)	35	121.3	98.1	129.0	.80	.64	.69	1.32
St. Gallen	100.2	15	(15)	798	91.1	75.9	84.1	1.02	.86	.72	.81
Graubünden	112.8	6	(7)	371	102.2	87.6	97.4	.95	.83	.68	1.06
Aargau	96.7	17	(16)	886	87.6	71.3	70.7	1.00	.82	.73	.91
Thurgau	108.7	8	(10)	423	97.1	82.9	79.4	1.04	.86	.70	.92
Ticino	78.9	26	(25)	414	71.9	63.6	58.9	1.06	.92	.84	.82
Vaud	105.0	10	(13)	1193	94.9	78.2	86.7	1.07	.88	.77	1.04
Valais	129.4	3	(2)	577	117.7	99.8	109.5	1.00	.81	.75	.89
Neuchâtel	117.7	4	(9)	368	106.0	89.7	94.3	1.03	.95	.79	1.18
Geneva	95.0	20	(19)	653	84.9	69.3	72.1	1.04	.86	.89	1.03
Jura	110.1	7	(6)	137	98.9	84.5	75.7	.88	.78	.66	1.14
Zürich (city)	98.3	5	(3)	754	89.8	72.0	96.6	.98	.89	.96	.95
Basel (city)	92.8	8	(7)	341	81.0	64.7	60.4	1.07	.89	.62	1.21
Genève (city)	91.4	9	(2)	296	81.9	67.5	77.6	.94	.79	.99	.92
Bern (city)	97.4	6	(8)	273	91.2	76.1	92.9	1.12	1.15	1.13	.96
Lausanne	97.0	7	(6)	241	86.6	68.8	83.3	1.05	.94	.89	1.11
Winterthur	98.6	4	(9)	168	87.3	70.0	76.4	1.21	1.10	1.30	1.06
St. Gallen (city)	107.5	2	(4)	161	100.4	81.3	96.9	1.15	1.01	.82	.88
Luzern (city)	102.8	3	(5)	129	95.3	78.9	120.3	1.07	1.00	1.73	1.01
Biel/Bienne	133.4	1	(1)	141	117.3	99.3	116.1	1.23	1.11	1.00	1.55
German Switzerland	97.7	.	(.)	9167	88.1	72.9	78.9	1.04	.89	.81	.97
-Northwestern	96.2	.	(.)	3806	86.3	70.8	73.4	1.08	.91	.82	1.02
-Northeastern	94.3	.	(.)	3271	84.9	70.1	76.3	1.04	.89	.84	.95
-Alps/Prealps	107.0	.	(.)	2090	97.8	82.5	96.2	1.00	.85	.78	.91
French Switzerland	110.7	.	(.)	3314	100.0	83.1	90.2	1.04	.87	.80	1.03
Italian Switzerland	80.5	.	(.)	443	73.3	64.6	60.3	1.00	.86	.80	.86
>100000 inhabitants	95.9	7	(6)	1905	86.4	69.9	84.3	1.02	.91	.91	1.00
20000-99999 inh.	98.1	4	(5)	1658	87.8	72.4	81.1	1.06	.93	.91	.94
10000-19999 inh.	97.0	5	(7)	1612	87.3	71.6	76.1	1.15	1.00	.93	1.06
5000-9999 inh.	96.4	6	(4)	1680	86.4	71.9	75.2	1.07	.89	.76	1.05
2800-4999 inh.	101.5	2	(3)	1733	90.8	75.7	74.4	1.05	.85	.71	1.09
1200-2799 inh.	99.0	3	(2)	2090	89.4	75.5	79.6	1.02	.84	.74	.92
<1200 inhabitants	110.9	1	(1)	2246	101.0	84.6	92.5	.98	.81	.76	.87
Switzerland	100.0	.	(.)	12924	90.2	74.9	80.7	1.04	.88	.81	.98

Females / Frauen

Females / Frauen	SMR	RANK		N	EUROP.	WORLD	TRUNC	N	WORLD	C3564	C6584
					data for 1989-92				ratio 90 / 80		
Zürich	103.8	8	(13)	1437	39.5	29.2	29.2	1.13	.82	.79	1.00
Bern	99.2	13	(18)	1169	37.4	28.0	26.8	1.25	.87	.90	1.03
Luzern	96.8	16	(9)	340	36.9	27.9	28.4	1.10	.73	.86	.92
Uri	64.3	26	(14)	23	25.9	18.6	21.2	.74	.51	.87	.62
Schwyz	98.8	14	(23)	108	38.6	28.8	28.0	1.38	.96	.88	1.31
Obwalden	92.4	21	(1)	28	33.7	25.0	18.2	.93	.50	.27	2.17
Nidwalden	98.7	15	(22)	29	38.0	29.6	21.7	1.38	.89	.76	2.09
Glarus	92.9	19	(11)	44	36.5	28.4	28.9	1.00	.89	1.62	.69
Zug	86.9	24	(17)	71	32.4	24.9	21.8	1.08	.83	.79	.84
Fribourg	117.6	2	(5)	246	46.5	34.6	37.6	1.31	.96	1.07	.89
Solothurn	88.5	23	(19)	232	34.2	25.1	26.1	1.12	.77	.91	.78
Basel-Stadt	112.9	6	(7)	372	45.8	34.8	36.5	1.17	.93	.83	1.00
Basel-Land	107.8	7	(26)	252	41.4	30.3	27.1	1.70	1.23	1.15	1.35
Schaffhausen	101.4	10	(25)	94	36.6	27.9	16.9	1.59	1.09	.54	1.27
Ausserrhoden	91.1	22	(20)	64	32.3	23.7	24.0	1.08	.81	.76	.96
Innerrhoden	137.5	1	(6)	22	51.6	39.9	45.1	1.38	.69	1.02	1.75
St. Gallen	92.5	20	(12)	439	36.5	27.9	29.0	1.03	.80	.74	.88
Graubünden	95.1	17	(21)	184	36.8	28.0	28.7	1.26	.96	.96	.74
Aargau	94.2	18	(15)	472	36.1	26.8	27.6	1.10	.78	.83	1.02
Thurgau	116.3	3	(16)	263	43.6	32.2	31.3	1.37	.98	.95	1.11
Ticino	67.6	25	(24)	245	27.0	21.5	17.5	.98	.76	.65	.79
Vaud	101.0	12	(2)	734	40.2	30.3	32.7	1.04	.75	.70	.90
Valais	115.3	4	(4)	273	45.3	35.4	36.7	1.24	.95	1.09	.74
Neuchâtel	113.0	5	(10)	235	45.8	34.7	37.5	1.16	1.05	1.16	.91
Genève	102.7	9	(3)	480	41.6	31.9	35.5	1.05	.87	.85	.83
Jura	101.4	11	(8)	80	41.4	32.6	32.9	1.10	.82	1.17	1.22
Zürich (Stadt)	117.6	2	(2)	667	44.0	32.0	36.5	1.12	.79	.89	1.05
Basel (Stadt)	114.3	4	(5)	337	46.0	35.2	34.4	1.18	.94	.81	.97
Genève (ville)	110.3	5	(3)	265	49.5	39.8	47.2	1.08	1.03	1.12	.89
Bern (Stadt)	115.3	3	(7)	267	47.0	36.3	32.6	1.36	1.10	.88	1.04
Lausanne	98.7	6	(1)	186	40.0	30.3	35.8	.89	.72	.68	.80
Winterthur	98.4	7	(8)	114	39.6	31.2	26.9	1.31	1.10	.79	1.00
St. Gallen (Stadt)	95.3	8	(4)	105	37.4	27.4	29.0	.93	.85	.97	.78
Luzern (Stadt)	125.9	1	(6)	129	51.2	38.3	55.0	1.37	.98	1.12	1.02
Biel/Bienne	85.0	9	(9)	62	34.0	26.3	28.8	1.15	1.10	1.69	.76
Deutschschweiz	99.8	.	(.)	5661	38.2	28.5	28.0	1.18	.85	.83	1.00
-Nordwestschweiz	99.4	.	(.)	2423	38.2	28.4	28.8	1.23	.86	.88	1.03
-Nordostschweiz	103.0	.	(.)	2177	39.3	29.3	28.5	1.15	.85	.77	.99
-Alpen/Voralpen	94.4	.	(.)	1061	35.9	27.0	25.1	1.14	.82	.88	.94
Romandie	107.2	.	(.)	2016	42.9	32.7	35.6	1.10	.85	.89	.87
Svizzera italiana	68.0	.	(.)	259	27.2	21.8	17.6	.98	.76	.65	.78
>100000 Einwohner	113.1	1	(1)	1722	45.5	34.5	37.4	1.12	.89	.88	.98
20000-99999 Einw.	102.6	2	(3)	1170	39.8	29.6	32.3	1.17	.88	.89	.94
10000-19999 Einw.	97.9	5	(6)	1007	38.1	28.5	30.3	1.17	.89	.86	.91
5000-9999 Einw.	90.2	7	(5)	948	34.8	26.1	26.5	1.10	.80	.83	.88
2800-4999 Einw.	98.3	4	(4)	982	38.2	29.0	28.2	1.21	.85	.84	1.01
1200-2799 Einw.	93.6	6	(7)	1070	35.6	26.7	23.8	1.20	.82	.75	1.05
<1200 Einwohner	98.6	3	(2)	1037	38.3	29.0	27.7	1.11	.79	.87	.88
Schweiz / Suisse	100.0	.	(.)	7936	38.7	29.1	29.3	1.15	.84	.84	.95

Males / Männer

Males / Männer	SMR	RANK		N	EUROP.	WORLD	TRUNC	N	WORLD	C3564	C6584
						data for 1969-72			ratio 80 / 70		
Zürich	100.7	15	(16)	4771	269.9	177.1	199.5	1.11	.95	.95	.94
Bern	98.0	17	(18)	4311	262.3	174.5	212.3	1.13	.96	.91	1.01
Luzern	102.4	9	(4)	1207	272.1	182.2	233.0	1.36	1.10	.99	1.23
Uri	89.3	20	(22)	127	242.4	160.7	193.2	1.16	.90	.63	1.26
Schwyz	100.9	13	(14)	365	269.2	178.0	227.6	1.23	1.01	.89	1.09
Obwalden	75.3	26	(26)	83	207.8	139.6	188.8	1.22	.98	1.13	1.05
Nidwalden	81.0	24	(23)	78	209.6	144.5	118.8	1.33	1.02	1.73	.90
Glarus	101.7	10	(7)	207	275.1	179.1	191.3	1.15	1.06	1.07	1.08
Zug	119.7	1	(19)	273	346.8	221.4	231.8	.98	.76	.81	.75
Fribourg	99.9	16	(11)	800	263.7	179.2	246.7	1.22	1.05	1.09	.99
Solothurn	104.7	6	(9)	1006	281.2	187.9	231.8	1.19	1.00	.90	1.16
Basel-Stadt	111.0	2	(2)	1256	301.2	195.9	228.9	1.15	1.01	1.05	1.06
Basel-Land	101.4	12	(15)	730	271.6	178.4	201.2	1.27	.97	.89	.98
Schaffhausen	102.6	8	(5)	344	269.7	180.0	216.0	1.21	1.07	.96	1.06
Ausserrhoden	77.8	25	(24)	235	212.2	139.1	174.9	1.10	1.05	1.00	1.09
Innerrhoden	83.0	23	(25)	58	216.9	147.7	197.1	1.05	1.02	1.25	.73
St. Gallen	90.6	19	(20)	1536	245.3	162.6	193.5	1.17	1.01	1.01	1.03
Graubünden	88.0	21	(17)	667	235.4	158.2	195.0	1.23	1.06	.98	1.14
Aargau	102.7	7	(12)	1738	275.0	181.9	216.0	1.21	1.01	.96	1.01
Thurgau	88.0	22	(21)	748	235.5	156.7	182.0	1.18	1.02	1.02	1.06
Ticino	106.1	4	(13)	1196	282.6	189.2	243.8	1.17	.97	.94	1.00
Vaud	101.6	11	(8)	2474	274.0	180.9	216.8	1.23	1.06	1.17	1.00
Valais	95.3	18	(6)	758	256.4	170.2	219.0	1.39	1.14	1.20	1.13
Neuchâtel	105.7	5	(10)	806	282.7	187.2	206.1	1.12	1.00	1.14	.98
Geneva	108.1	3	(1)	1505	291.5	191.6	225.8	1.26	1.06	1.08	1.05
Jura	100.7	14	(3)	325	265.4	176.6	243.9	1.22	1.18	1.16	1.02
Zürich (city)	103.1	7	(5)	2236	274.8	179.2	201.8	1.08	1.00	.99	.95
Basel (city)	111.9	1	(2)	1164	305.0	197.7	230.9	1.13	1.02	1.08	1.07
Geneva (city)	110.9	2	(1)	946	296.5	196.5	239.2	1.09	1.05	1.05	1.05
Bern (city)	108.5	4	(6)	874	293.1	194.2	218.1	1.01	.89	.91	.92
Lausanne	109.6	3	(3)	696	295.5	195.7	224.9	1.15	1.05	1.21	.95
Winterthur	106.6	5	(8)	455	282.8	187.0	195.2	.96	.85	.92	.86
St. Gallen (city)	101.9	8	(7)	370	275.8	181.5	191.4	1.00	.91	.95	.90
Luzern (city)	104.7	6	(4)	355	280.1	186.2	224.2	1.21	1.04	1.16	1.02
Biel/Bienne	95.4	9	(9)	268	251.5	167.4	222.6	.97	.87	.73	.91
German Switzerland	98.7	.	(.)	19762	264.4	174.9	207.0	1.17	.99	.96	1.02
-Northwestern	103.5	.	(.)	8652	276.9	183.6	221.9	1.18	.98	.93	1.04
-Northeastern	98.7	.	(.)	7150	265.0	174.2	197.8	1.13	.97	.96	.97
-Alps/Prealps	89.5	.	(.)	3960	240.5	160.1	192.7	1.21	1.04	1.01	1.09
French Switzerland	103.2	.	(.)	6575	276.5	183.2	224.1	1.23	1.06	1.13	1.02
Italian Switzerland	105.2	.	(.)	1267	280.1	187.4	240.1	1.18	.98	.96	1.00
>100000 inhabitants	107.5	1	(1)	5916	288.8	189.4	217.8	1.09	1.00	1.04	.98
20000-99999 inh.	105.8	2	(5)	3935	282.2	188.0	227.7	1.12	.93	.92	.96
10000-19999 inh.	103.1	3	(2)	3250	278.5	183.7	208.5	1.23	.98	1.02	.99
5000-9999 inh.	96.5	5	(4)	3132	258.3	170.7	205.3	1.29	1.03	1.02	1.03
2800-4999 inh.	96.9	4	(3)	3129	261.4	173.4	214.4	1.28	1.02	.96	1.15
1200-2799 inh.	93.7	7	(6)	3961	249.4	166.2	205.7	1.22	1.04	1.00	1.06
<1200 inhabitants	94.6	6	(7)	4281	254.0	168.7	206.2	1.16	1.03	1.03	1.03
Switzerland	100.0	.	(.)	27604	267.9	177.4	212.5	1.18	1.01	1.00	1.02

Females / Frauen

Females / Frauen	SMR	RANK		N	EUROP.	WORLD	TRUNC	N	WORLD	C3564	C6584
						data for 1969-72			ratio 80 / 70		
Zürich	98.3	16	(10)	4077	164.2	109.6	150.4	1.18	.97	.98	.97
Bern	99.4	12	(20)	3415	165.9	112.2	156.1	1.11	.89	.90	.92
Luzern	103.0	9	(14)	962	173.2	116.6	168.2	1.14	.87	.80	.94
Uri	95.5	21	(25)	98	163.7	106.4	122.3	.97	.82	.99	.67
Schwyz	105.4	5	(12)	296	174.6	118.3	169.6	1.16	.89	.84	.95
Obwalden	92.2	25	(24)	75	154.6	104.8	170.9	1.13	.95	.96	.79
Nidwalden	96.3	19	(1)	68	160.7	109.9	203.6	1.54	1.12	.83	1.35
Glarus	121.4	1	(4)	195	202.5	137.3	191.8	.96	.82	.76	.91
Zug	95.6	20	(2)	189	160.6	106.0	154.2	1.44	1.13	.99	1.02
Fribourg	106.7	4	(11)	591	179.3	120.5	173.8	1.11	.87	.87	.88
Solothurn	103.4	8	(5)	781	173.3	117.3	170.8	1.22	.97	.96	.98
Basel-Stadt	114.5	2	(3)	1267	192.2	129.2	182.8	1.07	.92	.92	.89
Basel-Land	111.3	3	(13)	636	185.6	124.3	170.6	1.13	.85	.85	.78
Schaffhausen	98.4	15	(15)	274	167.8	113.3	190.4	1.13	.88	.71	1.12
Ausserrhoden	93.6	23	(22)	225	156.5	107.2	149.5	1.04	.97	.96	.87
Innerrhoden	105.2	6	(26)	55	170.7	118.8	180.1	.82	.83	1.08	.58
St. Gallen	93.3	24	(17)	1321	156.9	106.3	160.2	1.15	.95	.89	1.02
Graubünden	98.3	17	(9)	548	163.7	111.0	150.3	1.17	.94	.94	.99
Aargau	98.6	14	(8)	1328	165.3	111.4	157.5	1.23	.98	1.02	.96
Thurgau	99.7	10	(23)	677	170.2	116.5	176.5	1.03	.84	.84	.86
Ticino	104.5	7	(19)	1060	176.4	120.0	185.6	1.09	.86	.82	.93
Vaud	97.3	18	(21)	2022	162.9	110.2	160.7	1.11	.93	.97	.89
Valais	88.3	26	(16)	521	146.6	98.3	137.6	1.34	1.06	1.15	.93
Neuchâtel	99.6	11	(6)	688	169.2	114.9	163.8	1.13	.98	1.03	1.01
Genève	98.8	13	(7)	1308	163.9	108.8	150.2	1.21	1.01	1.09	.95
Jura	94.3	22	(18)	226	156.9	104.8	149.1	1.11	.89	1.02	.99
Zürich (Stadt)	99.4	7	(3)	2040	165.6	110.8	153.4	1.13	1.01	1.05	.97
Basel (Stadt)	114.0	1	(1)	1155	191.5	128.7	180.6	1.05	.92	.94	.89
Genève (ville)	99.5	6	(4)	852	166.6	111.2	161.4	1.05	1.01	1.05	.97
Bern (Stadt)	104.4	3	(7)	808	174.1	116.5	158.3	1.05	.90	.97	.84
Lausanne	101.2	5	(5)	653	171.5	117.2	176.4	1.08	.97	1.04	.94
Winterthur	103.7	4	(6)	362	178.0	116.9	180.2	1.08	.92	.90	.92
St. Gallen (Stadt)	97.6	8	(2)	364	162.5	109.9	154.5	1.15	1.02	1.08	1.05
Luzern (Stadt)	105.3	2	(8)	343	178.7	119.8	171.8	1.06	.87	.85	.86
Biel/Bienne	90.7	9	(9)	226	150.8	100.0	140.9	1.08	1.02	.99	.79
Deutschschweiz	100.4	.	(.)	16477	167.9	113.0	160.2	1.15	.93	.93	.94
-Nordwestschweiz	103.8	.	(.)	7164	173.6	116.9	164.4	1.14	.91	.91	.90
-Nordostschweiz	97.4	.	(.)	6102	163.2	109.5	156.4	1.17	.96	.94	.98
-Alpen/Voralpen	98.9	.	(.)	3211	164.9	111.6	158.5	1.14	.93	.92	.95
Romandie	98.0	.	(.)	5306	164.0	110.5	157.9	1.15	.95	.99	.93
Svizzera italiana	104.0	.	(.)	1120	175.7	119.6	184.0	1.09	.86	.82	.94
>100000 Einwohner	103.2	1	(1)	5508	172.5	115.8	163.3	1.09	.97	1.01	.93
20000-99999 Einw.	100.1	4	(3)	3352	167.9	112.8	168.1	1.16	.94	.91	.93
10000-19999 Einw.	99.5	5	(6)	2724	166.2	111.7	156.2	1.19	.92	.93	.90
5000-9999 Einw.	101.2	2	(2)	2724	169.5	114.7	164.0	1.22	.92	.89	.97
2800-4999 Einw.	96.3	6	(4)	2424	161.9	109.6	163.2	1.23	.93	.85	1.02
1200-2799 Einw.	96.1	7	(7)	2983	160.0	107.4	150.3	1.15	.94	.98	.93
<1200 Einwohner	100.8	3	(5)	3188	168.7	114.5	159.6	1.07	.90	.95	.93
Schweiz / Suisse	100.0	.	(.)	22903	167.3	112.7	160.8	1.15	.93	.94	.94

Males / Männer

Males / Männer	SMR	RANK		N	EUROP.	WORLD	TRUNC	N	WORLD	C3564	C6584
				data for 1989-92				ratio 90 / 80			
Zürich	96.8	16	(16)	6095	257.0	164.5	169.7	1.15	.98	.90	1.02
Bern	97.3	15	(18)	5556	257.6	164.5	175.6	1.15	.98	.92	1.05
Luzern	99.0	14	(4)	1658	260.5	165.5	164.0	1.01	.83	.71	.95
Uri	83.9	24	(22)	171	227.8	147.2	155.9	1.16	1.02	1.36	.80
Schwyz	106.3	5	(14)	563	282.9	184.6	219.6	1.26	1.03	1.11	1.03
Obwalden	84.3	23	(26)	140	235.5	152.8	233.4	1.39	1.11	1.17	.94
Nidwalden	96.6	17	(23)	157	261.9	169.7	191.9	1.51	1.15	.94	1.11
Glarus	101.3	11	(7)	236	267.7	169.2	178.0	.99	.89	.87	.94
Zug	82.9	25	(19)	304	222.2	144.1	141.6	1.13	.86	.73	.90
Fribourg	114.8	2	(11)	1242	308.1	200.1	232.3	1.28	1.06	.90	1.21
Solothurn	105.4	8	(9)	1377	280.6	180.1	185.3	1.15	.96	.88	1.00
Basel-Stadt	115.1	1	(2)	1543	307.9	197.9	218.6	1.07	1.00	.92	.96
Basel-Land	94.7	19	(15)	1133	254.1	160.8	161.9	1.22	.92	.89	.97
Schaffhausen	105.6	7	(5)	449	282.4	178.8	189.9	1.08	.93	.91	.98
Ausserrhoden	89.0	22	(24)	294	231.6	148.1	156.2	1.14	1.02	.91	1.24
Innerrhoden	77.1	26	(25)	63	205.9	137.4	191.0	1.03	.91	.74	1.12
St. Gallen	95.9	18	(20)	2139	256.8	167.2	193.9	1.19	1.02	1.02	1.05
Graubünden	93.1	20	(17)	902	247.8	159.9	184.2	1.10	.95	.97	1.01
Aargau	101.3	12	(12)	2427	269.4	172.3	180.1	1.15	.94	.86	1.04
Thurgau	91.1	21	(21)	1014	241.2	154.2	155.5	1.15	.97	.86	1.05
Ticino	102.5	10	(13)	1665	274.1	179.2	214.7	1.19	.98	.92	1.03
Vaud	103.2	9	(8)	3379	275.7	179.5	213.9	1.11	.94	.85	1.05
Valais	106.8	4	(6)	1298	282.9	183.5	214.2	1.23	.95	.80	1.10
Neuchâtel	105.7	6	(10)	996	282.2	182.0	202.8	1.11	.98	.86	1.00
Geneva	101.3	13	(1)	1924	269.9	174.6	194.3	1.02	.86	.79	.89
Jura	111.6	3	(3)	429	297.3	193.5	234.5	1.08	.93	.82	1.12
Zürich (city)	98.1	7	(5)	2348	260.6	167.5	189.3	.97	.93	.94	.94
Basel (city)	116.1	1	(2)	1375	311.6	201.2	227.9	1.04	1.00	.92	.95
Geneva (city)	102.7	6	(1)	969	276.4	179.8	206.9	.94	.87	.82	.88
Bern (city)	108.6	3	(6)	993	287.2	183.3	203.3	1.13	1.06	1.05	1.12
Lausanne	108.4	4	(3)	794	293.1	190.6	219.9	.99	.93	.80	1.07
Winterthur	113.8	2	(8)	582	300.4	190.3	171.7	1.34	1.20	.97	1.23
St. Gallen (city)	87.5	9	(7)	377	234.1	150.5	168.8	1.02	.91	.96	.94
Luzern (city)	106.2	5	(4)	452	274.9	173.9	178.7	1.05	.90	.68	1.09
Biel/Bienne	95.7	8	(9)	313	254.1	165.1	179.1	1.20	1.14	1.08	1.18
German Switzerland	98.1	.	(.)	26393	260.6	167.0	177.4	1.14	.96	.90	1.02
-Northwestern	101.4	.	(.)	11579	268.8	171.5	178.9	1.13	.95	.86	1.01
-Northeastern	96.0	.	(.)	9320	255.1	163.3	170.0	1.15	.97	.90	1.01
-Alps/Prealps	95.3	.	(.)	5494	255.0	165.0	188.9	1.15	.99	.98	1.02
French Switzerland	105.4	.	(.)	9009	281.0	182.4	210.4	1.12	.94	.84	1.03
Italian Switzerland	102.1	.	(.)	1752	273.1	178.6	215.8	1.18	.97	.92	1.02
>100000 inhabitants	105.0	1	(1)	6479	280.8	181.0	205.5	1.00	.95	.91	.97
20000-99999 inh.	101.5	2	(5)	5101	267.7	171.5	180.7	1.16	.98	.86	1.08
10000-19999 inh.	97.5	6	(2)	4570	258.6	166.5	183.2	1.15	.92	.85	.99
5000-9999 inh.	95.4	7	(4)	4638	253.0	162.9	176.9	1.15	.92	.86	.99
2800-4999 inh.	99.9	4	(3)	4744	266.5	172.4	186.1	1.18	.97	.91	.97
1200-2799 inh.	99.2	5	(6)	5793	264.1	169.7	188.3	1.20	.98	.91	1.07
<1200 inhabitants	100.1	3	(7)	5829	267.5	172.1	186.9	1.18	.99	.89	1.08
Switzerland	100.0	.	(.)	37154	265.9	171.1	186.9	1.14	.96	.88	1.02

Females / Frauen

Females / Frauen	SMR	RANK		N	EUROP.	WORLD	TRUNC	N	WORLD	C3564	C6584
				data for 1989-92				ratio 90 / 80			
Zürich	100.9	12	(10)	5293	150.1	99.9	135.9	1.10	.94	.92	.94
Bern	98.6	14	(20)	4458	145.5	96.5	128.6	1.17	.96	.92	1.00
Luzern	95.1	19	(14)	1252	139.3	92.1	121.3	1.14	.91	.91	.93
Uri	76.4	26	(25)	106	110.8	71.2	102.2	1.12	.82	.84	.90
Schwyz	107.5	3	(12)	430	163.9	111.2	169.1	1.25	1.06	1.19	.96
Obwalden	83.5	25	(24)	94	122.5	83.5	111.7	1.11	.84	.68	.88
Nidwalden	97.3	15	(1)	106	143.1	94.7	135.8	1.01	.77	.81	.70
Glarus	108.7	2	(4)	197	160.5	109.1	158.9	1.05	.96	1.02	.95
Zug	89.0	24	(2)	267	134.1	89.4	112.7	.98	.75	.72	.78
Fribourg	106.1	4	(11)	829	153.6	100.7	129.0	1.26	.96	.87	1.02
Solothurn	105.1	5	(5)	1064	153.4	102.0	126.0	1.12	.90	.77	.97
Basel-Stadt	115.0	1	(3)	1464	168.3	110.6	154.5	1.08	.93	.91	1.00
Basel-Land	104.8	6	(13)	944	154.8	103.7	141.2	1.32	.99	.97	1.01
Schaffhausen	104.2	7	(15)	375	165.0	112.5	178.6	1.21	1.12	1.28	.89
Ausserrhoden	95.9	18	(22)	249	151.1	101.8	146.5	1.06	.98	1.01	.93
Innerrhoden	89.3	22	(26)	53	130.9	87.7	132.8	1.18	.89	.75	1.47
St. Gallen	91.5	20	(17)	1631	137.7	92.7	132.2	1.07	.92	.93	.90
Graubünden	103.5	10	(9)	765	156.4	104.5	147.2	1.19	1.00	1.05	.95
Aargau	103.5	9	(8)	1924	151.1	99.8	129.4	1.17	.91	.82	1.01
Thurgau	89.2	23	(23)	762	134.4	89.0	127.1	1.09	.91	.89	1.02
Ticino	103.8	8	(19)	1480	157.4	105.4	150.3	1.28	1.02	.98	1.02
Vaud	96.5	17	(21)	2611	145.1	96.5	135.8	1.16	.94	.87	1.03
Valais	96.7	16	(16)	873	142.9	94.7	129.0	1.25	.91	.81	1.04
Neuchâtel	99.9	13	(6)	791	150.5	99.9	130.6	1.02	.89	.78	1.01
Genève	102.4	11	(7)	1750	150.7	99.0	134.6	1.10	.90	.83	.93
Jura	90.2	21	(18)	271	133.4	88.5	120.5	1.08	.95	.78	.83
Zürich (Stadt)	105.8	3	(3)	2344	155.8	103.3	139.2	1.01	.93	.87	.96
Basel (Stadt)	114.2	1	(1)	1297	168.2	110.8	150.8	1.06	.94	.89	1.02
Genève (ville)	100.9	7	(4)	906	153.3	101.3	150.7	1.01	.90	.92	.85
Bern (Stadt)	102.4	5	(7)	912	149.6	99.5	127.5	1.07	.95	.87	1.06
Lausanne	96.1	8	(5)	685	144.6	96.5	124.6	.97	.85	.71	1.05
Winterthur	103.4	4	(6)	453	157.5	106.1	143.9	1.16	.98	.92	1.04
St. Gallen (Stadt)	89.0	9	(2)	369	141.9	96.8	158.9	.88	.86	.95	.77
Luzern (Stadt)	101.8	6	(8)	411	154.7	102.7	150.5	1.13	.99	1.03	1.06
Biel/Bienne	106.9	2	(9)	306	168.0	112.9	177.8	1.25	1.10	1.29	1.13
Deutschschweiz	100.0	.	(.)	21526	148.1	98.5	133.5	1.13	.94	.90	.96
-Nordwestschweiz	104.0	.	(.)	9644	152.2	100.7	131.0	1.18	.95	.88	1.02
-Nordostschweiz	98.0	.	(.)	7830	146.6	97.8	136.7	1.10	.93	.93	.93
-Alpen/Voralpen	95.4	.	(.)	4052	142.2	95.0	133.1	1.10	.91	.91	.91
Romandie	98.9	.	(.)	6943	147.4	97.6	134.5	1.14	.93	.87	.99
Svizzera italiana	104.7	.	(.)	1570	158.5	106.0	148.9	1.28	1.03	.99	1.02
>100000 Einwohner	105.0	1	(1)	6144	155.5	103.0	139.6	1.03	.92	.86	.98
20000-99999 Einw.	101.0	2	(3)	4424	153.2	102.7	148.1	1.13	.96	.97	.99
10000-19999 Einw.	99.1	4	(6)	3869	149.4	100.3	138.6	1.19	.97	.96	.97
5000-9999 Einw.	99.5	3	(2)	3923	147.3	98.3	134.6	1.18	.94	.92	.96
2800-4999 Einw.	97.4	6	(4)	3602	145.1	96.5	128.9	1.21	.95	.93	.95
1200-2799 Einw.	96.8	7	(7)	4122	142.0	93.8	125.6	1.20	.93	.85	.98
<1200 Einwohner	98.9	5	(5)	3955	145.1	95.4	126.1	1.16	.93	.84	.96
Schweiz / Suisse	100.0	.	(.)	30039	148.5	98.7	134.5	1.14	.94	.90	.97

All malignant neoplasms — Alle Malignome
Tutti i tumori maligni — Toutes les tumeurs malignes

1970 / 1980

Males / Männer	SMR	RANK	N	EUROP.	WORLD	TRUNC	N	WORLD	C3564	C6584
				data for 1969-72				ratio 80 / 70		
Zürich	100.9	14 (16)	4729	267.6	175.4	197.8	1.11	.94	.95	.93
Bern	98.0	17 (18)	4269	259.7	172.8	209.8	1.12	.96	.91	1.00
Luzern	102.6	8 (3)	1197	269.6	180.7	231.3	1.35	1.09	.99	1.24
Uri	89.5	20 (23)	126	240.5	159.3	188.7	1.14	.89	.63	1.23
Schwyz	100.5	15 (13)	360	264.7	175.4	227.6	1.22	1.01	.87	1.08
Obwalden	75.2	26 (26)	82	205.6	138.1	188.8	1.17	.95	1.13	.97
Nidwalden	81.8	24 (22)	78	209.6	144.5	118.8	1.33	1.02	1.73	.90
Glarus	101.8	10 (7)	205	272.7	177.6	191.3	1.14	1.04	1.07	1.08
Zug	120.1	1 (19)	271	344.6	219.7	228.9	.97	.75	.81	.75
Fribourg	99.4	16 (11)	788	260.3	176.2	242.7	1.21	1.05	1.10	.97
Solothurn	104.7	6 (8)	996	278.5	186.1	229.7	1.19	1.00	.91	1.16
Basel-Stadt	111.3	2 (1)	1247	299.4	194.6	228.2	1.15	1.01	1.05	1.05
Basel-Land	101.3	13 (15)	722	268.8	176.5	198.8	1.27	.97	.88	.98
Schaffhausen	102.1	9 (5)	339	265.3	177.0	214.4	1.23	1.09	.97	1.08
Ausserrhoden	77.5	25 (24)	232	209.2	136.8	168.8	1.09	1.03	.97	1.09
Innerrhoden	82.3	23 (25)	57	213.5	146.0	197.1	1.04	1.01	1.25	.71
St. Gallen	90.4	19 (20)	1517	242.4	160.4	190.5	1.16	1.01	1.02	1.01
Graubünden	87.1	22 (17)	653	230.2	155.0	191.5	1.24	1.07	.99	1.15
Aargau	103.0	7 (12)	1724	272.8	180.3	213.5	1.20	1.00	.95	1.01
Thurgau	87.9	21 (21)	740	233.2	154.6	180.2	1.18	1.02	1.02	1.06
Ticino	105.7	5 (14)	1179	278.1	186.5	242.7	1.16	.96	.93	.99
Vaud	101.8	11 (9)	2452	271.6	179.2	213.2	1.22	1.05	1.18	.98
Valais	95.4	18 (6)	751	254.5	168.6	217.5	1.38	1.13	1.20	1.12
Neuchâtel	106.1	4 (10)	801	280.7	186.1	205.2	1.10	.98	1.12	.96
Geneva	107.9	3 (2)	1488	288.3	189.5	221.9	1.25	1.05	1.09	1.03
Jura	101.5	12 (4)	324	264.6	176.0	243.9	1.20	1.16	1.16	1.01
Zürich (city)	103.1	7 (5)	2213	272.1	177.2	199.7	1.07	1.00	.99	.94
Basel (city)	112.1	1 (2)	1155	303.1	196.2	230.1	1.13	1.02	1.09	1.06
Geneva (city)	110.7	2 (1)	935	293.1	194.3	236.2	1.09	1.04	1.06	1.05
Bern (city)	108.6	4 (6)	866	290.4	192.4	215.6	1.00	.89	.92	.90
Lausanne	109.6	3 (3)	689	292.5	193.5	221.4	1.15	1.05	1.21	.94
Winterthur	106.5	5 (8)	450	280.0	184.7	193.8	.96	.85	.92	.86
St. Gallen (city)	101.8	8 (7)	366	273.1	179.5	185.9	1.00	.90	.97	.90
Luzern (city)	104.3	6 (4)	350	276.3	183.9	222.5	1.22	1.04	1.17	1.05
Biel/Bienne	96.0	9 (9)	267	250.6	166.7	220.4	.96	.86	.72	.90
German Switzerland	98.7	. (.)	19565	261.8	173.1	204.9	1.16	.99	.96	1.02
-Northwestern	103.6	. (.)	8572	274.3	181.8	219.8	1.18	.98	.93	1.04
-Northeastern	98.7	. (.)	7080	262.5	172.3	196.0	1.13	.96	.96	.96
-Alps/Prealps	89.4	. (.)	3913	237.6	158.1	190.1	1.20	1.04	1.01	1.07
French Switzerland	103.2	. (.)	6512	274.0	181.4	221.1	1.22	1.05	1.13	1.01
Italian Switzerland	104.8	. (.)	1250	275.9	184.9	239.0	1.16	.97	.95	.99
>100000 inhabitants	107.5	1 (1)	5858	286.1	187.4	215.6	1.09	1.00	1.04	.98
20000-99999 inh.	105.7	2 (5)	3893	279.0	185.8	224.3	1.12	.93	.93	.96
10000-19999 inh.	103.3	3 (2)	3223	276.2	182.1	206.7	1.22	.98	1.02	.98
5000-9999 inh.	96.5	5 (4)	3102	255.9	169.1	202.5	1.28	1.03	1.02	1.03
2800-4999 inh.	97.0	4 (3)	3100	259.1	171.7	212.6	1.27	1.02	.95	1.13
1200-2799 inh.	93.8	7 (6)	3923	247.1	164.6	204.2	1.21	1.03	1.00	1.05
<1200 inhabitants	94.3	6 (7)	4228	250.8	166.5	203.9	1.15	1.03	1.03	1.01
Switzerland	100.0	. (.)	27327	265.3	175.5	210.2	1.18	1.00	1.00	1.01

Females / Frauen	SMR	RANK	N	EUROP.	WORLD	TRUNC	N	WORLD	C3564	C6584
				data for 1969-72				ratio 80 / 70		
Zürich	98.3	15 (10)	3987	160.6	107.1	147.3	1.18	.97	.99	.96
Bern	99.0	12 (20)	3324	161.5	109.2	152.7	1.10	.89	.90	.91
Luzern	103.6	8 (15)	946	170.1	114.4	165.4	1.13	.86	.80	.92
Uri	97.7	18 (25)	98	163.7	106.4	122.3	.94	.79	.99	.66
Schwyz	105.9	5 (11)	291	171.6	116.1	165.8	1.14	.88	.85	.93
Obwalden	90.5	25 (23)	72	147.3	99.9	163.5	1.15	.98	.99	.77
Nidwalden	95.6	21 (1)	66	156.0	106.6	196.3	1.55	1.13	.86	1.38
Glarus	122.8	1 (4)	193	200.1	135.5	187.5	.93	.81	.75	.89
Zug	96.2	20 (3)	186	157.6	104.0	147.7	1.42	1.12	1.01	.99
Fribourg	106.6	4 (12)	577	174.5	117.0	167.4	1.10	.87	.88	.86
Solothurn	102.7	9 (5)	758	168.3	113.9	166.1	1.22	.98	.96	.99
Basel-Stadt	114.3	2 (2)	1237	187.7	126.2	178.0	1.07	.93	.94	.89
Basel-Land	110.9	3 (13)	619	181.0	120.7	167.7	1.13	.85	.86	.78
Schaffhausen	97.7	19 (14)	266	163.3	110.2	183.8	1.14	.89	.72	1.14
Ausserrhoden	94.8	22 (22)	223	155.4	106.6	149.5	1.02	.96	.96	.86
Innerrhoden	105.6	6 (26)	54	165.3	114.2	165.2	.81	.85	1.15	.56
St. Gallen	93.7	24 (18)	1297	153.9	104.1	157.0	1.13	.94	.87	1.00
Graubünden	98.3	16 (9)	536	160.1	108.0	149.6	1.17	.95	.93	.99
Aargau	98.9	13 (8)	1302	161.9	109.1	152.9	1.22	.98	1.02	.95
Thurgau	99.2	11 (24)	659	165.9	113.2	171.9	1.02	.83	.84	.86
Ticino	104.0	7 (17)	1032	171.6	116.9	181.0	1.10	.87	.83	.93
Vaud	98.1	17 (19)	1993	160.7	108.8	159.2	1.10	.93	.98	.88
Valais	88.2	26 (16)	509	143.0	95.8	132.9	1.33	1.05	1.16	.91
Neuchâtel	100.0	10 (7)	675	166.1	112.8	162.4	1.11	.95	1.00	1.01
Genève	98.4	14 (6)	1273	159.2	105.6	145.3	1.21	1.01	1.11	.94
Jura	94.3	23 (21)	221	153.4	102.4	144.2	1.08	.87	1.02	.96
Zürich (Stadt)	99.4	7 (3)	1995	161.7	108.0	149.9	1.13	1.01	1.06	.96
Basel (Stadt)	113.8	1 (1)	1128	187.1	125.6	175.3	1.05	.93	.95	.89
Genève (ville)	99.8	6 (4)	836	163.1	108.7	157.3	1.04	1.01	1.06	.96
Bern (Stadt)	103.9	4 (7)	787	169.8	113.7	155.6	1.05	.90	.97	.84
Lausanne	102.1	5 (5)	644	169.5	115.9	175.0	1.08	.97	1.04	.94
Winterthur	104.6	3 (6)	357	175.4	115.2	176.8	1.08	.92	.90	.90
St. Gallen (Stadt)	97.9	8 (2)	357	159.2	107.6	151.4	1.14	1.02	1.07	1.04
Luzern (Stadt)	106.3	2 (8)	339	176.4	117.9	171.8	1.03	.85	.84	.82
Biel/Bienne	89.5	9 (9)	218	145.2	96.0	138.6	1.08	1.04	.99	.79
Deutschschweiz	100.3	. (.)	16106	164.1	110.4	156.6	1.14	.93	.93	.93
-Nordwestschweiz	103.5	. (.)	6990	169.3	113.9	160.6	1.13	.91	.92	.89
-Nordostschweiz	97.4	. (.)	5966	159.6	106.9	152.9	1.16	.96	.95	.97
-Alpen/Voralpen	99.3	. (.)	3150	161.6	109.2	155.2	1.13	.93	.92	.94
Romandie	98.3	. (.)	5199	160.6	108.2	154.6	1.14	.94	1.00	.92
Svizzera italiana	103.4	. (.)	1089	170.8	116.3	179.7	1.10	.87	.83	.94
>100000 Einwohner	103.2	1 (1)	5390	168.7	113.2	159.7	1.08	.97	1.02	.93
20000-99999 Einw.	99.9	5 (3)	3271	163.7	109.9	164.1	1.16	.95	.92	.92
10000-19999 Einw.	100.0	4 (5)	2678	163.4	109.9	154.3	1.18	.92	.93	.89
5000-9999 Einw.	101.0	2 (2)	2658	165.5	111.9	160.4	1.21	.91	.89	.97
2800-4999 Einw.	96.1	6 (4)	2363	157.7	106.7	159.1	1.23	.93	.85	1.01
1200-2799 Einw.	96.0	7 (7)	2913	156.1	104.6	146.2	1.14	.94	.98	.91
<1200 Einwohner	100.9	3 (6)	3121	165.0	111.9	155.8	1.06	.89	.95	.91
Schweiz / Suisse	100.0	. (.)	22394	163.5	110.1	157.2	1.14	.93	.94	.93

Males / Männer

Males / Männer	SMR	RANK		N	EUROP.	WORLD	TRUNC	N	WORLD	C3564	C6584
Zürich	97.1	16	(16)	6023	253.9	162.5	168.5	1.15	.98	.90	1.02
Bern	97.2	15	(18)	5463	253.3	162.1	174.6	1.15	.98	.92	1.05
Luzern	98.8	14	(3)	1630	256.2	163.0	163.1	1.01	.83	.71	.94
Uri	84.7	24	(23)	170	226.8	146.7	155.9	1.18	1.04	1.41	.81
Schwyz	106.7	4	(13)	557	279.9	182.8	218.1	1.27	1.03	1.13	1.04
Obwalden	85.0	23	(26)	139	233.7	151.9	233.4	1.45	1.16	1.17	1.04
Nidwalden	96.8	17	(22)	155	257.9	167.1	187.3	1.49	1.14	.91	1.11
Glarus	102.1	10	(7)	234	265.3	167.8	178.0	1.00	.91	.87	.94
Zug	82.4	25	(19)	298	217.4	140.5	141.6	1.13	.85	.74	.89
Fribourg	114.5	2	(11)	1220	303.1	197.2	231.0	1.28	1.06	.90	1.21
Solothurn	105.8	6	(8)	1361	277.4	178.1	185.3	1.15	.96	.88	1.00
Basel-Stadt	115.3	1	(1)	1521	303.6	195.2	216.9	1.06	.99	.92	.96
Basel-Land	95.0	19	(15)	1120	250.6	158.6	160.9	1.22	.92	.89	.97
Schaffhausen	105.3	7	(5)	441	277.6	176.2	189.9	1.06	.92	.91	.95
Ausserrhoden	89.6	22	(24)	291	229.5	147.0	156.2	1.15	1.05	.97	1.24
Innerrhoden	73.4	26	(25)	59	193.8	130.2	191.0	1.00	.88	.74	1.07
St. Gallen	95.9	18	(20)	2106	253.2	165.1	192.6	1.19	1.02	1.03	1.06
Graubünden	93.2	20	(17)	889	244.1	157.5	182.6	1.10	.95	.97	1.00
Aargau	101.2	12	(12)	2390	265.4	170.1	179.3	1.15	.94	.87	1.02
Thurgau	91.7	21	(21)	1005	238.8	152.8	154.0	1.15	.97	.86	1.05
Ticino	101.9	11	(14)	1631	268.6	175.9	212.0	1.19	.98	.92	1.03
Vaud	103.3	9	(9)	3332	271.9	177.2	212.7	1.11	.94	.85	1.06
Valais	106.4	5	(6)	1274	277.6	180.3	211.4	1.23	.95	.80	1.11
Neuchâtel	105.0	8	(10)	974	276.2	178.6	202.0	1.11	.98	.88	1.00
Geneva	100.9	13	(2)	1888	265.0	171.8	192.9	1.02	.86	.79	.89
Jura	110.5	3	(4)	418	289.6	188.9	230.1	1.07	.93	.81	1.11
Zürich (city)	98.5	7	(5)	2319	257.4	165.6	187.6	.98	.93	.94	.95
Basel (city)	116.1	1	(2)	1353	306.8	198.1	225.9	1.04	.99	.92	.95
Geneva (city)	102.0	6	(1)	948	270.9	176.5	205.2	.93	.87	.82	.87
Bern (city)	109.1	3	(6)	982	284.4	181.8	202.3	1.13	1.06	1.05	1.14
Lausanne	108.7	4	(3)	783	289.1	188.2	218.8	.99	.93	.81	1.07
Winterthur	115.4	2	(8)	581	299.8	190.0	171.7	1.35	1.21	.98	1.23
St. Gallen (city)	88.0	9	(7)	373	231.7	149.3	168.8	1.02	.92	.97	.93
Luzern (city)	106.3	5	(4)	445	270.4	171.3	178.7	1.04	.89	.68	1.10
Biel/Bienne	95.0	8	(9)	306	248.6	162.1	179.1	1.19	1.14	1.12	1.17
German Switzerland	98.3	.	(.)	26021	257.0	164.8	176.4	1.14	.96	.90	1.02
-Northwestern	101.5	.	(.)	11410	264.9	169.2	177.9	1.13	.95	.87	1.01
-Northeastern	96.3	.	(.)	9203	251.8	161.3	168.9	1.15	.97	.91	1.02
-Alps/Prealps	95.3	.	(.)	5408	251.3	162.7	187.8	1.15	.99	.99	1.03
French Switzerland	105.2	.	(.)	8851	276.2	179.5	208.9	1.12	.94	.84	1.03
Italian Switzerland	101.6	.	(.)	1717	267.7	175.4	212.8	1.18	.98	.92	1.02
>100000 inhabitants	105.2	1	(1)	6385	276.9	178.6	203.9	1.00	.95	.91	.98
20000-99999 inh.	101.7	2	(5)	5036	264.2	169.4	180.4	1.16	.98	.87	1.08
10000-19999 inh.	97.6	6	(2)	4506	254.9	164.0	180.8	1.15	.92	.84	1.00
5000-9999 inh.	95.4	7	(4)	4572	249.3	160.7	176.0	1.15	.92	.86	.99
2800-4999 inh.	99.6	4	(3)	4659	261.8	169.6	184.9	1.18	.97	.92	.97
1200-2799 inh.	99.1	5	(6)	5699	259.9	167.3	187.2	1.20	.98	.92	1.07
<1200 inhabitants	99.9	3	(7)	5732	263.1	169.6	185.6	1.18	.99	.89	1.09
Switzerland	100.0	.	(.)	36589	261.9	168.7	185.6	1.14	.96	.89	1.02

Females / Frauen

Females / Frauen	SMR	RANK		N	EUROP.	WORLD	TRUNC	N	WORLD	C3564	C6584
Zürich	101.2	12	(10)	5142	146.8	97.9	134.8	1.10	.94	.93	.93
Bern	98.0	14	(20)	4286	141.3	94.0	127.4	1.17	.97	.93	1.00
Luzern	94.6	19	(15)	1207	135.3	89.8	119.1	1.13	.91	.90	.93
Uri	78.8	26	(25)	106	110.8	71.2	102.2	1.15	.84	.84	.92
Schwyz	107.8	2	(11)	418	160.7	109.5	169.1	1.26	1.07	1.20	.96
Obwalden	81.7	25	(23)	89	117.9	81.0	111.7	1.07	.83	.68	.87
Nidwalden	96.4	17	(1)	102	137.9	91.6	131.2	1.00	.76	.78	.73
Glarus	107.2	3	(4)	188	154.2	104.0	158.9	1.04	.95	1.05	.96
Zug	87.5	24	(3)	255	128.5	86.2	109.4	.97	.74	.72	.79
Fribourg	106.6	4	(12)	808	150.2	98.3	127.5	1.27	.96	.87	1.04
Solothurn	103.6	7	(5)	1017	148.1	98.7	126.0	1.10	.89	.78	.96
Basel-Stadt	115.5	1	(2)	1420	165.0	108.7	154.0	1.07	.93	.92	1.01
Basel-Land	105.1	5	(13)	920	151.6	101.9	140.7	1.32	.99	.98	1.02
Schaffhausen	103.4	8	(14)	360	160.2	109.8	176.8	1.18	1.11	1.31	.89
Ausserrhoden	97.4	15	(22)	244	148.0	99.7	143.3	1.07	.97	1.00	.93
Innerrhoden	90.6	22	(26)	52	129.7	87.0	132.8	1.18	.90	.75	1.46
St. Gallen	91.6	20	(18)	1580	134.4	90.8	130.6	1.08	.93	.95	.90
Graubünden	103.3	9	(9)	740	152.3	101.8	145.7	1.18	.99	1.05	.96
Aargau	103.0	11	(8)	1857	146.8	97.1	128.6	1.17	.91	.84	1.01
Thurgau	89.2	23	(24)	738	131.4	87.3	126.5	1.09	.93	.92	1.02
Ticino	103.9	6	(17)	1435	153.3	102.6	149.9	1.27	1.01	.99	1.01
Vaud	97.3	16	(19)	2546	142.5	95.0	135.1	1.16	.94	.87	1.04
Valais	96.3	18	(16)	844	138.9	92.4	128.4	1.25	.91	.83	1.03
Neuchâtel	100.9	13	(7)	773	147.4	97.8	129.0	1.04	.91	.81	1.01
Genève	103.1	10	(6)	1704	147.9	97.4	134.0	1.11	.91	.85	.93
Jura	90.8	21	(21)	264	131.2	87.4	120.5	1.10	.98	.81	.86
Zürich (Stadt)	106.0	2	(3)	2269	152.3	101.3	138.7	1.01	.93	.87	.96
Basel (Stadt)	115.1	1	(1)	1262	165.3	109.2	150.8	1.06	.94	.90	1.03
Genève (ville)	101.9	6	(4)	884	150.3	99.5	149.4	1.01	.91	.92	.86
Bern (Stadt)	101.3	7	(7)	871	145.5	97.2	127.5	1.06	.95	.89	1.04
Lausanne	98.1	8	(5)	676	142.8	95.4	122.8	.97	.85	.70	1.06
Winterthur	103.9	4	(6)	440	154.4	104.4	143.9	1.15	.99	.94	1.03
St. Gallen (Stadt)	90.4	9	(2)	362	139.7	95.4	157.4	.89	.87	.97	.78
Luzern (Stadt)	102.8	5	(8)	401	152.2	101.4	150.5	1.15	1.01	1.04	1.09
Biel/Bienne	104.7	3	(9)	290	160.4	107.7	173.2	1.23	1.08	1.28	1.13
Deutschschweiz	99.8	.	(.)	20808	144.3	96.2	132.4	1.13	.94	.91	.96
-Nordwestschweiz	103.6	.	(.)	9305	148.1	98.2	130.2	1.18	.95	.89	1.02
-Nordostschweiz	98.1	.	(.)	7597	143.2	95.8	135.3	1.09	.94	.94	.92
-Alpen/Voralpen	94.9	.	(.)	3906	138.2	92.6	131.6	1.10	.91	.91	.91
Romandie	99.5	.	(.)	6765	144.6	96.0	133.8	1.14	.94	.88	1.00
Svizzera italiana	104.7	.	(.)	1522	154.5	103.2	148.5	1.27	1.02	1.00	1.02
>100000 Einwohner	105.5	1	(1)	5962	152.3	101.1	139.0	1.02	.92	.87	.98
20000-99999 Einw.	101.3	2	(3)	4295	149.8	100.7	146.9	1.13	.97	.98	.99
10000-19999 Einw.	99.6	3	(5)	3768	146.3	98.5	137.2	1.19	.98	.97	.97
5000-9999 Einw.	99.2	4	(2)	3791	143.5	96.1	133.6	1.18	.94	.93	.96
2800-4999 Einw.	97.1	6	(4)	3478	141.3	94.1	127.9	1.20	.95	.94	.95
1200-2799 Einw.	96.5	7	(7)	3987	138.3	91.6	124.7	1.20	.93	.87	.98
<1200 Einwohner	98.2	5	(6)	3814	140.8	92.9	125.1	1.16	.93	.85	.97
Schweiz / Suisse	100.0	.	(.)	29095	144.9	96.5	133.5	1.14	.94	.91	.97

Males / Männer

Males / Männer	SMR	RANK		N	EUROP.	WORLD	TRUNC	N	WORLD	C3564	C6584
				data for 1969-72				ratio 80 / 70			
Zürich	71.9	25	(22)	115	6.5	4.2	6.0	1.37	1.25	1.42	1.00
Bern	86.8	19	(25)	128	7.8	5.3	8.1	.97	.90	1.02	.69
Luzern	132.2	7	(6)	53	10.9	7.8	15.2	1.42	1.35	1.40	1.32
Uri	82.4	21	(15)	4	7.0	4.5	4.1	1.50	1.44	-	.75
Schwyz	114.7	10	(2)	14	9.9	7.2	13.0	2.14	1.84	1.64	2.45
Obwalden	135.0	4	(13)	5	10.9	6.7	9.4	1.00	.96	1.13	.54
Nidwalden	213.4	1	(26)	7	20.6	13.6	5.9	.29	.21	1.07	.10
Glarus	132.8	6	(7)	9	11.6	7.4	3.2	1.22	1.30	4.13	.78
Zug	154.6	3	(19)	12	15.9	10.0	15.7	.75	.64	.83	.13
Fribourg	96.7	15	(8)	26	9.2	6.4	11.6	1.50	1.40	1.74	1.04
Solothurn	86.0	20	(10)	28	7.7	5.3	8.0	1.57	1.37	1.69	1.23
Basel-Stadt	93.8	17	(21)	36	9.0	5.9	9.0	.97	.84	1.13	.72
Basel-Land	73.1	24	(20)	18	6.1	4.3	7.7	1.61	1.23	1.37	1.56
Schaffhausen	79.8	22	(14)	9	7.0	4.5	8.9	1.56	1.57	1.39	1.56
Ausserrhoden	123.4	8	(18)	12	10.4	7.1	9.8	.75	.96	1.37	.56
Innerrhoden	86.8	18	(1)	2	9.5	7.3	23.4	3.00	2.55	1.69	.
St. Gallen	134.9	5	(16)	76	12.2	8.1	12.2	.86	.80	1.05	.53
Graubünden	114.7	11	(9)	29	10.4	6.8	8.1	1.17	1.08	1.58	.81
Aargau	94.1	16	(24)	54	8.2	5.5	7.9	1.00	.90	1.09	.49
Thurgau	73.7	23	(23)	21	6.3	4.4	6.2	1.29	1.25	1.89	.91
Ticino	105.4	14	(11)	40	9.7	6.6	11.4	1.33	1.14	1.14	1.07
Vaud	111.6	12	(12)	91	10.0	6.6	7.3	1.20	1.16	2.15	.63
Valais	107.7	13	(5)	29	9.1	6.3	13.1	1.83	1.59	1.71	1.45
Neuchâtel	116.9	9	(17)	30	11.2	7.2	9.5	.97	.93	1.56	.41
Geneva	166.3	2	(4)	78	14.2	9.9	16.4	1.22	1.09	1.19	.75
Jura	27.9	26	(3)	3	2.4	1.8	5.8	7.00	7.52	5.08	.
Zürich (city)	71.1	9	(4)	52	6.4	4.0	5.7	1.48	1.72	2.24	.93
Basel (city)	93.6	7	(7)	33	8.9	5.9	9.9	1.03	.93	1.16	.68
Geneva (city)	164.0	1	(1)	47	14.0	9.8	17.3	1.09	1.17	1.32	.76
Bern (city)	77.3	8	(8)	21	7.0	4.8	7.8	1.05	1.14	1.19	1.03
Lausanne	140.5	3	(3)	30	12.4	8.0	6.7	.80	.93	2.36	.29
Winterthur	97.9	6	(9)	14	8.5	5.6	6.4	.86	.81	1.03	.76
St. Gallen (city)	141.3	2	(5)	17	14.1	9.0	10.1	.76	.77	1.78	.46
Luzern (city)	122.5	4	(2)	14	10.6	7.3	16.4	1.21	1.44	1.43	1.22
Biel/Bienne	105.4	5	(6)	10	9.6	6.6	6.6	1.00	.81	.39	1.14
German Switzerland	91.8	.	(.)	619	8.2	5.5	8.2	1.20	1.10	1.33	.82
-Northwestern	92.5	.	(.)	262	8.2	5.6	8.5	1.18	1.05	1.28	.82
-Northeastern	85.2	.	(.)	208	7.6	5.0	7.5	1.21	1.10	1.28	.87
-Alps/Prealps	101.3	.	(.)	149	9.1	6.1	8.9	1.23	1.18	1.52	.76
French Switzerland	124.1	.	(.)	266	11.1	7.5	11.4	1.26	1.17	1.60	.73
Italian Switzerland	108.6	.	(.)	44	9.9	6.8	11.7	1.32	1.13	1.09	1.31
>100000 inhabitants	98.6	4	(2)	183	8.8	5.8	8.7	1.14	1.24	1.63	.74
20000-99999 inh.	111.5	2	(5)	140	10.3	6.9	10.6	1.09	.96	1.16	.80
10000-19999 inh.	85.9	7	(4)	92	7.4	5.1	8.0	1.57	1.35	1.59	.93
5000-9999 inh.	98.5	5	(6)	108	8.7	6.0	9.6	1.24	1.06	1.22	.69
2800-4999 inh.	102.2	3	(7)	111	9.1	6.2	10.3	1.15	.97	1.01	.91
1200-2799 inh.	113.8	1	(3)	161	10.3	6.8	9.3	1.09	.97	1.32	.81
<1200 inhabitants	88.7	6	(1)	134	7.7	5.3	7.4	1.45	1.42	1.96	.87
Switzerland	100.0	.	(.)	929	8.9	6.0	9.1	1.22	1.12	1.40	.81

Females / Frauen

Females / Frauen	SMR	RANK		N	EUROP.	WORLD	TRUNC	N	WORLD	C3564	C6584
				data for 1969-72				ratio 80 / 70			
Zürich	85.5	17	(14)	33	1.4	1.0	1.3	1.36	1.17	2.05	.91
Bern	109.4	13	(11)	35	1.6	1.0	.8	1.23	1.05	1.10	.75
Luzern	93.7	16	(16)	8	1.4	1.0	.9	1.25	1.12	2.09	.85
Uri	106.4	14	(2)	1	1.4	1.1	-	2.00	1.38	.	2.25
Schwyz	192.5	3	(1)	5	3.1	2.0	2.2	1.20	.82	2.04	1.00
Obwalden	132.5	5	(24)	1	1.9	1.0	-	-	-	.	-
Nidwalden	-	25	(24)	-	-	-	-	-	-	.	-
Glarus	132.0	6	(10)	2	2.4	2.0	4.2	1.00	.88	1.14	2.21
Zug	54.7	23	(23)	1	.7	.3	-	1.00	1.59	.	.27
Fribourg	98.3	15	(8)	5	1.4	.8	.7	1.60	1.52	.93	.66
Solothurn	201.5	2	(5)	14	3.2	2.0	2.1	.93	.68	.93	.72
Basel-Stadt	115.8	10	(20)	12	1.7	1.3	1.3	.67	.57	1.20	.67
Basel-Land	114.0	12	(6)	6	2.0	1.2	.7	1.67	1.27	5.00	1.10
Schaffhausen	114.7	11	(13)	3	1.7	1.3	2.0	1.00	1.05	2.19	.51
Ausserrhoden	128.5	7	(19)	3	2.0	1.2	2.1	.67	.35	-	.89
Innerrhoden	209.8	1	(24)	1	2.4	1.2	-	-	-	.	-
St. Gallen	82.3	18	(12)	11	1.2	.7	-	1.45	1.80	.	.66
Graubünden	57.8	22	(3)	3	.9	.5	.7	3.33	2.95	2.10	3.05
Aargau	80.3	19	(22)	10	1.3	.9	2.0	.90	.65	.25	1.39
Thurgau	47.0	24	(15)	3	.7	.4	-	2.33	2.56	.	.89
Ticino	126.6	9	(21)	12	2.0	1.2	1.0	.67	.56	.93	.61
Vaud	75.9	20	(17)	15	1.3	.8	1.5	1.40	1.06	.96	.97
Valais	165.4	4	(18)	9	2.4	1.6	1.4	.67	.59	1.28	.24
Neuchâtel	75.7	21	(7)	5	1.3	.7	-	2.00	2.48	.	4.93
Genève	126.9	8	(9)	16	2.3	1.6	3.2	1.19	.96	.89	2.22
Jura	-	25	(4)	-	-	-	-	.	.	.	.
Zürich (Stadt)	99.5	4	(2)	19	1.7	1.1	1.6	1.47	1.55	3.16	.89
Basel (Stadt)	126.7	3	(8)	12	1.9	1.4	1.5	.67	.59	1.27	.69
Genève (ville)	98.1	5	(1)	8	1.9	1.3	2.0	2.00	1.92	2.57	4.24
Bern (Stadt)	69.0	7	(3)	5	1.1	.7	-	2.20	1.73	.	3.13
Lausanne	81.4	6	(4)	5	1.4	.9	2.1	1.60	1.36	1.06	3.03
Winterthur	61.6	9	(9)	2	.9	.6	1.2	1.00	.62	-	.90
St. Gallen (Stadt)	167.0	2	(5)	6	2.1	1.2	-	.67	.96	.	.15
Luzern (Stadt)	65.9	8	(6)	2	1.2	.7	-	1.50	2.10	.	1.02
Biel/Bienne	171.8	1	(7)	4	2.6	1.7	1.9	.50	.79	.91	.20
Deutschschweiz	99.5	.	(.)	152	1.5	1.0	1.1	1.22	1.07	1.79	.77
-Nordwestschweiz	112.6	.	(.)	72	1.8	1.2	1.3	1.07	.89	1.10	.81
-Nordostschweiz	83.8	.	(.)	49	1.3	.9	1.0	1.37	1.26	2.75	.70
-Alpen/Voralpen	102.3	.	(.)	31	1.5	.9	.9	1.35	1.23	2.10	.81
Romandie	95.7	.	(.)	49	1.6	1.1	1.6	1.37	1.14	1.37	1.18
Svizzera italiana	129.3	.	(.)	13	2.1	1.2	1.3	.77	.58	.63	.86
>100000 Einwohner	97.8	3	(1)	49	1.7	1.1	1.4	1.45	1.38	2.30	1.39
20000-99999 Einw.	134.0	1	(6)	42	2.1	1.3	1.5	.81	.83	1.58	.30
10000-19999 Einw.	78.6	7	(5)	20	1.3	.9	1.1	1.55	1.10	1.61	1.90
5000-9999 Einw.	83.9	6	(2)	21	1.3	.9	1.4	1.76	1.29	1.08	1.56
2800-4999 Einw.	89.6	5	(7)	21	1.4	.9	.7	.90	.63	.58	.55
1200-2799 Einw.	113.9	2	(3)	33	1.7	1.1	1.2	1.09	.98	1.23	.57
<1200 Einwohner	94.4	4	(4)	28	1.5	.9	1.0	1.25	1.11	1.91	1.15
Schweiz / Suisse	100.0	.	(.)	214	1.6	1.0	1.2	1.23	1.06	1.59	.84

Males / Männer	SMR	RANK		N	EUROP.	WORLD	TRUNC	N	WORLD	C3564	C6584
		data for 1989-92						ratio 90 / 80			
Zürich	78.6	19	(22)	169	7.2	5.1	10.1	1.07	.96	1.14	.72
Bern	76.3	21	(25)	139	7.0	4.8	8.3	1.12	1.01	1.02	1.01
Luzern	82.8	17	(6)	46	7.5	5.2	7.1	.61	.49	.33	.92
Uri	62.2	24	(15)	4	5.9	3.8	7.9	.67	.58	.	.58
Schwyz	105.3	10	(2)	19	9.5	6.6	13.7	.63	.50	.71	.63
Obwalden	39.4	25	(13)	2	3.0	1.9	-	.40	.30	-	.38
Nidwalden	163.4	2	(26)	9	15.7	10.8	22.9	4.50	3.78	3.69	3.54
Glarus	109.6	9	(7)	8	8.4	5.0	3.9	.73	.52	.24	1.19
Zug	89.5	16	(19)	12	8.2	5.5	5.0	1.33	.87	.37	4.49
Fribourg	160.1	3	(8)	57	15.4	10.8	23.6	1.46	1.19	1.25	2.24
Solothurn	67.1	23	(10)	29	6.2	4.3	9.7	.66	.60	.74	.45
Basel-Stadt	97.2	14	(21)	41	9.4	6.5	14.5	1.17	1.32	1.41	.87
Basel-Land	95.3	15	(20)	41	9.1	6.1	12.2	1.41	1.14	1.11	.75
Schaffhausen	71.9	22	(14)	10	6.4	4.6	10.9	.71	.65	.74	.56
Ausserrhoden	30.1	26	(18)	3	3.1	2.1	5.8	.33	.31	.43	.22
Innerrhoden	158.1	4	(1)	4	11.0	6.1	-	.67	.33	-	2.24
St. Gallen	101.6	11	(16)	74	9.5	6.7	13.6	1.14	1.03	1.02	1.04
Graubünden	79.6	18	(9)	25	7.6	5.3	11.0	.74	.72	.83	.50
Aargau	100.4	12	(24)	85	9.4	6.6	13.1	1.57	1.33	1.47	1.40
Thurgau	77.3	20	(23)	28	6.8	4.6	7.0	1.04	.83	.59	1.26
Ticino	100.3	13	(11)	55	9.2	6.4	12.2	1.04	.85	.95	.94
Vaud	130.2	8	(12)	140	12.3	8.8	18.8	1.28	1.15	1.22	1.21
Valais	156.4	5	(5)	65	14.3	10.2	20.6	1.23	1.02	.86	1.04
Neuchâtel	149.2	7	(17)	46	13.6	9.9	19.4	1.59	1.49	1.36	1.97
Geneva	155.9	6	(4)	104	14.5	10.1	20.3	1.09	.94	.98	.94
Jura	185.7	1	(3)	23	16.4	11.2	16.5	1.10	.83	.50	2.25
Zürich (city)	104.8	4	(4)	78	9.8	6.9	15.7	1.01	1.00	1.12	.77
Basel (city)	102.2	5	(7)	38	10.0	7.0	15.8	1.12	1.29	1.36	.88
Geneva (city)	167.0	2	(1)	52	15.9	10.9	20.5	1.02	.96	.88	.92
Bern (city)	80.0	7	(8)	22	7.6	5.2	11.4	1.00	.95	1.27	.92
Lausanne	209.6	1	(3)	48	19.7	13.9	28.6	2.00	1.87	1.72	3.82
Winterthur	72.4	8	(9)	12	7.0	5.1	11.0	1.00	1.12	1.72	.42
St. Gallen (city)	59.4	9	(5)	8	5.6	3.9	7.8	.62	.56	.49	.70
Luzern (city)	93.0	6	(2)	12	8.0	5.5	7.0	.71	.53	.24	1.24
Biel/Bienne	132.5	3	(6)	14	12.2	8.5	12.6	1.40	1.59	5.36	1.04
German Switzerland	85.5	.	(.)	765	7.9	5.5	10.4	1.03	.90	.93	.90
-Northwestern	84.3	.	(.)	322	7.9	5.5	10.6	1.04	.93	.97	.85
-Northeastern	80.6	.	(.)	265	7.4	5.2	9.9	1.05	.93	.99	.82
-Alps/Prealps	96.9	.	(.)	178	8.8	6.0	11.0	.97	.84	.80	1.07
French Switzerland	145.6	.	(.)	416	13.6	9.7	19.6	1.25	1.10	1.07	1.25
Italian Switzerland	98.7	.	(.)	57	9.0	6.3	12.2	.98	.82	.95	.80
>100000 inhabitants	123.2	1	(2)	238	11.7	8.1	17.4	1.14	1.14	1.18	1.06
20000-99999 inh.	95.4	5	(5)	157	8.8	6.2	11.2	1.03	.94	.90	.97
10000-19999 inh.	99.1	4	(4)	160	9.3	6.6	12.6	1.11	.95	.95	.95
5000-9999 inh.	89.4	6	(6)	148	8.3	5.8	11.3	1.10	.91	.97	1.20
2800-4999 inh.	88.1	7	(7)	142	8.2	5.8	11.5	1.11	.95	1.05	.73
1200-2799 inh.	100.3	2	(3)	198	9.2	6.3	11.5	1.13	.95	.92	.97
<1200 inhabitants	100.2	3	(1)	195	9.4	6.5	12.9	1.01	.86	.89	.97
Switzerland	100.0	.	(.)	1238	9.3	6.5	12.7	1.09	.96	.98	.98

Females / Frauen	SMR	RANK		N	EUROP.	WORLD	TRUNC	N	WORLD	C3564	C6584
		data for 1989-92						ratio 90 / 80			
Zürich	92.9	13	(14)	56	1.7	1.2	1.9	1.24	1.04	.76	1.36
Bern	103.6	10	(11)	53	1.5	1.0	1.2	1.23	.90	1.25	1.16
Luzern	93.1	12	(16)	14	1.6	1.1	1.3	1.40	.97	.68	.75
Uri	191.3	1	(2)	3	3.0	2.1	4.6	1.50	1.43	.89	.70
Schwyz	130.5	7	(1)	6	2.2	1.7	1.5	1.00	1.07	.33	.55
Obwalden	157.7	3	(24)	2	1.8	.9	-	.	.	.	.
Nidwalden	79.4	14	(24)	1	2.1	1.4	4.4	.	.	.	.
Glarus	49.1	25	(10)	1	.9	.6	-	.50	.33	-	.57
Zug	57.0	23	(23)	2	1.3	1.0	1.7	2.00	1.87	.	.88
Fribourg	56.1	24	(8)	5	.7	.4	-	.63	.32	-	.86
Solothurn	60.8	21	(5)	7	.7	.4	.5	.54	.32	.35	.41
Basel-Stadt	70.0	18	(20)	10	1.3	.8	1.1	1.25	1.15	.72	1.23
Basel-Land	76.0	16	(6)	8	1.5	1.1	2.5	.80	.73	.93	.30
Schaffhausen	98.1	11	(13)	4	2.0	1.3	3.4	1.33	.99	1.03	.73
Ausserrhoden	68.7	19	(19)	2	2.6	1.9	6.1	1.00	4.28	.	-
Innerrhoden	-	26	(24)	-	-	-	-	.	.	.	.
St. Gallen	79.0	15	(12)	16	1.5	1.0	2.0	1.00	.83	.86	.74
Graubünden	119.0	8	(3)	10	2.2	1.4	2.4	1.00	.87	1.39	.46
Aargau	65.2	20	(22)	14	1.0	.6	1.1	1.56	1.09	2.00	1.55
Thurgau	72.0	17	(15)	7	1.3	.8	1.3	1.00	.83	.69	2.38
Ticino	172.1	2	(21)	28	3.4	2.4	4.8	3.50	3.62	5.89	1.63
Vaud	146.0	4	(17)	45	2.8	1.9	3.8	2.14	2.24	2.46	1.86
Valais	57.9	22	(18)	6	1.2	.8	1.7	1.00	.85	.87	.53
Neuchâtel	133.8	6	(7)	12	2.1	1.5	2.8	1.20	.84	.63	2.03
Genève	136.7	5	(9)	27	2.4	1.6	2.8	1.42	1.01	.90	1.71
Jura	117.4	9	(4)	4	2.4	1.6	4.1	1.00	1.09	1.74	1.24
Zürich (Stadt)	88.6	7	(2)	22	1.8	1.3	2.4	.79	.76	.51	.95
Basel (Stadt)	70.8	9	(8)	9	1.4	.9	1.3	1.13	1.11	.74	1.05
Genève (ville)	157.2	3	(1)	16	2.8	1.9	3.0	1.00	.73	.57	1.16
Bern (Stadt)	100.8	6	(3)	10	2.0	1.5	2.5	.91	1.29	3.40	.82
Lausanne	211.9	1	(4)	17	4.4	2.9	6.1	2.13	2.29	2.36	3.15
Winterthur	120.9	4	(9)	6	2.2	1.5	2.9	3.00	4.28	.	1.35
St. Gallen (Stadt)	85.9	8	(5)	4	1.5	1.0	1.5	1.00	.84	.53	1.93
Luzern (Stadt)	111.0	5	(6)	5	2.2	1.6	1.6	1.67	1.11	.50	3.45
Biel/Bienne	186.5	2	(7)	6	3.6	2.4	5.0	3.00	1.82	2.30	5.08
Deutschschweiz	87.5	.	(.)	215	1.5	1.0	1.6	1.16	.93	.85	1.03
-Nordwestschweiz	83.1	.	(.)	88	1.4	.9	1.3	1.14	.86	.98	1.00
-Nordostschweiz	87.3	.	(.)	80	1.6	1.1	1.9	1.19	1.01	.81	1.27
-Alpen/Voralpen	97.6	.	(.)	47	1.6	1.0	1.6	1.12	.91	.83	.79
Romandie	124.6	.	(.)	100	2.3	1.5	3.0	1.49	1.27	1.32	1.56
Svizzera italiana	163.8	.	(.)	28	3.2	2.2	4.6	2.80	3.19	5.85	1.17
>100000 Einwohner	112.7	2	(1)	74	2.2	1.6	2.8	1.04	1.01	.85	1.15
20000-99999 Einw.	108.6	3	(6)	54	1.9	1.3	2.2	1.59	1.17	1.00	2.20
10000-19999 Einw.	115.8	1	(5)	52	2.3	1.6	3.6	1.68	1.63	2.36	.87
5000-9999 Einw.	106.0	4	(2)	48	1.8	1.2	2.2	1.30	1.08	1.38	.95
2800-4999 Einw.	89.4	5	(7)	38	1.5	1.0	1.5	2.00	1.76	4.36	1.72
1200-2799 Einw.	75.5	7	(3)	37	1.2	.8	1.1	1.03	.73	.68	.77
<1200 Einwohner	87.1	6	(4)	40	1.5	.9	1.2	1.14	.90	.62	1.00
Schweiz / Suisse	100.0	.	(.)	343	1.8	1.2	2.1	1.30	1.09	1.10	1.14

Table of changes

Oesophagus
Esofago

1970 / 1980

Males / Männer

Region	SMR	RANK (1969-72)	N (1969-72)	EUROP.	WORLD	TRUNC	N (ratio 80/70)	WORLD	C3564	C6584
Zürich	64.7	21 (23)	147	8.8	5.5	6.9	.99	.84	1.02	.75
Bern	93.0	16 (17)	198	12.4	7.8	7.5	.85	.76	1.02	.66
Luzern	150.5	5 (6)	85	20.2	13.0	13.6	.85	.69	.93	.58
Uri	146.5	6 (15)	10	18.2	12.1	8.9	.60	.39	-	.65
Schwyz	144.7	7 (2)	25	17.4	11.7	12.3	1.04	.86	.84	.93
Obwalden	18.8	25 (13)	1	2.0	1.5	-	5.00	5.17	-	1.77
Nidwalden	-	26 (10)	-	-	-	-	.	.	.	.
Glarus	90.9	17 (1)	9	11.5	8.0	13.4	1.56	1.26	.57	2.39
Zug	176.4	2 (24)	19	25.7	15.9	12.7	.37	.28	-	.28
Fribourg	202.4	1 (3)	78	25.6	16.8	19.0	.69	.62	.83	.42
Solothurn	123.5	8 (21)	57	16.5	10.8	12.7	.61	.48	.47	.64
Basel-Stadt	93.1	15 (25)	51	11.4	7.7	12.1	.59	.60	.79	.53
Basel-Land	76.4	19 (26)	26	9.4	6.2	9.7	.85	.64	.52	.53
Schaffhausen	61.9	22 (16)	10	8.4	5.3	5.4	1.30	1.13	1.59	1.31
Ausserrhoden	54.0	23 (11)	8	6.3	3.9	2.5	1.50	1.63	3.26	1.28
Innerrhoden	29.4	24 (4)	1	3.0	2.3	-	4.00	4.70	.	4.18
St. Gallen	75.9	20 (19)	62	9.6	6.3	7.3	1.00	.89	.99	.88
Graubünden	79.2	18 (12)	29	11.0	6.6	5.1	1.10	1.02	1.61	.71
Aargau	106.6	12 (22)	86	14.0	9.0	6.7	.73	.62	.93	.55
Thurgau	97.5	14 (18)	40	12.6	8.2	10.5	.80	.73	.81	.58
Ticino	102.8	13 (20)	56	12.9	9.0	12.4	.77	.64	.77	.70
Vaud	108.8	11 (5)	128	14.1	9.2	13.2	1.13	.98	1.11	.94
Valais	160.9	4 (7)	61	21.5	13.5	14.0	.77	.64	.95	.45
Neuchâtel	114.3	9 (14)	42	14.5	9.9	15.9	.71	.67	.72	.76
Genève	109.4	10 (9)	73	14.4	9.2	11.7	.96	.91	1.21	.53
Jura	166.7	3 (8)	26	21.4	13.6	21.6	.62	.73	1.11	.20
Zürich (city)	54.2	9 (3)	57	7.5	4.7	5.9	1.33	1.27	1.55	.84
Basel (city)	91.3	5 (6)	46	11.1	7.7	12.8	.63	.67	.85	.60
Geneva (city)	108.8	3 (2)	45	14.5	9.3	13.9	.71	.79	1.06	.36
Bern (city)	58.8	8 (4)	23	7.7	5.0	4.9	1.17	1.08	1.21	.95
Lausanne	97.8	4 (1)	30	11.8	8.2	17.4	1.37	1.23	1.02	1.78
Winterthur	111.8	2 (8)	23	14.4	9.8	16.9	.39	.38	.40	.34
St. Gallen (city)	79.7	7 (9)	14	11.1	6.8	6.6	.50	.40	.27	.85
Luzern (city)	127.6	1 (5)	21	16.6	11.1	13.9	.52	.50	.78	.32
Biel/Bienne	81.5	6 (7)	11	10.9	6.8	4.5	.64	.55	1.88	.54
German Switzerland	91.8	. (.)	884	12.1	7.8	8.5	.86	.74	.90	.68
-Northwestern	104.7	. (.)	420	13.7	8.9	10.3	.75	.64	.74	.60
-Northeastern	74.8	. (.)	260	10.0	6.3	7.5	.88	.75	.88	.67
-Alps/Prealps	95.3	. (.)	204	12.4	7.9	6.8	1.06	.95	1.44	.81
French Switzerland	125.8	. (.)	386	16.2	10.5	13.9	.91	.82	1.04	.65
Italian Switzerland	99.5	. (.)	58	12.5	8.7	11.7	.81	.69	.80	.72
>100000 inhabitants	75.4	7 (5)	201	9.8	6.4	9.6	1.02	1.00	1.13	.80
20000-99999 inh.	104.2	3 (7)	186	13.9	9.0	11.2	.69	.57	.66	.71
10000-19999 inh.	96.1	5 (2)	144	12.6	8.1	9.5	1.07	.87	1.11	.72
5000-9999 inh.	89.8	6 (6)	139	11.9	7.6	8.0	.91	.74	1.17	.63
2800-4999 inh.	100.2	4 (3)	155	13.3	8.6	9.8	.95	.79	.92	.70
1200-2799 inh.	114.4	2 (4)	233	14.5	9.6	10.8	.79	.69	.82	.65
<1200 inhabitants	122.9	1 (1)	270	15.8	10.1	10.1	.79	.74	.91	.56
Switzerland	100.0	. (.)	1328	13.0	8.4	9.9	.87	.76	.94	.67

Females / Frauen

Region	SMR	RANK (1969-72)	N (1969-72)	EUROP.	WORLD	TRUNC	N (ratio 80/70)	WORLD	C3564	C6584
Zürich	85.1	14 (19)	37	1.4	.9	.9	.89	.73	.53	.60
Bern	100.0	11 (12)	36	1.7	1.0	.5	1.19	.88	1.05	.85
Luzern	42.3	24 (2)	4	.6	.3	-	4.50	3.96	-	2.85
Uri	97.5	12 (24)	1	1.5	1.2	4.0	-	-	-	-
Schwyz	69.1	17 (9)	2	1.0	.8	-	2.00	1.48	-	.65
Obwalden	239.4	2 (24)	2	4.6	3.3	7.4	-	-	-	-
Nidwalden	-	25 (8)	-	-	-	-	.	.	.	.
Glarus	57.4	20 (23)	1	.7	.4	-	1.00	2.10	-	.35
Zug	49.4	23 (17)	1	.8	.6	-	2.00	1.57	-	.94
Fribourg	302.9	1 (4)	17	5.0	3.0	1.5	.59	.52	1.47	.26
Solothurn	51.8	21 (22)	4	.7	.4	-	1.25	1.29	-	.42
Basel-Stadt	59.0	19 (16)	7	1.2	.7	1.0	1.57	1.53	3.07	1.16
Basel-Land	87.3	13 (21)	5	1.7	1.0	-	.80	.55	-	1.04
Schaffhausen	-	25 (7)	-	-	-	-	.	.	.	.
Ausserrhoden	72.5	15 (24)	2	1.0	.5	-	1.00	.44	-	1.33
Innerrhoden	180.0	3 (3)	1	2.7	2.0	-	1.00	1.35	-	1.11
St. Gallen	72.2	16 (15)	11	1.3	.8	1.5	1.45	1.35	1.53	1.11
Graubünden	51.3	22 (6)	3	.8	.6	.8	3.00	1.87	2.03	4.58
Aargau	123.6	7 (20)	17	2.1	1.2	.4	.59	.52	1.17	.30
Thurgau	69.0	18 (18)	5	1.2	.8	1.5	1.20	.81	.60	1.16
Ticino	131.0	6 (11)	14	2.2	1.4	1.4	.93	.68	1.09	.79
Vaud	159.9	4 (1)	36	2.7	1.7	1.2	1.19	.98	1.35	.75
Valais	117.9	9 (14)	7	1.8	1.1	.7	1.00	.84	1.68	.51
Neuchâtel	118.8	8 (5)	9	2.0	1.2	.9	1.22	1.04	2.23	.84
Genève	105.0	10 (13)	15	1.9	1.2	1.5	1.07	.81	.68	1.01
Jura	156.8	5 (10)	4	2.8	1.9	1.9	.75	.61	1.09	.90
Zürich (Stadt)	86.9	4 (6)	19	1.4	.9	.7	.84	.74	.96	.62
Basel (Stadt)	55.3	8 (4)	6	1.1	.7	1.1	1.67	1.73	3.12	.98
Genève (ville)	138.6	3 (2)	13	2.5	1.5	2.4	.69	.43	-	1.03
Bern (Stadt)	169.2	1 (7)	14	2.9	1.8	2.0	.36	.23	-	.12
Lausanne	155.7	2 (1)	11	2.9	1.8	1.7	1.91	1.47	1.10	1.80
Winterthur	81.8	5 (3)	3	1.6	1.0	1.3	1.33	.77	-	5.75
St. Gallen (Stadt)	47.8	9 (5)	2	1.1	.8	1.8	1.50	1.31	1.06	-
Luzern (Stadt)	57.8	7 (8)	2	.8	.5	-	1.00	.71	-	.40
Biel/Bienne	76.3	6 (9)	2	1.1	.7	-	.50	.26	-	.73
Deutschschweiz	81.6	. (.)	140	1.4	.8	.7	1.17	.94	1.17	.81
-Nordwestschweiz	89.6	. (.)	64	1.6	.9	.5	.95	.72	1.25	.65
-Nordostschweiz	80.3	. (.)	53	1.4	.9	1.1	1.02	.84	.65	.76
-Alpen/Voralpen	67.2	. (.)	23	1.1	.7	.5	2.13	1.78	3.60	1.41
Romandie	150.1	. (.)	87	2.5	1.6	1.2	1.07	.88	1.27	.71
Svizzera italiana	123.2	. (.)	14	2.1	1.3	1.3	1.00	.71	1.09	.93
>100000 Einwohner	109.7	2 (4)	63	1.9	1.2	1.3	.97	.81	.80	.74
20000-99999 Einw.	87.8	5 (7)	31	1.5	1.0	1.0	1.13	.83	.85	1.09
10000-19999 Einw.	95.6	3 (6)	27	1.6	1.0	.5	1.11	.93	2.67	.58
5000-9999 Einw.	86.2	6 (5)	24	1.5	.8	.7	1.29	.96	1.28	.89
2800-4999 Einw.	80.4	7 (2)	21	1.3	.8	.9	1.57	1.16	1.16	1.03
1200-2799 Einw.	92.3	4 (1)	30	1.5	1.0	1.0	1.43	1.17	1.68	.93
<1200 Einwohner	134.1	1 (3)	45	2.1	1.3	.4	.84	.77	1.75	.55
Schweiz / Suisse	100.0	. (.)	241	1.7	1.0	.9	1.12	.91	1.24	.78

Veränderungstabelle / *Table of changes*

Speiseröhre / Oesophagus
Oesophage / Esofago

1980 / 1990

Females / Frauen

Females / Frauen	SMR	RANK	data for 1989-92 N	EUROP.	WORLD	TRUNC	ratio 90/80 N	WORLD	C3564	C6584
Zürich	95.7	8 (19)	57	1.6	1.1	2.0	1.73	1.68	4.35	1.11
Bern	95.2	9 (12)	49	1.6	1.1	1.7	1.14	1.23	2.75	.81
Luzern	60.3	22 (2)	9	1.0	.7	.5	.50	.48	.33	.36
Uri	63.5	21 (24)	1	.8	.4	-	-	-	-	-
Schwyz	66.5	20 (9)	3	1.4	1.1	1.3	.75	.92	.83	1.54
Obwalden	78.1	18 (24)	1	.7	.3	-	-	-	-	-
Nidwalden	81.9	15 (8)	1	1.5	1.0	-	1.00	1.38	-	.69
Glarus	96.7	3 (23)	2	1.8	1.3	3.4	2.00	1.73	-	-
Zug	88.9	11 (17)	3	1.3	.7	-	1.50	.81	-	2.62
Fribourg	215.4	1 (4)	19	3.0	1.8	.7	1.90	1.21	.32	2.21
Solothurn	121.4	4 (22)	14	1.9	1.1	1.0	2.80	2.38	-	2.14
Basel-Stadt	116.3	5 (16)	17	2.4	1.6	3.4	1.55	1.50	1.23	1.61
Basel-Land	78.8	17 (21)	8	1.3	.8	1.5	2.00	1.58	1.97	.79
Schaffhausen	48.9	25 (7)	2	.6	.5	-	.50	.58	-	.16
Ausserrhoden	67.5	19 (24)	2	.6	.3	-	-	-	-	-
Innerrhoden	.	26 (3)	-	-	-	-	-	-	-	-
St. Gallen	89.1	10 (15)	18	1.2	.7	.3	1.13	.64	.18	1.49
Graubünden	59.6	23 (6)	5	1.1	.7	.7	.56	.61	.48	.40
Aargau	85.9	13 (20)	18	1.6	1.1	1.8	1.80	1.72	4.50	1.16
Thurgau	82.6	14 (18)	8	1.3	.8	1.5	1.33	1.15	1.59	.91
Ticino	80.2	16 (11)	13	1.5	1.1	1.8	1.00	1.15	.98	.55
Vaud	162.8	2 (1)	50	2.6	1.7	2.4	1.16	1.00	1.52	1.13
Valais	88.4	12 (14)	9	1.5	.9	1.0	1.29	.97	.85	1.06
Neuchâtel	121.7	3 (5)	11	1.8	1.1	-	1.00	.93	-	1.13
Genève	98.1	6 (13)	19	1.9	1.3	1.2	1.19	1.38	1.05	.98
Jura	58.5	24 (10)	2	.8	.5	-	.67	.44	-	1.21
Zürich (Stadt)	102.3	5 (6)	26	1.8	1.2	2.7	1.63	1.89	4.36	.87
Basel (Stadt)	122.7	3 (4)	16	2.6	1.8	3.9	1.60	1.53	1.24	2.01
Genève (ville)	78.2	7 (2)	8	1.6	1.1	.8	.89	1.64	-	.62
Bern (Stadt)	136.9	2 (7)	14	1.8	1.1	-	2.80	2.79	-	7.25
Lausanne	159.7	1 (1)	13	2.9	2.0	3.7	.62	.75	2.13	.41
Winterthur	60.2	8 (3)	3	.8	.4	-	.75	.50	-	.69
St. Gallen (Stadt)	84.4	6 (5)	4	.7	.4	-	1.33	.34	-	1.55
Luzern (Stadt)	107.6	4 (8)	5	2.2	1.6	2.4	2.50	4.60	-	3.99
Biel/Bienne	30.4	9 (9)	1	.3	.1	-	1.00	.76	-	.76
Deutschschweiz	90.5	. (.)	221	1.5	1.0	1.5	1.35	1.25	1.89	.96
-Nordwestschweiz	96.8	. (.)	102	1.6	1.1	1.6	1.67	1.69	2.65	1.07
-Nordostschweiz	91.5	. (.)	83	1.5	1.0	1.6	1.54	1.34	2.46	1.14
-Alpen/Voralpen	74.7	. (.)	36	1.3	.8	1.2	.73	.65	.72	.58
Romandie	134.3	. (.)	107	2.2	1.4	1.4	1.15	1.02	.84	1.13
Svizzera italiana	76.2	. (.)	13	1.5	1.0	1.7	.93	1.12	1.00	.48
>100000 Einwohner	114.8	2 (4)	77	2.0	1.4	2.4	1.26	1.45	2.25	1.06
20000-99999 Einw.	92.1	5 (7)	46	1.4	.9	.9	1.31	1.15	.93	1.10
10000-19999 Einw.	103.8	4 (6)	46	1.8	1.2	1.8	1.53	1.30	1.31	1.38
5000-9999 Einw.	64.9	7 (5)	29	1.0	.7	.7	.94	.76	.72	.80
2800-4999 Einw.	110.0	3 (2)	46	1.9	1.3	2.2	1.39	1.40	2.08	.76
1200-2799 Einw.	89.5	6 (1)	43	1.5	1.1	1.5	1.00	.88	1.21	.64
<1200 Einwohner	119.7	1 (3)	54	1.8	1.1	1.0	1.42	1.18	1.25	1.26
Schweiz / Suisse	100.0	. (.)	341	1.7	1.1	1.5	1.26	1.16	1.42	.98

Males / Männer

Males / Männer	SMR	RANK	data for 1989-92 N	EUROP.	WORLD	TRUNC	ratio 90/80 N	WORLD	C3564	C6584
Zürich	77.0	18 (23)	143	6.2	4.2	6.9	.99	.91	.98	.64
Bern	98.7	12 (17)	161	7.8	5.1	7.2	.95	.87	.97	.79
Luzern	106.8	9 (6)	52	8.5	5.5	6.2	.72	.61	.47	.69
Uri	34.4	25 (15)	2	2.5	1.3	-	.33	.27	.	.20
Schwyz	96.1	14 (2)	15	7.8	5.2	6.8	.58	.52	.65	.33
Obwalden	195.0	1 (13)	9	15.4	11.1	26.9	1.80	1.40	1.36	2.96
Nidwalden	41.8	24 (10)	2	2.8	2.0	4.3	.40	.28	.27	.75
Glarus	30.4	26 (1)	2	2.3	1.6	4.0	.14	.16	.58	.11
Zug	71.3	19 (24)	8	6.2	4.0	3.0	1.14	.90	.	.71
Fribourg	169.2	2 (3)	53	13.2	9.0	11.5	.98	.86	.79	1.02
Solothurn	86.7	16 (21)	33	7.3	4.9	8.1	.94	.95	1.36	.42
Basel-Stadt	102.6	11 (25)	39	8.6	5.8	10.8	1.30	1.25	1.09	1.22
Basel-Land	63.0	22 (26)	23	4.8	3.3	4.8	1.05	.84	.90	.78
Schaffhausen	81.2	17 (16)	10	7.1	5.1	9.0	.77	.85	1.09	.38
Ausserrhoden	43.8	23 (11)	4	3.4	2.3	3.1	.33	.36	.38	.33
Innerrhoden	86.9	15 (4)	2	8.8	6.7	21.6	.50	.63	.79	.
St. Gallen	102.7	10 (19)	66	8.3	5.5	9.1	1.06	.97	1.15	.72
Graubünden	68.2	21 (12)	19	4.9	3.1	3.4	.59	.46	.39	.80
Aargau	112.4	8 (22)	81	9.0	6.1	7.9	1.29	1.09	1.24	.98
Thurgau	68.7	20 (18)	22	5.8	4.2	8.3	.69	.70	.96	.35
Ticino	96.3	13 (20)	46	7.8	5.5	11.7	1.07	.95	1.14	.60
Vaud	135.1	4 (5)	128	10.7	7.3	10.9	.88	.81	.69	.71
Valais	124.8	5 (7)	45	10.0	6.7	8.4	.96	.78	.57	.88
Neuchâtel	113.3	7 (14)	31	9.1	6.3	9.3	1.03	.95	.75	.85
Geneva	123.1	6 (9)	70	9.8	6.4	10.6	1.00	.77	.74	.99
Jura	162.7	3 (8)	18	13.5	9.2	16.5	1.13	.93	.68	1.95
Zürich (city)	93.7	7 (3)	63	7.5	4.9	8.4	.83	.83	.97	.69
Basel (city)	107.4	3 (6)	36	9.0	6.1	12.3	1.24	1.19	1.10	1.27
Geneva (city)	124.3	2 (2)	34	9.8	6.6	11.8	1.06	.90	.76	1.82
Bern (city)	102.7	5 (4)	26	8.3	5.6	7.3	.96	1.04	1.31	.89
Lausanne	159.8	1 (1)	33	12.9	8.9	11.9	.80	.89	.57	.63
Winterthur	61.1	9 (8)	9	5.1	3.7	6.1	1.00	.98	.77	.95
St. Gallen (city)	98.9	6 (9)	12	7.8	5.3	10.0	1.71	1.92	4.61	.87
Luzern (city)	67.6	8 (5)	8	5.2	3.5	4.3	.73	.64	.38	1.03
Biel/Bienne	106.1	4 (7)	10	8.8	6.2	9.3	1.43	1.65	1.21	1.09
German Switzerland	90.2	. (.)	707	7.3	4.9	10.0	.93	.85	.94	.69
-Northwestern	97.8	. (.)	327	7.8	5.2	5.8	1.03	.92	1.00	.85
-Northeastern	78.6	. (.)	224	6.4	4.3	7.3	.98	.91	1.06	.63
-Alps/Prealps	94.9	. (.)	156	7.6	5.0	7.0	.72	.67	.69	.55
French Switzerland	131.2	. (.)	328	10.5	7.0	10.5	.93	.81	.70	.83
Italian Switzerland	97.2	. (.)	49	7.9	5.5	11.2	1.04	.92	1.11	.65
>100000 inhabitants	110.3	2 (5)	192	9.0	6.0	10.0	.94	.94	.90	.89
20000-99999 inh.	80.4	7 (7)	117	6.4	4.3	5.8	.91	.84	.75	.68
10000-19999 inh.	87.6	5 (2)	122	7.1	4.8	7.3	.79	.68	.67	.51
5000-9999 inh.	85.7	6 (6)	123	6.8	4.6	7.0	.98	.82	.77	.73
2800-4999 inh.	100.9	4 (3)	141	8.1	5.5	8.8	.95	.81	.96	.79
1200-2799 inh.	117.8	1 (4)	202	9.5	6.2	9.4	1.09	.95	1.04	.85
<1200 inhabitants	109.7	3 (1)	187	8.8	6.0	8.7	.88	.81	.90	.63
Switzerland	100.0	. (.)	1084	8.0	5.4	8.2	.94	.84	.86	.73

Males / Männer	data for 1969-72						ratio 80 / 70				Females / Frauen	data for 1969-72						ratio 80 / 70			
	SMR	RANK		N	EUROP.	WORLD	TRUNC	N	WORLD	C3564	C6584		SMR	RANK		N	EUROP.	WORLD	TRUNC	N	WORLD	C3564	C6584
Zürich	84.9	21	(23)	505	29.9	18.7	15.5	.66	.56	.62	.55	Zürich	98.2	15	(18)	463	18.3	11.1	8.7	.77	.61	.72	.53
Bern	110.7	10	(14)	622	38.4	24.1	21.8	.70	.59	.62	.61	Bern	102.1	14	(13)	398	18.6	11.4	10.0	.87	.65	.73	.61
Luzern	132.8	6	(3)	194	46.1	29.4	33.1	.93	.70	.62	.88	Luzern	145.5	3	(5)	149	26.3	16.0	11.2	.74	.54	.59	.47
Uri	113.3	9	(1)	20	45.2	28.0	29.3	1.20	.77	.56	2.06	Uri	216.7	1	(7)	24	39.6	22.3	7.9	.46	.36	.47	.31
Schwyz	146.7	2	(7)	66	48.7	30.8	25.9	.76	.59	.42	.66	Schwyz	124.4	5	(6)	39	21.7	13.4	12.1	.87	.56	.16	.62
Obwalden	100.9	14	(26)	14	36.3	21.8	19.3	.43	.25	-	.47	Obwalden	77.6	23	(2)	7	14.5	9.2	12.3	1.57	1.30	1.58	.82
Nidwalden	75.7	23	(22)	9	27.4	17.0	10.9	.89	.68	1.51	.71	Nidwalden	79.1	22	(21)	6	13.3	9.4	18.7	.83	.50	-	.55
Glarus	98.9	16	(6)	26	36.3	22.3	16.7	1.00	.80	1.10	1.17	Glarus	122.0	7	(4)	23	21.0	12.3	5.7	.87	.63	-	.71
Zug	144.0	3	(9)	40	54.6	33.0	27.8	.75	.59	.67	.41	Zug	86.4	21	(1)	19	15.8	9.0	4.4	1.58	1.18	.92	1.09
Fribourg	126.5	8	(4)	128	42.8	27.1	23.3	.86	.73	1.13	.70	Fribourg	115.3	8	(11)	70	21.0	12.9	14.3	.81	.60	.39	.62
Solothurn	103.0	13	(13)	124	35.6	21.9	17.5	.77	.65	.69	.64	Solothurn	122.0	6	(12)	102	21.8	13.1	9.1	.74	.51	.46	.52
Basel-Stadt	84.8	22	(17)	121	30.4	18.6	16.8	.83	.72	.75	.70	Basel-Stadt	91.1	18	(19)	117	16.3	9.6	5.6	.78	.63	.95	.49
Basel-Land	110.3	11	(11)	97	38.6	23.8	15.7	.84	.62	.95	.53	Basel-Land	91.5	17	(16)	57	16.9	10.3	7.7	.98	.70	.70	.64
Schaffhausen	98.5	17	(15)	42	32.9	20.5	14.5	.76	.66	.60	.68	Schaffhausen	72.3	25	(25)	23	14.3	9.4	11.1	.65	.46	.52	.45
Ausserrhoden	73.8	25	(21)	30	26.3	16.7	13.1	.77	.63	.43	.99	Ausserrhoden	90.2	19	(15)	27	15.1	9.2	2.1	.85	.86	2.35	.68
Innerrhoden	197.2	1	(2)	18	62.9	38.1	24.7	.56	.64	.59	.27	Innerrhoden	182.8	2	(20)	11	30.1	19.3	24.9	.36	.27	-	.35
St. Gallen	107.0	12	(12)	232	38.1	23.7	22.8	.72	.62	.64	.62	St. Gallen	102.9	13	(14)	170	17.9	10.7	5.8	.79	.64	.84	.54
Graubünden	100.1	15	(10)	97	34.6	22.5	27.4	.91	.80	.74	.72	Graubünden	126.4	4	(9)	80	22.9	13.9	8.1	.74	.51	.50	.65
Aargau	89.1	19	(16)	187	31.3	19.6	16.2	.84	.70	.71	.63	Aargau	103.2	12	(10)	154	18.9	11.2	6.1	.92	.69	1.14	.57
Thurgau	87.0	20	(19)	94	31.9	19.8	17.2	.74	.59	.70	.85	Thurgau	104.4	11	(23)	82	19.2	11.6	10.7	.52	.38	.07	.40
Ticino	135.7	5	(5)	194	46.3	29.2	34.7	.83	.69	.52	.64	Ticino	114.1	9	(8)	132	20.9	12.7	11.4	.88	.67	.65	.64
Vaud	74.6	24	(25)	232	26.4	16.4	16.8	.74	.63	.78	.51	Vaud	69.2	26	(26)	169	12.8	8.1	9.0	.64	.45	.32	.53
Valais	141.4	4	(8)	140	49.5	31.1	32.2	.73	.57	.47	.67	Valais	111.8	10	(3)	72	19.8	12.4	12.4	1.13	.85	.87	.66
Neuchâtel	98.1	18	(20)	95	33.7	21.8	17.2	.62	.53	.43	.64	Neuchâtel	89.9	20	(17)	74	17.0	10.8	11.9	.81	.63	.51	.67
Geneva	61.5	26	(24)	108	21.5	13.4	14.2	.92	.78	.91	.66	Genève	75.4	24	(24)	117	13.8	8.3	5.5	.71	.57	.75	.52
Jura	128.3	7	(18)	53	44.5	29.1	28.2	.49	.41	.36	.71	Jura	97.8	16	(22)	27	16.7	9.5	4.2	.56	.42	-	.36
Zürich (city)	82.4	7	(5)	227	28.3	17.9	16.0	.66	.61	.53	.58	Zürich (Stadt)	93.1	3	(2)	220	17.3	10.5	9.1	.77	.69	.82	.48
Basel (city)	86.0	6	(3)	113	30.9	18.8	15.5	.86	.77	.90	.70	Basel (Stadt)	90.3	4	(4)	106	16.1	9.4	5.4	.76	.62	.85	.48
Geneva (city)	66.0	9	(6)	72	23.2	14.7	19.0	.78	.73	.59	.75	Genève (ville)	74.7	9	(8)	76	13.3	7.9	3.9	.57	.49	.52	.41
Bern (city)	99.3	2	(4)	102	35.6	22.3	18.7	.61	.52	.53	.57	Bern (Stadt)	87.2	6	(3)	78	15.4	9.3	3.1	.85	.67	1.59	.58
Lausanne	79.2	8	(8)	64	27.9	17.8	19.3	.55	.49	.54	.42	Lausanne	77.1	8	(9)	59	14.3	9.3	11.0	.51	.36	.17	.49
Winterthur	90.3	5	(9)	49	30.9	19.3	7.3	.45	.43	1.48	.35	Winterthur	110.9	2	(7)	44	21.5	12.8	9.0	.55	.44	.73	.48
St. Gallen (city)	94.0	4	(1)	44	33.4	21.7	20.2	1.00	.83	.94	1.16	St. Gallen (Stadt)	88.0	5	(1)	40	15.0	9.0	5.7	.83	.71	.54	.54
Luzern (city)	108.9	1	(2)	47	39.6	25.3	27.9	.91	.73	.90	.98	Luzern (Stadt)	120.3	1	(6)	45	22.3	13.4	10.9	.56	.43	.46	.38
Biel/Bienne	96.0	3	(7)	34	34.5	21.9	31.2	.53	.42	.30	.70	Biel/Bienne	77.4	7	(5)	22	14.1	8.8	8.1	.82	.70	.26	.69
German Switzerland	101.2	.	(.)	2558	35.5	22.2	19.5	.76	.63	.67	.65	Deutschschweiz	104.9	.	(.)	1952	19.1	11.6	8.7	.82	.62	.68	.57
-Northwestern	102.1	.	(.)	1069	35.6	22.3	19.7	.78	.63	.68	.65	-Nordwestschweiz	102.5	.	(.)	793	18.6	11.3	8.1	.86	.64	.75	.57
-Northeastern	91.3	.	(.)	832	32.2	20.2	17.2	.70	.59	.62	.62	-Nordostschweiz	97.3	.	(.)	696	17.9	10.8	8.5	.77	.60	.62	.53
-Alps/Prealps	115.6	.	(.)	657	40.5	25.3	23.4	.81	.69	.73	.69	-Alpen/Voralpen	125.0	.	(.)	463	22.3	13.6	10.4	.84	.63	.64	.61
French Switzerland	88.7	.	(.)	717	30.9	19.5	19.7	.74	.63	.69	.62	Romandie	81.9	.	(.)	515	15.0	9.3	8.9	.71	.54	.49	.52
Italian Switzerland	139.2	.	(.)	213	47.3	29.9	36.3	.79	.66	.48	.61	Svizzera italiana	117.9	.	(.)	145	21.5	13.1	11.7	.85	.64	.61	.64
>100000 inhabitants	82.6	7	(7)	578	29.0	18.2	17.1	.69	.63	.61	.61	>100000 Einwohner	86.7	7	(7)	539	15.7	9.5	6.9	.72	.61	.72	.49
20000-99999 inh.	99.9	5	(6)	467	34.8	22.1	21.5	.71	.58	.67	.62	20000-99999 Einw.	96.9	5	(5)	371	17.9	11.0	10.8	.85	.63	.56	.58
10000-19999 inh.	98.3	6	(5)	383	34.2	21.3	18.2	.76	.60	.66	.58	10000-19999 Einw.	94.2	6	(6)	289	17.1	10.4	8.3	.89	.62	.57	.58
5000-9999 inh.	104.8	3	(4)	424	37.5	23.1	18.2	.79	.62	.77	.56	5000-9999 Einw.	107.2	3	(4)	324	19.2	11.7	7.7	.81	.60	.83	.51
2800-4999 inh.	104.5	4	(1)	425	36.6	23.4	25.4	.87	.67	.57	.84	2800-4999 Einw.	98.2	4	(1)	278	17.7	10.8	9.2	1.00	.72	.74	.66
1200-2799 inh.	108.8	1	(2)	585	37.8	23.6	21.3	.78	.66	.72	.63	1200-2799 Einw.	109.9	2	(2)	387	19.9	12.1	9.5	.77	.56	.43	.61
<1200 inhabitants	107.5	2	(3)	626	37.2	23.4	21.8	.74	.65	.62	.67	<1200 Einwohner	116.8	1	(3)	424	21.4	13.1	10.7	.68	.55	.58	.56
Switzerland	100.0	.	(.)	3488	34.9	21.9	20.3	.76	.63	.66	.64	Schweiz / Suisse	100.0	.	(.)	2612	18.2	11.1	8.9	.80	.61	.63	.56

Males / Männer

Males / Männer	SMR	RANK		N	EUROP.	WORLD	TRUNC	N	WORLD	C3564	C6584
				data for 1989-92				*ratio 90 / 80*			
Zürich	79.3	24	(23)	280	11.8	7.3	7.9	.84	.70	.82	.69
Bern	92.8	20	(14)	299	13.7	8.5	9.0	.68	.60	.67	.55
Luzern	137.3	8	(3)	129	19.9	12.5	10.4	.72	.61	.46	.63
Uri	148.2	4	(1)	17	21.6	13.7	15.9	.71	.63	1.07	.47
Schwyz	141.9	6	(7)	42	20.7	13.2	18.3	.84	.73	1.69	.47
Obwalden	116.8	12	(26)	11	19.3	11.9	17.4	1.83	2.15	.	.49
Nidwalden	187.3	1	(22)	17	27.6	16.9	17.2	2.13	1.47	.97	1.73
Glarus	174.8	2	(6)	23	26.4	16.2	15.3	.88	.90	.87	.64
Zug	88.5	21	(9)	18	13.1	7.8	6.4	.60	.40	.34	.53
Fribourg	136.7	9	(4)	83	20.1	12.8	11.2	.75	.64	.43	.61
Solothurn	107.8	14	(13)	79	16.0	10.1	9.7	.82	.71	.77	.60
Basel-Stadt	108.1	13	(17)	82	16.1	10.4	11.1	.81	.78	.83	.70
Basel-Land	81.4	22	(11)	54	12.5	7.5	5.0	.67	.50	.32	.51
Schaffhausen	79.4	23	(15)	19	11.0	6.7	5.8	.59	.50	.55	.55
Ausserrhoden	101.3	17	(21)	19	15.6	9.8	11.5	.83	.93	1.92	.70
Innerrhoden	130.2	10	(2)	6	17.3	10.0	10.0	.60	.41	.57	.57
St. Gallen	99.7	19	(12)	125	14.4	9.3	11.0	.74	.63	.73	.66
Graubünden	141.3	7	(10)	77	20.8	13.4	14.2	.88	.74	.75	.90
Aargau	99.8	18	(16)	133	14.4	8.8	8.3	.84	.64	.73	.83
Thurgau	105.4	15	(19)	66	16.1	10.6	9.2	.94	.90	.78	.58
Ticino	118.4	11	(5)	108	17.9	11.3	11.7	.67	.56	.61	.55
Vaud	70.6	26	(25)	130	10.7	7.0	9.8	.76	.67	.76	.67
Valais	149.1	3	(8)	101	21.8	13.9	14.9	.99	.78	.98	.71
Neuchâtel	104.0	16	(20)	55	15.3	9.9	14.0	.93	.87	1.83	.66
Geneva	76.3	25	(24)	81	11.3	7.1	7.0	.82	.67	.53	.77
Jura	143.5	5	(18)	31	20.4	12.6	14.5	1.19	1.06	1.43	.88
Zürich (city)	86.9	5	(5)	118	12.8	8.1	10.0	.79	.74	1.17	.75
Basel (city)	117.8	2	(3)	79	17.6	11.3	12.1	.81	.78	.80	.76
Geneva (city)	77.2	7	(6)	41	11.4	7.2	7.1	.73	.67	.61	.78
Bern (city)	84.5	6	(4)	44	13.2	8.7	12.1	.71	.76	1.29	.65
Lausanne	62.8	9	(8)	26	9.9	6.6	9.8	.74	.76	.90	.76
Winterthur	97.2	4	(9)	28	15.1	9.5	10.7	1.27	1.13	.90	.98
St. Gallen (city)	69.7	8	(1)	17	10.0	6.3	5.8	.39	.35	.26	.33
Luzern (city)	115.8	3	(2)	28	16.0	10.0	8.9	.65	.54	.35	.80
Biel/Bienne	124.9	1	(7)	23	18.3	11.5	17.4	1.28	1.24	1.75	1.17
German Switzerland	101.4	.	(.)	1531	15.0	9.4	9.7	.79	.67	.73	.64
-Northwestern	99.8	.	(.)	639	14.6	9.1	8.9	.77	.65	.66	.64
-Northeastern	84.7	.	(.)	461	12.6	7.9	8.0	.79	.67	.74	.63
-Alps/Prealps	132.6	.	(.)	431	19.9	12.7	14.7	.81	.73	.87	.63
French Switzerland	90.8	.	(.)	435	13.4	8.5	9.6	.81	.70	.71	.71
Italian Switzerland	123.5	.	(.)	119	18.6	11.6	11.2	.71	.59	.62	.60
>100000 inhabitants	88.1	7	(7)	308	13.2	8.5	10.2	.77	.74	.97	.74
20000-99999 inh.	93.7	6	(6)	265	13.7	8.6	9.8	.80	.67	.67	.67
10000-19999 inh.	94.2	5	(5)	247	14.1	8.8	8.5	.85	.69	.67	.62
5000-9999 inh.	96.6	4	(4)	263	14.1	9.0	9.0	.79	.63	.64	.67
2800-4999 inh.	104.9	3	(1)	279	15.6	9.8	10.7	.76	.63	.73	.54
1200-2799 inh.	109.6	2	(2)	358	16.2	10.1	9.4	.78	.65	.60	.63
<1200 inhabitants	112.0	1	(3)	365	16.4	10.3	10.5	.78	.68	.79	.65
Switzerland	100.0	.	(.)	2085	14.8	9.3	9.8	.79	.67	.72	.65

Females / Frauen

Females / Frauen	SMR	RANK		N	EUROP.	WORLD	TRUNC	N	WORLD	C3564	C6584
				data for 1989-92				*ratio 90 / 80*			
Zürich	95.4	17	(18)	245	5.9	3.6	3.5	.69	.53	.57	.57
Bern	100.2	15	(13)	224	6.6	4.2	4.3	.65	.56	.61	.45
Luzern	116.6	7	(5)	75	7.6	4.8	5.9	.68	.55	.91	.52
Uri	119.1	5	(7)	8	6.1	3.4	-	.73	.42	-	.48
Schwyz	108.4	9	(6)	21	7.1	4.3	5.4	.62	.58	2.84	.47
Obwalden	36.1	26	(2)	2	2.0	1.0	-	.18	.08	-	.14
Nidwalden	175.3	1	(21)	9	12.4	8.3	13.8	1.80	1.75	.	1.64
Glarus	77.3	23	(4)	7	4.6	2.8	3.4	.35	.36	.	.32
Zug	63.1	25	(1)	9	3.5	2.0	-	.30	.19	-	.23
Fribourg	93.2	18	(11)	35	6.5	4.2	5.8	.61	.54	.93	.27
Solothurn	91.3	20	(12)	45	5.2	3.0	1.8	.60	.45	.40	.43
Basel-Stadt	113.2	8	(19)	74	6.8	4.1	3.3	.81	.68	.60	.77
Basel-Land	106.5	10	(16)	45	7.0	4.5	4.6	.80	.63	.90	.56
Schaffhausen	117.6	6	(25)	21	7.9	5.1	8.2	1.40	1.19	1.66	1.99
Ausserrhoden	90.3	21	(15)	12	5.8	3.4	5.2	.52	.43	1.05	.52
Innerrhoden	100.5	14	(20)	3	6.1	3.6	-	.75	.67	.	.87
St. Gallen	91.4	19	(14)	80	6.3	4.0	3.5	.60	.58	.71	.39
Graubünden	124.5	4	(9)	45	7.4	4.5	3.1	.76	.63	.74	.56
Aargau	104.4	11	(10)	93	6.3	3.7	3.6	.65	.48	.50	.47
Thurgau	95.6	16	(23)	40	6.6	4.2	5.3	.93	.95	8.29	.57
Ticino	145.9	2	(8)	102	9.7	6.2	6.8	.88	.73	.91	.57
Vaud	67.2	24	(26)	90	4.8	3.1	4.2	.83	.86	1.37	.60
Valais	136.7	3	(3)	58	9.2	5.9	6.8	.72	.55	.58	.54
Neuchâtel	101.8	12	(17)	40	6.7	4.2	4.2	.67	.62	.53	.73
Genève	88.7	22	(24)	75	6.3	4.1	6.2	.90	.87	1.68	.65
Jura	100.9	13	(22)	15	6.3	3.8	4.3	1.00	.94	.	.87
Zürich (Stadt)	99.4	4	(2)	112	6.0	3.6	3.4	.66	.50	.47	.66
Basel (Stadt)	109.5	3	(4)	64	6.6	4.0	3.7	.79	.69	.76	.73
Genève (ville)	88.4	5	(8)	40	6.7	4.4	7.4	.93	1.12	4.03	.73
Bern (Stadt)	115.6	2	(3)	53	7.3	4.5	4.9	.80	.72	1.02	.55
Lausanne	55.3	9	(9)	20	4.1	2.8	4.8	.67	.82	2.55	.41
Winterthur	82.0	7	(7)	18	5.2	3.2	4.4	.75	.57	.66	.34
St. Gallen (Stadt)	85.2	6	(1)	18	7.1	4.8	5.0	.55	.74	1.58	.41
Luzern (Stadt)	116.6	1	(6)	24	8.2	5.2	7.8	.96	.91	1.67	.63
Biel/Bienne	56.2	8	(5)	8	3.8	2.4	4.6	.44	.39	2.13	.23
Deutschschweiz	100.9	.	(.)	1064	6.4	3.9	3.9	.67	.55	.68	.50
-Nordwestschweiz	104.6	.	(.)	475	6.5	4.0	3.6	.70	.55	.61	.50
-Nordostschweiz	94.5	.	(.)	370	6.1	3.7	3.9	.69	.57	.77	.55
-Alpen/Voralpen	105.1	.	(.)	219	6.9	4.3	4.7	.57	.50	.71	.42
Romandie	85.7	.	(.)	296	6.0	3.9	5.2	.81	.79	1.15	.64
Svizzera italiana	153.5	.	(.)	113	10.2	6.4	6.5	.92	.76	.92	.60
>100000 Einwohner	96.8	5	(7)	289	6.2	3.8	4.5	.74	.66	.92	.63
20000-99999 Einw.	95.4	6	(5)	207	6.5	4.2	5.3	.66	.60	.83	.51
10000-19999 Einw.	87.4	7	(6)	166	5.8	3.7	3.8	.65	.56	.82	.46
5000-9999 Einw.	99.5	4	(4)	191	6.5	4.2	4.2	.73	.60	.62	.55
2800-4999 Einw.	101.0	3	(1)	182	6.8	4.3	4.7	.66	.56	.71	.50
1200-2799 Einw.	115.6	1	(2)	237	7.2	4.4	4.0	.80	.65	1.01	.51
<1200 Einwohner	105.5	2	(3)	201	6.7	4.1	4.2	.70	.57	.66	.49
Schweiz / Suisse	100.0	.	(.)	1473	6.5	4.1	4.4	.71	.60	.78	.53

Colon, rectum, small intestine   1970 / 1980   Darm (Kolon und Rektum; inkl. Dünndarm)
Coloretto e intestino tenue   Intestin (colorectum, grêle)

Males / Männer	SMR	RANK		data for 1969-72 N	EUROP.	WORLD	TRUNC	ratio 80/70 N	WORLD	C3564	C6584
Zürich	115.0	4	(18)	648	37.5	23.4	21.7	.91	.77	.68	.73
Bern	93.2	15	(21)	495	30.5	19.6	20.8	1.06	.87	.82	.98
Luzern	89.3	16	(13)	124	28.2	18.3	21.0	1.29	1.06	.96	.95
Uri	53.7	24	(26)	9	16.1	11.1	13.0	1.11	.93	1.34	.72
Schwyz	114.7	5	(8)	49	35.4	23.2	28.5	1.06	.88	.44	1.01
Obwalden	53.4	25	(15)	7	22.9	13.5	15.0	2.14	1.41	3.11	1.90
Nidwalden	133.1	2	(24)	15	42.5	26.5	36.1	.53	.42	.32	.39
Glarus	68.6	22	(14)	17	22.4	13.6	12.9	1.47	1.37	.50	1.05
Zug	136.1	1	(16)	36	51.6	31.2	28.2	.83	.61	.71	.65
Fribourg	82.5	18	(22)	79	26.8	17.2	21.3	1.13	.97	.98	.82
Solothurn	112.9	6	(9)	129	37.0	23.5	24.1	1.04	.85	.61	.93
Basel-Stadt	108.7	9	(2)	147	36.8	22.7	19.1	1.24	1.01	.92	1.11
Basel-Land	111.2	8	(3)	93	37.1	23.4	21.8	1.28	.96	.63	1.12
Schaffhausen	94.3	14	(1)	38	29.6	19.3	20.9	1.47	1.30	.95	1.28
Ausserrhoden	57.9	23	(25)	22	19.9	12.9	15.9	.91	.81	.59	.92
Innerrhoden	34.9	26	(23)	3	11.2	6.9	9.6	2.00	2.17	3.09	.73
St. Gallen	81.2	19	(20)	166	26.4	17.2	20.7	1.22	1.04	.94	.93
Graubünden	75.5	21	(5)	69	24.8	16.2	20.5	1.62	1.30	.83	1.95
Aargau	112.0	7	(10)	223	36.7	23.0	20.3	1.06	.86	.79	.87
Thurgau	97.0	12	(11)	99	32.1	20.5	23.2	1.14	.92	.73	1.24
Ticino	107.2	11	(17)	145	35.1	22.1	17.0	1.01	.80	.84	.78
Vaud	107.3	10	(19)	315	35.6	22.4	21.4	.96	.80	.81	.84
Valais	76.7	20	(12)	72	25.8	16.2	10.5	1.50	1.22	2.18	1.07
Neuchâtel	120.1	3	(4)	110	39.0	24.5	13.9	1.01	.89	1.47	.83
Geneva	95.0	13	(6)	158	30.9	19.3	16.2	1.34	1.09	.81	1.15
Jura	84.6	17	(7)	33	27.7	18.0	26.3	1.30	1.27	1.21	.98
Zürich (city)	124.9	1	(6)	326	40.7	25.1	23.4	.86	.78	.66	.71
Basel (city)	113.3	4	(1)	141	38.8	23.8	19.7	1.17	.96	.86	1.07
Geneva (city)	95.0	8	(2)	98	30.0	18.9	16.2	1.30	1.22	.86	1.25
Bern (city)	123.5	2	(5)	120	40.5	26.1	28.3	.92	.75	.68	1.03
Lausanne	112.5	5	(7)	86	39.9	24.2	23.9	.97	.82	.66	.99
Winterthur	118.8	3	(9)	61	41.1	25.2	23.2	.59	.48	.35	.60
St. Gallen (city)	95.3	7	(8)	42	30.6	19.5	19.7	.88	.76	.51	.76
Luzern (city)	90.6	9	(3)	37	29.0	19.0	21.7	1.46	1.21	1.30	1.25
Biel/Bienne	110.3	6	(4)	37	33.7	23.1	30.7	1.03	.85	.72	1.57
German Switzerland	99.8	.	(.)	2386	32.6	20.7	21.1	1.08	.90	.78	.94
-Northwestern	104.9	.	(.)	1041	34.5	21.8	21.4	1.12	.90	.80	1.01
-Northeastern	107.4	.	(.)	927	35.0	22.0	21.8	.98	.83	.73	.81
-Alps/Prealps	78.0	.	(.)	418	25.4	16.4	19.4	1.23	1.05	.82	1.05
French Switzerland	100.2	.	(.)	766	32.8	20.7	18.4	1.12	.94	1.02	.93
Italian Switzerland	102.9	.	(.)	149	33.8	21.2	15.9	1.07	.85	.89	.82
>100000 inhabitants	116.4	1	(2)	771	38.5	23.9	22.3	.99	.87	.72	.92
20000-99999 inh.	108.0	2	(4)	478	35.3	22.5	22.7	.99	.80	.71	.86
10000-19999 inh.	106.7	3	(1)	395	35.5	22.5	22.5	1.23	.96	.89	1.02
5000-9999 inh.	96.5	4	(5)	370	31.5	19.8	17.6	1.14	.91	.92	.78
2800-4999 inh.	95.4	5	(3)	367	31.1	19.7	18.7	1.23	.98	.94	.99
1200-2799 inh.	90.4	6	(6)	459	29.1	18.7	20.3	1.12	.95	.90	.95
<1200 inhabitants	83.9	7	(7)	461	27.3	17.5	17.0	1.06	.91	.85	1.00
Switzerland	100.0	.	(.)	3301	32.7	20.7	20.3	1.09	.91	.83	.93

Females / Frauen	SMR	RANK		data for 1969-72 N	EUROP.	WORLD	TRUNC	ratio 80/70 N	WORLD	C3564	C6584
Zürich	101.0	13	(10)	525	20.8	12.8	12.0	1.26	.98	1.02	.98
Bern	102.9	12	(19)	443	20.6	13.0	11.5	1.13	.86	.98	.90
Luzern	91.7	17	(16)	105	18.5	11.8	12.9	1.36	1.00	1.00	1.11
Uri	72.3	23	(24)	9	17.3	10.3	9.6	1.11	.90	1.11	.87
Schwyz	115.1	5	(23)	40	23.9	14.8	16.2	.85	.58	.31	.72
Obwalden	59.5	25	(26)	6	10.5	7.2	9.7	.83	.73	.56	.44
Nidwalden	23.6	26	(1)	2	4.6	2.7	5.3	7.50	6.26	2.51	4.24
Glarus	125.8	2	(14)	26	26.7	16.9	17.1	.88	.59	.38	1.38
Zug	82.3	21	(2)	20	15.8	9.7	6.6	1.95	1.60	1.13	1.01
Fribourg	110.7	7	(8)	75	22.3	13.8	14.1	1.24	.91	.89	.96
Solothurn	90.4	18	(13)	84	17.8	11.4	10.6	1.37	1.06	1.28	1.07
Basel-Stadt	109.6	8	(5)	155	22.7	13.9	13.6	1.25	1.03	1.00	.93
Basel-Land	122.0	3	(9)	84	24.6	14.8	13.2	1.14	.82	.98	.63
Schaffhausen	88.4	19	(3)	31	18.6	12.0	16.4	1.65	1.17	.68	1.70
Ausserrhoden	112.0	6	(22)	36	23.4	15.4	16.7	.78	.65	.47	.56
Innerrhoden	165.3	1	(25)	11	33.6	23.5	34.6	.36	.14	-	.55
St. Gallen	82.5	20	(11)	149	17.1	10.8	10.6	1.46	1.12	1.04	1.31
Graubünden	103.2	11	(15)	72	20.4	12.1	7.6	1.15	1.02	1.51	.75
Aargau	93.7	16	(12)	155	19.3	11.9	13.7	1.34	.99	.86	1.04
Thurgau	98.7	14	(18)	85	20.3	13.1	16.3	1.14	.85	.78	.89
Ticino	97.9	15	(17)	125	20.0	13.0	15.5	1.23	.97	.98	.88
Vaud	107.1	10	(20)	285	21.6	13.6	13.9	1.01	.78	.84	.79
Valais	64.3	24	(21)	46	13.3	8.2	10.1	1.63	1.18	1.02	1.29
Neuchâtel	115.5	4	(4)	103	23.8	15.2	19.2	1.16	.97	.68	1.00
Genève	107.2	9	(6)	181	21.5	13.8	12.7	1.29	.97	1.13	1.04
Jura	75.8	22	(7)	23	15.2	9.8	8.1	1.74	1.50	2.73	1.59
Zürich (Stadt)	103.4	6	(2)	270	21.2	13.0	11.1	1.23	.97	1.04	.98
Basel (Stadt)	109.8	5	(3)	142	23.0	13.9	13.3	1.15	.96	1.00	.91
Genève (ville)	110.2	4	(6)	122	22.1	14.1	13.0	1.02	.85	.81	1.03
Bern (Stadt)	118.7	3	(5)	117	23.5	15.0	14.3	1.09	.92	1.08	.82
Lausanne	92.3	7	(7)	77	18.3	11.5	9.3	1.21	1.00	1.37	.93
Winterthur	125.5	1	(8)	55	25.6	15.5	13.8	.84	.66	.46	.72
St. Gallen (Stadt)	85.8	8	(1)	42	18.2	11.8	14.3	1.60	1.28	.96	1.60
Luzern (Stadt)	82.1	9	(4)	34	16.6	10.4	12.5	1.62	1.24	.78	1.22
Biel/Bienne	121.5	2	(9)	38	23.3	14.1	7.6	.71	.62	.72	.41
Deutschschweiz	98.9	.	(.)	2031	20.1	12.5	12.3	1.24	.95	.95	.96
-Nordwestschweiz	104.0	.	(.)	891	21.1	13.1	13.3	1.21	.91	.90	.91
-Nordostschweiz	96.5	.	(.)	760	19.7	12.3	12.2	1.32	1.01	.90	1.04
-Alpen/Voralpen	93.0	.	(.)	380	18.9	11.8	10.4	1.16	.91	1.02	.93
Romandie	103.4	.	(.)	711	20.9	13.2	13.5	1.19	.92	.97	.97
Svizzera italiana	98.8	.	(.)	134	20.2	13.1	15.2	1.22	.98	1.04	.86
>100000 Einwohner	106.5	1	(1)	728	21.6	13.4	12.1	1.15	.95	1.03	.95
20000-99999 Einw.	94.1	6	(2)	396	19.1	12.0	12.9	1.37	1.02	.75	1.06
10000-19999 Einw.	105.9	2	(4)	358	21.4	13.3	13.0	1.22	.90	1.06	.84
5000-9999 Einw.	97.0	4	(3)	323	19.8	12.4	12.0	1.37	1.01	1.13	1.03
2800-4999 Einw.	105.6	3	(6)	330	21.5	13.5	16.3	1.14	.82	.66	.88
1200-2799 Einw.	91.7	7	(5)	356	18.5	11.6	11.0	1.30	1.02	1.17	1.05
<1200 Einwohner	96.3	5	(7)	385	19.6	12.5	12.6	1.10	.90	.98	.92
Schweiz / Suisse	100.0	.	(.)	2876	20.3	12.7	12.7	1.23	.95	.96	.96

Males / Männer

Males / Männer	SMR	RANK		N	EUROP.	WORLD	TRUNC	N	WORLD	C3564	C6584
Zürich	101.5	13	(18)	689	28.7	17.7	15.1	1.17	.98	1.01	1.02
Bern	90.6	19	(21)	566	25.6	16.0	14.8	1.08	.94	.90	.93
Luzern	98.2	15	(13)	178	27.6	17.4	17.6	1.11	.89	.89	1.09
Uri	98.8	14	(26)	22	28.9	18.7	29.1	2.20	1.82	1.70	2.15
Schwyz	96.7	17	(8)	55	26.1	16.2	12.5	1.06	.79	1.00	1.09
Obwalden	70.9	25	(15)	13	23.0	15.2	19.0	.87	.80	.56	.52
Nidwalden	74.6	24	(24)	13	22.6	13.8	9.3	1.63	1.25	.76	1.11
Glarus	86.1	23	(14)	22	25.3	15.8	11.9	.88	.85	1.61	.75
Zug	67.2	26	(16)	26	19.1	12.5	14.2	.87	.66	.66	.49
Fribourg	110.9	6	(22)	130	32.4	20.8	20.9	1.46	1.25	1.05	1.26
Solothurn	120.8	2	(9)	171	33.8	20.9	17.7	1.28	1.05	1.14	1.14
Basel-Stadt	118.6	3	(2)	175	33.7	20.4	15.2	.96	.89	.89	.80
Basel-Land	105.0	8	(3)	133	30.8	18.6	13.0	1.12	.83	.93	.74
Schaffhausen	116.9	4	(1)	54	33.5	20.3	17.5	.96	.81	.91	.88
Ausserrhoden	103.6	10	(25)	38	28.2	16.8	14.5	1.90	1.60	1.57	2.49
Innerrhoden	88.8	20	(23)	8	27.3	16.2	31.1	1.33	1.09	.97	2.28
St. Gallen	88.8	21	(20)	215	25.4	15.6	12.8	1.06	.87	.73	1.04
Graubünden	87.3	22	(5)	92	25.4	16.0	18.4	.82	.76	1.07	.55
Aargau	102.4	12	(10)	261	29.0	17.9	16.3	1.10	.91	1.03	.87
Thurgau	104.9	9	(11)	127	30.0	18.6	14.5	1.12	.98	.87	.94
Ticino	110.4	7	(17)	194	32.0	20.3	19.7	1.32	1.15	1.37	.97
Vaud	97.9	16	(19)	349	27.9	17.4	16.3	1.16	.97	.94	.98
Valais	113.0	5	(12)	147	32.8	20.8	25.7	1.36	1.05	1.12	1.05
Neuchâtel	102.5	11	(4)	105	29.5	17.8	12.9	.95	.82	.64	.76
Geneva	90.7	18	(6)	185	25.7	15.9	14.9	.88	.76	1.12	.66
Jura	131.3	1	(7)	55	38.9	24.5	27.5	1.28	1.08	.84	1.38
Zürich (city)	101.7	5	(6)	269	28.6	17.5	13.4	.96	.89	.87	.91
Basel (city)	118.8	2	(1)	155	33.7	20.5	15.2	.94	.90	.93	.77
Geneva (city)	84.6	8	(2)	87	24.1	15.1	14.2	.69	.66	.95	.56
Bern (city)	125.8	1	(5)	128	36.0	22.3	23.5	1.16	1.14	1.31	.96
Lausanne	116.5	3	(7)	94	32.8	20.6	20.3	1.13	1.04	1.30	1.11
Winterthur	93.2	7	(9)	52	25.3	15.1	8.0	1.44	1.25	.90	1.30
St. Gallen (city)	97.1	6	(8)	46	27.2	15.9	11.3	1.24	1.06	1.09	1.08
Luzern (city)	112.2	4	(3)	53	32.4	20.2	24.8	.98	.88	.90	.94
Biel/Bienne	78.3	9	(4)	28	21.1	11.9	2.1	.74	.61	.10	.77
German Switzerland	99.1	.	(.)	2885	28.1	17.4	15.6	1.12	.94	.95	.95
-Northwestern	103.4	.	(.)	1276	29.4	18.1	15.9	1.10	.93	.93	.87
-Northeastern	99.5	.	(.)	1042	28.3	17.4	14.9	1.15	.95	.94	.99
-Alps/Prealps	90.0	.	(.)	567	25.5	16.0	16.0	1.10	.93	1.02	1.04
French Switzerland	100.8	.	(.)	933	28.9	18.1	17.2	1.09	.92	.92	.90
Italian Switzerland	110.4	.	(.)	205	32.1	20.3	19.7	1.29	1.12	1.38	.95
>100000 inhabitants	107.7	1	(2)	733	30.5	18.8	16.1	.96	.90	1.01	.85
20000-99999 inh.	99.7	5	(4)	545	28.1	17.3	15.2	1.15	.97	.91	1.00
10000-19999 inh.	99.7	4	(1)	502	28.3	17.5	15.3	1.03	.81	.76	.87
5000-9999 inh.	93.2	7	(5)	488	26.6	16.6	14.9	1.15	.92	.95	.98
2800-4999 inh.	100.1	3	(3)	512	28.6	18.2	19.3	1.13	.94	1.10	.84
1200-2799 inh.	95.7	6	(6)	602	27.4	17.0	15.0	1.17	.95	.82	.99
<1200 inhabitants	102.0	2	(7)	641	29.2	18.2	17.5	1.32	1.14	1.23	1.07
Switzerland	100.0	.	(.)	4023	28.5	17.7	16.1	1.12	.94	.96	.93

Females / Frauen

Females / Frauen	SMR	RANK		N	EUROP.	WORLD	TRUNC	N	WORLD	C3564	C6584
Zürich	96.5	17	(10)	627	16.2	10.2	10.2	.95	.82	.84	.77
Bern	106.4	10	(19)	603	17.9	11.3	11.9	1.20	1.01	1.03	.91
Luzern	85.8	21	(16)	140	14.1	8.8	9.3	.98	.74	.70	.78
Uri	58.3	26	(24)	10	9.2	5.6	-	1.00	.60	-	1.56
Schwyz	85.7	22	(23)	42	13.9	8.3	9.0	1.24	.97	2.00	.82
Obwalden	85.3	23	(26)	12	13.2	8.0	6.5	2.40	1.53	.80	1.77
Nidwalden	76.5	24	(1)	10	12.4	7.1	9.0	.67	.42	.68	.39
Glarus	113.3	3	(14)	26	20.6	13.8	19.5	1.13	1.39	2.40	.64
Zug	105.3	12	(2)	38	19.4	12.5	10.7	.97	.81	1.27	.61
Fribourg	99.4	15	(8)	95	15.1	8.9	5.8	1.02	.71	.47	.78
Solothurn	113.2	4	(13)	142	18.8	11.7	11.7	1.23	.97	.84	.88
Basel-Stadt	114.0	2	(5)	188	18.6	11.5	10.1	.97	.80	.72	.83
Basel-Land	110.6	6	(9)	119	18.2	11.3	12.5	1.24	.93	.97	.96
Schaffhausen	101.6	14	(3)	46	17.4	11.0	8.7	.90	.79	.75	.75
Ausserrhoden	62.8	25	(22)	21	9.6	5.8	2.6	.75	.59	.36	.66
Innerrhoden	106.1	11	(25)	8	16.4	10.6	9.3	2.00	3.30	.	1.39
St. Gallen	89.2	20	(11)	198	14.8	9.4	10.7	.91	.78	.95	.71
Graubünden	112.1	5	(15)	103	19.6	12.7	13.9	1.24	1.03	1.30	.99
Aargau	108.5	8	(12)	245	17.8	11.1	10.8	1.18	.94	.89	.89
Thurgau	103.6	13	(18)	110	18.8	12.1	14.6	1.13	1.09	1.14	.87
Ticino	109.2	7	(17)	194	17.9	11.2	11.3	1.26	.89	.73	1.17
Vaud	91.5	18	(20)	310	15.6	9.7	10.4	1.07	.92	.94	.86
Valais	96.7	16	(21)	105	16.4	10.8	12.2	1.40	1.11	1.08	1.04
Neuchâtel	107.5	9	(4)	107	17.7	10.9	10.9	.90	.74	.86	.79
Genève	89.4	19	(6)	190	14.7	9.1	9.3	.81	.68	.63	.55
Jura	116.8	1	(7)	44	21.6	14.2	17.7	1.10	.96	.77	.72
Zürich (Stadt)	101.4	4	(2)	289	16.7	10.4	10.8	.87	.83	.96	.76
Basel (Stadt)	112.7	3	(3)	166	18.5	11.4	9.5	1.01	.85	.69	.90
Genève (ville)	78.9	9	(6)	90	12.9	7.9	7.7	.72	.66	.72	.45
Bern (Stadt)	116.6	1	(5)	135	19.4	11.9	11.6	1.06	.86	.75	.97
Lausanne	96.5	6	(7)	88	16.4	10.2	10.3	.95	.88	.80	.89
Winterthur	101.0	5	(8)	56	17.3	11.3	7.2	1.22	1.12	.99	.98
St. Gallen (Stadt)	84.5	8	(1)	45	15.5	10.2	12.7	.67	.68	.79	.61
Luzern (Stadt)	86.3	7	(4)	45	14.7	9.5	10.1	.82	.74	.88	.72
Biel/Bienne	116.0	2	(9)	42	19.8	12.5	15.4	1.56	1.41	2.63	1.46
Deutschschweiz	100.8	.	(.)	2694	16.8	10.6	10.7	1.07	.89	.91	.83
-Nordwestschweiz	109.6	.	(.)	1262	18.1	11.3	11.2	1.17	.94	.91	.91
-Nordostschweiz	96.9	.	(.)	960	16.4	10.4	10.9	.96	.83	.91	.75
-Alpen/Voralpen	89.2	.	(.)	472	14.8	9.2	9.2	1.07	.86	.89	.84
Romandie	94.9	.	(.)	829	16.1	10.1	10.7	.98	.83	.82	.74
Svizzera italiana	112.2	.	(.)	210	18.6	11.7	11.9	1.28	.91	.75	1.16
>100000 Einwohner	102.0	2	(1)	768	16.8	10.4	10.1	.91	.82	.81	.78
20000-99999 Einw.	101.6	3	(2)	559	17.1	10.9	11.2	1.03	.89	1.08	.83
10000-19999 Einw.	92.0	7	(4)	443	15.6	9.9	10.1	1.01	.82	.79	.75
5000-9999 Einw.	99.5	5	(3)	484	16.7	10.3	10.5	1.09	.82	.77	.85
2800-4999 Einw.	100.7	4	(6)	459	17.2	11.0	11.2	1.22	.99	1.06	.86
1200-2799 Einw.	94.8	6	(5)	493	15.8	10.0	10.2	1.06	.84	.81	.78
<1200 Einwohner	108.5	1	(7)	527	18.1	11.2	11.8	1.24	1.00	.95	1.00
Schweiz / Suisse	100.0	.	(.)	3733	16.7	10.5	10.8	1.06	.87	.88	.83

Males / Männer	data for 1969-72						ratio 80 / 70				Females / Frauen	data for 1969-72						ratio 80 / 70			
	SMR	RANK		N	EUROP.	WORLD	TRUNC	N	WORLD	C3564	C6584		SMR	RANK		N	EUROP.	WORLD	TRUNC	N	WORLD	C3564	C6584
Zürich	87.8	15	(19)	93	5.3	3.4	3.7	1.17	.98	1.05	1.07	Zürich	72.2	21	(12)	41	1.6	1.0	1.0	1.34	1.15	.46	1.19
Bern	60.1	22	(23)	59	3.6	2.4	4.2	1.00	.83	.57	1.02	Bern	93.7	14	(17)	44	2.1	1.4	1.4	.82	.54	.50	.85
Luzern	113.2	9	(11)	30	7.0	4.6	4.5	1.10	.90	.99	.97	Luzern	94.9	13	(8)	12	2.2	1.2	.4	1.33	.84	2.06	1.11
Uri	63.0	21	(21)	2	4.0	2.5	4.1	1.50	1.63	.86	.14	Uri	72.8	20	(18)	1	1.6	.8	-	1.00	1.31	.	.44
Schwyz	136.4	5	(17)	11	8.8	5.4	4.9	.82	.60	.95	.78	Schwyz	104.9	11	(22)	4	2.1	1.5	1.5	.50	.29	-	.65
Obwalden	40.6	26	(25)	1	2.3	1.1	-	-	-	.	.	Obwalden	-	24	(26)	-	-	-	-	.	.	.	.
Nidwalden	94.5	13	(9)	2	5.6	3.4	-	1.50	.95	.	1.25	Nidwalden	106.4	10	(1)	1	2.1	1.1	-	3.00	2.57	.	.81
Glarus	153.8	4	(24)	7	8.4	5.3	3.2	.29	.17	-	.64	Glarus	134.1	3	(23)	3	2.9	2.2	2.8	.33	.20	-	-
Zug	118.5	7	(16)	6	6.4	4.5	7.7	1.00	.81	1.04	.94	Zug	-	24	(19)	-	-	-	-	.	.	.	.
Fribourg	56.1	24	(13)	10	3.6	2.2	1.8	2.00	1.73	3.13	1.20	Fribourg	120.8	6	(16)	9	2.4	1.5	.7	.67	.51	.93	.40
Solothurn	79.4	17	(14)	17	5.3	3.5	5.8	1.41	1.20	.60	2.28	Solothurn	88.2	17	(20)	9	2.1	1.4	2.2	.78	.57	.22	.57
Basel-Stadt	167.7	3	(1)	43	10.7	6.8	5.8	1.05	.77	.50	1.40	Basel-Stadt	110.7	8	(15)	17	2.5	1.5	1.1	.71	.53	.48	.84
Basel-Land	119.8	6	(5)	19	7.2	4.8	7.2	1.47	1.09	.64	1.55	Basel-Land	92.5	16	(10)	7	1.9	1.1	.8	1.14	.96	1.35	.39
Schaffhausen	94.1	14	(3)	7	5.1	3.5	3.7	1.86	1.52	.97	2.38	Schaffhausen	78.7	19	(21)	3	2.1	1.3	3.5	.67	.41	-	1.19
Ausserrhoden	45.2	25	(22)	3	2.1	1.3	-	1.67	2.55	.	.56	Ausserrhoden	29.2	23	(25)	1	.7	.3	-	1.00	1.60	.	.
Innerrhoden	63.9	20	(25)	1	4.5	3.0	9.6	-	-	-	.	Innerrhoden	-	24	(2)	-	-	-	-	.	.	.	.
St. Gallen	74.8	19	(15)	28	4.4	2.9	3.4	1.46	1.34	1.96	1.08	St. Gallen	107.6	9	(14)	21	2.4	1.5	1.7	.76	.61	.42	.66
Graubünden	77.7	18	(20)	13	4.3	2.8	2.4	1.15	1.05	1.11	.90	Graubünden	52.6	22	(24)	4	1.0	.7	-	.75	.60	.	.57
Aargau	98.5	10	(18)	37	5.7	3.8	5.2	1.11	.91	.71	1.03	Aargau	82.7	18	(13)	15	1.8	1.2	2.0	1.20	.76	.34	1.34
Thurgau	58.0	23	(12)	11	3.6	2.3	3.0	1.91	1.76	1.42	1.56	Thurgau	139.2	2	(11)	13	3.2	1.9	1.5	.69	.50	.92	.64
Ticino	219.2	1	(7)	55	12.6	8.9	16.2	.69	.56	.62	.79	Ticino	266.4	1	(4)	37	5.5	3.7	5.2	.59	.40	.08	.44
Vaud	97.7	11	(6)	53	5.6	3.8	4.7	1.55	1.39	1.58	1.20	Vaud	101.2	12	(7)	29	2.1	1.3	1.2	1.31	1.39	1.93	.73
Valais	97.1	12	(8)	17	5.6	3.8	5.5	1.53	1.31	1.79	.99	Valais	127.5	4	(6)	10	2.8	1.9	1.4	1.10	.75	.39	1.08
Neuchâtel	118.0	8	(4)	20	7.0	5.0	7.6	1.30	1.02	1.09	2.27	Neuchâtel	115.1	7	(9)	11	3.2	2.3	5.1	.82	.54	.56	1.26
Geneva	206.7	2	(2)	64	11.9	7.8	6.1	.89	.84	1.73	.53	Genève	93.6	15	(5)	17	2.0	1.3	1.1	1.47	1.16	2.30	1.20
Jura	83.6	16	(10)	6	4.5	3.2	6.3	1.33	1.26	1.14	1.12	Jura	121.8	5	(3)	4	2.7	1.6	1.9	1.50	1.23	.87	1.46
Zürich (city)	111.7	6	(6)	55	6.9	4.5	4.9	.85	.75	.68	.81	Zürich (Stadt)	66.7	6	(4)	19	1.5	.9	.9	1.53	1.76	.64	1.10
Basel (city)	173.7	3	(2)	41	11.3	7.2	6.4	1.07	.81	.51	1.45	Basel (Stadt)	106.6	3	(6)	15	2.4	1.5	1.2	.80	.58	.48	1.09
Geneva (city)	203.8	2	(1)	39	11.7	7.8	7.4	.92	.99	1.62	.81	Genève (ville)	100.8	4	(1)	12	2.2	1.3	.5	1.33	1.45	6.45	1.00
Bern (city)	88.3	7	(8)	16	5.5	3.6	5.7	.75	.61	.51	.73	Bern (Stadt)	74.7	5	(9)	8	1.8	1.2	2.0	.75	.37	-	.87
Lausanne	112.4	5	(3)	16	6.7	4.4	4.9	1.56	1.54	2.25	1.07	Lausanne	122.7	2	(2)	11	2.6	1.5	1.0	1.09	1.39	4.00	.55
Winterthur	73.4	8	(7)	7	4.2	2.6	4.6	1.00	.92	.29	1.41	Winterthur	62.6	7	(7)	3	1.2	.8	-	1.33	1.22	.	.66
St. Gallen (city)	125.3	4	(4)	10	7.2	4.7	7.2	.90	.86	1.08	.71	St. Gallen (Stadt)	38.3	9	(8)	2	.7	.4	-	1.50	1.10	.	1.09
Luzern (city)	209.0	1	(5)	16	12.0	8.2	8.6	.50	.44	.42	.43	Luzern (Stadt)	132.9	1	(3)	6	3.1	1.6	-	1.00	.79	.	.79
Biel/Bienne	31.9	9	(9)	2	1.8	1.3	2.1	2.00	1.71	-	4.88	Biel/Bienne	58.8	8	(5)	2	1.1	.7	-	1.50	1.40	.	.52
German Switzerland	87.6	.	(.)	391	5.3	3.4	4.2	1.18	1.00	.91	1.11	Deutschschweiz	86.6	.	(.)	194	1.9	1.2	1.3	.99	.74	.56	.88
-Northwestern	98.0	.	(.)	183	6.0	3.9	5.0	1.12	.90	.66	1.22	-Nordwestschweiz	92.8	.	(.)	87	2.1	1.3	1.4	.91	.62	.48	.78
-Northeastern	86.1	.	(.)	139	5.1	3.3	3.8	1.29	1.10	1.21	1.11	-Nordostschweiz	78.1	.	(.)	67	1.8	1.1	1.2	1.12	.93	.53	1.02
-Alps/Prealps	70.2	.	(.)	69	4.0	2.6	3.3	1.13	1.03	1.02	.91	-Alpen/Voralpen	89.9	.	(.)	40	1.9	1.3	.9	.98	.70	.72	.88
French Switzerland	118.5	.	(.)	168	6.8	4.6	5.4	1.26	1.14	1.56	.93	Romandie	109.2	.	(.)	81	2.4	1.6	1.7	1.19	.99	1.16	.94
Italian Switzerland	208.9	.	(.)	56	12.0	8.4	15.3	.71	.58	.62	.81	Svizzera italiana	257.6	.	(.)	38	5.4	3.6	4.9	.58	.39	.08	.43
>100000 inhabitants	134.3	1	(1)	167	8.2	5.3	5.7	.98	.89	.98	.97	>100000 Einwohner	87.7	4	(2)	65	1.9	1.2	1.1	1.15	1.14	1.23	.93
20000-99999 inh.	110.2	3	(2)	91	6.4	4.4	6.5	1.25	1.04	.87	1.25	20000-99999 Einw.	85.3	5	(7)	39	1.9	1.2	1.5	.95	.66	.58	.79
10000-19999 inh.	120.4	2	(3)	84	6.9	4.8	5.7	1.05	.86	.93	.95	10000-19999 Einw.	81.3	7	(4)	30	1.7	1.1	1.4	1.23	.94	.47	.85
5000-9999 inh.	103.0	4	(6)	74	5.9	3.9	4.5	1.03	.86	1.21	.62	5000-9999 Einw.	118.3	3	(1)	43	2.6	1.7	1.2	1.23	.92	1.21	.99
2800-4999 inh.	67.1	7	(5)	48	4.1	2.6	3.6	1.65	1.37	1.34	1.46	2800-4999 Einw.	85.0	6	(3)	29	1.9	1.2	2.1	1.24	.83	.40	1.05
1200-2799 inh.	76.6	6	(4)	72	4.5	3.0	4.3	1.50	1.31	1.20	1.35	1200-2799 Einw.	130.1	1	(6)	55	2.9	2.0	2.6	.65	.44	.27	.82
<1200 inhabitants	78.2	5	(7)	79	4.6	3.0	4.2	1.08	.95	.91	1.03	<1200 Einwohner	119.7	2	(5)	52	2.5	1.5	1.2	.71	.61	.58	.52
Switzerland	100.0	.	(.)	615	5.9	3.9	5.0	1.16	1.00	1.03	1.04	Schweiz / Suisse	100.0	.	(.)	313	2.2	1.4	1.5	.99	.76	.62	.83

Males / Männer

Males / Männer	data for 1989-92						ratio 90 / 80			
	SMR	RANK	N	EUROP.	WORLD	TRUNC	N	WORLD	C3564	C6584
Zürich	89.2	13 (19)	171	7.3	4.9	6.2	1.57	1.44	1.58	1.16
Bern	65.7	21 (23)	113	5.2	3.4	3.0	1.92	1.68	1.37	1.86
Luzern	98.0	11 (11)	50	8.0	5.4	7.8	1.52	1.32	1.80	1.42
Uri	32.1	25 (21)	2	3.0	1.8	-	.67	.45	-	1.01
Schwyz	111.3	7 (17)	18	9.6	6.8	14.2	2.00	2.08	2.99	.90
Obwalden	81.0	16 (25)	4	5.8	3.3	-	.	.	.	.
Nidwalden	99.9	10 (9)	5	8.4	5.0	-	1.67	1.52	.	.85
Glarus	71.4	18 (24)	5	6.8	5.1	11.9	2.50	5.68	.	.40
Zug	69.9	19 (16)	8	6.1	4.3	3.4	1.33	1.17	.49	.83
Fribourg	128.4	5 (13)	42	10.4	7.1	7.5	2.10	1.82	1.74	2.05
Solothurn	87.6	14 (14)	35	7.0	4.5	5.6	1.46	1.09	1.58	1.55
Basel-Stadt	106.6	9 (1)	43	8.7	5.8	9.1	.96	1.09	3.09	.67
Basel-Land	69.1	20 (5)	26	5.7	3.8	3.6	.93	.73	.72	.70
Schaffhausen	107.3	8 (3)	14	8.6	5.7	1.6	1.08	1.06	.45	.86
Ausserrhoden	61.9	23 (22)	6	5.3	3.7	3.1	1.20	1.14	.53	1.49
Innerrhoden	-	26 (25)	-	-	-	-	.	.	.	.
St. Gallen	87.3	15 (15)	59	7.2	4.8	9.3	1.44	1.23	1.35	1.42
Graubünden	61.4	24 (20)	18	5.2	3.8	4.2	1.20	1.27	1.45	.76
Aargau	94.4	12 (18)	70	7.5	4.9	5.9	1.71	1.41	1.62	1.63
Thurgau	62.4	22 (12)	21	5.3	3.5	4.3	1.00	.85	1.03	.86
Ticino	208.5	1 (7)	104	16.8	11.0	14.4	2.74	2.21	1.47	2.57
Vaud	132.2	4 (6)	130	10.6	7.1	9.7	1.59	1.33	1.30	1.83
Valais	164.3	2 (8)	62	13.5	9.1	12.9	2.38	1.82	1.48	2.29
Neuchâtel	115.5	6 (4)	33	9.3	6.1	8.1	1.27	1.19	1.09	1.31
Geneva	142.1	3 (2)	82	11.7	7.6	8.3	1.44	1.15	.81	1.78
Jura	77.2	17 (10)	9	6.3	4.1	4.2	1.13	1.00	.66	.80
Zürich (city)	90.1	7 (6)	64	7.3	4.9	6.4	1.36	1.46	1.91	1.35
Basel (city)	109.8	4 (2)	39	8.9	5.8	8.9	.89	1.01	2.72	.67
Geneva (city)	151.9	3 (1)	43	12.3	8.0	8.5	1.19	1.03	.73	1.48
Bern (city)	88.9	8 (8)	24	7.3	4.8	6.0	2.00	2.18	2.39	2.04
Lausanne	161.0	1 (3)	35	13.2	8.9	12.2	1.40	1.32	1.22	1.89
Winterthur	155.3	2 (7)	24	12.7	8.6	10.4	3.43	3.57	8.07	1.98
St. Gallen (city)	93.1	6 (4)	12	7.4	4.5	7.4	1.33	1.13	.95	1.38
Luzern (city)	102.6	5 (5)	13	8.2	5.3	7.9	1.63	1.48	2.19	2.04
Biel/Bienne	70.7	9 (9)	7	6.2	4.2	8.9	1.75	1.89	.	.54
German Switzerland	82.5	. (.)	675	6.8	4.5	5.9	1.46	1.31	1.57	1.19
-Northwestern	82.2	. (.)	287	6.6	4.4	5.2	1.40	1.23	1.61	1.22
-Northeastern	87.3	. (.)	258	7.2	4.8	6.0	1.44	1.30	1.32	1.16
-Alps/Prealps	74.8	. (.)	130	6.4	4.4	7.3	1.67	1.62	2.23	1.16
French Switzerland	134.4	. (.)	348	10.9	7.2	8.6	1.64	1.36	1.08	1.84
Italian Switzerland	203.1	. (.)	107	16.4	10.8	13.7	2.68	2.21	1.49	2.45
>100000 inhabitants	111.7	1 (1)	205	9.1	6.0	7.9	1.25	1.27	1.47	1.25
20000-99999 inh.	110.6	2 (2)	169	9.1	6.1	7.7	1.48	1.35	1.46	1.29
10000-19999 inh.	105.5	4 (3)	152	8.5	5.6	7.2	1.73	1.37	1.35	1.53
5000-9999 inh.	84.8	6 (6)	126	6.8	4.6	6.4	1.66	1.37	1.22	1.49
2800-4999 inh.	109.2	3 (5)	158	9.0	6.0	7.1	2.00	1.66	1.46	1.77
1200-2799 inh.	82.5	7 (4)	147	6.8	4.5	5.5	1.36	1.14	1.10	1.25
<1200 inhabitants	97.2	5 (7)	173	7.9	5.2	6.7	2.04	1.80	1.79	1.74
Switzerland	100.0	. (.)	1130	8.2	5.4	6.9	1.58	1.38	1.39	1.42

Females / Frauen

Females / Frauen	data for 1989-92						ratio 90 / 80			
	SMR	RANK	N	EUROP.	WORLD	TRUNC	N	WORLD	C3564	C6584
Zürich	92.0	16 (12)	69	1.9	1.2	1.4	1.25	1.06	3.00	1.08
Bern	83.2	19 (17)	54	1.8	1.2	1.4	1.50	1.61	2.04	.92
Luzern	131.4	4 (8)	25	2.6	1.6	1.8	1.56	1.57	1.51	1.01
Uri	99.4	14 (18)	2	2.3	1.6	4.0	2.00	1.61	.	-
Schwyz	51.8	25 (22)	3	1.1	.8	1.3	1.50	1.82	.	1.12
Obwalden	61.6	23 (26)	1	2.0	2.9	-	.	.	.	.
Nidwalden	126.5	5 (1)	2	3.8	2.8	9.0	.67	1.02	.	.
Glarus	76.7	22 (23)	2	1.7	1.1	-	2.00	2.56	.	.
Zug	46.3	26 (19)	2	.8	.4	-	1.00	.37	-	.
Fribourg	141.1	2 (16)	16	3.4	2.3	4.2	2.67	2.94	5.92	1.58
Solothurn	123.5	6 (20)	18	2.8	1.9	2.9	2.57	2.45	4.74	2.73
Basel-Stadt	99.3	15 (15)	18	1.9	1.3	1.0	1.50	1.62	1.76	1.03
Basel-Land	100.5	13 (10)	13	1.9	1.1	.5	1.63	1.06	.43	1.81
Schaffhausen	116.1	9 (21)	6	1.8	1.0	-	3.00	1.84	.	2.39
Ausserrhoden	81.2	20 (25)	3	1.9	1.7	-	3.00	3.09	.	2.64
Innerrhoden	117.6	8 (2)	1	3.6	2.9	9.3	.50	.63	.91	-
St. Gallen	78.1	21 (14)	20	1.9	1.3	2.0	1.25	1.39	2.77	.97
Graubünden	121.6	7 (24)	13	2.8	1.9	3.2	4.33	4.92	.	2.11
Aargau	149.4	1 (13)	40	3.3	2.2	3.2	2.22	2.38	4.79	1.50
Thurgau	56.8	24 (11)	7	1.4	.9	2.0	.78	.94	1.52	.42
Ticino	107.2	12 (4)	22	2.0	1.2	1.2	1.00	.80	2.67	.86
Vaud	88.0	18 (7)	34	1.8	1.1	.6	.89	.64	.29	1.00
Valais	137.2	3 (6)	18	3.0	1.9	2.8	1.64	1.31	4.71	.78
Neuchâtel	88.5	17 (9)	10	2.2	1.4	3.1	1.11	1.17	1.26	.75
Genève	111.9	11 (5)	27	2.7	1.8	2.5	1.08	1.16	.99	.93
Jura	116.0	10 (3)	5	3.2	2.3	4.3	.83	1.19	2.06	.30
Zürich (Stadt)	122.9	1 (4)	39	2.5	1.6	1.6	1.34	1.05	2.57	1.39
Basel (Stadt)	111.3	4 (6)	18	2.1	1.4	1.1	1.50	1.64	1.87	1.04
Genève (ville)	101.8	5 (1)	13	2.6	1.8	2.0	.81	.94	.54	1.10
Bern (Stadt)	55.0	8 (9)	7	1.1	.7	.8	1.17	1.59	.	.53
Lausanne	58.8	7 (2)	6	1.3	.9	-	.50	.42	-	.89
Winterthur	48.0	9 (7)	3	1.4	1.0	2.7	.75	.94	2.21	.55
St. Gallen (Stadt)	118.6	3 (8)	7	3.6	2.6	6.5	2.33	5.40	.	1.19
Luzern (Stadt)	120.7	2 (3)	7	2.5	1.5	1.5	1.17	1.21	1.05	1.05
Biel/Bienne	73.2	6 (5)	3	1.0	.5	-	1.00	.52	-	1.41
Deutschschweiz	99.0	. (.)	306	2.1	1.4	1.9	1.59	1.58	2.64	1.15
-Nordwestschweiz	111.1	. (.)	148	2.4	1.6	2.2	1.87	1.95	2.96	1.31
-Nordostschweiz	86.4	. (.)	99	1.8	1.2	1.6	1.32	1.15	2.39	1.11
-Alpen/Voralpen	96.3	. (.)	59	2.1	1.5	1.9	1.51	1.71	2.62	.87
Romandie	98.7	. (.)	99	2.2	1.4	1.8	1.03	.92	.94	.83
Svizzera italiana	120.4	. (.)	26	2.2	1.3	1.1	1.18	.95	2.71	1.04
>100000 Einwohner	99.3	5 (2)	83	2.1	1.4	1.3	1.11	1.02	.94	1.13
20000-99999 Einw.	90.8	6 (7)	57	2.1	1.4	2.4	1.54	1.68	3.07	1.14
10000-19999 Einw.	87.7	7 (4)	49	1.9	1.2	1.7	1.32	1.15	2.42	.94
5000-9999 Einw.	102.7	4 (1)	58	2.1	1.4	1.8	1.09	.88	1.14	.99
2800-4999 Einw.	105.9	3 (3)	56	2.1	1.4	1.1	1.56	1.37	1.22	1.12
1200-2799 Einw.	107.5	1 (6)	66	2.4	1.6	2.5	1.83	1.85	3.28	.82
<1200 Einwohner	107.0	2 (5)	62	2.3	1.5	1.9	1.68	1.60	2.68	1.25
Schweiz / Suisse	100.0	. (.)	431	2.2	1.4	1.8	1.39	1.32	1.85	1.05

Males / Männer

	SMR	RANK	data for 1969-72				ratio 80 / 70			
			N	EUROP.	WORLD	TRUNC	N	WORLD	C3564	C6584
Zürich	120.3	8 (14)	54	3.2	2.0	1.7	1.04	.84	.93	.80
Bern	87.5	16 (21)	37	2.2	1.5	2.1	.97	.82	.66	.82
Luzern	72.4	18 (8)	8	1.7	1.1	1.5	2.25	2.00	1.50	1.41
Uri	75.4	17 (22)	1	1.7	1.2	-	1.00	1.29	-	-
Schwyz	58.3	22 (23)	2	1.7	1.0	1.9	1.00	.78	1.12	.64
Obwalden	95.6	14 (25)	1	2.2	1.5	-	-	-	-	-
Nidwalden	-	25 (1)	-	-	-	-	.	.	.	.
Glarus	50.6	23 (24)	1	1.1	.9	-	1.00	.53	.	3.15
Zug	94.8	15 (25)	2	2.1	1.5	-	-	-	-	-
Fribourg	118.0	9 (7)	9	2.9	1.8	2.2	1.33	1.16	1.07	1.05
Solothurn	98.8	12 (9)	9	2.3	1.6	.6	1.56	1.53	8.32	.51
Basel-Stadt	129.9	3 (3)	14	3.3	2.0	1.7	1.36	1.31	2.20	.75
Basel-Land	135.4	2 (20)	9	3.3	2.1	2.4	.78	.55	.32	.71
Schaffhausen	250.2	1 (2)	8	6.9	4.0	1.7	.75	.82	3.09	.18
Ausserrhoden	98.2	13 (17)	3	2.4	1.6	-	1.00	1.16	.	.30
Innerrhoden	-	25 (5)	-	-	-	-	.	.	.	.
St. Gallen	110.4	11 (18)	18	2.9	1.7	.4	1.00	.97	6.13	.50
Graubünden	123.7	6 (12)	9	3.3	2.1	-	1.00	.97	.	.45
Aargau	126.2	5 (6)	20	3.2	2.1	2.5	1.30	.98	.59	1.48
Thurgau	122.9	7 (13)	10	3.3	2.0	1.5	1.00	.80	.55	1.06
Ticino	46.3	24 (16)	5	1.1	.7	.6	2.60	2.50	4.48	1.24
Vaud	59.8	21 (11)	14	1.5	.9	.8	2.29	2.03	1.41	1.37
Valais	67.1	20 (4)	5	1.6	1.0	.8	2.60	2.47	5.13	.81
Neuchâtel	68.6	19 (10)	5	1.6	1.2	-	2.00	1.80	.	2.57
Geneva	113.2	10 (15)	15	3.1	1.9	1.7	1.07	1.04	1.85	.39
Jura	128.3	4 (19)	4	3.0	1.9	2.0	.75	.79	.95	.33
Zürich (city)	110.7	5 (4)	23	2.8	1.8	.9	.91	.75	.40	.81
Basel (city)	140.9	3 (2)	14	3.6	2.2	1.8	1.29	1.25	2.26	.76
Geneva (city)	157.9	1 (6)	13	4.1	2.6	2.9	.54	.71	1.56	.06
Bern (city)	129.6	4 (5)	10	3.2	1.8	.7	.80	.84	1.15	.27
Lausanne	32.9	9 (7)	2	.8	.5	-	2.50	2.60	.	.66
Winterthur	73.2	6 (1)	3	1.8	1.0	-	2.67	2.66	.	.95
St. Gallen (city)	142.5	2 (3)	5	3.8	2.3	-	1.20	1.23	.	.83
Luzern (city)	61.7	7 (8)	2	1.6	.8	-	1.00	.94	.	.35
Biel/Bienne	37.4	8 (9)	1	.8	.7	2.2	1.00	.72	-	.
German Switzerland	106.5	. (.)	203	2.7	1.7	1.5	1.15	1.00	1.35	.77
-Northwestern	105.1	. (.)	83	2.6	1.7	1.8	1.31	1.14	1.20	.85
-Northeastern	123.7	. (.)	85	3.3	2.0	1.4	1.00	.84	1.30	.71
-Alps/Prealps	81.7	. (.)	35	2.1	1.3	.9	1.11	1.07	2.16	.70
French Switzerland	88.7	. (.)	54	2.3	1.4	1.4	1.52	1.37	1.55	1.06
Italian Switzerland	51.9	. (.)	6	1.5	.9	.5	2.17	1.94	4.45	1.25
>100000 inhabitants	117.6	2 (5)	62	3.0	1.8	1.3	.95	.93	1.50	.57
20000-99999 inh.	108.0	4 (1)	38	2.7	1.7	.6	1.39	1.21	2.70	.81
10000-19999 inh.	122.3	1 (3)	36	3.0	2.0	1.6	1.08	.86	.87	.91
5000-9999 inh.	98.4	5 (6)	30	2.6	1.6	1.9	1.27	1.01	.67	.99
2800-4999 inh.	75.0	6 (7)	23	2.2	1.3	1.3	1.52	1.22	2.14	1.04
1200-2799 inh.	108.5	3 (2)	44	2.8	1.8	2.1	1.20	1.02	1.01	1.07
<1200 inhabitants	68.3	7 (4)	30	1.7	1.1	1.0	1.70	1.67	2.84	.94
Switzerland	100.0	. (.)	263	2.6	1.6	1.4	1.25	1.10	1.47	.84

Females / Frauen

	SMR	RANK	data for 1969-72				ratio 80 / 70			
			N	EUROP.	WORLD	TRUNC	N	WORLD	C3564	C6584
Zürich	96.7	12 (16)	120	4.5	2.9	2.7	1.13	.88	.88	.98
Bern	94.4	14 (12)	97	4.4	2.8	2.2	1.35	1.09	1.34	1.08
Luzern	87.0	17 (15)	24	4.3	2.8	4.4	1.38	1.00	.71	1.34
Uri	33.4	25 (26)	1	1.5	.7	-	-	-	-	-
Schwyz	96.2	13 (14)	8	4.2	2.9	3.1	1.25	1.06	1.38	1.11
Obwalden	82.4	19 (4)	2	3.4	2.1	-	2.50	2.31	.	1.19
Nidwalden	-	26 (1)	-	-	-	-	.	.	.	.
Glarus	121.9	8 (2)	6	6.6	5.1	8.5	1.67	1.22	1.10	2.07
Zug	190.1	2 (19)	11	9.5	5.7	5.0	.55	.44	1.04	.27
Fribourg	80.1	20 (20)	13	3.9	2.6	3.2	1.15	.81	1.00	1.17
Solothurn	134.8	6 (21)	30	6.7	4.0	3.3	.63	.53	.45	.55
Basel-Stadt	144.9	4 (9)	49	6.7	4.4	4.8	.94	.71	.56	.87
Basel-Land	110.5	10 (17)	18	5.4	3.4	1.6	1.00	.74	3.24	.72
Schaffhausen	155.7	3 (7)	13	7.5	5.1	6.8	1.00	.92	1.03	.52
Ausserrhoden	53.0	24 (3)	4	1.8	.9	-	3.75	5.04	.	2.28
Innerrhoden	247.0	1 (25)	4	9.9	5.6	-	.25	.16	.	.16
St. Gallen	129.0	7 (8)	55	6.3	4.0	5.1	1.09	.89	.76	.89
Graubünden	90.3	15 (11)	15	4.5	3.1	3.6	1.40	1.33	2.13	1.22
Aargau	136.7	5 (5)	54	6.4	4.0	3.3	1.26	1.02	1.34	.92
Thurgau	88.0	16 (10)	18	4.1	2.6	1.5	1.44	1.13	1.00	1.29
Ticino	59.3	23 (18)	18	2.9	1.8	1.4	1.72	1.40	2.37	1.20
Vaud	71.8	22 (13)	45	3.5	2.2	3.0	1.64	1.23	1.02	1.58
Valais	82.6	18 (24)	14	4.0	2.6	3.7	.86	.65	.61	.54
Neuchâtel	71.8	21 (23)	15	3.5	2.3	2.8	1.00	.76	.95	1.11
Genève	105.9	11 (22)	42	5.0	3.0	2.2	.76	.69	1.42	.46
Jura	111.3	9 (6)	8	4.9	2.8	-	1.38	1.34	.	1.07
Zürich (Stadt)	103.4	6 (4)	65	4.9	3.1	3.2	.97	.81	.94	.90
Basel (Stadt)	145.0	1 (2)	45	6.8	4.4	4.8	.93	.72	.64	.86
Genève (ville)	84.1	8 (7)	22	4.2	2.5	1.3	.95	.98	3.14	.75
Bern (Stadt)	84.9	7 (6)	20	4.1	2.5	1.7	1.15	1.15	1.95	.86
Lausanne	55.9	9 (3)	11	2.7	1.8	2.4	2.18	1.72	1.68	2.23
Winterthur	133.3	2 (5)	14	6.3	3.9	4.2	.79	.46	-	.88
St. Gallen (Stadt)	113.8	3 (1)	13	5.1	3.1	1.3	1.69	1.28	2.24	1.72
Luzern (Stadt)	110.7	4 (8)	11	5.6	3.6	3.9	.82	.57	.42	.86
Biel/Bienne	107.5	5 (9)	8	4.7	2.6	-	.75	.64	.	.17
Deutschschweiz	108.6	. (.)	532	5.1	3.3	3.1	1.16	.94	1.04	.94
-Nordwestschweiz	119.2	. (.)	244	5.6	3.6	3.2	1.08	.86	1.03	.86
-Nordostschweiz	104.0	. (.)	195	4.9	3.1	3.1	1.16	.92	.94	.97
-Alpen/Voralpen	95.5	. (.)	93	4.5	2.9	3.0	1.39	1.16	1.23	1.08
Romandie	82.7	. (.)	134	4.0	2.6	2.9	1.21	.95	1.02	1.08
Svizzera italiana	55.8	. (.)	18	2.7	1.7	1.3	1.72	1.41	2.39	1.21
>100000 Einwohner	99.8	5 (5)	163	4.8	3.0	2.9	1.06	.91	1.13	.96
20000-99999 Einw.	109.2	1 (4)	109	5.2	3.3	3.1	1.13	.84	.97	.99
10000-19999 Einw.	86.1	7 (6)	69	4.0	2.5	1.7	1.32	1.08	1.82	.82
5000-9999 Einw.	103.9	3 (7)	82	4.9	3.1	3.4	1.09	.82	.64	.81
2800-4999 Einw.	91.5	6 (3)	68	4.4	2.9	3.6	1.44	.99	.48	1.51
1200-2799 Einw.	105.2	2 (1)	97	5.0	3.2	3.2	1.25	1.01	1.33	1.00
<1200 Einwohner	100.8	4 (2)	96	4.8	3.0	2.8	1.22	1.10	1.43	.89
Schweiz / Suisse	100.0	. (.)	684	4.7	3.0	3.0	1.19	.95	1.06	.97

Males / Männer — data for 1989-92 / ratio 90 / 80

Males / Männer	SMR	RANK		N	EUROP.	WORLD	TRUNC	N	WORLD	C3564	C6584
Zürich	110.8	8	(14)	63	2.7	1.7	2.0	1.13	1.04	1.29	.75
Bern	89.7	15	(21)	47	2.1	1.3	1.1	1.31	1.10	.88	1.41
Luzern	105.5	10	(8)	16	2.7	1.7	2.1	.89	.73	1.09	.71
Uri	53.6	23	(22)	1	1.3	.8	-	1.00	.56	.	.
Schwyz	63.1	21	(23)	3	1.5	1.0	1.5	1.50	1.26	.88	2.05
Obwalden	65.0	20	(25)	1	1.6	1.1	-	.	.	.	.
Nidwalden	-	25	(1)	-	-	-	-	-	-	-	-
Glarus	93.1	14	(24)	2	2.2	1.6	4.0	2.00	3.54	.	.78
Zug	30.9	24	(25)	1	.6	.3	-	.	.	.	.
Fribourg	112.0	7	(7)	11	2.4	1.3	-	.92	.61	-	1.06
Solothurn	84.3	17	(9)	10	2.0	1.2	1.1	.71	.50	.20	1.03
Basel-Stadt	137.7	1	(3)	17	3.4	2.2	1.7	.89	.82	.52	.87
Basel-Land	113.1	6	(20)	12	2.5	1.4	.9	1.71	1.22	1.20	1.23
Schaffhausen	77.2	19	(2)	3	1.8	1.2	-	.50	.37	-	1.20
Ausserrhoden	97.8	12	(17)	3	2.4	1.6	2.9	1.00	.86	.65	1.24
Innerrhoden	-	25	(5)	-	-	-	-	-	-	.	-
St. Gallen	98.4	11	(18)	20	2.5	1.7	1.8	1.11	1.00	.70	1.11
Graubünden	135.7	3	(12)	12	3.1	1.7	.9	1.33	.83	.51	2.36
Aargau	79.7	18	(6)	17	1.9	1.2	1.3	.65	.58	.81	.53
Thurgau	108.5	9	(13)	11	2.1	1.1	-	1.10	.66	-	1.31
Ticino	135.7	2	(16)	20	3.1	2.1	1.4	1.54	1.11	.47	2.75
Vaud	114.0	4	(11)	34	2.7	1.7	2.2	1.06	.91	2.05	.82
Valais	55.0	22	(4)	6	1.3	.8	-	.46	.34	-	.71
Neuchâtel	93.2	13	(10)	8	2.1	1.3	1.5	.80	.64	.93	.71
Geneva	88.1	16	(15)	15	2.0	1.2	-	.94	.60	-	2.62
Jura	114.0	5	(19)	4	2.5	1.5	-	1.33	1.03	-	2.61
Zürich (city)	99.4	6	(4)	22	2.6	1.6	1.4	1.05	1.19	4.33	.48
Basel (city)	119.2	3	(2)	13	3.1	2.0	2.0	.72	.73	.52	.66
Geneva (city)	104.8	4	(6)	9	2.2	1.3	-	1.29	.69	-	15.90
Bern (city)	70.4	7	(5)	6	1.5	.8	-	.75	.53	-	1.28
Lausanne	133.6	2	(7)	9	3.3	2.1	2.3	1.80	1.72	2.43	2.06
Winterthur	192.5	1	(1)	9	4.9	3.3	4.6	1.13	1.19	3.28	1.13
St. Gallen (city)	100.7	5	(3)	4	2.6	1.7	-	.67	.60	-	.49
Luzern (city)	50.5	9	(8)	2	1.4	1.1	2.1	1.00	1.39	.	.49
Biel/Bienne	66.9	8	(9)	2	1.9	1.2	2.1	2.00	2.57	.	1.24
German Switzerland	100.4	.	(.)	245	2.4	1.5	1.4	1.05	.87	.71	1.00
-Northwestern	95.7	.	(.)	99	2.3	1.4	1.1	.91	.73	.48	.94
-Northeastern	107.1	.	(.)	94	2.6	1.6	1.6	1.11	.95	.90	.92
-Alps/Prealps	98.5	.	(.)	52	2.4	1.5	1.9	1.33	1.05	.96	1.46
French Switzerland	93.0	.	(.)	72	2.1	1.3	1.0	.88	.66	.50	.98
Italian Switzerland	128.4	.	(.)	20	3.0	1.9	1.3	1.54	1.11	.47	2.74
>100000 inhabitants	103.7	3	(5)	59	2.5	1.6	1.2	1.00	.92	.68	.96
20000-99999 inh.	102.6	4	(1)	47	2.5	1.5	.9	.89	.73	.53	.87
10000-19999 inh.	109.1	1	(3)	46	2.5	1.5	1.6	1.18	.91	1.10	1.09
5000-9999 inh.	88.9	6	(6)	39	2.0	1.3	.9	1.03	.77	.64	1.11
2800-4999 inh.	88.6	7	(7)	38	2.1	1.3	1.6	1.09	.81	.62	1.08
1200-2799 inh.	106.3	2	(2)	56	2.5	1.6	1.6	1.06	.84	.73	1.12
<1200 inhabitants	98.7	5	(4)	52	2.4	1.5	1.3	1.02	.81	.42	1.17
Switzerland	100.0	.	(.)	337	2.4	1.5	1.3	1.03	.83	.64	1.05

Females / Frauen — data for 1989-92 / ratio 90 / 80

Females / Frauen	SMR	RANK		N	EUROP.	WORLD	TRUNC	N	WORLD	C3564	C6584
Zürich	96.6	17	(16)	123	3.3	2.1	2.2	.91	.82	.89	.66
Bern	84.2	19	(12)	94	3.0	2.0	2.4	.72	.64	.77	.59
Luzern	114.8	8	(15)	37	4.2	2.8	3.1	1.12	.98	.86	1.11
Uri	116.8	7	(26)	4	4.0	2.6	-	.	.	.	.
Schwyz	123.8	6	(14)	12	3.9	2.4	1.5	1.20	.79	.27	1.22
Obwalden	-	25	(4)	-	-	-	-	-	-	-	-
Nidwalden	76.6	22	(1)	2	2.2	1.1	-	.40	.22	.	.64
Glarus	110.8	11	(2)	5	4.4	3.1	-	.50	.49	-	.70
Zug	84.0	20	(19)	6	2.8	1.7	1.5	1.00	.67	.35	1.31
Fribourg	104.8	13	(20)	20	4.2	2.7	3.7	1.33	1.31	1.18	.74
Solothurn	109.0	12	(21)	27	3.5	2.0	1.6	1.42	.95	.98	1.27
Basel-Stadt	112.5	9	(9)	36	3.8	2.4	3.1	.78	.77	1.14	.66
Basel-Land	135.7	3	(17)	29	4.4	2.8	2.0	1.61	1.11	.50	1.57
Schaffhausen	22.4	24	(7)	2	.8	.5	-	.15	.11	-	.28
Ausserrhoden	247.3	1	(3)	16	9.8	6.4	5.7	1.07	1.39	.	.81
Innerrhoden	-	25	(25)	-	-	-	-	-	-	.	-
St. Gallen	112.0	10	(8)	49	3.4	2.0	1.6	.82	.55	.45	.73
Graubünden	131.8	4	(11)	24	4.4	2.9	3.4	1.14	.70	.43	1.61
Aargau	98.7	15	(5)	44	3.1	2.0	1.9	.65	.49	.39	.54
Thurgau	162.0	2	(10)	34	5.8	3.8	4.5	1.31	1.32	3.48	1.05
Ticino	99.5	14	(18)	35	3.5	2.2	2.3	1.13	.89	.72	.86
Vaud	89.2	18	(13)	59	3.0	1.9	1.5	.80	.69	.46	.56
Valais	124.0	5	(24)	27	4.4	2.9	2.8	2.25	1.68	1.28	2.58
Neuchâtel	97.6	16	(23)	19	3.1	1.9	1.4	1.27	1.07	.52	.82
Genève	58.5	23	(22)	24	1.5	.8	.3	.75	.37	.11	.85
Jura	81.0	21	(6)	6	2.4	1.3	-	.55	.35	-	.45
Zürich (Stadt)	107.8	4	(4)	60	3.7	2.3	2.4	.95	.93	.67	.73
Basel (Stadt)	126.0	2	(2)	36	4.3	2.7	3.5	.86	.84	1.16	.75
Genève (ville)	45.2	9	(7)	10	1.2	.7	.7	.48	.29	.19	.53
Bern (Stadt)	88.8	6	(6)	20	3.3	2.1	3.3	.87	.74	.94	1.03
Lausanne	84.2	7	(3)	15	2.7	1.7	1.7	.63	.55	.50	.39
Winterthur	157.0	1	(5)	17	5.7	3.6	4.3	1.55	2.00	.	.93
St. Gallen (Stadt)	96.6	5	(1)	10	3.1	1.9	3.4	.45	.47	1.04	.29
Luzern (Stadt)	117.6	3	(8)	12	4.7	3.0	5.5	1.33	1.46	2.92	1.21
Biel/Bienne	70.4	8	(9)	5	2.1	1.1	-	.83	.67	.	1.65
Deutschschweiz	105.5	.	(.)	555	3.6	2.3	2.3	.90	.74	.69	.78
-Nordwestschweiz	102.8	.	(.)	233	3.5	2.2	2.2	.88	.71	.63	.79
-Nordostschweiz	101.2	.	(.)	197	3.4	2.2	2.2	.87	.74	.77	.70
-Alpen/Voralpen	119.6	.	(.)	125	4.1	2.7	2.6	.97	.78	.69	.91
Romandie	83.1	.	(.)	142	2.8	1.8	1.6	.88	.72	.53	.65
Svizzera italiana	99.9	.	(.)	37	3.5	2.2	2.2	1.19	.92	.73	.94
>100000 Einwohner	96.1	5	(5)	141	3.2	2.0	2.3	.82	.73	.68	.70
20000-99999 Einw.	86.0	7	(4)	93	3.0	1.9	2.5	.76	.69	.81	.57
10000-19999 Einw.	113.1	1	(6)	107	4.0	2.6	2.9	1.18	.96	.91	1.05
5000-9999 Einw.	99.4	4	(7)	95	3.1	1.9	1.2	1.07	.73	.54	.92
2800-4999 Einw.	90.7	6	(3)	81	3.1	1.9	1.6	.83	.68	.90	.56
1200-2799 Einw.	110.8	2	(1)	114	3.8	2.4	2.0	.94	.74	.47	.79
<1200 Einwohner	106.5	3	(2)	103	3.6	2.3	2.1	.88	.69	.51	.88
Schweiz / Suisse	100.0	.	(.)	734	3.4	2.1	2.1	.90	.74	.65	.76

Males / Männer

Males / Männer	SMR	RANK		N	EUROP.	WORLD	TRUNC	N	WORLD	C3564	C6584
				data for 1969-72				ratio 80 / 70			
Zürich	115.4	5	(9)	200	11.1	7.4	10.6	1.23	1.03	.87	1.29
Bern	86.0	18	(19)	138	8.4	5.6	8.2	1.42	1.19	1.02	1.40
Luzern	99.2	14	(18)	43	9.3	6.3	8.0	1.30	1.09	.94	.87
Uri	57.6	24	(22)	3	5.1	3.1	6.8	2.00	1.42	-	5.84
Schwyz	105.6	9	(20)	14	9.8	6.7	10.0	1.14	1.00	.66	.92
Obwalden	24.8	26	(24)	1	2.0	1.6	5.1	3.00	2.52	.91	.
Nidwalden	57.3	25	(25)	2	5.3	3.4	6.2	1.00	.80	.89	.69
Glarus	81.0	19	(16)	6	8.0	4.8	7.3	1.50	1.50	1.16	.69
Zug	96.0	16	(1)	8	8.5	6.0	7.7	2.25	1.73	2.59	2.04
Fribourg	109.6	6	(12)	32	10.0	7.0	9.1	1.25	1.12	1.58	.77
Solothurn	107.7	7	(23)	38	9.9	6.9	10.9	1.03	.91	.78	.87
Basel-Stadt	62.3	22	(21)	26	6.2	4.1	4.8	1.73	1.71	2.35	1.37
Basel-Land	118.1	4	(4)	31	12.3	7.6	10.4	1.45	1.15	1.02	.55
Schaffhausen	106.4	8	(17)	13	9.8	6.5	9.4	1.15	1.06	1.00	1.04
Ausserrhoden	101.8	12	(2)	11	10.2	7.3	13.2	1.73	1.21	.44	3.19
Innerrhoden	118.4	3	(26)	3	10.9	7.3	10.8	.33	.50	1.09	-
St. Gallen	97.8	15	(5)	60	9.4	6.3	7.6	1.55	1.34	1.13	1.30
Graubünden	80.1	20	(8)	22	7.9	5.3	9.4	1.77	1.44	.73	2.47
Aargau	101.9	11	(11)	63	9.7	6.4	8.8	1.38	1.21	1.07	.90
Thurgau	93.4	17	(6)	29	8.6	5.9	7.0	1.55	1.30	.89	1.59
Ticino	101.8	13	(15)	42	9.7	6.2	6.6	1.36	1.15	1.23	.89
Vaud	103.6	10	(7)	92	9.7	6.2	7.5	1.42	1.29	1.50	.95
Valais	72.5	21	(14)	21	7.3	4.8	7.5	1.95	1.53	1.19	2.01
Neuchâtel	122.2	2	(3)	34	11.5	7.9	14.0	1.21	1.12	1.06	1.01
Geneva	135.9	1	(13)	69	12.7	8.7	13.0	1.01	.88	.69	.90
Jura	59.4	23	(10)	7	6.5	4.3	4.3	2.14	1.98	3.36	2.24
Zürich (city)	131.2	3	(4)	105	12.5	8.3	11.2	1.10	1.03	.93	.97
Basel (city)	54.7	9	(7)	21	5.6	3.7	3.7	2.05	2.04	3.61	1.48
Geneva (city)	124.6	4	(6)	39	11.8	8.0	11.0	1.08	1.09	.84	.96
Bern (city)	91.2	6	(9)	27	8.5	5.9	9.7	1.07	.89	.39	1.24
Lausanne	90.2	7	(1)	21	8.4	5.1	6.4	2.00	2.10	1.97	1.06
Winterthur	90.0	8	(2)	14	8.3	5.7	8.0	2.00	1.61	1.49	3.13
St. Gallen (city)	167.4	1	(3)	22	16.1	10.3	10.8	1.00	.99	.89	.66
Luzern (city)	136.5	2	(5)	17	13.0	8.6	12.0	1.12	.97	.95	.78
Biel/Bienne	97.5	5	(8)	10	10.0	6.7	13.2	1.10	1.01	1.03	1.14
German Switzerland	96.3	.	(.)	704	9.2	6.2	8.8	1.40	1.19	1.02	1.28
-Northwestern	96.0	.	(.)	294	9.2	6.1	8.8	1.36	1.18	1.11	1.02
-Northeastern	112.6	.	(.)	298	10.8	7.2	9.9	1.33	1.12	.93	1.34
-Alps/Prealps	69.7	.	(.)	112	6.7	4.5	6.5	1.71	1.42	.98	1.80
French Switzerland	112.2	.	(.)	261	10.6	7.1	9.9	1.25	1.11	1.11	.96
Italian Switzerland	97.6	.	(.)	43	9.3	5.9	6.1	1.40	1.20	1.25	.89
>100000 inhabitants	105.1	4	(3)	213	10.0	6.6	8.9	1.28	1.22	1.13	1.05
20000-99999 inh.	127.5	1	(5)	173	12.0	8.1	12.2	1.09	.92	.87	.96
10000-19999 inh.	98.3	5	(2)	113	9.6	6.3	7.6	1.58	1.27	1.21	1.25
5000-9999 inh.	108.3	2	(4)	128	10.2	6.8	10.9	1.40	1.10	.66	1.36
2800-4999 inh.	108.0	3	(7)	127	10.3	6.9	9.4	1.10	.91	.87	.96
1200-2799 inh.	71.5	7	(6)	110	6.8	4.6	5.3	1.68	1.45	1.55	1.36
<1200 inhabitants	87.2	6	(1)	144	8.6	5.7	8.4	1.63	1.45	1.38	1.33
Switzerland	100.0	.	(.)	1008	9.5	6.4	8.9	1.37	1.17	1.05	1.17

Females / Frauen

Females / Frauen	SMR	RANK		N	EUROP.	WORLD	TRUNC	N	WORLD	C3564	C6584
				data for 1969-72				ratio 80 / 70			
Zürich	96.9	14	(11)	167	6.3	4.0	3.8	1.54	1.34	1.57	1.09
Bern	96.5	15	(19)	138	6.8	4.5	6.6	1.17	.90	.77	1.17
Luzern	108.8	9	(20)	42	7.0	4.8	8.4	1.05	.72	.42	.94
Uri	47.6	25	(17)	2	3.0	2.3	4.0	2.50	1.88	.88	3.43
Schwyz	138.2	3	(12)	16	9.3	6.6	9.8	1.06	.69	.28	1.26
Obwalden	118.0	7	(23)	4	8.1	4.3	-	.75	.73	.	.35
Nidwalden	174.8	2	(2)	5	11.2	7.7	17.1	1.20	.83	.28	1.84
Glarus	205.7	1	(25)	14	15.2	10.7	24.1	.21	.14	-	.34
Zug	136.6	4	(24)	11	9.0	5.0	2.2	.55	.42	-	.43
Fribourg	79.1	22	(22)	18	5.4	3.6	6.2	1.28	.92	.72	1.30
Solothurn	93.3	19	(7)	29	6.3	4.2	6.7	1.79	1.20	.68	1.51
Basel-Stadt	93.9	18	(4)	44	6.3	4.0	4.8	1.70	1.32	.95	1.59
Basel-Land	122.8	6	(9)	28	7.9	5.1	6.2	1.43	1.11	1.02	.82
Schaffhausen	103.5	11	(6)	12	6.8	4.3	1.6	1.58	1.47	6.83	1.16
Ausserrhoden	67.8	24	(1)	7	3.7	2.1	-	2.86	3.30	.	1.67
Innerrhoden	-	26	(26)	-	-	-	-	.	.	.	.
St. Gallen	98.1	13	(8)	58	6.7	4.5	7.6	1.60	1.19	.56	1.66
Graubünden	73.4	23	(3)	17	4.7	3.1	1.8	2.41	1.93	2.98	2.18
Aargau	94.4	17	(5)	52	6.2	4.0	5.2	1.81	1.49	.93	1.33
Thurgau	95.2	16	(21)	27	6.5	4.1	4.6	1.04	.88	1.35	.79
Ticino	108.7	10	(14)	46	7.5	4.9	5.2	1.28	.99	1.12	1.17
Vaud	100.2	12	(15)	87	6.8	4.5	4.6	1.32	1.07	1.29	1.17
Valais	88.2	20	(16)	21	6.0	3.8	3.1	1.48	1.17	1.88	.99
Neuchâtel	79.7	21	(13)	23	5.3	3.4	4.3	1.61	1.37	.93	1.52
Genève	131.3	5	(10)	72	8.6	5.2	4.5	1.15	.96	.67	.82
Jura	110.3	8	(18)	11	7.4	4.4	1.9	1.00	.72	2.03	.97
Zürich (Stadt)	107.8	4	(3)	94	6.9	4.4	4.8	1.37	1.24	1.26	1.14
Basel (Stadt)	90.8	8	(2)	39	6.0	3.7	3.3	1.85	1.52	1.49	1.63
Genève (ville)	130.1	2	(4)	47	8.5	5.1	4.3	1.00	1.02	1.04	.75
Bern (Stadt)	100.8	7	(9)	33	7.0	4.7	8.1	.82	.59	.37	.81
Lausanne	124.9	3	(6)	34	8.6	5.8	6.9	.91	.66	.51	1.20
Winterthur	82.4	9	(7)	12	5.8	3.5	4.1	1.42	1.26	1.52	.74
St. Gallen (Stadt)	101.5	6	(1)	16	7.0	4.7	8.2	1.81	1.58	.74	1.85
Luzern (Stadt)	152.0	1	(5)	21	10.2	7.1	14.0	.81	.54	.47	.84
Biel/Bienne	106.3	5	(8)	11	7.4	4.6	5.4	1.00	1.04	1.32	.94
Deutschschweiz	97.9	.	(.)	667	6.5	4.2	5.4	1.45	1.15	.96	1.20
-Nordwestschweiz	100.2	.	(.)	286	6.7	4.4	6.4	1.43	1.08	.75	1.22
-Nordostschweiz	98.7	.	(.)	257	6.5	4.1	4.3	1.45	1.24	1.35	1.08
-Alpen/Voralpen	91.6	.	(.)	124	6.3	4.1	5.6	1.51	1.15	.89	1.50
Romandie	104.5	.	(.)	235	7.0	4.5	4.8	1.26	1.01	.92	1.06
Svizzera italiana	109.0	.	(.)	49	7.5	4.9	4.9	1.24	.97	1.13	1.13
>100000 Einwohner	109.2	1	(3)	247	7.2	4.6	5.2	1.24	1.06	.95	1.11
20000-99999 Einw.	98.0	5	(2)	136	6.6	4.3	6.3	1.54	1.17	.90	1.27
10000-19999 Einw.	104.8	3	(5)	117	7.0	4.5	5.3	1.33	.97	.74	1.03
5000-9999 Einw.	87.2	6	(4)	96	5.8	3.7	4.1	1.72	1.31	1.15	1.26
2800-4999 Einw.	83.1	7	(1)	86	5.8	3.8	5.2	1.92	1.39	1.05	1.71
1200-2799 Einw.	101.2	4	(6)	130	6.8	4.5	6.6	1.28	1.03	.94	1.09
<1200 Einwohner	105.1	2	(7)	139	7.0	4.4	3.9	1.12	.96	1.09	.98
Schweiz / Suisse	100.0	.	(.)	951	6.7	4.3	5.3	1.39	1.10	.95	1.16

Males / Männer	SMR	RANK		data for 1989-92				ratio 90 / 80			
				N	EUROP.	WORLD	TRUNC	N	WORLD	C3564	C6584
Zürich	100.1	14	(9)	288	12.1	7.8	8.4	1.17	1.02	.90	.92
Bern	94.4	18	(19)	245	11.4	7.5	9.8	1.25	1.13	1.19	1.11
Luzern	65.5	24	(18)	50	7.7	5.0	5.4	.89	.73	.76	.93
Uri	118.5	6	(22)	11	15.5	10.7	9.6	1.83	2.47	.	.53
Schwyz	95.1	17	(20)	23	11.7	7.6	11.3	1.44	1.14	1.72	1.28
Obwalden	93.2	19	(24)	7	10.4	6.6	-	2.33	1.68	-	1.03
Nidwalden	147.7	2	(25)	11	18.8	12.9	13.6	5.50	4.74	2.03	3.64
Glarus	85.0	21	(16)	9	9.3	5.4	3.5	1.00	.75	.51	1.44
Zug	41.4	26	(1)	7	5.0	3.4	6.6	.39	.33	.35	.25
Fribourg	113.7	9	(12)	56	14.3	9.2	13.1	1.40	1.17	.96	1.56
Solothurn	109.0	10	(23)	65	13.6	8.7	11.3	1.67	1.39	1.32	1.80
Basel-Stadt	115.1	8	(21)	70	14.2	9.1	10.4	1.56	1.30	.89	1.78
Basel-Land	74.3	23	(4)	41	9.0	5.8	6.8	.91	.65	.65	1.24
Schaffhausen	61.7	25	(17)	12	7.9	4.8	3.9	.80	.70	.44	.70
Ausserrhoden	100.9	13	(2)	15	14.0	9.6	17.2	.79	1.09	2.94	.41
Innerrhoden	135.9	3	(26)	5	17.5	12.4	22.6	5.00	3.41	1.58	.
St. Gallen	108.3	11	(5)	110	13.4	8.6	11.3	1.18	1.03	1.38	.99
Graubünden	97.4	15	(8)	43	11.3	7.0	7.6	1.10	.91	1.06	1.05
Aargau	85.4	20	(11)	94	10.1	6.5	7.8	1.08	.83	.81	1.24
Thurgau	84.9	22	(6)	43	10.8	7.0	8.6	.96	.92	1.43	.63
Ticino	130.2	4	(15)	97	15.9	10.4	12.0	1.70	1.46	1.36	1.48
Vaud	106.3	12	(7)	158	13.1	8.5	10.2	1.21	1.05	.87	1.14
Valais	116.5	7	(14)	65	13.7	8.9	10.0	1.59	1.21	1.17	1.36
Neuchâtel	95.6	16	(3)	41	12.3	8.3	15.3	1.00	.94	.99	.93
Geneva	118.7	5	(13)	103	14.7	9.8	11.4	1.47	1.27	1.27	1.41
Jura	148.7	1	(10)	26	17.2	11.4	10.7	1.73	1.35	.69	2.76
Zürich (city)	108.2	3	(4)	117	13.2	8.4	11.5	1.01	.98	1.09	.91
Basel (city)	108.0	4	(7)	58	13.1	8.4	9.0	1.35	1.12	.69	1.58
Geneva (city)	114.3	2	(6)	49	14.3	9.5	8.7	1.17	1.09	.94	1.33
Bern (city)	118.8	1	(9)	49	14.3	9.2	11.4	1.69	1.75	3.24	1.34
Lausanne	102.9	6	(1)	34	13.2	8.7	9.3	.81	.82	.66	.78
Winterthur	107.5	5	(2)	25	12.5	8.0	5.9	.89	.87	.56	.74
St. Gallen (city)	71.8	8	(3)	14	8.1	4.9	4.1	.64	.48	.47	.79
Luzern (city)	67.6	9	(5)	13	8.4	5.7	9.6	.68	.68	.81	.69
Biel/Bienne	94.2	7	(8)	14	11.2	6.7	6.6	1.27	1.00	.51	1.86
German Switzerland	94.6	.	(.)	1161	11.5	7.4	8.8	1.17	1.00	.99	1.04
-Northwestern	93.3	.	(.)	487	11.3	7.2	9.1	1.22	.99	.93	1.25
-Northeastern	96.5	.	(.)	428	11.8	7.5	8.5	1.08	.94	.93	.85
-Alps/Prealps	93.9	.	(.)	246	11.5	7.5	8.7	1.28	1.18	1.35	1.06
French Switzerland	111.5	.	(.)	434	13.6	9.0	11.5	1.33	1.14	1.02	1.30
Italian Switzerland	127.1	.	(.)	100	15.6	10.2	11.9	1.67	1.43	1.44	1.42
>100000 inhabitants	110.0	1	(3)	307	13.5	8.7	10.2	1.13	1.08	1.01	1.10
20000-99999 inh.	94.7	6	(5)	217	11.3	7.2	8.4	1.15	.96	.79	1.15
10000-19999 inh.	103.4	2	(2)	222	12.5	8.0	9.6	1.25	1.00	1.06	1.06
5000-9999 inh.	92.7	7	(4)	206	11.2	7.3	9.4	1.15	.97	1.28	.83
2800-4999 inh.	100.5	4	(7)	218	12.2	7.9	9.8	1.56	1.27	1.26	1.40
1200-2799 inh.	95.2	5	(6)	254	11.7	7.7	8.9	1.37	1.17	1.04	1.15
<1200 inhabitants	101.8	3	(1)	271	12.3	8.1	10.4	1.16	.98	.87	1.21
Switzerland	100.0	.	(.)	1695	12.2	7.9	9.5	1.23	1.05	1.02	1.11

Females / Frauen	SMR	RANK		data for 1989-92				ratio 90 / 80			
				N	EUROP.	WORLD	TRUNC	N	WORLD	C3564	C6584
Zürich	96.7	12	(11)	287	7.8	4.9	4.9	1.12	.93	.80	.99
Bern	94.7	15	(19)	245	7.9	5.2	6.5	1.52	1.29	1.25	1.29
Luzern	62.7	22	(20)	47	5.3	3.5	5.3	1.07	1.01	1.56	.75
Uri	37.7	24	(17)	3	2.0	1.0	-	.60	.23	-	1.26
Schwyz	97.5	11	(12)	22	8.6	5.8	4.1	1.29	1.26	1.54	1.22
Obwalden	-	26	(23)	-	-	-	-	-	-	-	-
Nidwalden	81.9	20	(2)	5	7.0	4.5	5.0	.83	.69	.84	.73
Glarus	76.8	21	(25)	8	7.8	5.7	13.4	2.67	3.79	.	2.51
Zug	35.9	25	(24)	6	2.9	1.8	3.1	1.00	.84	.	.58
Fribourg	150.8	1	(22)	67	10.9	6.7	4.1	2.91	2.02	.93	2.89
Solothurn	95.2	14	(7)	55	7.6	4.9	4.5	1.06	.96	.94	.85
Basel-Stadt	116.7	4	(4)	86	10.2	6.6	9.9	1.15	1.25	1.98	1.00
Basel-Land	109.4	6	(9)	55	9.2	6.1	10.1	1.38	1.07	1.56	.81
Schaffhausen	92.1	18	(6)	19	8.0	5.2	8.4	1.00	.82	.69	.69
Ausserrhoden	94.3	16	(1)	14	7.2	4.4	2.6	.70	.64	.36	.69
Innerrhoden	58.8	23	(26)	2	4.7	3.2	-	.	.	.	.
St. Gallen	105.4	7	(8)	107	8.5	5.5	6.8	1.15	1.03	1.50	.82
Graubünden	127.6	2	(3)	54	11.3	7.5	10.7	1.32	1.27	2.26	.93
Aargau	104.6	9	(5)	109	8.1	5.1	5.2	1.16	.86	1.11	1.24
Thurgau	100.5	10	(21)	49	7.6	4.7	4.9	1.75	1.32	.79	1.81
Ticino	95.6	13	(14)	78	7.9	5.1	4.6	1.32	1.05	.80	1.27
Vaud	105.0	8	(15)	161	8.6	5.5	7.7	1.40	1.16	1.31	1.06
Valais	127.3	3	(16)	65	10.0	6.3	6.1	2.10	1.42	1.08	1.66
Neuchâtel	90.8	19	(13)	41	6.7	4.2	1.4	1.11	.89	.37	1.18
Genève	110.1	5	(10)	105	8.9	5.8	7.0	1.27	1.16	2.32	1.10
Jura	93.1	17	(18)	16	8.4	5.6	7.3	1.45	1.76	1.85	1.15
Zürich (Stadt)	102.7	5	(3)	132	7.6	4.7	3.7	1.02	.87	.62	.99
Basel (Stadt)	115.6	1	(2)	76	9.9	6.4	8.5	1.06	1.13	1.46	1.03
Genève (ville)	107.6	2	(4)	55	8.3	5.2	7.4	1.17	.99	1.56	1.17
Bern (Stadt)	81.2	8	(9)	42	6.3	3.9	4.1	1.56	1.41	1.47	1.31
Lausanne	102.3	6	(6)	42	7.5	4.6	4.5	1.35	1.19	1.30	1.03
Winterthur	100.0	7	(7)	25	7.1	4.2	4.2	1.47	.96	.71	1.74
St. Gallen (Stadt)	104.9	3	(1)	25	8.1	5.4	7.1	.86	.73	1.00	.77
Luzern (Stadt)	68.0	9	(5)	16	5.2	3.3	2.4	.94	.85	.26	1.00
Biel/Bienne	103.0	4	(8)	17	8.1	5.3	4.0	1.55	1.10	.56	1.79
Deutschschweiz	96.6	.	(.)	1181	7.8	5.1	6.0	1.22	1.04	1.13	1.03
-Nordwestschweiz	100.2	.	(.)	528	8.2	5.3	6.5	1.29	1.11	1.36	1.09
-Nordostschweiz	97.1	.	(.)	440	7.7	4.9	5.2	1.18	.97	.87	1.01
-Alpen/Voralpen	87.8	.	(.)	213	7.4	4.9	6.2	1.14	1.03	1.25	.93
Romandie	110.0	.	(.)	437	8.8	5.6	6.2	1.48	1.24	1.41	1.28
Svizzera italiana	102.4	.	(.)	88	8.7	5.6	5.5	1.44	1.17	1.00	1.36
>100000 Einwohner	102.6	2	(3)	347	7.9	5.0	5.3	1.13	1.02	1.07	1.05
20000-99999 Einw.	100.1	5	(2)	251	8.1	5.3	6.2	1.20	1.04	1.07	1.08
10000-19999 Einw.	101.1	3	(5)	223	8.4	5.4	6.0	1.43	1.24	1.49	1.11
5000-9999 Einw.	104.7	1	(4)	233	8.7	5.8	7.7	1.41	1.19	1.61	1.06
2800-4999 Einw.	98.6	6	(1)	205	8.2	5.3	5.9	1.24	1.01	1.08	1.05
1200-2799 Einw.	91.7	7	(6)	220	7.5	4.8	6.1	1.32	1.03	1.01	1.09
<1200 Einwohner	100.5	4	(7)	227	7.9	5.0	5.0	1.46	1.17	1.14	1.33
Schweiz / Suisse	100.0	.	(.)	1706	8.1	5.2	6.0	1.29	1.09	1.19	1.10

Table of changes
Larynx
Larynx
Laringe

1970 / 1980

Veränderungstabelle
Kehlkopf
Larynx

Males / Männer

Males / Männer	data for 1969-72						ratio 80 / 70			
	SMR	RANK	N	EUROP.	WORLD	TRUNC	N	WORLD	C3564	C6584
Zürich	74.9	18 (24)	65	3.8	2.4	1.9	.78	.70	1.06	.49
Bern	63.6	20 (22)	51	3.1	2.0	2.7	1.00	.91	.96	.78
Luzern	64.0	19 (15)	14	2.9	2.0	3.5	1.21	1.07	.78	1.30
Uri	38.0	24 (16)	1	1.9	.9	-	2.00	2.11	.	.70
Schwyz	181.0	3 (17)	12	8.2	5.6	6.4	.42	.44	.17	.20
Obwalden	-	25 (25)	-	-	-	-	-	-	-	-
Nidwalden	113.4	12 (2)	2	4.6	3.5	11.2	2.00	1.81	1.82	.
Glarus	54.1	21 (13)	2	2.4	1.5	-	1.50	1.37	.	.
Zug	119.4	9 (21)	5	5.4	3.7	2.6	.60	.46	.76	.42
Fribourg	150.5	7 (3)	22	7.0	5.1	9.8	1.23	1.04	.94	1.88
Solothurn	119.1	10 (23)	21	5.5	3.7	4.4	.52	.47	.42	.37
Basel-Stadt	76.0	17 (10)	16	3.8	2.4	3.3	1.50	1.39	1.30	.97
Basel-Land	91.2	13 (18)	12	4.8	3.1	2.4	.92	.64	.	1.06
Schaffhausen	49.2	23 (9)	3	2.2	1.5	-	2.67	2.40	.	2.16
Ausserrhoden	132.6	8 (26)	7	6.4	4.4	4.9	.29	.12	.	.98
Innerrhoden	-	25 (14)	-	-	-	-	-	-	-	-
St. Gallen	81.8	14 (19)	25	3.9	2.7	4.2	.84	.74	.73	.66
Graubünden	80.3	16 (11)	11	3.7	2.6	2.4	1.45	1.30	2.39	1.50
Aargau	80.7	15 (12)	25	4.4	2.8	4.2	1.32	1.01	1.02	1.65
Thurgau	51.6	22 (20)	8	2.5	1.8	3.4	1.25	1.14	.80	.72
Ticino	208.8	2 (4)	43	9.5	6.9	11.0	.86	.78	1.01	.51
Vaud	151.4	6 (7)	67	7.2	4.9	8.5	.96	.92	1.00	.53
Valais	152.1	5 (1)	22	7.3	5.2	9.8	1.64	1.33	1.40	2.16
Neuchâtel	115.4	11 (8)	16	5.8	4.0	7.6	1.13	1.03	1.19	1.01
Geneva	162.0	4 (6)	41	7.9	5.5	10.3	.93	.81	.92	.99
Jura	222.1	1 (5)	13	11.1	7.2	14.5	.69	.65	.43	.69
Zürich (city)	72.1	7 (6)	29	3.7	2.4	3.0	.83	.72	.46	1.02
Basel (city)	82.7	6 (2)	16	4.1	2.6	3.7	1.44	1.38	1.33	.94
Geneva (city)	179.4	1 (1)	28	8.8	6.2	10.9	.75	.79	1.25	.61
Bern (city)	114.5	5 (4)	17	5.3	3.8	7.1	.71	.56	.38	.89
Lausanne	171.8	2 (3)	20	8.2	5.6	10.0	.65	.66	.83	.47
Winterthur	115.8	4 (9)	9	6.0	3.7	1.8	.22	.25	.91	.08
St. Gallen (city)	122.7	3 (5)	8	5.6	3.7	6.6	.63	.59	.	.70
Luzern (city)	31.9	9 (7)	2	1.5	.9	1.7	1.50	1.35	1.21	1.74
Biel/Bienne	38.9	8 (8)	2	1.8	1.2	2.2	1.00	1.00	.83	1.33
German Switzerland	76.0	. (.)	278	3.7	2.4	2.9	1.00	.88	.94	.79
-Northwestern	78.1	. (.)	120	3.9	2.5	3.6	1.06	.88	.76	.94
-Northeastern	74.0	. (.)	98	3.6	2.3	2.5	.94	.83	1.02	.63
-Alps/Prealps	75.0	. (.)	60	3.5	2.4	2.4	.98	.95	1.47	.71
French Switzerland	155.2	. (.)	180	7.5	5.2	9.6	1.03	.93	.95	.92
Italian Switzerland	209.1	. (.)	46	9.5	6.9	10.3	.85	.78	1.12	.47
>100000 inhabitants	108.2	3 (4)	110	5.3	3.6	5.8	.85	.80	.85	.83
20000-99999 inh.	107.5	4 (7)	73	5.1	3.5	5.6	.81	.71	.73	.58
10000-19999 inh.	111.1	2 (6)	64	5.5	3.6	3.7	.88	.72	1.00	.54
5000-9999 inh.	74.4	7 (3)	44	3.5	2.4	3.2	1.50	1.29	1.33	1.07
2800-4999 inh.	85.2	6 (5)	50	4.2	3.0	3.4	1.18	.98	1.24	.89
1200-2799 inh.	92.5	5 (1)	71	4.4	3.0	4.2	1.21	1.10	1.31	.95
<1200 inhabitants	111.9	1 (2)	92	5.4	3.7	6.5	.91	.83	.80	.87
Switzerland	100.0	. (.)	504	4.8	3.2	4.8	1.00	.89	.97	.80

Females / Frauen

Females / Frauen	data for 1969-72						ratio 80 / 70			
	SMR	RANK	N	EUROP.	WORLD	TRUNC	N	WORLD	C3564	C6584
Zürich	72.4	10 (13)	3	.1	.1	.2	1.33	1.25	1.43	.
Bern	87.2	9 (15)	3	.1	.1	.3	.67	.83	.50	.71
Luzern	-	11 (9)	-	-	-	-	.	.	.	.
Uri	-	11 (16)	-	-	-	-	.	.	.	.
Schwyz	-	11 (6)	-	-	-	-	.	.	.	.
Obwalden	-	11 (16)	-	-	-	-	.	.	.	.
Nidwalden	-	11 (16)	-	-	-	-	.	.	.	.
Glarus	-	11 (1)	-	-	-	-	.	.	.	.
Zug	-	11 (16)	-	-	-	-	.	.	.	.
Fribourg	361.1	1 (16)	2	.6	.4	.7	.	.	.	.
Solothurn	132.6	8 (16)	1	.3	.2	.6	.	.	.	.
Basel-Stadt	269.6	2 (7)	3	.4	.2	.3	1.00	1.65	.	.38
Basel-Land	177.3	5 (16)	1	.2	.2	.3	.	.	.	.
Schaffhausen	-	11 (16)	-	-	-	-	.	.	.	.
Ausserrhoden	-	11 (16)	-	-	-	-	.	.	.	.
Innerrhoden	-	11 (16)	-	-	-	-	.	.	.	.
St. Gallen	138.3	7 (8)	2	.2	.2	.3	1.50	1.63	.	1.00
Graubünden	-	11 (5)	-	-	-	-	.	.61	.	.
Aargau	223.3	3 (14)	3	.3	.2	-	.33	.	.	.
Thurgau	-	11 (11)	-	-	-	-	.	.	.	.
Ticino	-	11 (3)	-	-	-	-	.	.	.	.
Vaud	191.2	4 (10)	4	.3	.1	.3	1.00	1.45	.	.39
Valais	168.9	6 (12)	1	.4	.2	-	1.00	1.02	.	.
Neuchâtel	-	11 (2)	-	-	-	-	.	.	.	.
Genève	-	11 (4)	-	-	-	-	.	.	.	.
Jura	-	11 (16)	-	-	-	-	.	.	.	.
Zürich (Stadt)	97.3	3 (7)	2	.2	.1	.2	1.50	1.99	2.75	.37
Basel (Stadt)	294.9	2 (4)	3	.4	.2	-	1.00	1.68	.	.
Genève (ville)	-	4 (2)	-	-	-	-	.33	.77	.	.
Bern (Stadt)	388.4	1 (8)	3	.6	.5	1.1	.	.	.	.
Lausanne	-	4 (6)	-	-	-	-	.	.	.	.
Winterthur	-	4 (9)	-	-	-	-	.	.	.	.
St. Gallen (Stadt)	-	4 (5)	-	-	-	-	.	.	.	.
Luzern (Stadt)	-	4 (1)	-	-	-	-	.	.	.	.
Biel/Bienne	-	4 (3)	-	-	-	-	.	.	.	.
Deutschschweiz	103.2	. (.)	17	.2	.2	.2	1.24	1.29	1.67	.76
-Nordwestschweiz	159.5	. (.)	11	.2	.2	.2	.73	.82	1.29	.31
-Nordostschweiz	79.5	. (.)	5	.1	.1	.2	1.20	1.13	1.25	3.00
-Alpen/Voralpen	30.3	. (.)	1	.1	.0	.1	7.00	7.26	.	.
Romandie	110.4	. (.)	6	.2	.1	.1	2.17	2.63	6.33	.63
Svizzera italiana	-	. (.)	1	.1	.0	.0	.	.	.	.
>100000 Einwohner	149.5	2 (1)	8	.2	.2	.2	1.50	2.01	2.67	.81
20000-99999 Einw.	-	7 (3)	-	-	-	-	.	.	.	.
10000-19999 Einw.	183.6	1 (6)	5	.3	.3	.5	.60	.60	1.06	-
5000-9999 Einw.	148.5	3 (5)	4	.2	.2	.2	1.00	1.08	1.50	.
2800-4999 Einw.	118.8	4 (7)	3	.2	.1	-	.67	1.20	.	.
1200-2799 Einw.	63.7	5 (4)	2	.1	.1	-	2.50	3.93	6.33	.65
<1200 Einwohner	31.1	6 (2)	1	.1	.0	-	7.00	6.15	.	.
Schweiz / Suisse	100.0	. (.)	23	.2	.1	.1	1.70	1.82	2.80	.77

Males / Männer

Males / Männer	SMR	RANK	data for 1989-92 N	EUROP.	WORLD	TRUNC	ratio 90/80 N	WORLD	C3564	C6584
Zürich	84.9	17 (24)	65	2.7	1.8	2.6	1.27	1.08	1.21	1.23
Bern	98.5	15 (22)	66	3.2	2.2	4.3	1.29	1.19	1.74	1.10
Luzern	119.5	6 (15)	24	3.7	2.5	2.6	1.41	1.14	.90	1.83
Uri	-	24 (16)	-	-	-	-	-	-	.	-
Schwyz	109.2	9 (17)	7	3.8	2.5	2.7	1.40	1.02	2.42	1.50
Obwalden	-	24 (25)	-	-	-	-	-	-	.	-
Nidwalden	101.6	13 (2)	2	3.3	2.0	4.4	.50	.32	.27	.55
Glarus	74.0	19 (13)	2	3.2	2.4	7.8	.67	1.19	2.01	-
Zug	151.8	4 (21)	7	5.3	3.6	6.1	2.33	2.12	2.68	.72
Fribourg	155.9	2 (3)	20	5.1	3.3	5.8	.74	.62	.66	.69
Solothurn	101.9	12 (23)	16	3.5	2.4	3.4	1.45	1.39	1.75	.86
Basel-Stadt	114.6	8 (10)	18	3.7	2.4	2.3	.75	.74	.60	.55
Basel-Land	66.2	21 (18)	10	2.2	1.5	2.7	.91	.77	.	.33
Schaffhausen	98.5	16 (9)	5	3.6	2.6	3.9	.63	.74	.98	.20
Ausserrhoden	80.4	18 (26)	3	2.5	1.6	3.1	1.50	2.98	.	.45
Innerrhoden	-	24 (14)	-	-	-	-	-	-	.	.
St. Gallen	98.5	14 (19)	26	3.3	2.1	3.2	1.24	1.07	1.07	1.19
Graubünden	104.9	11 (11)	12	3.6	2.6	5.8	.75	.76	.92	.43
Aargau	70.7	20 (12)	21	2.4	1.6	3.0	.64	.57	.69	.33
Thurgau	60.8	23 (20)	8	2.1	1.5	1.5	.80	.72	.63	1.07
Ticino	121.7	5 (4)	24	4.0	2.7	4.5	.65	.50	.39	.97
Vaud	105.6	10 (7)	41	3.6	2.5	4.0	.64	.54	.49	.78
Valais	188.4	1 (1)	28	6.2	4.3	7.5	.78	.62	.54	.86
Neuchâtel	62.3	22 (8)	7	2.2	1.5	2.6	.39	.36	.26	.36
Geneva	115.3	7 (6)	27	3.9	2.7	4.6	.71	.62	.46	.72
Jura	153.9	3 (5)	7	4.8	3.0	2.1	.78	.64	.38	.88
Zürich (city)	83.1	4 (6)	23	2.7	1.9	3.6	.96	1.12	2.42	.76
Basel (city)	94.0	3 (2)	13	3.1	2.2	2.7	.57	.60	.62	.46
Geneva (city)	115.6	1 (1)	13	4.0	2.8	4.7	.62	.58	.36	.99
Bern (city)	57.7	7 (4)	6	1.5	.9	1.2	.50	.44	.38	.65
Lausanne	35.3	8 (3)	3	1.1	.6	-	.23	.16	-	.37
Winterthur	-	9 (9)	-	-	-	-	-	-	-	-
St. Gallen (city)	80.0	6 (5)	4	2.6	1.6	2.0	.80	.74	.	.48
Luzern (city)	81.9	5 (7)	4	3.0	2.2	2.7	1.33	1.75	.86	.85
Biel/Bienne	102.8	2 (8)	4	3.3	2.1	4.9	2.00	1.83	2.41	1.37
German Switzerland	89.3	. (.)	288	2.9	2.0	3.2	1.04	.93	1.12	.82
-Northwestern	84.2	. (.)	116	2.8	1.9	2.9	.91	.84	1.07	.63
-Northeastern	92.0	. (.)	108	3.0	2.0	2.8	1.17	1.01	1.10	1.06
-Alps/Prealps	94.8	. (.)	64	3.2	2.2	4.3	1.08	.96	1.23	.96
French Switzerland	125.7	. (.)	129	4.2	2.9	4.6	.69	.59	.51	.76
Italian Switzerland	139.5	. (.)	29	4.6	3.1	5.6	.74	.58	.48	1.11
>100000 inhabitants	81.0	7 (4)	58	2.7	1.8	2.9	.62	.64	.59	.64
20000-99999 inh.	100.0	4 (7)	60	3.2	2.1	3.5	1.02	.85	.83	1.08
10000-19999 inh.	109.6	3 (6)	63	3.6	2.4	3.5	1.13	.94	.95	.98
5000-9999 inh.	88.1	6 (3)	52	2.9	1.9	2.7	.79	.63	.64	.75
2800-4999 inh.	113.2	2 (5)	65	3.8	2.6	4.4	1.10	.95	1.05	.78
1200-2799 inh.	92.3	5 (1)	65	3.1	2.1	4.0	.76	.63	.70	.74
<1200 inhabitants	118.6	1 (2)	83	4.0	2.6	4.3	.99	.85	.82	.86
Switzerland	100.0	. (.)	446	3.3	2.2	3.6	.89	.77	.78	.81

Females / Frauen

Females / Frauen	SMR	RANK	data for 1989-92 N	EUROP.	WORLD	TRUNC	ratio 90/80 N	WORLD	C3564	C6584
Zürich	111.2	11 (13)	12	.4	.2	.4	3.00	1.93	1.30	3.22
Bern	96.3	13 (15)	9	.2	.2	-	4.50	1.77	-	12.40
Luzern	-	18 (9)	-	-	-	-	.	.	.	.
Uri	-	18 (16)	-	-	-	-	.	.	.	.
Schwyz	121.2	9 (6)	1	.3	.1	-	1.00	.40	.	1.20
Obwalden	-	18 (16)	-	-	-	-	.	.	.	.
Nidwalden	-	18 (16)	-	-	-	-	.	.	.	.
Glarus	-	18 (1)	-	-	-	-	.	-	.	.
Zug	162.0	3 (16)	1	.7	.5	1.5	.	.	.	.
Fribourg	123.8	8 (16)	2	.3	.2	-	.	.	.	.
Solothurn	47.6	16 (16)	1	.2	.1	-	.	.	.	.
Basel-Stadt	114.8	10 (7)	3	.4	.3	-	1.00	.79	-	1.65
Basel-Land	106.6	12 (16)	2	.3	.2	.5	.	.	.	.
Schaffhausen	134.2	6 (16)	1	.8	.6	1.8	.	.	.	.
Ausserrhoden	-	18 (16)	-	-	-	-	.	.	.	.
Innerrhoden	-	18 (16)	-	-	-	-	.	.	.	.
St. Gallen	136.0	5 (8)	5	.4	.2	.3	1.67	.83	.52	3.79
Graubünden	130.6	7 (5)	2	.7	.5	1.6	1.00	1.79	.	.
Aargau	26.1	17 (14)	1	.1	.1	.2	1.00	.71	.71	.
Thurgau	-	18 (11)	-	-	-	-	.	.	.	.
Ticino	202.8	1 (3)	6	.6	.4	.4	1.20	.69	.33	1.62
Vaud	161.8	4 (10)	9	.4	.3	.2	2.25	1.23	.47	1.52
Valais	53.2	15 (12)	1	.1	.1	-	1.00	.32	-	.
Neuchâtel	183.2	2 (2)	3	.7	.5	.7	1.00	1.08	1.04	2.22
Genève	85.6	14 (4)	3	.3	.2	.3	.60	.41	.39	.54
Jura	-	18 (16)	-	-	-	-	.	.	.	.
Zürich (Stadt)	154.1	4 (7)	7	.6	.4	.6	2.33	1.62	1.00	3.70
Basel (Stadt)	128.9	5 (4)	3	.4	.3	-	1.00	.80	-	1.72
Genève (ville)	108.8	6 (2)	2	.4	.3	.6	.50	.63	1.14	.58
Bern (Stadt)	164.0	3 (8)	3	.2	.1	-	3.00	.32	-	.
Lausanne	204.8	2 (6)	3	.6	.4	-	3.00	1.46	.	.
Winterthur	-	7 (9)	-	-	-	-	.	.	.	.
St. Gallen (Stadt)	351.7	1 (5)	3	1.0	.7	1.6	3.00	1.36	.98	.
Luzern (Stadt)	-	7 (1)	-	-	-	-	-	.	.	.
Biel/Bienne	-	7 (3)	-	-	-	-	.	.	.	.
Deutschschweiz	85.6	. (.)	38	.3	.2	.3	1.81	1.21	1.00	2.46
-Nordwestschweiz	62.6	. (.)	12	.2	.1	.1	1.50	.95	.44	2.67
-Nordostschweiz	97.2	. (.)	16	.3	.2	.4	2.67	1.78	1.40	2.67
-Alpen/Voralpen	113.8	. (.)	10	.4	.2	.4	1.43	.98	.94	1.92
Romandie	124.4	. (.)	18	.4	.2	.2	1.38	.93	.47	1.63
Svizzera italiana	192.8	. (.)	6	.6	.4	.4	1.20	.69	.32	1.66
>100000 Einwohner	150.0	1 (1)	18	.5	.3	.4	1.50	1.02	.54	3.10
20000-99999 Einw.	132.3	2 (3)	12	.5	.3	.7	2.00	1.55	2.40	1.65
10000-19999 Einw.	123.9	3 (6)	10	.4	.2	.4	3.33	1.55	.67	.
5000-9999 Einw.	61.4	5 (5)	5	.2	.1	-	1.25	.64	-	2.64
2800-4999 Einw.	52.5	6 (7)	4	.1	.1	-	2.00	.77	-	.
1200-2799 Einw.	102.3	4 (4)	9	.4	.2	.4	1.80	1.40	1.08	1.75
<1200 Einwohner	48.3	7 (2)	4	.2	.1	.1	.57	.48	.42	.59
Schweiz / Suisse	100.0	. (.)	62	.3	.2	.3	1.59	1.05	.71	2.06

Males / Männer

Males / Männer	SMR	RANK		N	EUROP.	WORLD	TRUNC	N	WORLD	C3564	C6584
				data for 1969-72				ratio 80 / 70			
Zürich	106.6	6	(13)	1196	64.5	44.3	65.3	1.19	1.04	1.00	1.13
Bern	105.6	7	(12)	1085	63.9	44.2	71.2	1.21	1.08	.97	1.16
Luzern	99.4	10	(6)	283	59.1	41.5	70.8	1.52	1.31	1.15	1.51
Uri	67.3	25	(26)	23	40.9	28.9	57.8	.87	.69	.41	2.68
Schwyz	69.8	22	(23)	60	43.9	30.9	59.0	1.30	1.09	.92	1.35
Obwalden	68.8	23	(25)	18	43.2	30.3	56.9	1.22	1.03	.87	1.46
Nidwalden	70.3	20	(22)	16	42.4	30.2	35.7	1.44	1.05	1.40	1.17
Glarus	70.0	21	(16)	33	41.2	27.1	28.0	1.67	1.81	2.75	1.20
Zug	85.8	15	(19)	47	51.8	35.8	69.0	1.34	1.09	.76	1.38
Fribourg	83.5	16	(7)	157	51.2	36.7	72.8	1.69	1.47	1.35	2.00
Solothurn	113.2	3	(3)	258	66.7	47.2	87.8	1.34	1.16	.83	1.57
Basel-Stadt	141.3	1	(1)	385	87.1	58.9	89.8	1.08	1.01	1.01	.97
Basel-Land	93.3	11	(17)	160	56.3	38.5	60.9	1.46	1.13	.96	1.12
Schaffhausen	117.6	2	(5)	92	71.6	49.4	71.4	1.24	1.10	1.00	1.12
Ausserrhoden	57.9	26	(21)	38	39.2	27.6	51.2	1.61	1.27	.99	3.14
Innerrhoden	68.8	24	(24)	11	43.2	31.5	69.7	1.09	1.05	1.09	1.15
St. Gallen	78.5	18	(18)	306	48.1	33.7	57.7	1.42	1.22	1.01	1.49
Graubünden	70.4	19	(20)	123	42.0	29.8	60.2	1.47	1.32	1.00	1.55
Aargau	109.0	5	(8)	438	66.4	46.1	78.2	1.32	1.12	1.02	1.34
Thurgau	87.9	14	(15)	175	53.4	35.5	46.3	1.41	1.31	1.46	1.03
Ticino	91.3	13	(14)	242	56.0	39.1	72.3	1.46	1.19	.95	1.90
Vaud	103.1	8	(4)	585	62.0	43.5	73.4	1.46	1.28	1.20	1.33
Valais	79.9	17	(9)	149	48.5	33.5	58.8	1.85	1.55	1.52	1.60
Neuchâtel	101.6	9	(11)	181	62.0	42.0	63.6	1.30	1.22	1.27	1.05
Geneva	110.0	4	(2)	359	67.1	45.2	64.9	1.43	1.25	1.27	1.28
Jura	92.2	12	(10)	69	54.3	38.7	71.0	1.39	1.38	1.24	1.30
Zürich (city)	111.3	6	(5)	578	66.9	46.1	65.5	1.11	1.07	1.06	1.17
Basel (city)	141.6	1	(1)	355	87.8	59.1	90.7	1.05	1.02	1.05	.97
Geneva (city)	119.2	3	(3)	239	72.2	48.4	68.7	1.15	1.16	1.18	1.22
Bern (city)	120.0	2	(4)	229	71.9	49.2	67.9	1.09	1.01	.95	1.03
Lausanne	115.6	4	(2)	173	68.9	47.5	69.8	1.31	1.32	1.43	1.02
Winterthur	115.1	5	(8)	115	69.8	47.2	64.3	1.04	.91	.78	1.00
St. Gallen (city)	82.3	9	(6)	68	51.2	35.5	58.4	1.57	1.39	1.26	1.64
Luzern (city)	90.5	8	(7)	73	53.3	36.8	47.2	1.38	1.27	1.49	1.14
Biel/Bienne	105.6	7	(9)	70	64.2	43.0	59.3	1.00	.94	1.00	.74
German Switzerland	100.5	.	(.)	4741	60.9	42.1	67.8	1.28	1.12	1.00	1.24
-Northwestern	112.4	.	(.)	2234	68.0	47.0	76.7	1.26	1.09	.98	1.20
-Northeastern	100.3	.	(.)	1714	60.9	41.7	62.2	1.26	1.10	1.03	1.17
-Alps/Prealps	77.7	.	(.)	793	47.5	33.2	59.1	1.38	1.22	1.02	1.49
French Switzerland	100.2	.	(.)	1493	60.5	41.9	68.7	1.47	1.30	1.27	1.32
Italian Switzerland	90.2	.	(.)	255	55.2	38.6	71.5	1.49	1.23	1.01	1.93
>100000 inhabitants	120.1	1	(1)	1574	72.6	49.5	71.5	1.12	1.09	1.10	1.09
20000-99999 inh.	107.1	2	(2)	937	64.7	44.6	68.2	1.31	1.12	1.09	1.15
10000-19999 inh.	97.9	3	(3)	732	59.6	41.1	64.0	1.44	1.19	1.14	1.23
5000-9999 inh.	95.7	4	(5)	732	57.7	40.3	68.7	1.43	1.16	1.03	1.40
2800-4999 inh.	92.7	5	(4)	700	56.7	39.2	65.9	1.48	1.20	1.03	1.51
1200-2799 inh.	91.0	6	(6)	896	55.3	38.5	67.4	1.41	1.22	1.03	1.45
<1200 inhabitants	87.4	7	(7)	918	53.5	37.5	69.5	1.37	1.24	1.06	1.38
Switzerland	100.0	.	(.)	6489	60.6	41.9	68.2	1.33	1.16	1.07	1.28

Females / Frauen

Females / Frauen	SMR	RANK		N	EUROP.	WORLD	TRUNC	N	WORLD	C3564	C6584
				data for 1969-72				ratio 80 / 70			
Zürich	105.9	9	(5)	141	5.8	3.9	6.3	1.89	1.65	1.69	1.79
Bern	83.2	13	(17)	92	4.4	3.0	4.9	1.48	1.27	1.17	1.23
Luzern	112.1	5	(19)	34	6.4	4.4	7.8	1.06	.78	.57	1.18
Uri	60.0	22	(25)	2	3.5	2.2	4.7	.50	.66	.82	-
Schwyz	66.4	19	(3)	6	3.8	2.6	5.5	3.33	2.61	1.76	2.24
Obwalden	75.7	17	(26)	2	4.4	2.6	5.3	-	-	-	-
Nidwalden	131.1	3	(18)	3	6.6	4.5	5.9	1.00	.91	.94	.36
Glarus	38.9	26	(21)	2	1.8	1.2	-	2.50	2.39	.	2.49
Zug	79.5	15	(14)	5	3.9	2.9	4.4	2.00	1.48	1.41	1.90
Fribourg	106.0	8	(15)	19	5.4	4.1	7.4	1.26	1.11	1.32	.94
Solothurn	90.1	11	(13)	22	5.0	3.4	7.4	1.68	1.37	1.21	1.28
Basel-Stadt	170.9	1	(2)	61	8.7	5.7	8.1	1.39	1.40	1.29	1.09
Basel-Land	104.9	10	(8)	19	5.6	3.8	7.9	1.89	1.48	.87	1.65
Schaffhausen	56.0	25	(9)	5	2.9	2.2	4.9	3.00	3.13	2.83	1.46
Ausserrhoden	66.4	20	(22)	5	3.7	2.4	4.5	1.40	1.77	1.59	1.39
Innerrhoden	58.6	24	(24)	1	3.0	2.4	7.8	1.00	1.31	1.30	.
St. Gallen	78.0	16	(23)	35	4.1	2.7	3.8	1.11	1.14	1.23	.86
Graubünden	134.1	2	(12)	24	7.0	5.1	9.2	1.17	.99	.80	.99
Aargau	111.1	6	(6)	48	5.9	3.9	5.8	1.75	1.60	1.94	1.11
Thurgau	59.9	23	(16)	13	3.4	2.4	4.2	2.08	1.81	2.66	1.69
Ticino	82.8	14	(10)	27	4.5	2.9	3.1	2.07	1.78	2.93	1.44
Vaud	127.8	4	(4)	84	7.0	4.8	8.1	1.58	1.36	1.30	1.42
Valais	90.0	12	(11)	17	4.8	3.2	4.5	1.94	1.67	2.18	1.07
Neuchâtel	69.2	18	(7)	15	3.5	2.2	2.3	2.47	2.79	5.09	1.31
Genève	110.4	7	(1)	46	6.2	4.2	7.5	2.35	1.92	1.77	2.78
Jura	65.5	21	(20)	5	3.3	2.4	4.3	1.60	1.53	1.06	1.43
Zürich (Stadt)	112.3	6	(4)	75	6.2	4.3	7.5	1.96	1.81	1.61	2.16
Basel (Stadt)	176.9	1	(2)	58	9.1	5.9	8.4	1.34	1.34	1.12	1.09
Genève (ville)	132.2	5	(1)	36	7.6	5.1	10.0	1.97	1.85	1.77	2.85
Bern (Stadt)	107.9	7	(6)	27	5.6	3.7	5.2	1.52	1.59	1.67	1.05
Lausanne	156.3	2	(3)	32	8.7	6.0	10.8	1.47	1.40	1.41	1.38
Winterthur	71.1	9	(8)	8	4.1	2.9	6.2	1.88	1.86	2.52	.95
St. Gallen (Stadt)	137.3	3	(9)	16	7.8	5.2	9.5	.69	.77	.64	.78
Luzern (Stadt)	132.4	4	(7)	14	8.5	6.2	14.5	1.07	.69	.26	2.19
Biel/Bienne	75.2	8	(5)	6	4.5	3.4	6.6	2.17	1.79	1.35	3.56
Deutschschweiz	98.1	.	(.)	517	5.3	3.6	5.9	1.61	1.42	1.38	1.32
-Nordwestschweiz	108.9	.	(.)	242	5.8	3.9	6.5	1.50	1.29	1.19	1.21
-Nordostschweiz	92.7	.	(.)	186	5.0	3.4	5.4	1.87	1.68	1.81	1.64
-Alpen/Voralpen	85.5	.	(.)	89	4.5	3.1	5.3	1.36	1.22	1.08	1.02
Romandie	107.3	.	(.)	184	5.8	4.0	6.5	1.85	1.60	1.64	1.65
Svizzera italiana	92.4	.	(.)	32	5.0	3.3	3.9	1.94	1.65	2.56	1.41
>100000 Einwohner	132.4	1	(1)	228	7.2	4.8	8.1	1.68	1.62	1.51	1.65
20000-99999 Einw.	98.2	3	(3)	105	5.3	3.6	5.4	1.61	1.43	1.68	1.22
10000-19999 Einw.	104.4	2	(2)	91	5.6	3.7	5.8	1.79	1.51	1.57	1.25
5000-9999 Einw.	75.9	7	(4)	65	4.1	2.7	4.7	2.17	1.79	1.63	1.74
2800-4999 Einw.	79.6	6	(6)	64	4.2	2.8	4.4	1.81	1.57	1.74	1.18
1200-2799 Einw.	89.7	4	(5)	89	4.7	3.2	5.3	1.65	1.45	1.40	1.27
<1200 Einwohner	89.7	5	(7)	91	4.9	3.5	6.1	1.26	1.08	1.23	1.26
Schweiz / Suisse	100.0	.	(.)	733	5.4	3.6	5.9	1.68	1.48	1.49	1.40

Males / Männer

Males / Männer	SMR	RANK		N	EUROP.	WORLD	TRUNC	N	WORLD	C3564	C6584
				data for 1989-92				ratio 90 / 80			
Zürich	95.1	14	(13)	1450	62.0	41.3	51.6	1.02	.90	.80	.99
Bern	99.1	11	(12)	1348	64.4	42.7	54.3	1.03	.90	.80	1.06
Luzern	100.7	8	(6)	407	65.0	43.3	52.6	.94	.79	.65	1.06
Uri	73.4	22	(26)	36	45.9	30.3	31.5	1.80	1.52	1.38	1.67
Schwyz	99.5	10	(23)	128	66.9	46.1	70.8	1.64	1.37	1.33	1.58
Obwalden	64.7	25	(25)	25	47.4	33.1	74.2	1.14	1.06	1.57	.90
Nidwalden	72.8	24	(22)	29	51.5	35.5	58.5	1.26	1.12	1.24	.66
Glarus	90.5	18	(16)	50	59.8	39.5	52.2	.91	.81	.62	1.07
Zug	63.3	26	(19)	58	40.9	28.3	33.3	.92	.73	.61	.67
Fribourg	121.0	2	(7)	314	80.8	55.3	81.2	1.18	1.02	.86	1.24
Solothurn	114.0	4	(3)	361	75.0	51.1	63.8	1.04	.93	.89	.94
Basel-Stadt	128.7	1	(1)	408	83.8	55.8	72.6	.98	.94	.83	1.02
Basel-Land	84.6	19	(17)	255	55.1	37.3	46.9	1.09	.86	.79	.96
Schaffhausen	98.9	12	(5)	102	66.6	43.9	68.4	.89	.80	1.00	.78
Ausserrhoden	81.7	20	(21)	62	53.8	36.6	49.8	1.02	1.04	1.07	1.07
Innerrhoden	73.3	23	(24)	14	47.3	34.1	61.4	1.17	1.03	.78	1.43
St. Gallen	94.4	15	(18)	504	62.8	42.7	66.5	1.16	1.04	1.21	1.04
Graubünden	91.4	17	(20)	212	60.6	41.5	66.1	1.17	1.05	1.06	1.18
Aargau	102.4	7	(8)	607	67.8	45.5	57.6	1.05	.88	.73	.99
Thurgau	76.6	21	(15)	204	49.6	33.1	43.0	.83	.71	.64	.88
Ticino	105.5	6	(14)	417	70.3	48.6	71.8	1.18	1.04	1.03	1.01
Vaud	112.2	5	(4)	875	74.0	50.7	75.8	1.03	.91	.85	1.02
Valais	93.5	16	(9)	281	61.1	41.0	51.4	1.02	.79	.56	1.12
Neuchâtel	117.5	3	(11)	267	77.7	52.7	69.0	1.14	1.03	.86	1.17
Geneva	99.8	9	(2)	460	65.6	44.1	59.3	.90	.78	.72	.75
Jura	98.6	13	(10)	91	65.3	44.8	69.4	.95	.84	.75	1.05
Zürich (city)	104.8	6	(5)	584	67.6	45.3	59.7	.91	.92	.87	.98
Basel (city)	133.3	1	(1)	372	87.4	58.6	79.6	1.00	.98	.86	1.03
Geneva (city)	106.1	5	(3)	238	70.6	47.6	66.4	.87	.85	.82	.70
Bern (city)	100.3	9	(4)	212	66.0	44.2	64.5	.85	.89	.98	.87
Lausanne	125.9	2	(2)	215	83.5	56.5	76.0	.95	.90	.73	1.18
Winterthur	115.5	3	(8)	141	76.5	50.7	66.6	1.17	1.17	1.39	1.01
St. Gallen (city)	101.7	8	(6)	103	68.0	46.4	80.8	.96	.94	1.21	.87
Luzern (city)	111.9	4	(7)	111	72.6	48.6	63.9	1.10	1.04	.93	1.23
Biel/Bienne	102.3	7	(9)	80	66.0	44.3	47.9	1.14	1.09	.77	1.46
German Switzerland	96.6	.	(.)	6267	63.2	42.3	55.3	1.03	.90	.82	1.02
-Northwestern	103.5	.	(.)	2867	67.7	45.3	56.6	1.02	.89	.76	1.02
-Northeastern	91.9	.	(.)	2159	60.0	40.0	52.4	1.00	.87	.84	.95
-Alps/Prealps	90.5	.	(.)	1241	59.8	40.4	57.7	1.13	.99	.96	1.15
French Switzerland	109.8	.	(.)	2259	72.3	49.1	69.7	1.03	.90	.80	1.00
Italian Switzerland	105.1	.	(.)	439	70.1	48.5	72.8	1.15	1.02	1.00	.99
>100000 inhabitants	112.3	1	(1)	1621	73.6	49.4	67.4	.92	.92	.86	.95
20000-99999 inh.	106.0	2	(2)	1281	69.0	46.2	62.3	1.04	.92	.86	1.03
10000-19999 inh.	90.6	7	(3)	1039	59.4	40.2	58.7	.99	.82	.80	.90
5000-9999 inh.	94.5	5	(5)	1117	61.9	41.7	55.4	1.07	.89	.79	1.00
2800-4999 inh.	93.0	6	(4)	1070	61.5	41.5	52.2	1.03	.88	.78	.89
1200-2799 inh.	100.6	3	(6)	1425	65.8	44.3	61.4	1.13	.95	.89	1.12
<1200 inhabitants	99.7	4	(7)	1412	65.7	44.4	57.9	1.13	.96	.79	1.22
Switzerland	100.0	.	(.)	8965	65.6	44.2	59.4	1.04	.91	.82	1.01

Females / Frauen

Females / Frauen	SMR	RANK		N	EUROP.	WORLD	TRUNC	N	WORLD	C3564	C6584
				data for 1989-92				ratio 90 / 80			
Zürich	110.3	7	(5)	377	12.4	8.6	15.2	1.42	1.33	1.38	1.27
Bern	73.7	19	(17)	214	8.1	5.6	9.3	1.57	1.46	1.66	1.31
Luzern	71.0	20	(19)	61	7.6	5.3	8.8	1.69	1.55	2.03	1.18
Uri	43.7	24	(25)	4	4.3	2.8	3.9	4.00	1.92	1.24	.
Schwyz	94.8	8	(3)	25	11.4	8.4	19.2	1.25	1.25	1.78	1.00
Obwalden	13.8	26	(26)	1	2.1	1.7	5.4	.	.	.	.
Nidwalden	67.4	21	(18)	5	8.4	6.2	13.6	1.67	1.51	2.16	1.03
Glarus	78.6	15	(21)	9	9.7	7.0	19.3	1.80	2.34	5.32	.91
Zug	64.0	22	(14)	13	5.6	3.6	5.0	1.30	.83	.73	1.59
Fribourg	78.8	14	(15)	41	9.4	6.5	14.6	1.71	1.44	1.63	1.33
Solothurn	75.1	17	(13)	50	8.4	5.6	8.8	1.35	1.19	.98	1.52
Basel-Stadt	172.3	2	(2)	134	17.4	11.9	20.2	1.58	1.49	1.83	1.57
Basel-Land	93.0	10	(8)	58	10.2	7.0	11.0	1.61	1.25	1.54	1.30
Schaffhausen	73.8	18	(9)	17	7.9	5.3	8.2	1.13	.79	.56	1.90
Ausserrhoden	82.5	11	(22)	13	8.5	5.7	7.9	1.86	1.34	1.11	2.29
Innerrhoden	26.9	25	(24)	1	1.2	.6	-	1.00	.20	-	.
St. Gallen	79.1	13	(23)	91	9.3	6.5	12.6	2.33	2.10	2.56	2.08
Graubünden	116.1	6	(12)	56	13.2	9.2	19.1	2.00	1.82	2.50	1.39
Aargau	79.6	12	(6)	99	8.6	6.0	10.9	1.18	.95	.97	1.23
Thurgau	48.6	23	(16)	27	6.3	4.4	11.1	1.00	1.02	1.17	.70
Ticino	118.1	5	(10)	110	13.8	9.8	19.1	1.96	1.91	1.92	1.49
Vaud	121.5	4	(4)	210	13.8	9.7	17.8	1.58	1.49	1.70	1.41
Valais	93.7	9	(11)	58	10.9	7.9	15.8	1.76	1.46	1.56	1.41
Neuchâtel	144.1	3	(7)	73	16.5	11.6	19.3	1.97	1.88	1.54	2.41
Genève	173.4	1	(1)	190	18.1	12.2	16.6	1.76	1.54	1.19	1.55
Jura	77.8	16	(20)	15	8.0	5.5	10.0	1.88	1.48	2.38	1.54
Zürich (Stadt)	126.9	4	(4)	174	14.6	10.1	18.6	1.18	1.32	1.50	1.22
Basel (Stadt)	175.2	2	(2)	121	17.4	11.9	19.2	1.55	1.50	1.95	1.53
Genève (ville)	194.2	1	(1)	109	20.9	14.3	23.6	1.54	1.52	1.31	1.27
Bern (Stadt)	100.0	7	(6)	54	10.3	7.0	10.7	1.32	1.18	1.18	1.73
Lausanne	171.6	3	(3)	76	18.5	12.6	18.5	1.62	1.49	1.30	1.99
Winterthur	94.1	8	(8)	26	9.3	6.3	10.2	1.73	1.18	.72	4.15
St. Gallen (Stadt)	90.3	9	(9)	23	11.0	7.7	11.3	2.09	1.94	1.80	2.00
Luzern (Stadt)	108.5	6	(7)	27	11.9	8.8	12.9	1.80	2.02	3.30	1.28
Biel/Bienne	120.3	5	(5)	22	15.9	11.7	29.8	1.69	1.91	3.70	1.01
Deutschschweiz	89.9	.	(.)	1259	10.0	6.9	12.5	1.51	1.37	1.51	1.35
-Nordwestschweiz	92.2	.	(.)	557	9.9	6.8	11.5	1.53	1.34	1.50	1.39
-Nordostschweiz	95.8	.	(.)	499	10.8	7.5	13.6	1.43	1.31	1.36	1.31
-Alpen/Voralpen	73.8	.	(.)	203	8.5	6.0	12.2	1.68	1.59	1.99	1.31
Romandie	127.8	.	(.)	580	14.0	9.7	16.5	1.71	1.52	1.51	1.53
Svizzera italiana	115.5	.	(.)	113	13.6	9.7	18.7	1.82	1.79	1.80	1.36
>100000 Einwohner	148.1	1	(1)	534	16.0	11.0	18.4	1.39	1.40	1.48	1.42
20000-99999 Einw.	107.0	3	(3)	301	12.2	8.6	15.6	1.78	1.66	1.78	1.62
10000-19999 Einw.	115.2	2	(2)	296	12.8	8.9	15.2	1.82	1.59	1.63	1.66
5000-9999 Einw.	83.1	4	(4)	215	9.0	6.2	10.8	1.52	1.26	1.37	1.28
2800-4999 Einw.	77.4	6	(6)	187	8.7	6.1	10.9	1.61	1.36	1.42	1.52
1200-2799 Einw.	74.2	7	(5)	210	8.4	5.9	11.5	1.43	1.28	1.44	1.09
<1200 Einwohner	77.6	5	(7)	209	8.9	6.2	12.8	1.82	1.65	1.68	1.37
Schweiz / Suisse	100.0	.	(.)	1952	11.1	7.7	13.7	1.58	1.43	1.52	1.40

Males / Männer	data for 1969-72						ratio 80 / 70			
	SMR	RANK	N	EUROP.	WORLD	TRUNC	N	WORLD	C3564	C6584
Zürich	157.6	5 (4)	26	1.5	1.0	1.6	1.54	1.32	1.37	2.04
Bern	59.9	19 (11)	9	.5	.3	.2	2.22	2.59	15.75	.64
Luzern	95.3	11 (18)	4	.8	.6	1.0	.50	.26	-	1.70
Uri	-	22 (20)	-	-	-	-	.	.	.	.
Schwyz	80.0	14 (16)	1	.7	.5	1.5	1.00	.95	.95	.
Obwalden	260.5	2 (20)	1	2.7	2.3	7.6	-	-	-	-
Nidwalden	-	22 (20)	-	-	-	-	.	.	.	.
Glarus	578.7	1 (1)	4	5.7	4.3	13.8	1.25	1.23	1.08	.
Zug	124.1	6 (20)	1	1.1	.7	-	-	-	-	-
Fribourg	36.3	21 (12)	1	.3	.2	-	3.00	3.66	.	-
Solothurn	120.2	7 (19)	4	1.0	.8	1.3	.25	.14	-	.69
Basel-Stadt	74.7	15 (2)	3	.7	.5	1.2	4.33	3.55	.50	12.58
Basel-Land	159.1	4 (8)	4	1.3	1.0	2.4	1.25	1.09	1.28	1.64
Schaffhausen	87.3	12 (7)	1	.7	.6	1.9	2.00	1.75	.89	.
Ausserrhoden	-	22 (20)	-	-	-	-	.	.	.	.
Innerrhoden	-	22 (20)	-	-	-	-	.	.	.	.
St. Gallen	70.4	16 (5)	4	.7	.5	.3	3.00	2.71	5.38	3.86
Graubünden	117.5	8 (9)	3	1.0	.8	.9	1.33	1.31	1.70	1.14
Aargau	67.8	18 (3)	4	.6	.4	.6	4.25	3.97	2.56	2.36
Thurgau	68.5	17 (10)	2	.6	.4	-	2.00	2.12	.	1.53
Ticino	52.0	20 (17)	2	.4	.3	.6	1.00	.99	.	.
Vaud	108.6	10 (13)	9	1.0	.6	.5	1.00	.82	1.00	1.01
Valais	183.2	3 (14)	5	1.6	1.2	1.6	.60	.45	.75	.31
Neuchâtel	115.2	9 (15)	3	1.1	.8	2.6	.67	.50	.31	.
Geneva	84.0	13 (6)	4	.7	.5	.9	2.25	2.12	2.73	1.62
Jura	-	22 (20)	-	-	-	-	.	.	.	.
Zürich (city)	169.6	3 (4)	13	1.5	1.0	1.8	1.31	1.55	2.26	1.02
Basel (city)	81.3	6 (1)	3	.8	.6	1.3	4.33	3.59	.52	12.88
Geneva (city)	102.6	5 (8)	3	.9	.6	.7	1.00	1.23	2.26	.54
Bern (city)	35.7	8 (3)	1	.3	.2	-	7.00	9.15	.	.97
Lausanne	45.6	7 (5)	1	.4	.2	-	4.00	4.35	.	2.75
Winterthur	136.6	4 (2)	2	1.2	.9	2.9	2.00	1.71	.40	.
St. Gallen (city)	-	9 (7)	-	-	-	-	.	.	.	.
Luzern (city)	250.8	1 (6)	3	2.0	1.5	1.7	.67	.36	-	1.68
Biel/Bienne	206.5	2 (9)	2	1.7	1.1	2.0	.50	.71	1.92	-
German Switzerland	102.8	. (.)	71	.9	.6	1.0	1.76	1.57	1.59	1.79
-Northwestern	85.8	. (.)	25	.7	.5	.8	2.20	2.05	1.96	1.80
-Northeastern	131.5	. (.)	33	1.2	.8	1.2	1.58	1.36	1.64	1.85
-Alps/Prealps	87.6	. (.)	13	.8	.6	1.3	1.38	1.22	1.12	1.61
French Switzerland	96.3	. (.)	21	.9	.6	.9	1.29	1.15	1.48	1.03
Italian Switzerland	73.1	. (.)	3	.6	.5	.5	.67	.67	-	1.04
>100000 inhabitants	109.0	3 (1)	21	1.0	.7	1.0	2.10	2.27	2.65	1.89
20000-99999 inh.	116.9	2 (3)	15	1.1	.7	1.1	1.33	1.17	1.18	1.24
10000-19999 inh.	136.8	1 (2)	15	1.4	.9	1.5	1.53	1.05	.70	4.38
5000-9999 inh.	80.2	6 (6)	9	.7	.5	.6	1.67	1.58	3.06	.77
2800-4999 inh.	99.6	4 (4)	11	.9	.6	1.2	1.55	1.29	1.48	1.58
1200-2799 inh.	76.5	7 (5)	11	.7	.5	.7	1.82	1.63	1.57	1.79
<1200 inhabitants	85.0	5 (7)	13	.7	.5	.7	1.15	1.13	1.14	.93
Switzerland	100.0	. (.)	95	.9	.6	1.0	1.62	1.44	1.54	1.59

Females / Frauen	data for 1969-72						ratio 80 / 70			
	SMR	RANK	N	EUROP.	WORLD	TRUNC	N	WORLD	C3564	C6584
Zürich	67.3	17 (11)	5	.2	.1	.4	1.40	.96	-	2.00
Bern	81.1	14 (15)	5	.2	.2	.1	.60	.50	1.00	.38
Luzern	119.8	10 (9)	2	.3	.2	-	1.00	.73	.	.44
Uri	-	19 (16)	-	-	-	-	.	.	.	.
Schwyz	198.8	5 (7)	1	.7	.5	1.5	1.00	.58	-	.
Obwalden	-	19 (16)	-	-	-	-	.	.	.	.
Nidwalden	780.2	1 (16)	1	2.1	1.0	-	-	-	-	-
Glarus	350.7	3 (16)	1	.8	.4	-	-	-	-	-
Zug	-	19 (16)	-	-	-	-	.	.	.	.
Fribourg	-	19 (16)	-	-	-	-	.	.	.	.
Solothurn	73.6	16 (4)	1	.3	.2	.7	3.00	2.28	1.90	.
Basel-Stadt	152.6	9 (16)	3	.4	.3	.4	-	-	-	-
Basel-Land	193.5	6 (2)	2	.5	.3	-	2.00	1.54	.	2.14
Schaffhausen	201.8	4 (1)	1	.4	.2	-	3.00	2.58	.	1.05
Ausserrhoden	-	19 (3)	-	-	-	-	.	.	.	.
Innerrhoden	-	19 (16)	-	-	-	-	.	.	.	.
St. Gallen	79.1	15 (6)	2	.3	.2	.4	2.50	2.02	2.00	1.80
Graubünden	99.4	12 (10)	1	.3	.2	-	1.00	1.13	.	-
Aargau	41.4	18 (14)	1	.1	.1	-	2.00	2.04	.	.93
Thurgau	-	19 (13)	-	-	-	-	.	.	.	.
Ticino	166.0	7 (16)	3	.6	.4	.6	.	.	.	.
Vaud	107.9	11 (8)	4	.3	.2	.4	1.25	1.30	1.35	.72
Valais	373.9	2 (12)	4	1.2	.8	.8	.25	.16	.	.
Neuchâtel	162.5	8 (16)	2	.7	.5	1.6	-	-	-	.
Genève	84.4	13 (5)	2	.2	.1	-	2.50	2.87	.	1.68
Jura	-	19 (16)	-	-	-	-	.	.	.	.
Zürich (Stadt)	82.1	5 (4)	3	.3	.2	.5	1.33	.69	-	2.56
Basel (Stadt)	111.0	3 (6)	2	.3	.2	.4	-	-	-	-
Genève (ville)	65.2	7 (2)	1	.2	.1	-	3.00	2.29	.	4.43
Bern (Stadt)	71.8	6 (5)	1	.2	.1	-	1.00	3.15	.	-
Lausanne	86.9	4 (3)	1	.3	.2	.7	2.00	1.32	1.07	.
Winterthur	-	8 (6)	-	-	-	-	.	.	.	.
St. Gallen (Stadt)	-	8 (1)	-	-	-	-	.	.	.	.
Luzern (Stadt)	172.1	2 (6)	1	.4	.3	-	-	-	-	-
Biel/Bienne	223.1	1 (6)	1	.6	.7	-	-	-	-	.
Deutschschweiz	88.4	. (.)	26	.3	.2	.2	1.27	1.04	1.13	.94
-Nordwestschweiz	88.7	. (.)	11	.3	.2	.2	1.18	.98	1.43	1.00
-Nordostschweiz	71.3	. (.)	8	.2	.1	.3	2.00	1.44	.73	1.58
-Alpen/Voralpen	120.9	. (.)	7	.3	.2	.1	.57	.67	2.00	.23
Romandie	123.9	. (.)	12	.4	.3	.5	.92	.82	.69	.67
Svizzera italiana	156.4	. (.)	3	.6	.4	.5	-	-	-	.
>100000 Einwohner	83.9	5 (4)	8	.2	.2	.4	1.25	.94	.58	1.62
20000-99999 Einw.	83.1	6 (3)	5	.2	.2	-	1.40	1.67	.	.56
10000-19999 Einw.	121.5	3 (1)	6	.4	.3	.5	1.33	1.00	.76	2.10
5000-9999 Einw.	144.4	1 (6)	7	.5	.3	.8	.57	.46	.16	.56
2800-4999 Einw.	66.7	7 (7)	3	.2	.1	-	1.00	.80	.	.22
1200-2799 Einw.	90.1	4 (2)	5	.3	.2	.2	1.40	.99	1.60	1.29
<1200 Einwohner	124.5	2 (5)	7	.4	.2	.3	.71	.69	.91	.36
Schweiz / Suisse	100.0	. (.)	41	.3	.2	.3	1.07	.90	.90	.86

Pleura (chiefly mesothelioma)   1980 / 1990   Pleura (v.a. Mesotheliome)
Pleura   Plèvre

Males / Männer	SMR	RANK		N	EUROP.	WORLD	TRUNC	N	WORLD	C3564	C6584
				data for 1989-92				ratio 90 / 80			
Zürich	100.8	12	(4)	45	2.0	1.3	1.3	1.13	.95	.56	1.14
Bern	119.2	9	(11)	47	2.2	1.5	2.1	2.35	1.70	1.08	5.55
Luzern	34.1	22	(18)	4	.7	.4	.9	2.00	2.88	.	.78
Uri	-	24	(20)	-	-	-	-	.	.	.	.
Schwyz	160.4	4	(16)	6	2.8	1.8	3.8	6.00	3.93	2.33	.
Obwalden	88.8	16	(20)	1	2.5	2.0	6.3	.	.	.	.
Nidwalden	86.9	17	(20)	1	1.7	1.3	-	.	.	.	.
Glarus	125.3	7	(1)	2	2.2	1.6	4.0	.40	.30	.20	2.41
Zug	-	24	(20)	-	-	-	-	.	.	.	.
Fribourg	39.7	21	(12)	3	.7	.5	-	1.00	.64	-	.
Solothurn	120.0	8	(19)	11	2.2	1.4	.6	11.00	13.64	.	6.40
Basel-Stadt	97.7	13	(2)	9	1.8	1.1	1.1	.69	.64	2.20	.87
Basel-Land	137.2	6	(8)	12	2.6	1.7	3.1	2.40	1.53	.91	3.94
Schaffhausen	201.1	1	(7)	6	3.8	2.7	2.0	3.00	2.67	1.19	5.61
Ausserrhoden	90.2	14	(20)	2	1.6	1.0	-	.	.	.	.
Innerrhoden	-	24	(20)	-	-	-	-	.	.	.	.
St. Gallen	160.8	3	(5)	25	3.2	2.2	4.3	2.08	1.81	2.17	1.96
Graubünden	89.2	15	(9)	6	1.5	1.0	-	1.50	.96	-	3.02
Aargau	179.6	2	(3)	31	3.5	2.3	3.5	1.82	1.55	1.83	1.32
Thurgau	103.5	11	(10)	8	1.8	1.1	1.4	2.00	1.47	.98	2.08
Ticino	43.4	20	(17)	5	.8	.5	1.0	2.50	1.65	.	5.07
Vaud	61.4	18	(13)	14	1.2	.9	1.9	1.56	1.66	3.20	.77
Valais	138.4	5	(14)	12	2.6	1.9	3.0	4.00	3.47	2.22	6.69
Neuchâtel	60.8	19	(15)	4	1.2	.9	1.7	2.00	2.14	2.41	2.15
Geneva	29.5	23	(6)	4	.6	.4	.6	.44	.33	.26	.64
Jura	112.5	10	(20)	3	1.9	1.2	2.1	.	.	.	.
Zürich (city)	98.3	4	(4)	16	1.9	1.3	1.5	.94	.81	.34	2.11
Basel (city)	110.8	2	(1)	9	2.0	1.3	1.3	.69	.66	2.17	.89
Geneva (city)	45.7	7	(8)	3	1.0	.7	1.4	1.00	.88	.90	.84
Bern (city)	81.3	6	(3)	5	1.6	1.0	2.1	.71	.52	.40	5.36
Lausanne	20.0	9	(5)	1	.5	.3	1.0	.25	.36	.85	-
Winterthur	168.8	1	(2)	6	3.1	2.0	1.6	1.50	1.30	1.41	1.65
St. Gallen (city)	102.0	3	(7)	3	1.9	1.3	2.0	1.50	1.26	1.32	1.51
Luzern (city)	34.8	8	(6)	1	.5	.3	-	.50	.49	.	.49
Biel/Bienne	88.0	5	(9)	2	1.8	1.1	2.5	2.00	1.45	.79	.
German Switzerland	115.5	.	(.)	218	2.2	1.5	2.0	1.74	1.44	1.14	1.96
-Northwestern	120.5	.	(.)	97	2.3	1.5	2.0	1.76	1.42	1.26	2.05
-Northeastern	122.5	.	(.)	84	2.3	1.6	2.0	1.62	1.35	.96	1.69
-Alps/Prealps	93.1	.	(.)	37	1.8	1.2	2.0	2.06	1.71	1.42	2.56
French Switzerland	63.3	.	(.)	38	1.2	.8	1.4	1.41	1.23	1.00	1.71
Italian Switzerland	41.1	.	(.)	5	.7	.5	.9	2.50	1.65	.	5.15
>100000 inhabitants	80.7	6	(1)	34	1.6	1.1	1.5	.77	.69	.52	1.25
20000-99999 inh.	76.9	7	(3)	27	1.4	.9	1.0	1.35	1.08	.67	1.92
10000-19999 inh.	119.6	2	(2)	40	2.3	1.5	1.4	1.74	1.53	1.23	1.30
5000-9999 inh.	130.5	1	(6)	45	2.6	1.8	3.5	3.00	2.30	2.40	2.28
2800-4999 inh.	92.3	4	(4)	31	1.7	1.0	1.3	1.82	1.25	.74	3.49
1200-2799 inh.	114.0	3	(5)	47	2.2	1.5	2.2	2.35	2.01	1.73	2.25
<1200 inhabitants	90.1	5	(7)	37	1.7	1.1	1.7	2.47	2.00	1.69	3.38
Switzerland	100.0	.	(.)	261	1.9	1.3	1.8	1.69	1.40	1.15	1.96

Females / Frauen	SMR	RANK		N	EUROP.	WORLD	TRUNC	N	WORLD	C3564	C6584
				data for 1989-92				ratio 90 / 80			
Zürich	91.9	14	(11)	10	.4	.3	.5	1.43	1.85	.	.76
Bern	54.2	18	(15)	5	.2	.1	.2	1.67	1.55	1.00	.77
Luzern	36.7	19	(9)	1	.1	.1	-	.50	.83	.	.41
Uri	-	22	(16)	-	-	-	-	.	.	.	.
Schwyz	-	22	(7)	-	-	-	-	.	.	.	.
Obwalden	-	22	(16)	-	-	-	-	.	.	.	.
Nidwalden	430.3	2	(16)	1	1.4	1.2	3.9	.	.	.	.
Glarus	825.2	1	(16)	3	1.7	.8	-	.	.	.	.
Zug	311.8	3	(16)	2	1.0	.7	-	.	.	.	.
Fribourg	61.1	17	(16)	1	.3	.2	.7	.	.	.	.
Solothurn	95.3	13	(4)	2	.2	.1	-	.67	.25	-	2.44
Basel-Stadt	78.9	15	(16)	2	.3	.2	.6	.	.	.	.
Basel-Land	205.3	6	(2)	4	.7	.5	1.5	1.00	.98	3.53	.35
Schaffhausen	270.0	4	(1)	2	.6	.3	-	.67	.50	.	.34
Ausserrhoden	197.2	7	(3)	1	.8	.6	-	1.00	.60	-	.
Innerrhoden	-	22	(16)	-	-	-	-	.	.	.	.
St. Gallen	27.3	21	(6)	1	.1	.1	.3	.20	.29	.50	-
Graubünden	65.4	16	(10)	1	.2	.2	-	1.00	.79	.	.
Aargau	153.0	8	(14)	6	.4	.2	.2	3.00	1.42	1.43	5.15
Thurgau	112.9	12	(13)	2	.3	.2	.7	2.00	1.27	1.04	.
Ticino	33.7	20	(16)	1	.2	.1	.4	.	.	.	.
Vaud	127.2	9	(8)	7	.5	.3	.9	1.40	1.22	1.30	.89
Valais	207.6	5	(12)	4	.7	.5	1.1	4.00	4.18	.	.
Neuchâtel	124.5	10	(16)	2	.3	.2	-	.	.	.	.
Genève	114.4	11	(5)	4	.3	.2	-	.80	.45	.	.84
Jura	-	22	(16)	-	-	-	-	.	.	.	.
Zürich (Stadt)	112.2	2	(4)	5	.5	.4	.6	1.25	2.59	.	.85
Basel (Stadt)	88.7	3	(6)	2	.4	.3	.7	.	.	.	.
Genève (ville)	55.1	5	(2)	1	.1	.0	-	.33	.15	.	.32
Bern (Stadt)	57.1	4	(5)	1	.2	.2	-	1.00	.67	-	.
Lausanne	-	6	(3)	-	-	-	-	.	.	.	.
Winterthur	-	6	(6)	-	-	-	-	.	.	.	.
St. Gallen (Stadt)	-	6	(1)	-	-	-	-	.	.	.	.
Luzern (Stadt)	125.0	1	(6)	1	.5	.4	-	.	.	.	.
Biel/Bienne	-	6	(6)	-	-	-	-	.	.	.	.
Deutschschweiz	96.7	.	(.)	43	.3	.2	.4	1.30	1.18	1.33	1.06
-Nordwestschweiz	99.1	.	(.)	19	.3	.2	.4	1.46	1.13	1.30	1.30
-Nordostschweiz	102.5	.	(.)	17	.4	.3	.5	1.06	1.22	2.00	.65
-Alpen/Voralpen	80.3	.	(.)	7	.2	.2	.1	1.75	1.12	.40	2.75
Romandie	124.9	.	(.)	18	.4	.3	.6	1.64	1.39	1.82	1.48
Svizzera italiana	32.1	.	(.)	1	.2	.1	.4	.	.	.	.
>100000 Einwohner	76.9	6	(4)	9	.3	.2	.4	.90	1.34	1.86	.69
20000-99999 Einw.	122.8	2	(3)	11	.4	.2	.1	1.57	.91	.25	2.57
10000-19999 Einw.	147.7	1	(1)	12	.5	.4	.8	1.50	1.29	2.31	.98
5000-9999 Einw.	97.7	5	(6)	8	.3	.2	.7	2.00	1.64	6.00	.90
2800-4999 Einw.	39.2	7	(7)	3	.1	.1	.1	1.00	.92	.	2.13
1200-2799 Einw.	100.9	4	(2)	9	.3	.2	.1	1.29	.99	.63	1.00
<1200 Einwohner	118.3	3	(5)	10	.4	.3	.7	2.00	1.97	1.90	1.40
Schweiz / Suisse	100.0	.	(.)	62	.3	.2	.4	1.41	1.26	1.56	1.13

Males / Männer	data for 1969-72							ratio 80 / 70			
	SMR	RANK		N	EUROP.	WORLD	TRUNC	N	WORLD	C3564	C6584
Zürich	97.1	12	(10)	45	2.4	1.7	2.7	1.69	1.55	2.02	.87
Bern	101.2	10	(14)	41	2.5	1.9	4.4	1.29	1.21	.90	1.33
Luzern	79.3	17	(20)	9	2.1	1.4	3.2	1.33	1.08	.42	1.14
Uri	-	23	(12)	-	-	-	-	.	.	.	.
Schwyz	85.5	16	(3)	3	3.2	2.0	3.3	2.67	1.62	.92	.
Obwalden	-	23	(5)	-	-	-	-	.	.	.	.
Nidwalden	-	23	(7)	-	-	-	-	.	.	.	.
Glarus	111.0	8	(26)	2	3.3	1.9	-	-	-	.	-
Zug	127.5	4	(25)	3	3.2	2.5	8.2	.33	.26	.21	.
Fribourg	93.3	13	(11)	7	2.3	1.6	3.3	1.57	1.33	.46	1.02
Solothurn	128.8	3	(4)	12	3.1	2.2	3.2	1.50	1.51	1.94	.85
Basel-Stadt	149.7	2	(9)	16	3.7	2.9	7.0	1.00	.99	1.11	1.11
Basel-Land	232.5	1	(6)	18	5.5	4.0	8.0	.89	.76	.66	1.17
Schaffhausen	62.7	19	(2)	2	1.3	1.1	1.8	4.00	3.61	3.57	.
Ausserrhoden	40.6	22	(23)	1	.6	.3	-	2.00	3.60	.	.34
Innerrhoden	-	23	(8)	-	-	-	-	.	.	.	.
St. Gallen	115.3	6	(17)	18	3.0	2.0	3.6	1.06	.93	.82	.83
Graubünden	113.8	7	(21)	8	2.8	1.9	4.4	.88	.75	.41	.85
Aargau	100.1	11	(18)	17	2.4	1.8	3.5	1.24	1.14	1.44	.37
Thurgau	50.7	20	(19)	4	1.2	.8	1.5	2.00	2.12	2.87	.79
Ticino	46.6	21	(22)	5	1.1	.8	2.1	2.20	2.21	1.55	1.82
Vaud	87.4	15	(13)	20	2.1	1.6	3.3	1.60	1.47	1.80	1.06
Valais	125.7	5	(15)	10	3.2	2.4	4.5	1.10	.92	.83	1.02
Neuchâtel	109.4	9	(24)	8	2.7	1.9	2.7	.75	.81	1.92	.11
Geneva	93.2	14	(16)	13	2.3	1.7	3.3	1.38	1.23	1.38	1.18
Jura	67.8	18	(1)	2	2.5	1.5	2.4	4.00	2.78	2.56	.
Zürich (city)	95.2	7	(5)	19	2.3	1.7	1.9	1.32	1.42	2.78	.60
Basel (city)	153.5	3	(3)	15	3.8	3.0	7.2	1.00	1.00	1.11	1.13
Geneva (city)	74.8	8	(8)	6	2.1	1.5	4.3	1.17	1.00	.75	2.19
Bern (city)	121.6	6	(2)	9	3.4	2.5	7.0	1.33	1.17	.89	.
Lausanne	133.5	5	(4)	8	3.2	2.4	5.4	1.13	1.20	1.37	.52
Winterthur	149.2	4	(1)	6	3.7	3.0	9.7	1.33	1.15	.92	.
St. Gallen (city)	59.8	9	(6)	2	1.5	1.3	2.3	2.00	1.51	1.00	.
Luzern (city)	161.4	2	(7)	5	4.2	2.9	8.1	.60	.60	.53	.44
Biel/Bienne	182.2	1	(9)	5	4.5	3.1	6.4	-	-	-	.
German Switzerland	104.0	.	(.)	199	2.6	1.9	3.7	1.39	1.26	1.21	1.07
-Northwestern	123.0	.	(.)	100	3.0	2.2	4.8	1.22	1.12	1.07	1.06
-Northeastern	89.7	.	(.)	63	2.2	1.6	2.8	1.71	1.53	1.80	1.17
-Alps/Prealps	90.4	.	(.)	36	2.2	1.5	2.9	1.31	1.22	.70	.94
French Switzerland	96.3	.	(.)	59	2.4	1.7	3.4	1.36	1.22	1.36	1.01
Italian Switzerland	52.5	.	(.)	6	1.2	.8	2.0	2.00	2.05	1.56	1.16
>100000 inhabitants	111.4	2	(3)	57	2.8	2.1	4.4	1.19	1.19	1.33	1.06
20000-99999 inh.	104.2	4	(5)	38	2.5	1.9	4.4	1.21	1.08	.88	1.17
10000-19999 inh.	119.5	1	(1)	39	3.0	2.2	3.8	1.59	1.37	1.43	2.08
5000-9999 inh.	86.1	6	(7)	28	2.1	1.5	3.5	1.32	1.11	.90	1.15
2800-4999 inh.	99.1	5	(2)	31	2.5	1.7	2.8	1.65	1.42	1.54	1.08
1200-2799 inh.	66.0	7	(6)	26	1.6	1.1	1.9	1.96	1.92	2.39	.66
<1200 inhabitants	111.0	3	(4)	45	2.7	1.9	3.9	1.20	1.08	.87	.84
Switzerland	100.0	.	(.)	264	2.5	1.8	3.6	1.40	1.27	1.25	1.05

Females / Frauen	data for 1969-72							ratio 80 / 70			
	SMR	RANK		N	EUROP.	WORLD	TRUNC	N	WORLD	C3564	C6584
Zürich	78.4	16	(15)	31	1.3	.9	1.9	1.74	1.61	1.50	1.10
Bern	77.1	17	(7)	25	1.3	1.0	2.3	2.16	1.88	1.66	2.18
Luzern	66.0	19	(22)	6	1.3	.7	.9	1.33	1.30	1.21	1.48
Uri	98.6	12	(25)	1	1.4	1.1	-	-	-	.	.
Schwyz	-	23	(5)	-	-	-	-	.	.	.	.
Obwalden	130.1	8	(25)	1	2.5	1.7	5.3	-	-	.	.
Nidwalden	-	23	(16)	-	-	-	-	.	.	.	.
Glarus	-	23	(1)	-	-	-	-	.	.	.	.
Zug	101.6	11	(2)	2	1.8	1.3	4.3	2.50	1.95	1.29	.
Fribourg	147.3	6	(4)	8	2.5	1.9	1.9	1.25	1.12	2.47	1.48
Solothurn	108.4	10	(12)	8	1.8	1.5	2.6	1.38	1.27	1.65	.73
Basel-Stadt	159.4	5	(10)	16	3.0	2.2	4.3	.94	.88	1.03	.82
Basel-Land	67.1	18	(18)	4	1.1	.9	1.6	2.00	1.49	2.44	1.72
Schaffhausen	114.9	9	(19)	3	2.0	1.3	2.1	1.00	.75	1.08	1.27
Ausserrhoden	199.3	2	(20)	4	3.0	2.2	3.6	.50	.27	-	.53
Innerrhoden	-	23	(3)	-	-	-	-	.	.	.	.
St. Gallen	61.6	21	(9)	8	1.1	.9	2.4	2.63	2.13	1.84	2.73
Graubünden	246.2	1	(24)	13	4.3	3.3	7.1	.15	.07	-	.49
Aargau	165.4	4	(23)	22	2.8	2.2	4.0	.41	.33	.24	.55
Thurgau	191.3	3	(13)	12	3.1	2.4	4.4	.75	.50	.34	1.37
Ticino	136.7	7	(6)	13	2.3	1.7	3.5	1.31	.91	.55	2.05
Vaud	94.2	14	(8)	18	1.6	1.2	2.0	1.78	1.32	1.08	2.03
Valais	83.7	15	(14)	5	1.3	.9	1.6	1.80	1.97	3.02	.10
Neuchâtel	63.5	20	(11)	4	1.3	1.0	1.8	2.25	1.37	.91	.
Genève	96.2	13	(17)	12	1.6	1.2	2.4	1.33	1.09	.92	1.14
Jura	44.8	22	(21)	1	.7	.6	1.9	2.00	.83	-	.
Zürich (Stadt)	75.1	3	(6)	14	1.2	.8	1.2	1.36	1.69	2.29	.65
Basel (Stadt)	163.4	1	(3)	15	3.1	2.2	4.7	.87	.79	.77	.85
Genève (ville)	51.7	7	(7)	4	.8	.5	.7	1.75	1.95	2.22	1.27
Bern (Stadt)	56.6	6	(4)	4	1.0	.7	1.6	2.50	1.50	1.68	3.69
Lausanne	68.9	4	(1)	4	1.2	.9	-	3.25	2.09	.	8.86
Winterthur	121.3	2	(2)	4	2.0	1.6	4.2	1.75	1.47	.73	4.63
St. Gallen (Stadt)	61.4	5	(5)	2	1.4	1.2	3.8	2.00	1.23	1.65	.
Luzern (Stadt)	33.7	9	(9)	1	.6	.4	1.3	-	-	.	.
Biel/Bienne	42.1	8	(8)	1	.9	.6	1.9	2.00	2.23	.91	.
Deutschschweiz	99.9	.	(.)	156	1.7	1.3	2.7	1.37	1.14	1.06	1.36
-Nordwestschweiz	102.0	.	(.)	68	1.8	1.4	2.8	1.25	1.00	.95	1.65
-Nordostschweiz	89.3	.	(.)	53	1.5	1.1	2.4	1.57	1.37	1.23	1.26
-Alpen/Voralpen	115.8	.	(.)	35	2.0	1.4	3.0	1.31	1.13	1.09	1.18
Romandie	92.6	.	(.)	47	1.5	1.2	1.7	1.62	1.34	1.35	1.54
Svizzera italiana	139.2	.	(.)	14	2.3	1.7	3.3	1.21	.87	.56	1.74
>100000 Einwohner	84.7	7	(3)	41	1.4	1.0	1.7	1.51	1.36	1.34	1.37
20000-99999 Einw.	87.9	5	(5)	28	1.6	1.2	2.7	1.46	1.20	.93	3.14
10000-19999 Einw.	117.9	2	(7)	32	2.0	1.5	3.1	1.03	.78	.67	.91
5000-9999 Einw.	87.0	6	(4)	23	1.5	1.2	2.5	1.70	1.17	.83	3.71
2800-4999 Einw.	98.5	4	(2)	24	1.6	1.1	1.8	1.67	1.46	1.67	.99
1200-2799 Einw.	111.9	3	(1)	33	1.9	1.4	3.1	1.70	1.46	1.42	1.43
<1200 Einwohner	123.0	1	(6)	36	2.1	1.6	2.8	1.00	.81	.88	1.10
Schweiz / Suisse	100.0	.	(.)	217	1.7	1.3	2.5	1.41	1.17	1.08	1.44

Males / Männer

	data for 1989-92						ratio 90 / 80			
	SMR	RANK	N	EUROP.	WORLD	TRUNC	N	WORLD	C3564	C6584
Zürich	94.4	12 (10)	86	3.6	2.5	4.2	1.13	.95	.76	1.56
Bern	126.8	3 (14)	100	5.0	3.4	6.4	1.89	1.49	1.61	2.60
Luzern	88.1	16 (20)	21	3.3	2.3	3.0	1.75	1.52	2.11	1.16
Uri	108.1	9 (12)	3	4.4	2.9	4.0	1.50	1.10	1.12	1.25
Schwyz	77.4	21 (3)	6	2.8	1.8	1.1	.75	.57	.29	.95
Obwalden	-	26 (5)	-	-	-	-	-	.	.	.
Nidwalden	210.6	2 (7)	5	6.5	4.7	7.7	2.50	1.36	.47	.
Glarus	94.2	13 (26)	3	3.3	1.9	3.5	.	.	.	.
Zug	89.0	15 (25)	5	3.4	2.0	3.4	5.00	3.08	2.44	.
Fribourg	83.9	19 (11)	13	3.1	1.9	2.2	1.18	.93	1.63	1.13
Solothurn	114.0	6 (4)	21	4.3	2.9	3.5	1.17	.88	.46	1.39
Basel-Stadt	99.1	11 (9)	18	3.8	2.7	4.8	1.13	.95	.54	2.38
Basel-Land	56.8	23 (6)	10	2.2	1.6	2.7	.63	.51	.44	.32
Schaffhausen	84.6	18 (2)	5	3.5	2.5	5.9	.63	.61	1.21	.29
Ausserrhoden	67.3	22 (23)	3	2.7	1.6	3.1	1.50	1.54	.	1.47
Innerrhoden	269.2	1 (8)	3	11.1	8.9	21.6	3.00	7.47	.	.92
St. Gallen	82.4	20 (17)	26	3.2	2.1	3.9	1.37	1.13	1.31	2.02
Graubünden	51.5	25 (21)	7	1.9	1.3	2.5	1.00	.88	1.39	.98
Aargau	123.3	4 (18)	44	4.7	3.4	5.0	2.10	1.69	1.07	5.58
Thurgau	108.3	8 (19)	17	4.3	2.7	4.1	2.13	1.57	1.01	3.93
Ticino	87.1	17 (22)	20	3.3	2.5	4.4	1.82	1.46	1.18	1.88
Vaud	122.6	5 (13)	57	4.7	3.2	4.8	1.78	1.38	.86	3.64
Valais	102.4	10 (15)	18	4.1	2.8	4.6	1.64	1.25	1.42	2.41
Neuchâtel	53.1	24 (24)	7	1.9	1.2	-	1.17	.79	-	7.68
Geneva	89.4	14 (16)	25	3.6	2.4	3.6	1.39	1.19	.85	1.45
Jura	112.8	7 (1)	6	4.4	3.0	1.9	.75	.69	.47	.43
Zürich (city)	89.1	7 (5)	29	3.3	2.2	3.6	1.16	.95	.68	2.32
Basel (city)	99.4	6 (3)	16	3.9	2.8	4.7	1.07	.93	.50	2.04
Geneva (city)	111.8	3 (8)	15	4.6	3.1	4.7	2.14	2.05	1.59	3.91
Bern (city)	131.0	1 (2)	16	4.9	3.4	5.1	1.33	1.16	.88	1.68
Lausanne	119.2	2 (4)	12	4.6	2.9	3.3	1.33	1.00	.52	6.40
Winterthur	28.1	9 (1)	2	1.1	.7	-	.25	.20	-	-
St. Gallen (city)	101.4	5 (6)	6	3.6	2.3	4.2	1.50	1.19	2.42	2.27
Luzern (city)	88.8	8 (7)	5	3.1	2.1	-	1.67	1.19	-	4.96
Biel/Bienne	111.4	4 (9)	5	4.2	3.0	5.7	.	.	.	.
German Switzerland	100.9	. (.)	386	3.9	2.6	4.5	1.39	1.13	.99	1.81
-Northwestern	115.5	. (.)	188	4.4	3.1	4.9	1.54	1.24	.93	2.01
-Northeastern	94.4	. (.)	132	3.6	2.4	4.1	1.22	1.00	.83	1.69
-Alps/Prealps	82.5	. (.)	66	3.2	2.2	4.4	1.40	1.16	1.99	1.63
French Switzerland	100.7	. (.)	123	3.9	2.6	3.3	1.54	1.23	.82	2.05
Italian Switzerland	82.7	. (.)	20	3.2	2.4	4.2	1.67	1.40	1.20	1.07
>100000 inhabitants	104.3	1 (3)	88	4.0	2.7	4.1	1.29	1.08	.72	2.52
20000-99999 inh.	88.3	7 (5)	62	3.3	2.2	3.7	1.35	1.09	.99	1.88
10000-19999 inh.	103.3	3 (1)	70	3.9	2.8	4.2	1.13	.93	.73	1.20
5000-9999 inh.	98.3	5 (7)	69	3.8	2.5	3.7	1.86	1.49	1.22	2.46
2800-4999 inh.	97.5	6 (2)	67	3.8	2.5	4.0	1.31	1.03	.89	1.32
1200-2799 inh.	104.3	2 (6)	88	4.0	2.8	4.4	1.73	1.31	.99	2.99
<1200 inhabitants	102.0	4 (4)	85	4.0	2.8	5.1	1.57	1.33	1.60	1.38
Switzerland	100.0	. (.)	529	3.8	2.6	4.2	1.43	1.16	.96	1.84

Females / Frauen

	data for 1989-92						ratio 90 / 80			
	SMR	RANK	N	EUROP.	WORLD	TRUNC	N	WORLD	C3564	C6584
Zürich	102.6	13 (15)	81	2.7	1.9	3.2	1.50	1.30	1.13	1.58
Bern	116.7	6 (7)	77	2.7	1.8	3.3	1.43	1.00	.94	1.48
Luzern	86.3	20 (22)	17	2.2	1.6	3.2	2.13	1.66	2.25	1.88
Uri	-	26 (25)	-	-	-	-	-	.	.	.
Schwyz	196.0	2 (5)	12	5.5	4.0	9.6	2.40	2.54	6.36	.59
Obwalden	181.1	3 (25)	3	5.2	3.6	4.8	.	.	.	.
Nidwalden	116.2	7 (16)	2	3.0	2.0	5.0	2.00	1.02	.98	.
Glarus	154.5	4 (1)	4	4.5	3.3	7.5	1.00	1.41	.	.63
Zug	104.9	12 (2)	5	2.0	1.1	-	1.00	.44	-	2.87
Fribourg	100.5	14 (4)	12	2.3	1.4	2.1	1.20	.68	.56	1.17
Solothurn	146.0	5 (12)	22	3.5	2.4	4.0	2.00	1.24	.91	6.68
Basel-Stadt	73.9	22 (10)	13	2.1	1.7	2.4	.87	.89	.64	1.32
Basel-Land	105.0	11 (18)	15	2.5	1.7	3.0	1.88	1.27	.95	1.01
Schaffhausen	115.3	8 (19)	6	3.7	2.9	7.2	2.00	2.91	3.10	.49
Ausserrhoden	109.8	10 (20)	4	2.6	1.9	5.3	2.00	3.22	.	.68
Innerrhoden	236.7	1 (3)	2	7.4	4.8	12.3	2.00	3.94	.	.
St. Gallen	109.9	9 (9)	29	2.8	2.1	3.7	1.38	1.14	.92	1.96
Graubünden	64.0	25 (24)	7	1.8	1.3	3.4	3.50	5.71	.	.91
Aargau	100.2	15 (23)	29	2.2	1.4	2.1	3.22	2.02	2.41	3.06
Thurgau	71.0	23 (13)	9	2.0	1.6	3.0	1.00	1.28	1.50	.37
Ticino	100.0	16 (6)	21	2.6	1.8	3.3	1.24	1.17	1.68	.95
Vaud	89.8	18 (8)	36	2.4	1.9	3.5	1.13	1.15	1.57	1.08
Valais	78.2	21 (14)	11	1.9	1.4	2.8	1.22	.79	.64	5.79
Neuchâtel	86.6	19 (11)	10	2.7	2.0	4.8	1.11	1.49	3.10	.56
Genève	65.7	24 (17)	17	1.9	1.3	3.1	1.06	1.03	1.51	.79
Jura	91.5	17 (21)	4	1.7	1.4	-	2.00	2.77	.	1.24
Zürich (Stadt)	97.0	5 (6)	30	2.5	1.8	2.6	1.58	1.40	1.09	1.84
Basel (Stadt)	76.6	7 (3)	12	2.1	1.8	2.2	.92	1.02	.72	1.33
Genève (ville)	46.1	9 (7)	6	1.4	1.1	2.9	.86	1.05	1.88	.48
Bern (Stadt)	147.2	2 (4)	18	3.6	2.6	4.4	1.80	2.35	2.00	1.10
Lausanne	98.8	3 (1)	10	3.0	2.3	5.2	.77	1.21	.	.37
Winterthur	94.8	6 (2)	6	2.9	2.0	4.4	.86	.88	1.42	.39
St. Gallen (Stadt)	171.6	1 (5)	10	3.8	2.6	5.2	2.50	1.82	1.06	.
Luzern (Stadt)	72.0	8 (9)	4	1.7	1.2	2.4	.	.	.	.
Biel/Bienne	97.8	4 (8)	4	2.6	1.8	3.7	2.00	1.33	2.12	.90
Deutschschweiz	105.9	. (.)	340	2.6	1.9	3.3	1.59	1.27	1.19	1.58
-Nordwestschweiz	108.5	. (.)	150	2.5	1.7	2.8	1.76	1.27	1.10	1.81
-Nordostschweiz	102.5	. (.)	123	2.6	1.9	3.3	1.48	1.27	1.11	1.53
-Alpen/Voralpen	106.9	. (.)	67	2.9	2.0	4.6	1.46	1.26	1.46	1.28
Romandie	81.9	. (.)	86	2.2	1.6	3.2	1.13	1.03	1.38	1.01
Svizzera italiana	99.8	. (.)	22	2.6	1.8	3.2	1.29	1.20	1.69	.95
>100000 Einwohner	92.7	4 (3)	76	2.5	1.9	3.2	1.23	1.35	1.48	1.02
20000-99999 Einw.	89.2	5 (5)	57	2.4	1.7	3.5	1.39	1.15	1.41	1.41
10000-19999 Einw.	101.5	3 (7)	60	2.4	1.7	2.8	1.82	1.51	1.26	1.75
5000-9999 Einw.	110.5	2 (4)	66	2.7	1.8	3.1	1.69	1.34	1.58	1.34
2800-4999 Einw.	83.6	7 (2)	47	2.1	1.5	2.3	1.17	.87	.80	1.41
1200-2799 Einw.	88.5	6 (1)	58	2.2	1.6	3.2	1.04	.76	.71	1.13
<1200 Einwohner	136.2	1 (6)	84	3.4	2.4	4.7	2.33	1.85	1.88	1.93
Schweiz / Suisse	100.0	. (.)	448	2.5	1.8	3.3	1.46	1.20	1.25	1.38

Males / Männer

Males / Männer	SMR	RANK		data for 1969-72 N	EUROP.	WORLD	TRUNC	ratio 80/70 N	WORLD	C3564	C6584
Zürich	91.9	10	(8)	3	.2	.1	.1	2.00	2.06	2.80	.53
Bern	132.1	7	(6)	4	.2	.1	.1	1.50	1.36	1.00	.66
Luzern	-	11	(1)	-	-	-	-	.	.	.	.
Uri	-	11	(13)	-	-	-	-	.	.	.	.
Schwyz	396.8	1	(13)	1	.6	.6	1.8	-	-	-	.
Obwalden	-	11	(13)	-	-	-	-	.	.	.	.
Nidwalden	-	11	(13)	-	-	-	-	.	.	.	.
Glarus	-	11	(13)	-	-	-	-	.	.	.	.
Zug	-	11	(13)	-	-	-	-	.	.	.	.
Fribourg	-	11	(13)	-	-	-	-	.	.	.	.
Solothurn	299.8	2	(11)	2	.6	.4	.7	.50	.53	-	-
Basel-Stadt	129.2	8	(12)	1	.2	.2	.5	1.00	1.22	1.00	.
Basel-Land	201.0	3	(2)	1	.3	.3	.9	2.00	1.00	-	.
Schaffhausen	-	11	(13)	-	-	-	-	.	.	.	.
Ausserrhoden	-	11	(13)	-	-	-	-	.	.	.	.
Innerrhoden	-	11	(13)	-	-	-	-	.	.	.	.
St. Gallen	172.4	6	(13)	2	.3	.2	-	.	.	.	.
Graubünden	-	11	(13)	-	-	-	-	.	.	.	.
Aargau	-	11	(3)	-	-	-	-	.	.	.	.
Thurgau	-	11	(10)	-	-	-	-	.	.	.	.
Ticino	-	11	(13)	-	-	-	-	.	.	.	.
Vaud	178.8	5	(4)	3	.3	.2	-	1.33	.98	.	1.46
Valais	182.6	4	(9)	1	.4	.2	-	1.00	.74	.	.73
Neuchâtel	-	11	(7)	-	-	-	-	.	.	.	.
Geneva	103.0	9	(5)	1	.1	.1	.4	2.00	1.90	-	.
Jura	-	11	(13)	-	-	-	-	.	.	.	.
Zürich (city)	67.3	3	(3)	1	.1	.1	.3	4.00	4.61	2.30	.
Basel (city)	140.2	2	(6)	1	.3	.2	.5	1.00	1.26	1.00	.
Geneva (city)	-	4	(5)	-	-	-	-	.	.	.	.
Bern (city)	-	4	(2)	-	-	-	-	.	.	.	.
Lausanne	-	4	(4)	-	-	-	-	.	.	.	.
Winterthur	-	4	(7)	-	-	-	-	.	.	.	.
St. Gallen (city)	400.7	1	(7)	1	.8	.5	-	.	.	.	.
Luzern (city)	-	4	(1)	-	-	-	-	.	.	.	.
Biel/Bienne	-	4	(7)	-	-	-	-	.	.	.	.
German Switzerland	108.9	.	(.)	15	.2	.1	.2	1.53	1.34	1.14	1.03
-Northwestern	121.8	.	(.)	7	.2	.1	.3	1.86	1.49	.91	1.97
-Northeastern	100.4	.	(.)	5	.2	.1	.2	1.40	1.32	1.50	.59
-Alps/Prealps	98.6	.	(.)	3	.2	.1	-	1.00	.95	.	.50
French Switzerland	90.9	.	(.)	4	.2	.1	.1	2.25	1.66	1.33	2.55
Italian Switzerland	-	.	(.)	-	-	-	-	.	.	.	.
>100000 inhabitants	52.8	6	(3)	2	.1	.1	.2	4.50	4.80	2.38	.
20000-99999 inh.	39.1	7	(5)	1	.1	.0	-	3.00	1.66	.	4.33
10000-19999 inh.	184.0	1	(2)	4	.3	.2	.4	1.50	1.13	1.07	1.33
5000-9999 inh.	89.8	5	(1)	2	.1	.1	.4	3.50	2.17	.50	.
2800-4999 inh.	89.9	4	(4)	2	.2	.1	-	1.50	1.77	.	.25
1200-2799 inh.	137.6	2	(7)	4	.2	.2	.2	.25	.25	-	.12
<1200 inhabitants	128.0	3	(6)	4	.2	.1	-	.75	.74	.	.42
Switzerland	100.0	.	(.)	19	.2	.1	.2	1.68	1.41	1.20	1.30

Females / Frauen

Females / Frauen	SMR	RANK		data for 1969-72 N	EUROP.	WORLD	TRUNC	ratio 80/70 N	WORLD	C3564	C6584
Zürich	98.8	14	(9)	806	33.7	23.3	43.6	1.25	1.08	1.09	1.06
Bern	92.3	21	(24)	624	31.7	22.1	41.2	1.15	.97	.99	1.04
Luzern	98.6	15	(22)	183	33.9	23.9	45.1	1.14	.91	.85	1.03
Uri	87.5	22	(17)	18	29.4	20.9	35.9	1.28	1.17	1.57	.85
Schwyz	108.5	7	(14)	60	35.9	23.9	38.8	1.13	.95	1.01	.89
Obwalden	74.7	26	(20)	12	23.7	16.7	28.9	1.50	1.20	1.22	1.36
Nidwalden	133.7	1	(1)	19	48.9	33.6	75.7	1.79	1.29	1.31	1.80
Glarus	96.8	18	(4)	30	30.6	20.4	31.4	1.30	1.18	1.08	1.19
Zug	87.2	23	(2)	34	28.9	20.1	37.4	1.85	1.47	1.32	1.38
Fribourg	99.8	13	(7)	110	34.6	24.0	47.9	1.33	1.07	1.00	.99
Solothurn	95.8	19	(6)	144	32.9	22.7	42.9	1.38	1.14	1.08	1.20
Basel-Stadt	121.1	3	(3)	261	41.7	28.4	51.7	1.08	.95	1.04	.94
Basel-Land	114.8	4	(18)	132	40.4	27.4	49.5	1.11	.83	.88	.86
Schaffhausen	109.6	6	(26)	60	37.9	25.9	47.7	.90	.76	.66	1.00
Ausserrhoden	100.0	12	(16)	45	35.6	24.4	50.8	1.07	1.06	.87	1.08
Innerrhoden	129.3	2	(19)	13	44.9	32.3	75.3	.85	.98	.96	.47
St. Gallen	101.8	11	(25)	279	35.0	24.1	48.0	1.00	.90	.79	.94
Graubünden	82.1	24	(10)	90	29.2	20.5	44.1	1.49	1.22	1.18	1.48
Aargau	97.9	17	(13)	262	33.6	23.5	45.9	1.28	1.03	.97	1.05
Thurgau	93.7	20	(8)	124	32.8	22.4	41.5	1.33	1.12	1.10	1.14
Ticino	110.0	5	(23)	220	38.5	27.1	54.5	1.01	.81	.80	1.01
Vaud	101.9	10	(11)	411	35.1	24.5	48.2	1.20	1.02	1.03	1.00
Valais	81.9	25	(12)	97	28.2	19.6	39.3	1.60	1.28	1.27	1.26
Neuchâtel	103.6	9	(21)	138	35.7	24.6	44.4	1.02	.92	.95	.94
Genève	108.2	8	(5)	279	36.2	24.5	42.4	1.28	1.11	1.25	.88
Jura	98.4	16	(15)	46	33.4	23.2	40.0	1.13	.90	1.07	1.21
Zürich (Stadt)	96.3	8	(5)	386	32.5	22.4	42.2	1.22	1.20	1.17	1.10
Basel (Stadt)	118.1	2	(2)	233	41.0	27.9	50.1	1.13	1.00	1.14	1.01
Genève (ville)	114.1	3	(4)	189	38.4	26.3	48.5	1.01	1.05	1.15	.82
Bern (Stadt)	108.4	5	(6)	164	37.6	26.1	46.2	1.04	.89	.92	1.05
Lausanne	107.5	6	(3)	134	37.6	26.4	54.4	1.23	1.10	1.13	1.07
Winterthur	132.9	1	(1)	91	46.7	32.6	68.5	1.12	.94	.90	1.07
St. Gallen (Stadt)	112.7	4	(8)	80	37.7	25.7	45.7	.91	.97	1.06	.73
Luzern (Stadt)	105.2	7	(7)	67	36.9	25.7	39.2	1.04	.96	1.27	.67
Biel/Bienne	73.4	9	(9)	36	25.9	18.6	43.4	1.39	1.20	1.16	1.58
Deutschschweiz	99.1	.	(.)	3199	34.0	23.5	44.3	1.20	1.02	1.01	1.04
-Nordwestschweiz	101.1	.	(.)	1382	34.8	24.0	43.9	1.19	.98	1.01	.99
-Nordostschweiz	98.4	.	(.)	1209	33.8	23.2	43.8	1.23	1.06	1.04	1.06
-Alpen/Voralpen	95.9	.	(.)	608	33.0	22.9	45.9	1.20	1.02	.97	1.10
Romandie	101.0	.	(.)	1067	34.6	24.0	45.2	1.23	1.04	1.07	1.01
Svizzera italiana	109.0	.	(.)	231	38.3	27.1	54.8	1.01	.81	.78	1.04
>100000 Einwohner	106.3	1	(1)	1106	36.3	25.0	46.7	1.14	1.07	1.12	1.02
20000-99999 Einw.	102.9	3	(4)	677	35.3	24.5	46.8	1.17	1.01	1.05	.90
10000-19999 Einw.	96.3	5	(5)	523	33.4	23.0	44.8	1.27	1.00	.92	1.07
5000-9999 Einw.	105.9	2	(3)	563	36.1	25.1	46.4	1.24	.97	.96	.99
2800-4999 Einw.	99.0	4	(6)	491	34.0	23.6	47.6	1.22	.95	.83	1.13
1200-2799 Einw.	89.2	7	(7)	544	30.8	21.1	39.6	1.18	1.00	1.04	1.01
<1200 Einwohner	95.9	6	(2)	593	33.3	23.2	42.5	1.25	1.07	1.13	1.16
Schweiz / Suisse	100.0	.	(.)	4497	34.4	23.8	45.0	1.20	1.01	1.01	1.03

Males / Männer

	SMR	RANK		data for 1989-92				ratio 90/80			
				N	EUROP.	WORLD	TRUNC	N	WORLD	C3564	C6584
Zürich	48.8	18	(8)	4	.1	.1	-	.67	.37	-	2.42
Bern	82.2	14	(6)	6	.3	.2	.3	1.00	1.04	1.50	.84
Luzern	93.0	13	(1)	2	.3	.2	.5	.50	.44	.88	.39
Uri	-	19	(13)	-	-	-	-	.	.	.	.
Schwyz	145.1	8	(13)	1	.6	.5	1.5	.	.	.	.
Obwalden	473.1	1	(13)	1	2.6	1.8	5.9	.	.	.	.
Nidwalden	-	19	(13)	-	-	-	-	.	.	.	.
Glarus	-	19	(13)	-	-	-	-	.	.	.	.
Zug	204.4	5	(13)	1	.5	.5	1.5	.	.	.	.
Fribourg	357.5	2	(13)	5	1.4	.9	.7	.	.	.	.
Solothurn	119.1	11	(11)	2	.4	.4	1.2	2.00	1.99	.	.
Basel-Stadt	297.0	3	(12)	5	1.0	.7	.7	5.00	3.59	.95	.
Basel-Land	126.9	10	(2)	2	.4	.2	-	1.00	.78	.	.39
Schaffhausen	-	19	(13)	-	-	-	-	.	.	.	.
Ausserrhoden	-	19	(13)	-	-	-	-	.	.	.	.
Innerrhoden	-	19	(13)	-	-	-	-	.	.	.	.
St. Gallen	69.4	16	(13)	2	.3	.2	.3	.	.	.	.
Graubünden	80.1	15	(13)	1	.3	.2	-	.	.	.	.
Aargau	63.5	17	(3)	2	.2	.1	-	.67	.58	-	1.03
Thurgau	140.0	9	(10)	2	.4	.2	-	2.00	1.55	.	3.08
Ticino	-	19	(13)	-	-	-	-	.	.	.	.
Vaud	95.1	12	(4)	4	.4	.2	.2	1.00	1.15	.73	.33
Valais	-	19	(9)	-	-	-	-	-	-	.	.
Neuchâtel	247.2	4	(7)	3	.9	.6	.7	3.00	4.51	.	1.17
Geneva	161.4	7	(5)	4	.5	.3	.3	2.00	1.40	.	.
Jura	203.9	6	(13)	1	.5	.2	-	.	.	.	.
Zürich (city)	66.3	6	(3)	2	.2	.1	-	.50	.36	-	1.50
Basel (city)	336.3	1	(6)	5	1.1	.8	.8	5.00	3.55	.90	.
Geneva (city)	165.5	4	(5)	2	.4	.2	-	2.00	1.07	.	.
Bern (city)	174.7	3	(2)	2	.6	.4	-	1.00	1.17	.	1.02
Lausanne	108.8	5	(4)	1	.5	.3	1.0	1.00	.85	.85	.
Winterthur	-	7	(7)	-	-	-	-	.	.	.	.
St. Gallen (city)	183.4	2	(7)	1	.7	.5	-	.	.	.	.
Luzern (city)	-	7	(1)	-	-	-	-	.	.	.	.
Biel/Bienne	-	7	(7)	-	-	-	-	.	.	.	.
German Switzerland	95.0	.	(.)	33	.3	.2	.3	1.43	1.28	1.13	1.27
-Northwestern	135.6	.	(.)	20	.4	.3	.4	1.54	1.38	1.10	1.22
-Northeastern	79.3	.	(.)	10	.3	.2	.2	1.43	1.06	.78	2.76
-Alps/Prealps	40.7	.	(.)	3	.2	.1	.3	1.00	1.49	.	-
French Switzerland	135.8	.	(.)	15	.5	.3	.2	1.67	1.66	2.25	1.24
Italian Switzerland	-	.	(.)	-	-	-	-	.	.	.	.
>100000 inhabitants	154.3	1	(3)	12	.5	.3	.3	1.33	1.06	.42	3.42
20000-99999 inh.	77.6	6	(5)	5	.3	.2	.3	1.67	2.49	.	.62
10000-19999 inh.	65.6	7	(2)	4	.2	.1	-	.67	.44	-	.78
5000-9999 inh.	79.0	5	(1)	5	.3	.2	.3	.71	.86	2.20	.22
2800-4999 inh.	80.8	4	(4)	5	.3	.2	.3	1.67	1.22	.	3.13
1200-2799 inh.	105.3	3	(7)	8	.4	.3	.4	8.00	6.54	.	6.33
<1200 inhabitants	119.0	2	(6)	9	.4	.3	.3	3.00	2.78	2.40	2.53
Switzerland	100.0	.	(.)	48	.3	.2	.3	1.50	1.37	1.50	1.23

Females / Frauen

	SMR	RANK		data for 1989-92				ratio 90/80			
				N	EUROP.	WORLD	TRUNC	N	WORLD	C3564	C6584
Zürich	103.6	9	(9)	1212	36.3	24.6	44.3	1.20	.98	.94	1.02
Bern	96.8	18	(24)	960	34.3	23.3	40.7	1.34	1.09	1.01	1.24
Luzern	90.3	22	(22)	263	31.0	20.7	31.8	1.26	.95	.85	1.29
Uri	88.6	25	(17)	27	29.1	18.8	31.5	1.17	.77	.53	1.12
Schwyz	113.4	4	(14)	101	40.5	27.3	48.0	1.49	1.20	1.21	.99
Obwalden	109.7	5	(20)	27	38.1	26.5	45.2	1.50	1.32	1.23	.66
Nidwalden	97.7	17	(1)	24	31.7	21.4	35.5	.71	.49	.33	.57
Glarus	137.2	1	(4)	54	46.3	31.4	49.2	1.38	1.31	1.27	1.04
Zug	117.3	2	(2)	80	41.6	28.3	51.5	1.27	.96	1.05	.83
Fribourg	99.3	15	(7)	172	35.1	23.9	45.3	1.18	.93	.95	.98
Solothurn	103.4	11	(6)	232	36.1	24.5	44.3	1.17	.94	.98	.92
Basel-Stadt	117.0	3	(3)	321	41.5	27.9	51.1	1.13	1.03	.95	1.04
Basel-Land	107.4	6	(18)	222	37.9	25.8	50.0	1.52	1.13	1.16	1.13
Schaffhausen	106.5	7	(26)	84	38.0	26.1	46.2	1.56	1.31	1.37	1.24
Ausserrhoden	105.3	8	(16)	59	41.3	28.1	56.7	1.23	1.09	1.27	1.06
Innerrhoden	69.9	26	(19)	9	21.5	13.9	19.0	.82	.44	.31	1.78
St. Gallen	99.9	14	(25)	392	34.6	23.2	39.9	1.40	1.07	1.05	1.35
Graubünden	90.4	21	(10)	147	32.8	22.5	40.3	1.10	.90	.77	1.01
Aargau	100.2	13	(13)	420	34.9	23.6	38.5	1.25	.98	.87	1.11
Thurgau	88.8	23	(8)	167	31.3	20.9	32.8	1.01	.83	.77	1.05
Ticino	103.1	12	(23)	325	38.4	26.5	49.6	1.46	1.20	1.19	1.16
Vaud	91.8	19	(11)	548	32.5	22.2	37.9	1.11	.89	.75	1.09
Valais	88.8	24	(12)	180	31.2	21.2	36.6	1.16	.85	.74	1.07
Neuchâtel	99.3	16	(21)	173	36.0	24.7	45.7	1.23	1.10	1.09	1.27
Genève	103.4	10	(5)	397	35.9	24.1	40.3	1.12	.88	.78	.97
Jura	91.0	20	(15)	60	30.5	20.9	31.8	1.15	1.01	.71	.96
Zürich (Stadt)	113.1	4	(5)	540	39.9	27.0	50.0	1.15	1.00	1.01	1.07
Basel (Stadt)	115.1	3	(2)	281	41.2	27.8	50.3	1.06	1.00	.89	.99
Genève (ville)	109.2	6	(4)	215	39.9	27.1	48.2	1.13	.99	.90	1.01
Bern (Stadt)	112.9	5	(6)	215	40.1	27.1	48.8	1.26	1.16	1.22	1.26
Lausanne	90.6	9	(3)	140	30.6	20.8	32.0	.85	.72	.54	1.17
Winterthur	119.8	1	(1)	115	41.1	27.5	46.3	1.13	.89	.77	1.09
St. Gallen (Stadt)	103.8	8	(8)	93	35.4	23.6	47.2	1.27	.94	1.01	1.36
Luzern (Stadt)	106.4	7	(7)	92	38.7	26.1	48.9	1.31	1.06	1.05	1.82
Biel/Bienne	116.7	2	(9)	73	43.2	29.2	50.5	1.46	1.31	1.01	1.41
Deutschschweiz	101.0	.	(.)	4813	35.5	24.0	41.8	1.25	1.00	.94	1.10
-Nordwestschweiz	102.2	.	(.)	2101	35.7	24.1	41.7	1.28	1.03	.95	1.15
-Nordostschweiz	102.5	.	(.)	1821	36.1	24.4	43.5	1.23	.99	.96	1.08
-Alpen/Voralpen	95.5	.	(.)	891	33.7	22.9	38.7	1.23	.97	.85	1.06
Romandie	96.7	.	(.)	1507	34.1	23.2	40.7	1.14	.93	.84	1.05
Svizzera italiana	101.4	.	(.)	336	37.7	26.1	48.3	1.44	1.19	1.18	1.14
>100000 Einwohner	110.1	1	(1)	1391	39.0	26.4	47.3	1.10	.98	.92	1.08
20000-99999 Einw.	104.4	2	(4)	1006	37.0	25.1	46.1	1.27	1.01	.94	1.28
10000-19999 Einw.	95.5	5	(5)	834	34.1	23.3	41.3	1.25	1.01	1.02	1.03
5000-9999 Einw.	99.6	3	(3)	877	35.1	23.9	43.0	1.25	.98	.95	1.06
2800-4999 Einw.	98.8	4	(6)	816	34.4	23.3	39.1	1.36	1.04	.98	1.08
1200-2799 Einw.	93.8	6	(7)	895	33.2	22.6	38.7	1.39	1.07	.93	1.22
<1200 Einwohner	93.4	7	(2)	837	32.9	22.1	37.1	1.13	.89	.79	.95
Schweiz / Suisse	100.0	.	(.)	6656	35.3	23.9	41.9	1.23	.99	.92	1.09

Uterus (corpus and cervix) 1970 / 1980 Uterus (Korpus und Zervix)
Utero (corpo e collo) Utérus (corps et col)

Females / Frauen	SMR	RANK	N	EUROP.	WORLD	TRUNC	N	WORLD	C3564	C6584
			data for 1969-72				ratio 80 / 70			
Zürich	93.0	22 (10)	375	15.4	10.5	18.4	.93	.73	.65	.88
Bern	101.0	16 (9)	337	16.6	11.5	19.9	.90	.72	.62	.82
Luzern	108.9	9 (7)	100	18.0	12.7	23.7	.92	.67	.54	.98
Uri	59.1	25 (25)	6	10.5	8.0	13.1	1.17	.77	.32	3.21
Schwyz	124.4	4 (21)	34	20.7	15.5	28.7	.65	.50	.63	.56
Obwalden	138.6	1 (1)	11	23.0	15.5	27.8	1.09	1.17	1.20	.56
Nidwalden	57.1	26 (26)	4	9.8	7.3	14.0	1.25	.92	.86	1.34
Glarus	136.8	2 (19)	21	25.1	17.5	38.2	.52	.51	.49	.41
Zug	98.7	18 (12)	19	17.0	11.6	21.3	.89	.71	.85	.88
Fribourg	114.0	6 (14)	62	18.6	12.8	22.6	.73	.58	.57	.58
Solothurn	103.8	13 (4)	77	17.4	12.2	20.2	1.12	.93	1.00	1.02
Basel-Stadt	104.9	11 (20)	112	17.2	12.0	21.8	.69	.66	.66	.54
Basel-Land	111.5	8 (23)	63	18.2	12.6	20.4	.71	.57	.51	.56
Schaffhausen	125.8	3 (17)	34	21.2	14.3	26.0	.62	.46	.35	.66
Ausserrhoden	103.5	14 (3)	23	18.0	12.3	24.4	1.04	.96	.82	.94
Innerrhoden	99.3	17 (2)	5	15.2	10.6	14.9	1.20	1.54	3.04	.57
St. Gallen	93.2	21 (18)	126	15.9	11.2	23.1	.83	.70	.71	.77
Graubünden	88.8	23 (16)	48	14.6	10.3	18.3	.90	.72	.56	.80
Aargau	102.3	15 (8)	135	17.0	12.0	21.2	.96	.73	.76	.92
Thurgau	107.2	10 (11)	70	17.8	12.2	21.0	.77	.70	.81	.58
Ticino	113.6	7 (6)	112	19.4	13.5	26.0	.97	.75	.66	.99
Vaud	94.7	19 (15)	188	15.4	10.5	17.8	.85	.75	.78	.72
Valais	63.7	24 (24)	37	11.2	7.8	15.2	1.19	.95	1.00	1.12
Neuchâtel	117.7	5 (5)	77	20.1	14.0	27.2	.87	.82	.83	.71
Geneva	93.9	20 (22)	119	15.0	10.2	15.7	.82	.72	.79	.64
Jura	104.1	12 (13)	24	17.2	11.6	15.4	.75	.76	1.32	.63
Zürich (city)	97.5	6 (7)	194	16.2	11.0	20.0	.82	.72	.70	.83
Basel (city)	103.2	3 (9)	101	17.0	11.8	22.2	.65	.64	.62	.51
Geneva (city)	90.6	8 (8)	74	14.4	9.6	14.9	.80	.88	1.07	.65
Bern (city)	102.8	4 (6)	77	17.2	11.9	20.1	.82	.62	.54	.88
Lausanne	112.3	2 (5)	69	18.5	12.6	21.8	.75	.88	1.16	.52
Winterthur	85.5	9 (4)	29	14.7	10.5	21.0	1.07	.79	.71	1.35
St. Gallen (city)	100.3	5 (3)	35	16.1	11.0	18.9	.91	.99	1.37	.61
Luzern (city)	117.2	1 (1)	37	19.8	13.8	25.7	1.08	.89	.84	1.14
Biel/Bienne	90.9	7 (2)	22	13.8	8.8	10.3	1.27	1.30	1.55	.76
German Switzerland	99.5	. (.)	1587	16.5	11.5	20.5	.89	.72	.68	.81
-Northwestern	103.6	. (.)	699	17.2	11.9	20.5	.92	.74	.71	.80
-Northeastern	97.4	. (.)	591	16.2	11.2	20.2	.88	.70	.66	.83
-Alps/Prealps	94.8	. (.)	297	15.8	11.2	21.2	.82	.69	.65	.76
French Switzerland	99.3	. (.)	516	16.4	11.3	19.1	.82	.72	.76	.68
Italian Switzerland	111.0	. (.)	116	19.0	13.3	25.6	.99	.75	.64	1.03
>100000 inhabitants	100.0	4 (6)	515	16.5	11.3	19.9	.78	.74	.77	.71
20000-99999 inh.	109.8	2 (1)	356	18.2	12.7	23.0	.86	.70	.73	.72
10000-19999 inh.	99.4	5 (3)	266	16.5	11.4	19.8	.97	.75	.67	.81
5000-9999 inh.	115.7	1 (4)	303	19.4	13.8	26.0	.79	.57	.52	.80
2800-4999 inh.	88.3	6 (2)	216	14.9	10.3	18.0	1.09	.83	.77	1.09
1200-2799 inh.	84.5	7 (7)	254	13.8	9.4	15.3	.98	.86	.86	.71
<1200 inhabitants	101.3	3 (5)	309	16.8	11.7	21.2	.83	.67	.62	.86
Switzerland	100.0	. (.)	2219	16.6	11.5	20.4	.88	.72	.69	.79

Ovary and Adnexa 1970 / 1980 Ovar und Adnexe
Ovaio e annessi Ovaire et annexes

Females / Frauen	SMR	RANK	N	EUROP.	WORLD	TRUNC	N	WORLD	C3564	C6584
			data for 1969-72				ratio 80 / 70			
Zürich	106.0	12 (13)	292	12.2	8.6	16.3	1.09	.88	.80	1.13
Bern	88.4	20 (19)	202	10.3	7.3	14.4	1.21	1.04	1.05	1.16
Luzern	91.5	15 (20)	58	10.6	7.5	12.6	1.17	.96	1.10	1.26
Uri	28.5	26 (16)	2	3.0	2.9	-	4.00	2.88	.	4.26
Schwyz	127.9	5 (22)	24	14.3	10.5	21.7	.79	.64	.62	.66
Obwalden	109.3	11 (1)	6	12.8	7.9	12.3	1.50	1.85	3.71	.22
Nidwalden	82.7	21 (7)	4	8.7	5.5	5.3	1.75	1.15	.91	1.58
Glarus	181.7	1 (2)	19	20.2	14.3	16.2	.79	.68	.86	.83
Zug	151.4	2 (17)	20	17.4	12.4	23.4	.80	.63	.48	.61
Fribourg	130.3	4 (5)	49	15.0	10.1	14.2	1.08	.86	.84	1.14
Solothurn	90.2	16 (3)	46	10.2	7.2	15.7	1.65	1.45	1.34	1.18
Basel-Stadt	120.9	8 (10)	88	14.0	9.9	19.9	.99	.87	.75	1.07
Basel-Land	150.1	3 (25)	58	17.0	12.1	26.7	.67	.52	.47	.43
Schaffhausen	114.0	10 (15)	21	14.0	9.8	24.6	1.00	.81	.59	1.25
Ausserrhoden	93.5	14 (26)	14	10.2	7.1	12.2	.86	.91	1.28	.74
Innerrhoden	58.1	25 (24)	2	5.1	3.2	-	1.50	1.76	.	1.07
St. Gallen	90.1	17 (11)	83	10.0	7.1	11.1	1.36	1.13	1.07	1.27
Graubünden	75.5	24 (4)	28	8.8	6.0	9.4	1.86	1.54	1.77	1.79
Aargau	89.5	19 (6)	81	10.5	7.4	13.7	1.54	1.28	1.34	1.62
Thurgau	121.1	7 (8)	54	15.0	11.0	25.9	1.07	.73	.40	1.73
Ticino	81.6	22 (21)	55	9.3	6.8	15.1	1.25	1.07	.74	1.54
Vaud	101.5	13 (23)	137	11.5	8.0	13.7	.93	.83	.97	.67
Valais	89.9	18 (14)	36	10.3	7.0	10.3	1.39	1.10	1.31	1.32
Neuchâtel	119.3	9 (12)	53	13.1	8.8	13.8	.94	.96	1.03	.90
Genève	75.7	23 (18)	65	8.5	5.9	11.4	1.46	1.24	1.26	1.13
Jura	126.9	6 (9)	20	15.0	11.1	25.2	1.00	.76	.69	1.25
Zürich (Stadt)	111.7	3 (3)	152	13.0	9.1	17.7	.98	.84	.78	1.14
Basel (Stadt)	122.8	1 (2)	82	14.1	10.0	19.7	.96	.90	.83	.96
Genève (ville)	66.8	9 (5)	37	7.9	5.4	11.5	1.51	1.47	1.33	1.56
Bern (Stadt)	84.0	8 (6)	43	9.9	6.8	13.6	1.30	1.22	1.31	1.12
Lausanne	105.4	4 (9)	44	11.5	8.0	13.0	.66	.61	.79	.53
Winterthur	120.9	2 (4)	28	15.0	10.4	22.9	.96	.76	.60	1.08
St. Gallen (Stadt)	97.4	5 (1)	23	10.6	7.5	9.1	1.39	1.10	1.21	1.48
Luzern (Stadt)	97.0	6 (8)	21	11.9	8.5	17.0	1.00	.73	.70	1.71
Biel/Bienne	96.8	7 (7)	16	12.3	8.7	21.7	1.06	.99	.45	1.63
Deutschschweiz	101.7	. (.)	1110	11.7	8.3	15.8	1.17	.97	.92	1.15
-Nordwestschweiz	102.0	. (.)	472	11.8	8.4	16.8	1.19	1.01	.96	1.12
-Nordostschweiz	106.6	. (.)	442	12.3	8.7	17.1	1.11	.88	.74	1.20
-Alpen/Voralpen	91.3	. (.)	196	10.2	7.3	11.2	1.26	1.08	1.28	1.12
Romandie	98.9	. (.)	350	11.2	7.7	13.2	1.09	.96	1.06	.90
Svizzera italiana	79.8	. (.)	57	9.2	6.8	14.8	1.26	1.06	.75	1.64
>100000 Einwohner	101.9	4 (4)	358	11.8	8.2	16.0	1.03	.94	.92	1.05
20000-99999 Einw.	108.3	2 (3)	240	12.5	8.6	16.0	1.11	.93	.85	1.05
10000-19999 Einw.	112.7	1 (7)	206	13.0	9.3	18.9	1.01	.81	.75	.87
5000-9999 Einw.	106.0	3 (1)	190	11.9	8.4	15.3	1.24	.98	.99	1.07
2800-4999 Einw.	92.5	5 (6)	155	10.7	7.6	13.9	1.23	.98	1.03	1.13
1200-2799 Einw.	90.8	6 (5)	187	10.3	7.3	13.3	1.24	1.04	.94	1.18
<1200 Einwohner	86.7	7 (2)	181	10.0	7.1	12.8	1.39	1.19	1.20	1.44
Schweiz / Suisse	100.0	. (.)	1517	11.5	8.1	15.2	1.16	.97	.94	1.10

Uterus (corpus and cervix) 1980 / 1990 Uterus (Korpus und Zervix)
Utero (corpo e collo) — Utérus (corps et col)

Females / Frauen	SMR	RANK		N	EUROP.	WORLD	TRUNC	N	WORLD	C3564	C6584
					data for 1989-92				ratio 90 / 80		
Zürich	115.5	5	(10)	357	10.2	6.7	8.9	1.03	.87	.77	.92
Bern	93.4	16	(9)	249	8.1	5.3	7.7	.82	.64	.62	.76
Luzern	118.4	3	(7)	92	10.2	6.5	9.4	1.00	.77	.76	.79
Uri	72.9	24	(25)	6	6.3	4.1	3.9	.86	.67	1.06	.86
Schwyz	127.0	2	(21)	30	11.6	8.0	14.4	1.36	1.04	.86	1.19
Obwalden	75.2	21	(1)	5	7.1	4.4	4.8	.42	.24	.16	.87
Nidwalden	108.1	8	(26)	7	9.5	6.5	13.6	1.40	.97	1.28	1.59
Glarus	75.0	22	(19)	8	8.2	5.9	11.5	.73	.67	.60	1.10
Zug	45.1	26	(12)	8	3.3	1.9	-	.47	.23	-	.70
Fribourg	71.1	25	(14)	33	6.8	4.7	7.3	.73	.64	.56	.58
Solothurn	106.9	9	(4)	64	9.2	6.2	7.4	.74	.55	.35	.89
Basel-Stadt	104.7	11	(20)	78	8.4	5.4	7.1	1.01	.68	.52	1.38
Basel-Land	88.1	17	(23)	47	7.9	5.4	7.3	1.04	.76	.61	.80
Schaffhausen	188.8	1	(17)	40	17.5	11.8	22.2	1.90	1.78	2.47	1.43
Ausserrhoden	105.3	10	(3)	16	11.1	7.8	14.7	.67	.66	.72	.57
Innerrhoden	115.0	6	(2)	4	10.1	6.3	9.7	.67	.39	.32	1.00
St. Gallen	86.6	18	(18)	91	8.1	5.6	7.7	.88	.72	.46	1.00
Graubünden	100.6	14	(16)	44	9.6	6.4	10.5	1.02	.86	1.03	.85
Aargau	118.2	4	(8)	130	10.2	6.7	8.3	1.01	.76	.55	.91
Thurgau	114.9	7	(11)	58	10.5	7.1	12.4	1.07	.83	.75	1.13
Ticino	74.8	23	(6)	63	6.6	4.4	6.7	.58	.43	.36	.45
Vaud	94.2	15	(15)	150	8.3	5.5	6.9	.94	.70	.49	1.00
Valais	83.8	19	(24)	45	7.6	5.2	6.7	1.02	.70	.42	1.32
Neuchâtel	100.8	13	(5)	47	9.2	6.2	7.2	.70	.54	.37	.82
Geneva	81.9	20	(22)	82	7.0	4.6	5.1	.85	.62	.39	.83
Jura	101.7	12	(13)	18	9.6	6.2	5.6	1.00	.71	.32	1.02
Zürich (city)	112.9	2	(7)	147	9.6	6.2	7.2	.92	.78	.55	.96
Basel (city)	109.8	3	(9)	73	8.7	5.6	6.8	1.11	.73	.52	1.63
Geneva (city)	87.4	6	(8)	46	8.1	5.4	6.5	.78	.65	.40	.78
Bern (city)	78.5	8	(6)	41	7.0	4.6	6.2	.65	.62	.58	.56
Lausanne	93.2	5	(5)	39	8.0	5.5	5.8	.75	.50	.22	1.30
Winterthur	109.0	4	(4)	28	10.9	7.5	13.6	.90	.91	1.10	.70
St. Gallen (city)	82.5	7	(3)	20	8.8	6.4	12.3	.63	.59	.45	.91
Luzern (city)	130.7	1	(1)	31	10.6	6.6	8.8	.78	.54	.44	.78
Biel/Bienne	77.1	9	(2)	13	6.2	3.9	3.8	.46	.35	.29	.52
German Switzerland	104.8	.	(.)	1331	9.2	6.1	8.6	.95	.74	.62	.91
-Northwestern	101.8	.	(.)	557	8.7	5.7	7.6	.87	.65	.53	.85
-Northeastern	111.6	.	(.)	526	9.9	6.6	9.3	1.01	.84	.71	.94
-Alps/Prealps	98.9	.	(.)	248	9.0	6.0	9.3	1.01	.77	.67	1.02
French Switzerland	90.4	.	(.)	374	8.1	5.4	6.9	.88	.67	.48	.92
Italian Switzerland	75.6	.	(.)	67	6.6	4.4	6.9	.58	.44	.39	.45
>100000 inhabitants	100.8	4	(6)	346	8.6	5.7	6.7	.87	.68	.45	.99
20000-99999 inh.	91.1	6	(1)	235	8.4	5.7	9.2	.77	.64	.57	.75
10000-19999 inh.	99.5	5	(3)	229	8.6	5.7	8.0	.88	.67	.60	.82
5000-9999 inh.	107.1	2	(4)	249	9.6	6.5	8.3	1.04	.81	.61	.94
2800-4999 inh.	106.9	3	(2)	233	9.3	6.2	8.7	.99	.73	.60	.92
1200-2799 inh.	108.7	1	(7)	274	9.5	6.2	8.9	1.10	.77	.66	1.12
<1200 inhabitants	86.7	7	(5)	206	7.8	5.2	6.8	.81	.66	.54	.64
Switzerland	100.0	.	(.)	1772	8.8	5.9	8.1	.91	.71	.57	.88

Ovary and Adnexa 1980 / 1990 Ovar und Adnexe
Ovaio e annessi — Ovaire et annexes

Females / Frauen	SMR	RANK		N	EUROP.	WORLD	TRUNC	N	WORLD	C3564	C6584
					data for 1989-92				ratio 90 / 80		
Zürich	98.4	14	(13)	319	9.8	6.7	10.7	1.01	.88	.82	.97
Bern	107.8	7	(19)	300	10.6	7.1	9.3	1.22	.93	.65	1.44
Luzern	90.5	16	(20)	74	9.2	6.3	11.8	1.09	.87	.87	.90
Uri	126.4	2	(16)	11	13.8	8.9	20.3	1.38	1.07	1.28	1.16
Schwyz	84.3	22	(22)	21	7.9	5.3	9.2	1.11	.78	.71	1.35
Obwalden	115.5	4	(1)	8	13.4	9.4	17.0	.89	.64	.43	2.37
Nidwalden	86.8	20	(7)	6	7.7	4.7	9.0	.86	.75	1.89	.41
Glarus	81.2	23	(2)	9	8.6	6.1	12.8	.60	.62	.72	.62
Zug	89.9	17	(17)	17	8.4	5.5	11.1	1.06	.69	.99	1.05
Fribourg	116.1	3	(5)	57	12.0	8.1	12.8	1.08	.93	1.10	.75
Solothurn	104.5	11	(3)	66	10.8	7.2	12.5	.87	.69	.60	1.04
Basel-Stadt	99.8	13	(10)	76	10.2	7.9	11.3	.87	.79	.77	.83
Basel-Land	112.8	6	(25)	65	11.5	7.9	11.0	1.67	1.26	.89	1.93
Schaffhausen	72.3	25	(15)	16	10.4	7.7	19.9	.76	.98	1.21	.34
Ausserrhoden	149.0	1	(26)	23	14.9	10.9	13.8	1.92	1.68	.90	2.07
Innerrhoden	55.6	26	(24)	2	5.1	3.6	9.3	.67	.64	.99	-
St. Gallen	91.0	15	(11)	100	9.4	6.5	12.0	.88	.81	1.04	.67
Graubünden	102.2	12	(4)	47	9.3	5.9	5.5	.90	.64	.34	.95
Aargau	106.4	9	(6)	124	10.3	6.8	11.0	.99	.72	.60	.99
Thurgau	77.5	24	(8)	41	7.9	5.4	7.6	.71	.67	.77	.59
Ticino	113.9	5	(21)	101	11.2	7.6	10.2	1.46	1.05	.86	1.60
Vaud	87.7	19	(23)	145	8.6	5.7	7.8	1.14	.85	.63	1.42
Valais	88.3	18	(14)	51	8.6	5.7	9.3	1.02	.74	.74	.78
Neuchâtel	107.1	8	(12)	52	11.4	7.8	13.5	1.04	.92	.98	.89
Genève	105.8	10	(18)	110	10.3	6.9	10.2	1.16	.94	.75	1.21
Jura	86.6	21	(9)	16	9.2	6.8	12.5	.80	.81	.66	.66
Zürich (Stadt)	98.7	3	(3)	132	9.8	6.7	10.4	.89	.87	.74	.98
Basel (Stadt)	93.0	6	(2)	63	9.8	6.5	11.5	.80	.73	.73	.80
Genève (ville)	86.8	8	(5)	47	8.5	5.6	9.2	.84	.71	.63	.91
Bern (Stadt)	95.9	4	(6)	51	8.4	5.5	7.7	.91	.67	.48	1.07
Lausanne	95.3	5	(9)	41	10.1	6.7	9.5	1.41	1.36	.95	1.76
Winterthur	63.8	9	(4)	17	6.6	4.7	7.1	.63	.60	.56	.56
St. Gallen (Stadt)	88.4	7	(1)	22	11.3	8.0	19.7	.69	.96	1.83	.28
Luzern (Stadt)	102.4	1	(8)	25	11.7	8.1	17.4	1.19	1.29	1.52	.67
Biel/Bienne	102.1	2	(7)	18	10.8	7.3	11.9	1.06	.85	1.30	.85
Deutschschweiz	100.1	.	(.)	1333	10.0	6.8	10.7	1.02	.84	.75	1.00
-Nordwestschweiz	106.7	.	(.)	613	10.6	7.1	10.7	1.09	.84	.68	1.15
-Nordostschweiz	93.6	.	(.)	463	9.5	6.5	11.1	.94	.85	.88	.84
-Alpen/Voralpen	97.8	.	(.)	257	9.5	6.4	10.0	1.04	.82	.71	1.01
Romandie	97.5	.	(.)	421	9.8	6.6	9.8	1.10	.89	.74	1.13
Svizzera italiana	110.4	.	(.)	103	11.0	7.5	10.1	1.43	1.04	.87	1.53
>100000 Einwohner	94.9	6	(4)	334	9.4	6.3	9.8	.91	.82	.70	1.00
20000-99999 Einw.	99.0	4	(3)	267	10.3	7.0	11.1	1.00	.88	.83	.92
10000-19999 Einw.	107.0	2	(7)	260	10.6	7.1	9.9	1.25	.95	.72	1.40
5000-9999 Einw.	104.5	3	(1)	256	10.2	6.9	9.8	1.08	.83	.66	1.10
2800-4999 Einw.	108.9	1	(6)	249	11.3	7.8	14.0	1.30	1.04	1.03	1.15
1200-2799 Einw.	97.2	5	(5)	259	9.4	6.3	9.4	1.12	.82	.76	1.02
<1200 Einwohner	91.8	7	(2)	232	9.1	6.2	9.8	.92	.73	.63	.89
Schweiz / Suisse	100.0	.	(.)	1857	10.0	6.8	10.5	1.06	.86	.75	1.04

Prostate / Prostata — Testis / Hoden, 1970 / 1980

Prostate / Prostata

Males / Männer	data for 1969-72						ratio 80 / 70			
	SMR	RANK	N	EUROP.	WORLD	TRUNC	N	WORLD	C3564	C6584
Zürich	108.6	7 (8)	544	33.7	19.5	7.3	1.35	1.08	.97	1.04
Bern	99.3	13 (12)	485	31.5	18.0	6.2	1.41	1.12	1.03	1.10
Luzern	96.2	16 (2)	115	30.2	17.8	9.2	2.08	1.42	.97	1.82
Uri	102.8	11 (17)	15	32.9	18.1	4.1	1.27	.90	-	.97
Schwyz	77.2	23 (15)	29	23.2	13.5	5.4	1.76	1.37	2.28	1.37
Obwalden	84.4	22 (16)	10	27.6	15.3	9.4	1.50	1.26	1.22	1.00
Nidwalden	40.1	26 (4)	4	11.7	6.4	-	4.00	3.41	.	1.54
Glarus	112.1	4 (10)	26	35.1	18.8	3.0	1.19	1.16	2.32	.74
Zug	151.4	1 (11)	34	45.4	27.4	12.9	1.00	.78	.21	.98
Fribourg	93.4	17 (22)	81	28.3	16.9	9.8	1.21	1.01	.44	.86
Solothurn	84.6	21 (7)	86	28.0	16.2	6.4	1.78	1.33	1.40	1.63
Basel-Stadt	110.0	6 (5)	131	36.8	20.8	7.5	1.39	1.03	1.22	1.14
Basel-Land	91.8	18 (13)	66	27.7	16.6	8.1	1.68	1.20	.58	1.38
Schaffhausen	105.7	10 (6)	39	32.4	19.5	12.9	1.36	1.13	.43	1.00
Ausserrhoden	115.6	2 (25)	45	37.7	22.0	10.6	.78	.65	-	.69
Innerrhoden	98.0	14 (26)	8	29.7	16.9	-	1.00	.63	.	1.31
St. Gallen	89.9	19 (18)	172	28.8	16.5	5.6	1.26	1.02	1.20	1.08
Graubünden	86.7	20 (24)	74	27.7	16.3	9.5	1.19	.92	.38	1.14
Aargau	100.8	12 (3)	176	31.6	18.3	6.8	1.57	1.23	1.34	1.17
Thurgau	96.5	15 (19)	90	30.4	17.6	6.3	1.19	.97	.82	.97
Ticino	77.2	24 (23)	95	24.1	14.2	3.2	1.49	1.13	1.79	1.16
Vaud	111.7	5 (14)	302	35.7	20.6	5.0	1.22	.95	1.59	.97
Valais	76.0	25 (21)	64	23.2	13.6	4.7	1.52	1.19	1.45	1.12
Neuchâtel	107.5	9 (20)	90	32.9	19.2	7.2	1.03	.84	.38	.91
Geneva	108.1	8 (9)	162	36.3	20.4	6.2	1.35	1.04	.97	.98
Jura	113.0	3 (1)	41	32.6	18.0	1.9	1.71	1.67	2.38	1.05
Zürich (city)	104.0	7 (2)	242	32.6	18.9	6.4	1.43	1.15	1.05	1.15
Basel (city)	110.3	6 (6)	121	37.1	21.0	8.2	1.29	.97	1.01	1.13
Geneva (city)	96.5	8 (5)	91	31.1	17.7	5.6	1.35	1.19	1.16	1.00
Bern (city)	111.2	5 (7)	98	36.5	20.6	5.9	1.10	.91	1.50	.75
Lausanne	115.3	3 (1)	80	35.5	20.4	5.1	1.33	1.08	1.71	.95
Winterthur	120.0	2 (3)	56	36.6	21.0	7.3	1.20	1.04	1.28	.84
St. Gallen (city)	111.3	4 (9)	47	33.6	20.0	10.2	.74	.64	.19	.62
Luzern (city)	122.2	1 (4)	45	39.5	22.5	9.1	1.29	.93	1.34	.97
Biel/Bienne	86.6	9 (8)	26	26.0	15.2	8.4	1.31	1.06	.24	1.02
German Switzerland	99.4	. (.)	2141	31.3	18.1	7.0	1.42	1.11	1.00	1.14
-Northwestern	99.7	. (.)	877	31.6	18.3	7.4	1.51	1.15	1.03	1.19
-Northeastern	106.2	. (.)	822	33.0	19.2	7.5	1.31	1.05	.88	1.03
-Alps/Prealps	88.1	. (.)	442	28.1	16.1	5.5	1.44	1.15	1.19	1.24
French Switzerland	106.5	. (.)	742	33.9	19.5	5.9	1.28	1.02	1.05	.97
Italian Switzerland	76.4	. (.)	101	24.1	14.2	4.2	1.47	1.12	1.45	1.18
>100000 inhabitants	106.3	2 (2)	632	34.2	19.5	6.4	1.33	1.07	1.18	1.04
20000-99999 inh.	104.3	3 (5)	415	32.0	18.8	7.3	1.35	1.05	1.07	.97
10000-19999 inh.	122.5	1 (6)	397	38.6	22.3	8.8	1.17	.86	.68	.89
5000-9999 inh.	90.7	6 (1)	309	28.2	16.5	5.4	1.70	1.29	1.58	1.27
2800-4999 inh.	97.3	4 (3)	339	31.3	17.9	6.7	1.49	1.12	1.03	1.21
1200-2799 inh.	86.3	7 (4)	402	27.2	15.6	6.2	1.58	1.26	.91	1.30
<1200 inhabitants	95.6	5 (7)	490	30.5	17.7	6.0	1.24	1.03	.86	1.11
Switzerland	100.0	. (.)	2984	31.6	18.3	6.6	1.39	1.09	1.02	1.10

Testis / Testicolo — Hoden / Testicule

Males / Männer	data for 1969-72						ratio 80 / 70			
	SMR	RANK	N	EUROP.	WORLD	TRUNC	N	WORLD	C3564	C6584
Zürich	116.7	8 (13)	38	1.6	1.5	1.8	.79	.77	.76	-
Bern	104.3	13 (11)	26	1.4	1.4	1.1	1.00	.92	1.42	1.00
Luzern	104.9	12 (19)	8	1.4	1.3	1.0	.63	.63	.84	-
Uri	227.1	3 (22)	2	2.9	2.9	4.8	-	-	-	.
Schwyz	80.1	15 (10)	2	1.2	1.0	1.8	1.50	1.41	1.11	.
Obwalden	-	24 (22)	-	-	-	-	.	.	.	.
Nidwalden	141.8	6 (1)	1	1.6	1.8	-	2.00	1.88	.	.
Glarus	394.4	1 (22)	4	5.4	4.8	4.2	-	-	-	-
Zug	-	24 (4)	-	-	-	-	.	.	.	.
Fribourg	59.8	20 (21)	3	.9	.7	1.6	.33	.26	-	.
Solothurn	113.6	9 (3)	7	1.5	1.4	1.3	1.71	1.71	1.84	.
Basel-Stadt	90.0	14 (9)	6	1.3	1.1	1.9	1.17	1.44	.30	-
Basel-Land	185.1	4 (8)	11	2.4	2.3	3.2	.73	.68	.81	-
Schaffhausen	243.2	2 (22)	5	3.2	3.4	4.0	-	-	-	.
Ausserrhoden	79.7	16 (2)	1	1.3	1.1	3.5	3.00	3.29	1.09	.
Innerrhoden	-	24 (22)	-	-	-	-	.	.	.	.
St. Gallen	59.0	21 (15)	6	.9	.7	1.2	1.50	1.47	.97	2.00
Graubünden	112.2	10 (18)	5	1.5	1.6	1.0	.60	.52	.89	.
Aargau	73.3	18 (12)	9	1.0	.9	1.5	1.33	1.27	.80	.
Thurgau	181.0	5 (17)	9	2.2	2.5	.8	.44	.31	2.09	.
Ticino	30.4	23 (20)	2	.4	.5	-	1.50	1.16	.	.
Vaud	75.2	17 (7)	11	1.0	1.0	1.4	1.73	1.70	1.59	.
Valais	108.2	11 (14)	6	1.6	1.3	1.5	.83	.80	-	.73
Neuchâtel	125.9	7 (6)	6	1.8	1.7	3.4	1.17	1.21	.42	.
Genève	61.8	19 (16)	6	1.0	.8	1.4	1.33	1.25	.51	.63
Jura	56.4	22 (5)	1	.6	.8	-	3.00	2.07	.	.
Zürich (Stadt)	120.7	2 (5)	15	1.7	1.5	2.0	.47	.56	.18	-
Basel (Stadt)	98.2	5 (3)	6	1.5	1.2	2.2	.83	1.01	.30	-
Genève (ville)	100.0	4 (8)	5	1.5	1.3	2.6	.20	.21	.30	.
Bern (Stadt)	155.3	1 (2)	7	2.0	2.1	1.7	.57	.65	1.17	.
Lausanne	25.6	9 (7)	1	.4	.3	-	2.00	2.42	.	.
Winterthur	36.8	8 (1)	1	.4	.5	-	4.00	4.02	.	.
St. Gallen (Stadt)	94.0	6 (4)	2	1.5	1.0	2.0	1.00	.71	-	1.47
Luzern (Stadt)	55.1	7 (6)	1	.8	.7	2.3	1.00	1.02	-	.
Biel/Bienne	109.0	3 (9)	2	1.7	1.1	-	-	-	-	.
Deutschschweiz	109.7	. (.)	140	1.5	1.4	1.6	.89	.86	.83	.76
-Nordwestschweiz	109.5	. (.)	60	1.5	1.4	1.7	1.00	.98	.80	.76
-Nordostschweiz	115.2	. (.)	56	1.6	1.5	1.6	.80	.75	.89	.78
-Alpen/Voralpen	98.8	. (.)	24	1.4	1.3	1.5	.79	.78	.79	.69
Romandie	81.7	. (.)	33	1.2	1.1	1.3	1.42	1.35	1.19	1.14
Svizzera italiana	28.9	. (.)	2	.4	.5	-	1.50	1.16	.	.
>100000 Einwohner	106.4	4 (7)	34	1.5	1.3	1.8	.56	.66	.53	-
20000-99999 Einw.	63.8	7 (5)	16	.9	.8	1.0	1.38	1.40	.85	.68
10000-19999 Einw.	119.0	2 (1)	29	1.6	1.5	1.6	1.07	1.09	1.02	2.74
5000-9999 Einw.	72.3	6 (3)	17	1.0	.9	1.5	1.53	1.41	1.29	3.44
2800-4999 Einw.	131.1	1 (2)	28	1.8	1.7	2.1	1.00	.87	.66	2.04
1200-2799 Einw.	103.0	5 (4)	26	1.4	1.4	1.0	1.08	.93	1.69	.73
<1200 Einwohner	106.5	3 (6)	25	1.4	1.3	1.7	.80	.73	.90	.29
Schweiz / Suisse	100.0	. (.)	175	1.4	1.3	1.5	.99	.96	.93	.83

Prostate / Prostata

Males / Männer	SMR	RANK		N	EUROP.	WORLD	TRUNC	N	WORLD	C3564	C6584
				data for 1989-92				ratio 90 / 80			
Zürich	102.2	14	(8)	980	40.4	22.8	5.9	1.33	1.08	.82	1.03
Bern	106.3	8	(12)	973	41.9	23.6	7.9	1.42	1.17	1.24	1.14
Luzern	104.7	9	(2)	271	41.3	23.2	7.1	1.13	.92	.80	.78
Uri	77.2	24	(17)	25	33.2	19.1	3.9	1.32	1.17	.	.63
Schwyz	106.5	7	(15)	85	41.8	24.5	4.2	1.67	1.32	.40	1.33
Obwalden	119.6	2	(16)	33	52.1	32.1	36.6	2.20	1.67	2.94	1.29
Nidwalden	86.6	22	(4)	21	33.0	18.3	-	1.31	.84	-	.98
Glarus	111.2	5	(10)	42	43.5	24.3	7.3	1.35	1.12	.94	1.21
Zug	103.1	12	(11)	53	42.2	24.5	12.2	1.56	1.15	4.41	.85
Fribourg	92.7	18	(22)	156	36.6	20.6	6.6	1.59	1.21	1.41	1.26
Solothurn	96.1	16	(7)	194	38.0	21.2	5.7	1.27	.99	.66	.95
Basel-Stadt	102.7	13	(5)	225	40.4	22.8	5.9	1.24	1.06	.67	.98
Basel-Land	115.2	3	(13)	195	45.6	25.5	7.3	1.76	1.28	1.52	1.27
Schaffhausen	131.6	1	(6)	87	50.2	28.3	7.9	1.64	1.29	1.41	1.68
Ausserrhoden	103.2	11	(25)	58	38.7	21.7	-	1.66	1.52	.	1.96
Innerrhoden	44.5	26	(26)	6	17.6	9.9	-	.75	.92	.	.40
St. Gallen	97.0	15	(18)	339	38.1	21.6	6.7	1.57	1.28	1.04	1.23
Graubünden	86.5	23	(24)	132	34.0	19.0	3.2	1.50	1.27	.96	1.18
Aargau	110.1	6	(3)	382	44.0	24.6	5.6	1.38	1.10	.60	1.06
Thurgau	112.5	4	(19)	197	44.2	25.0	7.9	1.84	1.47	1.51	1.50
Ticino	69.4	25	(23)	173	27.6	15.8	3.6	1.22	.98	.62	.91
Vaud	95.8	17	(14)	496	37.4	21.2	4.8	1.34	1.08	.63	1.10
Valais	88.1	20	(21)	158	34.1	19.6	8.0	1.63	1.21	1.27	1.16
Neuchâtel	104.4	10	(20)	154	40.9	22.8	6.5	1.66	1.42	2.28	1.33
Geneva	90.4	19	(9)	258	35.4	20.1	6.7	1.18	.95	1.12	1.07
Jura	87.2	21	(1)	53	32.8	18.9	6.6	.76	.63	1.21	.80
Zürich (city)	93.6	5	(2)	373	37.0	20.5	3.4	1.08	.94	.51	.86
Basel (city)	104.5	4	(6)	203	41.0	23.0	6.1	1.30	1.13	.76	1.04
Geneva (city)	88.9	6	(5)	133	35.2	19.9	5.6	1.08	.94	.84	1.06
Bern (city)	111.2	3	(7)	173	43.0	24.0	7.0	1.60	1.28	.81	1.64
Lausanne	83.6	8	(1)	101	32.9	19.0	7.9	.95	.86	1.00	.87
Winterthur	125.6	2	(3)	102	47.7	25.6	1.6	1.52	1.17	.17	1.34
St. Gallen (city)	76.7	9	(9)	54	30.5	17.5	2.0	1.54	1.38	1.08	1.27
Luzern (city)	125.6	1	(4)	90	48.4	27.0	6.2	1.55	1.28	.53	1.14
Biel/Bienne	84.2	7	(8)	44	31.7	18.4	2.1	1.29	1.14	1.04	1.32
German Switzerland	103.8	.	(.)	4316	41.0	23.1	6.6	1.42	1.15	.94	1.09
-Northwestern	106.7	.	(.)	1870	42.1	23.6	7.0	1.41	1.13	.93	1.07
-Northeastern	103.7	.	(.)	1539	40.9	23.0	6.2	1.43	1.14	.94	1.11
-Alps/Prealps	98.3	.	(.)	907	39.0	22.2	6.4	1.42	1.19	1.00	1.09
French Switzerland	94.3	.	(.)	1247	36.7	20.9	6.2	1.31	1.05	.99	1.11
Italian Switzerland	69.4	.	(.)	183	27.4	15.6	3.8	1.24	.99	.64	.95
>100000 inhabitants	96.5	6	(2)	983	37.9	21.2	5.3	1.17	1.01	.71	1.01
20000-99999 inh.	102.0	2	(5)	805	39.6	22.2	4.8	1.44	1.13	.63	1.19
10000-19999 inh.	101.4	3	(6)	713	39.8	22.4	7.2	1.54	1.17	1.21	1.14
5000-9999 inh.	98.9	5	(1)	729	38.8	22.0	6.6	1.39	1.03	.75	1.08
2800-4999 inh.	108.6	1	(3)	784	42.9	24.4	7.1	1.55	1.22	1.05	1.09
1200-2799 inh.	99.6	4	(4)	884	39.1	22.2	7.0	1.39	1.12	1.25	1.09
<1200 inhabitants	95.4	7	(7)	848	38.0	21.5	6.3	1.39	1.18	1.20	1.07
Switzerland	100.0	.	(.)	5746	39.3	22.2	6.3	1.39	1.12	.94	1.09

Testis / Testicolo

Males / Männer	SMR	RANK		N	EUROP.	WORLD	TRUNC	N	WORLD	C3564	C6584
				data for 1989-92				ratio 90 / 80			
Zürich	130.8	4	(13)	22	.9	.7	.5	.73	.62	.46	.
Bern	96.8	10	(11)	13	.7	.7	.4	.50	.52	.28	.33
Luzern	109.6	7	(19)	5	.7	.6	1.0	1.00	.71	.93	.
Uri	419.1	1	(22)	2	3.0	3.1	4.0	.	.	.	.
Schwyz	64.0	13	(10)	1	.3	.3	-	.33	.20	-	.
Obwalden	-	20	(22)	-	-	-	-	-	-	.	.
Nidwalden	-	20	(1)	-	-	-	-	-	-	-	.
Glarus	-	20	(22)	-	-	-	-	-	-	-	.
Zug	-	20	(4)	-	-	-	-	-	-	-	.
Fribourg	99.7	9	(21)	3	.6	.5	-	3.00	2.54	.	.
Solothurn	92.1	11	(3)	3	.6	.5	-	.25	.20	.	.
Basel-Stadt	101.8	8	(9)	3	.6	.5	-	.43	.30	-	.
Basel-Land	31.3	19	(8)	1	.2	.2	.5	.13	.11	.24	.
Schaffhausen	-	20	(22)	-	-	-	-	-	-	-	.
Ausserrhoden	-	20	(2)	-	-	-	-	-	-	-	.
Innerrhoden	-	20	(22)	-	-	-	-	-	-	-	.
St. Gallen	186.8	3	(15)	11	1.3	1.1	2.1	1.22	1.07	1.83	-
Graubünden	41.3	17	(18)	1	.3	.3	-	.33	.37	-	.
Aargau	128.0	5	(12)	9	.8	.8	.5	.75	.67	.53	.
Thurgau	34.5	18	(17)	1	.3	.2	.7	.25	.29	.50	-
Ticino	52.9	16	(20)	2	.3	.2	.5	.67	.39	.71	.
Vaud	118.4	6	(7)	10	.9	.8	1.4	.53	.48	.58	.79
Valais	59.0	14	(14)	2	.4	.3	.5	.40	.29	.	.55
Neuchâtel	87.5	12	(6)	2	.6	.6	.9	.29	.28	.68	.
Genève	57.9	15	(16)	3	.4	.3	.3	.38	.30	.43	.47
Jura	222.2	2	(5)	2	1.3	1.1	-	.67	.62	-	.47
Zürich (Stadt)	107.7	5	(5)	6	.6	.5	.7	.86	.64	1.90	.
Basel (Stadt)	75.1	7	(3)	2	.5	.5	-	.40	.36	-	.
Genève (ville)	-	8	(8)	-	-	-	-	-	-	-	.
Bern (Stadt)	149.4	3	(2)	3	1.4	1.7	1.0	.75	1.26	.43	.
Lausanne	-	8	(7)	-	-	-	-	-	-	-	.
Winterthur	320.6	1	(1)	4	1.9	1.7	-	1.00	.85	-	.
St. Gallen (Stadt)	91.9	6	(4)	1	.8	.6	2.0	.50	.88	.	-
Luzern (Stadt)	225.3	2	(6)	2	1.3	1.0	2.7	2.00	1.42	.	.
Biel/Bienne	131.0	4	(9)	1	.6	.7	-	.	.	.	.
Deutschschweiz	106.1	.	(.)	74	.7	.6	.6	.60	.51	.47	.68
-Nordwestschweiz	105.3	.	(.)	31	.7	.6	.5	.52	.46	.38	1.85
-Nordostschweiz	119.3	.	(.)	31	.8	.6	.8	.69	.58	.64	.35
-Alpen/Voralpen	83.9	.	(.)	12	.5	.5	.4	.63	.54	.35	-
Romandie	89.6	.	(.)	20	.6	.5	.7	.43	.37	.42	.52
Svizzera italiana	50.5	.	(.)	2	.3	.2	.5	.67	.38	.75	.
>100000 Einwohner	75.7	7	(7)	11	.5	.5	.4	.58	.57	.39	.
20000-99999 Einw.	80.7	5	(5)	10	.5	.4	.3	.45	.37	.43	1.16
10000-19999 Einw.	88.6	4	(1)	11	.6	.5	.6	.35	.32	.36	.37
5000-9999 Einw.	76.8	6	(3)	10	.5	.5	.4	.38	.35	.20	-
2800-4999 Einw.	141.0	1	(2)	18	1.0	.8	.9	.64	.56	.67	-
1200-2799 Einw.	126.4	2	(4)	20	.9	.8	1.1	.71	.62	.82	.64
<1200 Einwohner	106.1	3	(6)	16	.7	.5	.5	.80	.56	.33	2.82
Schweiz / Suisse	100.0	.	(.)	96	.7	.6	.6	.55	.47	.48	.72

Males / Männer

Males / Männer	SMR	RANK		N	EUROP.	WORLD	TRUNC	N	WORLD	C3564	C6584
			data for 1969-72					ratio 80 / 70			
Zürich	107.2	7	(9)	163	9.4	5.9	5.7	1.38	1.14	.87	1.05
Bern	99.1	10	(17)	142	8.6	5.6	6.6	1.18	1.01	.86	.98
Luzern	71.7	19	(16)	27	6.1	4.0	3.5	1.74	1.36	1.01	1.43
Uri	44.1	23	(23)	2	3.6	2.3	-	2.00	1.74	.	1.46
Schwyz	69.3	21	(21)	8	6.6	4.3	6.3	1.50	1.13	.81	2.64
Obwalden	-	26	(26)	-	-	-	-	.	.	.	.
Nidwalden	32.7	24	(8)	1	2.9	1.5	-	5.00	4.06	.	2.42
Glarus	74.7	18	(10)	5	5.8	4.2	3.2	1.80	1.60	2.20	2.45
Zug	153.8	2	(14)	11	18.6	10.9	9.8	.91	.62	.60	.57
Fribourg	88.9	13	(19)	23	7.8	5.1	9.5	1.30	1.11	.88	1.00
Solothurn	90.9	12	(13)	28	9.0	5.5	5.6	1.50	1.11	1.17	1.58
Basel-Stadt	108.9	6	(4)	40	9.3	6.1	5.1	1.60	1.32	1.17	2.19
Basel-Land	97.5	11	(15)	22	9.9	6.0	4.9	1.45	.94	.90	1.60
Schaffhausen	83.1	17	(11)	9	6.7	4.0	5.2	1.67	1.66	1.14	.97
Ausserrhoden	19.7	25	(24)	2	1.5	.9	-	2.50	3.20	.	1.42
Innerrhoden	86.7	15	(25)	2	7.6	5.0	10.8	.50	.64	.97	-
St. Gallen	87.0	14	(12)	48	7.8	4.9	4.5	1.58	1.30	.94	1.46
Graubünden	109.4	5	(6)	27	10.2	6.3	6.8	1.52	1.18	.82	1.75
Aargau	83.7	16	(18)	45	7.3	4.6	4.6	1.44	1.21	1.23	1.15
Thurgau	61.6	22	(22)	17	5.0	3.5	5.2	1.53	1.34	.85	1.80
Ticino	145.0	4	(2)	53	12.4	8.1	8.4	1.38	1.13	1.04	1.24
Vaud	102.3	9	(5)	81	9.4	6.0	6.7	1.77	1.44	1.22	1.77
Valais	71.0	20	(7)	18	5.7	4.1	6.0	2.28	1.65	.64	3.78
Neuchâtel	150.1	3	(3)	37	14.0	8.6	7.3	1.19	.88	.51	1.64
Geneva	154.2	1	(1)	69	13.7	8.8	8.4	1.48	1.15	1.13	1.53
Jura	104.6	8	(20)	11	9.2	5.7	5.9	.91	.74	.63	.91
Zürich (city)	130.1	4	(5)	92	11.6	7.2	7.3	1.12	1.00	.77	.81
Basel (city)	112.5	6	(2)	38	9.7	6.3	5.0	1.58	1.33	1.22	2.19
Geneva (city)	161.9	2	(1)	45	14.9	9.6	9.0	1.33	1.11	.81	1.88
Bern (city)	156.1	3	(7)	41	14.3	9.2	10.2	.93	.81	.99	.84
Lausanne	111.5	7	(4)	23	9.9	6.7	7.8	1.35	1.05	.59	1.49
Winterthur	101.4	8	(3)	14	8.4	5.4	6.1	1.57	1.32	1.39	1.36
St. Gallen (city)	167.9	1	(6)	20	15.6	9.7	5.2	.85	.65	.69	1.07
Luzern (city)	63.2	9	(8)	7	5.0	3.4	3.5	2.29	1.99	1.66	2.22
Biel/Bienne	121.6	5	(9)	11	9.6	6.9	8.9	1.09	1.03	.31	1.06
German Switzerland	92.4	.	(.)	597	8.2	5.2	5.4	1.43	1.16	.95	1.26
-Northwestern	95.4	.	(.)	256	8.4	5.4	5.9	1.40	1.12	.93	1.40
-Northeastern	100.0	.	(.)	233	8.9	5.6	5.5	1.40	1.16	.87	1.11
-Alps/Prealps	74.7	.	(.)	108	6.6	4.2	4.4	1.56	1.29	1.21	1.35
French Switzerland	115.5	.	(.)	238	10.4	6.7	7.4	1.51	1.21	.94	1.61
Italian Switzerland	143.1	.	(.)	56	12.5	8.0	7.9	1.36	1.12	1.05	1.20
>100000 inhabitants	133.4	1	(1)	239	12.0	7.7	7.6	1.22	1.04	.86	1.19
20000-99999 inh.	111.3	2	(2)	133	9.9	6.3	6.3	1.38	1.07	.85	1.44
10000-19999 inh.	95.1	3	(4)	95	8.8	5.5	5.4	1.61	1.20	1.20	1.47
5000-9999 inh.	94.7	4	(3)	98	8.4	5.3	5.3	1.66	1.28	1.09	1.38
2800-4999 inh.	82.9	7	(5)	86	7.4	4.6	5.0	1.79	1.43	1.18	1.39
1200-2799 inh.	83.2	6	(7)	114	7.3	4.8	5.9	1.34	1.10	.80	1.17
<1200 inhabitants	85.1	5	(6)	126	7.4	4.8	5.6	1.52	1.29	.95	1.52
Switzerland	100.0	.	(.)	891	8.9	5.7	6.0	1.45	1.17	.96	1.34

Females / Frauen

Females / Frauen	SMR	RANK		N	EUROP.	WORLD	TRUNC	N	WORLD	C3564	C6584
			data for 1969-72					ratio 80 / 70			
Zürich	133.5	4	(9)	84	3.1	2.0	1.7	1.10	.81	.38	.90
Bern	93.9	15	(7)	49	2.3	1.5	1.6	1.63	1.42	1.76	1.19
Luzern	64.8	21	(21)	9	1.4	.9	.4	1.56	1.44	1.82	.90
Uri	265.2	1	(25)	4	7.0	4.3	4.0	.25	.22	-	-
Schwyz	-	24	(12)	-	-	-	-	.	.	.	.
Obwalden	-	24	(1)	-	-	-	-	.	.	.	.
Nidwalden	97.1	11	(22)	1	2.1	1.4	-	1.00	.72	.	.72
Glarus	199.3	2	(23)	5	4.1	2.6	-	.40	.39	.	.39
Zug	170.5	3	(3)	5	3.8	2.2	2.1	1.00	.59	-	.44
Fribourg	48.8	23	(17)	4	1.5	.8	-	2.50	1.92	.	3.51
Solothurn	115.6	7	(19)	13	2.9	1.9	2.5	1.00	.54	.23	1.37
Basel-Stadt	87.4	16	(8)	15	2.0	1.2	1.4	1.67	1.58	2.00	.90
Basel-Land	108.8	8	(5)	9	2.3	1.4	.8	1.56	1.28	3.55	.65
Schaffhausen	70.5	20	(10)	3	1.6	1.0	1.6	2.00	1.31	-	1.13
Ausserrhoden	76.9	19	(18)	3	1.6	1.0	-	1.33	.84	.	1.21
Innerrhoden	-	24	(15)	-	-	-	-	.	.	.	.
St. Gallen	96.1	13	(14)	21	2.3	1.3	.3	1.24	1.15	4.08	1.02
Graubünden	106.4	9	(20)	9	2.6	1.6	1.5	.89	.64	.54	.80
Aargau	80.0	18	(16)	16	2.0	1.3	2.3	1.56	1.20	.49	1.05
Thurgau	95.8	14	(13)	10	2.5	1.8	1.3	1.30	.79	1.44	1.69
Ticino	97.1	12	(11)	15	2.6	1.6	2.2	1.47	.89	.46	2.43
Vaud	80.9	17	(4)	26	2.0	1.3	1.2	1.92	1.42	1.74	1.76
Valais	115.9	6	(6)	10	3.2	1.7	-	1.40	1.05	.	1.17
Neuchâtel	102.3	10	(24)	11	2.7	1.8	1.8	.64	.47	.56	.73
Genève	118.0	5	(2)	24	2.8	1.8	1.8	1.58	1.21	-	1.63
Jura	54.6	22	(26)	2	1.2	.7	-	1.00	.55	.	1.14
Zürich (Stadt)	125.9	3	(7)	40	2.8	1.8	1.5	1.08	.85	.52	.88
Basel (Stadt)	89.1	7	(8)	14	2.1	1.3	1.5	1.50	1.41	1.57	.95
Genève (ville)	111.9	4	(3)	15	2.9	1.9	2.3	1.40	1.14	-	2.03
Bern (Stadt)	91.9	6	(1)	11	2.3	1.5	3.1	2.27	2.16	1.87	1.27
Lausanne	59.5	9	(6)	6	1.5	1.0	1.4	2.50	1.90	1.05	2.62
Winterthur	187.6	1	(4)	10	4.3	2.5	1.2	.90	.83	1.00	.56
St. Gallen (Stadt)	169.1	2	(2)	10	4.1	2.5	-	1.00	.84	.	.95
Luzern (Stadt)	59.7	8	(9)	3	1.3	.7	-	1.00	1.45	.	.25
Biel/Bienne	105.8	5	(5)	4	2.6	1.5	-	1.50	1.50	.	1.22
Deutschschweiz	101.8	.	(.)	253	2.4	1.5	1.4	1.34	1.05	.98	.99
-Nordwestschweiz	92.5	.	(.)	96	2.2	1.4	1.8	1.51	1.22	1.11	1.03
-Nordostschweiz	120.6	.	(.)	115	2.9	1.8	1.4	1.16	.85	.64	.94
-Alpen/Voralpen	84.8	.	(.)	42	2.0	1.2	.5	1.43	1.22	1.76	1.02
Romandie	95.3	.	(.)	79	2.4	1.5	1.2	1.53	1.15	1.19	1.49
Svizzera italiana	97.4	.	(.)	16	2.5	1.6	2.1	1.44	.88	.45	2.20
>100000 Einwohner	103.7	3	(1)	86	2.5	1.6	1.9	1.45	1.25	.97	1.15
20000-99999 Einw.	131.7	1	(7)	67	3.2	1.9	1.1	.90	.71	1.12	.64
10000-19999 Einw.	115.3	2	(3)	47	2.7	1.7	1.5	1.32	.96	.85	.83
5000-9999 Einw.	97.0	4	(5)	39	2.4	1.5	1.2	1.41	1.03	1.23	1.18
2800-4999 Einw.	92.6	5	(4)	35	2.3	1.5	2.2	1.51	1.00	.72	1.70
1200-2799 Einw.	66.0	7	(6)	31	1.6	1.0	.4	1.81	1.45	2.56	1.44
<1200 Einwohner	88.6	6	(2)	43	2.3	1.4	1.4	1.65	1.19	.73	1.77
Schweiz / Suisse	100.0	.	(.)	348	2.4	1.5	1.4	1.39	1.06	.98	1.12

Urinary bladder — Harnblase
Vescica — Vessie

Males / Männer

	SMR	RANK		N	EUROP.	WORLD	TRUNC	N	WORLD	C3564	C6584
				data for 1989-92				ratio 90 / 80			
Zürich	101.9	13	(9)	265	11.0	6.7	5.9	1.18	1.00	1.20	.99
Bern	90.7	18	(17)	220	9.9	5.9	3.0	1.31	1.05	.53	1.22
Luzern	80.3	23	(16)	56	8.5	4.9	3.0	1.19	.92	.89	1.15
Uri	46.3	26	(23)	4	4.8	2.6	-	1.00	.67	.	.89
Schwyz	96.5	15	(21)	21	10.3	6.5	7.2	1.75	1.35	1.52	1.76
Obwalden	83.7	22	(26)	6	9.2	5.6	-	.	.	.	.
Nidwalden	60.1	24	(8)	4	6.0	3.9	-	.80	.66	.	.79
Glarus	211.2	1	(10)	21	20.9	12.1	-	2.33	1.78	-	2.73
Zug	103.1	12	(14)	15	10.2	6.0	3.4	1.50	.88	.49	3.57
Fribourg	88.5	19	(19)	40	9.3	5.4	2.2	1.33	.95	.25	1.75
Solothurn	104.6	11	(13)	57	11.3	6.6	3.3	1.36	1.09	.51	1.16
Basel-Stadt	111.4	8	(4)	64	12.9	8.2	9.7	1.00	1.02	1.56	.73
Basel-Land	91.9	16	(15)	44	10.2	6.1	3.2	1.38	1.08	.58	.80
Schaffhausen	117.9	5	(11)	21	13.6	8.6	9.2	1.40	1.29	1.55	.97
Ausserrhoden	48.5	25	(24)	7	5.5	3.2	3.1	1.40	1.09	1.01	1.51
Innerrhoden	141.9	2	(25)	5	13.9	7.9	-	5.00	2.42	-	.
St. Gallen	90.9	17	(12)	85	10.2	6.1	3.1	1.12	.96	.70	.93
Graubünden	112.8	7	(6)	46	11.9	7.2	4.3	1.12	.97	.75	.98
Aargau	84.8	21	(18)	82	9.5	5.5	3.9	1.26	1.00	.69	1.20
Thurgau	85.6	20	(22)	40	9.6	5.8	4.0	1.54	1.23	.91	1.48
Ticino	115.5	6	(2)	78	12.4	7.4	3.4	1.07	.81	.40	.94
Vaud	120.4	3	(5)	166	13.1	8.0	6.0	1.16	.92	.77	1.15
Valais	98.8	14	(7)	49	10.3	6.6	6.2	1.20	.96	1.66	.81
Neuchâtel	106.1	9	(3)	42	11.4	6.5	2.5	.95	.86	.63	.71
Geneva	119.5	4	(1)	93	12.9	7.9	6.5	.91	.78	.70	.80
Jura	104.8	10	(20)	17	12.2	7.6	11.9	1.70	1.81	3.06	.96
Zürich (city)	102.6	7	(5)	106	11.2	6.8	6.3	1.03	.94	1.19	1.06
Basel (city)	108.2	6	(2)	55	12.5	8.1	10.4	.92	.97	1.62	.69
Geneva (city)	125.9	2	(1)	50	13.5	8.8	9.5	.83	.82	1.34	.84
Bern (city)	125.1	3	(7)	50	14.0	8.3	5.3	1.32	1.11	.51	1.14
Lausanne	117.5	5	(4)	37	13.1	8.1	4.4	1.19	1.14	1.01	1.05
Winterthur	134.2	1	(3)	29	14.4	8.8	7.0	1.32	1.22	.80	1.27
St. Gallen (city)	81.4	9	(6)	15	8.4	4.9	1.8	.88	.79	.49	.77
Luzern (city)	118.8	4	(8)	22	12.4	7.3	8.1	1.38	1.06	1.41	1.43
Biel/Bienne	86.5	8	(9)	12	9.7	5.9	4.1	1.00	.83	1.63	1.07
German Switzerland	95.0	.	(.)	1064	10.3	6.2	4.3	1.25	1.03	.82	1.09
-Northwestern	95.3	.	(.)	452	10.4	6.2	4.0	1.26	1.03	.72	1.10
-Northeastern	100.1	.	(.)	402	10.9	6.7	5.2	1.23	1.03	1.10	1.07
-Alps/Prealps	85.9	.	(.)	210	9.2	5.5	3.1	1.24	1.01	.57	1.11
French Switzerland	113.2	.	(.)	403	12.3	7.5	5.8	1.12	.93	.85	.98
Italian Switzerland	113.5	.	(.)	81	12.2	7.3	3.7	1.07	.82	.46	.93
>100000 inhabitants	112.3	1	(1)	298	12.5	7.8	7.3	1.02	.98	1.14	.93
20000-99999 inh.	107.0	3	(2)	226	11.4	6.9	5.3	1.23	1.01	1.00	1.11
10000-19999 inh.	108.1	2	(4)	208	11.7	7.1	5.1	1.36	1.07	.78	1.13
5000-9999 inh.	87.7	7	(3)	176	9.8	5.8	3.0	1.08	.84	.52	.85
2800-4999 inh.	93.3	5	(5)	183	10.1	6.0	3.2	1.19	.91	.50	1.03
1200-2799 inh.	90.4	6	(7)	218	9.9	6.0	4.2	1.42	1.14	.88	1.30
<1200 inhabitants	99.0	4	(6)	239	10.6	6.5	4.0	1.25	1.05	.79	1.12
Switzerland	100.0	.	(.)	1548	10.9	6.6	4.6	1.20	.99	.81	1.05

Females / Frauen

	SMR	RANK		N	EUROP.	WORLD	TRUNC	N	WORLD	C3564	C6584
				data for 1989-92				ratio 90 / 80			
Zürich	113.9	8	(9)	120	2.9	1.8	.6	1.30	1.13	.88	1.06
Bern	91.9	14	(7)	85	2.4	1.5	1.1	1.06	.72	.37	1.03
Luzern	94.5	13	(21)	25	2.4	1.5	1.2	1.79	1.23	1.35	1.76
Uri	35.8	25	(25)	1	.6	.3	-	1.00	.29	.	.
Schwyz	101.0	11	(12)	8	2.5	1.5	2.6	1.33	1.08	.	1.08
Obwalden	87.3	18	(1)	2	1.8	.9	-	.67	.30	-	1.23
Nidwalden	47.7	24	(22)	1	1.1	.6	-	1.00	.55	-	-
Glarus	133.2	3	(23)	5	2.6	1.3	-	2.50	1.31	.	1.96
Zug	86.4	21	(3)	5	2.3	1.4	-	1.00	1.06	.	1.07
Fribourg	90.4	17	(17)	14	2.2	1.3	-	1.40	.81	-	1.02
Solothurn	117.9	6	(19)	24	2.9	1.7	1.5	1.85	1.62	3.11	1.17
Basel-Stadt	121.5	5	(8)	33	3.3	2.1	2.4	1.32	1.11	.82	1.10
Basel-Land	116.5	7	(5)	20	3.2	2.2	2.6	1.43	1.21	1.13	1.01
Schaffhausen	81.2	22	(10)	6	2.7	1.9	4.8	1.00	1.44	.	.27
Ausserrhoden	145.6	2	(18)	8	2.7	1.3	-	2.00	1.64	.	1.05
Innerrhoden	162.1	1	(15)	2	4.8	3.5	9.3	2.00	5.29	.	.94
St. Gallen	91.3	15	(14)	33	2.3	1.4	.7	1.27	.90	.43	1.01
Graubünden	87.0	20	(20)	13	2.6	1.6	1.5	1.63	1.55	1.81	1.26
Aargau	90.9	16	(16)	33	2.2	1.3	.3	1.32	.86	.26	1.53
Thurgau	98.4	12	(13)	17	2.8	1.8	3.9	1.31	1.25	2.10	1.19
Ticino	110.8	9	(11)	32	3.1	2.0	2.5	1.45	1.38	2.31	.77
Vaud	101.6	10	(4)	56	2.8	1.8	1.9	1.12	.97	.97	.79
Valais	63.0	23	(6)	11	1.6	1.0	.5	.79	.56	.40	.52
Neuchâtel	123.2	4	(24)	20	3.4	2.1	2.1	2.86	2.58	2.70	1.69
Genève	87.3	19	(2)	30	2.1	1.3	1.3	.79	.60	.	.52
Jura	32.6	26	(26)	2	.6	.3	-	1.00	.73	.	.45
Zürich (Stadt)	110.8	5	(7)	52	3.0	1.9	.6	1.21	1.24	.79	1.11
Basel (Stadt)	115.3	3	(8)	28	3.2	2.0	1.9	1.33	1.12	.80	1.14
Genève (ville)	96.6	9	(3)	18	2.3	1.5	2.1	.86	.67	.	.72
Bern (Stadt)	99.4	8	(1)	19	2.2	1.2	1.0	.76	.37	.16	1.09
Lausanne	113.5	4	(6)	17	2.6	1.5	.9	1.13	.82	.59	1.00
Winterthur	99.4	7	(4)	9	2.4	1.4	-	1.00	.69	-	.83
St. Gallen (Stadt)	125.7	1	(2)	11	2.9	1.7	-	1.10	.81	-	.91
Luzern (Stadt)	116.4	2	(9)	10	2.9	1.7	1.5	3.33	1.67	1.04	8.56
Biel/Bienne	101.5	6	(5)	6	3.6	2.6	4.4	1.00	1.16	2.27	.71
Deutschschweiz	102.1	.	(.)	443	2.6	1.6	1.2	1.31	1.01	.84	1.10
-Nordwestschweiz	105.9	.	(.)	198	2.8	1.7	1.5	1.37	1.01	.70	1.26
-Nordostschweiz	107.7	.	(.)	173	2.8	1.7	1.2	1.30	1.12	1.32	1.02
-Alpen/Voralpen	83.6	.	(.)	72	2.0	1.2	.5	1.20	.83	.54	.94
Romandie	92.4	.	(.)	131	2.4	1.5	1.4	1.08	.88	1.00	.76
Svizzera italiana	105.2	.	(.)	32	3.0	1.9	2.4	1.39	1.33	2.32	.77
>100000 Einwohner	108.1	3	(1)	134	2.8	1.7	1.2	1.07	.86	.64	1.03
20000-99999 Einw.	114.9	2	(7)	103	3.2	2.0	2.2	1.72	1.51	1.78	1.21
10000-19999 Einw.	116.9	1	(3)	91	3.0	1.8	1.5	1.47	1.11	1.09	1.27
5000-9999 Einw.	85.2	6	(5)	67	2.2	1.4	1.5	1.22	.90	1.00	.93
2800-4999 Einw.	101.8	4	(4)	75	2.5	1.5	.7	1.42	.98	.43	1.02
1200-2799 Einw.	78.6	7	(6)	66	2.2	1.4	1.2	1.18	1.01	1.07	.81
<1200 Einwohner	89.4	5	(2)	70	2.2	1.3	.6	.99	.79	.71	.70
Schweiz / Suisse	100.0	.	(.)	606	2.6	1.6	1.3	1.26	1.00	.94	.99

Males / Männer

	data for 1969-72						ratio 80/70			
	SMR	RANK		N	EUROP.	WORLD	TRUNC	N	WORLD	C3564	C6584
Zürich	102.4	13	(12)	103	5.6	3.8	5.5	1.39	1.28	1.31	1.08
Bern	78.9	22	(20)	73	4.4	3.2	5.5	1.37	1.19	1.14	1.55
Luzern	94.2	19	(14)	24	5.0	3.6	8.0	1.46	1.14	.55	1.94
Uri	162.3	2	(24)	5	8.5	6.0	8.2	.40	.32	.63	.71
Schwyz	116.3	10	(7)	9	6.2	4.4	8.6	1.44	1.36	1.28	.98
Obwalden	172.4	1	(25)	4	8.3	6.1	19.5	-	-	-	.
Nidwalden	96.5	17	(5)	2	4.4	3.2	-	2.00	1.64	.	.80
Glarus	118.0	9	(4)	5	6.1	4.1	3.0	1.40	1.53	2.97	1.23
Zug	141.7	3	(19)	7	7.2	5.0	4.4	.86	.67	1.48	.63
Fribourg	88.6	20	(23)	15	5.0	3.4	5.4	1.13	.93	.80	1.12
Solothurn	102.2	14	(8)	21	5.8	4.2	7.5	1.52	1.23	.92	2.74
Basel-Stadt	141.1	5	(2)	34	7.8	5.0	5.6	1.32	1.21	1.77	1.04
Basel-Land	141.3	4	(15)	22	7.8	5.3	6.2	1.05	.82	.95	.65
Schaffhausen	98.7	16	(1)	7	5.1	3.7	3.3	2.00	1.76	3.53	1.67
Ausserrhoden	133.6	6	(6)	8	7.1	4.5	5.6	1.13	1.37	2.19	.80
Innerrhoden	-	26	(25)	-	-	-	-	-	-	-	.
St. Gallen	84.9	21	(17)	30	4.8	3.2	4.1	1.43	1.26	1.72	1.13
Graubünden	101.1	15	(13)	16	5.4	4.0	7.0	1.31	1.26	1.09	1.07
Aargau	118.4	8	(10)	43	6.9	4.6	7.2	1.26	1.07	1.02	1.01
Thurgau	78.1	23	(9)	14	4.4	3.1	6.3	1.93	1.65	1.02	2.23
Ticino	96.4	18	(18)	23	5.5	3.6	5.0	1.30	1.19	1.72	.48
Vaud	103.9	11	(21)	53	5.7	3.8	5.5	1.06	.93	.78	.78
Valais	59.0	25	(22)	10	3.2	2.3	3.1	1.80	1.53	2.65	1.05
Neuchâtel	74.7	24	(3)	12	4.3	2.7	3.3	2.50	2.39	3.01	1.53
Geneva	125.9	7	(11)	37	7.1	4.7	6.5	1.16	.95	.83	1.39
Jura	103.6	12	(16)	7	5.5	4.3	8.7	1.14	1.05	1.14	1.61
Zürich (city)	113.3	4	(3)	52	6.1	4.1	5.8	1.25	1.29	1.37	1.13
Basel (city)	140.0	2	(1)	31	7.6	4.9	4.9	1.29	1.18	1.59	1.12
Geneva (city)	150.6	1	(4)	27	8.7	5.7	8.1	.70	.71	.91	.69
Bern (city)	70.5	8	(7)	12	4.3	3.0	6.0	1.42	1.27	1.04	2.24
Lausanne	97.2	7	(8)	13	5.1	3.4	2.1	.92	.96	1.79	.42
Winterthur	111.2	5	(5)	10	5.9	3.9	4.7	1.00	1.03	1.08	.87
St. Gallen (city)	66.9	9	(9)	5	4.0	2.2	2.0	1.20	1.21	.97	.80
Luzern (city)	97.6	6	(2)	7	5.1	3.5	6.9	1.57	1.26	.61	1.54
Biel/Bienne	117.6	3	(6)	7	6.5	4.1	6.7	.86	.89	.96	.39
German Switzerland	101.1	.	(.)	429	5.5	3.8	5.9	1.35	1.19	1.19	1.21
-Northwestern	107.0	.	(.)	191	6.0	4.1	6.0	1.30	1.11	1.08	1.18
-Northeastern	100.3	.	(.)	154	5.5	3.8	5.5	1.42	1.26	1.34	1.13
-Alps/Prealps	91.0	.	(.)	84	4.9	3.5	6.4	1.36	1.22	1.16	1.44
French Switzerland	97.6	.	(.)	131	5.4	3.6	5.6	1.29	1.14	1.07	1.12
Italian Switzerland	94.3	.	(.)	24	5.3	3.5	4.7	1.25	1.15	1.73	.47
>100000 inhabitants	116.0	1	(2)	135	6.4	4.3	5.6	1.13	1.12	1.27	1.01
20000-99999 inh.	97.6	5	(4)	77	5.4	3.6	5.6	1.42	1.24	1.22	1.06
10000-19999 inh.	111.1	2	(6)	75	6.0	4.2	5.9	1.16	.95	.95	.90
5000-9999 inh.	102.6	4	(1)	71	5.7	3.9	5.9	1.49	1.27	1.39	1.05
2800-4999 inh.	105.4	3	(5)	72	5.8	4.2	7.7	1.26	1.01	.77	1.65
1200-2799 inh.	92.2	6	(7)	82	5.0	3.4	5.1	1.30	1.14	1.19	1.05
<1200 inhabitants	76.0	7	(3)	72	4.2	3.0	5.1	1.76	1.59	1.47	1.66
Switzerland	100.0	.	(.)	584	5.5	3.8	5.8	1.34	1.17	1.17	1.14

Females / Frauen

	data for 1969-72						ratio 80/70			
	SMR	RANK		N	EUROP.	WORLD	TRUNC	N	WORLD	C3564	C6584
Zürich	117.9	6	(9)	94	3.7	2.4	2.8	1.31	1.23	1.67	.97
Bern	72.6	20	(13)	48	2.2	1.5	2.0	1.88	1.71	2.58	1.19
Luzern	93.2	13	(7)	17	2.9	2.1	3.3	1.76	1.37	1.15	2.01
Uri	50.0	23	(1)	1	2.6	1.3	-	7.00	4.59	-	.
Schwyz	73.4	19	(12)	4	2.4	1.5	2.0	2.00	2.04	2.90	1.07
Obwalden	63.1	22	(25)	1	2.7	2.3	7.4	-	-	-	.
Nidwalden	145.7	3	(3)	2	4.5	2.7	5.3	1.50	.99	-	2.30
Glarus	-	25	(19)	-	-	-	-	-	.	.	.
Zug	158.2	1	(5)	6	4.7	3.5	4.4	1.17	1.23	1.25	.71
Fribourg	83.9	16	(18)	9	3.0	2.0	4.1	1.33	.99	.79	2.13
Solothurn	123.4	5	(6)	18	4.0	2.9	3.3	1.39	1.27	1.42	1.17
Basel-Stadt	149.9	2	(2)	32	4.7	3.1	5.5	1.53	1.22	.78	1.23
Basel-Land	129.1	4	(4)	14	4.3	2.8	2.3	1.71	1.25	2.57	1.50
Schaffhausen	93.2	12	(10)	5	2.8	2.1	3.3	1.60	1.13	.91	2.09
Ausserrhoden	88.2	14	(24)	4	3.1	2.3	5.7	.50	.40	.54	.61
Innerrhoden	-	25	(25)	-	-	-	-	-	.	.	.
St. Gallen	81.6	17	(14)	22	2.7	1.9	3.2	1.55	1.11	1.11	1.65
Graubünden	74.6	18	(16)	8	2.4	1.6	2.3	1.63	1.15	.69	3.18
Aargau	111.9	8	(8)	29	3.5	2.5	3.3	1.45	1.18	1.28	1.50
Thurgau	107.5	11	(15)	14	3.8	2.8	7.1	1.14	1.07	.88	1.42
Ticino	107.8	10	(21)	21	3.4	2.3	3.8	.71	.67	.77	.42
Vaud	109.4	9	(20)	43	3.4	2.3	2.4	.77	.68	1.03	.58
Valais	70.9	21	(23)	8	2.3	1.7	2.2	1.00	.82	.89	.56
Neuchâtel	46.3	24	(11)	6	1.2	.9	-	2.83	3.44	.	1.49
Genève	116.6	7	(17)	29	3.5	2.3	2.7	.93	.87	.95	.67
Jura	87.1	15	(22)	4	2.8	1.8	2.4	.75	.66	.88	.55
Zürich (Stadt)	115.4	3	(5)	46	3.7	2.5	3.5	1.24	1.22	1.76	1.07
Basel (Stadt)	142.8	1	(1)	28	4.4	2.9	4.5	1.61	1.37	1.08	1.15
Genève (ville)	117.0	2	(8)	19	3.6	2.4	3.8	.74	.65	.40	.65
Bern (Stadt)	67.0	7	(2)	10	1.8	1.1	.6	2.80	3.98	16.41	1.04
Lausanne	114.3	4	(9)	14	3.5	2.7	1.4	.71	.66	1.74	.47
Winterthur	59.1	8	(7)	4	1.9	1.1	-	2.00	1.46	.	1.89
St. Gallen (Stadt)	100.2	5	(3)	7	3.6	2.5	5.0	1.57	1.07	1.06	1.67
Luzern (Stadt)	94.8	6	(6)	6	3.3	2.4	6.0	1.33	.72	.30	3.06
Biel/Bienne	21.0	9	(4)	1	.5	.3	-	7.00	13.44	.	2.01
Deutschschweiz	101.0	.	(.)	319	3.2	2.2	3.1	1.50	1.30	1.46	1.25
-Nordwestschweiz	102.2	.	(.)	136	3.2	2.2	3.0	1.68	1.41	1.66	1.35
-Nordostschweiz	111.5	.	(.)	134	3.5	2.4	3.5	1.35	1.19	1.30	1.15
-Alpen/Voralpen	78.3	.	(.)	49	2.5	1.8	2.8	1.43	1.25	1.34	1.26
Romandie	96.6	.	(.)	99	3.0	2.0	2.2	1.03	.94	1.17	.79
Svizzera italiana	101.6	.	(.)	21	3.2	2.2	3.6	.81	.71	.78	.61
>100000 Einwohner	113.7	2	(1)	117	3.5	2.4	3.1	1.32	1.27	1.77	.93
20000-99999 Einw.	96.9	4	(3)	62	3.0	2.1	3.1	1.39	1.13	1.00	1.28
10000-19999 Einw.	126.6	1	(5)	66	4.0	2.6	2.7	1.11	.93	1.05	.89
5000-9999 Einw.	109.1	3	(6)	56	3.5	2.4	3.3	1.20	.90	.79	1.22
2800-4999 Einw.	87.1	5	(2)	42	2.8	1.9	3.1	1.67	1.43	1.51	1.36
1200-2799 Einw.	77.2	7	(4)	46	2.4	1.6	2.2	1.74	1.59	2.11	1.26
<1200 Einwohner	82.1	6	(7)	50	2.7	2.0	3.3	1.38	1.17	1.30	1.41
Schweiz / Suisse	100.0	.	(.)	439	3.1	2.2	2.9	1.36	1.19	1.36	1.11

Males / Männer

Males / Männer	SMR	data for 1989-92						ratio 90 / 80			
		RANK		N	EUROP.	WORLD	TRUNC	N	WORLD	C3564	C6584
Zürich	108.5	12	(12)	188	7.9	5.2	6.8	1.31	1.06	1.01	1.56
Bern	87.2	18	(20)	136	6.5	4.2	5.1	1.36	1.12	.87	1.60
Luzern	123.8	5	(14)	57	9.1	5.9	8.0	1.63	1.45	1.80	1.33
Uri	160.6	2	(24)	9	12.0	8.8	20.6	4.50	4.62	4.58	2.12
Schwyz	192.1	1	(7)	28	14.2	9.7	13.3	2.15	1.62	1.24	3.57
Obwalden	66.8	24	(25)	3	5.8	4.1	11.5	.	.	.	.
Nidwalden	156.2	3	(5)	7	12.1	8.3	9.1	1.75	1.56	2.48	1.17
Glarus	110.3	11	(4)	7	8.9	5.5	10.5	1.00	.87	1.17	.79
Zug	97.8	16	(19)	10	7.2	4.7	1.5	1.67	1.40	.28	2.30
Fribourg	111.6	8	(23)	33	8.1	5.3	5.1	1.94	1.69	1.16	2.25
Solothurn	111.0	9	(8)	40	8.4	6.0	9.6	1.25	1.17	1.40	1.03
Basel-Stadt	144.8	4	(2)	53	11.0	7.3	11.2	1.18	1.20	1.18	.91
Basel-Land	122.1	6	(15)	41	9.0	5.9	7.2	1.78	1.34	1.25	1.78
Schaffhausen	110.7	10	(1)	13	8.8	5.8	7.5	.93	.90	.55	.61
Ausserrhoden	112.6	7	(6)	10	7.0	4.1	-	1.11	.66	-	1.66
Innerrhoden	45.1	26	(25)	1	4.1	3.2	10.5	.	.	.	.
St. Gallen	99.9	15	(17)	61	7.5	4.6	3.6	1.42	1.14	.54	1.35
Graubünden	86.8	19	(13)	23	6.9	4.5	6.5	1.10	.90	.99	1.07
Aargau	108.2	14	(10)	72	7.9	4.9	5.2	1.33	1.00	.68	1.99
Thurgau	108.4	13	(9)	33	8.1	5.2	7.1	1.22	1.04	1.17	1.09
Ticino	89.0	17	(18)	40	6.3	4.0	2.7	1.33	.94	.30	2.48
Vaud	82.8	20	(21)	74	6.1	4.0	4.8	1.32	1.12	1.22	1.46
Valais	77.0	21	(22)	26	6.0	3.8	4.1	1.44	1.09	.57	1.69
Neuchâtel	50.2	25	(3)	13	3.7	2.3	2.4	.43	.37	.24	.45
Geneva	66.9	23	(11)	35	5.1	3.4	2.6	.81	.75	.46	.64
Jura	75.9	22	(16)	8	5.7	3.7	6.0	1.00	.81	.74	1.33
Zürich (city)	106.5	7	(3)	69	7.7	5.0	5.9	1.06	.93	.77	1.41
Basel (city)	130.2	4	(1)	42	10.0	6.8	10.8	1.05	1.17	1.40	.76
Geneva (city)	50.5	9	(4)	13	4.0	2.5	2.2	.68	.62	.27	.68
Bern (city)	129.7	5	(7)	32	9.5	6.1	9.3	1.88	1.60	1.76	2.92
Lausanne	95.8	8	(8)	19	7.2	4.7	4.5	1.58	1.44	1.48	2.31
Winterthur	135.6	2	(5)	19	10.2	6.5	5.9	1.90	1.63	1.26	1.84
St. Gallen (city)	111.0	6	(9)	13	8.1	5.0	2.0	2.17	1.90	1.32	2.02
Luzern (city)	138.6	1	(2)	16	10.0	6.3	9.1	1.45	1.42	1.84	1.40
Biel/Bienne	133.6	3	(6)	12	9.9	6.6	6.6	2.00	1.80	1.03	4.14
German Switzerland	107.2	.	(.)	792	7.9	5.2	6.7	1.36	1.14	1.00	1.42
-Northwestern	110.9	.	(.)	349	8.2	5.4	7.3	1.40	1.18	1.12	1.44
-Northeastern	107.5	.	(.)	287	7.9	5.1	6.1	1.32	1.08	.89	1.41
-Alps/Prealps	99.1	.	(.)	156	7.5	4.9	6.4	1.37	1.14	.93	1.39
French Switzerland	80.2	.	(.)	188	5.9	3.8	3.8	1.11	.93	.67	1.17
Italian Switzerland	86.3	.	(.)	41	6.1	3.9	3.0	1.37	.97	.35	2.49
>100000 inhabitants	104.6	3	(2)	175	7.7	5.0	6.5	1.14	1.06	.96	1.28
20000-99999 inh.	100.6	5	(4)	139	7.5	4.9	5.3	1.28	1.10	.79	1.35
10000-19999 inh.	107.1	1	(6)	139	8.0	5.2	6.3	1.60	1.31	1.16	1.40
5000-9999 inh.	105.1	2	(1)	141	7.6	4.9	6.2	1.33	.99	.78	1.64
2800-4999 inh.	88.0	7	(5)	115	6.3	4.1	4.0	1.26	.97	.71	1.41
1200-2799 inh.	92.8	6	(7)	149	7.0	4.6	6.5	1.39	1.18	1.09	1.26
<1200 inhabitants	101.6	4	(3)	163	7.5	4.9	5.7	1.28	1.04	.83	1.48
Switzerland	100.0	.	(.)	1021	7.4	4.8	5.8	1.31	1.09	.90	1.39

Females / Frauen

Females / Frauen	SMR	data for 1989-92						ratio 90 / 80			
		RANK		N	EUROP.	WORLD	TRUNC	N	WORLD	C3564	C6584
Zürich	93.4	16	(9)	108	3.2	2.2	2.9	.88	.72	.61	.84
Bern	91.8	18	(13)	92	3.3	2.2	3.4	1.02	.84	.68	1.09
Luzern	92.2	17	(7)	27	3.0	1.9	2.1	.90	.67	.57	.83
Uri	127.8	5	(1)	4	4.8	3.6	8.0	.57	.62	1.05	.39
Schwyz	146.2	2	(12)	13	5.6	4.3	6.5	1.63	1.39	1.19	1.72
Obwalden	119.6	9	(25)	3	4.5	2.8	6.3	.	.	.	.
Nidwalden	-	25	(3)	-	-	-	-	-	-	-	-
Glarus	99.5	13	(19)	4	1.9	1.0	-	1.33	.43	-	4.99
Zug	105.1	12	(5)	7	3.5	2.3	-	1.00	.53	-	1.94
Fribourg	74.0	23	(18)	13	2.6	1.7	3.5	1.08	.87	1.27	1.03
Solothurn	137.0	4	(6)	31	4.9	3.3	4.2	1.24	.90	.80	1.61
Basel-Stadt	126.1	6	(2)	35	4.2	3.0	2.6	.71	.80	.52	.74
Basel-Land	153.8	1	(4)	31	5.1	3.4	3.9	1.29	.98	.66	.83
Schaffhausen	125.6	7	(10)	10	4.8	3.5	4.8	1.25	1.49	1.59	.99
Ausserrhoden	106.3	11	(24)	6	4.6	3.4	8.2	3.00	3.72	2.62	1.44
Innerrhoden	-	25	(25)	-	-	-	-	.	.	.	.
St. Gallen	63.2	24	(14)	25	2.1	1.5	1.9	.74	.68	.60	.64
Graubünden	84.8	21	(16)	14	3.2	2.3	3.2	1.08	1.21	1.84	.61
Aargau	137.9	3	(8)	57	4.7	3.1	3.4	1.36	1.07	.79	1.24
Thurgau	94.6	14	(15)	18	3.4	2.3	2.7	1.13	.77	.47	1.90
Ticino	94.6	15	(21)	30	2.9	1.8	1.6	2.00	1.20	.51	3.21
Vaud	85.8	20	(20)	51	2.8	1.8	1.9	1.55	1.16	.71	1.47
Valais	87.9	19	(23)	18	3.0	1.9	2.3	2.25	1.42	1.21	5.44
Neuchâtel	120.1	8	(11)	21	3.7	2.3	2.2	1.24	.79	.55	1.31
Genève	113.5	10	(17)	42	3.9	2.7	3.4	1.56	1.35	1.33	1.33
Jura	75.1	22	(22)	5	1.8	1.0	-	1.67	.84	-	1.67
Zürich (Stadt)	100.7	5	(5)	49	3.5	2.4	3.4	.86	.77	.56	.93
Basel (Stadt)	129.4	1	(1)	32	4.3	3.1	2.4	.71	.79	.40	.78
Genève (ville)	122.7	3	(8)	24	4.4	3.3	4.0	1.71	2.13	2.82	1.27
Bern (Stadt)	123.2	2	(2)	24	3.9	2.5	3.6	.86	.58	.33	1.34
Lausanne	64.0	9	(9)	10	2.2	1.5	-	1.00	.84	-	1.53
Winterthur	93.7	7	(7)	9	2.9	1.9	1.4	1.13	1.15	.	.82
St. Gallen (Stadt)	99.5	6	(3)	9	3.4	2.3	3.1	.82	.87	.74	1.07
Luzern (Stadt)	112.3	4	(6)	10	3.0	1.9	-	1.25	1.11	-	1.05
Biel/Bienne	78.6	8	(4)	5	3.7	2.7	7.0	.71	.73	.75	.81
Deutschschweiz	102.7	.	(.)	490	3.5	2.4	3.1	1.02	.85	.69	.98
-Nordwestschweiz	118.7	.	(.)	244	4.0	2.7	3.1	1.07	.86	.63	1.06
-Nordostschweiz	88.9	.	(.)	157	3.1	2.1	2.6	.87	.72	.56	.85
-Alpen/Voralpen	94.1	.	(.)	89	3.5	2.5	4.4	1.27	1.10	1.18	1.06
Romandie	93.1	.	(.)	144	3.1	2.0	2.5	1.41	1.07	.93	1.33
Svizzera italiana	92.9	.	(.)	31	2.8	1.8	1.5	1.82	1.15	.50	2.35
>100000 Einwohner	108.5	2	(1)	139	3.7	2.6	2.9	.90	.85	.53	1.03
20000-99999 Einw.	103.2	3	(3)	100	3.5	2.4	2.8	1.16	1.01	.92	1.08
10000-19999 Einw.	112.3	1	(5)	97	4.0	2.8	3.9	1.33	1.15	1.32	.91
5000-9999 Einw.	90.5	7	(6)	79	2.9	1.8	2.2	1.18	.85	.79	.90
2800-4999 Einw.	93.2	6	(2)	76	3.2	2.2	2.7	1.09	.79	.59	1.22
1200-2799 Einw.	94.9	4	(4)	90	3.2	2.2	2.6	1.13	.83	.53	1.25
<1200 Einwohner	93.4	5	(7)	84	3.2	2.1	3.3	1.22	.91	.78	1.37
Schweiz / Suisse	100.0	.	(.)	665	3.4	2.3	2.9	1.11	.89	.72	1.08

Males / Männer	data for 1969-72						ratio 80 / 70			
	SMR	RANK	N	EUROP.	WORLD	TRUNC	N	WORLD	C3564	C6584
Zürich	115.8	8 (14)	100	5.2	4.3	8.3	1.09	.95	.82	1.57
Bern	80.1	17 (10)	60	3.5	3.1	6.4	1.68	1.50	1.56	5.07
Luzern	70.8	20 (3)	16	2.9	2.7	3.1	2.69	2.43	3.84	1.57
Uri	145.9	6 (25)	4	7.1	5.8	14.0	.50	.40	.29	.
Schwyz	156.9	3 (8)	11	7.0	5.6	8.2	.91	.83	.91	.45
Obwalden	200.9	1 (2)	4	10.1	9.3	14.9	1.25	.93	2.04	.
Nidwalden	51.0	23 (22)	1	1.6	2.4	-	2.00	1.45	.	.
Glarus	152.9	4 (1)	5	6.6	5.9	10.4	2.00	1.35	.76	.
Zug	62.2	21 (23)	3	2.5	1.9	2.0	1.33	1.24	2.47	.59
Fribourg	97.2	13 (13)	14	4.7	3.7	6.8	1.29	1.11	1.18	1.12
Solothurn	129.6	7 (9)	23	5.4	4.7	8.2	1.04	1.16	1.19	1.35
Basel-Stadt	113.6	9 (7)	22	4.9	4.1	6.3	1.27	1.32	1.84	.98
Basel-Land	72.6	19 (18)	11	3.0	2.3	2.8	1.73	1.71	3.17	.38
Schaffhausen	169.6	2 (26)	10	7.4	6.4	12.3	.30	.32	.17	.
Ausserrhoden	48.0	24 (5)	2	2.1	1.6	3.5	3.50	4.47	5.88	1.32
Innerrhoden	-	26 (21)	-	-	-	-	.	.	.	.
St. Gallen	111.4	10 (4)	33	5.0	4.0	6.9	1.70	1.60	1.91	1.00
Graubünden	83.7	15 (15)	11	3.3	3.3	2.7	1.45	1.28	2.48	1.12
Aargau	93.5	14 (11)	31	4.0	3.4	6.7	1.48	1.26	.99	5.98
Thurgau	80.7	16 (24)	12	3.4	3.1	7.1	.92	.83	.81	.
Ticino	101.7	12 (20)	20	4.4	3.7	6.9	1.10	1.06	1.04	1.67
Vaud	104.1	11 (12)	43	4.7	4.1	7.2	1.28	.98	1.08	3.10
Valais	32.0	25 (19)	5	1.3	1.2	3.0	3.60	3.11	1.99	.
Neuchâtel	52.4	22 (6)	7	2.3	1.8	5.0	3.00	3.01	3.34	.
Geneva	146.3	5 (16)	37	6.5	5.4	7.9	.86	.70	.76	.93
Jura	72.9	18 (17)	4	3.3	2.8	9.1	1.50	1.34	1.28	.
Zürich (city)	115.3	5 (5)	41	4.8	3.8	8.4	1.20	1.37	.99	1.48
Basel (city)	113.4	6 (4)	20	4.7	3.7	6.2	1.30	1.53	1.87	1.01
Geneva (city)	164.8	1 (8)	23	7.2	5.4	10.8	.65	.74	.50	.93
Bern (city)	52.8	9 (1)	7	2.1	1.7	2.9	4.43	4.74	6.11	3.93
Lausanne	148.8	2 (7)	16	7.0	6.6	10.8	.81	.52	.43	5.22
Winterthur	121.5	3 (9)	9	5.3	4.4	10.5	.89	.92	.53	.
St. Gallen (city)	98.9	7 (3)	6	4.4	3.6	4.0	1.67	1.75	3.02	.71
Luzern (city)	71.1	8 (2)	4	3.0	2.7	1.7	3.25	3.14	7.88	.95
Biel/Bienne	118.9	4 (6)	6	4.9	4.3	4.4	1.00	1.16	2.71	.48
German Switzerland	100.4	. (.)	363	4.3	3.7	6.8	1.37	1.25	1.28	1.85
-Northwestern	95.8	. (.)	148	4.1	3.5	6.4	1.53	1.42	1.53	2.10
-Northeastern	109.8	. (.)	145	4.9	4.0	7.6	1.12	.99	.95	1.27
-Alps/Prealps	93.3	. (.)	70	4.0	3.6	6.1	1.57	1.40	1.45	3.51
French Switzerland	93.3	. (.)	105	4.1	3.5	6.1	1.39	1.17	1.34	1.77
Italian Switzerland	100.5	. (.)	21	4.4	3.7	6.5	1.14	1.11	1.21	1.32
>100000 inhabitants	117.4	1 (1)	107	5.1	4.1	7.9	1.25	1.28	1.23	1.52
20000-99999 inh.	96.5	4 (4)	66	4.1	3.6	5.7	1.36	1.25	1.53	1.40
10000-19999 inh.	116.3	2 (6)	73	4.9	4.3	7.1	1.07	.93	1.04	1.80
5000-9999 inh.	85.8	6 (2)	55	3.7	3.1	6.5	1.80	1.58	1.59	4.25
2800-4999 inh.	94.6	5 (3)	57	4.2	3.4	6.5	1.54	1.32	1.32	1.74
1200-2799 inh.	103.3	3 (7)	79	4.4	3.9	7.2	1.05	.94	.97	1.53
<1200 inhabitants	72.3	7 (5)	52	3.2	2.8	5.1	1.87	1.63	1.62	2.72
Switzerland	100.0	. (.)	495	4.3	3.7	6.7	1.36	1.22	1.27	1.80

Females / Frauen	data for 1969-72						ratio 80 / 70			
	SMR	RANK	N	EUROP.	WORLD	TRUNC	N	WORLD	C3564	C6584
Zürich	88.0	18 (10)	63	2.8	2.2	4.7	1.70	1.45	1.17	2.44
Bern	94.3	16 (23)	56	3.1	2.8	4.5	1.05	.89	.85	2.33
Luzern	136.0	7 (13)	24	4.3	3.4	6.2	1.04	.89	1.07	.91
Uri	149.5	3 (25)	3	5.4	3.9	12.5	-	-	-	.
Schwyz	56.7	23 (4)	3	1.5	1.4	-	3.00	3.03	.	1.43
Obwalden	267.1	1 (16)	4	8.5	7.4	12.3	.50	.61	.52	-
Nidwalden	139.8	6 (25)	2	3.8	3.7	5.9	-	-	-	.
Glarus	39.0	26 (5)	1	.9	.7	-	4.00	6.35	.	.
Zug	52.2	25 (3)	2	2.3	1.8	5.8	3.50	2.23	1.43	.
Fribourg	113.9	12 (6)	12	3.6	3.1	4.5	1.42	1.37	1.36	1.63
Solothurn	122.5	9 (15)	17	4.0	3.6	6.3	1.12	.86	.57	7.48
Basel-Stadt	195.6	2 (2)	34	5.7	4.7	7.0	1.09	1.30	1.25	1.32
Basel-Land	122.0	10 (8)	14	4.0	2.9	5.9	1.36	1.13	1.22	.92
Schaffhausen	147.8	4 (20)	7	4.3	3.6	7.0	.71	.59	.48	.92
Ausserrhoden	147.4	5 (9)	5	5.3	5.3	5.9	1.00	.88	1.60	1.07
Innerrhoden	116.3	11 (1)	1	4.5	5.2	-	2.00	1.55	.	.
St. Gallen	70.7	21 (19)	17	2.3	2.1	3.5	1.59	1.35	1.33	8.47
Graubünden	111.5	14 (18)	11	3.8	3.2	7.4	1.09	1.01	.36	6.29
Aargau	90.5	17 (12)	23	3.0	2.7	4.7	1.61	1.20	1.27	4.51
Thurgau	112.8	13 (24)	13	3.8	2.9	6.8	.85	.91	.79	1.12
Ticino	52.4	24 (21)	9	1.7	1.6	3.3	2.11	1.49	.88	.
Vaud	94.8	15 (14)	32	3.1	2.6	5.1	1.53	1.50	1.46	1.99
Valais	76.5	19 (11)	9	2.3	2.0	2.8	2.00	1.74	1.81	3.64
Neuchâtel	135.9	8 (17)	15	4.4	4.0	6.3	.93	.72	.61	2.19
Genève	68.7	22 (7)	15	1.9	1.5	2.5	2.33	2.01	1.93	2.34
Jura	72.3	20 (22)	3	2.5	2.4	4.9	1.33	.88	1.56	.
Zürich (Stadt)	105.9	5 (4)	34	3.2	2.6	4.4	1.29	1.14	1.31	1.59
Basel (Stadt)	201.6	1 (3)	32	5.8	4.8	7.0	1.06	1.31	1.30	1.37
Genève (ville)	84.5	7 (5)	11	2.3	1.8	3.1	1.55	1.44	1.59	1.67
Bern (Stadt)	89.9	6 (7)	11	3.1	3.0	4.1	1.27	1.15	.95	1.55
Lausanne	110.5	4 (6)	11	4.0	3.3	8.1	1.09	1.25	.83	4.26
Winterthur	83.6	8 (1)	5	2.4	1.9	2.9	2.80	2.70	2.00	4.57
St. Gallen (Stadt)	17.8	9 (8)	1	.4	.3	-	6.00	7.02	.	4.40
Luzern (Stadt)	171.6	2 (2)	9	4.8	3.3	7.2	1.33	1.32	1.57	.66
Biel/Bienne	164.6	3 (9)	7	5.1	4.1	9.7	.57	.56	.47	1.12
Deutschschweiz	104.6	. (.)	302	3.3	2.8	5.2	1.30	1.12	1.05	2.03
-Nordwestschweiz	122.9	. (.)	152	3.9	3.3	5.6	1.16	.98	1.05	1.62
-Nordostschweiz	88.7	. (.)	96	2.9	2.3	4.7	1.49	1.26	1.09	2.26
-Alpen/Voralpen	94.9	. (.)	54	3.1	2.8	5.0	1.35	1.23	1.04	4.14
Romandie	92.2	. (.)	84	2.9	2.5	4.2	1.56	1.34	1.36	2.21
Svizzera italiana	49.6	. (.)	9	1.6	1.5	3.2	2.11	1.50	.87	.
>100000 Einwohner	119.0	1 (1)	99	3.6	3.1	5.1	1.22	1.24	1.20	1.59
20000-99999 Einw.	98.4	3 (2)	57	3.2	2.5	5.4	1.58	1.30	1.03	2.69
10000-19999 Einw.	112.2	2 (3)	57	3.5	3.0	3.8	1.37	1.27	1.68	.93
5000-9999 Einw.	88.6	6 (4)	45	2.9	2.5	4.8	1.67	1.22	1.23	4.09
2800-4999 Einw.	81.9	7 (7)	38	2.7	2.4	5.0	1.21	.92	.72	14.89
1200-2799 Einw.	91.4	4 (5)	52	3.0	2.6	5.3	1.35	1.19	1.02	3.25
<1200 Einwohner	90.4	5 (6)	47	2.9	2.6	4.3	1.34	1.08	.94	3.29
Schweiz / Suisse	100.0	. (.)	398	3.2	2.7	4.8	1.37	1.17	1.12	2.17

Males / Männer

	SMR	RANK		N	EUROP.	WORLD	TRUNC	N	WORLD	C3564	C6584
		data for 1989-92						ratio 90 / 80			
Zürich	105.6	11	(14)	142	6.2	4.8	8.2	1.30	1.19	1.13	1.49
Bern	83.1	21	(10)	93	4.9	3.9	7.9	.92	.86	.78	1.14
Luzern	68.0	23	(3)	24	3.9	2.8	5.6	.56	.42	.44	1.50
Uri	50.0	24	(25)	2	3.4	2.5	7.9	1.00	1.05	2.74	-
Schwyz	127.6	6	(8)	15	7.8	5.9	10.6	1.50	1.26	1.31	1.47
Obwalden	125.3	7	(2)	4	6.9	5.0	14.4	.80	.58	.56	1.18
Nidwalden	27.9	25	(22)	1	2.1	1.5	4.7	.50	.43	.47	.
Glarus	133.4	4	(1)	6	7.6	6.9	7.1	.60	.86	.89	.36
Zug	112.7	8	(23)	10	6.6	5.3	9.0	2.50	2.26	1.97	3.64
Fribourg	83.4	20	(13)	19	5.1	4.0	7.6	1.06	.97	1.01	1.62
Solothurn	103.8	12	(9)	28	6.2	4.8	9.3	1.17	.88	.88	2.23
Basel-Stadt	144.1	2	(7)	36	8.1	6.0	11.7	1.29	1.12	1.11	1.94
Basel-Land	161.4	1	(18)	44	9.2	6.8	14.9	2.32	1.75	1.67	7.51
Schaffhausen	139.7	3	(26)	12	7.3	5.3	10.8	4.00	2.65	4.34	9.68
Ausserrhoden	82.4	22	(5)	5	4.8	3.7	8.4	.71	.52	.49	1.61
Innerrhoden	-	26	(21)	-	-	-	-	-	-	-	-
St. Gallen	108.1	10	(4)	50	6.4	5.5	6.8	.89	.85	.51	1.09
Graubünden	91.4	16	(15)	18	5.6	4.1	8.8	1.13	.96	1.25	1.63
Aargau	90.9	17	(11)	50	5.4	4.1	7.0	1.09	.95	1.09	.86
Thurgau	100.2	14	(24)	23	5.6	4.2	6.5	2.09	1.64	1.20	8.22
Ticino	89.1	18	(20)	30	5.3	4.2	7.3	1.36	1.08	1.13	2.16
Vaud	98.5	15	(12)	66	5.7	4.2	8.3	1.20	1.04	1.04	1.22
Valais	111.7	9	(19)	30	6.3	4.9	7.3	1.67	1.34	1.38	2.67
Neuchâtel	84.0	19	(6)	16	4.7	3.7	6.7	.76	.68	.39	2.59
Geneva	100.2	13	(16)	42	5.9	4.3	5.5	1.31	1.15	.96	1.16
Jura	130.3	5	(17)	10	8.1	6.2	11.8	1.67	1.65	1.38	.95
Zürich (city)	104.2	4	(5)	46	6.3	4.9	9.1	.94	.93	1.05	1.21
Basel (city)	131.3	2	(4)	29	7.5	5.5	9.9	1.12	.96	.93	1.69
Geneva (city)	109.7	3	(8)	21	5.8	4.2	6.0	1.40	1.05	1.14	1.18
Bern (city)	80.3	5	(1)	13	3.9	2.7	4.2	.42	.34	.20	1.17
Lausanne	79.1	6	(7)	11	4.6	3.3	8.0	.85	.97	1.73	.47
Winterthur	137.8	1	(9)	14	8.0	5.8	9.1	1.75	1.41	1.58	2.87
St. Gallen (city)	36.4	8	(3)	3	2.6	2.6	1.8	.30	.41	.18	.37
Luzern (city)	39.9	7	(2)	3	2.4	1.8	4.0	.23	.21	.29	.23
Biel/Bienne	31.6	9	(6)	2	2.1	1.8	5.8	.33	.36	.49	-
German Switzerland	101.2	.	(.)	568	5.9	4.6	8.3	1.14	.99	.95	1.48
-Northwestern	97.7	.	(.)	234	5.7	4.3	8.6	1.04	.87	.88	1.34
-Northeastern	108.4	.	(.)	224	6.3	5.0	8.0	1.37	1.25	1.05	1.82
-Alps/Prealps	95.5	.	(.)	110	5.8	4.5	8.3	1.00	.89	.96	1.23
French Switzerland	98.8	.	(.)	177	5.7	4.3	7.5	1.21	1.06	.91	1.48
Italian Switzerland	87.6	.	(.)	31	5.2	4.1	7.4	1.29	1.02	1.03	2.14
>100000 inhabitants	103.9	3	(1)	120	5.9	4.4	8.0	.90	.83	.82	1.17
20000-99999 inh.	96.9	6	(4)	98	5.6	4.4	7.4	1.09	.96	.82	2.25
10000-19999 inh.	107.6	2	(6)	109	6.2	4.7	9.0	1.40	1.18	1.14	1.47
5000-9999 inh.	97.3	5	(2)	102	5.7	4.5	8.2	1.03	.91	.78	1.36
2800-4999 inh.	112.1	1	(3)	115	6.5	5.5	8.6	1.31	1.21	1.00	1.07
1200-2799 inh.	101.2	4	(7)	128	5.9	4.4	8.7	1.54	1.19	1.28	2.74
<1200 inhabitants	83.8	7	(5)	104	5.0	3.9	6.9	1.07	.87	.90	1.47
Switzerland	100.0	.	(.)	776	5.8	4.5	8.1	1.16	1.00	.94	1.50

Females / Frauen

	SMR	RANK		N	EUROP.	WORLD	TRUNC	N	WORLD	C3564	C6584
		data for 1989-92						ratio 90 / 80			
Zürich	102.5	13	(10)	118	4.4	3.6	5.1	1.10	1.11	1.03	1.11
Bern	103.6	12	(23)	100	4.6	3.8	6.6	1.69	1.53	1.77	1.80
Luzern	114.7	6	(13)	34	4.9	4.1	5.3	1.36	1.34	.72	1.75
Uri	31.8	25	(25)	1	.8	.4	-	.	.	.	.
Schwyz	85.3	18	(4)	8	4.0	3.2	5.5	.89	.76	.80	.90
Obwalden	119.6	4	(16)	3	4.4	4.8	5.0	1.50	1.06	.65	.
Nidwalden	110.9	8	(25)	3	4.4	3.8	-	.	.	.	.
Glarus	26.3	26	(5)	1	1.0	.8	-	.25	.18	-	.
Zug	151.4	3	(3)	11	7.4	6.5	9.4	1.57	1.62	1.41	1.33
Fribourg	76.2	23	(6)	14	3.1	2.5	2.2	.82	.57	.43	.74
Solothurn	88.8	16	(15)	20	3.8	3.6	4.2	1.05	1.17	1.07	.76
Basel-Stadt	158.1	2	(2)	38	5.7	4.1	8.6	1.03	.67	.96	1.34
Basel-Land	118.9	5	(8)	26	4.9	4.2	3.0	1.37	1.28	.42	1.97
Schaffhausen	105.9	10	(20)	8	4.6	3.2	6.9	1.60	1.55	1.96	1.11
Ausserrhoden	77.8	22	(9)	4	2.9	1.8	3.0	.80	.39	.33	3.67
Innerrhoden	159.8	1	(1)	2	7.4	4.8	12.3	1.00	.60	.92	.
St. Gallen	89.0	15	(19)	35	3.8	3.2	4.7	1.30	1.14	.88	1.27
Graubünden	85.3	17	(18)	14	3.6	2.9	4.8	1.17	.90	1.98	1.22
Aargau	83.9	19	(12)	37	3.7	2.9	5.7	1.00	.92	1.01	.61
Thurgau	78.5	21	(24)	15	3.5	2.4	4.7	1.36	.92	.97	2.58
Ticino	104.7	11	(21)	32	4.3	3.6	5.9	1.68	1.49	1.99	1.56
Vaud	113.4	7	(14)	66	4.8	3.6	6.9	1.35	.93	.95	2.45
Valais	72.3	24	(11)	16	3.1	2.6	4.5	.89	.75	.78	.34
Neuchâtel	101.4	14	(17)	17	3.8	3.0	.7	1.21	1.04	.20	2.23
Genève	83.7	20	(7)	31	3.3	2.2	4.9	.89	.76	.92	.81
Jura	108.1	9	(22)	7	3.8	2.5	4.0	1.75	1.20	.58	4.96
Zürich (Stadt)	102.9	6	(4)	44	4.8	4.2	4.8	1.00	1.40	.87	1.18
Basel (Stadt)	145.4	2	(3)	31	5.3	3.8	7.8	.91	.60	.83	1.15
Genève (ville)	60.3	9	(5)	11	2.3	1.6	3.7	.65	.63	.67	.61
Bern (Stadt)	102.1	7	(7)	17	4.3	3.8	3.0	1.21	1.10	.94	2.55
Lausanne	91.8	8	(6)	13	4.4	3.8	5.4	1.08	.90	.96	1.21
Winterthur	166.3	1	(1)	15	7.8	7.1	11.4	1.07	1.36	2.16	.51
St. Gallen (Stadt)	111.0	5	(8)	9	5.7	5.2	8.7	1.50	2.73	2.66	.67
Luzern (Stadt)	117.1	4	(2)	9	4.2	3.3	4.0	.75	.76	.30	1.63
Biel/Bienne	119.4	3	(9)	7	5.5	4.1	9.2	1.75	1.76	2.07	3.10
Deutschschweiz	100.2	.	(.)	476	4.3	3.5	5.2	1.21	1.09	.99	1.30
-Nordwestschweiz	106.3	.	(.)	217	4.4	3.6	5.5	1.23	1.10	.94	1.36
-Nordostschweiz	102.5	.	(.)	181	4.5	3.7	5.4	1.27	1.24	1.12	1.25
-Alpen/Voralpen	82.8	.	(.)	78	3.5	2.9	4.2	1.07	.85	.84	1.33
Romandie	98.6	.	(.)	152	4.1	3.1	5.3	1.16	.92	.91	1.40
Svizzera italiana	102.9	.	(.)	33	4.2	3.5	6.0	1.74	1.55	2.18	1.56
>100000 Einwohner	102.5	3	(1)	116	4.4	3.6	5.0	.96	.93	.85	1.20
20000-99999 Einw.	129.0	1	(2)	119	5.7	4.8	7.1	1.32	1.46	1.31	1.18
10000-19999 Einw.	107.9	2	(3)	94	4.5	3.7	4.9	1.21	.98	.76	1.94
5000-9999 Einw.	97.9	4	(4)	87	4.2	3.4	6.1	1.16	1.11	1.06	.89
2800-4999 Einw.	87.1	6	(7)	73	3.5	2.8	4.9	1.59	1.25	1.40	1.84
1200-2799 Einw.	80.0	7	(5)	80	3.4	2.7	4.5	1.14	.87	.86	1.65
<1200 Einwohner	96.1	5	(6)	92	4.0	3.1	4.5	1.46	1.13	1.09	1.47
Schweiz / Suisse	100.0	.	(.)	661	4.2	3.4	5.3	1.22	1.06	.99	1.33

Males / Männer	SMR	RANK	data for 1969-72				ratio 80 / 70			
			N	EUROP.	WORLD	TRUNC	N	WORLD	C3564	C6584
Zürich	118.2	9 (13)	37	2.0	1.4	1.3	.81	.61	.56	.92
Bern	64.6	23 (14)	19	1.1	.7	1.2	1.42	1.18	.76	1.40
Luzern	103.9	15 (12)	8	2.2	1.4	1.7	1.00	.76	1.57	.33
Uri	216.1	2 (24)	2	4.1	2.3	-	-	-	-	-
Schwyz	126.8	8 (17)	3	2.0	1.3	1.7	.67	.46	-	.71
Obwalden	134.9	6 (7)	1	2.0	1.5	-	1.00	.80	.	.80
Nidwalden	-	25 (24)	-	-	-	-	.	.	.	.
Glarus	289.7	1 (24)	4	5.8	3.5	3.2	-	-	-	-
Zug	204.6	3 (2)	3	3.2	2.2	-	1.00	.92	.	.50
Fribourg	113.1	11 (9)	6	2.0	1.4	3.3	1.00	.72	.23	1.80
Solothurn	95.3	16 (18)	6	1.5	1.1	1.2	.83	.69	-	.57
Basel-Stadt	105.8	14 (20)	8	1.8	1.2	1.5	.63	.59	.45	.53
Basel-Land	129.5	7 (5)	6	2.1	1.4	.9	1.50	1.35	3.76	.44
Schaffhausen	90.3	19 (15)	2	1.5	1.1	1.9	1.00	.54	-	3.32
Ausserrhoden	94.8	17 (10)	2	1.3	.7	-	1.00	1.21	.	.37
Innerrhoden	-	25 (1)	-	-	-	-	.	.	.	.
St. Gallen	106.0	13 (11)	12	1.9	1.2	1.1	.92	.75	.57	.90
Graubünden	157.8	4 (23)	8	3.0	1.9	2.7	.13	.07	-	.22
Aargau	90.8	18 (3)	10	1.7	1.1	1.0	2.10	1.59	2.06	2.57
Thurgau	106.0	12 (4)	6	2.1	1.3	1.5	1.67	1.25	.93	2.44
Ticino	80.1	21 (21)	6	1.4	.9	.7	.83	.56	-	.77
Vaud	86.0	20 (22)	14	1.8	1.1	.3	.36	.22	-	.48
Valais	115.6	10 (19)	6	3.0	1.6	.8	.67	.42	.77	.62
Neuchâtel	138.1	5 (16)	7	3.0	1.7	.8	.57	.49	.84	.57
Geneva	64.9	22 (8)	6	1.4	.9	.8	1.83	1.39	1.15	5.90
Jura	46.4	24 (6)	1	.7	.3	-	3.00	4.61	.	.79
Zürich (city)	89.4	4 (1)	13	1.5	1.0	1.0	1.23	1.06	1.74	1.48
Basel (city)	100.6	3 (6)	7	1.6	1.1	1.6	.57	.49	.46	.85
Geneva (city)	52.5	8 (4)	3	1.2	.8	1.5	1.33	1.16	.77	.
Bern (city)	55.8	6 (7)	3	.9	.6	.7	1.00	.68	-	1.67
Lausanne	47.2	9 (9)	2	1.2	.7	-	1.00	.64	.	2.66
Winterthur	105.6	2 (5)	3	1.7	1.2	-	.67	.57	.	.88
St. Gallen (city)	163.4	1 (2)	4	3.1	1.7	1.7	.50	.55	-	.35
Luzern (city)	87.9	5 (3)	2	1.6	.8	-	1.00	1.11	.	.16
Biel/Bienne	53.6	7 (8)	1	1.0	.5	-	1.00	1.31	.	.22
German Switzerland	107.1	. (.)	142	1.9	1.2	1.3	.95	.77	.75	.87
-Northwestern	90.9	. (.)	50	1.5	1.0	1.3	1.16	.98	1.04	.86
-Northeastern	119.0	. (.)	57	2.1	1.4	1.3	.91	.70	.63	1.03
-Alps/Prealps	117.9	. (.)	35	2.2	1.4	1.5	.71	.59	.38	.64
French Switzerland	82.6	. (.)	35	1.8	1.1	.7	1.03	.75	.76	1.32
Italian Switzerland	74.8	. (.)	6	1.3	.8	.6	.83	.57	-	.78
>100000 inhabitants	76.0	6 (6)	28	1.4	.9	1.0	1.04	.85	.89	1.57
20000-99999 inh.	105.9	4 (5)	26	2.1	1.2	.5	.92	.80	1.79	.48
10000-19999 inh.	112.0	3 (2)	23	1.9	1.3	1.1	1.09	.84	.88	.94
5000-9999 inh.	70.5	7 (1)	15	1.1	.8	.5	1.73	1.29	.90	1.60
2800-4999 inh.	103.3	5 (3)	22	2.1	1.4	1.5	1.09	.75	.54	2.06
1200-2799 inh.	117.3	2 (7)	33	2.1	1.4	2.6	.58	.46	.43	.47
<1200 inhabitants	118.6	1 (4)	36	2.3	1.4	.9	.81	.65	.78	.75
Switzerland	100.0	. (.)	183	1.8	1.2	1.2	.96	.75	.76	.93

Females / Frauen	SMR	RANK	data for 1969-72				ratio 80 / 70			
			N	EUROP.	WORLD	TRUNC	N	WORLD	C3564	C6584
Zürich	106.7	8 (13)	60	2.3	1.5	1.4	.88	.62	.56	.86
Bern	103.2	13 (11)	48	2.5	1.7	3.0	1.08	.74	.42	1.72
Luzern	110.6	7 (18)	14	2.3	1.6	1.3	.64	.45	.72	.38
Uri	217.5	1 (17)	3	4.9	3.2	7.8	.33	.34	.45	-
Schwyz	158.3	3 (24)	6	3.0	1.8	-	.17	.15	.	.09
Obwalden	-	25 (1)	-	-	-	-	.	.	.	.
Nidwalden	105.9	11 (25)	1	2.5	1.6	5.3	-	-	-	.
Glarus	45.5	23 (25)	1	.7	.4	-	.	.	.	.
Zug	151.2	4 (7)	4	3.2	1.9	2.1	1.00	1.05	1.10	.75
Fribourg	67.1	19 (14)	5	1.5	1.1	2.4	1.40	1.04	.65	2.15
Solothurn	68.8	18 (6)	7	1.4	1.0	1.1	2.29	1.70	1.65	2.22
Basel-Stadt	105.6	12 (20)	16	2.4	1.6	1.6	.63	.45	.71	.20
Basel-Land	106.3	9 (16)	8	2.3	1.4	1.7	.88	.66	.86	.47
Schaffhausen	106.1	10 (5)	4	2.1	1.3	1.4	1.50	1.37	2.07	1.12
Ausserrhoden	60.9	21 (4)	2	1.2	.8	-	2.50	2.00	.	2.14
Innerrhoden	-	25 (8)	-	-	-	-	.	.	.	.
St. Gallen	89.2	16 (10)	17	2.0	1.3	1.7	1.29	.94	.68	1.20
Graubünden	93.0	14 (2)	7	2.0	1.3	2.5	1.71	1.22	.64	1.52
Aargau	149.5	5 (15)	27	3.2	2.1	1.6	.63	.50	.61	.49
Thurgau	174.3	2 (12)	16	3.7	2.6	2.9	.63	.48	.59	.68
Ticino	51.1	22 (22)	7	1.0	.6	-	1.14	.96	.	.78
Vaud	89.5	15 (21)	25	2.0	1.4	2.0	.68	.53	.41	.44
Valais	115.4	6 (9)	9	2.4	1.5	2.2	1.11	.89	.64	.68
Neuchâtel	64.8	20 (19)	6	1.5	1.0	1.4	1.00	.43	-	1.78
Genève	84.6	17 (23)	15	1.7	1.0	.5	.53	.57	2.29	.28
Jura	31.0	24 (3)	1	.9	.6	1.8	5.00	1.69	-	.
Zürich (Stadt)	113.2	2 (3)	32	2.4	1.6	1.6	.94	.74	.68	.88
Basel (Stadt)	107.8	3 (5)	15	2.3	1.6	1.7	.60	.46	.72	.20
Genève (ville)	68.8	8 (8)	8	1.3	.9	-	.50	.57	.	.30
Bern (Stadt)	94.4	5 (2)	10	2.2	1.6	1.9	1.20	.96	1.21	1.23
Lausanne	91.6	6 (4)	8	2.0	1.4	2.4	.75	.69	.89	.30
Winterthur	105.0	4 (7)	5	2.4	1.5	1.3	.60	.64	1.18	.25
St. Gallen (Stadt)	79.7	7 (1)	4	1.7	1.0	1.3	1.50	.91	-	1.98
Luzern (Stadt)	134.1	1 (6)	6	3.0	2.0	1.3	.50	.24	-	.32
Biel/Bienne	29.7	9 (9)	1	.7	.5	1.7	1.00	.31	.	.
Deutschschweiz	111.3	. (.)	247	2.4	1.6	1.9	.93	.69	.64	.83
-Nordwestschweiz	111.6	. (.)	104	2.5	1.7	1.9	.88	.62	.58	.81
-Nordostschweiz	116.9	. (.)	99	2.5	1.6	1.7	.89	.65	.63	.84
-Alpen/Voralpen	100.2	. (.)	44	2.2	1.5	2.3	1.14	.93	.77	.86
Romandie	75.8	. (.)	55	1.7	1.1	1.5	.96	.72	.54	.88
Svizzera italiana	48.1	. (.)	7	.9	.6	-	1.14	.97	.	.78
>100000 Einwohner	99.8	4 (6)	73	2.1	1.5	1.5	.84	.69	.92	.63
20000-99999 Einw.	82.0	6 (5)	37	1.8	1.2	1.5	1.16	.83	.57	1.05
10000-19999 Einw.	98.6	5 (4)	36	2.1	1.3	.7	1.03	.78	1.09	.78
5000-9999 Einw.	105.7	3 (7)	38	2.3	1.5	2.1	.74	.52	.50	.63
2800-4999 Einw.	121.5	1 (2)	41	2.6	1.8	2.3	.85	.62	.44	.68
1200-2799 Einw.	79.1	7 (1)	33	1.8	1.2	1.3	1.39	.95	.90	1.65
<1200 Einwohner	119.1	2 (3)	51	2.7	1.8	3.0	.78	.62	.42	.88
Schweiz / Suisse	100.0	. (.)	309	2.2	1.4	1.7	.94	.70	.62	.84

Males / Männer

	data for 1989-92						ratio 90 / 80			
	SMR	RANK	N	EUROP.	WORLD	TRUNC	N	WORLD	C3564	C6584
Zürich	109.3	14 (13)	24	.9	.6	.4	.80	.67	.56	.73
Bern	94.1	17 (14)	19	.8	.8	.4	.70	.55	.50	.76
Luzern	119.2	12 (12)	7	1.1	.7	.4	.88	.63	.19	1.34
Uri	138.8	6 (24)	1	1.3	1.0	-	-	-	-	-
Schwyz	108.9	15 (17)	2	1.1	.7	-	1.00	1.09	.	.25
Obwalden	168.4	5 (7)	1	1.0	.5	-	1.00	.39	-	2.35
Nidwalden	356.3	1 (24)	2	4.0	2.6	4.6	-	-	-	-
Glarus	-	25 (24)	-	-	-	-	-	-	-	-
Zug	-	25 (2)	-	-	-	-	-	-	-	-
Fribourg	184.8	4 (9)	7	1.9	1.3	2.1	1.17	1.24	2.85	.92
Solothurn	131.2	8 (18)	6	.9	.5	-	1.20	.65	-	2.46
Basel-Stadt	125.8	10 (20)	6	1.1	.7	.6	1.20	1.02	.88	1.16
Basel-Land	48.8	22 (5)	2	.5	.3	-	.22	.17	-	.57
Schaffhausen	133.0	7 (15)	2	1.2	.8	-	1.00	1.37	-	.46
Ausserrhoden	254.6	3 (10)	3	2.2	1.3	-	1.50	1.66	-	2.04
Innerrhoden	348.7	2 (1)	1	3.6	2.7	-	1.00	.82	-	-
St. Gallen	127.3	9 (11)	10	1.3	.8	.7	.91	.83	1.17	.62
Graubünden	58.7	21 (23)	2	.5	.3	-	2.00	2.18	-	1.51
Aargau	121.5	11 (3)	10	1.1	.7	1.2	.48	.44	.63	.34
Thurgau	102.2	16 (4)	4	1.0	.7	.7	.40	.45	.56	.23
Ticino	35.2	23 (21)	2	.3	.2	.4	.40	.35	-	.26
Vaud	69.8	20 (22)	8	.7	.4	.7	1.60	1.76	1.00	.83
Valais	118.5	13 (19)	5	1.2	.7	.6	1.25	1.08	1.07	.85
Neuchâtel	90.9	18 (16)	3	.8	.5	.7	.75	.64	-	.87
Geneva	30.5	24 (8)	3	.3	.3	-	.18	.21	-	.09
Jura	74.1	19 (6)	1	.6	.4	-	.33	.19	-	.54
Zürich (city)	105.0	6 (1)	9	.8	.5	-	.56	.46	-	.75
Basel (city)	142.4	4 (6)	6	1.2	.8	.7	1.50	1.45	.90	1.19
Geneva (city)	60.4	8 (4)	2	.6	.5	-	.50	.59	-	.27
Bern (city)	213.1	2 (7)	7	1.8	1.1	1.0	2.33	2.66	-	1.90
Lausanne	76.9	7 (9)	2	.6	.3	-	1.00	.65	-	.89
Winterthur	333.1	1 (5)	6	2.9	1.7	1.6	3.00	2.61	-	2.12
St. Gallen (city)	130.0	5 (2)	2	1.2	.7	1.8	1.00	.77	-	1.21
Luzern (city)	195.9	3 (3)	3	2.0	1.3	-	1.50	1.40	-	1.48
Biel/Bienne	-	9 (8)	-	-	-	-	-	-	-	-
German Switzerland	108.3	. (.)	102	1.0	.6	.5	.76	.62	.47	.75
-Northwestern	110.3	. (.)	44	.9	.6	.5	.76	.56	.35	.99
-Northeastern	109.1	. (.)	37	1.0	.6	.4	.71	.61	.52	.62
-Alps/Prealps	103.1	. (.)	21	1.0	.6	.6	.84	.77	1.05	.56
French Switzerland	87.2	. (.)	26	.8	.6	.7	.72	.71	1.32	.46
Italian Switzerland	33.3	. (.)	2	.3	.2	.4	.40	.36	.	.26
>100000 inhabitants	118.3	2 (6)	26	1.0	.6	.3	.90	.81	.31	.94
20000-99999 inh.	158.2	1 (5)	28	1.4	.8	.7	1.17	.85	.74	1.47
10000-19999 inh.	79.9	6 (2)	13	.7	.5	.4	.52	.45	.41	.42
5000-9999 inh.	88.7	4 (1)	15	.8	.5	.6	.58	.51	1.21	.31
2800-4999 inh.	96.8	3 (3)	16	.9	.6	.9	.67	.58	1.06	.41
1200-2799 inh.	88.6	5 (7)	18	.8	.5	.4	.95	.79	.38	1.12
<1200 inhabitants	69.0	7 (4)	14	.6	.4	.4	.48	.45	.56	.41
Switzerland	100.0	. (.)	130	.9	.6	.5	.74	.63	.61	.67

Females / Frauen

	data for 1989-92						ratio 90 / 80			
	SMR	RANK	N	EUROP.	WORLD	TRUNC	N	WORLD	C3564	C6584
Zürich	103.4	13 (13)	44	1.1	.7	.3	.83	.74	.37	.66
Bern	117.0	8 (11)	44	1.2	.7	.3	.85	.55	.22	.84
Luzern	74.0	18 (18)	8	.9	.5	.5	.89	.77	.42	.88
Uri	-	24 (17)	-	-	-	-	.	.	.	.
Schwyz	92.6	16 (24)	3	1.2	.8	.8	3.00	3.10	-	2.12
Obwalden	213.8	1 (1)	2	1.4	.7	.7	.67	.22	-	1.37
Nidwalden	115.6	9 (25)	1	1.6	1.2	1.2	-	-	-	-
Glarus	65.4	19 (25)	1	.4	.2	-	.	.	.	.
Zug	84.8	17 (7)	2	1.0	.6	.2	.50	.31	-	.54
Fribourg	125.2	6 (14)	8	1.0	.6	.6	1.14	.50	-	1.27
Solothurn	108.5	12 (6)	9	1.2	.8	.8	.56	.48	.28	.35
Basel-Stadt	119.4	7 (20)	13	1.3	.8	.8	1.30	1.08	.56	2.48
Basel-Land	100.1	15 (16)	7	1.1	.7	.7	1.00	.78	.74	1.17
Schaffhausen	133.1	4 (5)	4	1.4	.9	.9	.67	.48	-	.57
Ausserrhoden	-	24 (4)	-	-	-	-	.	.	.	.
Innerrhoden	-	24 (8)	-	-	-	-	.	.	.	.
St. Gallen	108.7	11 (10)	16	1.2	.8	.7	.73	.65	.50	.62
Graubünden	163.2	2 (2)	10	1.6	.9	.7	.83	.56	.50	.95
Aargau	101.4	14 (15)	15	1.1	.7	.3	.88	.69	.24	1.03
Thurgau	127.6	5 (12)	9	1.2	.7	.7	.90	.56	-	.85
Ticino	34.0	22 (22)	4	.3	.2	.2	.50	.31	-	.36
Vaud	112.3	10 (21)	25	1.4	.9	.9	1.47	1.22	1.19	1.74
Valais	138.6	3 (9)	10	1.4	.9	1.0	1.00	.64	.85	1.04
Neuchâtel	30.5	23 (19)	2	.2	.1	-	.33	.25	-	.19
Genève	58.5	20 (23)	8	.8	.6	.6	1.00	.96	1.09	.76
Jura	40.1	21 (3)	1	.4	.2	-	.20	.21	-	.13
Zürich (Stadt)	73.9	5 (3)	14	.9	.6	.4	.47	.49	.26	.39
Basel (Stadt)	133.5	3 (5)	13	1.4	.9	.5	1.44	1.17	.55	2.52
Genève (ville)	40.2	7 (8)	3	.6	.4	.7	.75	.76	.90	.46
Bern (Stadt)	25.9	9 (2)	2	.4	.3	-	.17	.19	-	.29
Lausanne	66.2	6 (4)	4	.9	.6	-	.67	.62	-	1.63
Winterthur	27.4	8 (7)	1	.3	.1	-	.33	.14	-	1.26
St. Gallen (Stadt)	142.1	2 (1)	5	1.5	.9	-	.83	.96	-	.54
Luzern (Stadt)	86.0	4 (6)	3	.9	.6	-	1.00	1.14	-	1.02
Biel/Bienne	166.7	1 (9)	4	1.5	.8	-	4.00	4.48	-	1.29
Deutschschweiz	107.8	. (.)	190	1.2	.7	.4	.83	.64	.34	.79
-Nordwestschweiz	106.6	. (.)	81	1.1	.7	.4	.89	.68	.33	.87
-Nordostschweiz	107.4	. (.)	70	1.1	.7	.3	.80	.65	.23	.68
-Alpen/Voralpen	110.8	. (.)	39	1.2	.8	.8	.78	.56	.48	.87
Romandie	87.3	. (.)	50	1.0	.6	.6	.94	.81	.89	.78
Svizzera italiana	48.3	. (.)	6	.4	.2	-	.75	.43	.	.61
>100000 Einwohner	72.1	7 (6)	36	.9	.6	.4	.59	.56	.26	.57
20000-99999 Einw.	107.2	4 (5)	39	1.0	.6	.3	.91	.63	.31	.72
10000-19999 Einw.	117.3	1 (4)	37	1.2	.8	.7	1.00	.76	1.00	.93
5000-9999 Einw.	112.9	2 (7)	36	1.3	.9	1.1	1.29	1.08	1.03	1.13
2800-4999 Einw.	104.0	5 (2)	31	1.2	.7	.4	.89	.67	.45	.80
1200-2799 Einw.	93.4	6 (1)	32	1.0	.6	.1	.70	.54	.12	.57
<1200 Einwohner	108.8	3 (3)	35	1.1	.6	.3	.88	.57	.24	.92
Schweiz / Suisse	100.0	. (.)	246	1.1	.7	.4	.85	.66	.42	.78

Males / Männer	SMR	RANK		N	EUROP.	WORLD	TRUNC	N	WORLD	C3564	C6584
		data for 1969-72						ratio 80 / 70			
Zürich	108.3	11	(10)	148	7.7	5.7	8.1	1.12	.98	.94	1.01
Bern	89.7	18	(11)	107	6.4	5.0	7.9	1.35	1.11	.80	2.20
Luzern	108.7	10	(16)	37	7.0	5.8	5.9	1.08	.85	1.33	1.91
Uri	196.9	3	(4)	8	13.5	10.7	13.8	.75	.54	.39	.75
Schwyz	66.1	23	(12)	7	5.1	3.4	6.8	1.86	1.61	1.32	1.89
Obwalden	197.2	2	(1)	6	13.2	11.8	15.0	1.00	.93	2.14	.49
Nidwalden	103.9	14	(23)	3	7.4	5.4	-	.67	.64	.	.
Glarus	206.6	1	(24)	11	16.0	11.4	25.4	.27	.26	.14	.28
Zug	112.3	8	(26)	8	7.0	5.8	7.8	.50	.42	-	1.83
Fribourg	62.4	26	(19)	14	4.3	3.6	9.4	1.71	1.39	.70	11.87
Solothurn	65.7	24	(6)	18	4.3	3.5	2.7	2.00	1.78	5.05	2.18
Basel-Stadt	121.4	6	(2)	38	8.7	6.2	8.6	1.13	.97	.55	1.29
Basel-Land	115.0	7	(7)	26	8.1	6.1	5.0	1.15	.93	1.41	1.17
Schaffhausen	75.1	21	(22)	7	5.3	4.3	10.1	.86	.62	.42	4.95
Ausserrhoden	82.5	20	(21)	6	6.3	5.4	10.7	1.17	.90	.77	1.04
Innerrhoden	167.5	4	(25)	3	9.8	12.4	-	.33	.10	.	.
St. Gallen	107.3	12	(15)	50	7.9	5.7	7.0	1.08	.94	.82	1.12
Graubünden	134.8	5	(13)	28	9.5	7.0	5.6	.86	.77	1.18	.64
Aargau	93.4	17	(3)	47	6.3	5.0	8.0	1.57	1.34	.76	2.04
Thurgau	111.1	9	(14)	26	7.8	6.0	12.4	1.04	.89	.82	1.33
Ticino	64.2	25	(18)	20	4.4	3.3	7.7	1.75	1.69	1.37	2.22
Vaud	101.7	16	(5)	68	7.2	5.3	7.9	1.38	1.24	1.18	1.08
Valais	102.5	15	(8)	24	7.6	5.6	9.9	1.25	1.10	.90	.82
Neuchâtel	89.2	19	(20)	19	6.1	4.8	5.1	1.11	.86	.64	1.68
Geneva	106.6	13	(9)	43	8.0	5.8	9.4	1.16	.94	1.12	1.37
Jura	68.9	22	(17)	6	5.1	3.4	6.1	1.50	1.60	1.39	1.44
Zürich (city)	103.9	6	(5)	61	7.5	5.1	7.4	1.13	1.26	1.02	.81
Basel (city)	118.5	4	(2)	34	8.5	6.1	8.4	1.15	.97	.54	1.42
Geneva (city)	90.6	8	(7)	21	6.5	4.9	6.9	1.10	.96	1.30	1.39
Bern (city)	106.3	5	(4)	23	7.6	5.9	10.9	1.26	1.07	.64	1.86
Lausanne	160.1	1	(3)	28	11.6	8.0	9.1	.86	.88	1.16	.58
Winterthur	125.9	2	(8)	15	9.2	6.9	7.8	.80	.75	1.33	.60
St. Gallen (city)	122.2	3	(6)	12	8.8	6.5	5.8	1.00	.90	1.37	.73
Luzern (city)	98.8	7	(1)	9	6.5	5.8	4.6	1.78	1.26	3.77	2.83
Biel/Bienne	50.1	9	(9)	4	3.9	2.5	4.5	1.25	1.01	.47	1.24
German Switzerland	103.2	.	(.)	584	7.3	5.5	7.8	1.17	.99	.91	1.36
-Northwestern	93.5	.	(.)	224	6.4	5.0	7.0	1.43	1.19	1.01	1.92
-Northeastern	108.4	.	(.)	225	7.7	5.7	8.8	1.07	.93	.83	1.15
-Alps/Prealps	113.6	.	(.)	135	8.1	6.1	7.6	.88	.79	.83	.84
French Switzerland	96.1	.	(.)	172	6.8	5.1	8.0	1.34	1.18	1.10	1.38
Italian Switzerland	66.4	.	(.)	22	4.5	3.5	7.8	1.73	1.66	1.48	2.25
>100000 inhabitants	111.6	1	(1)	167	8.0	5.7	8.2	1.10	1.06	.90	1.09
20000-99999 inh.	107.5	2	(4)	115	7.6	5.8	8.6	1.10	.90	.86	1.54
10000-19999 inh.	102.4	4	(2)	98	6.8	5.5	6.6	1.32	1.15	1.56	1.31
5000-9999 inh.	91.4	6	(3)	88	6.5	4.9	7.8	1.44	1.12	.75	2.03
2800-4999 inh.	105.9	3	(5)	98	7.7	5.8	7.9	1.14	.92	1.05	1.57
1200-2799 inh.	84.6	7	(6)	99	5.9	4.5	7.3	1.37	1.20	1.04	1.60
<1200 inhabitants	94.3	5	(7)	113	6.7	5.1	8.0	1.19	1.03	.89	1.07
Switzerland	100.0	.	(.)	778	7.1	5.3	7.8	1.22	1.05	.98	1.37

Females / Frauen	SMR	RANK		N	EUROP.	WORLD	TRUNC	N	WORLD	C3564	C6584
		data for 1969-72						ratio 80 / 70			
Zürich	94.9	15	(12)	102	4.2	3.0	4.9	1.33	.97	.73	1.59
Bern	78.8	20	(19)	69	3.5	2.7	4.3	1.41	1.07	.90	1.53
Luzern	85.5	18	(21)	21	4.1	3.2	6.5	1.24	.84	.37	2.16
Uri	74.1	22	(26)	2	3.3	2.7	5.3	.50	.15	-	2.25
Schwyz	68.1	23	(4)	5	3.2	2.6	5.9	2.40	1.60	1.35	4.67
Obwalden	96.3	13	(11)	2	4.4	3.4	7.3	1.50	.87	-	1.72
Nidwalden	209.3	1	(7)	4	9.5	6.6	13.4	.75	.86	1.31	-
Glarus	127.4	4	(24)	5	6.4	4.8	11.1	.60	.37	.37	1.68
Zug	37.3	25	(20)	2	1.5	1.2	2.2	3.00	2.08	1.62	.
Fribourg	95.8	14	(16)	14	4.3	3.1	6.0	1.29	1.01	.84	.83
Solothurn	111.1	9	(14)	22	4.9	3.8	6.4	1.09	.69	.81	1.42
Basel-Stadt	138.6	3	(2)	38	5.7	4.0	5.5	1.37	1.34	1.27	.92
Basel-Land	100.5	12	(1)	16	4.3	3.2	4.0	2.31	1.81	1.77	1.86
Schaffhausen	42.5	24	(25)	3	2.0	1.3	2.0	1.67	1.59	-	1.33
Ausserrhoden	107.9	11	(22)	6	4.7	3.1	6.7	.83	1.23	.76	.65
Innerrhoden	-	26	(5)	-	-	-	-	.	.	.	.
St. Gallen	121.0	6	(3)	43	5.3	4.0	6.8	1.28	.98	.89	1.55
Graubünden	167.7	2	(17)	24	7.5	5.6	11.0	.67	.52	.42	.66
Aargau	75.4	21	(10)	27	3.2	2.7	2.9	1.89	1.59	2.25	2.07
Thurgau	82.2	19	(23)	14	3.7	3.1	3.1	1.07	.77	1.35	1.39
Ticino	89.5	16	(13)	23	4.2	3.3	5.4	1.43	.92	1.06	1.98
Vaud	127.0	5	(15)	66	5.4	3.9	5.2	.97	.85	.88	.79
Valais	87.8	17	(8)	14	4.0	2.7	4.5	1.71	1.42	1.83	1.10
Neuchâtel	111.0	10	(18)	19	4.8	3.8	3.8	.95	.81	1.63	1.01
Genève	117.9	7	(9)	40	5.0	3.7	6.1	1.20	.86	.78	1.50
Jura	115.6	8	(6)	7	5.5	3.9	11.0	1.29	.88	.43	1.39
Zürich (Stadt)	88.5	6	(4)	45	3.8	2.8	5.3	1.47	1.13	.71	2.24
Basel (Stadt)	131.4	2	(2)	33	5.4	3.8	5.4	1.48	1.42	1.18	1.10
Genève (ville)	127.7	3	(6)	27	6.0	4.6	10.1	.81	.52	.40	1.88
Bern (Stadt)	57.2	8	(7)	11	2.7	2.2	4.5	1.82	1.08	.39	2.14
Lausanne	119.5	4	(3)	19	5.5	4.1	5.8	1.37	1.27	1.30	1.31
Winterthur	89.1	5	(5)	8	3.7	2.5	4.7	1.50	1.22	1.13	.95
St. Gallen (Stadt)	177.8	1	(1)	16	7.5	5.6	10.6	1.19	.92	.80	1.71
Luzern (Stadt)	74.0	7	(8)	6	3.7	3.0	6.1	1.33	1.08	.36	1.46
Biel/Bienne	15.6	9	(9)	1	.8	.7	2.2	4.00	2.23	-	.
Deutschschweiz	95.9	.	(.)	406	4.2	3.2	5.1	1.36	1.06	.92	1.42
-Nordwestschweiz	87.9	.	(.)	158	3.8	2.9	4.2	1.57	1.27	1.20	1.39
-Nordostschweiz	92.4	.	(.)	149	4.0	3.0	4.7	1.39	1.01	.83	1.68
-Alpen/Voralpen	120.6	.	(.)	99	5.5	4.1	8.0	.99	.82	.70	1.04
Romandie	114.8	.	(.)	158	5.0	3.7	5.6	1.11	.88	.93	1.08
Svizzera italiana	88.3	.	(.)	24	4.1	3.3	5.5	1.46	.95	1.05	2.06
>100000 Einwohner	102.1	3	(1)	135	4.5	3.4	6.0	1.36	1.07	.75	1.65
20000-99999 Einw.	89.1	7	(4)	77	3.9	2.9	4.6	1.48	1.22	1.13	1.21
10000-19999 Einw.	98.2	5	(2)	72	4.3	3.2	5.3	1.53	1.13	1.04	1.97
5000-9999 Einw.	89.5	6	(3)	64	4.0	3.1	5.0	1.55	1.09	.89	1.95
2800-4999 Einw.	100.3	4	(5)	66	4.4	3.3	4.4	1.29	1.00	1.17	1.15
1200-2799 Einw.	111.7	1	(6)	89	4.8	3.5	5.2	1.04	.88	1.01	.80
<1200 Einwohner	107.6	2	(7)	85	4.7	3.5	5.5	.93	.72	.75	.97
Schweiz / Suisse	100.0	.	(.)	588	4.4	3.3	5.2	1.30	1.01	.93	1.34

Hodgkin's and Non-Hodgkin's lymphoma   1980 / 1990   Maligne Lymphome (Hodgkin- und Non-Hodgkin)
Morbo di Hodgkin e altri linfomi   Maladie de Hodgkin et autres lymphomes

Males / Männer	data for 1989-92						ratio 90 / 80					Females / Frauen	data for 1989-92						ratio 90 / 80			
	SMR	RANK		N	EUROP.	WORLD	TRUNC	N	WORLD	C3564	C6584		SMR	RANK		N	EUROP.	WORLD	TRUNC	N	WORLD	C3564	C6584
Zürich	109.8	8	(10)	221	9.3	6.3	7.5	1.33	1.13	.99	1.45	Zürich	107.2	8	(12)	202	5.7	3.9	4.4	1.49	1.32	1.26	1.24
Bern	103.5	10	(11)	186	8.7	5.8	6.8	1.29	1.06	1.08	1.25	Bern	91.8	14	(19)	150	4.8	3.2	3.7	1.55	1.14	.96	1.69
Luzern	85.8	19	(16)	46	7.1	4.9	4.5	1.15	.99	.56	1.22	Luzern	123.5	4	(21)	59	6.4	4.2	4.1	2.27	1.60	2.10	2.23
Uri	124.6	3	(4)	8	12.4	9.0	17.6	1.33	1.57	3.77	.57	Uri	59.4	23	(26)	3	4.1	3.2	8.8	3.00	7.87	.	.52
Schwyz	87.4	18	(12)	15	7.4	4.7	3.7	1.15	.86	.37	1.06	Schwyz	172.2	2	(4)	25	9.5	6.4	6.7	2.08	1.53	1.04	2.16
Obwalden	57.0	24	(1)	3	4.8	2.8	5.2	.50	.25	.22	2.35	Obwalden	73.2	22	(11)	3	3.6	2.4	-	1.00	.82	.	1.55
Nidwalden	113.7	7	(23)	6	9.2	6.5	4.4	3.00	1.89	.44	.	Nidwalden	50.6	24	(7)	2	3.1	2.4	4.5	.67	.42	.23	.
Glarus	54.6	25	(24)	4	5.0	3.2	7.7	1.33	1.08	2.15	3.35	Glarus	182.7	1	(24)	12	9.2	6.1	8.2	4.00	3.38	1.67	3.46
Zug	82.8	20	(26)	10	6.5	5.1	12.2	2.50	2.13	.	.56	Zug	37.0	26	(20)	4	2.2	1.4	3.2	.67	.54	.90	.33
Fribourg	89.1	17	(19)	31	7.3	4.8	7.4	1.29	.94	1.14	1.55	Fribourg	108.5	7	(16)	31	5.7	4.0	4.2	1.72	1.26	.89	2.28
Solothurn	96.6	14	(6)	40	8.3	5.3	6.8	1.11	.85	.61	1.33	Solothurn	112.2	6	(14)	41	5.8	3.8	2.9	1.71	1.45	.52	1.65
Basel-Stadt	126.9	2	(2)	53	10.5	6.9	6.3	1.23	1.15	1.31	1.08	Basel-Stadt	117.6	5	(2)	54	5.2	3.2	1.7	1.04	.61	.25	1.39
Basel-Land	122.5	4	(7)	47	10.8	6.7	5.8	1.57	1.19	.90	1.15	Basel-Land	78.1	21	(1)	25	3.8	2.4	2.0	.68	.42	.32	.53
Schaffhausen	97.0	13	(22)	13	8.4	5.9	8.9	2.17	2.17	2.48	1.69	Schaffhausen	92.5	13	(25)	12	4.3	2.6	-	2.40	1.31	.	3.11
Ausserrhoden	145.5	1	(21)	15	10.5	7.6	5.5	2.14	1.56	.86	3.90	Ausserrhoden	106.7	9	(22)	10	5.2	3.7	-	2.00	.96	-	3.96
Innerrhoden	-	26	(25)	-	-	-	-	-	-	-	-	Innerrhoden	93.1	12	(5)	2	7.0	7.3	-	1.00	1.54	-	1.38
St. Gallen	89.8	16	(15)	64	7.4	5.1	6.2	1.19	.95	1.06	1.33	St. Gallen	89.8	16	(3)	58	5.1	3.7	5.0	1.05	.94	.89	.78
Graubünden	120.4	5	(13)	37	10.3	6.8	6.5	1.54	1.26	1.16	1.72	Graubünden	78.2	20	(17)	21	4.2	2.8	4.1	1.31	.96	.88	1.69
Aargau	106.7	9	(3)	83	8.9	6.1	7.6	1.12	.92	1.14	1.22	Aargau	86.7	18	(10)	58	4.8	3.4	3.8	1.14	.78	.66	1.49
Thurgau	90.2	15	(14)	32	7.4	5.1	5.6	1.19	.95	.65	1.78	Thurgau	100.0	11	(23)	31	5.1	3.4	2.7	2.07	1.41	.71	3.09
Ticino	80.0	22	(18)	41	6.7	4.5	6.3	1.17	.79	.64	1.59	Ticino	91.5	15	(13)	47	4.7	3.1	4.0	1.42	1.01	.78	1.06
Vaud	101.9	11	(5)	106	8.6	5.5	6.0	1.13	.85	.71	1.48	Vaud	100.5	10	(15)	98	5.1	3.3	4.4	1.53	.99	.99	1.61
Valais	63.9	23	(8)	25	5.3	3.3	3.9	.83	.53	.44	2.34	Valais	88.6	17	(8)	29	4.8	3.2	4.7	1.21	.84	.65	1.12
Neuchâtel	80.8	21	(20)	24	6.7	4.8	5.7	1.14	1.16	1.64	.65	Neuchâtel	84.3	19	(18)	24	4.1	2.5	.7	1.33	.83	.12	1.65
Geneva	97.1	12	(9)	59	8.1	5.4	6.7	1.18	.98	.63	1.08	Genève	126.9	3	(9)	77	6.1	3.9	3.6	1.60	1.21	.85	1.33
Jura	115.9	6	(17)	14	10.5	7.5	10.2	1.56	1.41	1.13	1.21	Jura	46.1	25	(6)	5	3.4	2.3	4.1	.56	.66	.97	.36
Zürich (city)	108.1	6	(5)	81	9.3	6.3	8.7	1.17	.98	1.12	1.59	Zürich (Stadt)	116.9	4	(4)	94	5.9	4.1	3.3	1.42	1.29	.85	1.33
Basel (city)	116.2	4	(2)	43	9.6	6.2	6.4	1.10	1.05	1.40	.91	Basel (Stadt)	119.4	3	(2)	49	5.4	3.3	1.9	1.00	.61	.31	1.26
Geneva (city)	83.5	8	(7)	25	7.4	4.8	7.6	1.09	1.02	.92	.60	Genève (ville)	139.3	1	(6)	45	6.8	4.1	4.1	2.05	1.74	1.21	1.72
Bern (city)	130.0	2	(4)	37	10.5	6.9	7.2	1.28	1.11	1.05	1.22	Bern (Stadt)	77.2	6	(7)	25	3.7	2.4	2.5	1.25	1.03	1.67	1.01
Lausanne	99.6	7	(3)	23	8.1	5.0	4.7	.96	.70	.41	1.41	Lausanne	73.5	7	(3)	19	3.3	2.1	.9	.73	.40	.13	.90
Winterthur	154.9	1	(8)	25	13.6	9.7	10.7	2.08	1.88	1.12	2.80	Winterthur	108.0	5	(5)	17	5.9	3.9	4.0	1.42	1.26	1.00	1.52
St. Gallen (city)	117.1	3	(6)	16	9.1	6.0	5.9	1.33	1.01	.57	2.65	St. Gallen (Stadt)	53.4	9	(1)	8	2.6	1.8	1.6	.42	.34	.22	.29
Luzern (city)	114.1	5	(1)	15	9.3	6.2	5.2	.94	.86	.30	1.16	Luzern (Stadt)	61.3	8	(8)	9	2.5	1.4	1.5	1.13	.42	1.04	1.05
Biel/Bienne	58.6	9	(9)	6	5.6	3.6	5.0	1.20	1.47	2.12	.31	Biel/Bienne	126.1	2	(9)	13	7.7	5.1	7.9	3.25	3.38	.	2.37
German Switzerland	103.6	.	(.)	888	8.7	5.9	6.8	1.30	1.07	1.00	1.34	Deutschschweiz	100.2	.	(.)	778	5.3	3.6	3.8	1.41	1.06	.86	1.44
-Northwestern	108.0	.	(.)	393	9.0	6.0	6.5	1.22	1.00	.93	1.17	-Nordwestschweiz	99.3	.	(.)	332	5.1	3.4	3.2	1.34	.93	.68	1.50
-Northeastern	103.4	.	(.)	321	8.7	5.9	7.2	1.33	1.12	1.01	1.43	-Nordostschweiz	99.3	.	(.)	286	5.2	3.5	3.9	1.38	1.18	1.06	1.20
-Alps/Prealps	95.3	.	(.)	174	8.2	5.6	7.1	1.46	1.16	1.18	1.72	-Alpen/Voralpen	103.8	.	(.)	160	5.7	3.9	5.0	1.63	1.16	.98	1.93
French Switzerland	91.9	.	(.)	250	7.7	5.1	6.0	1.09	.84	.70	1.21	Romandie	100.2	.	(.)	253	5.1	3.3	3.7	1.45	1.01	.75	1.44
Italian Switzerland	83.2	.	(.)	45	7.0	4.7	6.4	1.18	.81	.59	1.70	Svizzera italiana	96.2	.	(.)	52	4.9	3.2	3.8	1.49	1.03	.73	1.18
>100000 inhabitants	108.0	1	(1)	209	9.1	6.0	7.4	1.14	.99	.99	1.17	>100000 Einwohner	109.4	1	(1)	232	5.2	3.4	2.8	1.27	.95	.64	1.27
20000-99999 inh.	103.9	3	(4)	165	8.6	5.7	5.8	1.30	1.10	.80	1.33	20000-99999 Einw.	93.7	5	(4)	148	4.6	3.0	3.2	1.30	.85	.74	1.31
10000-19999 inh.	96.8	6	(2)	145	8.1	5.5	5.7	1.12	.87	.58	1.52	10000-19999 Einw.	88.5	7	(2)	124	4.7	3.1	3.4	1.13	.85	.64	1.03
5000-9999 inh.	104.8	2	(3)	163	8.7	5.9	6.7	1.28	1.06	1.20	1.09	5000-9999 Einw.	109.4	2	(3)	155	6.1	4.4	4.7	1.57	1.30	1.10	1.45
2800-4999 inh.	98.6	5	(5)	150	8.4	5.8	7.8	1.34	1.07	.97	1.33	2800-4999 Einw.	93.4	6	(5)	124	5.0	3.4	4.8	1.46	1.02	1.02	1.63
1200-2799 inh.	103.0	4	(6)	193	8.7	5.8	6.6	1.42	1.07	.86	1.68	1200-2799 Einw.	104.7	3	(6)	161	5.3	3.5	4.1	1.73	1.14	.76	1.98
<1200 inhabitants	85.0	7	(7)	158	7.2	4.9	6.5	1.18	.93	1.00	1.36	<1200 Einwohner	96.1	4	(7)	139	5.2	3.4	3.6	1.76	1.35	.96	1.80
Switzerland	100.0	.	(.)	1183	8.4	5.6	6.6	1.25	1.00	.90	1.32	Schweiz / Suisse	100.0	.	(.)	1083	5.2	3.5	3.8	1.42	1.05	.83	1.42

Males / Männer

Males / Männer	SMR	RANK		data for 1969-72 N	EUROP.	WORLD	TRUNC	ratio 80/70 N	WORLD	C3564	C6584
Zürich	93.4	14	(9)	45	2.6	1.7	1.9	1.93	1.65	1.48	1.52
Bern	60.2	22	(20)	27	1.6	1.1	1.4	1.89	1.62	1.31	2.04
Luzern	58.3	23	(18)	7	1.6	1.0	2.1	2.43	1.67	.85	3.28
Uri	138.7	8	(1)	2	3.5	2.4	7.9	2.50	1.60	-	.
Schwyz	54.7	24	(15)	2	1.5	.8	-	3.00	2.78	.	1.12
Obwalden	90.2	18	(26)	1	2.0	1.5	-	-	-	-	-
Nidwalden	103.9	13	(24)	1	2.6	1.8	5.9	1.00	.71	-	.
Glarus	192.5	2	(25)	4	5.2	3.8	7.2	.25	.12	-	1.18
Zug	218.4	1	(4)	5	7.7	4.6	2.6	1.00	.68	1.71	1.08
Fribourg	-	25	(19)	-	-	-	-	.	.	.	.
Solothurn	123.1	10	(7)	12	3.9	2.5	1.9	1.58	1.15	1.28	2.24
Basel-Stadt	180.9	3	(3)	21	4.7	3.2	2.7	1.10	1.00	1.87	1.29
Basel-Land	153.1	6	(21)	11	3.8	2.7	3.3	.82	.65	.63	.66
Schaffhausen	176.0	4	(2)	6	4.5	3.2	5.9	1.17	.98	.71	1.64
Ausserrhoden	65.5	21	(22)	2	2.0	1.3	3.3	1.50	1.77	2.11	.34
Innerrhoden	-	25	(16)	-	-	-	-	.	.	.	.
St. Gallen	146.4	7	(23)	25	3.9	2.6	4.0	.72	.60	.32	.68
Graubünden	91.8	16	(8)	7	2.3	1.6	3.2	2.00	1.67	.25	2.36
Aargau	117.2	12	(11)	20	3.5	2.1	2.1	1.45	1.18	1.46	1.30
Thurgau	92.7	15	(13)	8	2.4	1.5	.7	1.75	1.52	2.38	1.22
Ticino	123.0	11	(5)	14	3.3	2.1	1.8	1.71	1.62	3.38	.76
Vaud	88.9	19	(6)	22	2.5	1.6	1.6	2.23	1.96	2.33	1.47
Valais	125.4	9	(10)	10	3.1	2.3	4.7	1.40	1.02	.16	2.45
Neuchâtel	167.6	5	(14)	13	4.4	3.0	4.3	.92	.83	.90	.50
Geneva	85.2	20	(17)	12	2.2	1.5	2.7	1.67	1.57	.64	1.52
Jura	91.5	17	(12)	3	2.5	1.7	2.3	1.67	1.65	1.23	.87
Zürich (city)	71.4	6	(4)	16	1.9	1.3	1.8	2.63	2.29	1.47	2.24
Basel (city)	196.5	2	(2)	21	5.1	3.4	2.9	1.10	1.03	1.93	1.33
Geneva (city)	114.6	4	(6)	10	3.0	2.0	3.7	1.30	1.31	.18	1.73
Bern (city)	60.4	8	(7)	5	1.6	1.1	1.6	1.60	1.47	.61	1.51
Lausanne	107.8	5	(1)	7	2.7	1.7	.9	3.29	3.33	5.66	1.56
Winterthur	69.0	7	(5)	3	2.4	1.4	-	2.67	2.20	.	3.21
St. Gallen (city)	219.6	1	(9)	8	5.7	3.7	1.7	.13	.08	-	.14
Luzern (city)	115.0	3	(3)	4	3.3	2.1	4.1	2.00	1.42	.64	2.60
Biel/Bienne	-	9	(8)	-	-	-	-	.	.	.	.
German Switzerland	103.4	.	(.)	210	2.8	1.8	2.3	1.50	1.24	1.08	1.46
-Northwestern	104.9	.	(.)	89	2.9	1.9	1.9	1.44	1.15	1.21	1.60
-Northeastern	110.2	.	(.)	81	3.0	2.0	2.1	1.52	1.28	1.22	1.23
-Alps/Prealps	89.2	.	(.)	40	2.4	1.7	3.2	1.58	1.29	.73	1.86
French Switzerland	86.6	.	(.)	56	2.3	1.5	2.3	1.88	1.62	1.18	1.49
Italian Switzerland	115.1	.	(.)	14	3.1	1.9	1.7	1.79	1.69	3.43	.82
>100000 inhabitants	104.3	2	(1)	59	2.7	1.8	2.2	1.85	1.73	1.37	1.73
20000-99999 inh.	117.1	1	(6)	44	3.2	2.1	2.9	1.23	1.01	.93	1.03
10000-19999 inh.	98.0	5	(7)	31	2.6	1.7	3.1	1.48	1.14	.77	1.67
5000-9999 inh.	101.0	3	(2)	33	2.7	1.7	1.4	1.73	1.49	1.89	.91
2800-4999 inh.	98.3	4	(4)	32	2.7	1.8	2.5	1.56	1.18	.57	1.75
1200-2799 inh.	86.4	7	(5)	37	2.4	1.6	2.0	1.68	1.41	1.42	1.61
<1200 inhabitants	95.4	6	(3)	44	2.6	1.7	1.8	1.50	1.38	1.82	1.36
Switzerland	100.0	.	(.)	280	2.7	1.8	2.3	1.59	1.34	1.18	1.42

Females / Frauen

Females / Frauen	SMR	RANK		data for 1969-72 N	EUROP.	WORLD	TRUNC	ratio 80/70 N	WORLD	C3564	C6584
Zürich	92.3	15	(17)	49	1.8	1.2	1.1	1.41	1.21	1.23	.98
Bern	106.6	9	(11)	47	2.3	1.6	2.4	1.34	.92	.60	1.51
Luzern	66.5	21	(10)	8	1.4	1.0	1.1	2.25	1.64	2.91	2.42
Uri	151.7	2	(9)	2	3.1	1.6	-	1.00	1.14	.	.46
Schwyz	55.7	23	(2)	2	1.4	1.0	2.0	4.50	2.86	3.10	6.75
Obwalden	-	25	(6)	-	-	-	-	-	-	-	.
Nidwalden	110.9	8	(21)	1	2.1	1.4	-	1.00	.50	.	1.00
Glarus	192.8	1	(1)	4	4.1	2.6	2.8	2.00	2.11	2.24	1.41
Zug	80.2	18	(19)	2	1.7	1.1	2.1	1.50	1.27	.69	1.73
Fribourg	112.8	6	(23)	8	2.5	1.6	3.1	.88	.54	.	1.17
Solothurn	103.2	10	(4)	10	2.4	1.5	1.7	2.20	1.70	1.23	2.60
Basel-Stadt	125.9	5	(8)	18	2.5	1.6	1.6	1.33	.96	.69	1.54
Basel-Land	83.9	17	(20)	6	1.7	1.2	.8	1.33	.97	.94	1.06
Schaffhausen	28.0	24	(5)	1	.5	.2	-	8.00	7.78	.	6.93
Ausserrhoden	98.3	12	(13)	3	2.2	1.7	2.1	1.33	1.00	1.15	1.44
Innerrhoden	-	25	(26)	-	-	-	-	.	.	.	.
St. Gallen	128.3	4	(18)	23	2.7	1.8	2.6	1.00	.85	1.20	.90
Graubünden	112.2	7	(12)	8	2.2	1.4	1.0	1.25	1.25	2.97	.43
Aargau	145.8	3	(7)	25	3.1	2.1	2.8	1.24	1.00	1.15	1.05
Thurgau	92.4	14	(24)	8	1.8	1.3	.7	1.00	.88	3.28	.74
Ticino	77.2	19	(14)	10	1.7	1.2	2.1	1.90	1.31	1.69	1.91
Vaud	99.1	11	(22)	26	2.1	1.5	2.6	1.04	.74	.61	1.02
Valais	67.4	20	(15)	5	1.4	1.0	2.2	2.20	1.34	.27	2.11
Neuchâtel	92.3	16	(3)	8	2.0	1.4	2.5	2.38	1.60	1.08	3.29
Genève	96.3	13	(16)	16	1.8	1.1	1.1	1.44	1.53	1.82	.70
Jura	65.3	22	(25)	2	1.5	1.0	2.4	.50	.21	-	.42
Zürich (Stadt)	108.6	4	(5)	29	2.1	1.4	1.5	1.14	1.13	1.25	.76
Basel (Stadt)	137.1	3	(1)	18	2.8	1.8	1.7	1.22	.89	.69	1.40
Genève (ville)	101.0	5	(6)	11	1.8	1.1	1.1	1.09	1.51	1.76	.60
Bern (Stadt)	69.9	7	(2)	7	1.8	1.1	1.6	2.29	1.26	1.07	4.21
Lausanne	85.4	6	(8)	7	1.8	1.2	1.0	.86	.59	.94	.82
Winterthur	22.2	9	(4)	1	.4	.3	-	6.00	5.39	.	5.94
St. Gallen (Stadt)	149.4	2	(3)	7	2.6	1.5	-	.86	.86	.	.58
Luzern (Stadt)	23.6	8	(7)	1	.4	.3	-	4.00	3.01	.	4.35
Biel/Bienne	156.9	1	(9)	5	3.4	2.3	1.7	.20	.23	-	.35
Deutschschweiz	101.5	.	(.)	213	2.1	1.4	1.6	1.47	1.16	1.22	1.28
-Nordwestschweiz	111.9	.	(.)	99	2.4	1.6	2.0	1.38	1.01	.87	1.42
-Nordostschweiz	92.6	.	(.)	74	1.8	1.2	1.2	1.46	1.27	1.62	1.10
-Alpen/Voralpen	96.2	.	(.)	40	2.0	1.3	1.5	1.70	1.40	1.60	1.35
Romandie	101.0	.	(.)	69	2.1	1.5	2.5	1.26	.92	.56	1.16
Svizzera italiana	72.8	.	(.)	10	1.6	1.2	2.0	2.00	1.37	1.70	1.94
>100000 Einwohner	104.4	3	(6)	72	2.1	1.4	1.4	1.24	1.07	1.12	1.04
20000-99999 Einw.	77.5	7	(5)	33	1.6	1.0	.9	1.85	1.45	1.52	1.65
10000-19999 Einw.	107.1	2	(1)	37	2.1	1.4	1.1	1.62	1.22	1.44	1.33
5000-9999 Einw.	94.2	5	(7)	32	2.0	1.4	2.5	1.44	.86	.41	1.49
2800-4999 Einw.	100.4	4	(2)	32	2.0	1.3	1.3	1.59	1.37	1.91	1.03
1200-2799 Einw.	126.5	1	(3)	50	2.8	1.9	3.3	1.16	.80	.69	1.18
<1200 Einwohner	88.8	6	(4)	36	1.9	1.3	2.4	1.53	1.30	1.19	1.45
Schweiz / Suisse	100.0	.	(.)	292	2.1	1.4	1.8	1.44	1.11	1.05	1.26

Males / Männer	SMR	RANK		data for 1989-92				ratio 90 / 80			
				N	EUROP.	WORLD	TRUNC	N	WORLD	C3564	C6584
Zürich	114.0	5	(9)	118	4.9	3.0	2.3	1.36	1.10	.85	1.37
Bern	107.1	8	(20)	102	4.7	3.0	2.6	2.00	1.73	1.32	1.88
Luzern	68.7	22	(18)	19	2.9	1.7	.5	1.12	1.01	.32	.82
Uri	146.7	2	(1)	5	6.9	4.1	-	1.00	1.05	.	.45
Schwyz	57.5	23	(15)	5	2.5	1.5	-	.83	.64	-	1.06
Obwalden	-	25	(26)	-	-	-	.	.	.	.	.
Nidwalden	112.0	6	(24)	3	5.3	3.2	4.6	3.00	2.45	.	1.50
Glarus	102.8	10	(25)	4	5.7	4.1	7.3	4.00	9.01	.	.66
Zug	100.8	11	(4)	6	4.8	2.9	-	1.20	.92	-	1.00
Fribourg	89.4	16	(19)	16	3.8	2.4	2.3	1.60	1.43	1.05	1.61
Solothurn	92.5	14	(7)	20	3.9	2.4	1.2	1.05	.85	.41	.92
Basel-Stadt	89.2	17	(3)	20	4.1	2.7	3.1	.87	.85	.57	.65
Basel-Land	87.2	20	(21)	17	3.5	2.1	2.5	1.89	1.17	1.20	3.02
Schaffhausen	212.2	1	(2)	15	9.9	6.6	7.5	2.14	2.07	1.89	1.39
Ausserrhoden	53.9	24	(22)	3	3.5	2.7	8.7	1.00	1.15	1.39	-
Innerrhoden	-	25	(16)	-	-	-	-	-	-	-	.
St. Gallen	89.2	18	(23)	33	4.0	2.6	2.7	1.83	1.63	2.21	1.48
Graubünden	99.4	12	(8)	16	4.2	2.7	1.7	1.14	1.01	2.13	1.23
Aargau	92.1	15	(11)	36	4.0	2.5	2.1	1.24	.99	.68	1.04
Thurgau	97.5	13	(13)	18	4.1	2.7	2.9	1.29	1.22	1.69	1.07
Ticino	104.0	9	(5)	28	4.4	2.9	4.9	1.17	.86	.79	1.35
Vaud	88.5	19	(6)	48	3.8	2.3	3.2	.98	.77	.88	1.00
Valais	120.3	4	(10)	24	5.6	3.2	2.1	1.71	1.35	2.89	1.08
Neuchâtel	76.9	21	(14)	12	3.2	2.0	1.7	1.00	.79	.41	1.83
Geneva	125.8	3	(17)	39	5.6	3.5	3.2	1.95	1.49	1.77	1.90
Jura	109.5	7	(12)	7	4.5	2.7	2.3	1.40	.98	.82	3.94
Zürich (city)	100.0	6	(4)	40	4.1	2.5	2.2	.95	.86	.76	.92
Basel (city)	95.9	7	(2)	19	4.5	3.0	3.5	.83	.84	.57	.60
Geneva (city)	147.6	2	(6)	23	6.7	4.1	4.0	1.77	1.59	5.92	1.60
Bern (city)	142.8	3	(7)	22	5.8	3.5	1.0	2.75	2.21	1.15	4.29
Lausanne	106.4	5	(1)	13	4.8	2.9	3.2	.57	.50	.63	.37
Winterthur	152.9	1	(5)	13	6.9	4.2	1.6	1.63	1.37	.57	1.58
St. Gallen (city)	125.1	4	(9)	9	5.8	3.5	1.8	9.00	11.76	.	3.95
Luzern (city)	83.9	8	(3)	6	3.1	1.8	-	.75	.63	-	.77
Biel/Bienne	55.2	9	(8)	3	2.5	1.7	2.4	3.00	4.56	.	1.51
German Switzerland	97.8	.	(.)	435	4.3	2.7	2.3	1.39	1.17	.93	1.25
-Northwestern	92.8	.	(.)	175	4.0	2.5	2.0	1.37	1.14	.84	1.22
-Northeastern	112.0	.	(.)	179	4.9	3.0	2.5	1.46	1.21	1.00	1.35
-Alps/Prealps	84.3	.	(.)	81	3.8	2.5	2.3	1.29	1.15	.99	1.13
French Switzerland	106.4	.	(.)	150	4.7	2.9	2.9	1.43	1.14	1.07	1.46
Italian Switzerland	101.9	.	(.)	29	4.3	2.9	5.0	1.16	.87	.88	1.27
>100000 inhabitants	113.6	2	(1)	117	4.9	3.0	2.7	1.07	.97	.89	1.02
20000-99999 inh.	99.6	3	(6)	83	4.4	2.7	2.0	1.54	1.29	.74	1.48
10000-19999 inh.	92.2	5	(7)	71	3.7	2.2	1.2	1.54	1.13	.50	1.83
5000-9999 inh.	85.0	6	(2)	68	3.7	2.3	2.4	1.19	.91	.92	1.32
2800-4999 inh.	94.7	4	(4)	74	4.2	2.7	3.3	1.48	1.31	2.23	.81
1200-2799 inh.	84.2	7	(5)	81	3.7	2.3	2.0	1.31	1.05	.68	1.32
<1200 inhabitants	124.7	1	(3)	120	5.6	3.5	4.2	1.82	1.52	1.32	1.77
Switzerland	100.0	.	(.)	614	4.3	2.7	2.5	1.38	1.14	.97	1.29

Females / Frauen	SMR	RANK		data for 1989-92				ratio 90 / 80			
				N	EUROP.	WORLD	TRUNC	N	WORLD	C3564	C6584
Zürich	101.4	11	(17)	96	2.7	1.7	1.0	1.39	1.17	.77	1.28
Bern	107.6	8	(11)	89	2.9	1.9	2.8	1.41	1.30	2.06	1.12
Luzern	79.2	19	(10)	19	2.3	1.6	2.6	1.06	.98	1.01	.78
Uri	117.0	5	(9)	3	2.8	1.9	-	1.50	1.07	.	1.70
Schwyz	83.0	18	(2)	6	2.2	1.4	1.3	.67	.51	.28	.87
Obwalden	-	26	(6)	-	-	-	-	.	.	.	.
Nidwalden	50.9	24	(21)	1	1.6	1.2	-	1.00	1.66	.	.56
Glarus	60.0	22	(1)	2	1.7	1.3	3.4	.25	.23	.53	.32
Zug	112.0	6	(19)	6	3.3	2.2	4.5	2.00	1.52	2.54	1.47
Fribourg	90.9	14	(23)	13	2.2	1.4	1.4	1.86	1.59	.	1.78
Solothurn	151.3	3	(4)	28	3.7	2.4	2.2	1.27	.96	1.00	1.46
Basel-Stadt	77.0	20	(8)	18	2.0	1.3	1.4	.75	.85	.90	.67
Basel-Land	55.9	23	(20)	9	1.4	.9	.5	1.13	.81	.55	.84
Schaffhausen	121.4	4	(5)	8	3.9	2.6	5.1	1.00	1.37	.	.49
Ausserrhoden	84.8	16	(13)	4	2.7	1.7	3.0	1.00	1.05	1.00	.90
Innerrhoden	184.6	1	(26)	2	3.5	1.7	-	.	.	.	.
St. Gallen	70.8	21	(18)	23	1.9	1.2	1.3	1.00	.78	.46	.94
Graubünden	110.5	7	(12)	15	2.7	1.7	.7	1.50	.96	.33	2.53
Aargau	159.0	2	(7)	53	4.3	2.8	3.0	1.71	1.35	.98	1.54
Thurgau	102.5	10	(24)	16	3.0	2.1	2.1	2.00	1.87	.87	2.55
Ticino	95.7	13	(14)	25	2.3	1.4	1.1	1.32	.89	.39	1.29
Vaud	104.4	9	(22)	51	2.8	1.8	2.4	1.89	1.62	1.80	1.38
Valais	85.1	15	(15)	14	2.0	1.3	1.1	1.27	.95	1.67	1.24
Neuchâtel	83.4	17	(3)	12	1.9	1.2	1.4	.63	.52	.70	.35
Genève	99.4	12	(16)	30	2.6	1.7	2.5	1.30	.96	1.16	1.86
Jura	36.5	25	(25)	2	1.3	.9	2.3	2.00	4.22	.	-
Zürich (Stadt)	90.3	4	(5)	37	2.1	1.2	.3	1.12	.80	.16	1.19
Basel (Stadt)	81.5	6	(1)	17	2.2	1.5	1.5	.77	.93	.96	.69
Genève (ville)	98.7	3	(6)	16	2.4	1.5	2.1	1.33	.89	.99	2.13
Bern (Stadt)	85.1	5	(2)	14	2.2	1.4	1.6	.88	.96	1.30	.87
Lausanne	99.5	2	(8)	13	2.7	1.7	2.6	2.17	2.37	3.48	1.52
Winterthur	176.0	1	(4)	14	4.7	3.0	1.3	2.33	2.07	.	1.69
St. Gallen (Stadt)	52.8	9	(3)	4	1.3	.8	-	.67	.60	-	.84
Luzern (Stadt)	66.6	8	(7)	5	2.8	2.2	5.6	1.25	2.30	3.00	.26
Biel/Bienne	75.9	7	(9)	4	1.3	.8	-	4.00	1.46	.	5.59
Deutschschweiz	102.1	.	(.)	399	2.7	1.8	1.9	1.27	1.09	1.00	1.14
-Nordwestschweiz	108.0	.	(.)	182	2.8	1.9	2.2	1.33	1.16	1.31	1.17
-Nordostschweiz	98.8	.	(.)	143	2.7	1.7	1.6	1.32	1.14	.82	1.18
-Alpen/Voralpen	95.2	.	(.)	74	2.5	1.6	1.8	1.09	.89	.76	.99
Romandie	94.8	.	(.)	120	2.4	1.6	2.1	1.38	1.16	1.57	1.15
Svizzera italiana	94.6	.	(.)	26	2.3	1.4	1.1	1.30	.87	.39	1.38
>100000 Einwohner	90.2	6	(6)	97	2.2	1.4	1.3	1.09	.96	.79	1.10
20000-99999 Einw.	97.5	5	(5)	78	2.6	1.7	1.9	1.28	1.12	1.52	1.05
10000-19999 Einw.	105.0	3	(1)	74	2.8	1.8	2.1	1.23	1.07	1.18	.91
5000-9999 Einw.	102.7	4	(7)	73	2.7	1.7	1.5	1.59	1.41	1.58	1.39
2800-4999 Einw.	88.9	7	(2)	59	2.4	1.6	1.9	1.16	.89	.78	.99
1200-2799 Einw.	111.9	1	(3)	86	2.8	1.8	2.1	1.48	1.19	1.03	1.31
<1200 Einwohner	107.4	2	(4)	78	2.9	1.9	2.6	1.42	1.10	.92	1.51
Schweiz / Suisse	100.0	.	(.)	545	2.6	1.7	1.9	1.30	1.09	1.03	1.15

Males / Männer

Males / Männer	SMR	RANK		N	EUROP.	WORLD	TRUNC	N	WORLD	C3564	C6584
					data for 1969-72				ratio 80 / 70		
Zürich	104.9	8	(18)	175	9.5	7.1	7.8	.95	.75	.68	.95
Bern	98.9	11	(11)	149	8.7	7.1	6.6	1.12	.93	1.07	1.12
Luzern	95.4	14	(22)	41	9.2	6.6	8.8	.98	.77	.39	1.26
Uri	77.0	19	(1)	4	6.8	5.0	8.2	2.75	2.59	.54	3.95
Schwyz	74.0	21	(6)	10	8.2	5.1	3.7	1.70	1.26	1.97	1.22
Obwalden	76.7	20	(26)	3	6.7	5.8	12.0	-	-	-	.
Nidwalden	163.6	1	(15)	6	11.4	12.7	6.8	.67	.59	-	.96
Glarus	118.0	5	(3)	8	10.9	9.0	13.4	1.13	.99	.56	2.58
Zug	56.0	25	(5)	5	4.9	3.8	-	2.40	1.81	.	1.88
Fribourg	126.3	2	(21)	36	10.6	8.7	9.8	.72	.57	.54	1.13
Solothurn	110.8	7	(14)	38	11.3	8.5	5.3	.95	.73	.92	2.02
Basel-Stadt	85.1	17	(10)	32	7.9	5.4	5.1	1.28	1.03	1.03	1.43
Basel-Land	97.2	13	(13)	27	8.2	6.3	7.4	1.15	.98	.40	.97
Schaffhausen	68.6	23	(2)	8	5.9	4.3	5.9	2.00	2.02	2.35	1.83
Ausserrhoden	72.0	22	(4)	7	6.3	4.1	5.6	1.86	1.77	1.10	1.45
Innerrhoden	42.3	26	(24)	1	3.6	1.8	-	2.00	2.83	.	.33
St. Gallen	98.3	12	(20)	59	8.5	6.7	7.1	.97	.79	.62	1.30
Graubünden	116.9	6	(12)	31	10.3	8.0	6.0	.90	.73	1.25	.93
Aargau	119.4	3	(16)	75	10.6	7.8	7.3	.84	.73	.56	.84
Thurgau	64.0	24	(25)	19	5.6	4.5	4.8	1.21	.98	.46	1.54
Ticino	118.8	4	(17)	46	10.8	9.2	9.6	.89	.60	.64	1.81
Vaud	102.7	9	(19)	85	9.1	6.8	7.3	.98	.80	.82	.95
Valais	77.1	18	(23)	23	6.8	5.4	9.8	1.13	.82	.39	4.24
Neuchâtel	102.4	10	(8)	27	8.8	7.1	6.8	1.11	.88	.76	1.36
Geneva	94.2	15	(9)	46	8.8	6.7	5.2	1.22	.97	1.19	1.02
Jura	89.6	16	(7)	10	7.1	6.1	5.9	1.30	1.18	1.24	2.42
Zürich (city)	99.4	7	(7)	70	9.1	6.6	8.5	.94	.71	.43	1.02
Basel (city)	78.6	8	(3)	27	7.5	5.1	4.5	1.33	1.04	1.21	1.61
Geneva (city)	107.6	6	(1)	30	9.9	8.1	4.1	1.10	.83	1.91	1.10
Bern (city)	121.3	3	(4)	32	10.6	8.7	4.6	.88	.76	1.35	.57
Lausanne	112.9	5	(5)	24	9.7	8.5	7.7	.92	.65	1.04	.90
Winterthur	128.9	2	(6)	19	10.5	9.0	6.2	.74	.53	.98	.97
St. Gallen (city)	120.6	4	(8)	15	10.9	8.5	5.5	.60	.56	-	.66
Luzern (city)	142.6	1	(9)	16	12.2	9.7	15.0	.50	.45	.40	1.09
Biel/Bienne	71.6	9	(2)	7	5.8	4.8	11.1	1.43	1.39	.58	8.10
German Switzerland	100.3	.	(.)	710	8.9	6.8	6.9	1.05	.87	.79	1.13
-Northwestern	105.6	.	(.)	314	9.6	7.2	7.0	1.00	.83	.74	1.01
-Northeastern	93.2	.	(.)	239	8.4	6.3	6.7	1.10	.89	.81	1.17
-Alps/Prealps	101.9	.	(.)	157	8.9	7.1	7.2	1.06	.87	.82	1.29
French Switzerland	96.1	.	(.)	213	8.5	6.5	7.0	1.05	.84	.76	1.22
Italian Switzerland	116.3	.	(.)	48	10.5	9.0	9.1	.90	.60	.64	1.78
>100000 inhabitants	101.5	3	(4)	183	9.2	7.1	6.4	1.01	.78	.85	1.00
20000-99999 inh.	112.7	1	(7)	149	9.9	7.8	8.4	.81	.67	.54	1.08
10000-19999 inh.	99.7	5	(2)	117	9.3	6.9	8.1	1.09	.89	.84	1.17
5000-9999 inh.	100.5	4	(5)	121	8.8	6.8	6.9	1.04	.83	.79	1.19
2800-4999 inh.	89.8	6	(3)	105	8.1	6.1	7.3	1.23	.97	.65	1.45
1200-2799 inh.	87.0	7	(6)	130	7.5	5.9	6.1	1.19	.99	.88	1.14
<1200 inhabitants	107.5	2	(1)	166	9.5	7.4	6.5	1.01	.82	.85	1.31
Switzerland	100.0	.	(.)	971	8.9	6.8	7.0	1.04	.85	.77	1.17

Females / Frauen

Females / Frauen	SMR	RANK		N	EUROP.	WORLD	TRUNC	N	WORLD	C3564	C6584
					data for 1969-72				ratio 80 / 70		
Zürich	102.3	10	(10)	149	6.1	4.7	4.7	1.23	.96	1.09	1.09
Bern	95.1	16	(11)	115	5.7	4.6	6.5	1.22	.85	.64	1.29
Luzern	107.2	9	(12)	37	6.3	4.7	6.6	1.08	.80	.50	.90
Uri	129.8	3	(14)	5	7.5	5.2	4.7	.80	.61	1.09	.78
Schwyz	85.9	20	(5)	9	5.1	3.8	5.0	1.56	1.41	1.24	1.21
Obwalden	33.7	25	(25)	1	1.7	1.2	-	2.00	1.24	.	2.68
Nidwalden	-	26	(15)	-	-	-	-	.	.	.	.
Glarus	163.2	1	(3)	9	9.3	7.2	11.4	.89	.96	.52	.50
Zug	93.6	17	(2)	7	5.7	5.2	9.8	1.86	1.29	.80	8.16
Fribourg	83.1	22	(21)	17	4.7	3.8	2.0	1.12	.70	2.12	.83
Solothurn	98.7	11	(18)	27	6.1	4.3	6.0	1.00	.97	.60	1.09
Basel-Stadt	135.3	2	(7)	50	8.1	6.7	5.9	.94	.76	.87	.84
Basel-Land	114.8	6	(8)	25	6.8	5.3	6.1	1.16	.92	.57	1.00
Schaffhausen	123.3	4	(1)	12	7.6	5.2	9.3	1.42	.96	.57	1.80
Ausserrhoden	112.8	7	(22)	9	6.2	6.2	2.1	.78	.69	2.28	.59
Innerrhoden	54.2	24	(13)	1	2.7	2.0	-	2.00	2.26	.	1.04
St. Gallen	97.4	13	(20)	49	6.2	5.1	8.1	.96	.70	.57	1.19
Graubünden	110.2	8	(19)	22	6.2	4.6	3.9	.86	.66	.45	.56
Aargau	92.5	18	(23)	46	5.6	4.4	4.6	.87	.58	.58	.84
Thurgau	95.9	15	(4)	23	5.7	4.3	6.6	1.43	1.21	.57	1.41
Ticino	122.4	5	(24)	43	7.4	6.0	9.2	.60	.59	.63	.57
Vaud	86.9	19	(17)	62	5.0	3.9	4.4	1.23	.98	.91	1.17
Valais	98.1	12	(16)	22	5.4	4.4	2.9	1.09	.83	1.11	.60
Neuchâtel	84.3	21	(9)	20	4.9	3.4	4.5	1.45	1.21	1.11	1.23
Genève	96.4	14	(6)	44	6.1	4.6	8.9	1.39	1.01	.64	1.98
Jura	81.8	23	(26)	7	4.7	3.5	3.9	.71	.48	-	.72
Zürich (Stadt)	105.9	6	(2)	72	6.2	4.8	3.9	1.31	.97	1.29	1.19
Basel (Stadt)	139.2	2	(5)	47	8.3	6.8	5.8	.81	.70	.59	.73
Genève (ville)	106.2	5	(1)	30	6.9	5.1	10.8	1.33	1.16	.29	2.39
Bern (Stadt)	73.6	9	(3)	19	3.9	2.5	3.7	1.84	1.65	1.33	1.00
Lausanne	120.9	3	(7)	26	7.3	5.7	7.5	.81	.55	.43	1.19
Winterthur	89.9	8	(6)	11	5.1	3.5	4.1	1.18	1.49	1.87	.30
St. Gallen (Stadt)	111.4	4	(9)	14	7.3	6.4	7.5	.43	.20	.24	.73
Luzern (Stadt)	163.7	1	(4)	18	8.6	6.3	5.7	.72	.56	.29	.47
Biel/Bienne	103.4	7	(8)	9	6.1	4.1	6.6	.67	.73	1.03	.11
Deutschschweiz	102.6	.	(.)	600	6.1	4.8	5.8	1.13	.86	.73	1.07
-Nordwestschweiz	105.7	.	(.)	261	6.2	4.8	5.8	1.08	.82	.70	.97
-Nordostschweiz	102.2	.	(.)	226	6.2	4.8	6.0	1.23	.95	.82	1.23
-Alpen/Voralpen	97.0	.	(.)	113	5.6	4.5	5.4	1.05	.79	.62	1.00
Romandie	88.9	.	(.)	168	5.3	4.1	5.1	1.24	.93	.85	1.19
Svizzera italiana	115.5	.	(.)	43	7.0	5.6	8.8	.63	.61	.68	.58
>100000 Einwohner	109.4	1	(1)	194	6.5	5.0	5.8	1.18	.92	.74	1.17
20000-99999 Einw.	101.6	3	(6)	120	5.9	4.4	5.7	1.02	.90	.74	.74
10000-19999 Einw.	102.0	2	(5)	102	6.0	4.7	5.5	1.06	.82	.92	.98
5000-9999 Einw.	96.9	5	(3)	96	5.7	4.6	6.0	1.28	.85	.57	1.54
2800-4999 Einw.	89.2	7	(2)	82	5.4	4.4	5.5	1.39	.92	.83	1.63
1200-2799 Einw.	93.4	6	(7)	105	5.7	4.4	6.6	1.01	.80	.74	.83
<1200 Einwohner	99.8	4	(4)	112	5.6	4.5	5.2	1.02	.83	.77	.96
Schweiz / Suisse	100.0	.	(.)	811	6.0	4.6	5.8	1.13	.86	.76	1.07

Males / Männer

Region	SMR	RANK		data for 1989-92				ratio 90 / 80			
				N	EUROP.	WORLD	TRUNC	N	WORLD	C3564	C6584
Zürich	101.0	13	(18)	199	8.4	5.8	4.2	1.20	1.08	.78	1.07
Bern	114.3	5	(11)	203	9.8	6.8	8.6	1.22	1.03	1.24	1.06
Luzern	79.3	21	(22)	42	6.4	4.2	3.6	1.05	.81	1.11	1.21
Uri	110.3	8	(1)	7	9.1	5.4	-	.64	.42	-	.62
Schwyz	112.0	6	(6)	19	9.1	5.8	5.0	1.12	.91	.78	.87
Obwalden	75.6	25	(26)	4	5.9	3.7	5.4	.	.	.	
Nidwalden	97.3	15	(15)	5	8.6	5.3	4.6	1.25	.71	.	1.72
Glarus	96.2	17	(3)	7	8.0	5.3	8.0	.78	.59	1.18	1.29
Zug	102.0	12	(5)	12	7.4	4.7	4.6	1.00	.69	.74	1.31
Fribourg	87.0	19	(21)	30	7.0	4.9	4.1	1.15	.98	.75	1.04
Solothurn	105.7	10	(14)	43	8.7	6.1	3.4	1.19	.99	.70	.78
Basel-Stadt	90.4	18	(10)	37	6.7	4.0	2.5	.90	.72	.48	.96
Basel-Land	97.2	16	(13)	36	7.7	5.6	4.8	1.16	.90	1.63	1.10
Schaffhausen	76.2	24	(2)	10	6.6	4.1	3.6	.63	.47	.30	.70
Ausserrhoden	115.7	3	(4)	12	9.7	6.1	9.2	.92	.84	1.46	.96
Innerrhoden	77.4	23	(24)	2	8.5	8.4	12.1	1.00	1.66	.98	-
St. Gallen	104.7	11	(20)	74	8.7	6.4	4.6	1.30	1.21	1.09	.88
Graubünden	115.3	4	(12)	35	9.3	6.2	5.0	1.25	1.07	.65	1.12
Aargau	110.7	7	(16)	84	9.1	6.2	6.0	1.33	1.09	1.36	1.01
Thurgau	119.3	2	(25)	42	10.0	7.3	8.3	1.83	1.64	4.04	1.68
Ticino	80.0	20	(17)	40	6.5	4.1	4.8	.98	.75	.84	.73
Vaud	78.7	22	(19)	81	6.5	4.7	3.7	.98	.86	.66	.84
Valais	75.6	26	(23)	29	6.3	4.4	3.0	1.12	.99	.68	.59
Neuchâtel	119.4	1	(8)	35	9.9	6.6	3.3	1.17	1.05	.70	.80
Geneva	107.2	9	(9)	64	8.7	6.1	5.6	1.14	.94	.94	.92
Jura	100.3	14	(7)	12	8.4	5.9	6.2	.92	.82	.61	.82
Zürich (city)	109.6	5	(7)	81	9.2	6.5	4.7	1.23	1.39	1.23	1.17
Basel (city)	88.2	7	(3)	32	6.7	4.0	2.9	.89	.76	.54	.91
Geneva (city)	108.8	6	(1)	32	9.2	6.9	6.4	.97	1.03	.90	.68
Bern (city)	120.8	4	(4)	34	10.5	7.3	7.3	1.21	1.11	1.02	1.28
Lausanne	74.3	9	(5)	17	5.8	4.0	1.0	.77	.72	.18	1.06
Winterthur	126.0	3	(6)	20	9.5	6.2	-	1.43	1.30	-	1.58
St. Gallen (city)	126.0	2	(8)	17	11.0	8.1	10.0	1.89	1.70	.	1.89
Luzern (city)	77.0	8	(9)	10	5.6	3.3	2.1	1.25	.75	.37	2.47
Biel/Bienne	139.3	1	(2)	14	12.4	9.2	11.9	1.40	1.38	1.81	1.34
German Switzerland	102.4	.	(.)	863	8.5	5.8	5.3	1.16	.98	.97	1.04
-Northwestern	103.8	.	(.)	370	8.6	5.8	5.1	1.18	.96	.99	1.12
-Northeastern	100.8	.	(.)	307	8.4	5.8	4.5	1.16	1.03	.85	.98
-Alps/Prealps	102.4	.	(.)	186	8.6	6.0	7.0	1.11	.97	1.16	.98
French Switzerland	96.5	.	(.)	259	8.0	5.6	4.7	1.16	1.03	.90	.85
Italian Switzerland	79.6	.	(.)	42	6.4	4.1	4.6	.98	.76	.85	.74
>100000 inhabitants	102.8	2	(4)	196	8.5	5.9	4.6	1.06	1.08	.83	1.01
20000-99999 inh.	113.6	1	(7)	177	9.5	6.6	5.7	1.47	1.27	1.28	1.27
10000-19999 inh.	93.0	6	(2)	136	7.7	5.6	5.2	1.06	.91	.73	.97
5000-9999 inh.	99.3	4	(5)	152	8.0	5.3	4.2	1.21	.94	.77	1.10
2800-4999 inh.	98.0	5	(3)	147	8.2	5.6	5.0	1.14	.95	1.14	.86
1200-2799 inh.	91.9	7	(6)	170	7.8	5.3	6.2	1.10	.92	1.18	.86
<1200 inhabitants	101.5	3	(1)	186	8.5	5.8	4.9	1.11	.94	.87	.83
Switzerland	100.0	.	(.)	1164	8.3	5.7	5.1	1.15	.99	.96	.98

Females / Frauen

Region	SMR	RANK		data for 1989-92				ratio 90 / 80			
				N	EUROP.	WORLD	TRUNC	N	WORLD	C3564	C6584
Zürich	94.9	20	(10)	158	4.5	3.2	2.7	.86	.70	.55	.76
Bern	100.0	17	(11)	144	4.7	3.3	2.9	1.03	.85	.66	.79
Luzern	106.2	13	(12)	45	5.4	4.1	5.5	1.13	1.10	1.89	.62
Uri	134.4	5	(14)	6	7.9	5.3	13.2	1.50	1.68	2.60	-
Schwyz	84.5	22	(5)	11	4.4	3.4	5.5	.79	.63	.84	.63
Obwalden	136.1	4	(25)	5	6.3	3.7	6.3	2.50	2.62	.	1.59
Nidwalden	169.0	2	(15)	6	7.5	4.6	-	2.00	.96	-	4.23
Glarus	103.1	16	(3)	6	4.0	2.5	-	.75	.36	-	1.14
Zug	103.3	15	(2)	10	5.6	4.3	3.0	.77	.64	.33	.89
Fribourg	118.3	7	(21)	30	4.7	3.2	.7	1.58	1.20	.18	1.40
Solothurn	117.8	9	(18)	38	5.5	4.3	1.7	1.41	1.03	.45	1.51
Basel-Stadt	107.5	12	(7)	43	4.9	3.3	4.6	.91	.64	.77	.75
Basel-Land	126.1	6	(8)	36	6.0	4.2	4.1	1.24	.86	1.13	1.10
Schaffhausen	105.2	14	(1)	12	7.6	6.5	14.2	.71	1.31	2.70	.13
Ausserrhoden	154.8	3	(22)	13	7.6	5.6	5.3	1.86	1.30	.90	1.29
Innerrhoden	207.7	1	(13)	4	11.7	8.9	20.3	2.00	1.95	1.64	3.17
St. Gallen	74.8	24	(20)	43	3.7	2.8	2.0	.91	.80	.49	.88
Graubünden	118.0	8	(19)	28	5.3	3.9	4.9	1.47	1.29	2.71	1.34
Aargau	115.0	10	(23)	69	5.9	4.4	5.5	1.72	1.72	2.16	1.40
Thurgau	54.4	25	(4)	15	2.6	1.9	2.0	.45	.37	.52	.27
Ticino	95.8	19	(24)	43	4.7	3.3	5.5	1.65	.93	.92	1.48
Vaud	92.3	21	(17)	80	4.5	3.3	3.3	1.05	.87	.85	.87
Valais	82.6	23	(16)	24	3.9	2.7	2.1	1.00	.74	.60	.88
Neuchâtel	99.1	18	(9)	25	4.9	3.3	3.7	.86	.78	.75	.87
Genève	113.5	11	(6)	62	4.8	3.3	2.8	1.02	.70	.53	.72
Jura	41.5	26	(26)	4	1.9	1.3	2.1	.80	.77	.	.61
Zürich (Stadt)	92.2	6	(2)	64	3.7	2.3	2.2	.68	.49	.45	.61
Basel (Stadt)	109.3	3	(5)	39	5.1	3.4	4.4	1.03	.71	1.12	.83
Genève (ville)	105.4	4	(1)	30	4.0	2.5	2.2	.75	.42	.71	.36
Bern (Stadt)	96.2	5	(3)	27	5.4	4.8	2.0	.77	1.15	.33	.76
Lausanne	75.3	8	(7)	17	3.0	2.1	.9	.81	.67	.32	.83
Winterthur	115.0	2	(6)	16	6.3	4.6	5.7	1.23	.90	.73	3.45
St. Gallen (Stadt)	83.5	7	(9)	11	5.0	3.5	6.9	1.83	2.77	3.70	1.08
Luzern (Stadt)	142.4	1	(4)	18	6.7	4.3	8.3	1.38	1.21	5.03	.87
Biel/Bienne	55.7	9	(8)	5	2.6	1.7	2.4	.83	.55	.38	2.46
Deutschschweiz	100.8	.	(.)	693	4.9	3.6	3.6	1.02	.87	.83	.82
-Nordwestschweiz	113.9	.	(.)	337	5.5	4.1	4.0	1.20	1.03	.94	.99
-Nordostschweiz	87.1	.	(.)	222	4.3	3.1	3.2	.80	.68	.66	.66
-Alpen/Voralpen	97.8	.	(.)	134	4.7	3.4	3.5	1.13	.97	1.00	.79
Romandie	98.7	.	(.)	222	4.5	3.1	2.8	1.06	.81	.69	.91
Svizzera italiana	95.3	.	(.)	45	4.6	3.2	5.2	1.67	.92	.86	1.65
>100000 Einwohner	96.1	7	(1)	177	4.2	2.9	2.4	.78	.62	.55	.64
20000-99999 Einw.	99.6	5	(6)	138	4.9	3.5	4.1	1.13	.89	.99	1.07
10000-19999 Einw.	101.6	4	(5)	126	5.2	3.9	4.3	1.17	1.01	.89	.88
5000-9999 Einw.	103.7	1	(3)	131	4.9	3.5	3.7	1.07	.89	1.10	.78
2800-4999 Einw.	102.3	2	(2)	122	4.8	3.4	2.6	1.07	.85	.54	.94
1200-2799 Einw.	102.2	3	(7)	141	5.0	3.6	4.1	1.33	1.03	.88	1.31
<1200 Einwohner	96.5	6	(4)	125	4.6	3.3	3.2	1.10	.89	.75	.83
Schweiz / Suisse	100.0	.	(.)	960	4.8	3.5	3.5	1.05	.87	.80	.86

Males / Männer

Males / Männer	SMR	RANK		N	EUROP.	WORLD	TRUNC	N	WORLD	C3564	C6584
				data for 1969-72				ratio 80 / 70			
Zürich	89.8	15	(16)	123	7.1	4.6	5.7	1.28	1.11	1.05	1.05
Bern	130.3	6	(7)	166	10.0	6.8	8.9	1.15	.94	.66	1.18
Luzern	103.0	10	(8)	35	8.2	5.4	4.3	1.51	1.17	1.10	1.25
Uri	145.7	4	(2)	6	12.9	8.1	-	1.33	1.21	.	.44
Schwyz	57.5	25	(3)	6	4.0	2.8	6.4	3.33	2.80	.79	9.38
Obwalden	62.9	23	(1)	2	5.5	3.3	-	4.00	3.19	.	2.35
Nidwalden	107.4	8	(12)	3	9.1	5.6	-	1.33	.85	.	.85
Glarus	101.8	12	(4)	6	8.1	4.8	-	1.67	1.51	.	1.57
Zug	151.9	1	(22)	10	14.9	9.2	4.9	.60	.47	.94	.73
Fribourg	86.4	16	(9)	20	6.3	4.4	5.0	1.70	1.47	1.27	1.08
Solothurn	82.7	17	(11)	23	6.3	4.2	5.7	1.74	1.44	1.19	1.86
Basel-Stadt	82.5	18	(19)	27	6.3	4.4	5.9	1.07	.91	1.42	.93
Basel-Land	57.5	24	(20)	12	4.5	3.0	3.0	1.67	1.27	1.19	1.69
Schaffhausen	102.8	11	(5)	10	8.4	5.4	11.5	1.70	1.49	.69	1.67
Ausserrhoden	148.3	3	(21)	13	10.9	6.3	5.8	.54	.61	.90	.46
Innerrhoden	49.6	26	(26)	1	5.0	4.3	13.9	1.00	.94	.94	.
St. Gallen	63.2	22	(17)	31	5.2	3.4	3.6	1.61	1.40	1.98	1.49
Graubünden	72.8	21	(18)	16	5.9	3.6	3.5	1.31	1.32	1.88	.69
Aargau	104.2	9	(14)	51	8.0	5.2	6.6	1.25	1.01	.55	1.34
Thurgau	77.3	20	(24)	19	5.7	3.7	5.0	.84	.76	.58	.64
Ticino	137.6	5	(6)	45	10.8	7.1	10.2	1.29	1.06	.93	1.04
Vaud	112.0	7	(15)	79	8.8	5.8	7.5	1.15	.99	1.17	1.04
Valais	99.9	13	(13)	23	7.5	5.0	6.7	1.35	1.07	.95	1.57
Neuchâtel	81.4	19	(25)	18	6.2	4.1	1.6	.67	.64	.97	.38
Geneva	99.1	14	(10)	40	7.8	5.3	9.9	1.50	1.16	.58	2.42
Jura	150.1	2	(23)	14	12.0	8.0	11.1	.43	.35	.21	.55
Zürich (city)	92.6	5	(5)	58	7.6	4.8	6.0	1.21	1.10	.91	1.20
Basel (city)	83.1	6	(7)	25	6.4	4.5	5.9	1.08	.90	1.47	1.13
Geneva (city)	72.8	7	(3)	18	5.9	3.9	7.8	1.83	1.60	.67	2.63
Bern (city)	171.4	1	(8)	40	13.3	8.8	8.4	.53	.45	.57	.48
Lausanne	141.4	2	(4)	26	11.8	7.6	8.1	1.00	.81	.84	1.59
Winterthur	64.7	8	(6)	8	4.6	3.4	4.7	1.50	1.41	1.54	2.09
St. Gallen (city)	38.0	9	(9)	4	3.5	1.9	-	1.25	1.16	.	1.45
Luzern (city)	112.2	4	(2)	11	10.2	6.2	6.1	1.73	1.40	1.08	1.23
Biel/Bienne	135.2	3	(1)	11	10.3	6.7	7.3	1.45	1.24	1.44	.93
German Switzerland	95.8	.	(.)	555	7.5	4.9	5.7	1.31	1.10	1.01	1.18
-Northwestern	109.2	.	(.)	264	8.4	5.6	6.8	1.20	.98	.80	1.18
-Northeastern	83.5	.	(.)	175	6.7	4.3	5.3	1.29	1.10	1.08	1.05
-Alps/Prealps	90.6	.	(.)	116	7.1	4.6	4.3	1.60	1.38	1.51	1.35
French Switzerland	106.7	.	(.)	197	8.3	5.5	7.8	1.16	.98	.85	1.15
Italian Switzerland	134.5	.	(.)	47	10.5	6.9	9.6	1.28	1.06	.98	1.02
>100000 inhabitants	104.9	4	(6)	167	8.4	5.5	6.9	1.06	.92	.88	1.19
20000-99999 inh.	101.2	5	(5)	109	8.3	5.4	7.0	1.28	1.04	.90	1.21
10000-19999 inh.	79.9	7	(7)	73	6.5	4.3	5.4	1.34	1.02	.84	1.65
5000-9999 inh.	107.5	2	(2)	101	8.3	5.4	7.8	1.30	1.04	.86	1.07
2800-4999 inh.	109.1	1	(1)	102	8.2	5.5	6.1	1.47	1.25	1.37	.99
1200-2799 inh.	88.3	6	(4)	108	6.7	4.4	4.9	1.44	1.25	1.03	1.28
<1200 inhabitants	106.1	3	(3)	139	8.0	5.4	6.4	1.18	1.03	.92	1.08
Switzerland	100.0	.	(.)	799	7.8	5.1	6.3	1.27	1.07	.96	1.16

Females / Frauen

Females / Frauen	SMR	RANK		N	EUROP.	WORLD	TRUNC	N	WORLD	C3564	C6584
				data for 1969-72				ratio 80 / 70			
Zürich	92.6	12	(14)	185	7.1	4.5	4.0	1.21	.95	1.04	.95
Bern	138.6	2	(3)	229	10.5	6.7	6.4	1.07	.79	.73	.83
Luzern	119.7	5	(2)	53	9.7	5.9	7.3	1.47	1.02	.92	.99
Uri	124.7	4	(16)	6	9.6	6.0	8.7	.83	.62	-	.51
Schwyz	89.7	14	(13)	12	7.2	4.5	4.5	1.33	1.00	.93	1.61
Obwalden	103.4	10	(10)	4	9.2	6.4	12.3	1.25	.62	-	4.40
Nidwalden	181.7	1	(6)	6	14.7	8.9	5.9	.83	.57	-	.61
Glarus	50.9	25	(19)	4	3.6	2.5	2.8	1.75	1.11	.	1.51
Zug	85.2	17	(1)	8	7.1	4.5	8.0	2.25	1.50	1.25	1.39
Fribourg	95.4	11	(15)	25	7.3	5.0	3.9	1.16	.88	1.37	.65
Solothurn	114.3	6	(8)	41	9.0	5.7	6.7	1.22	.95	1.11	.94
Basel-Stadt	79.7	19	(17)	43	6.9	4.7	8.9	1.28	.79	.48	1.76
Basel-Land	63.5	23	(18)	17	4.6	3.1	3.9	1.71	1.26	.71	1.07
Schaffhausen	89.4	16	(5)	12	6.9	4.0	4.7	1.58	1.40	.68	1.28
Ausserrhoden	66.2	22	(9)	8	6.0	3.9	7.8	1.88	.98	.36	1.77
Innerrhoden	39.2	26	(26)	1	3.0	2.4	7.8	-	-	-	.
St. Gallen	78.4	20	(12)	54	6.4	4.4	6.1	1.43	1.03	.70	1.35
Graubünden	89.4	15	(4)	24	6.5	4.0	4.2	1.58	1.24	.98	.92
Aargau	92.4	13	(20)	59	7.2	4.4	4.4	1.07	.89	1.13	.61
Thurgau	82.0	18	(22)	27	6.5	4.2	4.4	1.04	.80	.78	.51
Ticino	108.3	8	(7)	53	8.4	5.2	6.3	1.34	1.05	.80	1.08
Vaud	110.5	7	(11)	112	8.7	5.5	7.4	1.17	.98	1.13	.90
Valais	133.4	3	(25)	37	10.1	6.3	7.2	.57	.41	.39	.38
Neuchâtel	62.0	24	(23)	21	5.1	3.5	3.2	1.14	.81	.83	1.12
Genève	77.7	21	(21)	50	6.4	4.3	5.9	1.20	.95	1.31	.89
Jura	103.6	9	(24)	12	8.1	5.4	8.7	.67	.58	.79	.26
Zürich (Stadt)	87.1	5	(4)	87	6.5	4.0	2.8	1.10	1.02	1.33	.82
Basel (Stadt)	81.0	6	(6)	40	7.0	4.9	9.7	1.17	.73	.50	1.75
Genève (ville)	80.8	7	(7)	34	6.7	4.6	5.8	1.00	.81	.83	1.12
Bern (Stadt)	161.8	1	(5)	61	12.6	8.1	6.9	.62	.46	.64	.39
Lausanne	110.5	3	(3)	35	8.6	5.7	6.8	1.06	1.05	1.77	.71
Winterthur	59.4	8	(8)	10	4.8	3.0	4.9	1.50	1.27	1.29	1.35
St. Gallen (Stadt)	59.4	9	(9)	11	4.9	3.4	5.6	1.27	.89	.55	1.48
Luzern (Stadt)	120.0	2	(2)	19	8.6	4.6	-	1.26	1.13	.	.62
Biel/Bienne	100.0	4	(1)	12	7.6	5.0	7.8	1.58	1.40	.81	1.20
Deutschschweiz	100.3	.	(.)	791	7.8	4.9	5.4	1.23	.93	.85	.94
-Nordwestschweiz	106.4	.	(.)	351	8.2	5.2	5.7	1.16	.88	.83	.83
-Nordostschweiz	88.4	.	(.)	267	6.8	4.4	4.4	1.25	.98	.95	1.00
-Alpen/Voralpen	110.6	.	(.)	173	8.7	5.5	6.6	1.32	.95	.74	1.07
Romandie	97.6	.	(.)	256	7.7	5.1	6.6	1.07	.84	.94	.83
Svizzera italiana	107.8	.	(.)	56	8.4	5.3	6.6	1.38	1.07	.81	1.06
>100000 Einwohner	98.5	5	(7)	257	7.8	5.1	5.6	.98	.81	.93	.81
20000-99999 Einw.	94.8	6	(5)	153	7.4	4.7	5.5	1.33	1.03	1.02	1.01
10000-19999 Einw.	100.4	4	(6)	131	7.8	5.0	5.3	1.24	.92	1.06	.79
5000-9999 Einw.	87.2	7	(4)	112	6.9	4.4	5.2	1.51	1.05	.87	1.17
2800-4999 Einw.	103.2	3	(2)	124	8.0	5.2	6.1	1.28	.88	.61	.99
1200-2799 Einw.	109.5	1	(1)	163	8.5	5.3	6.1	1.19	.94	.85	.95
<1200 Einwohner	106.7	2	(3)	163	8.2	5.4	6.4	1.11	.88	.75	.87
Schweiz / Suisse	100.0	.	(.)	1103	7.8	5.0	5.7	1.20	.92	.87	.92

Males / Männer	SMR	RANK		N	EUROP.	WORLD	TRUNC	N	WORLD	C3564	C6584
					data for 1989-92			ratio 90 / 80			
Zürich	94.8	17	(16)	205	8.6	5.4	4.8	1.30	1.06	.79	1.27
Bern	105.2	11	(7)	208	9.6	5.9	5.4	1.09	.93	.98	.93
Luzern	132.0	5	(8)	76	12.1	7.4	6.6	1.43	1.18	1.44	1.27
Uri	71.2	25	(2)	5	5.8	3.8	-	.63	.39	-	1.99
Schwyz	138.2	3	(3)	25	12.6	7.8	8.1	1.25	.99	1.58	.92
Obwalden	121.1	7	(1)	7	11.0	6.2	5.2	.88	.59	.30	.51
Nidwalden	145.1	2	(12)	8	11.7	6.8	4.7	2.00	1.43	.	1.33
Glarus	99.1	12	(4)	8	8.4	5.0	-	.80	.68	.	.88
Zug	161.7	1	(22)	20	16.0	9.6	10.4	3.33	2.21	2.01	2.62
Fribourg	134.5	4	(9)	50	12.1	7.6	8.4	1.47	1.18	1.43	1.52
Solothurn	109.1	9	(11)	49	9.6	5.9	6.2	1.22	.96	.90	1.24
Basel-Stadt	96.3	15	(19)	45	8.8	5.6	4.6	1.55	1.40	.69	1.64
Basel-Land	81.6	22	(20)	33	8.0	5.0	4.2	1.65	1.29	1.06	1.38
Schaffhausen	109.4	8	(5)	16	10.1	6.0	3.9	.94	.74	.42	1.16
Ausserrhoden	95.0	16	(21)	11	8.2	5.3	2.4	1.57	1.38	.35	1.74
Innerrhoden	70.2	26	(26)	2	5.9	3.9	-	2.00	.96	-	.
St. Gallen	83.4	21	(17)	64	7.7	4.8	5.2	1.28	1.01	.75	1.12
Graubünden	98.9	13	(18)	33	9.1	6.1	9.2	1.57	1.30	1.41	1.95
Aargau	81.3	23	(14)	66	7.2	4.4	3.8	1.03	.83	1.01	.90
Thurgau	88.7	20	(24)	34	8.2	5.1	7.7	2.13	1.82	2.61	1.60
Ticino	89.6	19	(6)	50	8.2	5.3	5.4	.86	.71	.56	.71
Vaud	90.9	18	(15)	103	8.3	5.2	4.5	1.13	.90	.54	1.17
Valais	125.8	6	(13)	52	11.3	7.2	9.9	1.68	1.32	1.45	1.11
Neuchâtel	79.9	24	(25)	26	7.6	4.9	6.3	2.17	1.88	3.84	1.94
Geneva	105.6	10	(10)	69	10.0	6.6	6.3	1.15	1.09	1.12	.81
Jura	98.0	14	(23)	13	9.0	5.5	6.0	2.17	1.98	2.86	1.34
Zürich (city)	69.1	8	(5)	58	6.3	4.1	5.4	.83	.77	.93	.81
Basel (city)	99.2	4	(7)	41	9.1	5.8	5.3	1.52	1.45	.77	1.52
Geneva (city)	97.7	5	(3)	32	9.0	5.8	6.5	.97	.92	1.24	.88
Bern (city)	96.5	6	(8)	31	9.6	6.4	9.2	1.48	1.62	2.08	1.55
Lausanne	105.5	2	(4)	27	9.6	6.1	5.9	1.04	.99	.85	.93
Winterthur	147.0	1	(6)	26	13.5	8.4	6.2	2.17	1.76	.87	2.41
St. Gallen (city)	26.7	9	(9)	4	2.5	1.6	-	.80	.74	-	.65
Luzern (city)	100.5	3	(2)	15	9.3	5.9	7.8	.79	.68	.97	1.06
Biel/Bienne	79.1	7	(1)	9	7.5	4.7	6.2	.56	.56	.88	.30
German Switzerland	100.1	.	(.)	925	9.1	5.6	5.2	1.27	1.04	.93	1.17
-Northwestern	99.8	.	(.)	391	9.0	5.6	5.0	1.24	1.01	.95	1.13
-Northeastern	96.6	.	(.)	322	8.7	5.4	5.5	1.43	1.14	.96	1.39
-Alps/Prealps	106.4	.	(.)	212	9.7	6.0	5.1	1.14	.95	.86	.99
French Switzerland	102.5	.	(.)	302	9.4	6.0	6.6	1.32	1.12	1.02	1.12
Italian Switzerland	86.5	.	(.)	51	7.9	5.1	5.6	.85	.70	.60	.70
>100000 inhabitants	87.6	6	(6)	189	8.1	5.3	6.2	1.07	1.04	1.05	1.04
20000-99999 inh.	104.9	4	(5)	182	9.5	5.9	6.1	1.31	1.05	.96	1.28
10000-19999 inh.	87.3	7	(7)	140	8.0	5.2	5.5	1.43	1.17	1.23	1.02
5000-9999 inh.	106.2	2	(2)	177	9.7	6.1	5.3	1.35	1.08	.82	1.11
2800-4999 inh.	105.1	3	(1)	171	9.5	6.0	6.2	1.14	.88	.80	1.13
1200-2799 inh.	109.1	1	(4)	218	9.7	6.0	5.4	1.40	1.09	.98	1.24
<1200 inhabitants	100.9	5	(3)	201	9.2	5.6	4.5	1.23	1.01	.82	1.08
Switzerland	100.0	.	(.)	1278	9.1	5.7	5.5	1.26	1.04	.93	1.13

Females / Frauen	SMR	RANK		N	EUROP.	WORLD	TRUNC	N	WORLD	C3564	C6584
					data for 1989-92			ratio 90 / 80			
Zürich	97.0	14	(14)	270	6.7	4.2	4.6	1.21	.97	1.08	.96
Bern	116.5	8	(3)	283	7.6	4.6	3.2	1.15	.86	.67	.85
Luzern	128.0	5	(2)	89	8.0	4.6	2.0	1.14	.76	.35	.85
Uri	27.5	26	(16)	2	1.9	1.1	-	.40	.30	.	.21
Schwyz	148.5	3	(13)	31	10.6	6.7	9.5	1.94	1.51	2.18	1.10
Obwalden	149.5	2	(10)	9	9.3	5.7	5.0	1.80	1.43	.	.91
Nidwalden	181.8	1	(6)	10	12.4	7.8	4.6	2.00	1.54	.	1.07
Glarus	71.0	22	(19)	7	5.4	3.6	4.0	1.00	1.31	.	.69
Zug	58.8	23	(1)	9	4.4	2.8	1.6	.50	.41	.15	.46
Fribourg	143.4	4	(15)	58	9.7	6.0	5.0	2.00	1.35	.88	2.01
Solothurn	125.5	6	(8)	67	8.8	5.5	4.0	1.34	1.01	.52	.81
Basel-Stadt	87.9	19	(17)	63	5.9	3.9	2.1	1.15	1.04	.53	.75
Basel-Land	97.2	13	(18)	44	6.6	4.1	3.0	1.52	1.05	1.13	.89
Schaffhausen	118.5	7	(5)	23	8.6	6.0	1.6	1.21	1.06	.50	.85
Ausserrhoden	41.1	25	(9)	6	3.1	2.1	3.2	.40	.56	.88	.55
Innerrhoden	92.1	17	(26)	3	3.7	1.9	-	.	.	.	.
St. Gallen	92.6	16	(12)	88	6.8	4.5	6.1	1.14	.99	1.37	1.04
Graubünden	102.3	10	(4)	40	7.3	4.8	3.9	1.05	.98	.92	.60
Aargau	101.2	11	(20)	97	6.8	4.2	4.1	1.54	1.07	.76	1.34
Thurgau	88.3	18	(22)	40	6.0	3.8	4.7	1.43	1.15	1.27	1.84
Ticino	105.7	9	(7)	80	7.4	4.5	4.5	1.13	.82	.80	.77
Vaud	84.3	20	(11)	123	5.9	3.6	3.3	.94	.66	.40	.83
Valais	94.6	15	(25)	43	6.0	3.4	2.2	2.05	1.33	.79	1.51
Neuchâtel	56.1	24	(23)	24	4.2	2.7	2.4	1.00	.98	.79	1.10
Genève	78.2	21	(21)	72	5.9	3.9	5.3	1.20	.95	.71	.96
Jura	99.0	12	(24)	16	7.5	4.8	8.1	2.00	1.53	1.29	2.34
Zürich (Stadt)	95.8	5	(4)	118	6.3	3.8	3.9	1.23	.94	1.01	1.09
Basel (Stadt)	84.3	7	(6)	54	6.0	4.1	2.4	1.15	1.13	.55	.79
Genève (ville)	76.9	8	(7)	38	6.2	4.0	5.3	1.12	1.08	1.11	.80
Bern (Stadt)	113.3	2	(5)	57	8.0	5.0	5.1	1.50	1.34	1.18	1.47
Lausanne	101.4	4	(3)	40	7.0	4.4	5.2	1.08	.74	.54	1.34
Winterthur	91.8	6	(8)	22	6.4	3.9	4.4	1.47	1.03	.59	1.50
St. Gallen (Stadt)	51.9	9	(9)	12	3.2	1.7	-	.86	.56	-	.92
Luzern (Stadt)	119.9	1	(2)	27	7.4	4.4	1.6	1.13	.84	.34	.96
Biel/Bienne	103.1	3	(1)	16	7.7	5.0	9.0	.84	.71	1.33	.51
Deutschschweiz	104.1	.	(.)	1189	7.1	4.4	3.9	1.22	.95	.83	.93
-Nordwestschweiz	109.9	.	(.)	541	7.4	4.5	3.4	1.33	.98	.74	.94
-Nordostschweiz	93.4	.	(.)	396	6.5	4.1	4.5	1.18	.95	1.02	.95
-Alpen/Voralpen	111.5	.	(.)	252	7.4	4.6	3.8	1.11	.88	.74	.87
Romandie	85.8	.	(.)	322	6.1	3.8	4.1	1.18	.90	.66	1.04
Svizzera italiana	107.9	.	(.)	86	7.7	4.8	4.3	1.12	.85	.74	.79
>100000 Einwohner	94.1	6	(7)	307	6.6	4.2	4.2	1.22	1.01	.84	1.07
20000-99999 Einw.	96.6	5	(5)	228	6.7	4.2	3.9	1.12	.88	.66	.95
10000-19999 Einw.	85.1	7	(6)	175	6.0	3.8	3.7	1.07	.82	.64	.87
5000-9999 Einw.	102.0	3	(4)	212	6.9	4.3	4.7	1.25	.92	.99	.87
2800-4999 Einw.	102.0	4	(2)	199	7.2	4.5	4.0	1.25	.99	1.07	.84
1200-2799 Einw.	112.2	1	(1)	248	7.5	4.6	3.5	1.28	.92	.65	.93
<1200 Einwohner	111.2	2	(3)	228	7.4	4.5	3.6	1.26	.94	.72	.96
Schweiz / Suisse	100.0	.	(.)	1597	6.9	4.3	4.0	1.21	.93	.78	.94